CONGRÈS INTERNATIONAL

DE

RADIOLOGIE ET D'ÉLECTRICITÉ

Sous le haut patronage du Roi et du Gouvernement belge

TENU A BRUXELLES DU 1er AU 15 SEPTEMBRE 1910

COMPTES RENDUS

Publiés sous la direction de
M. le Ing. J. DANIEL, Secrétaire général du Congrès

TOME I

SCIENCES PHYSIQUES

BRUXELLES

IMPRIMERIE SCIENTIFIQUE

=== CONGRÈS INTERNATIONAL === DE RADIOLOGIE ET D'ÉLECTRICITÉ

NOMBRE de membres du Congrès international de radiologie et d'électricité ont manifesté le désir de voir constituer une Fédération internationale groupant toutes les personnes s'intéressant à la radiologie, tant au point de vue des sciences physiques que biologiques. A cet égard, des démarches préliminaires ont été faites déjà auprès des divers gouvernements étrangers, par la voie diplomatique.

En principe, la Fédération projetée publierait un **bulletin périodique** qui présenterait l'avantage de permettre l'examen, la discussion de toute question nouvelle étudiée simultanément par les savants des diverses contrées. D'autre part, ce bulletin contribuerait à favoriser la **recherche des minerais radioactifs** dans les pays les plus éloignés, en égard à sa dissémination. Au point de vue bibliographique également, il rendrait de grands services.

A titre de proposition déjà présentée à l'heure actuelle, il peut être intéressant de signaler le projet consistant à solliciter, de la part des membres, les observations et remarques relatives aux divers travaux présentés au Congrès. Ces remarques, transmises d'abord aux auteurs respectifs, puis retournées à leur origine additionnées des réponses correspondantes, pour être complétées à nouveau, constitueraient ainsi la matière d'un recueil qui formerait le complément logique des travaux du Congrès.

Les omissions que présentent les comptes-rendus, ainsi que les rectifications y relatives, trouveraient place également dans le recueil projeté.

Toute suggestion relative aux divers objets pouvant être utilement poursuivis par la Fédération projetée, au règlement à établir, au montant de la cotisation à proposer, sera accueillie et transmise ensuite à l'appréciation de tous les intéressés.

Prière aux membres de bien vouloir faire connaître, au moyen de la carte ci-jointe, s'il entre dans leur vue, en principe, de s'affilier à la Fédération, *leur adhésion définitive étant subordonnée aux conditions diverses qui leur seront soumises ultérieurement.*

✣ ✣ ✣

Eine Anzahl Mitglieder des internationalen Kongresses fuer Radiologie und Electricitaet haben sich fuer die Gruendung eines internationalen Verbandes aller derjenigen Personen ausgesprochen, die sich fuer Radiologie sowohl vom Standpunkte der physikalischen als auch der biologischen Wissenschaften interessieren.

In diesem Sinne sind bereits vorlaeufige Schritte bei den verschiedenen Regierungen auf diplomatischem Wege eingeleitet worden. Der Verband haette in erster Linie ein **Vereins-Organ** zu veroeffentlichen, das die Pruefung und Diskussion aller neuen Fragen und Probleme durch die Fachgelehrten der verschiedenen Laender gestatten wuerde. Dieses Organ wuerde ferner dazu beitragen, die **Erforschung radioaktiver Mineralien** mit Hinsicht auf seine Verbreitung, auch in den entferntest gelegenen Laendern zu erleichtern und auch in bibliographischer Hinsicht wertvolle Dienste leisten.

Schon heute treten wir mit dem Projekt hervor, an alle Mitglieder des Kongresses das Ersuchen zu stellen, Ihre Bemerkungen und Studien mit Bezug auf die Arbeiten des Kongresses einzusenden, Dieselben sollen den betreffenden Autoren vorgelegt werden und dann an die Einsender zurueckgehen, unter Beifuegung der darauf bezugnehmenden Antworten, um nunmehr von neuem durch die Einsender ergaenzt zu werden.

Die auf diese Weise erhaltenen Beitraege sollen die logische Ergaenzung zu den Arbeiten des Kongresses bilden.

Auch eventl. Luecken im Kongress-Bericht sowie Berichtigungen wuerden in dem geplanten Vereins-Organ ihren Platz finden.

Alle andere Vorschlaege, die auf die verschiedenen Punkte dieses Projektes Bezug haben, auf die geplante Gruendung des Verbandes, dessen Satzungen, die Höhe des in Aussicht genommenen Mitglieder-Beitrages etc., sind willkommen und werden zur Kenntnis aller beteiligten Mitglieder gebracht.

Die Mitglieder des internationalen Kongresses werden gebeten, auf beifolgender Karte mitzuteilen, ob sie im Prinzip mit der Gruendung dieses Verbandes einverstanden und demselben beizutreten gewillt sind.

Der definitive Beitritt wuerde natuerlich von der Bekanntmachung der endgueltigen Bedingungen und Satzungen abhaengen.

Several members of the International Congress of Radiology and Electricity have expressed the desire to form an International Federation for all persons interested in Radiology as well from the point of view of physical as of biological sciences. With this object in view preliminary approaches have already been made to different foreign governments through diplomatic channels.

First, the proposed Federation would publish a periodical offering the advantage of enabling every new question studied simultaneously by the savants of different countries to be examined and discussed. On the other hand the periodical would help to encourage the search for radioactive ore in the most distant countries, according to its dissemination. From the bibliographic point of view also important services would be rendered.

Having regard to suggestions already made at this moment it may be interesting to note the mode of procedure in view, which consists of inviting from members criticisms and remarks upon the different works dealt with at the Congress. These remarks forwarded in the first instance to the respective authors, then sent back to their origin with corresponding answers — so as to be completed once more — would thus form the subject-matter of a compilation serving as the logical complement to the works of the Congress.

The omissions noticeable in reports as well as the corrections relative thereto would also have a place in the proposed compilation.

Any suggestion regarding such points as may be considered with advantage by the Federation in question, such as the framing of rules, the amount of the subscription, etc., will be welcome, and forwarded for approval to all who are interested.

Members are requested kindly to state on enclosed card if they desire to join the Federation, their final consent being subject to the different conditions which will be submitted later on.

CONGRÈS INTERNATIONAL

RADIOLOGIE ET D'ÉLECTRICITÉ

CONGRÈS INTERNATIONAL

DE

RADIOLOGIE ET D'ÉLECTRICITÉ

sous le haut patronage du Roi et du Gouvernement belge

TENU A BRUXELLES, DU 3 AU 15 SEPTEMBRE 1910

COMPTES RENDUS

publiés sous la direction de
M.\uffff\uffffle Dr Ing. J. DANIEL, Secrétaire général du Congrès

---

TOME I

SCIENCES PHYSIQUES

BRUXELLES
IMPRIMERIE MÉDICALE ET SCIENTIFIQUE L. SEVEREYNS
34, RUE BOTANIQUE, 34
1911

PRÉLIMINAIRES

COMMISSION DE PATRONAGE

Présidents d'honneur :

MM. le Baron DESCAMPS-DAVID, Ministre des Sciences et des Arts.
HUBERT, Ministre de l'Industrie et du Travail.
SCHOLLAERT, Ministre de l'Intérieur et de l'Agriculture.

Vice-Présidents d'honneur :

MM. BECO, Gouverneur du Brabant.
MAX, Bourgmestre de Bruxelles.
JACQMAIN, Echevin de l'Instruction publique et des Beaux-Arts.

Membres

MM. DERUYTS (Professeur), Directeur de la classe des Sciences, Académie royale de Belgique.
ERRERA (Professeur), Recteur de l'Université de Bruxelles.
GREINER, Directeur général des Etablissements Cockerill, à Seraing.
HEBBELYNCK (Monseigneur), Recteur magnifique de l'Université de Louvain.
HEGER (Professeur), Directeur de l'Institut Solvay.
LEBOUCQ (Professeur), Recteur de l'Université de Gand.
LEMAN (Général), commandant l'Ecole militaire.
LE PAIGE (Professeur), Administrateur-Inspecteur de l'Université de Liége.
MABILLE, Directeur général à l'Administration communale de Bruxelles.
MŒLLER (Docteur), Président de l'Académie royale de Médecine.
MORISSEAUX, Directeur général au Ministère de l'Industrie et du Travail.
ROMMELAERE (Professeur), Président du Conseil d'Administration de l'Université de Bruxelles.
SOLVAY, Fondateur des Instituts Solvay, à Bruxelles.
THIRY (Professeur), Recteur de l'Université de Liége.
VANDERLINDEN (Professeur), Administrateur-Inspecteur de l'Université de Gand.
VAN OVERBERGH, Directeur général au Ministère des Sciences et des Arts.

VELGHE, Directeur général au Ministère de l'Intérieur et de l'Agriculture.

WATTEYNE, Inspecteur général au Ministère de l'Industrie et du Travail.

COMITE ORGANISATEUR

Président :

MM. DE HEEN, Membre de l'Académie royale de Belgique, Professeur à l'Université de Liége.

Vice-Présidents :

BAYET (D^r), Professeur de la clinique de dermatologie et de syphiligraphie à l'Université de Bruxelles.

DE BAST, Sous-Directeur de l'Institut électro-technique Montefiore, Liége.

Secrétaire général :

DANIEL, Ingénieur, Docteur spécial de l'Université de Bruxelles.

Secrétaires :

HAUCHAMPS (D^r), Directeur du laboratoire de radiologie des Hôpitaux de Bruxelles.

VERSCHAFFELT, Membre correspondant de l'Académie royale de Belgique, Professeur à l'Université de Bruxelles.

Trésorier :

PROUMEN, Professeur à l'Ecole supérieure des textiles de Verviers et à l'Ecole industrielle de Bruxelles.

Membres

MM. BIENFAIT (D^r), Secrétaire général de la Société belge de radiologie, Liége.

BOURGEOIS, Répétiteur à l'Université de Liége.

CHEVAL (D^r), Professeur de la clinique d'oto-rhino-laryngologie à l'Hôpital Saint-Pierre, Bruxelles.

DE HEMPTINNE, Membre correspondant de l'Académie royale de Belgique, Professeur à l'Université de Louvain.

DE NOBELE (D^r), Professeur à l'Université de Gand.

GOLDSCHMIDT, Agrégé de l'Université de Bruxelles.

GOSSELIN, Professeur à l'Ecole militaire.

HARCKMAN, Bactériologiste, à Tournai.

HEGER-GILBERT (D^r), Docteur spécial de l'Université de Bruxelles.

HENRARD (D^r), Radiologiste, à Bruxelles.

E. LAGRANGE, Professeur honoraire à l'Ecole militaire.

R. P. LUCAS, S. J., Professeur au Collège N. D. de la Paix, à
    Namur.

R. P. SCHAFFERS, S. J., Professeur au Collège de la Compa-
    gnie de Jésus, à Louvain.

SCHLEISINGER (Capitaine), Répétiteur à l'Ecole militaire.

van AUBEL, Professeur à l'Université de Gand.

VAN DER MENSBRUGGHE, Membre de l'Académie royale de
    Belgique, Professeur honoraire à l'Université de Gand.

WEVE, Directeur de l'Ecole supérieure des textiles, Verviers.

COMITE D'HONNEUR

Mme CURIE, Professeur à l'Université de Paris.

MM. ARRHENIUS, Membre de l'Académie des Sciences de Stockholm,
    Professeur à l'Université.

    D'ARSONVAL, Membre de l'Institut et de l'Académie de Méde-
    cine, Professeur au Collège de France, Paris.

    BARUS, Membre de l'Académie nationale des Etats-Unis d'Amé-
    rique, Professeur à la *Brown University*, Providence (R. I.).

    BIRKELAND, Professeur à l'Université de Christiania.

    BLASERNA, Vice-Président du Sénat italien, Président de la
    R. Accademia dei Lincei, Professeur à l'Université de Rome.

    BOUCHARD, Membre de l'Institut et de l'Académie de Médecine,
    Professeur honoraire à l'Université de Paris.

    CHWOLSON, Professeur à l'Université de Saint-Pétersbourg.

    CROOKES (Sir William), F.R.S., Secrétaire honoraire de la
    Royal Institution of Great Britain, Londres.

    DESLANDRES, Membre de l'Institut, Paris.

    EGOROFF, Professeur à l'Université de Saint-Pétersbourg.

    EOTVOS (Baron), Membre de l'Académie des Sciences de Buda-
    pest, Professeur à l'Université.

    EXNER (Franz), Membre de l'Académie des Sciences de Vienne,
    Professeur à l'Université.

    GAUTIER (Armand), Membre de l'Institut et de l'Académie de
    médecine, Professeur à l'Université de Paris.

    GEITEL (Prof. D^r), Physicien, à Wolfenbüttel (Allemagne).

    GERARD (Eric), Professeur à l'Université, Directeur de l'Insti-
    tut électrotechnique Montefiore, Liége.

    GOLDSTEIN (Prof. D^r), Physicien, à Berlin.

    GUYE (C. E.), Professeur à l'Université de Genève.

    HIMSTEDT, Professeur à l'Université de Friburg i/B. (Allem.).

    HITTORF, Membre de l'Académie des Sciences de Berlin, Pro-
    fesseur à l'Université de Munster i/W.

    HUGGINS (Sir William), ancien Président de la *Royal Society*,
    Londres.

    HURMUZESCU, Professeur à l'Université de Jassy (Roumanie).

MM. LANG (von), Professeur émérite à l'Université de Vienne, Membre de la Chambre des Seigneurs.

LANGEVIN, Professeur au Collège de France, Paris.

LEBEDEFF (P.), Professeur à l'Université de Moscou.

LE BON (Dr), Membre correspondant de l'Académie royale de Belgique, Paris.

LENARD, Professeur à l'Université d'Heidelberg (Allemagne).

LODGE (Sir Oliver), F. R. S., Président de la *Faraday Society*, Recteur de l'Université de Birmingham.

LORENTZ, Professeur à l'Université de Leiden (Pays-Bas).

MEYER (Stefan), Professeur à l'Université de Vienne.

MUNOZ DEL CASTILLO, Membre de l'Académie des Sciences de Madrid, Professeur à l'Université.

PLANCK, Professeur à l'Université de Berlin .

POINCARE (Henri), Membre de l'Institut, Professeur à l'Université de Paris.

RAMSAY (Sir William), F. R. S., Professeur à l'*University College*, Londres.

RAYLEIGH (Lord), Président de la *Royal Society*, Londres.

RIECKE, Professeur à l'Université de Göttingen (Allemagne).

RIGHI, Sénateur, Membre de la *R. Accademia dei Lincei*, Professeur à l'Université de Bologne.

RUTHERFORD, F. R. S., Professeur à l'Université de Manchester.

SARASIN (Ed.), Physicien, à Genève.

SCHUSTER, F. R. S., Professeur honoraire à l'Université de Manchester.

SCHWEIDLER (Chevalier von), Professeur à l'Université de Vienne.

SOLVAY, Fondateur des Instituts Solvay, à Bruxelles.

THOMSON (Sir J.-J.). F. R. S., Professeur à l'Université de Cambridge.

VILLARD, Membre de l'Institut, Paris.

VOIGT. Professeur à l'Université de Göttingen (Allemagne).

WERTHEIM SALOMONSON, Professeur à l'Université d'Amsterdam.

WIEDEMANN, Professeur à l'Université d'Erlangen (Allemagne).

ZEEMAN, Professeur à l'Université 'dAmsterdam.

DELEGUES OFFICIELS

Allemagne

M. le Professeur Docteur ENGLER, Grossherzoglich Badischer Geheimer Rath, Directeur de l'Institut de Chimie de l'Ecole technique supérieure de Karlsruhe.

M. le Docteur HAHN, Privat Docent à l'Université de Berlin.

M. le Professeur Docteur HALLWACHS, Königlich Sächsischer Geheimer Hofrath, Directeur de l'Institut de physique de l'Ecole technique supérieure de Dresde.

M. le Professeur Docteur HIS, Geheimer Medicinalrath, Berlin.

M. le Professeur Docteur JOLLASSE, Médecin en chef de l'hôpital Saint-Georges, Hambourg.

M. le Professeur Docteur RIECKE, Königlich Preussischer Geheimer Regierungsrath, Directeur de l'Institut de physique expérimentale de l'Université de Göttingen.

M. le Docteur SIEVEKING, Privat Docent à l'Ecole technique supérieure de Karlsruhe.

M. le Professeur Docteur WOLLER, Directeur du laboratoire de physique de l'Etat, Hambourg.

Autriche

M. le Docteur Franz EXNER, Conseiller aulique I. R., Professeur à l'Université de Vienne.

M. le Docteur Ernest LUDWIG, Conseiller aulique I. R., Professeur à l'Université de Vienne.

M. le Docteur Charles ULRICH, Directeur des Fabriques d'Etat I. R. de couleurs d'urane et de radium, à St-Joachimsthal.

Hongrie

M. le Docteur Gyözo ZEMPLEN, Professeur agrégé à l'Université de Budapest.

Belgique

M. BECKERS, Directeur au Ministère des Sciences et des Arts.

Académie Royale

MM. DE HEEN, Professeur à l'Université de Liége.
DE HEMPTINNE, Professeur à l'Université de Louvain.
VAN DER MENSBRUGGHE, Professeur à l'Université de Gand.
VERSCHAFFELT, Professeur à l'Université de Bruxelles.

Bolivie

M. DE LEMOINE, Consul général à Bruxelles.
M. le Comte VAN DER BURCH, Consul à Bruxelles.

Chili

M. le Docteur ANRIQUE, Professeur à la Faculté de médecine de Santiago.

Chine

M. WANG-MAN-TAO, Secrétaire de la Légation de Bruxelles.

Danemark

M. N. BJERRUM, Dr Phil., à Copenhague.

M. P. O. PEDERSEN, Professeur à l'Ecole Polytechnique de Copenhague.

M. V. POULSEN, Dr Phil., à Copenhague.

Espagne

Don José MUNOZ DEL CASTILLO, Professeur à l'Université de Madrid.

Don Joaquin DECREF Y RUIZ, Docteur en médecine, à Madrid.

Etats-Unis d'Amérique

M. le Docteur George BECKER, chargé de la direction des recherches chimiques et physiques, au Service géologique du Gouvernement.

M. le Docteur Bertram B. BOLTWOOD, Professeur adjoint de physique à l'Université Yale.

M. le Docteur Professeur LESTER LEONARD, Radiologiste, à Philadelphie.

France

Ministère de l'Instruction publique et des Beaux-Arts

MM. D'ARSONVAL, Membre de l'Institut et de l'Académie de Médecine, Professeur au Collège de France.

BOUCHARD, Membre de l'Institut et de l'Académie de Médecine, Professeur à la Faculté de médecine de l'Université de Paris.

CHAUVEAU, Membre de l'Institut et de l'Académie de médecine, Professeur au Muséum d'histoire naturelle.

DESLANDRES, Membre de l'Institut, Directeur de l'Observatoire d'astronomie physique de Meudon.

A. GAUTIER, Membre de l'Institut et de l'Académie de médecine, Professeur à la Faculté de médecine de l'Université de Paris.

LIPPMANN, Membre de l'Institut, Professeur à la Faculté des Sciences de l'Université de Paris.

H. POINCARÉ, Membre de l'Institut, Professeur à la Faculté des Sciences de l'Université de Paris.

VILLARD. Membre de l'Institut.

BERGONIÉ, Correspondant de l'Académie de médecine, Professeur à la Faculté mixte de médecine et de pharmacie, à Bordeaux.

Académie de médecine

M. le Docteur BECLÈRE, Médecin de l'Hôpital St-Antoine, à Paris.

M. GARIEL, Professeur à la Faculté de médecine de l'Université de Paris.

M. le Docteur G. WEISS, Professeur agrégé à la Faculté de médecine de l'Université de Paris.

Muséum d'histoire naturelle

M. le Professeur BECQUEREL.

Grande-Bretagne

M. RUTHERFORD, Professeur à l'Université de Manchester.

Grèce

M. Ph. BARBATIS, Secrétaire général de la Société française d'hygiène, à Paris.

M. T. ARGYROPOULOS, Professeur à l'Université d'Athènes.

Guatemala

M. VANDER-CRUYCEN, Consul général à Bruxelles.

Honduras

M. JALHAY, Consul général à Bruxelles.

Indes Néerlandaises

M. DU BOIS, ancien professeur à l'Université d'Utrecht, résidant actuellement à Berlin.

Italie

M. le Sénateur A. RIGHI, Professeur à l'Université de Bologne.

Japon

M. le Docteur S. HIDA, Médecin militaire principal.

M. le Docteur ISHIWARA, Professeur à la Faculté de médecine de l'Université impériale de Kyoto.

M. le Docteur KOGANEI, Professeur à la Faculté de médecine de l'Université impériale de Tokyo.

M. le Docteur K. MIURA, Professeur à la Faculté de médecine de l'Université impériale de Tokyo.

M. H. NAGAOKA, Professeur à la Faculté des sciences de l'Université impériale de Tokyo.

Luxembourg

M. Emile D'HUART, Professeur de chimie à l'Ecole industrielle et commerciale de Luxembourg.

M. le Docteur Aug. PRAUM, Directeur du laboratoire pratique de bactériologie et du cabinet radiographique de l'Etat.

M. G. SOISSON, Professeur à l'Ecole industrielle et commerciale de Luxembourg.

Norwège

M. BIRKELAND, Professeur à l'Université de Christiania.

Pays-Bas

M. DU BOIS, ancien professeur à l'Université d'Utrecht, résidant actuellement à Berlin.

Roumanie

M. HURMUZESCU, Professeur à l'Université de Jassy.

Russie

M. FEDOROFF, Membre consultant du Conseil sanitaire du Ministère de l'Intérieur.

M. le conseiller privé ZILOFF, Curateur de l'arrondissement de Kieff.

Académie impériale militaire de médecine

M. le Professeur TERESCHIN.

Suède

M. ARRHENIUS, Professeur à l'Université de Stockholm.

Suisse

M. C. E. GUYE, Professeur à l'Université de Genève.

Uruguay

M. l'ingénieur A. DANRÉE, à Paris.

Venezuela

M. CASTILLO, Consul général à Anvers.

LISTE DES ADHÉRENTS EFFECTIFS

Donateurs, membres titulaires et associés

ACADEMIE POLYTECHNIQUE DE PORTO, Laboratoire de chimie.

ACADEMIE ROYALE DES MINES de Freiberg (Saxe).

Ⓟ AGUIAR (Dr Alberto d'), Professeur à l'Ecole de médecine et de pharmacie de Porto.

AGUILAR (Carlos), Docteur en médecine, rue French, 2337, Buenos-Aires.

AGUILAR-SANTILLAN (Raphaël), Secrétaire général perpétuel de la Société scientifique *Antonio Alzate*, ex-Volador, Mexico.

AGUINO (Luigi d'), Docteur ès sciences, 64, via Duomo, Naples (Italie).

ALLEN (Frank), M.A., Ph.D., F.R.S.C., Professor of Physics and Chairman of the University Faculty, University of Manitoba, 117, Harvard Avenue, Winnipeg (Canada).

ALLWORTHY (Samuel William), M.A., M.D., D.P.H., F.C.S., The Manor House, Antrim Road, Belfast (Irlande).

* AMADUZZI (Lavaro), Professeur à l'Institut de physique de l'Université de Bologne (Italie).

* ANDERSSON (John), Négociant, villa Belgrad, Stocksund, près Stockholm.

* ANGEBAUD (Pierre), Docteur en médecine, 8, quai Brancas, Nantes (France).

* ANRIQUE (Dr José Maria), Professeur de physique médicale et chef du laboratoire de radiologie de l'Ecole de médecine, Santiago de Chili.

* ANTONOFF (Georges), Assistant à l'Académie impériale des sciences de Saint-Pétersbourg, actuellement Phys. Lab., Université de Manchester (Angleterre).

APARICIO SORIANO (Antonio), Professeur de physique à l'Université, Calle San Matias, 2, Grenade (Espagne).

* ARMET DE LISLE (Emile), Fabricant de radium, Nogent-sur-Marne (France).

* Ⓟ ARRHENIUS (Svante), Professeur à l'Université de Stockholm.

---

* Les noms précédés d'un astérisque sont ceux des membres qui ont assisté au Congrès.

Ⓟ Membres ayant dirigé les comités de propagande.

Les noms précédés du signe Ⓓ sont ceux des donateurs.

* AUBEL (Edm. van), Professeur à l Université, 130, chaussée de Courtrai, Gand (Belgique).

* AUBOURG (Dr Paul), Chef du laboratoire des rayons X à l'hôpital Boucicaut, 9, rue de Monceau, Paris.

* BAEDEKER (Karl-W.-S.), Dr phil., Priv. docent à l'Université, 10, Marienstr., Iéna (Allemagne).

* BAEYER (Otto von), Privat Docent à l'Université, 7/8, Reichstagsufer, Berlin.

* BAGGE (Dr Ivar), Médecin en chef de l'Institut d'Electrothérapie et de Radiothérapie de Gothembourg (Suède).

* BAILLY-SALIN (Paul), Docteur en médecine, 18, rue Mondereau, Sens-sur-Yonne (France).

BALINA (Pedro L.), 1086, Calle B. Mitre, Buenos-Aires.

BAPTISTA (Vice-Amiral J.-N.), Professeur à l'Ecole navale, 18, rue Marqueza Santos, Rio-de-Janeiro.

BARDACH (Léo), Docteur en médecine, 6, Elisabethstrasse, Bad Creuznach (Allemagne).

BARDET (Dr G.), Secrétaire général de la Société de Thérapeutique, 21, rue du Cherche-Midi, Paris

BARILLE (Dr Auguste), Pharmacien principal honoraire de 1re classe de l'armée, 140, rue du Faubourg Poissonnière, Paris.

* BARKLA (Charles-G.), M.A., D.Sc., Professor of Physics, King's College, London, à Nortwood, Middlesex (Angleterre).

BARNES (Howard Turner), D.S., F.R.S.C., Professor of Physics and Director Physical Laboratories, Mc Gill University, Montreal (Canada).

* BARRET (Dr Georges), Chef du laboratoire de radiologie de l'hôpital des Enfants-Assistés, 97, boulevard Malesherbes, Paris.

BARRIO (D. Jaime del), Etudiant, Collège de Oña, par Briviesca, Burgos (Espagne).

℗ BARUS (Carl), Professor of Physics, Brown University, Providence R. I., U. S. A.

BATEMAN (H.), M.A., Fellow of Trinity College Cambridge, Reader in Mathematical Physics in the University of Manchester (Angleterre).

* BAUER (Edmond), Agrégé de l'Université, 9, avenue d'Eylau, Paris.

* BAUER (Heinz), Ingénieur, als Delegierter der Berliner Röntgen Vereinigung, 2, Lützow Ufer, Berlin.

BAUER (L.-A.), Ph. D., Director, Department of Research in Terrestrial Magnetism, Carnegie Institution of Washington, D.C., U.S.A.

* BAYET (Dr A.), Professeur de clinique à l'Hôpital Saint-Pierre, 43, rue de Bréderode, Bruxelles.

* BECKER (August), Dr Phil. Docent für Radiologie und a. o. Professor an der Universität Heidelberg (Allemagne).

* BECLERE (Dr Antoine), Médecin de l'Hôpital St-Antoine, Membre de l'Académie de médecine, Président de la Société de Radiologie médicale, 122, rue la Boëtie, Paris,

* BECQUEREL (Jean), Professeur au Muséum national d'histoire naturelle, 15, boulevard St-Germain, Paris.

BEDREAG (Constantin), Licencié ès sciences physiques, Assistant à l'Université de Jassy (Roumanie).

* BELLIURE (Carlos), Docteur en médecine, Montevideo (Uruguay).

BELLO (Dr Alfredo), Chef des travaux pratiques de gynécologie à la Faculté de médecine, 520, Reconquista, Buenos-Aires.

Ⓟ BELOT (Dr Joseph), Chef du service d'électrologie et de radiologie à l'hôpital St-Louis, 36, rue de Bellechasse, Paris.

BENNDORF (Hans), Dr Phil., Professor der Physik an der Universität Graz (Autriche).

* BERGONIE (Dr J.), Professeur à l'Université, 6bis, rue du Temple, Bordeaux (France).

* BERNOUD (Alphonse), Docteur ès sciences, Privat Docent à l'Université, 4, quai P. Fatio, Genève.

* BERNOULLI (Rud.), Dr Phil., 237, Bachmerstrasse, Cologne-Lindenthal (Allemagne).

* BERNS (P.), Docteur en médecine, Amsterdam.

BESIO-MORENO (Baltasar), Ingénieur, 3975, Calle B. Mitre, Buenos-Aires.

BESIO-MORENO (Nicolas), Ingénieur, Professeur à l'Université de La Plata, 3975, Calle B Mitre, Buenos-Aires.

* BIALOBJESKI (Tcheslas), Privat docent à l'Université, 22, rue Bezakorska, Kiew (Russie).

BIANCHI (Dr J.), Professeur à la Faculté de médecine de Guatemala.

* BIENFAIT (Dr Alfred), Radiologiste, Boulevard d'Avroy, 62, Liége (Belgique).

* BIRAUD (Francis), Docteur en médecine, ancien médecin-major de l'armée, Délégué de la Société des Sciences médicales de Poitiers, 1, rue Lebascle, Poitiers (France).

* Ⓟ BIRKELAND (Kristian), Professeur à l'Université de Christiania.

Ⓟ BLASERNA (Pietro), Vice-Président du Sénat, Président de la *R. Accademia dei Lincei*, Professeur à l'Université, Istituto fisico, Panisperna, 89b, Rome.

* BOIS (E.-H. DU), Dr Phil., Professeur honoraire à l'Université d'Utrecht, Délégué de l'*Elektric Technischer Verein*, Herwarthstr., 21, Berlin N. W. 40.

BORDIER (Prof. Dr Henri), Agrégé de la Faculté de médecine, 7, rue Grolée, Lyon (France).

BOSE (Emile), Dr phil., Directeur de l'Ecole supérieure des sciences physiques et professeur à l'Université, Calle 5, n° 459, La Plata (République Argentine).

* BOUCHACOURT (Dr Léon), Ancien chef de clinique de la Faculté de médecine, Chef du service de radiologie à la maison municipale de santé (Dubois), 6, rue de Madrid, Paris.

BOUCHARD (Charles-Jacques), de l'Institut, Professeur honoraire à la Faculté de médecine, 174, rue de Rivoli, Paris.

BOULANGER (Albert-Paul-Louis), Ingénieur E. C. P. et de l'Institut électrotechnique Montefiore, 113, boulevard St-Germain, Paris.

BOURGEOIS (Edouard), Répétiteur à l'Université, Professeur à l'École Industrielle, 36, rue Jonruelle, Liége (Belgique).

* BRAGG (William Henry), F. R. S., Cavendish Professor of Physics in the University of Leeds, Rosehurst, Grosvernor Road, Leeds (Angleterre).

* BROCA (Dr André), Répétiteur à l'École polytechnique, Professeur agrégé de physique à la Faculté de médecine, 7, Cité Vaneau, Paris.

* BRODSKY (Joseph), Etudiant à l'Université de Kieff (Russie).

* BROGLIE (duc Maurice DE), Docteur ès sciences, 29, rue de Châteaubriand, Paris.

* BROGLIE (prince Louis DE), Etudiant, 9, square de Messine, Paris.

* BRONISLAWSKI (Boleslas), Ingénieur, Docteur ès sciences, 11*bis*, rue Alfred de Vigny, Paris.

* BUCHNER (E.-H.), Privat Docent à l'Université, 21, Reguliersgracht, Amsterdam.

BUISSON (Henri), Professeur à la Faculté des Sciences, Marseille (France).

* ℗ BUTCHER (Dr W. Deane), M.R.C.S., Directeur de : *The Archives of the Röntgen Rays*, Holyrood, Cleveland Road, Ealing, London.

* BUTIN (Albert), Ingénieur des Arts et Manufactures, 35, rue des Martyrs, Paris.

CABANAS (Prof. Miguel), Radiologiste, Calle 45, n° 1038, La Plata (République Argentine).

CABRERA (Blas), Professeur à l'Université, Membre de l'Académie des sciences, 1, rue Martinez-Campos, Madrid.

CALVE (Dr Jacques), Chef du service de radiologie de l'hôpital maritime de Berck-Plage (France).

℗ CARELLI (Dr Humberto-H.), Chef du laboratoire de physique de la Faculté de médecine, Buenos-Aires.

* CAREZ (Maurice), Docteur en médecine, Docteur ès sciences, 31, rue de Malines, Bruxelles.

* CASPARI (Prof. Dr Wilhelm), Bleibtreustr., 38/39, Charlottenburg (Allemagne).

CHAVAN (Lucien), Electrotechnicien à la Direction générale des Télégraphes, 5, Beundenfeldstrasse, Berne.

* CHAVANNE (Georges-Charles), Professeur à l'Université, 167, rue Berkendael, Bruxelles.

* CHEPELEFF (Paul), Chargé du cours de physique à l'Institut technique, 14, rue Kplounowska, Kharkoff (Russie).

CHÉRON (Henri), Docteur en médecine, 35, rue de la Bienfaisance, Paris.

CHEVAL (Dr Victor), Professeur de clinique à l'Hôpital Saint-Pierre, 27, rue du Trône, Bruxelles.

CHEVRIER (Dr), Chirurgien des hôpitaux, 10, rue Danton, Paris.

* CHIPART, Ingénieur des mines, 3, rue de la Charité, St-Etienne (France).

CHWOLSON (Oreste), Professeur de physique à l'Université impériale de St-Pétersbourg.

CIECHOMSKI (Léon), Ingénieur, Assistant de physique à l'Université, 57, Pérolles, Fribourg (Suisse).

CIRERA (Le R. P. Ricardo), S. J., Directeur de l'Observatoire de l'Ebre, Tortosa (Espagne).

CLUZEAU (Bernard), Ancien élève de l'Ecole polytechnique, Directeur de la Compagnie des Eaux et Electricité de l'Indo-Chine, 1bis, rue Cernuschi, Paris.

COLLANGETTES (R. P. Maurice), S. J., Professeur de physique à la Faculté française de médecine, Beyrouth (Syrie).

COLLÈGE D'AMHERST, Amherst, Mass. U. S. A.

COLLÈGE DE MOUNT HOLYOKE, South Hadley, Mass., U.S.A.

COLLÈGE IMPERIAL NAVAL d'Edajima ((Japon).

COLLÈGE ROYAL MILITAIRE, Lisbonne.

COLLÈGE SAINT-IGNATIUS, Cleveland, Ohio, U. S. A.

* COLLIN (Dr Jules), Assistant de clinique, 18, rue de Mondereau, Sens, Yonne (France).

℗ CONRAD (Victor), Dr Phil., Professeur à l'Université, 2, Gebhardt-gasse, Vienne.

* CONWAY (Arthur William), M. A., D. Sc., Professor of Mathematical Physics, University College, 100, Leinster Road, Rathmines, Dublin.

* CROMMELIN (C.-A.), Conservateur au laboratoire de physique de l'Université de Leiden (Pays-Bas).

CUOMO (Dr Vincenzo), Membre du Comité international permanent de thalassothérapie, Anacapri (Ile de Capri).

CURCHOD (Jules), Docteur en médecine, 19, boulevard Georges Favon, Genève.

* DANIEL (Jacques), Ingénieur, Docteur spécial de l'Université, 1, rue de la Prévôté, Bruxelles.

* ℗ DANNE (Jacques), Préparateur à la Faculté des sciences, 9, rue du Val-de-Grâce, Paris.

* DANRÉE (Alfredo), Ingénieur, 105, rue Taitbout, Paris.

* DAUTWITZ (Dr Fritz), K. K. Badearzt, 34, Schopenhauerstrasse, Vienne, XVIII.

DAY (William Scofield), Ph. D., Lecturer in Physics, Columbia University, 220, Hobart Avenue, Summit, New-Jersey, U. S. A.

DE BAST (Omer), Sous-directeur de l'Institut électrotechnique Montefiore, 20, rue César Franck, Liége (Belgique).

* DECREF Y RUIZ (Dr Joaquin), Directeur de l'Institut de physiothérapie, orthopédie et radiographie, Fernando VI-8, Madrid.

* DEELEN (Dr K.-A.-F.), Délégué de l'Association des médecins radiologistes et électrologistes des Pays-Bas, à Tilburg.

* DEFORMES (Enrique), Docteur en médecine, Valparaiso (Chili).

* DEGOUY (Louis-Jules-Léon), Docteur en médecine, 11, boulevard du Mail, Amiens (France).

DEGRAIS (Paul), Docteur en médecine, 91, rue de Monceau, Paris.

* DE HEEN, Membre de l'Académie royale de Belgique, Professeur à l'Université de Liége, 5, Quai Vercour, Sclessin.

* DEKEYSER (Léon), Docteur en médecine, Délégué du *Journal Médical de Bruxelles*, 9, rue des Sablons, Bruxelles.

DELHERM (Dr Louis), Ancien interne des Hôpitaux de Paris, Radiographe de la Pitié, 2, rue de la Bienfaisance, Paris.

* DELON (Jules), 41, Chemin du Pré Gaudry, Lyon (France).

DELSOL (Etienne), Ingénieur-électricien, 4, rue de Berne, Paris.

* DEMBER (Harry), D^r phil., Privat Docent à l'Ecole royale supérieure technique de Saxe, Kaiser Str., 151, Dresde A.

* DE METZ (Georges), Docteur ès sciences, Professeur de physique à l'Université Wladimir, Kieff (Russie).

* DE MUYNCK (Chanoine René), Professeur à l'Université, 9, place Saint-Jacques, Louvain (Belgique).

* DE NOBELE (Dr Jules), Professeur à l'Université, 41, Rempart des Chaudronniers, Gand (Belgique).

DEPARTAMENTO DE INGENIEROS de la Provincia de Buenos-Aires, La Plata.

* D'HALLUIN (Dr Maurice), Maître de conférence à la Faculté libre de médecine, 15, boulevard Bigo Danel, Lille (France).

DIEPENBRUGGE (A. van), Capitaine de cavalerie en retraite, Noordwijk (Pays-Bas).

DIRECTION DE L'INSTRUCTION PUBLIQUE du canton de Fribourg (Suisse).

* DOHI (Dr Keizô), Professeur à la Faculté de médecine de Tokyo.

DOMINICI (Henri), Docteur en médecine, 41, rue d'Artois, Paris.

℗ DORN (Ernst), D^r phil., Professeur à l'Université et directeur de l'Institut de physique, 7, Paradeplatz, Halle a. Saale (Allemagne).

DOWLING (John Joseph), M.A., Lecturer in Physics, University College, 6, Garville Avenue, Rashgar, Dublin.

* DRUMEAUX, Ingénieur des télégraphes, 191, avenue de la Couronne, Bruxelles.

* DUANE (William), P. D., c-Morgan, Harjes et C°, 31, boulevard Haussmann, Paris.

DUARTE SILVA (Nuno Alves), Ingénieur, Observatoire national de Rio-de-Janeiro.

℗ DU BOIS (Dr Charles), Privat Docent de dermatologie à l'Université, 4, rue Saint-Léger, Genève.

DUFOUR (Dr Marcel), Professeur agrégé à la Faculté de médecine, 18, rue Saint-Dizier, Nancy (France).

* DUNOYER (Louis), Docteur ès sciences, 34, rue Satory, Versailles (France).

* DUPONT (Emile), Docteur en médecine, 12, rue Goffart, Bruxelles.

DZIERZBICKI (Joseph), Assistant de physique à l'Université, 57, Pérolles, Fribourg (Suisse).

EBERT (Hermann), Dr Phil., Professor an der technischen Hochschule, 12*a*, Karl Theodorstrasse, Munich.

EBLER (Erich), Dr Phil., Privat Docent für Chemie an der Universität, 27, Keplerstrasse, Heidelberg (Allemagne).

ECOLE NAVALE, rue de l'Arsenal, Lisbonne.

ECOLE SUPÉRIEURE D'AGRICULTURE, Vienne.

ECOLE SUPÉRIEURE N° 1, Dai-ichi Kôtôgakko, Hongo (Tokyo).

ECOLE SUPÉRIEURE N° 3 (Dai-san Kôtôgakko), Kyôto.

ECOLE TECHNIQUE SUPÉRIEURE tchèque de Brünn (Autriche).

ECOLE TECHNIQUE SUPÉRIEURE de Graz (Autriche).

ECOLE TECHNIQUE SUPÉRIEURE de Moscou, Laboratoire de physique.

ECOLE TECHNIQUE SUPÉRIEURE de Vienne.

EGOROFF (Nicolas), Professeur à l'Université impériale, Directeur de la Chambre centrale des poids et mesures de Russie, 19, Zabalkansky, St-Pétersbourg.

* EHRMANN (François), 77, rue Madame, Paris.

* ELISCHER (Dr Jules DE), Assistant de la troisième clinique interne de l'Université, VIII Ludoviceum, 2, Budapest.

* ELVAS-REBELLO (R. P. Eammanuel D'), S. J., Professeur au Collège de Campolide, à Lisbonne, actuellement au Collège Ignatius, Valkenburg (Pays-Bas).

* ENGELEN VAN PIJLSWEERT (W.), 18, rue de Turin, à Bruxelles.

EOTVOS (Baron Roland), Professeur à l'Université, Esterhazy utcza, 3, Budapest.

* EVE (Arthur Stewart), M.A., D.Sc., Associate Professor of Mathematics, Mc Gill University, 167, Hutchison St., Montreal (Canada).

* Ⓟ EXNER (Franz), Dr Phil., Membre de l'Académie des Sciences, Professeur à l'Université de Vienne.

* FABRE (Georges-François-Joseph), Ingénieur civil, 182, Faubourg Saint-Honoré, Paris.

* FABRE (Mme Sophia), Docteur en médecine, 182, Faubourg Saint-Honoré, Paris.

FARJAS (Henri), Président du conseil d'administration de la Banque du Radium, Ingénieur civil, 13, rue Vignon, Paris.

FAURE (Henri), Ingénieur en chef de la marine, arsenal de Toulon (France).

FELIX (J.), Docteur en médecine, avenue Louise, Bruxelles.

Ⓟ FENWICK (Percival. Clennell), M.D.N.Z., M.B. London, F.E.C.S.Ed., F.R.G.S., J.P., Surgeon to Christchurch Hospital, 257, Gloucester Street, Christchurch (New-Zealand).

FERNANDEZ GIMENEZ (Santiago), Ingénieur civil des mines, Ciboure, St-Jean-de-Luz, Basses-Pyrénées (France).

FERRARI (Emilio), Assistant à l'Institut de physique de l'Université, 4, Corso Umberto, Modène (Italie).

Ⓟ FERREIRA DA SILVA (Prof. A.-J.), Directeur de l'Académie polytechnique et du laboratoire municipal, n°s 41 et 45, rua do Laranjal, Porto

* FIEVEZ (Charles), 4, chaussée de Malines, Vilvorde (Belgique).

FLAVITZKY (Flavian), Professeur de chimie à l'Université impériale de Kasan (Russie).

* FLORANCE (David Charles Hamilton), M.A., M.Sc., Research Student, 135, Cecil Street, Moss Side, Manchester (Angleterre).

FŒHRINGER (Mlle Anna), Chambre centrale des poids et mesures, 19, Zabalkansky, St-Pétersbourg.

FONSECA BENEVIDES (François DA), Professeur à l'institut commercial et industriel, Pateo do Bragança B, Lisbonne.

* ℗ FORSSELL (Dr Gösta), Chef du service radiologique à l'hôpital des Séraphins, Schéelegatan, 10, Stockholm.

FRANCOTTE (R. P. Edouard-Joseph), S. J., Professeur de chimie au Collège St-François-Xavier, 10-11, Park Street, Calcutta.

FREEDERICKZ (Vsévolod), Laboratoire de physique de l'Université de Genève.

FRIC (René), Ingénieur, 18, rue d'Aubière, Clermont-Ferrand (France).

FRYETT (Dr Alfred George), F.R.M.S., Radiologiste, Clareton Hospital, Spring St., Melbourne (Australie).

FUJI (Kyotoka), Licencié ès Sciences, Nishikatamachi 10, n° 14, Hongo, Tokyo.

FUJIHARA (Sakuhei), Observatoire central météorologiste de Tokyo.

* FURSTENAU (Dr Robert), Uhlandstr., 18/19, Berlin-Charlottenburg.

* GARCIA (Joseph-Mariano), Docteur en médecine, 5, rue Vauquelin, Paris.

* GARCIA fils, Etudiant, 5, rue Vauquelin, Paris.

* GARIEL (Prof. C.-M.), Membre de l'Académie de médecine, Inspecteur général des Ponts et Chaussées, 6, rue Edouard Detaille, Paris (17e).

* GARNIER (Prof. Edouard), Directeur de l'Ecole spéciale de commerce, 22, rue Alfieri, Turin (Italie).

* GASTOU (Docteur), Chef du laboratoire central de l'hôpital Saint-Louis, 47, rue de Rome, Paris.

GAULTIER (Georges), Ingénieur, 14, rue Dumont-d'Urville, Paris

GEITEL (Prof. Dr Hans), Neuer Weg, 61, Wolfenbüttel (Allemagne).

GEITLER (Josef R. von), Professeur de physique à l'Université de Czernowitz (Autriche).

Ⓓ GERARD (Prof. Eric), Directeur de l'Institut électrotechnique Montefiore, rue St-Gilles, Liége.

* GHEURY (Maurice), F.R.A.S., F.P.S., A.I.E.E., Lieutenant au long cours, Professeur à l'Ecole polytechnique de Woolwich, 16, Balcaskie Road, Eltham, Kent (Angleterre).

GILLET (Camille), Professeur à l'Ecole supérieure des Textiles, 27, avenue de Spa, Verviers (Belgique).

GILLET (Dr Jules), Chirurgien en chef et radiologiste de la Société anonyme John Cockerill, place de l'Hôtel Communal, Seraing (Belgique).

GOCKEL (Albert), Docteur ès sciences, Professeur de physique cosmique à l'Université de Fribourg (Suisse).

GODLEWSKI (Tadeusz), Docteur ès sciences, Professeur de physique à l'Ecole polytechnique de Lemberg (Autriche).

Ⓛ GOHL (Dᵣ J.-C.), Radiologiste, 53, Vondelstraat, Amsterdam.

* GOLDHAMMER (Dimitry), Professeur de physique à l'Université impériale de Kasan (Russie).

* Ⓛ GOLDSCHMIDT (Robert), Agrégé de l'Université, 54, avenue des Arts, Bruxelles.

* GOLDSTEIN (Prof. Dᵣ Eugen), 6, Bambergestr., Berlin W. 50.

GOMEZ OCANA. Docteur ès sciences, Professeur à l'Université, membre de l'Académie des sciences, Madrid.

GORGE (Paul-Marie-Michel-Etienne DE LA), Chef de travaux au laboratoire central d'électricité, 2, rue de Commaille, Paris (7º).

GOSSELIN (Edouard), Professeur de physique à l'Ecole militaire de Bruxelles.

* GOWDY (Robert Clyde), Ph. D., Université de Cincinnati, Ohio, U. S. A.

GRAMONT (Comte Arnaud DE), Docteur ès sciences physiques, rue de l'Université, 179, Paris.

GRANQVIST (Gustaf). Prof. à l'Université d'Upsala (Suède).

GRATZMULLER (Louis-Eugène-René), Ingénieur en chef de l'usine Westinghouse, villa des Liserons, avenue Désiré Dehois, à Sainte-Adresse Plage, près le Hâvre (France).

GREINER (Adolphe), Ingénieur des mines, Directeur général de la Société Cockerill, Seraing (Belgique).

GRUNER (Paul). Dᵣ phil., Professeur de physique théorique à l'Université, 3, Lindenrain, Berne.

* GUDZENT (Dᵣ Fritz), Chef de service à la Charité, 14, Lützowufer, Berlin W.

GUERRA JUNQUEIRO (A.), Publiciste, 837, Rue Alegria, Porto.

GUILLAUME (Dᵣ Léon-Edouard), Ancien médecin des hôpitaux, 26, rue de Bourgogne, Reims (France).

* GUILLEMINOT (Dᵣ Hyacinthe), Attaché au laboratoire des travaux pratiques de la Faculté. Vice-président de la Société de radiologie médicale, 184, rue de Rivoli, Paris (1ᵉʳ).

GUITO DE ARANJO CORREA (Adolphe), Docteur en médecine, 102, rue Benjamin Constant, Rio Grande do Sul (Brésil).

* Ⓛ Ⓟ GUYE (Charles-Eugène), Docteur ès sciences, Professeur de physique à l'Université, 4, Florissant, Genève.

GUYENOT (Paul-Louis), Docteur en médecine, Aix-les-Bains (France).

* HACKETT (Félix E.), M.A., Ph.D., Lecturer in Physics, Royal College of Science, Dublin.

* HAHN (Otto), Dᵣ phil., Privat Dozent, Chemisches Institut, Hessische Str., 2, Berlin N. 4.

HALE (George Ellery), Directeur de l'Observatoire solaire de *Mount Wilson*, Pasadena, Cal., U. S. A.

* HALLWACHS (Wilhelm), Dr Phil., Professeur à l'Ecole technique supérieure de Dresde.

* HARCKMAN (P.), Chimiste-bactériologiste, Délégué de l'Université Nouvelle (Bruxelles), 34, rue Royale, Tournai.

* HARET (Dr Emile-Marie), Assistant de radiologie à l'hôpital Saint-Antoine, 8, rue Pierre Haret, Paris.

Ⓟ HARRIS (Dr Laurence Herschel), M.B., Ch.M., 215, Macquerie St., Sydney (N. S. Wales).

Ⓟ HASSELBACH (D^r), Directeur de laboratoire à l'Institut Finsen, Copenhague.

* HAUCHAMPS (Dr Léon), Chef du service de radiologie des hôpitaux, 22, rue des Minimes, Bruxelles.

* HEGER-GILBERT (Dr Fernand), Docteur spécial de l'Université, 9, place Jean Jacobs, Bruxelles.

* HEILPORN (Arnold), Docteur en médecine, 34, rue Jacobs, Anvers (Belgique).

* Ⓓ HEMPTINNE (Alexandre DE), Professeur à l'Université de Louvain, correspondant de l'Académie, 54, rue Basse des Champs, Gand (Belgique).

* HENRARD (Etienne), Docteur en médecine, 105, avenue du Midi, Bruxelles.

* HENRICH (Ferdinand), Dr Phil., Professeur à l'Université d'Erlangen (Bavière).

* HENRIOT, Attaché au laboratoire de l'Ecole normale supérieure, rue d'Ulm, Paris.

HEPITES (Stefan-C.), Membre de l'Académie roumaine, 43, boulevard Coltei, Bucarest.

HERLIN (Ernst-F.), Fil. Mag., Sibyllegatan, 20III, Stockholm.

HERRERA VEGAS (Dr Marcelino), Professeur à l'Université, r. Florida, 846, Buenos-Aires.

HERZFELD (Dr Charles-Auguste), Professeur à l'Université, Stock-im-Eisen, 3, Vienne I.

HERZFELD (Charles-Ferdinand), Etudiant, Stock-im-Eisen, 3, Vienne I.

HESS (Victor-Franz), Dr Phil., Privat Docent à l'Université, Dittesgasse, 15, Vienne XVIII.

* HEYDENREICH (E.), Chimiste, Brückenstr., 15, Nieder Schöneweide b/Berlin.

* HIDA (Dr Shichiro), Médecin principal de l'armée japonaise.

HIMSTEDT (Franz), Professeur de physique à l'Université de Fribourg (Baden).

HIRATA (Tokutarô), Licencié ès sciences, météorologiste à l'Observatoire de Chemulpo (Corée).

* HIS (Dr Wilhelm), Professeur à l'Université, Geheimer Medicinalrath, Alexanderufer, 1, Portal 2, Berlin N. W. 40.

HOADLEY (Geo. A.), L.C.S., Sc.D., Professor of Physics and Electrical Engineering, 518, Walnut Lane, Swarthmore, Pa., U. S. A.

* HOLDER (William), M.R.C.G., Ingénieur, Hull (Angleterre).

HOLLAND (Dr Charles Thurstan), M. R. C. S. Eng., L. R. C. P. (London), 43, Rodney St., Liverpool (Angleterre).

HOLST (G.), Assistant à l'Université de Leiden (Pays-Bas).

HONDA (Prof. Kôtarô), Dr sc., 21, rue du Sommerard, Paris.

HOPITAL DE LA CROIX ROUGE, Toyotamagun Shibuyamachi, Tokyo.

HOPITAL de Okayama (Japon).

Ⓟ HULL (Gordon Ferrie), Professor of Physics, Dartmouth College, Hanover, N. H., U. S. A.

HUMPHRIS (Francis Howard), M. D., F. R. C. P. (Edin), M. R. C. S., 8, West Chapel Street, Mayfair, London W.

* Ⓟ HURMUZESCU (Dragomir), Docteur ès Sciences, Professeur à l'Université de Jassy (Roumanie).

* HUYBERECHTS, Docteur en médecine, 10, rue Hôtel des Monnaies, Bruxelles.

IKLE (Max), Dr Phil., Zehlendorf (Wannseebahn), Berlin.

Ⓛ Ⓟ ILOSVAY, Professeur à l'Ecole polytechnique de Budapest.

INSTITUT DE PHARMACIE de Tokyo.

INSTITUT INDUSTRIEL ET COMMERCIAL, Rua da Boa-Vista, Lisbonne.

INSTITUT TECHNOLOGIQUE DES MASSACHUSETTS, 491, Boylston Street, Boston, Mass., U. S. A.

INSTITUT TECHNOLOGIQUE Meiji, à Tobata, Hukuika-ken (Japon).

IOLLOS (Alexandre), Dr Phil., Institut de physique, Laboratoire du prof. Lebedeff, Université de Moscou.

ISHIWARA (Jun), Licencié ès Sciences, 11, Nijukkimachi, Ushigome, Tokyo.

ISHIZU, Docteur en pharmacie, Kanda, Izumichô, Tokyo.

* Ⓟ ISING (Gustaf), Licencié ès sciences, Hörlinge, Finja (Suède).

ISITANI (Denichirô), Licencié ès sciences, Professeur de physique au Collège Impérial des Nobles, Gakusyûin (Tokyo).

* JABOIN (Antonin), Docteur en pharmacie, 27, rue de Miromesnil, Paris.

* JAQUEROD (Adrien), Professeur à la Faculté des Sciences, 3, Promenade Noire, Neuchâtel (Suisse).

* JARNH (Bror Edv.), Ingénieur, Klarabergsgatan, 58, Stockholm.

JAUGEAS (Dr François), Assistant de radiologie à l'hôpital St-Antoine, 41, rue de Rome, Paris.

JOANNIS (Abbé Joseph DE), Licencié ès Sciences, 7, rue Coëtlogon, Paris (VI).

* Ⓟ JOHANSEN (Edvard-S.), Dr sc., Assistant à l'Université de Copenhague, Trenegaardsvej, 35, Hellerup (Danemark).

* JOLLASSE (Dr Otto), Médecin en chef de l'hôpital St-Georges, Hambourg.

JOLY (John), Sc. D., F.R.S., Professor of Geology, Trinity College, Dublin.

JORGE fils (José-M.), Docteur en médecine, R. Charcas, 934, Buenos-Aires.

* JOST (Bernhard), Chimiste, Pulverweg, 72/11, Duisburg (Prusse Rhénane).

* JULIUS (Willem-Henri), Docteur ès sciences, Professeur de physique à l'Université, Wittevrouwensingel, 18. Utrecht (Pays-Bas).

* JUST (Edouard), Représentant de la Société Richard Keil, de Dresde, 12, rue de l'Artichaut, Bruxelles.

* KABLUKOFF (Ivan), Docteur ès Sciences, Professeur émérite à l'Université, Petrovskaje-Razumovskaje, Moscou.

KADOOKA (Hayao), Licencié ès sciences, Université impériale de Tokyo.

KAIBARA (Ryôsuke), Licencié ès sciences, Collège impérial des nobles, Tokyo.

KASHIWAGI (Yoshisaburô), Professeur de physique à l'Ecole supérieure de Nagoya, à Gokiso près Nagoya (Japon).

* KEIL (Otto), Radium Gesellschaft m. b. H., 45. Pragerstr., Dresde.

* KEMEN (Dr Joseph), Chef de service à l'hôpital Marien-Wörth, Kurhausstrasse, 5, Kreuznach (Allemagne).

* KERNBAUM (Miroslaw), Docteur ès sciences, actuellement au laboratoire de Mme Curie, 3, quai d'Anjou, Paris (4e).

℗ KIENBOCK (Dr Robert), Privat Docent (radiologie médicale) à l'Université, Schmidgasse. 14. Vienne VIII.

KIMURA (Masamichi), Professeur adjoint de physique à l'Université impériale de Kyôto.

KINOSHITA (Suyékichi), Docteur ès sciences, Professeur agrégé à l'Université, Koishikawa Haramachi. 93, Tokyo.

KINSLEY (Carl), Professeur adjoint de physique à l'Université de Chicago.

* KLEEMAN (Richard Daniel), D. Sc., B. A., Research student, 7, New Square, Cambridge.

KLINGELFUSS (Fr.). Dr Phil., Petersgasse, Bâle.

KLUPATHY (Eugène), Dr Phil., Professeur à l'Université, Esterhazy utcza, 3, Budapest VIII.

* KLYNENS (Joseph), Docteur en médecine, 38, rue Ommeganck, Anvers (Belgique).

* KNIPP (Charles Tobias), A.M., Ph.D. (Cornell Univ.), Professeur adjoint de physique à l'Université de l'Illinois, 913, W. Nevada St., Urbana, Ill., U. S. A.

* KNOX (Robert). Docteur en médecine, Strathdene, Shepherd's Hill, Highgate, London N.

* KNUDSEN (Peter). Dr Phil., Professeur à l'Ecole supérieure de construction de machines, Rheinstr., 6. Brême (Allemagne).

KOHLER (Alban), Docteur en médecine, Paulinenstrasse, 9, Wiesbaden (Allemagne).

* KOHLRAUSCH (Fredrich-Ludwig), Dr Phil., Berlinerstr., 100, Charlottenburg.

KOLOWRAT (Léon), Licencié ès sciences, 52, avenue des Gobelins, Paris.

KONDO (Tsugishige), Professeur de clinique chirurgicale à la Faculté de médecine de Tokyo.

KORN (Arthur), Dr Phil., Ancien professeur de physique à l'Université, 1, Hohenzollernstrasse. Munich.

* KOVARIK (Aloïs-F.), B.A., M.A., Ph.D., Instructor in Physics, University of Minnesota. Research student, Manchester University.

* KOWALSKI (Joseph DE), Professeur de physique à l'Université, Délégué de la Direction de l'Instruction publique du canton de Fribourg (Suisse).

* KOWALSKY (Emile), Docteur ès sciences, Professeur au Gymnase de Diekirch (G.-D. de Luxembourg).

KRAWETZ (T.-P.), Docent à l'Ecole impériale supérieure technique, Dolgoroukowskaja. 56. 17, Moscou.

* KROGUESS (Ole), Stud. real., Elisenbergveien, 20/III, Christiania.

* Ⓟ KRUGER (Friedrich), Dr Phil., Professeur à l'Ecole technique supérieure, Haupstr., 141. Danzig-Langfuhr (Allemagne).

KUNZ (George Frederick), Dr Phil., D.Sc., A.M., 401, Fifth Avenue, New-York City.

LABORDE (Albert), Licencié ès sciences, 15, rue de Bourgogne. Paris (VIIᵉ).

Ⓟ LABY (Thomas Howell), B. A., Professor of Physics, Victoria College. Wellington (New Zealand).

LAGARDE (Dr Alfred), Professeur à l'Université, Médecin en chef de l'hôpital *San Roque*, rue Victoria, 1066. Buenos-Aires.

* LAGRANGE (Eugène), Professeur émérite à l'Ecole militaire, 60, rue des Champs-Elysées. Bruxelles.

* LAMBERTS (P.-H.), Docteur en médecine, 1, Stationstraat, Utrecht (Pays-Bas).

* LAMMERS (Hermann), Docteur en médecine, Stationweg, 85, Rotterdam (Pays-Bas).

LAMPA (Anton), Dr phil., Professeur à l'Université allemande de Prague (Autriche).

LANARI (Dr Alfredo), Professeur de physique à la Faculté de médecine, Lavalle, 884, Buenos-Aires.

LANCIEN (André), Diplômé d'études supérieures des sciences physiques, 7, rue Prosper. Bordeaux (France).

LANG (Viktor VON), Professeur émérite à l'Université, membre de la Chambre des Seigneurs, Vienne.

Ⓟ LANGEVIN (Paul), Professeur au Collège de France, 53, rue Boucicaut, Fontenay-aux-Roses (Seine).

Ⓟ LASAREFF (Pierre), Privat Docent à l'Université, Moscou.

* LAUREYS (Sylvain), Docteur en médecine, 48, place Saint-Jean, Anvers.

Ⓓ Ⓟ LEBEDEFF (Pierre), Professeur de physique à l'Université de Moscou.

LE BON (Dr Gustave), Correspondant de l'Académie royale de Belgique, 29, rue Vignon, Paris.

* LECLERCQ (Mlle), Docteur ès sciences, 103, boulevard Militaire, Bruxelles.

LECOIN (Georges-Augustin), Professeur de physique au Lycée, 20, rue Segondat, Cherbourg (France).

LEGGE (F.), *International Scientific Series*, 6, Gray's Inn Square, London W.C.

* LEJEUNE, Docteur en médecine, 1, rue des Urbanistes, Liége (Belgique).

LEMAIRE (Dr G.), Médecin des hôpitaux, 7, rue Ledru-Rollin, Alger.

* LEMERAY (Maurice), Licencié ès sciences, avenue Meissonnier, Antibes (France).

* LEONARD (Prof. Dr Charles Lester), A.M., M.D., Délégué de l'*American Medical Association* et de l'*American Röntgen Ray Society*, 112, South 20th St., Philadelphia, U. S. A.

LEUN (Dr Aimé), Chef du service de radiologie à l'hôpital St-Jean, Bruges (Belgique).

* LEVEN (Dr Gabriel), Ancien interne des hôpitaux, 66, rue de Miromesnil, Paris.

* LEVIN (Max), D^r phil., Dozent à l'Ecole royale supérieure technique, 9, Lousbergstrasse, Aix-la-Chapelle (Allemagne).

* LEWIS (E.-P.) Professeur de physique à l'Université de Californie, 27, Panoramic Way, Berkeley, Cal., U. S. A.

LIENARD (A.), Ingénieur en chef des mines, professeur à l'Ecole nationale supérieure des Mines, 16, rue Stanislas, Paris.

LLOYD (Morton G.), Ph. D., Technical Editor, *Electrical Review and Western Electrician*, Box 432, Chicago.

* LŒWENTHAL (Alwin), Directeur de la *Radiogen Gesellschaft*, 3, Gutenbergstr., Charlottenburg (Allemagne).

* ℗ LŒWENTHAL (Siegfried), Docteur en médecine, 7, Lessingplatz, Braunschweig (Allemagne).

LOMBARD (Charles), Docteur en médecine, 22, rue Neuve, Mons (Belgique).

℗ LORENTZ (H.-A.), Professeur à l'Université, 48, Hooigracht, Leiden (Pays-Bas).

* LUCAS (R. P. Joseph-Désiré), S. J., Docteur ès sciences, professeur à la Faculté des sciences, Collège N.-D. de la Paix, Namur (Belgique).

LUDWIG (Ernst), Docteur en chimie et en médecine, Professeur à l'Université, Membre de l'Académie impériale des sciences, Conseiller aulique, Billrothstrasse, 72, Vienne XIX.

LUDWIG (Mlle Lina), Lyceal-Lehrerin, Billrothstrasse, 72, Vienne XIX.

LYON (Gustave Frantz), Ingénieur, ancien élève de l'Ecole polytechnique, Directeur-Gérant de la Société Pleyel, Lyon et Cie, 22, rue Rochechouart, Paris.

MACHE (Heinrich), Professeur à l'Ecole technique supérieure de Vienne.

⑫ MAC LENNAN (John-C.), Professor of Physics. Director of the physical Laboratory, University of Toronto (Canada).

MAC MURRAY (W.), M. D., M. Ch., 2, Lyons Terrace, Liverpool Street, Sydney (N. S. Wales).

⑫ MADSEN (John), D. Sc., B.E.. Lecturer in Electrical Engineering. University of Sydney (N. S. Wales).

* MAGRI (R. P. François), S. J., Villa S. Cataldo-Bagheria, Palerme, en résidence à la Maison St-Augustin, Enghien (Belgique).

*·MAINFROY (Paul-Joseph-Ernest). Ingénieur, Licencié ès sciences, 2*bis*, boulevard d'Inkermann, Neuilly-sur-Seine (France).

* ⑫ MAKOWER (Walter), M.A.. D.Sc., Demonstrator and Assistan' Lecturer in Physics in the University of Manchester (Angleterre).

MALTEZOS (C.), Docteur ès sciences, Professeur à l'Ecole polytechnique, 18, rue Ch. Tricoupis, Athènes.

⑫ MANABE (Dr Kaichiro), Assistant de clinique à la Faculté de médecine de Tokyo.

MARCHAND (Henri), Chimiste, Délégué de la *Technique Moderne* de Paris, 133, rue du Drootbeek. Laeken lez-Bruxelles.

MATHIAS (Emile-Ovide-Joseph), Professeur de physique à la Faculté des sciences, 44, Allée Lafayette, Toulouse (France).

⑫ MEDINA (Joseph-A.), Ingénieur civil, Professeur de physique à la Faculté des sciences, rue Araoz, 2393, Buenos-Aires.

* MEITNER (Mlle Lise), Dr phil., Esslinggasse, 15. Vienne I.

MELANDER (Gustave), Professeur à l'Université, Institut météorologiste central d'Helsingfors (Finlande).

MENIER (Henri), Ingénieur, 8. rue Alfred de Vigny, Paris.

* MESERNITSZI. Theodorshalle. Kreuznach (Allemagne).

METEOROLOGICAL DEPARTMENT OF INDIA (The). à Simla.

* ⑫ MEYER (Stefan), Professeur à l'Université, Türkenstrasse, 3. Vienne IX.

MILLIKAN (Robert Andrews), Ph. D., Professeur à l'Université. 5605, Woodlawn Avenue, Chicago.

* MINNE (VAN DER), Docteur en médecine, Utrecht (Pays-Bas).

* MIURA (Kinnosuke), Professeur à la Faculté de médecine, 15, Fukuromachi, Kanda, Tokyo.

MIZUNO (Toshinojo), Docteur ès sciences. professeur de physique à l'Université impériale de Kyôto.

MLODZIEJOWSKI (Anatole), Licencié ès sciences, Institut de physique de l'Université de Moscou.

* MONIOTTE (Maurice), Ingénieur, Licencié ès sciences. 18. rue des Patriarches, Paris.

MORET (Jules). Docteur en médecine, Glageon, Nord (France).

MORI (Hango), Licencié ès sciences. Professeur à l'école secondaire n° 1 de la Préfecture d'Aichi, Nagoya (Japon).

* MORISON (John), Docteur en médecine, Jackson's Lane, 1, Highgate, London N.

Ⓟ MORIZE (Henri), Ingénieur civil, Docteur ès sciences. Professeur de physique à l'Ecole polytechnique et Directeur de l'Observatoire national de Rio-de-Janeiro.

MORTON (Reginald), M.D. (Tor.), F.R.C.S. Ed., 7, Upper Wimpole St., London W.

* MOULIN (Marcel-André), Docteur ès sciences physiques, Chef de travaux à l'Ecole de physique et de chimie, 303, rue du Faubourg Saint-Antoine, Paris.

* MULDER (R. P. Antoine-Joseph-Marie), S. J., Professeur de physique, Oudenbosch (Pays-Bas).

* MULLER (Johannes), Dr phil., Professeur à l'Ecole supérieure de construction de machines, 74, Sielwall, Brême (Allemagne).

MUNOZ DEL CASTILLO (José). Membre de l'Académie des Sciences, Professeur à l'Université, 38, Quintana, Madrid.

* Ⓟ NAGAOKA (Hantaro), Membre de l'Académie impériale, Professeur à l'Université de Tokyo.

NAGAYO (Dr Ma·aro), Institut de pathologie du Collège médical de Tokyo.

NAGELSCHMIDT (Franz), Docteur en médecine, Tauenzienstrasse, 7B, Berlin.

NAKAMURA (Kiyowo), Docteur ès sciences, Directeur de l'Observatoire central météorologique, Ushigomé Minamimachi, 33. Tokyo.

NAKAMURA (Seiji), Docteur ès sciences, Professeur de physique, Koishikawa Sasūgayachô, 57. Tokyo.

* NAUTA (Hendrik-Cornelis), Médecin militaire de l'armée des Indes néerlandaises, Batavia, en résidence temporaire à Amsterdam, Jan Luykenstraat, 28.

* NEIRYNCK (Robert), Docteur en médecine, 9, rue Courte des Pierres, Gand (Belgique).

NEUMAN, Ingénieur. Kreuznach (Allemagne).

NIELSEN (Jean). Professeur. rue Moreno, 555, Buenos-Aires.

NIPHER (Francis E.), Head Professor of Physics, Washington University, St-Louis, U. S. A.

* NOEVER (J.). Docteur en médecine, 162, rue Royale, Bruxelles.

NOGIER (Dr Thomas), Professeur à la Faculté de médecine, 11, rue de la Charité. Lyon (France).

NYSTROM (Dr Erik-Gunnar), Professeur agrégé à la Faculté de médecine de Stockholm.

OBARRIO (Juan Maria), Docteur en médecine, R. Las Heras, 529, Buenos-Aires.

OBSERVATOIRE NATIONAL de Rio-de-Janeiro.

OBSERVATOIRE SOLAIRE DE MOUNT WILSON, Pasadena, Cal., U. S. A.

OISHI (W.), Chef de service à l'Observatoire central météorologique de Tokyo.

OKADA (Takematsu), Licencié ès sciences, Météorologiste à l'observatoire central météorologique de Tokyo.

OKANO (Sadayoshi), Licencié ès sciences, Professeur à l'Institut technique de Port-Arthur.

* Ⓟ ORNSTEIN (L.-S.), Dr phil., *Lector* à l'Université de Groningen (Pays-Bas).

OSHIMA (Hiroyoshi), Kôgagushi, Assoc. M.A.I.E.E., Chief Engineer of Osaka Denkyu Kaisha, Sagisumura Nishinasigun, Osaka (Japon).

OUMOFF (Nicolas), Professeur de physique à l'Université de Moscou.

PALMER JUNIOR (Frederic), A. B., A. M., Professeur de physique au Collège de Haverford, Pa, U. S. A.

PARKER (Franke Herbert), B. Sc., 72, Greenvale Road, Eltham, Kent (Angleterre).

PARSONS (Louis Alexander), Ph. D. (Johns Hopkins), Professor of Physics in Pennsylvania College, Gettysburg, Pa , U. S. A.

* PASCHEN (Friedrich), Dr Sc., Professeur de physique à l'Université de Tübingen (Allemagne).

Ⓟ PATRICIU (Neculaï), Licencié ès sciences, Chef de travaux à l'Université de Jassy (Roumanie).

* PEDERSEN (P. O.), Docent à l'Ecole polytechnique, Amalievej, 1, Copenhague.

PEE (Paul van), Docteur en médecine, Hodimont-Verviers (Belgique).

* PERELECHINE (Voldemar), Président des associations rurales d'épargne et de crédit, 55, boulevard Smolienski, Moscou.

PEROT (Alfred), Professeur à l'Ecole polytechnique, 16, avenue Bugeaud, Paris.

* PERRIN (Jean), Professeur de chimie physique à la Faculté des sciences, 106, boulevard Kellermann, Paris.

PFAHLER (Dr George-E.), Président de *The American Röntgen Ray Society*, Professeur de radiologie au *Medico chirurgical College*, 1321, Spruce Str., Philadelphie.

PHILLIPS (Charles-E.-S.), F.R.S.E., President Röntgen Society, Castle House, Shooters Hill, Kent (Angleterre).

* PIENKOWSKI, Institut de physique, Université de Liége (Belgique).

PINA VIDAL (Général), Directeur de l'Ecole polytechnique de Lisbonne.

PIERARD (Emile-Louis-Joseph), Professeur d'électricité à l'Université, 77, rue Le Corrège, Bruxelles.

* PINTO (R. P. Antoine da Costa Oliveira), S. J., Professeur de physique au Collège de Campolide, Lisbonne, actuellement Pensionnat Sainte-Marie, Alsemberg, Rhode-St-Genèse (Belgique).

* PIOT, rue d'Autreman, Valenciennes (France).

Ⓟ POLLOCK (James-Arthur), Professeur de physique à l'Université de Sydney (N. S. Wales).

* PORTER (Royal A.), Associate Professor of Physics, Syracuse University, Syracuse, New-York.

* POULSEN (Valdemar), Dr Sc., Ingénieur, Steen Blichersvej, 22, Copenhague.

POYNTING (John Henry), Sc.D., F.R.S., Professeur de physique à l'Université, Edgbaston, Birmingham (Angleterre).

* PRAUM (Dr Auguste), Directeur du laboratoire bactériologique de l'Etat, Luxembourg.

* PRIBRAM (Richard), Conseiller aulique, Professeur à l'Université, Hörlgasse, 9, Vienne IX.

* PROCHAZKA (Antoine), Docteur en médecine, Prague II-630.

* PROUMEN (Henri-Jacques), Professeur à l'Ecole supérieure des textiles de Verviers et à l'Ecole industrielle de Bruxelles, 18, chaussée de Forest, Bruxelles.

PRZIBRAM (Karl), D^r phil., Privat Docent à l'Université, Parkring, 18, Wien I.

QUINONEZ (Dr Alfonso), Chef du service d'électrothérapie à l'hôpital Rosalis, San Salvador (Amérique Centrale).

RACHE (Guahyba), Docteur en médecine, Rio Grande do Sul (Brésil).

RADIOGEN GESELLSCHAFT, Gutenbergstr., 3, Charlottenburg.

RADIOLOGIE, G.B.M.H., Kurfürstenstrasse, 146, Berlin W, 35.

* RAMSAUER (Carl), D^r phil., Privat Docent à l'Université et assistant à l'Institut radiologique d'Heidelberg (Allemagne).

RASSENFOSSE (André), Docteur ès sciences physico-chimiques, rue Saint-Gilles, 366, Liége (Belgique).

* RASSIH (Dr Emin), Chirurgien de l'hôpital central de la marine impériale ottomane, 5, rue Corneille, Paris.

* RAUSCH von TRAUBENBERG (Chevalier H.), D^r phil., Institut géophysique de Göttingen (Allemagne).

REESE (Herbert-M.), Assistant Professor of Physics, University of Missouri, 411, Hill St., Columbia, Mo., U. S. A.

REICHENHEIM (Otto), D^r phil., Privat Docent à l'Université, Friedrich Karlstr., 19, Wannsee b/Berlin.

REINGAUM (Maximilian), D^r phil., Professeur extraordinaire à l'Université, Karlsplatz, 18, Fribourg i Br. (Allemagne).

RICALDONI (Teobaldo), Ingénieur, Professeur à l'Université, Calle 2, n° 435, La Plata.

RICHARDSON (Owen-Will.), M. A., D. Sc., Professor of Physics, Princeton University, 105, Fitzrandolph Road, Princeton, New Jersey, U. S. A.

RICHARZ (Franz), Professor der Physik a. d. Universität Marbürg i. Hessen (Allemagne).

* ℗ RIECKE (Eduard), Professor an d. Universität Göttingen (Allemagne).

* RISCHARD (Camille), Docteur en médecine, 10, avenue de l'Arsenal, Luxembourg (G.-D.).

ROCHE (Dr Carlos-F.), Médecin de l'hôpital français, rue Tucuman, 719, Buenos-Aires.

ROMANOFF (Vinceslaw), Institut de physique, Univèrsité de Moscou.

* ROMBAUTS (Armand), Electro-technicien dipl. E. I. B., 10, rue Victor Lefèvre, Bruxelles.

ROOP (Wendell), Whiting Fellow, University of California, Niko-
  lausberger Weg, 49, Göttingen (Allemagne).
* ROPIQUET (Clément), Ingénieur, 214, rue Jules Barni, Amiens
  (France).
* ROSENTHAL, Bavariaring, 10, Munich.
* ROSSELET (Alfred), Docteur ès sciences, Assistant de physique à
  l'Université, Belle Combe, Route Caroline, Lausanne (Suisse).
ROUQUETTE (Auguste), Professeur, Banfield F. C. Sw., Provincia
  Buenos-Aires.
* ROYCOURT (Eugène), Constructeur-électricien, avenue d'Orléans,71,
  Paris.
* ROYDS (Thomas), M.Sc., 34, Cranbrook St., Oldham (Angleterre).
* RUSS (Sidney), D. Sc., Cancer Research Laboratories, Middlesex
  Hospital, London.
* ℗ RUTHERFORD (Ernest), Ph.D., L.L.D., F.R.S., Professor of
  Physics, University of Manchester, 17, Wilmslow Road, Withing-
  ton, Manchester (Angleterre).
SAGNAC (Georges), Chargé de cours à la Faculté des sciences,
  12, rue Cuvier, Paris.
* SALZMANN (Fritz), Docteur en médecine, Reiboldsgrun in Sachsen.
SANO (Shizuwo), Dr sc., Professeur adjoint au Collège des sciences
  de l'Université, rue Sendagihayashi, 202, Hongô-ku, Tokyo.
SARASIN (Edouard), Docteur ès sciences, directeur des *Archives des
  Sciences physiques et naturelles*, Grand Sacconex, Genève.
SAROLEA (Jean), Ingénieur en chef de l'exploitation de la Société
  Lyonnaise des Forces motrices du Rhône, 6, rue Jussieu, Lyon
  (France).
* SCHAFFERS (R. P. Victor), S. J., Docteur ès sciences, Professeur
  au Collège de la Compagnie de Jésus, rue des Récollets, 11, Lou-
  vain.
℗ SCHIDLOF (Arthur), Docteur ès sciences, Assistant au laboratoire
  de physique de l'Université, boulevard Karl Vogt, Genève.
* SCHIFF (Dr), Professeur à l'Université, Maximilianstr., Vienne.
SCHINCAGLIA (Ignace), Professeur de physique à l'Institut techni-
  que d'Ancône (Italie).
SCHLEISINGER (Harry-Herman), Capitaine du génie, Répétiteur
  à l'Ecole militaire, 6, rue d'Egmont, Bruxelles.
SCHLUMBERGER (Conrad), Professeur à l'Ecole nationale supé-
  rieure des Mines, 7, rue Las Cases, Paris.
SCHWARZ (Dr Gottwald), Directeur de l'Institut Röntgen de la
  clinique universitaire, Lichtensteinstrasse, 45, Vienne IX.
SCHWEIDLER (Egon Ritter von), Dr phil., Professor an der Uni-
  versität, Türkenstrasse, 3, Wien IX.
* SCHWEITZER (Alfred), Dr phil., Chimiste, Kurfurstenstrasse, 124,
  Berlin W. 62.
SCHWENTER (Dr Jakob), Privat Docent à l'Université, 22, rue du
  Marché, Berne.

SCOSERIA (Dʳ), Directeur de l'Institut de chimie de la Faculté de médecine, Plaza Sarandé, Montevideo (Uruguay).

SHINJO (Shinzo), Professeur de physique à l'Université impériale de Kyôto.

* SIEVEKING (Hermann), Dʳ Phil., Privat Docent à l'Ecole technique supérieure, Weinbremserstr., 2. Karlsruhe (Bade).

SIMARD (Henri), Professeur de physique à l'Université Laval, Québec (Canada).

SISSINGH (R.), Professeur à l'Université, Oosterpark, 79, Amsterdam.

SLEESWIJK (Reyndert), Docteur en médecine, Bloemendaal, près Harlem (Pays-Bas).

SMEDTS (Arthur), Répétiteur à l'Université, 38, Boulevard de la Citadelle, Gand (Belgique).

SMOLUCHOWSKI (Chevalier Marian), Docteur ès sciences, Professeur à l'Université, Dlugosza, 8, Lemberg (Autriche).

SNOOK (H.-Clyde), A.M. M.S., President of Röntgen Mfg. Co., 417, Mariner and Merchant Building, Philadelphia, U. S. A.

Ⓜ SOCIETE D'ENCOURAGEMENT DES SCIENCES EXPERIMEN-TALES (Christophe Ledentzoff). Bureau de poste, boîte aux lettres nº 605, Moscou.

SOCIETE DES SCIENCES NATURELLES, Esterhazi·u. 14, Budapest VIII.

SOCIETE ESPAGNOLE DE PHYSIQUE ET DE CHIMIE, Calle de Hernan Cortés, 7, 2º, Madrid.

SOCIETE NATIONALE DES INGENIEURS, Calle Florida, 230, Buenos-Aires.

SOCIETE SCIENTIFIQUE ARGENTINE, Cevallos, 269, Buenos-Aires.

SOCOLOFF (Alexis), Professeur à l'Université de Moscou.

* SODDY (Frederick), M.A., F.R.S., *Lecturer* à l'Université de Glasoow (Angleterre).

* SOISSON (Guillaume), Ingénieur, Professeur de physique à l'Ecole industrielle et commerciale, rue Goethe, Luxembourg.

* Ⓜ SOLVAY (Ernest), Industriel, 43, rue des Champs-Elysées, Bruxelles.

SOMMERFELD (Arnold), Professeur de physique théorique à l'Université, Leopoldstr., 87, Munich.

SORDELLI (Alfredo), Docteur en médecine, 2490, rue de Cuba, Buenos-Aires.

* SPEDER (Emile), Docteur en médecine, 6*bis*, rue du Temple, Bordeaux (France).

* STANOIEWITCH (Georges-M.), Professeur à l'Université de Belgrade.

* STATESCU (C.), Docteur ès sciences, Université de Bucarest.

STCHEGLAYEFF (Wladimir), Professeur à l'Ecole technique supérieure de Moscou.

* ŠTEVÉLINCK (Désiré), Ingénieur, 103, avenue Marie-Henriette, Forest-Bruxelles.
* STEVELINCK (Paul-Léon), Sous-lieutenant d'artillerie, chaussée de Bruxelles, 96, Gand.
* STICKER (Prof. Dr Anton), Ober-assistend d. Kgl. Chir. Univ. Klinik, Brücken Allee, 6, Berlin N. W. 23.
* STORMER (Carl), Professeur de matématiques pures à l'Université, Cort Adelers Gade, 12, Christiania.
  STRUTT (The Hon. Robert John), F. R. S., Professor of Physics, Imperial College of Science, S. Kensington, 54, Onslow Square, London.
  SUFFIAN (Dr Mehmed), Hôpital Zeineb-Kiamil, Scutari, Constantinople.
  SUTO (Denziro), Licencié ès sciences, Professeur au Dai-ichi Kôtô-Gakko, rue Lendagi, 40, Hongôku, Tokyo.
  SUZUKI (Giichiro), Lycée de Miyazu, Tango (Japon).
  SZARVADY (Geza), Répétiteur à l'Ecole Centrale, rue Théodule Ribot, 4, Paris.
* SZEKERES (Kalman), Dr Sc., Directeur de l'Ecole royale de l'Etat, Toldi u. 9, Budapest.
* SZILARD (Béla), Docteur ès sciences, 12, rue Cuvier, Paris.
  TAMAKI (Kajuro), Laboratoire de physique, Université impériale de Kyôto.
℗ TAMARU (Takurô), Dr sc., Professeur de physique à l'Université, 11, Komagome Akebonotyô, Hongô, Tokyo.
  TANAKADATE (Aikitu), Professeur de physique à l'Université, Hongô Yoyoityô, n° 2, Tokyo.
  TAVARES (R. P. Joaquim da Silva), S. J., Directeur du Collège de S. Fiel, Membre correspondant de l'Académie des sciences de Lisbonne, actuellement R. de S. Clemente, 226, Rio-de-Janeiro.
  TEGETMEYER (Otto), de la raison sociale Günther et Tegetmeyer, 10a, Goslascherstr., Braunschweig (Allemagne).
  TERAZAWA (Kwan-iti), Licencié ès sciences, Institut de physique de l'Université de Tokyo.
* TERESCHIN (Serge), Professeur à l'Académie impériale militaire de médecine, Nikolazewskaja, 40, St-Pétersbourg.
  THEURER (Josef), Dr phil., Professeur de physique à l'Ecole des Mines, Pribram (Autriche).
  THOMSON (Elihu), 22 Monument Avenue, Swampscott, Mass., U. S. A.
  TOISON (Dr J.), Professeur à la Faculté libre de médecine de Lille, 5, rue de l'Université, Douai (France).
* TOKKER (A. D.), 2, Pieterskerkstraat, Leiden (Pays-Bas).
  TORRES (Fernando), Directeur de l'hôpital Torenato Alvear, Calle Rivadavia, 4009, Buenos-Aires.
* TOUHLADJIAN (Léon), Radiographe de l'hôpital maritime de Berck Plage (France).

UJIIE (Kensô), Licencié ès sc., Ecole normale supérieure de Kaifeng, Honan (Chine).

* ULJANIN (Wsewolod), D^r Sc., Professeur à l'Université, Directeur de l'Observatoire magnétique et météorologique de Kazan (Russie).

* ULRICH (Carl), Dr Phil., Directeur de la fabrique impériale et royale de couleurs d'urane et de radium, St. Joachimsthal (Autriche).

UNIVERSITE CORNELL, Ithaca, New-York, U. S. A.

UNIVERSITE DE FRIBOURG (Suisse), Laboratoire de physique.

UNIVERSITE DE GENEVE, Institut de botanique.

UNIVERSITE DE GENEVE, Laboratoire de chimie physique.

UNIVERSITE DE GENEVE, Laboratoire de physique.

UNIVERSITE NATIONALE DE LA PLATA, Institut de physique.

UNIVERSITE DU MISSOURI. Columbia, Mo., U. S. A.

UNIVERSITE DE MOSCOU, Laboratoire de physique de M. le Professeur P. Lebedeff.

UNIVERSITE DE L'OREGON, à Eugene, Or., U. S. A.

UNIVERSITE DE RENNES (France), Laboratoire de Physique.

UNIVERSITE DE SOFIA, Institut de physique.

UNIVERSITE IMPERIALE DE TOKYO, Institut de physique.

UNIVERSITE WESLEYAN, MIDDLETOWN, Conn., U. S. A.

UNIVERSITE YALE, NEW HAVEN, Conn., U. S. A.

VALLE (Georges), Lic. sc., V. Michelangelo Buonarroti, 18, Trieste (Autriche).

VAN DEN BOSSCHE (Abbé Hubert), Ophasselt (Belgique).

* VAN DER MENSBRUGGHE (Gustave-Léonard), Membre de l'Académie royale, Professeur émérite à l'Université, Coupure, 131, Gand (Belgique).

* VARIN (Abbé Emile), Professeur à l'Ecole St-Sigisbert, place Carnot, 15, Nancy (France).

VASILESCO-KARPEN (Nicolas), D^r Sc., Professeur à l'Ecole des Ponts-et-Chaussées, 40, rue de l'Occident, Bucarest.

* VEGARD (Lars), Professeur adjoint de physique à l'Université de Christiania.

VERNIER (Jean-François), Licencié ès sciences, Professeur de physique, 30, rue d'Ulm, Paris.

* VERSCHAFFELT (Jules-Emile), Membre correspondant de l'Académie royale de Belgique, Professeur à l'Université de Bruxelles, avenue de la Floride, 8, Uccle.

VIDAL (Antoine), Docteur en médecine, Calle Salguero, 1941, Buenos-Aires.

* VIGNON (Léo), Professeur à la Faculté des sciences, Directeur de l'Institut de chimie, 67, rue Pasteur, Lyon.

* VILLEY, Laboratoire du Collège de France, Paris.

VINYCOMB (Thomas-Bernard), M. A., Lecturer in Physics, Ecole polytechnique de Woolwich (Angleterre).

VOIGT (Woldemar), Professeur de physique à l'Université de Göttingen (Allemagne).

Ⓟ VOLPATTI (Eduardo). Ingénieur, Professeur à l'Université, Calle Bulnes, 2079, Buenos-Aires.

VREELAND (Frederick-K.), M. E., A. M., 80th St. & East End Ave., New-York.

WAIDNER (Charles-W.), Associate Physicist, Bureau of Standards, Washington.

* WALTER (Prof. Dr Charles-H.), Director of the Canonbury Laboratories for Physico-Chemical Researches, Editor of *Jon*, 22, Douglas Road, Canonbury, London N.

* WASHBURN (Ed.-W.), Ph. D., Assistant Professor of Physical Chemistry, University of Illinois, Urbana, Ill., U. S. A.

WAUTERS (Ingénieur Carlos), Professeur à l'Université, Avenida de Mayo, 878, Buenos-Aires.

* WEBER (Henry), Ingénieur, 35, rue des Martyrs, Paris.

* WEISS (Pierre), Professeur à l'Ecole polytechnique de Zurich (Suisse).

* WELL (Ingénieur G.-J. van de), Professeur à l'Ecole moyenne, 9, Statenplein, La Haye.

WERNICKE (Raul), Docteur en médecine, R. Mejico, 517, Buenos-Aires.

* WERTENSTEIN (Louis), Licencié ès sciences, Surgtojerska, 22, Varsovie, en résidence à Paris, 6, rue Tournefort.

WERTHEIM SALOMSON (Dr J. K. A.), Professeur à l'Université, 43, Vondelstraat, Amsterdam.

WESZELSZKY (Jules), Assistant au laboratoire de l'Université, Esterhazy utcza 7, Budapest.

WEVE (Ing. Prof. Louis), Directeur de l'Ecole supérieur des Textiles, 78, rue du Centre, Verviers.

* WICKHAM (Louis), Docteur-médecin de S.-Lazare, directeur du service de pathologie externe au laboratoire du radium, 4, rue St-Philippe-du-Roule, Paris.

WIEDEMANN (Eilhard), Professeur à l'Université d'Erlangen (Allemagne).

* WIEN (Wilhelm), Professeur à l'Université, Pleicherring, 8, Würzburg (Allemagne).

WILBOUCHEWITCH (M.-W.), Director der Œlmühle Z. M. Persits *Actiengesellschaft*, Nijninovgorod-Kanadino (Russie).

WILLIAMS (Adolphe), Etudiant à la Faculté des sciences, 1620, rue Ayacucho, Buenos-Aires.

WILLIAMS (Samuel Robinson), Ph.B., M.A., Ph.D., Prof. of Physics, Oberlin College, Oberlin, Ohio, U. S. A.

* WILSON (Wilson), Master of Science, 4, Ash Grove, Victoria Park, Manchester (Angleterre).

WOLLER (Prof. Dr A.), Directeur du Laboratoire de Physique de l'Etat, Jungiersstrasse, Hambourg.

* WORMS DE ROMILLY (Paul), Ingénieur, 14, Quai de Passy, Paris.

* WULF (R. P. Théodore), S. J., Professeur de physique au Collège Ignatius, Valkenburg (Pays-Bas).

WULFF (Enrique), Ingénieur, Avenida de Mayo, 819, Buenos-Aires.

Ⓟ WUNDERLICH (Mario-J.), Docteur en médecine, 12, Calle Oriente, n° 7, Guatemala.

WURSCHMIDT (Joseph), Dr phil., assistant à l Institut de physique, Université d'Erlangen (Bavière).

YAMASHITA (Uasuatavô), Kôramachi, Ichigaya, Ushigomeku, Tokyo.

YOKOTA (Seinen), Professeur de construction navale à l'Université impériale de Tokyo.

* YSEUX (Dr E.), Professeur à l'Université, avenue du Midi, Bruxelles.

ZALESKI (Prof. Dr Stanislas), Conseiller d'Etat actuel, Serguïevskaïa, 20, log. 18, St-Pétersbourg.

ZEEMAN (Pieter), Docteur ès sciences, Professeur de physique à l'Université, Membre de l'Académie des sciences, 158, Stadhouderskade, Amsterdam.

ZELINSKY (Nikolas), Professeur de chimie organique à l'Université de Moscou.

* ZEMPLEN (Gyözö), Docteur ès sciences, Privat Docent à l'Université, Membre correspondant de l'Académie des sciences, Esterhazy u. 3, Budapest, VIII.

* ZERNOFF (Vladimir), Professeur à l'Université de Saratoff (Russie).

ZIEGLER (Jean-Henri), Dr Phil., Kefikon près Winterthur (Suisse).

ZILOFF (Prof. Pierre), Conseiller privé, curateur de l'Université, 9, rue Nicolas, Kieff (Russie).

ZINGUER (Alexandre), Privat Docent à l'Université, Institut de commerce, rue Serpoukhowka, Moscou.

CONGRÈS INTERNATIONAL

DE

RADIOLOGIE ET D'ÉLECTRICITÉ

Séance d'ouverture

Présidence de M. le Professeur DE HEEN

La séance solennelle d'ouverture a eu lieu le mardi 13 septembre, à 9 h. 1/2, dans le Palais des fêtes de l'Exposition.

M. le président prononce le discours suivant :

Le passé et l'avenir des sciences physiques

Ce n'est pas sans éprouver un vif sentiment de plaisir que, entrevoyant déjà la fin de ma carrière, je me vois attribuer l'honneur de recevoir les représentants les plus illustres des sciences physiques.

Semblables à des voyageurs qui traversent des contrées admirables, les physiciens marchent, et chaque étape marque la découverte de quelque merveille qui étonne non seulement le voyageur lui-même, mais également celui qui ne peut que loitainement se rendre compte des beautés que nous admirons.

Eh bien, Messieurs, si vous le voulez bien, prenons un moment de repos et jetons un regard sur la plaine parcourue par les générations passées et par la génération présente. Il nous sera en suite également permis de jeter un regard en avant, tâchant de percevoir déjà, dans les brumes lointaines, la terre promise que nous ne foulerons pas, mais qui sera sans doute pour nos descendants une cause de légitime fierté, lorsqu'il leur sera donné de concevoir les choses de la physique comme dépendant toutes les unes des autres, de les fondre en un seul chapitre, lequel sera celui de la nature.

Les notions que les anciens nous ont léguées sur les différents agents que nous connaissons : eau, chaleur, lumière, électricité, magnétisme, se réduisent à peu de chose, mais il était de la plus haute importance, au point de vue de la philosophie de l'évolution de notre science, comme nous allons le voir, de connaître si les premiers physiciens avaient eu l'idée de concevoir le son comme ayant une réalité objective. Une semblable conception aurait entraîné comme conséquence que l'auditeur d'une note percevrait un son parce que son organe auditif recevrait des *corpuscules sonores* lancés avec une certaine vitesse par l'instrument de musique.

Si nous consultons les écrits de l'antiquité, notamment ceux de Pythagore et d'Aristote, nous ne trouvons rien de semblable; Aristote dit même que c'est l'air qui transmet le son à l'oreille.

L'absence de cette conception constitue cependant une véritable lacune, si l'on considère les divers stades de l'évolution de la science. Aussi serait-il intéressant d'interroger les sujets les plus intelligents des peuplades actuellement à l'état sauvage, afin de savoir si telle n'est pas la première pensée qui vient à l'esprit humain. Remarquons cependant que, par suite d'une espèce de régression, cette hypothèse a été admise plus récemment par Gassendi.

Quoi qu'il en soit, nous pouvons faire cette remarque, dont on reconnaîtra plus loin l'importance, c'est que le son peut parvenir à l'oreille : 1° uniquement par le fait de la transmission du mouvement ondulatoire; 2° si la source est trop éloignée pour être perçue, la communication pourra se faire : *a*) en transportant la source à une distance plus rapprochée de l'auditeur; *b*) par transmission du mouvement ondulatoire.

Nous pensons devoir insister sur une chose aussi simple, parce qu'il en est de même *pour tous les agents.*

Posons-nous maintenant dans cette autre question : y aurait-il moyen de nier l'existence de l'air, en premier lieu si l'on prenait pour base de démonstration l'existence de la transmission du son?

Il est probable que la notion que nous nous faisons du son s'est introduite immédiatement parce que cet agent agit sur la matière apparente. Telle est, par exemple, une membrane élastique qui vibre sous l'action de l'agitation de l'air qui accompagne sa propagation. Mais, à vrai dire, cette raison serait insuffisante, car la lumière agissant dans le vide absolu sur la surface d'un corps pondérable, la repousse. Il n'en résulte cependant pas, pour beaucoup de physiciens, la conclusion nécessaire de l'existence du milieu *éther.* En réalité, il s'agirait, dans ce cas, d'actions comparables à celles dites à distance et s'exerçant dans le milieu vide. On pourrait donc, se plaçant à ce point de vue, nier que le son est transmis par quoi que ce soit, de la source au récepteur.

Mais, répondra-t-on, nous constatons l'existence de l'air en nous déplaçant; n'éprouvons-nous pas une résistance qui démontre clairement sa réalité ? Vaine illusion, car si nous vivions dans le vide occupé par un champ magnétique et si, par hypothèse, notre corps jouissait par exemple de la propriété du cuivre, nous ne conclurions pas à l'existence de l'éther, tout en éprouvant des résistances comparables à celles que nous présente l'air. Et nous pouvons étendre ce raisonnement, non seulement à la substance gazeuse ou liquide, mais même à la substance solide. La résistance qu'elle oppose à sa pénétration ou son frottement intérieur est dû à l'existence de forces s'exerçant en réalité dans le vide et toujours comparables à celles que nous avons conçues dans le premier cas.

Enfin, l'existence du poids ne constitue pas une démonstration plus rigoureuse, car nous sommes autorisés à concevoir l'existence de forces sans substratum, telles que celles qui se transmettent à distance et qui doivent nécessairement se comporter comme telles après avoir quitté le transmetteur et avant d'avoir atteint le récepteur. S'il en est ainsi, dis-je, nous pouvons concevoir également des centres de force que nous appelons matière, et rien ne nous empêche d'admettre que de ces centres de force émanent d'autres forces se développant à distance en déterminant des actions comparables à celle de la pesanteur.

La seule chose dont nous pouvons en réalité et directement constater l'existence est la *force;* elle seule tombe directement sous nos sens.

Les arguments que l'on peut faire valoir pour ou contre l'existence de l'éther sont exactement les mêmes que ceux que l'on peut faire valoir pour ou contre l'existence de la matière.

En nous plaçant à un point de vue différent, c'est-à-dire en admettant que la force et l'énergie ne peuvent avoir d'existence réelle sans substratum, on peut même concevoir l'inutilité de l'air et de l'éther transmettant le son et la lumière. Nous pouvons en effet supposer que les lois qui régissent l'univers sont bien différentes de celles que nous supposons. En un mot, nos perceptions sonores et lumineuses seraient le résultat d'états antérieurs. Lorsque nous produisons de la lumière, *celle-ci ne se propage pas faute de véhicule* mais au contraire, il se fait que par suite des lois établies, nous percevons une énergie lumineuse *au temps voulu*, sans que pour cela nous ayons été obligés d'admettre l'existence du milieu interposé. De même, lorsqu'on nous parle, l'air n'a nullement transmis la parole, mais nous la percevons au moment voulu par suite d'une loi analogue à celle qui gouverne la lumière.

Donc, ce que nous percevons, ce n'est ni la lumière de la source, ni la parole de celui qui nous parle; il y a simplement coexistence nécessaire de l'effet et de la cause. Nous pouvons même faire un pas de plus et dire que le résultat pourrait encore être le même s'il n'existait ni lumière, ni interlocuteur.

Voilà une page que l'on pourrait qualifier de philosophique et qui simplifie énormément les choses, attendu qu'elle réduit le monde physique à zéro, ce qui dispense de nous en occuper. Il n'y a que de vaines illusions, lesquelles font partie intégrante de notre être, dont nous ne pouvons nier l'existence, suivant le raisonnement de Descartes.

Mais ici se pose la question la plus importante de toutes, en nous plaçant à notre point de vue : la physique est-elle une science philosophique? Est-il utile, en envisageant l'avancement des sciences, de savoir si la matière, l'éther, les atomes, la chaleur, la lumière, l'électricité, en un mot, l'ensemble des choses qui se manifestent à nos sens ou qui s'en déduisent par le raisonnement, est-il utile, dis-je, de savoir si ces choses existent réellement ou ne se ramènent qu'à des apparences ou à des conceptions fallacieuses?

Je pense, pour ma part, *que cela est absolument indifférent* et que les raisonnements du genre de ceux que nous venons de faire, appliqués aux sciences physiques, leur font le plus grand tort, en retardant inutilement leur évolution. N'avons-nous pas vu, en effet, des chimistes célèbres retarder l'avancement de cette science, notamment en ce qui concerne la chimie organique, par la seule raison qu'ils se posaient cette question futile : les atomes existent-ils bien réellement?

Il n'est pas douteux que lorsque nous nous serons débarrassés de ce préjugé que l'on doit croire aux conceptions imaginées afin de relier les faits observés, nous aurons fait un grand pas. La règle sera alors celle-ci : admettons n'importe quoi, pourvu que cela soit utile au but proposé, c'est-à-dire à la classification et à la prévision des faits, sans nous préoccuper le moins du monde si ce que nous mettons en jeu est réel ou ne l'est pas.

S'il est plus commode d'admettre l'éther, admettons-le; s'il est plus commode de supprimer la matière, supprimons-là.

C'est précisément en se plaçant au point de vue des suppressions successives déjà effectuées que l'histoire de notre science présente le plus vif intérêt, parce qu'elle nous montre déjà nettement quelles seront les suppressions futures.

Ainsi que nous le disions tantôt, dès la plus haute antiquité on semble s'être fait une idée exacte, du moins dans ses grandes lignes, de ce qu'est le son. Il ne semble pas qu'au début, il soit venu à l'esprit de personne que nous percevions un son parce que la source sonore projette dans notre appareil auditif de *petits morceaux de son*. Telle est cependant l'image, bizarre à première vue, qui a été invariablement mise en avant lorsque l'on s'est mis à étudier un agent physique. En un mot, on lui a toujours attribué une réalité objective.

D'abord, en ce qui concerne la chaleur, on trouve, principalement dans Aristote et dans Épicure, que le feu est constitué par des particules extraordinairement petites. Telle est l'idée qui fut reprise plus tard par Jean-Joachim Becher, né à Spire en 1635. C'est ainsi que nous voyons naître la théorie du phlogistique, développée par Stahl dès les premières années du XVIIe siècle.

D'après cette théorie, le fluide phlogistique imprègne tous les corps combustibles; il se dégage lors de la combustion et est absorbé par les corps qui s'échauffent. Ce furent les travaux de Lavoisier qui firent abandonner cette hypothèse, parce qu'un corps, en brûlant, au lieu de perdre de son poids, gagne au contraire. Il est cependant intéressant de noter que cet argument, absolument insuffisant, décida les physiciens à abandonner cette théorie. On peut en effet faire actuellement la même objection en ce qui concerne les corps électrisés, qui ne perdent ni ne gagnent sensiblement en poids lorsqu'ils perdent ou acquièrent la propriété électrique.

Il est très heureux, du reste, que de vaines discussions n'aient pas immobilisé la science à cette époque et que l'on se rendît compte qu'il était *plus commode* d'admettre, de même que pour le son, que la chaleur correspond à un état de mouvement des éléments de ce que nous appelons matière.

Tel fut le premier grand pas réalisé par les physiciens. Déjà Amontons, au commencement du XVIIIe siècle, avait pressenti cette évolution, mais il précédait de loin les idées de son temps et ne fut pas écouté; il en fut de même de Bernoulli. Nous voyons seulement cette conception s'imposer dans le courant du XIX⁰ siècle, grâce aux travaux de Clausius, de Boltzmann et d'autres.

Mais nous vivons jusqu'à présent dans le monde de ce que nous appelons la matière et les phénomènes calorifiques ne sont pas localisés à celle-ci, puisque la chaleur se propage d'un corps à un autre, au travers du milieu qui nous paraît vide. Comment les physiciens interpréteront-ils ce phénomène ? Ce qu'il y a de plus commode à admettre, à première vue, consiste à supposer que les corpuscules de chaleur d'Epicure sont projetés du corps chaud vers le corps froid. Telle est la conception qui s'adapte admirablement à la théorie du phlogistique et qui, chose curieuse, fut proposée à peu près en même temps par Pierre Gassendi, qui naquit en 1592 et mourut en 1655. Il expliquait les effets de la lumière et de la chaleur par des atomes lancés par la source avec une grande vitesse dans toutes les les directions et en ligne droite, de sorte que l'intensité variait en raison inverse du carré de la distance. Dans son enthousiasme pour cette théorie, il allait jusqu'à admettre des atomes spéciaux, non seulement pour la chaleur et pour la lumière, mais encore pour le froid, l'odorat, le goût, l'*ouïe*. Le son lui-même n'avait donc pas trouvé grâce, lui aussi a été conçu au moins une fois comme possédant une réalité objective !

Telle est la pensée fondamentale qui donna naissance à la théorie de l'émission de la lumière, de Newton; très commode lorsqu'il s'agit de l'interprétation de certains faits mais devenue incommode, lorsque l'on examine la nature de plus près.

C'est alors que fut proposée la théorie des ondulations. Mais, chose singulière, la théorie de l'émission était encore admise au commencement du XIX⁰ siècle, alors que la théorie du phlogistique était déjà abandonnée. L'une impliquait cependant nécessairement l'autre, car si l'on admet l'existence de corpuscules de chaleur et de lumière lancés par les corps chauds, c'est bien que l'on admet nécessairement aussi qu'ils existent dans ces corps.

Ce fut Huyghens, le premier, qui conçut l'idée que la chaleur et la lumière rayonnante, correspondent à un état de mouvement de l'éther, de même qu'Amontons et Clausius concevaient la chaleur dans la matière comme un état de mouvement des éléments qui la constituent. Nous concevons maintenant, du moins dans ses grandes lignes, que le mouvement de la matière peut se

transmettre au milieu éthéré qui les baigne. Ces deux conceptions se trouvent donc étroitement liées. Nous les voyons du reste
apparaître à peu près à la même époque : 1° grâce à Amontons,
au commencement du XVIIIe siècle, en 1717 ; 2° grâce à Huyghens, à la fin du XVIIe siècle, dans son *Traité de la lumière*,
qui parut à Leyde en 1690.

L'historien Poggendorff dit, à propos de ce travail d'Huyghens : « Cette explication était si complète qu'il semble que sa
théorie aurait dû être acceptée avec empressement par les physiciens de son temps. Ce fut précisément le contraire qui arriva !
La fatalité voulut que, neuf ans plus tôt, Newton admît que la
lumière consiste en parties concrètes s'élançant avec une vitesse
extraordinaire (de même que les physiciens l'admettent encore
aujourd'hui pour l'électricité). On voit que Newton développe
l'hypothèse de Gassendi.

» De 1801 à 1803, Thomas Young tira de l'oubli la théorie
des ondulations. Mais Young fut oublié comme ses prédécesseurs.
Enfin, en 1815, Fresnel remporta une brillante victoire, après
avoir livré un rude assaut contre les newtoniens Biot et Poisson. »

Il n'y a pas d'exemple, dit cet historien, d'un pareil fait.
Nous sommes cependant intimement convaincu que ce ne sera
ni le premier, ni le dernier. Mais quelle en est la cause ? Sans
doute l'autorité de Newton constitue une raison fondamentale,
mais il en existe probablement une plus profonde ; elle trouve
son origine, de même qu'en chimie, dans la confusion qui règne
dans les esprits, entre ce qui doit être une doctrine philosophique
et ce qui doit être une doctrine physique. L'introduction de la
notion de l'éther devait dès lors commander le mouvement de
recul. On s'est demandé : cet éther existe-t-il bien réellement,
de même que Sainte-Claire de Ville se demandait : les atomes
existent-t-ils bien réellement ? Pouvons-nous nous lancer dans un
monde chimérique ? Questions oiseuses et absolument indifférentes, et qui ont fait et font encore plus de tort à la science
que tout ce que l'on pourrait imaginer.

La méditation du passé que nous venons d'esquisser à grands
traits ne constitue-t-elle pas un enseignement pour l'avenir ?
L'évolution de la physique est-elle parvenue à son dernier stade ?

S'il m'est permis d'exprimer ici franchement ma pensée, je
dirai que cela est invraisemblable. Ne voyons-nous pas, en effet,
la plus grande analogie entre la conception de la chaleur consi-

dérée comme une entité irréductible et l'opinion actuellement
régnante d'après laquelle la charge électrique est conçue absolument de la même manière ? Ne semble-t-il donc pas évident
que l'évolution de la science de l'électricité doive se faire d'une
manière analogue à ce qui s'est passé pour la chaleur ? Dans
ces conditions, la charge cessera de nous apparaître comme une
entité comparable au phlogistique; nous la concevrons comme
une *quantité de mouvement*, capable de se transmettre dans l'espace, de même que la chaleur et la lumière. Nous ne la concevons plus comme devant se *transporter*, ainsi que les anciens
corpuscules de chaleur et de lumière. On substituera donc à la
conception du *transport* des charges la conception de la *transmission* d'une certaine quantité de mouvement, et ainsi de suite.

Mais, me dira-t-on peut-être, quel avantage la science peut-
elle retirer d'une semblable théorie ? Nous répondrons à cela
simplement qu'elle est plus commode, de même que la théorie
des ondulations lumineuses est plus commode que la théorie de
l'émission. C'est ainsi qu'en ce qui concerne la physique qualitative, nous voyons que les faits s'interprètent et se prévoient
plus aisément. Mais là où cette manière de voir commande pour
ainsi dire l'abandon de la substance électrique conçue comme un
fluide formé d'électrons *dont la propriété fondamentale est la
mobilité, soit à l'intérieur, soit à la surface des conducteurs,*
c'est lorsque cette conception nous a conduit à prévenir le désaccord complet entre la grandeur des forces calculées et observées,
forces qui se manifestent lorsque l'on considère, soit une même
surface, soit deux surfaces électrisées.

Mais si nous concevons la charge comme une quantité de mouvement grâce à laquelle se produit l'action dite à distance, nous
voyons immédiatement apparaître une grande analogie entre ce
qu'on appelle charge et ce qu'on appelle matière pondérable et
pourquoi, dès lors, par extension ou par analogie, ne pas assimi-
ler également la matière à une quantité de mouvement établie
dans la substance universelle. Le terme final pourrait alors se
résumer en deux mots : *substance* et *mouvement*.

Nous pourrions poursuivre longuement ces développements,
si c'était ici le lieu de le faire. Nous avons voulu simplement
montrer comment l'histoire de la physique permet de faire apparaître les lois inéluctables et fatales de l'évolution de cette
science, évolution toujours lente, mais sûre, se faisant invariablement en passant par les mêmes phases.

Je sais que ma conclusion ne sera pas généralement admise, je vous en ai dit la raison; elle découle de l'histoire. La génération qui nous succédera à la fin de ce siècle jugera, mais j'ai cru de mon devoir de vous dire quelle était la base de mes pensées.

Mais heureusement, Messieurs, les dissentiments scientifiques, à l'inverse des dissentiments politiques, n'entament pas nécessairement la cordialité; aussi est-ce pour moi une grande joie de vous souhaiter la bienvenue en notre chère Belgique, et cela plus particulièrement encore à ceux dont les noms marqueront le stade actuel de l'évolution. Encore une fois, Messieurs, et au nom du Comité, recevez l'expression de nos sentiments de bonne et franche confraternité.

M. Beckers, au nom du gouvernement belge, adresse la bienvenue aux congressistes et remercie les savants étrangers qui ont bien voulu répondre, en si grand nombre, à l'invitation que leur a adressée le comité organisateur.

M. le professeur Righi, au nom des délégués étrangers, adresse des paroles de cordial remercîment.

M. le secrétaire général insiste sur les concours si nombreux que les savants étrangers ont apportés à l'œuvre poursuivie et signale la participation du Japon et celle de la République Argentine, particulièrement brillantes (1).

Il est procédé ensuite à l'élection du bureau. Sont désignés à l'unanimité, en qualité de présidents et de vice-présidents :

Mme Curie, MM. Arrhenius, Birkeland, Exner, Goldhammer, Guye, Julius, Nagaoka, Riecke, Righi, Rutherford, Soisson et Zemplen, pour la section de physique.

MM. Bergonié, Deane Butcher, Decref y Ruiz, His, Lester Leonard, Miura et Schiff, pour la section de biologie.

Le président, ainsi que les autres membres du comité organisateur, sont maintenus dans leurs attributions respectives.

— La séance est levée à 11 h. 1/2.

---

(1) Le Secrétaire général est heureux de pouvoir réitérer encore à MM. Nagaoka et Volpatti, présidents respectifs des comités de propagande japonais et argentin, l'expression des remercîments qu'il leur a adressés au nom du comité organisateur.

Radiométrie, Terminologie

Séance du mardi 13 septembre

SECTIONS RÉUNIS

Présidence de M. le Professeur DE HEEN

La séance est ouverte à 2 h. 1/2, dans l'auditoire de physique de l'Université.

En ouvrant la séance le président annonce que cette première réunion, où se rassemblent les deux sections, physique et bio·logique, sera consacrée à l'examen de la question importante de la mesure des constantes radioactives et de l'établissement d'un étalon de radioactivité.

M. le professeur RUTHERFORD (Manchester) donne lecture du rapport suivant, dont il a eu l'obligeance de nous transmettre la traduction :

Dans le courant de cette année, j'ai eu l'occasion de comparer quelques étalons de radium employés par divers expérimentateurs étrangers; j'ai pu constater des différences importantes entre ces étalons. J'en ai conclu qu'il y aurait grand intérêt à adopter un étalon de radium international auquel tous les dosages de radium seraient rapportés. Il me semble nécessaire d'insister sur l'importance d'une telle décision.

A l'heure actuelle, il est possible de déterminer avec une approximation suffisante un certain nombre de données importantes relatives au radium, par exemple le volume de l'émanation, l'effet calorifique, la production d'hélium, l'émission des particules α et β.

Le fait d'adopter un nouvel étalon international ne diminuera pas la valeur des travaux exécutés antérieurement, car, dans la plupart des cas, les résultats ont été exprimés par rapport à un étalon qui pourra être ramené à l'étalon international.

Il est nécessaire que l'étalon international soit préparé à l'aide d'une substance pure dont le poids atomique ait été parfaitement déterminé. Une certaine quantité de radium pur (environ 2 ou 3 milligrammes) peut être employée à cet effet et scellée hermétiquement, dans un tube de petit volume. Au moyen de la méthode de dosage par les rayons γ ou d'une méthode équivalente, il n'y a aucune difficulté à étalonner des étalons secondaires, avec une erreur inférieure à 1 p. c. De cette façon, la plupart des laboratoires pourront acquérir un étalon secondaire contenant une quantité définie de radium, lequel pourra servir à étalonner d'autres quantités de radium.

Dans certains cas, il est nécessaire de doser des quantités de radium très petites, comme dans les roches, le sol, les eaux; il semble alors très désirable de préparer en même temps une solution de radium étalon dont chaque centimètre cube contiendrait, par exemple, 0^{-6} milligramme de radium. Un centimètre cube de cette solution pourrait être distribué, comme solution étalon, pour l'évaluation de petites quantités de radium par la méthode de l'émanation.

Si le Congrès considère qu'un tel étalon international de radium doive être créé, il semble nécessaire de constituer une Commission chargée d'étudier en détail le choix et la préparation d'un tel étalon primaire, ainsi que d'étalons secondaires, et d'examiner le prix de tels étalons.

Quand l'étalon de radium sera créé, je pense qu'il sera désirable d'en aviser les différents laboratoires nationaux et de leur demander d'acquérir des étalons de radium. Ceux-ci pourront servir de base, s'il est nécessaire, pour l'étalonnage de préparations de radium vendues commercialement. La Commission se limitera à la confection de l'étalon international et des étalons secondaires pour les laboratoires scientifiques et ne prendra aucune part à l'étalonnage de préparations commerciales.

Après lecture de ce rapport, l'assemblée désigne dans son sein un comité provisoire qui se réunira en dehors des séances du Congrès, à l'effet d'élaborer un projet dont il sera donné connaissance aux membres, lors de la séance de clôture.

M. le professeur Riecke (Göttingen) propose de donner le nom de *curie* à l'unité radiométrique.

Mme Curie (Paris) accepte la proposition de M. Riecke, comme un hommage rendu à la mémoire de Pierre Curie.

M. le Dr Deane Butcher (Londres) dit qu'il voudrait envisager l'étalon international de radioactivité à un autre point de vue, notamment comme un étalon auxiliaire pour la mesure de l'action d'un tube de Röntgen. Un étalon de radium est de la plus haute importance pour le röntgenologiste. Il en a besoin pour la définition de l'effet d'une installation à rayons X, pour le calibrage de ses instruments et pour le dosage des rayons.

La *Röntgen Society* de Londres s'étant occupée de cette question, M. le Dr Deane Butcher désire soumettre au Congrès le rapport suivant de la commission des étalons, laquelle a établi trois sous-étalons de bromure de radium dont on peut se servir maintenant au *National Physical Laboratory*, et que M. le professeur Rutherford a eu l'obligeance de comparer avec son étalon à lui :

Suggested Scheme for the Report of the Standards' Committee of the Röntgen Society to the Council.

1. The numerous researches which have been made in various parts of the world since the appointment of this Committee, while supplying the information required to form the basis of its recommendation, have incidentally accentuated the need for a system of comparison and drawn attention to the difficulties to be overcome.

2. The constancy of the radiations from Radium has engaged the attention of several investigators, including some members of this Committee. The study of the rapid and slow transformation products of Radium has brought out the fact that the α and β rays change in amount with time, but that, on account of the γ rays, all being emitted by Radium C (which reaches its equilibrium value in about one month), that radiation may, for all practical purposes, be regarded as constant.

3. It has further been shown that the γ rays from Radium are nearly homogeneous.

4. This radiation appears, therefore, to fulfil the conditions essential to a standard, namely, constancy and sufficient homogeneity.

5. It is also be noticed that external influences such as temperature or pressure changes are without effect upon the emission of these rays.

6. Since radio-activity is an atomic property, the number of atoms breaking up per second will be regular and cause a specific radiation to be given out irrespective of the state material

(*i.e.*, whether in solution, solid, mixed, or chemically combined with other substances).

7. The Committee, therefore, recommend that the γ ray ionisation from one mgm. of pure Radium be regarded as a standard and called a *Unit of Radio-activity*.

8. Radium bromide can now be obtained of 99.5 % purity, so that accurate determinations of the activity (as measured by ionisation) corresponding to a given weight of pure Radium may be made.

9. The advantage of such a standard of Radio-activity would be that by its means, the conditions of experiments upon radioactive substances could be more accurately expressed and reproduced.

10. The quantity of Radium in a preparation may be determined by means of the γ ray test with an error not exceeding 1 %.

11. Since Radium gives off a specific radiation, the question of the « strength » or « activity » of a specimen resolves itself simply into one of quantity.

Knowing, for instance, the γ ray ionisation produced by 1 mgm. of pure Radium and that, under similar conditions, due to a sample under test, the weight of pure Radium present may be easily calculated.

12. These considerations, based as they are upon work carried out since the formation of the Committee, seem to show that (setting aside the possibility of a fundamental C.G.S. unit) a statement of the weight of Radium present in a preparation is sufficient for all practical purposes.

13. But it is when the activities of substances other than Radium come to be estimated that fresh difficulties arise and the need for a fixed standard of Radio-activity strongly appears.

14. Assuming that the proposed standard is agreed to, the question of measuring the relative activities of substances giving off α rays only (Rad. E) or combinations of these with γ rays, must be considered. In the case of actinium, for example, there is an emission of α, β and γ rays from its products. But the γ rays from this substance are far more easily absorbed than those from Radium. Strictly speaking, a comparison of the *activities* of these two bodies cannot therefore be made in the manner suggested, but a purely arbitrary relative value obtained which will at least serve to compare different specimens of Actinium.

The result is definite and useful in so far as it will serve to express more exactly the conditions of an experiment.

15. And similarly with other active materials, although in cases where α rays alone are emitted, special precautions are necessary on account of their peculiar properties.

16. This arbitrary system of so called measurement would enable the ionisation produced by x rays to be expressed in terms of the radio-active Standard, and thus lead to more quantitative work with that radiation than has hitherto been possible.

17. The Committee, however, fully appreciates the fact that two pencils of x rays giving the same ionisation may produce totally different therapeutic effects.

18. It is thought, nevertheless, that it would be of assistance to workers in this direction if at least the one property be defined, although at present the other cannot.

19. The Committee is of opinion that a fundamental C.G.S. unit of radio-activity is not feasible at the present time. We are also directed to call your attention to the fact that it is not generally known whether any reliable means of measuring the quantity of Radium present in a preparation has been devised.

20. The Committee ventures, therefore, to suggest that the Society take some steps for the protection of the Public in this matter.

Ce rapport est accompagné de la lettre suivante du président de la Röntgen Society, M. C. E. S. Phillips, empêché de participer au Congrès :

Gentlemen,

With regard to the important question of the measurement of radioactivity (which I see is down for discussion before the Physics section of the Congress), I have ventured to send, through the courtesy of Dr Deane Butcher, a very brief report of work which has been undertaken in this direction by the Röntgen Society of London. The attention of the Society had been drawn to the need of some standard, by which radioactivity could be measured, in the beginning of 1906. By the end of that year, the Council had appointed an influential Committee to consider the problem in detail. Some months later, the report of this Committee (a copy of which I send herewith) was approved by the Council and, wit a view to putting the recommendations

into effect, the Society set up three small standards of Ra Br₂.
Through the kindness of professor Rutherford, these were tested
at Manchester and subsequently the Director of the National
Physical Laboratory agreed to use them as standards of measurements, if called upon to do so.

Since then, however, the matter has hung back somewhat pen-
ding further investigations as to the best method of carrying
out the measurements. It has been also felt that steps should
be taken with a view to an international agreement on the subject. No more fitting opportunity could there be for arriving at
this, than that afforded by the present Congress at Brussels

CHARLES E S. S. PHILLIPS.

Mᵐᵉ CURIE fait part de son procédé nouveau de séparation du
radium métallique. (Voir *Comptes-rendus de l'Académie des
Sciences*, Paris, t. 151, p. 523).

Mʳ le Dʳ S. LŒWENTHAL (Braunschweig) lit le rapport suivant sur la *radiométrie et les unités dans les sciences biologiques* :

L'émanation du radium et le rayonnement total du radium
sont du plus grand intérêt pour la biologie et surtout pour la
médecine.

1. L'effet salutaire des sources minérales est dû en grande
partie à l'émanation du radium; par leur application simplement expérimentale, on peut obtenir les mêmes effets que ceux
des acratothermes. Ces effets sont suffisamment expliqués par
l'activation des ferments, ce que l'on peut voir *in vitro*, puis
par des effets physico-chimiques sur quelques matières organiques et par l'altération des leucocythes.

2. L'effet salutaire d'une source minérale est proportionnelle
— *uteris partibus* — à la teneur en émanation.

3. On ne doit pas seulement mesurer l'émanation de l'eau provenant de la source, mais encore celle des bains préparés, ainsi
que l'activité de l'air et des parois; on doit mesurer ensuite la
quantité de sels de radium dissous, l'émanation due au thorium
et, dans les bains de boue minérale, les sédiments.

4. Les mesures sont à corriger d'après la formule de Duane et
suivant le coefficient d'absorption de l'eau.

5. Il est recommandable de considérer comme unité d'émanation le milligramme-seconde (selon Curie et Laborde).

6. Les rayons du radium sont devenus utiles dans le traitement des maladies de la peau et des tumeurs.

7. Il faut mesurer le rayonnement total (hormis les rayons α) par la mesure des rayons γ, en prenant comme terme de comparaison une quantité définie de bromure de radium pur.

8. D'après la biologie, on peut admettre, provisoirement, que la quantité de rayons β est proportionnelle à la quantité de rayons γ.

Mme CURIE est d'avis qu'on ne peut choisir que des étalons basés sur une quantité déterminée de radium ou sur une quantité d'émanation en équilibre avec une quantité déterminée de radium. Il semble qu'on doive prendre comme étalon un corps solide et non une solution, laquelle n'est pas inaltérable.

M. RIECKE dit qu'on doit se garder d'adopter de nouvelles dénominations pouvant devenir embarrassantes et qu'on doit veiller à ce que celles qu'on introduit puissent être admises dans toutes les langues. Il dépose les propositions suivantes, relatives à la terminologie :

Vorschläge zur Terminologie der Radiologie
von
einer Kommission der deutschen physikalischen Gesellschaft.

1. ION bezeichnet ein einfaches und ganzzahliges Vielfaches des positiven oder negativen Elementarquantums, das mit ponderabeln Atomen oder Atomgruppen verbunden und mit diesen frei beweglich ist, so dass es in einem Kraftfelde einen Leitungsstrom liefern kann. Zur näheren Bezeichnung der mit dem Quantum verbundenen Massen dienen die Ausdrücke : ATOMION, RADIKALION, MOLION.

2. SPEZIFISCHE IONENGESCHWINDIGKEIT v_p, v_n, bezeichnet die Geschwindigkeit eines Ions in einem Kraftfelde, dessen Stärke gleich 1, z. B. = Volt/cm ist.

3. IONENDICHTE, (spez. Ionenzahl, spez. Ionisation), n_p, n_n, bezeichnet die Zahl der positiven, beziehungsweise negativen Ionen in der Volumeinheit.

---

4. ANODISCHES GLIMMLICHT (statt positives Glimmlicht oder positive Glimmschicht) ist die an der Anode auftretende Licht-

haut, die wohl zu unterscheiden ist von den einzelnen Schichten der positiven Lichtsäule.

5. KANALSTRAHLEN sind die von GOLDSTEIN gefundenen aus Löchern der Kathode austretenden Strahlen.

6. ANODENSTRAHLEN sind die von der ANODE ausgehenden Strahlen, die in ihrer ganzen Entstehungsweise von den Kanalstrahlen unterschieden sind.

7. ZERFALLSKONSTANTE heisst die Grösse λ in der Gleichung für die Abklingung radioaktiver Stoffe.

8. MITTLERE LEBENSDAUER heisst der reziproke Wert von λ.

9. HALBWERTZEIT (Halbwertperiode), oder HALBIERUNGSZEIT oder HALBIERUNGSKONSTANTE heisst die Zeit, in der die Aktivität auf die Hälfte abnimmt.

10. AKTIVER NIEDERSCHLAG; durch diesen Ausdruck wird der schon jetzt nur mehr wenig gebrauchte Ausdruck « induzierte Aktivität » ersetzt.

Sogenannte δ-Strahlen sind streng von den β-Strahlen zu unterscheiden. Der Ausdruck « langsame β-Strahlen » ist zu präzisieren, vielleicht ganz auszumerzen, da er schon häufig Verwirrung angerichtet hat

11. β-STRAHLEN sind bewegte negative Elektronen, bei deren Emmission die radioaktive Substanz eine INNERATOMISTISCHE Umwandlung erleidet, welche eben die Folge jener Emission ist.

12. δ-STRAHLEN sind dagegen solche negative Elektronen, die als Begleiterscheinung eines Zerfallsprozesses auftreten, der unter α-Strahlenemission erfolgt.

Die δ-Strahlen spielen augenscheinlich bei dem Zerfalle selbst nur eine untergeordnete oder gar keine Rolle.

Die Geschwindigkeit der δ-Strahlen ist im Vergleich zu den β-Strahlen nur recht gering; sie beträgt etwa $^1/_{300}$ der Lichtgeschwindigkeit, während die β-Strahlen im allgemeinen über 90 % der Lichtgeschwindigkeit aufweisen.

— La séance est levée à 5 heures.

Séance de clôture

Présidence de M. le Professeur DE HEEN

La séance de clôture a eu lieu le jeudi 15 septembre, à 2 h.1/2, dans l'auditoire de physique de l'Université.

Mme Curie, MM. Hahn et Rutherford donnent respectivement lecture, en langues française, allemande et anglaise, du projet élaboré par le comité provisoire nommé l'avant-veille :

1. Mme Curie a bien voulu consentir à préparer un étalon de radium contenant environ 20 milligrammes de radium (élément).

2. Dès que la Commission de l'étalon aura remboursé à Mme Curie le prix de l'étalon, celui-ci sera soumis au contrôle de la commission et devra être uniquement utilisé pour les comparaisons avec les étalons secondaires. Cet étalon sera conservé à Paris.

3. Par l'intermédiaire de la Commission et sur sa décision, les laboratoires scientifiques nationaux qui en payeront le prix pourront obtenir des étalons secondaires qui auront été comparés à l'étalon international.

4. En outre, il sera préparé de plus petits étalons secondaires, au moyen de méthodes approuvées par la Commission.

5. L'émanation du radium étant actuellement très employée dans les recherches scientifiques, le Comité considère qu'il est désirable d'adopter une unité de quantité d'émanation. Sur la proposition du Congrès, le Comité recommande que le nom de *curie* soit donné à la quantité d'émanation en équilibre avec un gramme de radium (élément). Par exemple, la quantité d'émanation en équilibre avec 1 milligramme de radium serait appelée un *millicurie*.

6. La Commission étudiera la question de savoir s'il y a lieu de donner un nom spécial à une faible quantité de radium et à celle de l'émanation en équilibre avec elle.

7. La Commission se réserve le plein pouvoir de modifier, par la suite, les propositions ci-dessus présentées.

M. Riecke propose d'accepter les décisions du Comité. Cette proposition est adoptée à l'unanimité et il est procédé à la désignation des membres de la Commission.

MM. Gariel, Riecke et Rutherford adressent successivement, au nom des membres du Congrès, des paroles de remercîment au comité organisateur.

M. le président remercie à son tour et déclare clos les travaux du Congrès international de radiologie et d'électricité.

— La séance est levée à 4 heures.

ORAGES MAGNÉTIQUES

ET

AURORES POLAIRES

par Kr. BIRKELAND

J'ai l'honneur de vous présenter quelques-uns des résultats
que m'ont permis d'acquérir, au cours de ces dernières années,
mes études sur les orages magnétiques et les aurores polaires.
Ces résultats ont déjà été en partie publiés en 1908 dans le
premier volume de mon ouvrage, *The Norwegian Aurora Polaris
Expedition, 1902-1903*, ou vont l'être cette année dans un nouveau volume du même ouvrage.

Par l'étude d'un grand nombre d'orages magnétiques dans
vingt-cinq stations en 1902-1903, et dans quinze stations en
1882-1883, j'ai cherché à acquérir une connaissance générale des
orages magnétiques, et je les ai classés d'après la façon dont ils
se produisent et dont ils se déroulent. Les fig. 1 et 2 pourront
servir à se faire une idée des matériaux originaux. La première
de ces figures contient des magnétogrammes provenant du premier groupe de vingt-cinq observatoires ; la seconde montre aussi
des courbes magnétiques provenant du second groupe de quinze
stations, polaires pour la plupart. Ces courbes, marquées H ou
D et V, indiquent les variations des trois composantes de la force
magnétique.

J'ai trouvé que l'on peut distinguer quatre types principaux de ces orages magnétiques : orages équatoriaux négatifs
et positifs, orages polaires négatifs et positifs.

Afin de pouvoir donner sur les cartes un clair exposé géométrique de la répartition de la force sur la terre, au cours de ces
différents orages magnétiques, j'ai pour chaque endroit, et à

des époques déterminées, placé une « flèche de courant ». C'est un vecteur purement géométrique, dont la grandeur est proportionnelle à la force perturbatrice horizontale et dont la direction est la même que celle que devrait avoir un courant électrique horizontal *au-dessus* de l'endroit en question, pour provoquer la force perturbatrice qui y est mesurée.

Les projections suivantes serviront de données d'orientation

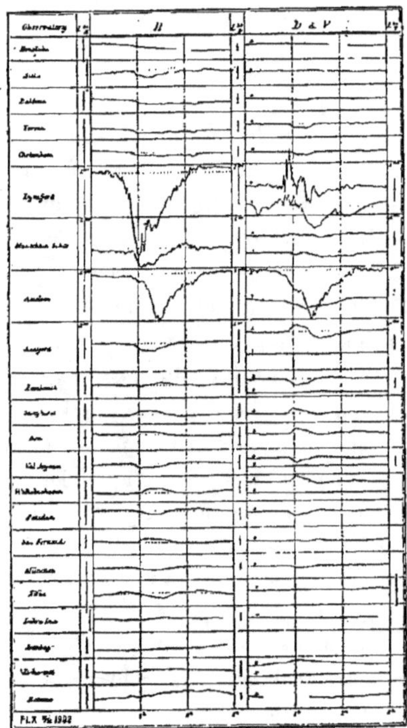

Fig. 1

sur ces différents orages magnétiques, les signes caractéristiques essentiels de ceux-ci sautant immédiatement aux yeux. Pour éviter une perte de temps, il convient de renvoyer, pour leurs caractéristiques détaillées, à l'ouvrage cité ci-dessus.

La fig. 3 montre la répartition de la force au cours d'un orage équatorial négatif. Les flèches de courant sont tournées vers l'ouest et la force se dirige vers le sud.

La fig. 4 montre la répartition de la force au cours d'un orage équatorial positif. Les flèches de courant, à l'équateur, sont ici les plus grandes et sont tournées vers l'est. Par conséquent, la force se dirige vers le nord et est positive.

Les fig. 5 et 6 montrent la répartition de la force au cours d'un orage polaire négatif. Les flèches de courant, auprès de la ceinture d'aurore boréale, sont alors généralement orientées vers

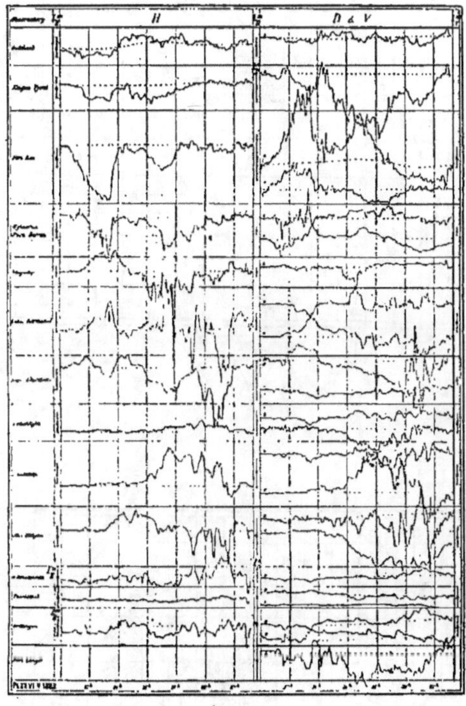

Fig. 2

l'ouest, le long de la ceinture, et la force se dirige ainsi à peu près vers le sud. Les chiffres placés près de quelques-unes des flèches de courant représentent le facteur par lequel doit être multipliée l'échelle de la flèche.

On voit la force relativement énorme avec laquelle se produit la perturbation, d'abord au Dyrafjord et ensuite à Axelöen. Nous avons fait et reproduit en tout 163 de ces exposés graphiques de la répartition de la force au cours d'orages magnétiques, pendant la période 1902-1903.

Comme suite aux études publiées dans le premier volume de mon ouvrage déjà cité, les fig. 7 et 8 nous montrent l'évaluation

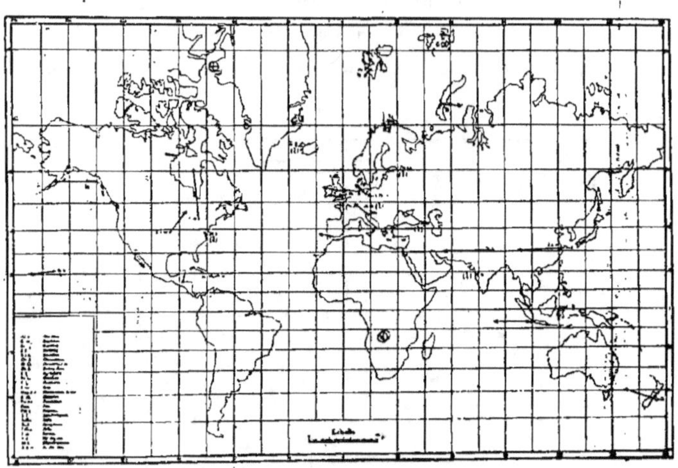

FIG. 3

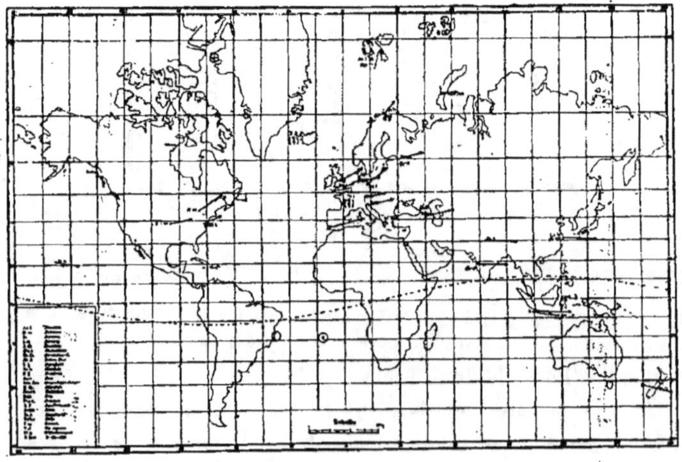

FIG. 4

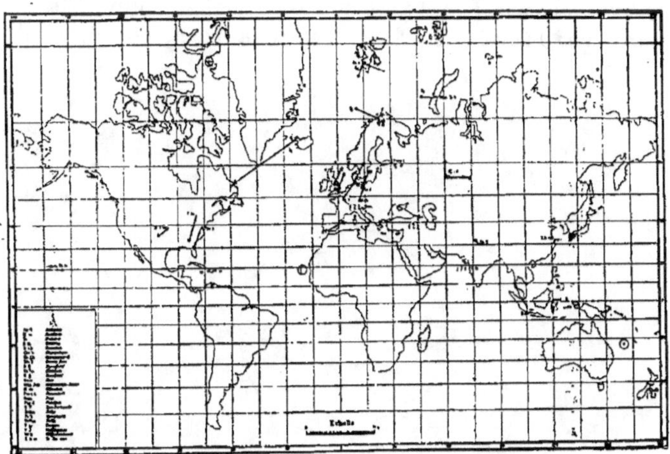

Fig. 5

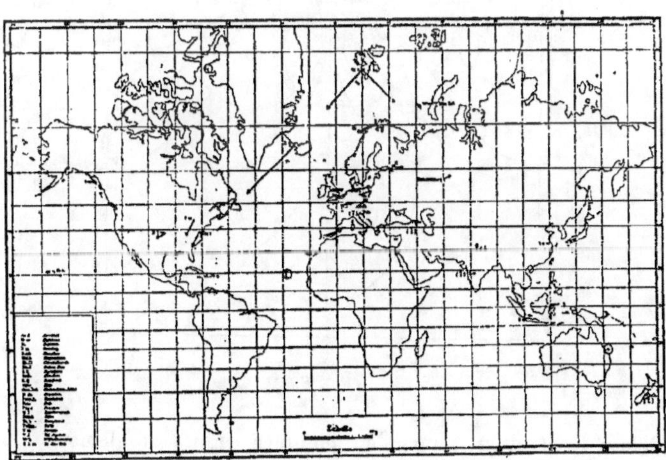

Fig. 6

du champ de force magnétique d'un courant électrique, qu'on suppose se diriger vers la terre perpendiculairement et en ligne droite auprès de la ceinture d'aurore, et qui, après, suit la terre à une hauteur de 400 kilomètres en un arc de 75°, paral-

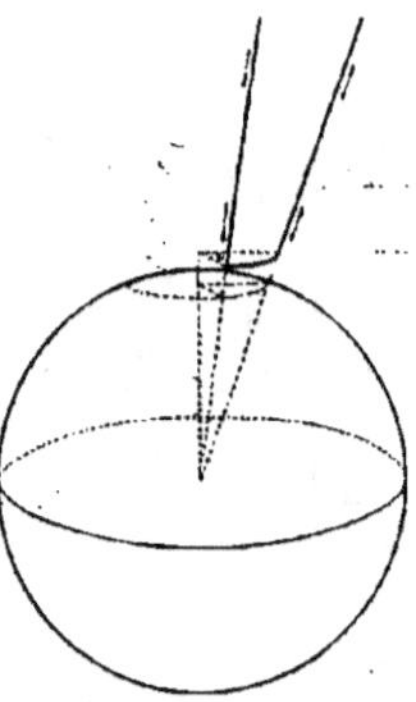

Fig. 7

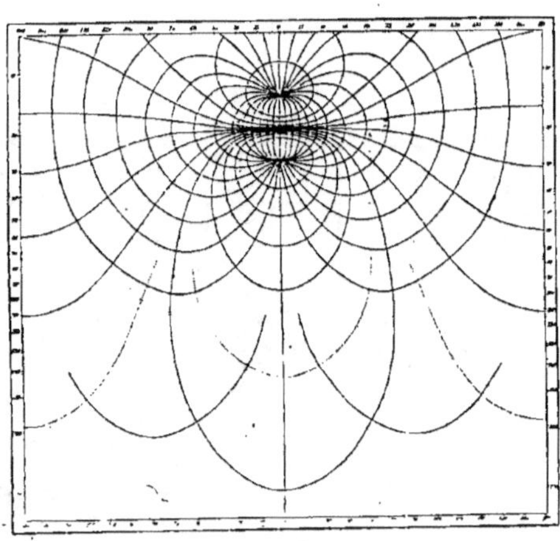

Fig. 8

lèle à la ceinture, pour s'en éloigner enfin radialement. La fig. 7 indique schématiquement la marche du courant et la fig. 8 montre les lignes équipotentielles et les lignes de force sur la surface de la terre.

Tandis que la fig. 9*b* montre la répartition des forces magnétiques observées pour le même orage que dans les fig. 5 et 6,
mais un peu avant, à 1heure, la fig. 9*a* montre la répartition des
forces magnétiques, telles qu'on les a calculées comme pro-

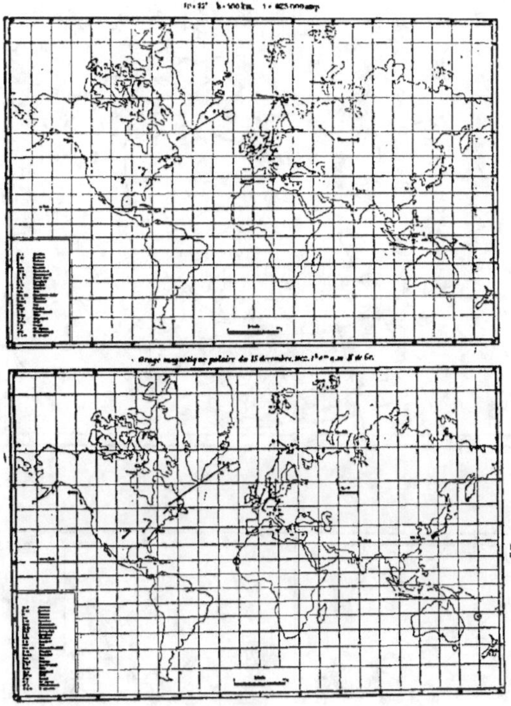

FIG. 9a et 9b.

duites par le courant précité, en admettant que le centre d'orages soit situé au-dessus de Dyrafjord.

On voit que les forces *calculées* concordent assez exactement
avec les forces observées.

Les fig. 10 et 11 montrent la répartition de la force autour
des régions polaires pendant un orage magnétique en 1883. J'ai
décrit dans mon ouvrage les phases de soixante-huit époques
d'orages magnétiques, d'après les matériaux réunis au cours
des études polaires internationales en 1882-1883, et les deux
cartes choisies montrent précisément une répartition de force
typique pendant la généralité des orages polaires.

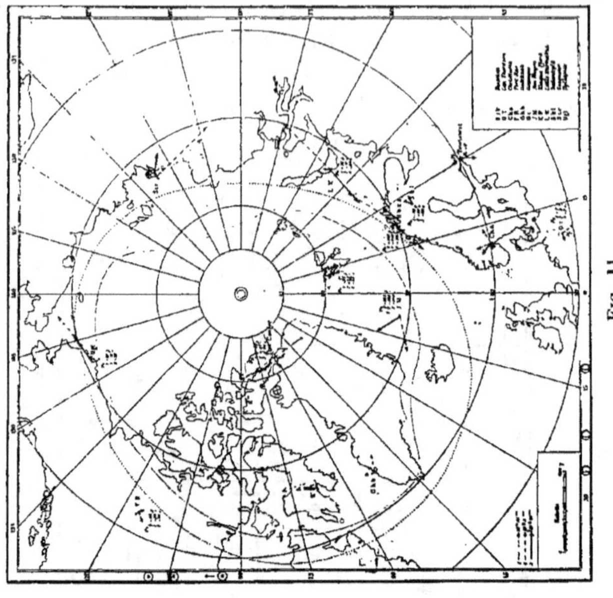

Fig. 11

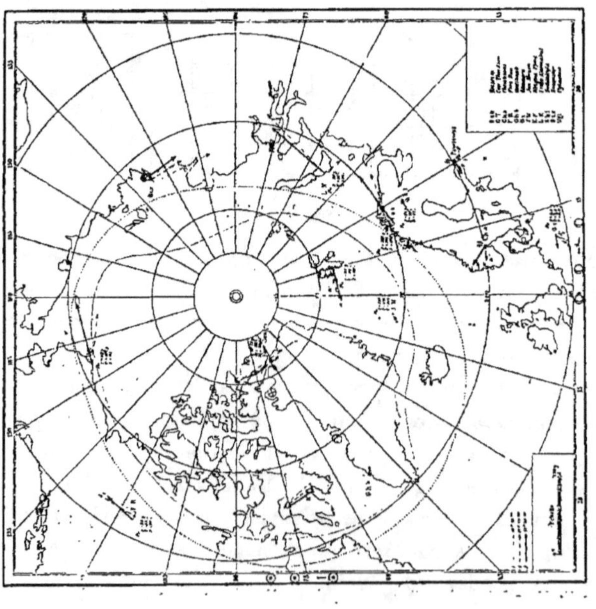

Fig. 10

A l'époque en question, il règne autour du pôle des orages polaires négatifs depuis Kinguafjord, Fort Rae, Uglaamie, Sagastyr jusqu'au cap Thordsen, tandis qu'à Bossekop et Little Karmakul on trouve de violents orages magnétiques *positifs*. En effet, les flèches de courant, à ces deux derniers endroits, sont dirigées vers l'est, le long de la ceinture boréale, de telle sorte que la force est positive et orientée vers le nord. A mesure que le temps s'écoule, le système de flèches tourne avec le soleil.

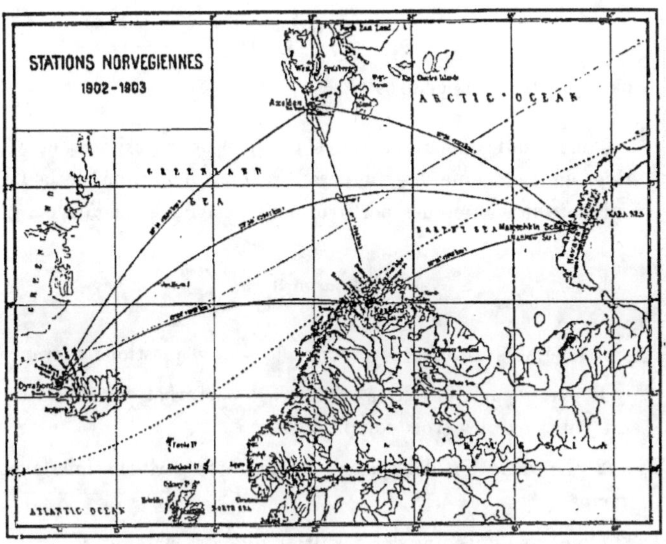

Fig. 12.

L'orage polaire négatif règne surtout en général du côté de la nuit de la terre, tandis que l'orage polaire positif se fait sentir du côté de l'après-midi. La position du soleil est indiquée sur le côté des figures, correspondant aux différentes époques. On remarquera que sur la fig. 11, à la dernière époque, l'orage à Little Karmakul est déjà passé du positif au négatif, l'endroit se trouvant maintenant du côté de la nuit.

J'ai examiné en particulier chacune des perturbations. Cela m'a permis de constater à maintes reprises une grande régularité en ce qui concerne la façon dont se déroule l'orage. Pour apporter à cet égard toute la clarté possible, j'ai procédé à un classement statistique des perturbations et de leur manière de se présenter aux quatres stations polaires (fig. 12), où notre expédition avait, en 1902-1903, rassemblé ses matériaux.

En ce qui concerne le procédé employé, je ferai remarquer que la *quantité des perturbations* qui se produisent pendant un intervalle de temps déterminé a été mesurée par la *somme des perturbations*.

Avec la somme absolue des perturbations pendant la période t jusqu'à $t + T$ pour un des éléments magnétiques, on aura :

$$S_h^a = \frac{1}{T} \int_t^{t+T} (P_h)\, dt$$

où P_h est la force perturbatrice.

Pour étudier séparément les perturbations positives et négatives dans chacune des composantes, nous définirons de la façon suivante la somme des perturbations positive et négative ;

$$S_h^p = \frac{1}{T} \int_t^{t+T} P_h^p\, dt \text{ et } S_h^n = \frac{1}{T} \int_t^{t+T} P_h^n\, dt$$

Je me suis attaché à résoudre les deux questions suivantes :

1° La répartition de la somme des perturbations sur la durée du jour pour les trois composantes;

2° La variation de la somme totale des perturbations avec le temps.

Voici quelques-uns des résultats que j'ai obtenus :

La fig. 13 montre cette répartition sur la durée du jour pour les quatre stations, du 2 décembre 1902 au 1er mars 1903.

Les courbes du haut indiquent la somme des perturbations négatives pour chacune des composantes.

Celle du bas indique la somme des perturbations positives.

La courbe du milieu représente la différence entre les deux. Elle représente en outre la perturbation magnétique que nous aurions eue, si toutes les perturbations survenues pendant la période indiquée s'étaient produites en un seul et même jour, mais de telle sorte cependant que l'heure de leur apparition ne fût pas changée.

Somme des perturbations dans la durée du jour.

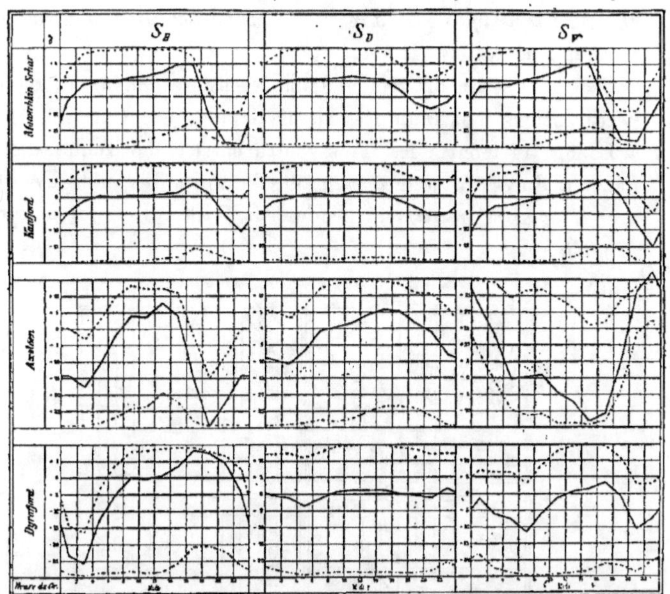

FIG. 13

Diagrammes des vecteurs de la perturbation moyenne polaire:

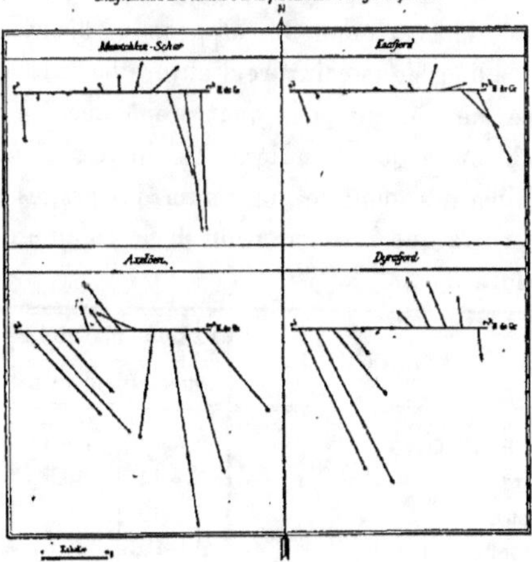

FIG. 14.

*Cette perturbation moyenne présente justement la même mar-
che caractéristique que, dans notre étude détaillée, nous avions
trouvée pour les orages polaires.*

Ceci apparaîtra clairement dans les figures suivantes, où les
perturbations sont indiquées en un exposé synoptique.

La fig. 14 montre les forces perturbatrices horizontales pendant la durée du jour : pendant l'après-midi, on trouve des
orages polaires positifs et pendant la nuit des *orages polaires
négatifs.*

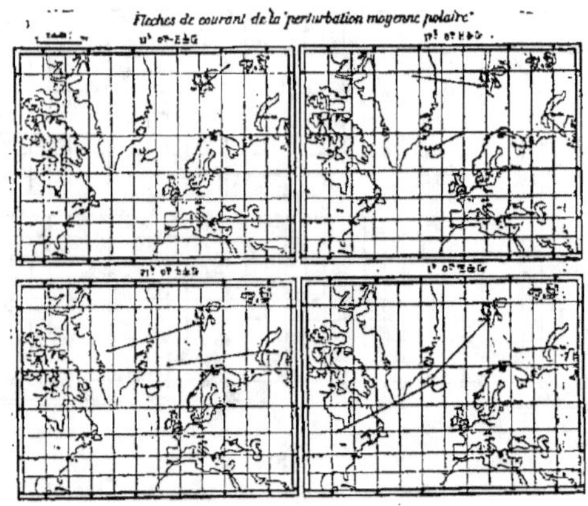

FIG. 15.

Pendant le maximum des orages, les flèches de courant sont
dirigées le long de la ceinture d'aurore boréale; la fig. 15 montre
les flèches de courant pour quatre époques.

Le tableau ci-joint indique les heures pour la période de
calme, ainsi que pour le maximum des orages positifs et négatifs. On verra que la répartition de la somme des perturbations
suit l'heure *locale.*

STATIONS	PÉRIODE DE CALME		MAXIMUM DES PERTURBATIONS	
	DURÉE	MOYENNE	POS.	NÉG.
Matotchkin Schar	8h — 13h	10h,5	18h,6	0h,3
Kaafjord	7 — 14	10,5	18,5	0,0
Axelöen	7 — 10	8,5	17,3	1,3
Dyrafjord	8,5—12,5	10,5	16,5	0,8
Moyenne			17h,7	0h,6

La répartition des perturbations semble indiquer avec certitude que les orages polaires sont dus en très grande partie à une action *directe* du soleil et qu'ils suivent immédiatement cette action.

La fig. 16 indique la variation de la somme des perturbations,

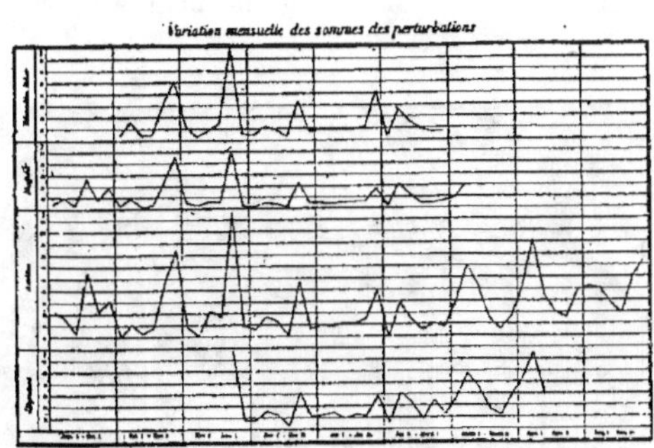

FIG. 16.

avec les périodes représentées graphiquement. Une période d'un mois est ici très saillante.

———————

En ce qui concerne la cause physique des orages magnétiques, je crois pouvoir démontrer qu'on peut les supposer provoqués par l'action magnétique des rayons formant autour de la terre un champ magnétique qui, dans certaines circonstances, *donnera précisément lieu* à des orages magnétiques des quatre types cités plus haut.

Plusieurs physiciens admettent déjà l'existence de ces rayons corpusculaires émanant du soleil, et on ne tardera pas à reconnaître que ces nouveaux rayons solaires, que j'ai découverts, jouent un rôle considérable dans beaucoup de phénomènes terrestres, même si leur importance ne peut entrer en comparaison avec nos bons vieux rayons solaires.

Par suite de l'état magnétique de la terre, ces nouveaux rayons pénètrent surtout dans les régions polaires du globe.

Au cours d'expériences faites avec un globe magnétique dans un grand tube de décharge, je me suis rendu compte de la façon dont les rayons se meuvent séparément, et de la façon dont ils se groupent en un tout autour d'un globe magnétique.

On sait que mon collègue, M. Störmer, en partant de mes expériences, a calculé un grand nombre de trajectoires pour les corpuscules électriques autour d'un *aimant élémentaire*, et mes expériences montrent combien beaucoup de ces calculs concordent parfaitement, aussi pour un globe magnétique .

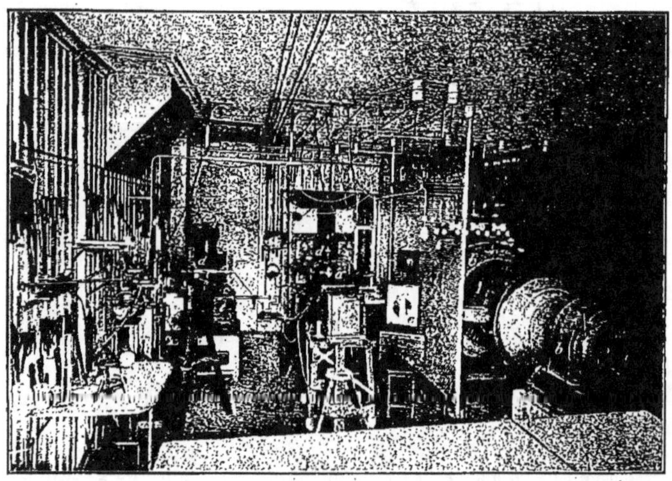

FIG. 17. — VUE DU LABORATOIRE

La fig. 17 montre le tube de décharge avec un générateur à courant continu de 20,000 volts, dont je me suis servi pour toutes les expériences au cours desquelles ont été prises les photographies suivantes.

Afin de rendre aussi nettes que possible les photographies des phénomènes lumineux, le tube de décharge a été composé de plaques de verre à glaces de 20 millimètres d'épaisseur (fig.18). On voit la terrella munie d'un écran horizontal et d'un écran vertical. On aperçoit par la luminosité dans le vide comment les rayons sont aspirés par les pôles de la terrella.

La caisse représentée sur la figure 18 représente un volume de 22 litres. J'en possède maintenant une plus grande, d'une contenance de 70 litres, qui me sert à un objet spécial, comme je l'indiquerai plus loin.

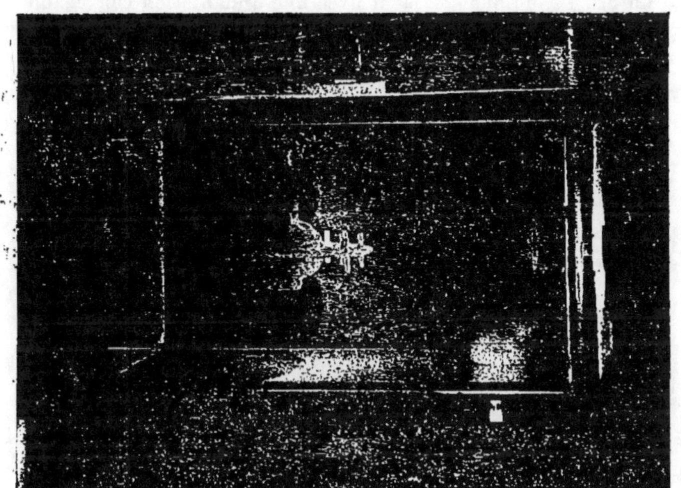

Fig. 18.

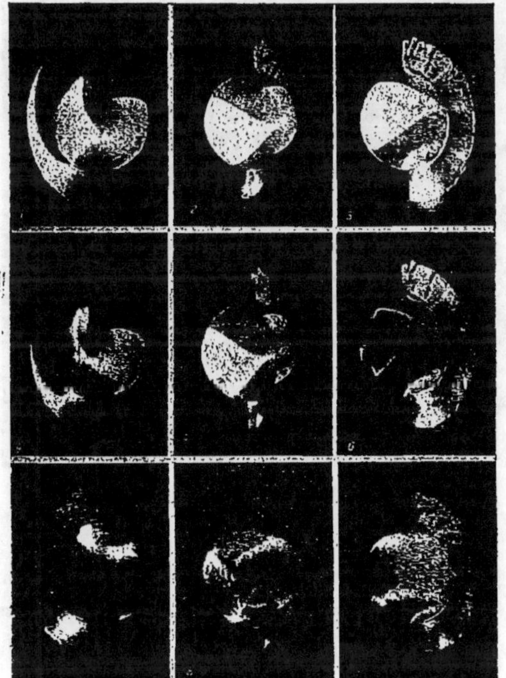

Fig. 19.

, La fig. 19 indique comment avec une aimantation convenable il se produit sur la terrella trois figures lumineuses sphériques Les photographies ont été prises simultanément de trois côtés différents.

Sur la fig. 20, le phénomène a été étudié plus à fond, la terrella ayant aussi été munie d'un écran horizontal. On aperçoit sur cet écran horizontal une ligne de précipitation très nette. En pratiquant une fente dans l'écran, on constate que les rayons se croisent dans cette ligne de précipitation.

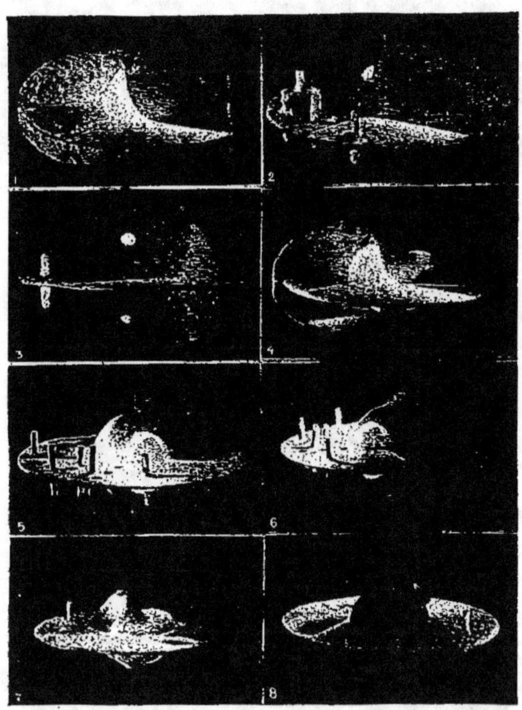

FIG. 20

Sur la fig. 21, on voit nettement la course ultérieure des rayons. On a pratiqué pour cela dans l'écran horizontal trois fentes séparées les unes des autres par une distance angulaire de 110°.

Les rayons se croisent dans le plan équatorial magnétique
successivement à travers ces trois fentes.

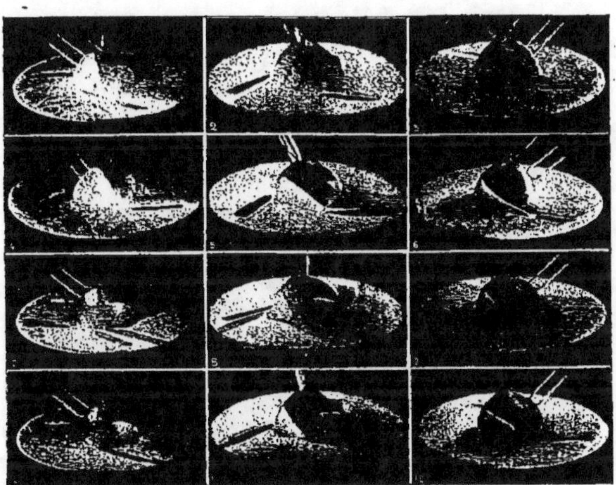

Fig. 21.

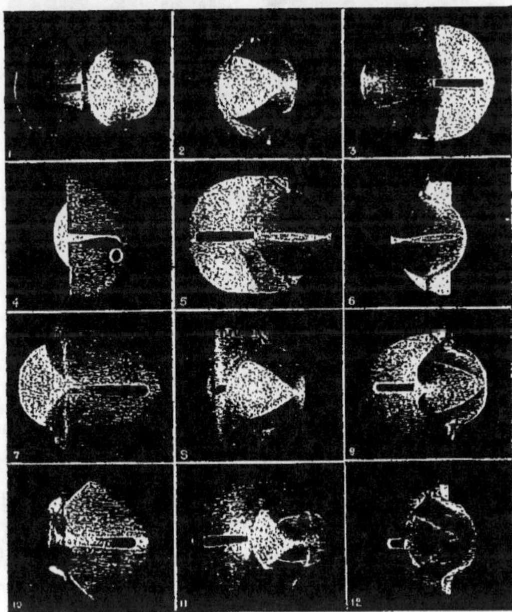

Fig. 22

La course ultérieure des rayons s'aperçoit mieux encore sur la
fig. 22, où la terrella est munie d'un écran vertical avec fente
horizontale. Si l'on place la fente dans la ligne d'intersection
des rayons, presque tous ceux-ci passent à travers la fente. Il en
est autrement si on ne laisse passer par la fente qu'un petit
faisceau de rayons; on voit alors les rayons, qui se meuvent le
plus près possible du plan équatorial magnétique, se croiser
trois fois sur la terrella.

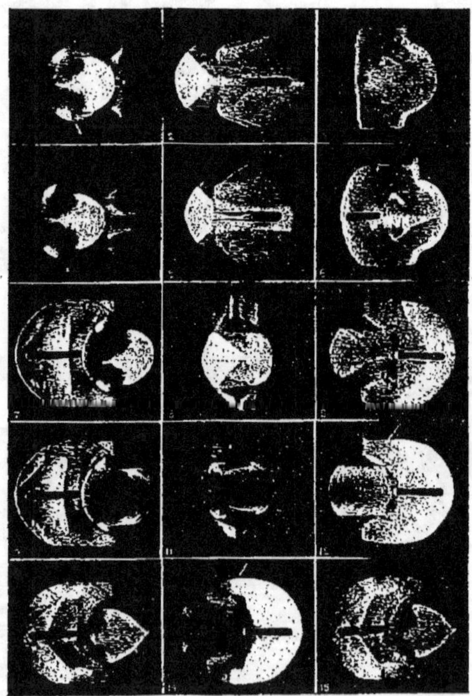

Fig. 23

Sur la fig. 23, on peut poursuivre l'étude du phénomène. Une
augmentation de l'aimantation de la terrella permet d'obtenir
des précipitations secondaires, spécialement après la précipitation principale du côté de la nuit. J'ai pu en distinguer ainsi
une vingtaine. Enfin, les précipitations se recouvrent les unes
les autres et disparaissent en partie sur la terrella, à l'exception
de deux anneaux ou spirales lumineuses autour des pôles ma-

gnétiques. Je reviendrai d'ailleurs sur ce phénomène en expli-
quant les draperies d'aurore boréale.

On aperçoit très nettement ces anneaux lumineux sur les photographies suivantes (fig. 24) où l'on peut les voir diminuer s'il
se produit une aimantation plus forte de la terrella. Nous avons
ici sur la terrella 10, 20 et 30 ampères, alors que la tension est
partout de 2.500 volts. Il est bon de remarquer que l'axe magnétique a été ici placé horizontalement, afin que la photogra-

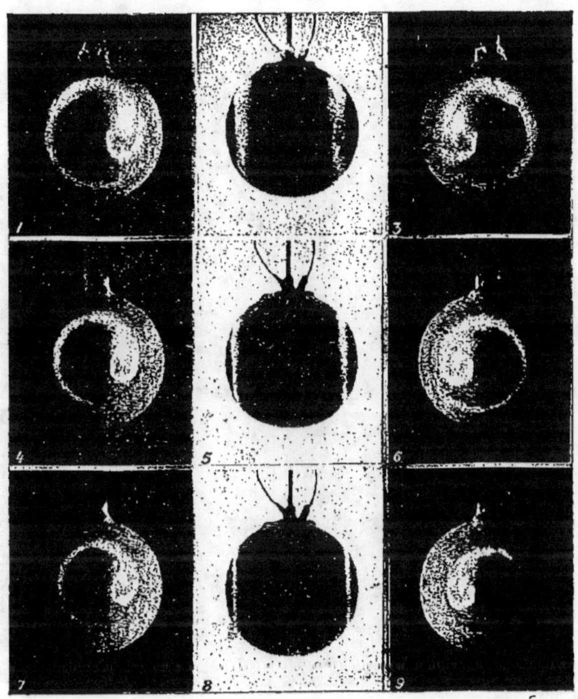

Fig. 24

phie fût plus facile à prendre et que les images devinssent plus
nettes.

C'est pour que cet anneau lumineux devienne proportionnellement aussi petit que l'est la ceinture d'aurore sur la terre que
je me suis procuré le grand réservoir de décharge de 70 litres,
dont je parle plus haut. J'avais une terrella qui pouvait être

aimantée suffisamment (elle a un diamètre de 8 centimètres et
exige une puissance de 6 chevaux pour être suffisamment aimantée) ; mais elle projette tous les rayons contre les parois de
verre dans mon ancien tube de décharge. Dans le nouveau, au
contraire, tous les phénomènes correspondront exactement à ce
qu'ils sont sur la terre.

Les rayons continuent à se croiser dans le plan équatorial magnétique en le suivant plus ou moins au-dessus et au-dessous.
Les rayons peuvent acquérir quelquefois une telle intensité qu'il
se produit un anneau lumineux équatorial dans le vide (fig. 25)

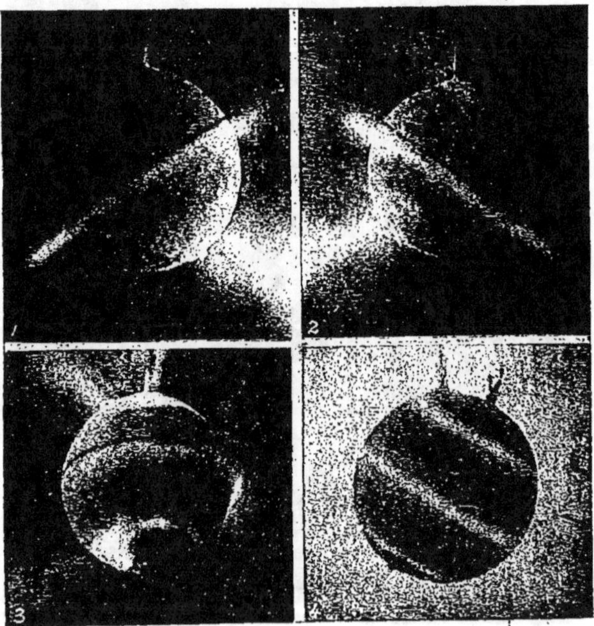

Fig. 25

Nous revenons maintenant aux anneaux de précipitations *polaires*, que nous supposons correspondre à la ceinture d'aurore
sur la terre. Je présume que lorsque la terrella est aimantée à
un tel point que les anneaux lumineux polaires qui s'y manifestent ont le même diamètre sphérique que la ceinture d'aurore boréale sur la terre, le système de rayons cosmiques autour
de la terre, qui engendre les aurores boréales et les orages ma-

gnétiques, est *conforme* au système de rayons cathodiques autour de la terrella.

Tous les rayons de courbure pour les rayons cosmiques autour
de la terre ont des dimensions qui dépassent d'autant plus les
rayons de courbure correspondants pour les rayons cathodiques
autour de la terrella, que le rayon de la terre est plus grand que
celui de la terrella.

Les expériences ont permis de fixer directement, en partant
des prévisions énoncées ci-dessus, la rigidité magnétique des
rayons corpusculaires présumés émanant du soleil. Elle atteint
pour ces rayons cosmiques une telle valeur que pour leur trajectoire H. $\rho = 7.10^{6}$ environ.

Et précisément parce que cette rigidité est si énorme, il est
permis de supposer que les rayons peuvent percer la zone du
soleil, d'où ils émanent, et pénétrer profondément dans l'atmosphère terrestre, comme il a été prouvé que le faisaient quelquefois les rayons d'aurore boréale.

Adam Paulsen dit de ses observations au Groenland : « Dans
une certaine zone, qui traverse le Groenland méridional, sur
une largeur d'au moins 4 degrés de latitude, le champ où les
aurores boréales peuvent se produire s'étend depuis les régions
les plus élevées de l'atmosphère jusqu'à la surface du sol. »

Dans une note à l'Académie des sciences de Paris, le 24 janvier 1910, j'ai traité ces questions d'une façon un peu plus ap-
profondie. Tout récemment (le 2 juillet 1910), Lénard s'est également occupé de ces intéressants problèmes dans une note à la
Heidelberger Akademie der Wissenschaften.

Nous arrivons maintenant à quelques expériences très importantes (fig. 26), qui jettent une très grande lumière sur les
causes des orages polaires positifs et négatifs.

Un écran à huit bras est placé au-dessus du pôle sud de la
terrella, qui correspond au pôle nord de la terre, de la façon
indiquée sur les figures. Les rayons cathodiques viennent de la
droite. Les rayons formant le cercle polaire forment également
sur l'écran à huit bras deux systèmes de précipitations caractéristiques.

On trouve sur le côté *ouest* des bras de l'écran une précipitation lumineuse, tandis qu'il n'y a rien de correspondant du côté

est, et l'on aperçoit à l'est, derrière les écrans, des ombres noires dans la ceinture d'aurore boréale.

Ce *système* de précipitations correspond donc à des rayons qui, spécialement du côté de la nuit de la terre, ont une composante tangentielle allant de l'ouest à l'est. Remarquons d'ailleurs qu'il n'y a que les rayons les plus rigides qui atteignent la terrella, les autres suivent davantage la tangente. Une « flèche de courant » correspondant aux rayons aura donc la même orientation que dans les orages polaires négatifs.

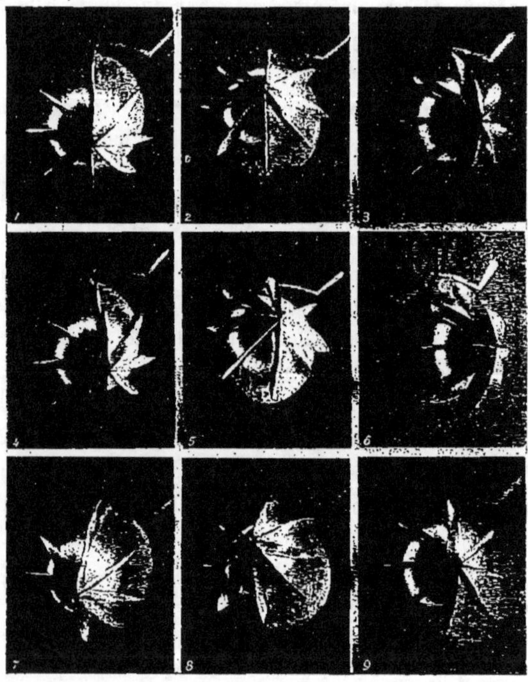

Fig. 26

L'autre système de précipitations apparaît du côté *est* des bras de l'écran, et seulement du côté de l'après-midi et du côté du soir de la terrella.

Ces précipitations correspondent donc à des rayons ayant une composante tangentielle qui va de l'est à l'ouest et une flèche de courant correspondante aura par conséquent la même orientation que dans les orages polaires positifs. La position de la précipitation correspond aussi complètement à la façon dont se produisent ces orages positifs sur la terre.

Je ne puis pas ici m'appesantir davantage sur l'étude de ces rayons, et il me faut renvoyer au nouveau volume de mon livre qui va prochainement être publié. Ceux qui voudront bien suivre exactement tout le labyrinthe des expériences qui ont été faites, et dont vous n'avez vu ici que la plus petite partie, seront certainement attirés par leur beauté scientifique, et ils verront enfin des difficultés considérables se résoudre en une clarté surprenante.

Je mentionnerai ensuite en quelques mots la question de la formation des *draperies d'aurores boréales*, considérée d'après cette théorie, et en me basant sur mes expériences et sur l'hypothèse énoncée ci-dessus de la conformité existant entre les systèmes de rayons autour de la terre et autour de la terrella.

J'ai écrit dans mes publications antérieures que les dits *rayons* dans les aurores polaires étaient surtout fermés par des rayons cathodiques secondaires, produits par ce fait que les rayons cosmiques primaires pénétraient dans l'atmosphère terrestre. On pourra toujours jusqu'à un certain point soutenir cette idée, mais par suite des conditions d'absorption et par suite aussi de l'énorme rigidité magnétique des rayons, j'ai été amené à adopter une autre solution, que semblent confirmer mes expériences avec la terrella, et c'est que les *rayons* d'aurores boréales sont produits par de discrets faisceaux de rayons cosmiques qui sont projetés vers la terre, presqu'exactement le long des lignes de force magnétique et sans rotation sensible autour de celles-ci.

Les rayons cosmiques qui pénètrent ainsi dans l'atmosphère terrestre sont complètement absorbés, de telle sorte qu'ils ne retournent jamais dans l'espace.

On voit que cette explication des *rayons* d'aurores boréales est bien différente des idées de Villard et de Störmer.

Essayons maintenant de nous imaginer comment peut s'expliquer la formation d'une draperie, produite par ces rayons d'aurore (fig. 27) (d'après Bravais).

On voit souvent ces draperies se former de l'ouest à l'est sur le ciel. Mais elles se produisent presqu'aussi souvent dans la direction opposée, les rayons tombant les uns après les autres parallèlement vers la terre et se joignant aux premiers tombés pour former ainsi avec eux une draperie. Il se produit fréquemment dans ces draperies des ondes lumineuses. Les rayons alors s'enflamment et s'éteignent, et ce phénomène paraît parcourir successivement la bande dans sa longueur. L'expérience de la terrella, qui nous fournit la meilleure explication de ces formations d'aurores, est celle qui nous montre les nombreuses précipitations secondaires qui se produisaient les unes après les autres dans la ceinture d'aurore, à mesure que le magnétisme devenait assez puissant (voir fig. 22 et 23). Ces précipitations devinrent à la fin innombrables et formèrent alors la spirale lumineuse,

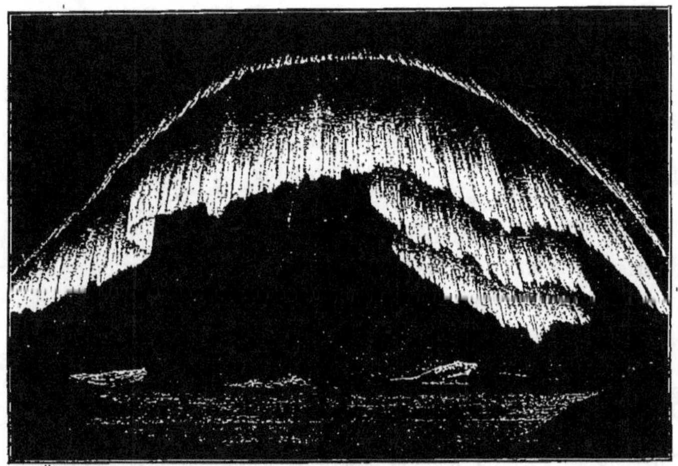

FIG. 27.

bien avant même que le magnétisme de la terrella eût atteint la force nécessaire pour obtenir la conformité du système des rayons cathodiques autour d'elle avec le système rayonnant autour de la terre. Les nombreuses précipitations sur la terrella sont produites par des rayons qui, originairement, étaient placés les uns auprès des autres dans un faisceau de rayons provenant de la cathode.

Les rayons cosmiques s'approchent de la terre de la même façon que nos rayons cathodiques viennent sur la terrella. Il est donc naturel de présumer que les rayons d'aurores boréales sont formés par des groupes distincts et relativement petits de rayons cosmiques, qui se séparent peu à peu d'un important faisceau de rayons et pénètrent ensuite dans l'atmosphère, après avoir traversé l'équateur magnétique, un groupe n fois, un deuxième groupe $(n + 1)$ fois, un troisième groupe $(n + 2)$ fois, etc.

Je suppose en outre que la rigidité magnétique des rayons cosmiques peut différer légèrement et n'être pas exactement uniforme. Le phénomène présente donc une marche moins simple que celle qui lui a été supposée plus haut.

Les expériences faites avec la terrella nous permettent de calculer approximativement la différence de temps correspondant ainsi à l'apparition successive des rayons d'aurore dans l'atmosphère, lorsque se forme la draperie, et les résultats semblent concorder avec les observations sur les aurores boréales. Il en est de même avec les ondes lumineuses qui se produisent dans une draperie d'aurore. Si la masse primitive des rayons du soleil augmente ou diminue soudain, cette augmentation ou cette diminution se manifestera successivement par les rayons un par un.

Ces questions vont se trouver traitées d'une façon plus détaillée dans le second volume de mon ouvrage.

Je mentionnerai en terminant quelques observations faites le printemps dernier à mon observatoire, sur le pic de Haldde, près de Bossekop, au moment du passage de la comète de Halley.

On constata qu'après de violents orages magnétiques, il pouvait se produire une forte ionisation de l'atmosphère, de telle sorte que la conductibilité spécifique électrique de celle-ci était à certains moments 190 fois plus grande que la normale. L'atmosphère, au sommet de la montagne, avait une conductibilité telle qu'on aurait pu croire qu'il y avait du radium dans le voisinage des appareils.

Nous nous trouvons ici en face d'une découverte sans doute très importante, car on a ainsi trouvé une liaison électrique entre les phénomènes magnétiques de la terre et les phénomènes météorologiques. L'ionisation prononcée de l'atmosphère influe en effet sur la formation des nuages et sur l'état électrique de la terre.

Cette conductibilité électrique extraordinairement grande
dans l'atmosphère, d'ailleurs déjà observée une fois en 1900
au-dessus de l'observatoire de Haldde, remet en mémoire la cé-
lèbre observation, faite par le professeur Lemström au sommet
d'une montagne à Sodankulæ, en Finlande, où il vit l'air au-

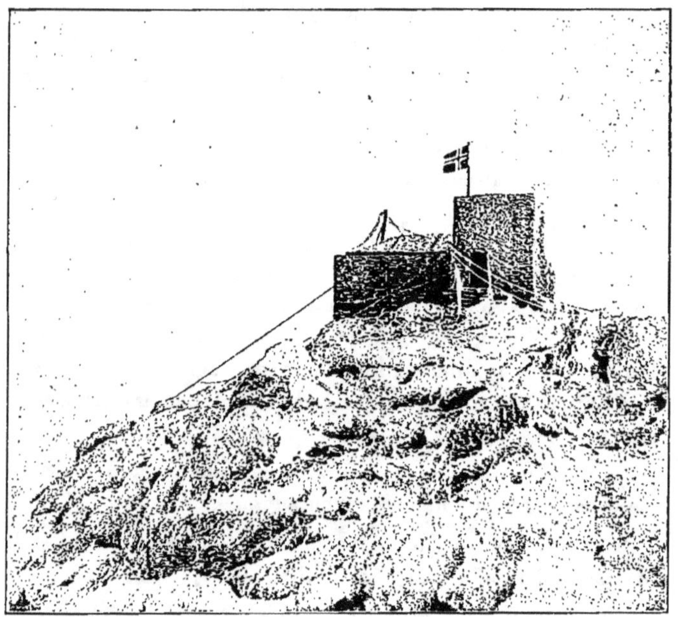

Fig. 28. — Une des stations de Haldde.

dessus de la montagne briller, comme s'il y avait eu une aurore
boréale au sommet.

J'ai l'intention de refaire moi-même cet hiver une expédition
à l'observatoire de Haldde, afin de constater à nouveau le remarquable rapport qui semble exister entre les orages magnétiques et la conductibilité spécifique de l'atmosphère.

PHOTOGRAPHIE DES AURORES BORÉALES

ET

NOUVELLE MÉTHODE POUR MESURER LEUR ALTITUDE

par Carl STÖRMER

—

La présente note a pour objet d'exposer les résultats d'une expédition que j'ai faite cette année à Bosekop, pour photographier l'aurore boréale (1).

Comme on le sait, le problème consistant à prendre des vues photographiques de l'aurore boréale présente de grandes difficultés, tant à cause de la faible luminosité de l'aurore qu'à cause de sa mobilité, laquelle limite la pose à quelques secondes au maximum. Aussi n'existe-t-il, autant que je sache, qu'une seule photographie de courte pose (sept secondes) prise par M. Brendel à Bosekop, le 1er février 1892.

Avant d'effectuer l'expédition en question, j'avais fait une série d'expériences, pour trouver les objectifs les plus puissants et les plaques les plus sensibles. J'ai fini par choisir un petit objectif cinématographique avec diaphragme de 25 millimètres et une distance focale de 50 millimètres.

Parmi les plaques, mes essais me prouvèrent que les *plaques Lumière à étiquette violette* possédaient une supériorité incontestable, quoiqu'elles fussent insensibles à la raie principale de l'aurore. Les plaques allemandes *Agfa cromo* furent trouv'es bonnes aussi, sans l'être autant que les plaques Lumière.

A la suite de ces expériences, je fis construire deux appareils photographiques, le premier pour cassette et le second pouvant prendre douze images consécutives. Tous deux avaient un même objectif, de l'espèce indiquée plus haut. J'avais aussi emporté

λ

---

(1) Un mémoire détaillé sur les résultats de l'expédition est en préparation.

un appareil avec lentille condensatrice mais il fournissait des images peu distinctes.

Peu avant mon départ, j'eus la chance de m'assurer le concours de M. B. J. Birkeland, attaché à l'Institut météorologique de Christiania; il s'est mis bien au courant de ma méthode photographique, qu'il emploiera au cours de l'expédition polaire de Roald Amundsen, à laquelle il doit prendre part.

Nous partîmes au commencement de février et restâmes six semaines à Bosekop. Cette localité, située dans la Norvège septentrionale, est classique pour les observations d'aurores boréales. Elle a été plusieurs fois utilisée par des expéditions scientifiques; on y trouve deux hôtels, un bureau de poste et une station télégraphique.

Nous eûmes dix-sept soirées au temps clair et ne prîmes pas moins de huit cents plaques, dont plusieurs centaines bien réussies. Le temps d'exposition varia entre une fraction de seconde, pour les aurores très intenses, et une vingtaine de secondes, pour les aurores plus faibles.

Je vais d'abord, dans une série de photographies, chercher à vous donner une idée des formes les plus caractéristiques de l'aurore, telles qu'elles apparaissent à Bosekop :

La fig. 1 nous la montre sous la forme d'une illumination derrière les nuages.

Sur la fig. 2, nous voyons un arc commençant au nord et s'élevant vers le Zénith. La fig. 3 représente le même arc huit minutes plus tard et la fig. 4, deux minutes plus tard encore. Ici, on voit les faisceaux lumineux se mouvoir le long de l'arc.

La fig. 5 nous montre une série de six photographies consécutives, où l'on voit se former des nuages qui finissent par couvrir entièrement un arc de grande intensité. Sur les fig. 6, 7 et 8, nous constatons que ces arcs apparaissent fréquemment l'un derrière l'autre, tantôt deux, tantôt trois, tantôt en plus grand nombre encore.

Quant un pareil arc traverse le ciel, en passant au Zénith, il offre souvent un spectacle magnifique, comme le montre la fig.9; l'étoile que l'on voit est Procyon. La fig. 10 représente un arc analogue, vers l'est. La structure de ces arcs est souvent très intéressante. Sur la fig. 11, on voit un exemple ayant pour fond la constellation des Gémeaux.

Les arcs se transforment souvent en bandes d'une admirable beauté (voir fig. 12). La fig. 13 montre la même bande une minute plus tard. Quelquefois les bandes forment comme des boucles (voir fig. 14).

Je vais maintenant montrer une série de draperies. En voici, sur la fig. 15, une vers le nord-ouest et une autre vue de champ, à cinq secondes d'intervalle (fig. 16 et 17). On voit comment la draperie a tourné. Voici, sur la fig. 18, le bord inférieur d'une draperie offrant toutes les couleurs du spectre. La pose n'a duré qu'une fraction de seconde. La plaque suivante (fig. 19) représente une draperie au voisinage du Zénith. La fig. 20 montre une autre draperie ayant la Grande Ourse pour fond.

Parmi les plus belles formes de l'aurore boréale, voici (fig. 21) la couronne, avec la Grande Ourse pour fond également. La suivante (fig. 22) est une couronne tranquille voisine du Zénith. La fig. 23 montre les transformations successives de cette couronne.

Dans plusieurs des figures précédentes, on remarque combien les étoiles se voient nettement. En voici encore un exemple, avec la constellation d'Orion (fig. 24).

Parmi les autres formes d'aurores, nous avons (fig. 25) l'aurore en forme de nuages lumineux.

Enfin, voici une tache coruscante (fig. 26), forme qui succède fréquemment aux grandes aurores.

Je passe maintenant aux résultats scientifiques les plus importants de l'expédition. En effet, le problème de photographier l'aurore une fois résolu, on possède une méthode excellente pour mesurer l'altitude de l'aurore et sa situation dans l'espace. On n'aura qu'à photographier simultanément l'aurore de deux stations reliées par téléphone et à comparer la situation de l'aurore par rapport aux étoiles, sur les deux plaques; connaissant le temps et les constantes optiques de l'objectif, on aura alors toutes les données nécessaires pour calculer l'altitude et la situation de l'aurore, et cela avec une grande précision.

Voilà, sur la fig. 27, une carte montrant notre ligne de base ayant une longueur de 4,280 mètres, joignant les deux stations d'Alten Kirke (longitude 23° 15'5 à l'est de Greenwich, latitude 69° 57' 51'') et Ovre Alten Skole (longitude 23° 16'5, latitude 69° 55'34'').

Parmi les diverses photographies prises simultanément des deux stations, nous allons en montrer quelques unes.

La fig. 28 représente un arc passant au Zénith et ayant ses différentes parties entre 100 et 350 kilomètres d'altitude. La fig. 29 montre un autre arc à 120 kilomètres d'altitude. On y voit clairement la parallaxe.

Voici une aurore plus irrégulière, à la même altitude que la précédente (fig. 30).

La fig. 31 concerne une bande coruscante à 96 kilomètres d'altitude (1).

La fig. 32 représente une draperie vers les Pléiades, à une distance de 200 kilomètres et une altitude de 55 kilomètres.

J'ai même photographié des aurores descendant jusqu'à 40 kilomètres environ. La plus intéressante de toutes ces photographies est celle que reproduit la fig. 33. Elle représente une draperie très étroite dont le bord inférieur était à 125 kilomètres d'altitude, avec la Grande Ourse à l'arrière-plan. Comme il est difficile de voir les étoiles, elles sont indiquées par des flèches. La photographie permet de calculer que l'épaisseur de la draperie ne dépasse pas 450 mètres, ce qui fournit des renseignements précieux sur la nature de la draperie. En effet, d'après les recherches faites par mon collègue, M. le professeur Kr. Birkeland et par moi, il semble fort probable que les aurores boréales sont dues à des rayons corpusculaires analogues aux rayons β du radium, émanant du soleil et pénétrant dans les couches supérieures de notre atmosphère.

Le professeur Birkeland (1) et le professeur Lenard (2) ont récemment publié des calculs sur le pouvoir pénétrant de ces rayons corpusculaires et sont arrivés à une pénétrabilité beaucoup plus grande que celle des rayons β du radium.

(1) *Comptes-rendus, Acad. Sc.*, Paris,[24 janvier 1910.

(2) *Sitzungsberichte der Heidelberger Academie des Wissenschaften*, 2 juli 1910. Voir aussi *C. R.*, Paris, 24 octobre 1910 et 20 février 1911.

Comme on le sait, la pénétrabilité est dans un certain rapport avec la déviabilité magnétique et croît très rapidement quand celle-ci diminue. En mesurant la déviabilité par le produit connu HR qui, pour les rayons β, ne dépasse pas 5,000, le calcul fait voir que l'épaisseur de la draperie donne pour HR une *limite supérieure* égale à 14,000. (Voir mon mémoire sur les aurores boréales dans les *Archives de Genève*, 1907.)

Il serait très important d'obtenir des photographies plus détaillées de pareilles draperies, pour être plus éclairé sur la nature de ces rayons corpusculaires du soleil.

Indications relatives aux figures

Temps moyen de l'Europe centrale, compté astronomiquement de 0 à 24 heures (0 correspondant à midi).

Fig.	Date	Temps au début de la pose	Pose, en secondes
1	3 mars	6 h. 48 m. 22 s.	6
2	—	6 h. 30 m. 42 s.	8
3	—	6 h. 36 m. 52 s.	4
4	—	6 h. 40 m. 27 s.	4
5		Indiqué sur la figure	
6	3 mars	9 h. 0 m. 7 s.	8
7	—	8 h. 55 m. 0 s.	10
8	—	8 h. 41 m. 17 s.	6
9	28 février	13 h. 37 m. 45 s.	5
10	10 mars	11 h. 34 m. 7 s.	20
11	1 mars	11 h. 40 m. 4 s.	14
12	3 mars	6 h. 51 m. 40 s.	3
13	3 mars	6 h. 52 m. 42 s.	3
14	3 mars	9 h. 5 m. 53 s.	10
15	22 février	7 h. 13 m. 0 s.	4
16	—	9 h. 52 m. 15 s.	environ 1 s.
17	—	9 h. 52 m. 20 s.	environ 1 s.
18	14 mars	10 h. 49 m.	une fraction de s.
19	13 mars	14 h. 5 m. 47 s.	3
20	13 mars	14 h. 6 m. 11 s.	7
21	22 février	9 h. 49 m.	?

22	13 mars	13 h. 32 m. 28 s.	20
23		Indiqué sur la figure	
24	28 février	10 h. 42 m.	?
25	—	9 h. 2 m. 13 s.	6
26	13 mars	14 h. 54 m. 11 s.	20
28	14 mars	7 h. 34 m. 22 s.	10
29	14 mars	9 h. 32 m. 50 s.	?
30	14 mars	10 h. 10 m. 24 s.	20
31	1 mars	9 h. 28 m. 46 s.	20
32	9 mars	11 h. 26 m. 21 s.	3
33	10 mars	9 h. 4 m. 46 s.	?

Fig. 1

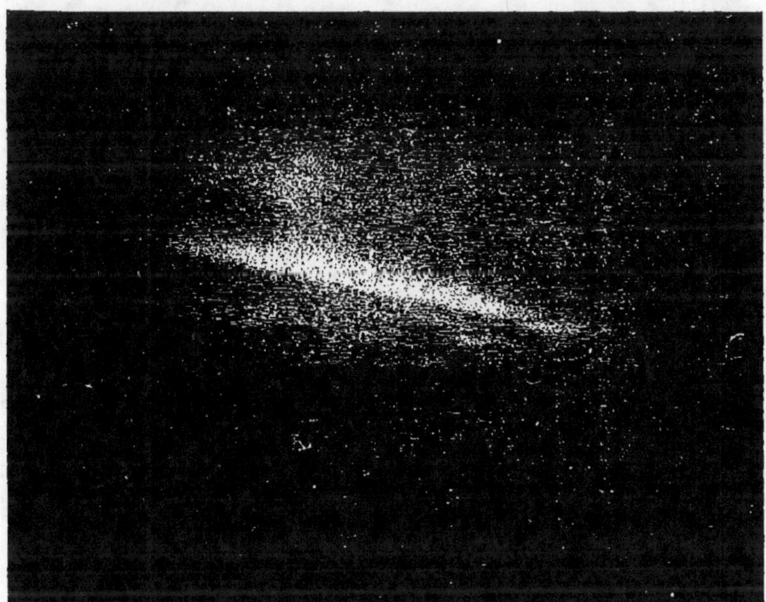

Fig. 2

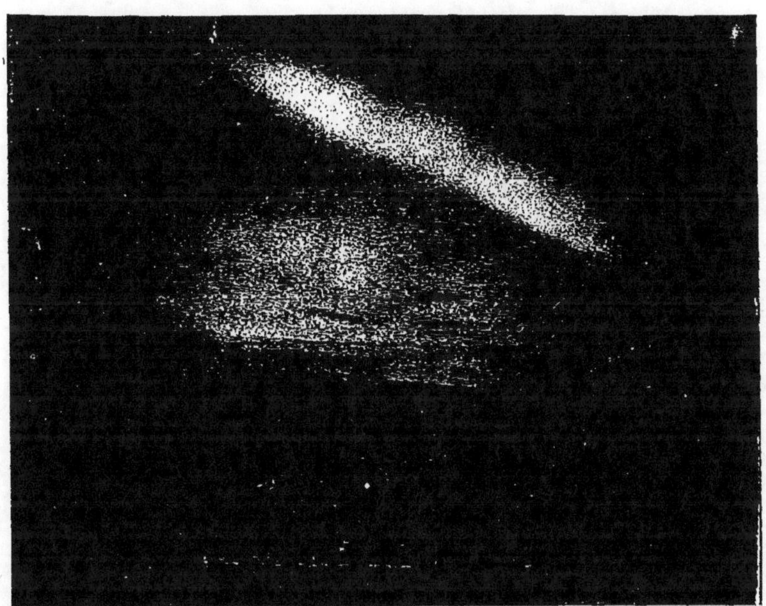

Fig. 3

11ʰ 52ᵐ 30ˢ
12ʰ 3ᵐ 0ˢ
11ʰ 54ᵐ 30ˢ
12ʰ 6ᵐ 30ˢ
11ʰ 56ᵐ 30ˢ
12ʰ 9ᵐ 30ˢ

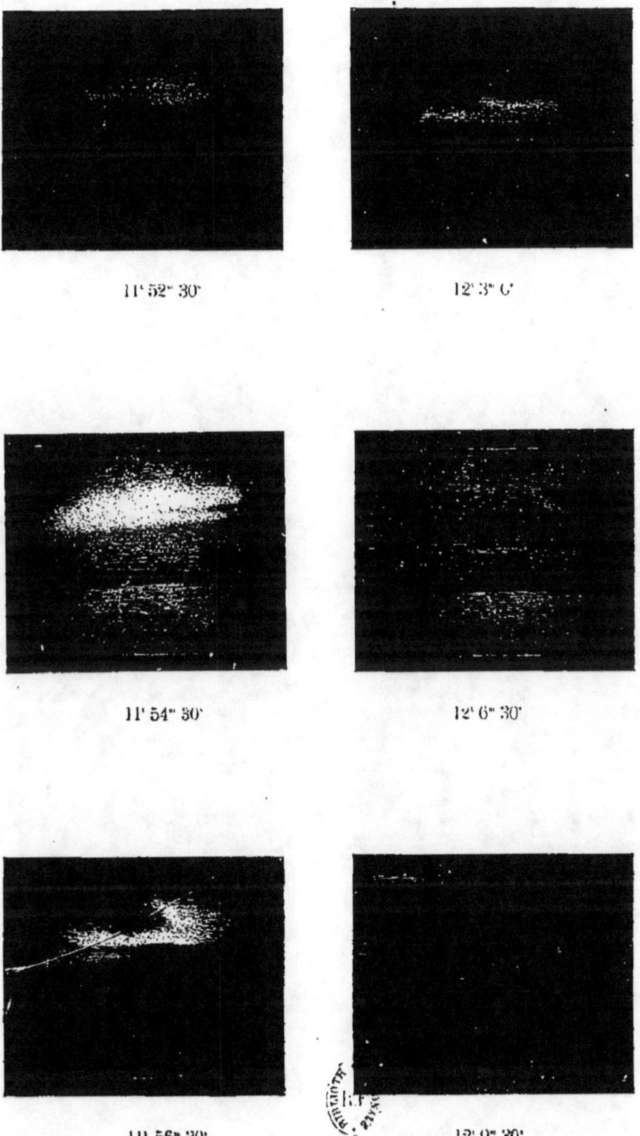

Fig. 5

Fig. 6

Fig. 7

Fig. 8

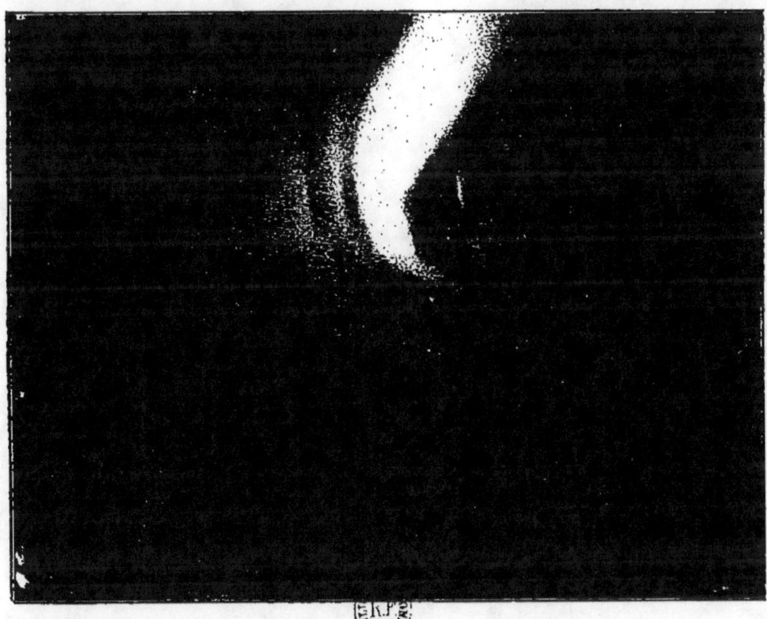

Fig. 10

Fig. 12

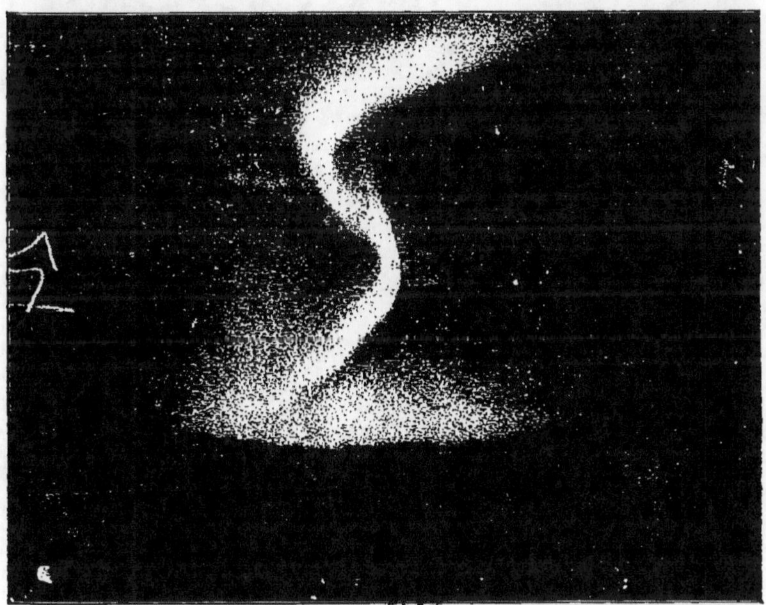

Fig.

Fig. 14

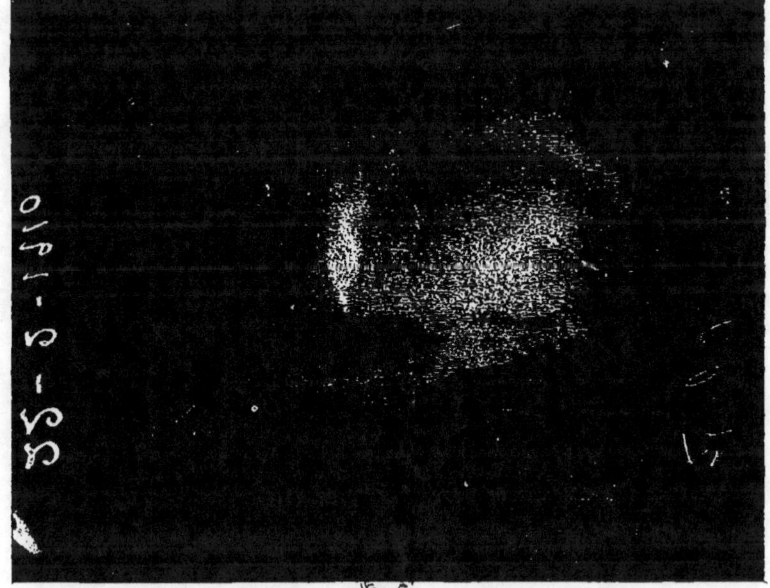

Fig. 15

Fig. 16

Fig. 18

Fig. 19

Fig. 20

Fig. 21.

Fig. 22

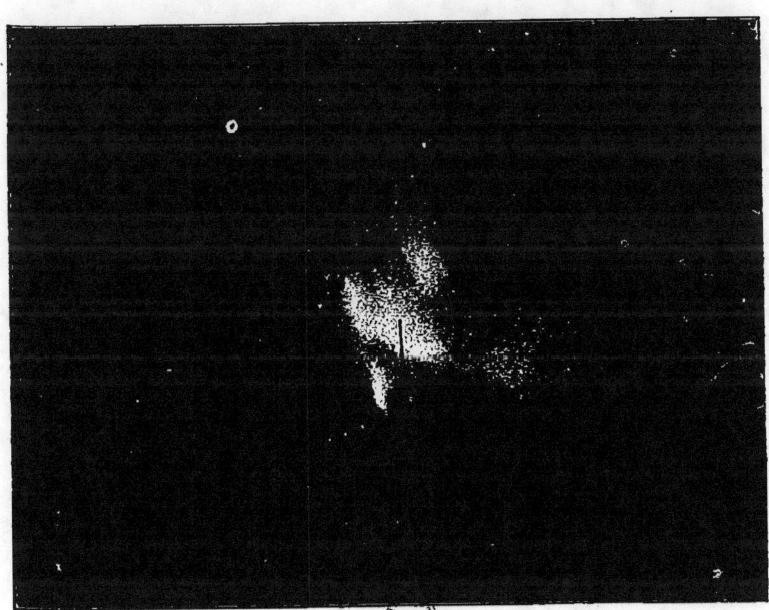

Fig. 23

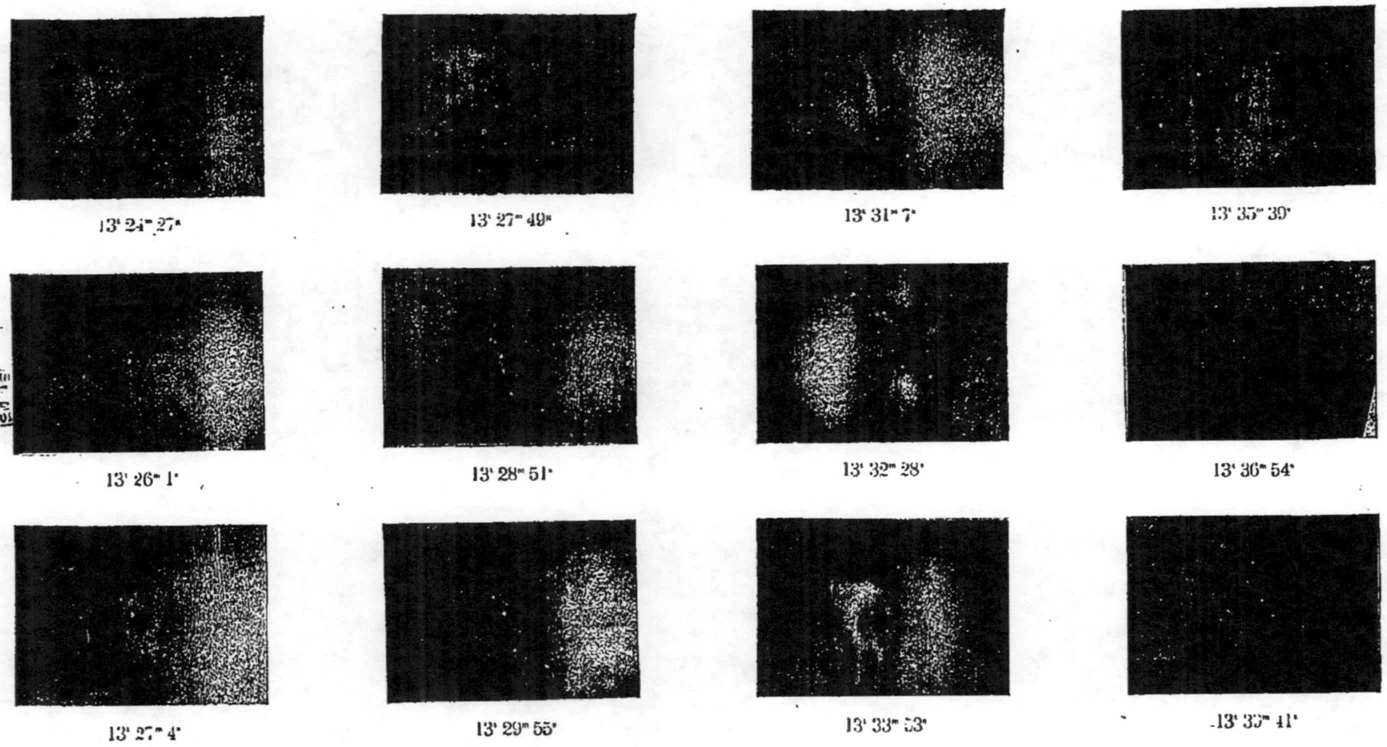

Fig. 23

Fig. 25

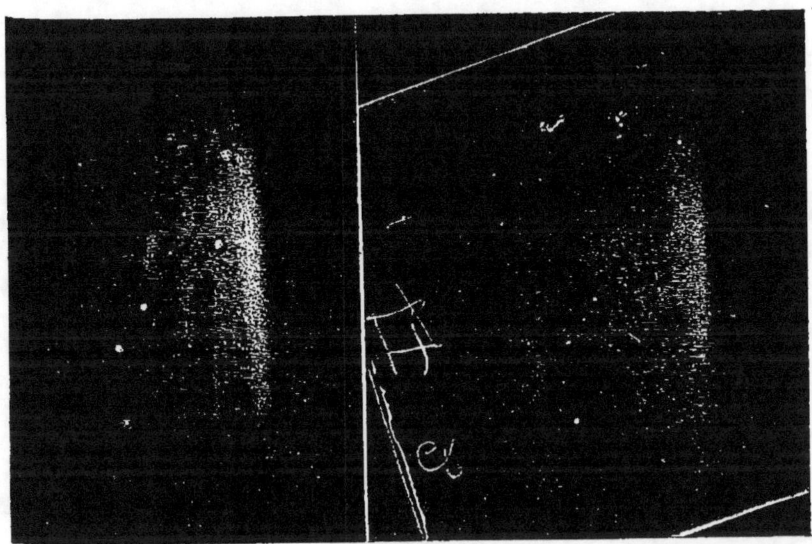

Fig. 28

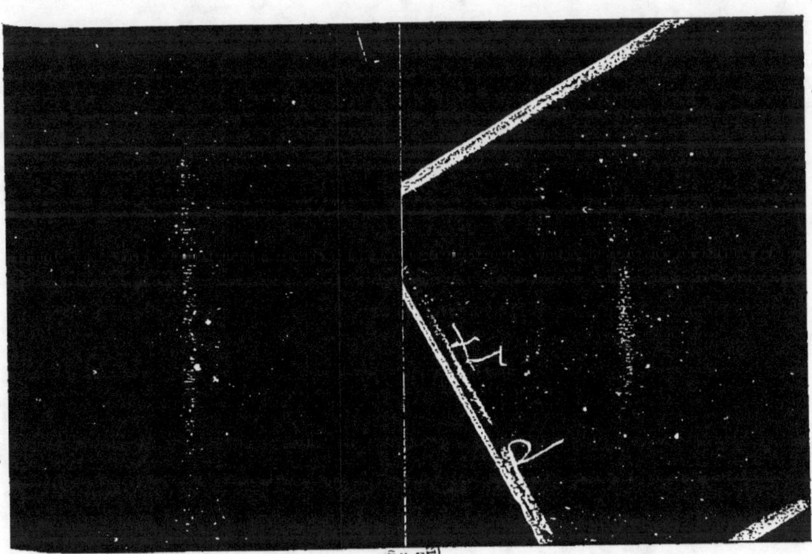

Fig. 29

Fig. 30

Fig. 31

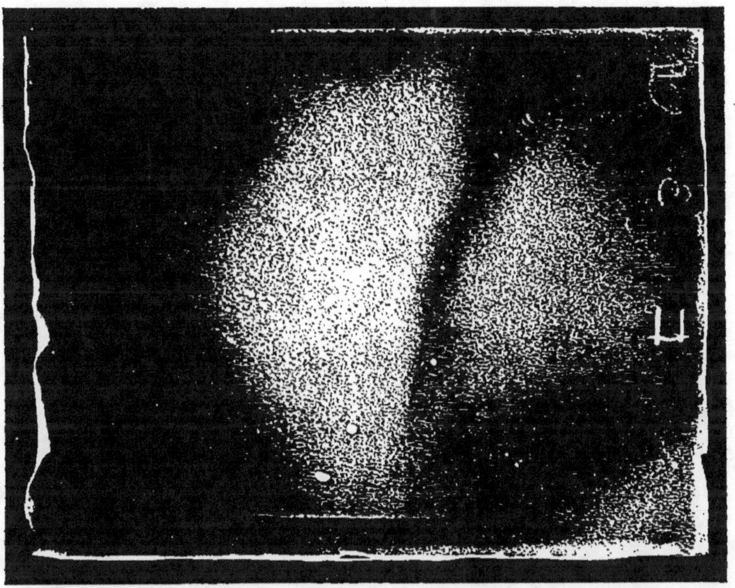
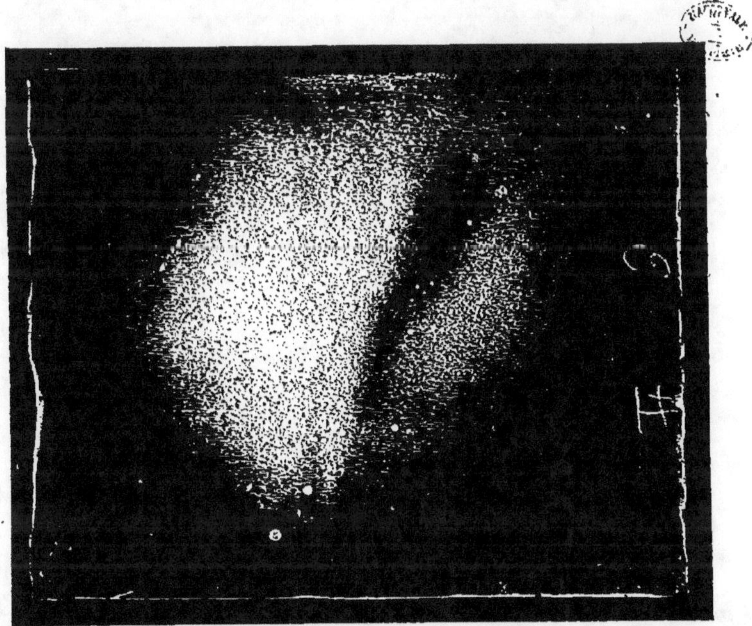

Fig. 31

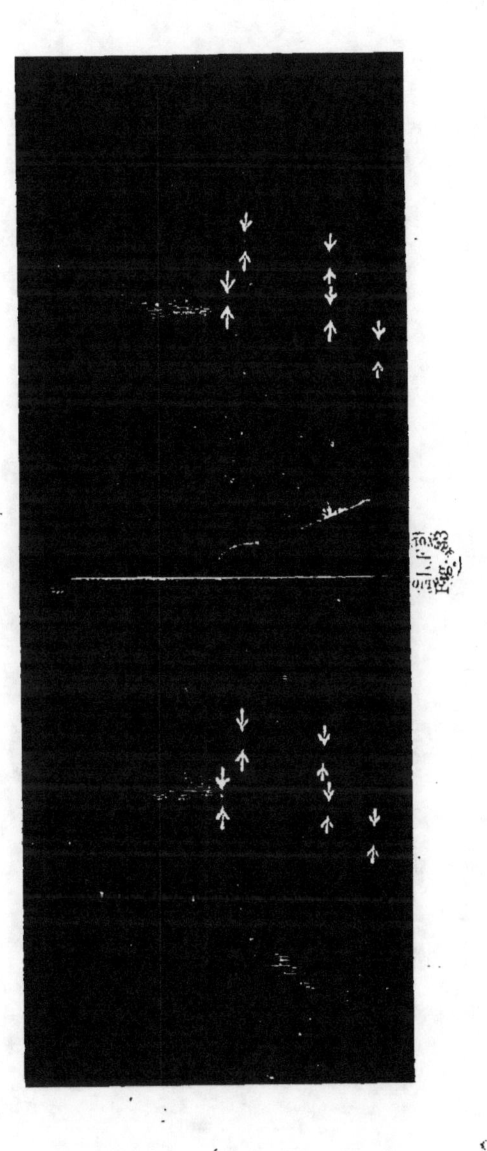

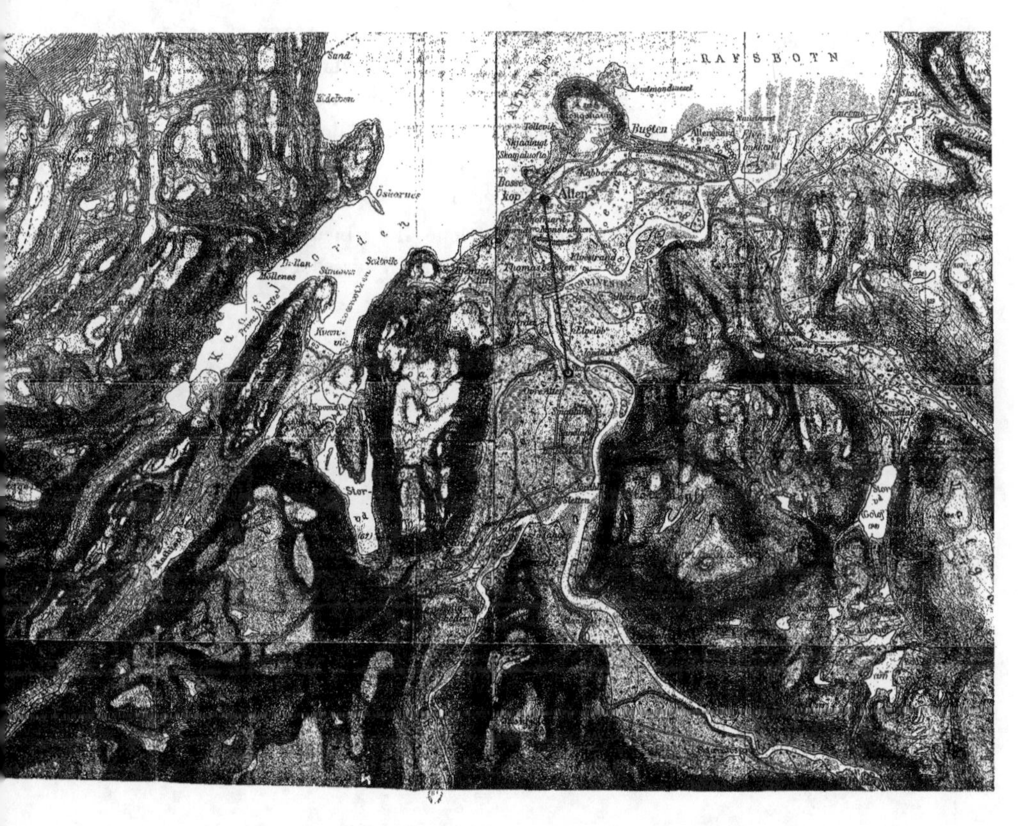

RAFSBOTN
Sand
Kaafjorden
Øskarnes
Bugten
Alten
Bossekop
Kvenvik
Storvand

Mesure absolue d'une résistance en unités électrostatiques

par D. HURMUZESCU.

—

La notion de la résistance électrique est rencontrée pour la première fois dans le chapitre de l'électricité en mouvement, due à la décharge. Elle fait son apparition en même temps que l'idée du courant électrique et cela, d'une manière très naturelle, puisque la valeur du courant dépend de la nature et des dimensions du canal-circuit qu'il parcourt. Cette notion de résistance reste pourtant bien abstraite, tant qu'elle n'est pas appuyée par une expérience.

Dans les cours classiques d'électricité, il y a bien l'indication des méthodes théoriquement imaginées, mais il n'y en a aucune pratiquement réalisable.

Il y a donc une certaine difficulté à se familiariser avec une notion purement abstraite, à se représenter son sens physique et ses dimensions, tant qu'on ne peut la mesurer par une expérience.

Nous croyons être utile à l'enseignement en donnant la méthode suivante, facile à réaliser, pour la démonstration et même pour les mesures. Le principe en est le suivant : un système électrique chargé à un potentiel V, sa capacité étant C, la quantité d'électricité qu'il possède est Q=CV. Déchargeons-le à travers une résistance R ; le courant qui se forme ainsi enlève, en un temps dt, la quantité d'électricité dQ. Mais pendant le même temps, faisons diminuer la capacité de dC, de sorte que le potentiel V reste constant; alors, $dQ=VdC$

I étant l'intensité du courant ainsi formé,

$$I=\frac{dQ}{dt};$$

la loi d'Ohm nous donne :

$$I=\frac{V}{R}\ ;\ \text{d'où}\ \frac{V}{R}=\frac{dQ}{dt}=\frac{VdC}{dt}\ \text{et}\ \frac{1}{R}=\frac{dC}{dt}$$

On peut obtenir la valeur de R dans tout système qui nous donnera la variation de la capacité par rapport au temps, en valeur absolue.

Un système pratique qui se prête bien à l'expérience, c'est un condensateur cylindrique formé par deux cylindres circulaires concentriques. Soient le cylindre intérieur c bien isolé et chargé au potentiel V, et le cylindre extérieur C en communication avec le sol et pouvant se déplacer suivant la direction de l'axe commun (1).

La capacité d'un tel système pour une longueur commune l est :

$$C = \frac{l}{2 \log\frac{D}{d}} ,$$

D et d étant les rayons des cercles des deux cylindres.

Pour un déplacement relatif dl des cylindres, suivant l'axe commun, la capacité varie de

$$dC = \frac{dl}{2 \log\frac{d}{D}} .$$

On a la valeur de R en introduisant cette relation dans l'équation précédente :

$$R = \frac{2 \log\frac{D}{d}}{\frac{dC}{dt}} ; \text{ or, } \frac{dC}{dt} = \frac{dl}{dt} . \frac{1}{2 \log\frac{d}{D}} .$$

$2 \log\frac{D}{d}$ est sans dimensions ; $\frac{dl}{dt}$ une vitesse ; donc R a les dimensions de l'inverse d'une vitesse.

On a réalisé expérimentalement cette méthode de la manière suivante : un cylindre circulaire c en laiton, disposé horizontalement et suspendu en porte-à-faux, par un pied de verre isolé à la diélectrine, est en communication avec un électroscope monté directement à l'extrémité libre de ce corps, entouré de sa cage métallique. Le rôle de cet appareil est de constater un même potentiel invariable. Un cylindre extérieur, concentrique du premier, mis à la terre, peut glisser sur une espèce de rail, suivant l'axe commun et parallèlement à lui-même.

Faisant agir les rayons X, seulement sur l'espace annulaire entre les deux cylindres (en ayant soin de protéger toutes les autres parties par des écrans en plomb), l'air devient conducteur, le cylindre intérieur se décharge ; en déplaçant le cylindre extérieur d'une manière continue et appropriée, le potentiel reste constant, ce que l'on constate en maintenant le même angle de divergence à l'électromètre.

Pour éliminer toute action des rayons X ailleurs que sur l'espace utile, l'appareil se trouve abrité à l'intérieur d'une cage en

---

(1). Pour la disposition de l'appareil, voir *Le Radium*, 1908, 331-332.

plomb épais, 4 millimètres, et les rayons X sont dirigés d'une cage à l'autre, par des tubes en plomb.

Les seules mesures à effectuer sont la longueur dl et le temps dt. Or, en prenant le déplacement dl égal, dans toutes les expériences, il reste à mesurer seulement le temps dans chaque cas. Pour une résistance constante, le courant lui-même est constant et la vitesse du déplacement est constante; on peut donc prendre, pour sa valeur, le rapport du déplacement total vers le temps total.

Suivant l'intensité des rayons X employés, la résistance électrique du diélectrique varie.

Les temps sont mesurés avec un chronomètre donnant le 1/5 de seconde et pour des intensités décroissantes des rayons X, on a obtenu pour t les valeurs suivantes : 17″,3 . . . 27″ . . . 60″,6, correspondant à un même déplacement de 31,52 centimètres.

Les constantes de l'appareil étaient : D=4,39, d=2,81 e=31,52, ces mesures étant faites au dixième de millimètre. On obtient, pour R :

$$\frac{2 \log \dfrac{4,93}{2,81}}{31,52} \, t$$

A) *Résistance de l'air rendu conducteur par les rayons X.*

$t=17″4 \ldots 17″0 \ldots 17″6 \ldots$ M=17 3 ; R=0,617 *u.e.s.*

La veille, on avait obtenu, dans les mêmes conditions :

$t=18″ \ldots 17″ \ldots 17″ \ldots 18″ \ldots$ M=17 5 ; R=0,625 *u.e.s.*

La différence entre les deux valeurs peut provenir de la variation même des rayons X, lesquels diffèrent beaucoup, d'après ce que l'on sait, avec leurs conditions de production.

En diminuant l'intensité des rayons, on a eu dans une autre série, pour une moyenne de six déterminations : t=27″ ; R=0,964 *u.e.s*; pour des rayons encore plus faibles, $t=6″,4$; R=2,156 *u.e.s.*

B) *Résistance des corps mauvais conducteurs.*

On peut employer la même méthode pour la mesure des résistances des corps solides de grande résistance. Pour cela, on n'a qu'à produire la décharge à la terre, à travers le corps dont il s'agit, lequel relie le cylindre électrisé au sol, et de compenser ce courant par le déplacement du cylindre extérieur.

Un fil de coton rouge a donné, par compensation :

$t=25″ \ldots 26″ \ldots 25″2 \ldots$ M=25,4 $\ldots$ R=0,907 *u.e.s.*

Un brin de papier a donné, comme moyenne de cinq mesures :

$t=50″3$; R=1,796 *u.e.s.*

Le même dispositif m'a donné le lendemain, comme moyenne de quatre mesures : $t=46''8$; $R=1,670$ *u.e.s.*

Le temps étant plus humide pendant ces dernières expériences, cette différence tient certainement à l'état hygrométrique du papier.

Même papier, plus sec : $t=86''2$; $R=3.077$ *u.e.s.*

Fibre de bois de sapin prismatique de 1 millimètre carré de section et 10 centimètres de longueur :

$$t=76'' \ldots 77'' \ldots 77'' \ldots 78'' \ldots M=77'' ; \quad R=2,75 \ u.e.s.$$

ou, en unités électromagnétiques pratiques : $R=24,75,10^5$ mégohms et pour la résistivité, 2474 mégohms.

Ces exemples ne peuvent être présentés comme modèles de précision, car on sait que la résistance des corps médiocrement conducteurs dépend de l'état de chaque échantillon et varie avec le potentiel.

Pour trouver des nombres plus précis, il faut appliquer cette méthode à des conducteurs métalliques, en mesurant les temps par les vibrations d'un diapason, par exemple, et en faisant les constatations de l'invariabilité du potentiel au moyen d'un électromètre sensible

On peut mesurer la résistance d'un filet de mercure, dans le système électrostatique, par la variante que voici :

Disposons le système des deux cylindres verticalement et supposons le cylindre intérieur remplacé par un cylindre de mercure présentant au bas un orifice par où puisse s'écouler le mercure en gouttelettes. Chacune de ces gouttelettes, en tombant, emporte une quantité d'électricité $dq = 4\mu^2\sigma$; par unité de temps, comme il tombe n gouttelettes, on a :

$$\frac{dq}{dt} = I = n4\mu^2\sigma ;$$

pendant le même temps, la longueur commune des deux cylindres a varié de dl', en compensant encore par le déplacement du cylindre extérieur de dl'' ;

$$\frac{dQ}{dt} = V \frac{dC}{dt} = V \frac{dl}{dt} \cdot \frac{1}{2 \log \frac{D}{d}} .$$

Chaque gouttelette qui s'en détache a une forme sphérique de même rayon r, sa capacité électrostatique possède une quantité d'électricité égale au produit de r par le potentiel constant V ; d'où

$$dq = rV ;$$

donc

$$I = nrV ;$$

dl se compose de $dl' + dl''$; dl' étant le déplacement par l'écoulement du mercure dl'' et le déplacement du cylindre extérieur vers le haut. Connaissant la section du cylindre de mercure et mesurant le déplacement dl', on a la quantité de mercure écoulé ; d'un autre côté, déterminant le rayon de la gouttelette sphérique par les dimensions de l'orifice et de la constante capillaire du mercure, on a la possibilité d'obtenir le nombre de gouttelettes. qu'on peut déterminer d'ailleurs directement par une méthode stroboscopique.

La mesure de la résistance d'un fil métallique demanderait la mesure de vitesses beaucoup plus grandes; il faudrait donc des instruments plus sensibles et plus délicats aussi.

Electromètres et électroscopes à compensation

par D. HURMUZESCU (Jassy)

L'étude des substances radioactives a donné une grande actualité aux électroscopes et électromètres symétriques. On sait, en effet, que la méthode la meilleure et la plus généralement employée dans ces recherches se réduit à mesurer la déperdition électrique d'un corps électrisé à un certain potentiel, au commencement de l'expérience. Cette perte de charge est mesurée, de préférence, par la chute de potentiel, à l'aide d'un électromètre symétrique relatif ou mieux encore, au point de vue pratique, à l'aide d'un électroscope.

Pour un électroscope à feuilles métalliques flexibles ou autre, de capacité invariable, l'angle de divergence des feuilles dépend seulement du potentiel du système. Ainsi, en mesurant ces angles a des feuilles, on a des valeurs relatives du potentiel et angles a des feuilles, on a les valeurs relatives du potentiel et pendant un temps dt, due à l'action des substances radioactives sera $d\mathrm{M} = Cd\mathrm{V}$

ou, en valeurs finies,

$$\mathrm{M}_0 - \mathrm{M}_1 = C\,(\mathrm{V}_0 - \mathrm{V}_1).$$

La méthode revient à mesurer les deux positions d_0 et d_1 ou $a_0 - a_1$, l'instrument ayant été étalonné au préalable avec des potentiels connus,

Dans la mesure de ces différences $(a_0 - a_1)$, il y a à considérer d'une manière générale deux causes d'erreur assez importantes, lorsque $(a_0 - a_0)$ est petit : d'abord l'erreur de parallaxe, les divisions auxquelles on rapporte les angles des feuilles ne se trouvant pas dans le même plan que celles-ci; la seconde cause d'erreur, et celle-là plus importante, c'est que les feuilles, à cause de la difficulté de les suspendre bien parallèlement ensemble, tournent sur elles-mêmes en divergeant, de sorte que les arêtes, mises au point une fois, ne se trouvent plus l'être après une nouvelle divergence.

C'est en cherchant à supprimer ces inconvénients, que les différents physiciens ayant eu à utiliser ces appareils y ont apporté diverses modifications, ce qui donne aujourd'hui un grand nombre de modèles: les uns à lecture directe, d'autres employant la lunette, la loupe ou le microscope pour la mesure de l'angle des feuilles. Dans d'autres on a, enfin, toujours dans le même but, remplacé les feuilles métalliques (or battu, aluminium battu) par des fils de quartz argenté.

Ayant eu l'occasion de me servir d'un tel appareil, dans mes recherches sur la radioactivité des pétroles et des eaux minérales de Roumanie (1), au lieu de mesurer les variations de l'angle a, j'ai employé une *méthode de compensation*, ramenant cet angle à sa valeur initiale par une variation symétrique et linéaire de la capacité de l'électroscope, à l'aide d'une vis micrométrique dont la tête avait un tambour portant des divisions égales.

Après un temps dt, lorsque M a varié de $d\mathrm{M} = \mathrm{C}d\mathrm{V} = \mathrm{C}kda$ on ramène les feuilles à l'angle a_0 initial correspondant à V_0 initial, en faisant varier la capacité de $d\mathrm{C}$ telle qu'elle est donnée par la relation $\mathrm{V}d\mathrm{C} + \mathrm{C}d\mathrm{V} = o$, car la charge étant constante pendant ce temps, $d\mathrm{M} = o$; donc $d\mathrm{M} = \mathrm{V}d\mathrm{C}$.

Supposons deux cylindres circulaires concentriques de longueur commune l, les diamètres étant D et d. La capacité électrostatique du système est

$$\mathrm{C} = \frac{l}{2 \log \dfrac{\mathrm{D}}{d}}$$

Electrisons le cylindre extérieur à une charge M et à un potentiel V_0, le cylindre intérieur étant au sol; la présence des

---

(1) Voir *Annales scientifiques de l'Université de Jassy*, 5, fasc. 1 et 3, 1908.

corps radioactifs produit, pendant le temps dt, une dispersion de charge $dM = CdV$.

En déplaçant le cylindre intérieur de dl, suivant l'axe commun, la capacité a diminué de

$$dC = \frac{dl}{2 \log \dfrac{D}{d}}$$

M étant constant, comme la capacité diminue, le potentiel doit augmenter. Au moyen d'un déplacement continu, on peut facilement arriver à ce que le potentiel prenne la valeur initiale V_0.

De cette manière, on peut reconnaître directement la perte de charge ou l'on peut encore graduer l'appareil, déterminant en volts le déplacement d'une division du tambour. La variation de capacité doit être faite de telle manière qu'il n'en résulte aucune modification de positions entre les différentes pièces métalliques et les feuilles mobiles de l'électroscope.

Ce modèle m'a donné des résultats excellents, exacts à 2/100 et 1/100 de volt près.

La figure ci-dessous nous montre l'appareil tel qu'il se trouve

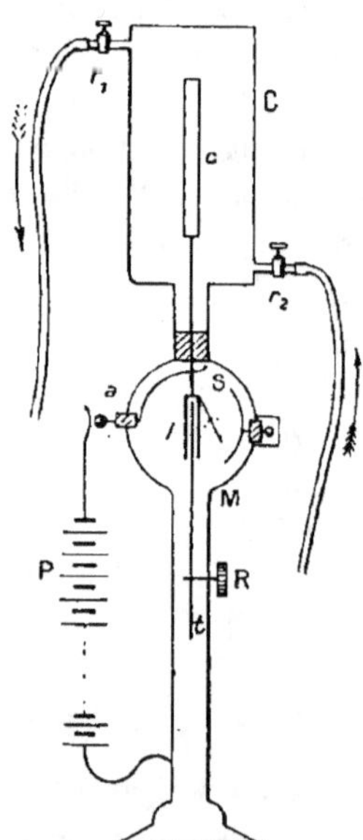

employé dans notre laboratoire, avec le disperseur cylindrique. Le système électrisé est supporté et isolé par un bouchon de diélectrine ; il est composé, dans sa partie inférieure, d'une fourche verticale formée de deux lames minces métalliques l distantes de 2 millimètres environ ; sur le côté droit, à l'extérieur, se trouve collée une feuille d'or battu, dont les déplacements sont mesurés avec un microscope à micromètre oculaire. Ce système électrométrique est abrité dans une cage métallique de forme cylindrique à axe horizontal, ayant une ouverture de 7 centimètres de diamètre et une profondeur de 8 centimètres.

Le point d'insertion de la feuille d'or se trouve un peu au-dessus du centre de la section normale du cylindre, de manière que, pendant l'écartement de la feuille qui se produit dans le plan de cette section, l'action des parois de la cage métallique sur la feuille soit la même ; l'arc de cercle S a pour but de compléter ce réglage.

Dans le pied de l'appareil se trouve cachée une tige métallique t, beaucoup moins large que les lames l et en contact métallique avec la cage, qui se trouve être mise à la terre ; de l'extérieur, à l'aide d'une vis ou crémaillère R, on peut faire monter cette tige t et la faire pénétrer entre les deux lames l sans les toucher ; *c'est le système compensateur.*

La tête de vis est divisée en 100 parties égales. Pour certains angles d'écartement de la feuille correspondant aux divisions 30-60 du micromètre oculaire du microscope, une variation d'une division est compensée par un tour complet de la vis, c'est-à-dire par les cent divisions du tambour, et comme cette variation correspond à 2 volts, on a 2/100 de volt.

En appréciant la moitié de la division sur le tambour de la vis, on avait, à l'aide de ce moyen de compensation, des valeurs du potentiel de l'ordre de 0,01 de volt ; et ainsi de suite, on peut obtenir encore des valeurs plus petites.

Quelques applications de l'électromètre bifilaire en particulier aux problèmes de la radioactivité et de l'électricité atmosphérique.

par Th. WULF (Valkenburg).

I. *Dispositifs pour la mesure de hautes tensions avec un électromètre sensible.*

Il existe des dispositifs très simples pour modifier la sensibilité des instruments électromagnétiques ; il n'en est pas de même pour les appareils statiques. Dieckmann (1) a attiré, il y a peu de temps, l'attention sur une méthode basée sur la division des tensions, pour laquelle Barnett (2) a réclamé aussitôt la priorité. Cette méthode exige pour chaque réduction de tension des bouteilles de Leide particulières et sa précision dépend de leur isolement.

La méthode dont je vais donner la description repose sur le principe de l'induction partielle. Si le plateau A (Fig. 1) est chargé et

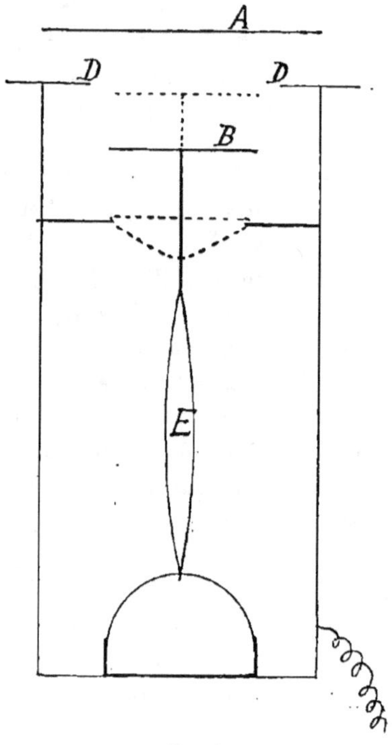

Fig. 1

que l'électromètre isolé ne l'est pas, les lignes de force partant de A atteignent partiellement le plateau B, posé sur l'électromètre. Celui-ci n'étant pas chargé, on aura le même nombre de lignes de force allant de E vers les parois de l'électromètre. Il s'ensuit que les fils s'écartent et toute autre influence étant exclue, l'écart ne dépend que du potentiel du plateau A.

<hr>

(1) M. Dieckmann, *Phys. Zeitschrift*, **11**, 15, 1910.
(2) S. I. Barnett, *Phys. Zeitschrift*, **11**, 348, 1910.

Sur les relations quantitatives, les équations de Maxwell nous éclairent complètement. Soient c_0 la capacité, Q_0 la charge, V_0 le potentiel du plateau A; c_1, Q_1, V_1, les mêmes valeurs pour l'électromètre avec le plateau B et enfin, c_{01} le coefficient de l'induction réciproque de A sur B. Si tous les autres corps environnants sont maintenus au potentiel 0, la charge de l'électromètre sera, d'après Maxwell :

$$Q_1 = c_1 V_1 + c_{01} V_0. \qquad (1)$$

On peut utiliser cette équation de plusieurs manières pour trouver le potentiel du plateau A, à l'aide de l'électromètre. Contentons nous de deux cas très simples :

1. Supposons *la charge* de l'électromètre égale à zéro. Il suit directement de (1) :

$$V_0 = \frac{c_1}{c_{01}} V_1,$$

c_1 et c_{01} pouvant être considérés comme constants, on n'a qu'à multiplier le potentiel de l'électromètre par un facteur constant. La mesure selon cette méthode est des plus simples : On applique le potentiel inconnu au plateau A et on lit l'électromètre. L'unique condition est que l'électromètre ne soit pas chargé. Nous reviendrons sur ce point.

2. *Le potentiel* de l'électromètre est égal à zéro. L'électromètre est donc relié au sol, tandis que le plateau est chargé. Si on supprime la communication avec le sol, on a isolé sur l'électromètre une charge qu'exprime l'équation :

$$Q_1 = c_{01} V_0$$

Pour déterminer cette charge avec l'électromètre, on décharge le plateau A; après quoi, la charge se distribue librement et peut être mesurée par l'écart qui s'ensuit.

Soit V_1 ce potentiel; on a :

$$c_1 V_1 = Q_1 = c_{01} V_0,$$

ce qui donne de nouveau :

$$V_0 = \frac{c_1}{c_{01}} V_1$$

Le potentiel obtenu doit être multiplié par le même facteur que dans le premier cas.

La première méthode est évidemment la plus simple; elle n'exige aucune manipulation et tout se passe comme si le plateau A était l'électromètre lui-même et celui-ci capable de supporter une tension aussi élevée. C'est pourquoi on peut aussi se servir de cette méthode pour l'enregistrement continu de tensions élevées.

Reste à savoir si la proximité du plateau chargé A n'exerce aucune influence sur l'écart, c'est-à-dire si l'on trouve à la lecture de l'électromètre, à l'aide du jaugeage ordinaire, le potentiel V_1. Il en sera ainsi, théoriquement, si aucune des lignes de force qui partent du plateau A ne rencontre les parties mobiles de l'électromètre, ce qu'on pourra toujours obtenir par une construction convenable. Pratiquement, il est facile de voir si ces conditions sont remplies. Puisque la seconde méthode exclut toute crainte à ce sujet, il s'ensuit qu'on doit obtenir dans chacune des deux méthodes le même écart, le potentiel V_0 étant le même.

Autre preuve : si l'on maintient l'électromètre à un potentiel constant, par exemple en le reliant au sol ou en y appliquant quelques accumulateurs, l'écart de l'électromètre ne doit pas changer si l'on charge le plateau A à un potentiel quelconque, au moyen de la machine d'influence ou tout autrement. Avec la disposition décrite, les expériences ont montré que la condition est parfaitement réalisée. On peut donc trouver le potentiel V_1 sur la courbe de jaugeage fournie par le constructeur avec l'appareil.

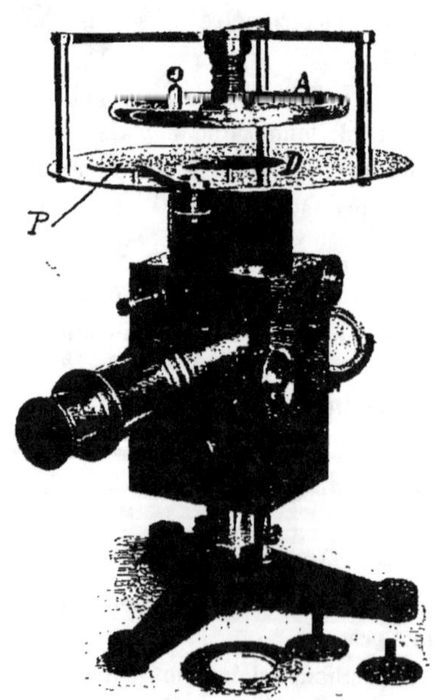

FIG. 2.

La Figure 2 nous fait voir l'instrument lui même. Sur l'électromètre est posée une petite table de 3 centimètres de diamètre ; elle est influencée par le plateau A, à travers l'ouverture D, et en même temps protège les fils contre cette influence. Pour soustraire la petite table à l'influence de charges quelconques de l'air ou d'autres corps, elle a été entourée, comme l'électromètre à anneau de garde, d'une petite cage rivée qui n'a qu'une petite ouverture en haut.

Quelques expériences faciles permettent de constater si toute influence de charge atmosphérique est exclue. Le modèle ici décrit est parfaitement protégé contre ces charges étrangères : une machine d'influence n'a pu modifier les écarts.

Le plateau A est supporté en haut par un fort cylindre d'ambre. Ce dispositif a été choisi parce que des isolateurs placés sous le plateau, alors qu'ils étaient eux-mêmes chargés, influençaient l'électromètre et faussaient les indications.

Quoiqu'il soit facile d'écarter cette charge au moyen d'une flamme, on s'en tient désormais à ce dispositif, qui exclut une fois pour toutes les perturbations, l'isolateur ne pouvant « regarder » dans l'ouverture d'influence.

On comprend que l'on puisse faire varier dans les limites les plus étendues le coefficient d'induction c_{01}, c'est-à-dire la sensibilité ; d'abord, en variant la grandeur de l'ouverture, puis en modifiant la distance du plateau A ou la hauteur de la petite table B. On a construit des instruments ayant trois champs de mesure, c'est-à-dire quatre, avec l'électromètre lui-même.

La première réduction, dans le rapport de 10 à 1, emploie toute l'ouverture, d'un diamètre de 5 centimètres, et une petite table très haute, située seulement à 2 millimètres sous la surface de l'anneau de garde (dessinée en pointillé sur la fig. 1). Avec la même ouverture et une table plus basse, la sensibilité est dans le rapport de 50 à 1. Par un diaphragme de 3 centimètres de diamètre et avec la petite table basse, la proportion de sensibilité devient 200 : 1 environ.

Un électromètre ordinaire, qui indique directement jusque 200 volts, atteint donc, grâce à ce dispositif, 2000, 10.000, 40 000 volts.

La précision pour cent, invariable, est toujours la même qu'avec l'instrument simple. Le dernier champ de mesure ne peut être utilisé complètement car, aux dimensions adoptées, il se produit des étincelles. Mais il n'y a aucune difficulté à construire des appareils qui indiquent jusque 100,000 volts et plus. Il suffit d'éloigner de tout conducteur le plateau fortement chargé pour empêcher la formation d'étincelles. Les dimensions de l'appareil augmentent alors naturel'ement. Mais on n'a pas cru devoir, en vue du transport et des manipulations de l'appareil, donner de pareilles dimensions aux instruments ordinaires.

La construction permet de démonter et de remonter l'appareil, sans changer le facteur de réduction. En outre, toutes les pièces sont si bien ajustées entre elles et à l'électromètre, que l'appareil peut être utilisé en ballon et sur mer.

L'influence réciproque entre les plateaux A et B dépend naturellement aussi du diélectrique interposé. Jusqu'ici, nous avons pris toujours l'air comme diélectrique. Le dispositif présente de plus un moyen extrêmement simple de déterminer la constante diélectrique d'autres corps, mis entre les deux plateaux.

Dans les premières expériences, il arrivait qu'une partie de la charge passât du plateau sur l'électromètre, encore qu'on eût veillé à ce que la petite table, surtout quand il s'agissait de tensions très fortes, fût dans un champ électrique plus faible que l'anneau de garde. Enfin, on découvrit que ce n'étaient que des particules de poussière volant de côtés et d'autres. La poussière ayant été enlevée avec un linge, il n'y avait plus de troubles. Il serait donc utile de s'assurer si l'électromètre n'a point de charge, quand on fait une suite de mesures qui durent quelque temps, surtout si l'on travaille avec des tensions très hautes. A cette fin, la fenêtre d'influence peut être fermée par un plateau P, mû par un bras de levier. Tant que l'ouverture est fermée, l'électromètre doit être sans charge, même quand le plateau est fortement chargé. Enfin, on a encore appliqué un crayon à ressort, qui permet de relier facilement l'électromètre a ı sol. Quand on travaille dans des lieux où il y a beaucoup de poussière, on peut protéger l'appareil par un cylindre superposé.

Il faut remarquer enfin que les électromètres à fils pulvéracés ne peuvent être employés avec des courants alternatifs. La couche pulvérulente serait bientôt détruite par les oscillations rapides. A cette fin, on doit se servir de fils de platine à la Wollaston.

II. *Détermination de la chute du potentiel dans l'air, par une électrode mécanique.*

Les collecteurs à gouttes d'eau et à flammes ne sont pas commodes dans les observations spéciales, surtout en voyage. L'électrode mécanique, primitivement la seule, fut plus tard presque entièrement abandonnée et remplacée par l'électrode à gouttes

d'eau. Elle a été récemment remise en honneur par C. T. R. Wilson (1).
J'ai pris la combinaison de Wilson et l'ai adaptée à mon électromètre,
la modifiant de manière à pouvoir faire en voyage avec le même appareil l'examen des corps radioactifs, mesurer la dispersion de l'air
et déterminer la chute de potentiel :

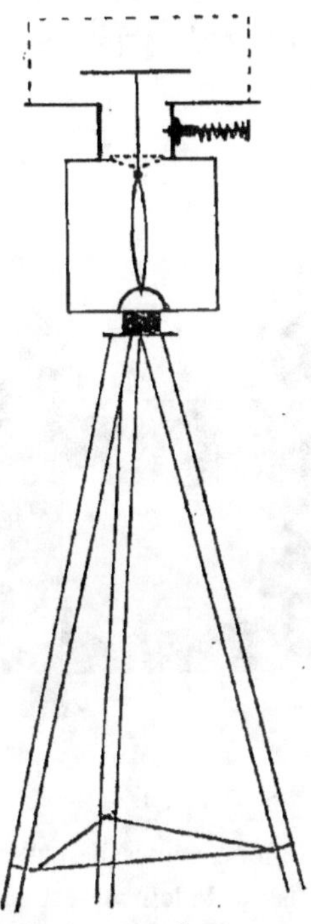

FIG. 3.

La fig. 3 montre le fonctionnement de l'appareil, fonctionnement
très semblable à celui qu'on vient de lire. Sur le porte-fils se trouve
une petite table, protégée par un anneau de garde. Si l'appareil est
exposé au champ électrique de la terre et que l'électrode y est
reliée, il se produit à la partie supérieure de la table une charge
d'induction qui dépend seulement, pour un appareil déterminé,
de la chute du potentiel dans l'air, à l'endroit ou se trouve l'appareil. Pour mesurer cette charge, on interrompt la liaison avec le
sol et l'on soustrait le plateau au champ terrestre, par un cylindre
superposé. La charge se distribue librement et est mesurée dans

---

(1) C. T. R. Wilson, *Proc. of Cambridge Phil. Soc.* **13**, 184 et 363, 1906. C. T. R.
Wilson, *Proc. of Roy. Soc.* **80**, 537, 1908.

l'électromètre. Si l'on emploie toujours le même trépied avec le même écart, les valeurs obtenues en divers endroits seront directement comparables entre elles et si l'appareil est une fois jaugé, par exemple au moyen d'une électrode à gouttes d'eau, on obtient directement, pour d'autres endroits, des valeurs absolues.

Il est aussi important, pour les expériences, que le champ terrestre ne soit troublé ni par des objets saillants, ni surtout par l'obser-

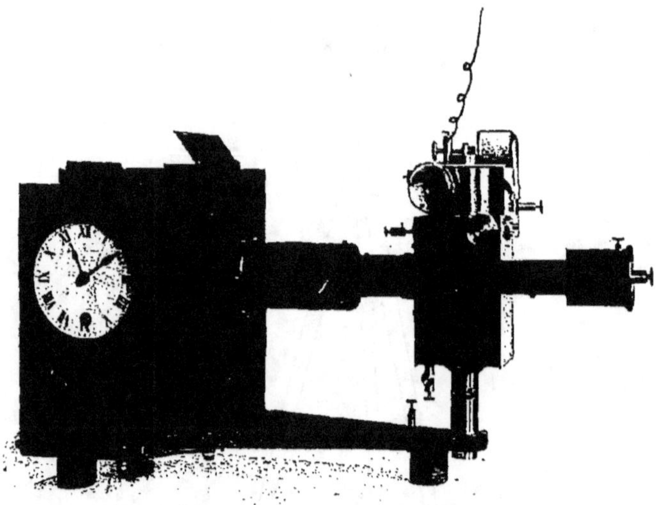

FIG. 4.

vateur lui-même. Il est donc nécessaire que l'interruption de la liaison avec la terre se fasse de loin. Il est bon aussi, de se tenir accroupi pendant cette opération.

On mesure la chute de potentiel au moment où la connexion avec la terre est interrompue.

III. *Emploi de l'électromètre dans un appareil enregistreur de la chute de potentiel dans l'atmosphère.* Sur cette question, j'ai publié, il y a deux ans, une note dans *Le Radium*. L'appareil a été amélioré sur plusieurs points, à la suite des expériences continuées depuis lors. Une question que le temps seul pouvait résoudre, c'était de savoir si la couche mince des fils pouvait supporter longtemps les fortes surcharges et décharges, en cas d'orages notamment. L'appareil se trouve depuis deux ans en activité ininterrompue et durant cette période, on n'a jamais changé les fils, lesquels fonctionnent encore aujourd'hui malgré les orages et tempêtes survenus entre-temps.

Comme l'enregistrement des oscillations rapides dans les orages exigerait un mouvement très rapide du papier, nous nous sommes borné à enregistrer les changements du champ non troublé, qui à présent ont une importance presque exclusive. La vitesse du papier pouvait alors être réduite de telle sorte qu'une bande d'un mètre

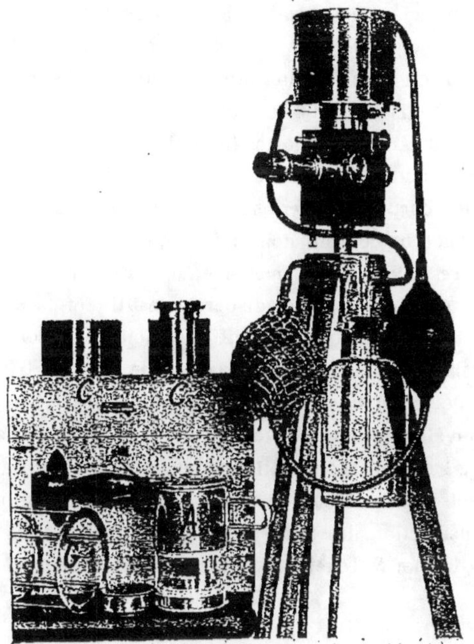

FIG. 5.

de long suffisait pour toute une semaine. La consommation de papier, pour toute une année, ne coûte alors que 10 Marks.

L'orientation sur la bande du papier devient facile si l'on retire tous les jours la lumière pendant une minute, à une heure déterminée. En outre, il suffît de changer et de développer le papier une fois par semaine.

La position des fils est si stable et tout l'appareil si petit qu'il peut même servir en ballon.

IV. *Examen des corps radioactifs.* J'ai construit une collection d'instruments commodes, surtout en voyage, à cause de leur forme réduite. L'espace de l'électromètre est séparé hermétiquement de la cage d'ionisation. Celle-ci consiste en deux pièces facilement séparables pour le nettoyage, à savoir : un plateau massif et un cylindre parfaitement adapté. Si l'emboîture est bien graissée, elle ferme hermétiquement. Au milieu, il y a immédiatement sur l'électromètre un crayon métallique, comme corps de dispersion.

Les émanations sont introduites de la manière usitée dans la chambre d'ionisation, c'est-à-dire au moyen d'un soufflet (fig. 5).

On examine les ingrédients solides que renferme l'eau provenant de pluie, de neige, de grêle, de sources etc., en faisant évaporer le liquide dans un gobelet d'aluminium A, que l'on pose ensuite comme chambre d'ionisation, sur le plateau de l'instrument. Sur un bâti d'aluminium G, on enroule les fils activés, que l'on dépose ensuite dans le récipient de dispersion.

Pour les corps fortement actifs, le dispositif serait trop faible pour donner un courant de saturation, d'une part, à cause de sa capacité restreinte trop sensible et d'autre part, de la chute de potentiel. Aussi, le crayon de dispersion est-il remplacé alors par un condensateur cylindrique CC, dont la capacité est 12 fois plus grande et qui renforce en même temps la chute de potentiel 6 fois environ. Pour ces déterminations, nous préparons un appareil où le dispositif de tension élevé que nous avons décrit est utilisé de façon que le plateau à haut voltage maintienne le courant de saturation, tandis que l'électromètre mesure la décharge par sa tension basse.

La construction des appareils décrits ci-dessus a été confiée à la maison Günther & Tegetmeyer, à Brunswick.

Appareil pour la mesure de la quantité de rayons X

par B. SZILARD (Paris)

—

J'ai imaginé un appareil permettant d'établir les mesures directes des quantités relatives de rayons X en évaluant leur pouvoir ionisant, but que M. Villard a déjà cherché à atteindre. Le principe de mon appareil est le principe habituel électroscopique : décharger un condensateur chargé d'électricité et mettre en évidence, au moyen d'un indicateur, la charge restante.

Le condensateur est formé par l'ensemble de l'appareil. La charge nécessaire pour le condensateur est produite par une petite bobine de Ruhmkorff, réglable, rendue unipolaire par une soupape. Quant à la décharge, elle s'effectue dans une petite chambre d'ionisation, placée sur le lieu même de l'utilisation des rayons et distante de l'appareil, auquel elle est reliée par un conducteur long, isolé par un système articulé en ébonite qui est entouré d'un ressort à boudin métallique. L'indicateur consiste en une longue aiguille en aluminium portant, sur sa partie supérieure, une petite tige en fer; le tout est monté sur un pivot et dirigé par un petit aimant fort en fer à cheval, placé au-dessus. L'aiguille, dans sa position normale de repos, est dans le plan de son cadre métallique, auquel elle est reliée électriquement.

On amène au système condensateur, au moyen de la bobine réglable, une charge quelconque qui est accusée immédiatement par la déviation de l'aiguille sur son cadran préalablement étalonné.

La mesure se fait ensuite, en faisant tomber le rayonnement sur la chambre d'ionisation réceptrice : la baisse successive de l'aiguille indique la quantité d'électricité libérée sous forme d'ions. La capacité restant constante, le courant toujours saturé et les pertes d'électricité par défaut d'isolement insignifiantes, on peut obtenir des mesures à peu près absolues des rayons X.

Je propose, comme unité de quantité de rayonnement, une quantité telle qu'elle puisse créer un million d'ions dans le récepteur de l'appareil, dont le volume est de 1 centimètre cube et dont les parois intérieures sont en argent. J'appelle cette unité *mégaion*.

L'étalonnage de l'appareil peut être contrôlé à volonté en remplaçant le récepteur par une chambre d'ionisation contenant une certaine quantité d'oxyde d'uranium au pouvoir ionisant constant et connu; celle-ci s'adapte directement à l'extrémité du conducteur.

Solubilité de l'activité induite de l'actinium
par SVANTE ARRHENIUS (Stockholm)

—

On a mesuré par les rayons a l'activité induite déposée en une nuit, sur une lame de platine placée sur une préparation d'actinium. L'activité diminuait de moitié en 35.8 minutes. Si l'on agitait la lame dans l'eau pendant 30 secondes, la chute se faisait beaucoup plus vite, par suite d'une dissolution du dépôt radioactif dans l'eau. La perte d'activité a été mesurée par le logarithme vulgaire du rapport entre les activités a de la lame avant et après lavage, correction faite de la diminution spontanée. Après lavage, la lame était séchée rapidement dans un courant d'air chaud.

Influence du temps de lavage. — Par lavages répétés de la même lame, on trouve d'abord une vitesse de dissolution très grande qui diminue ensuite. Par immersions de 30 secondes, on trouve les diminutions successives : 0.196, 0.166, 0.163, 0.156, 0.154, 0.080, 0.06, 0.04, etc. Une chute très brusque de 0.15 à 0.08 se produit après le sixième lavage. Cette chute se produit d'autant plus vite que les lavages sont plus efficaces. Elle provient manifestement d'une diffusion de substances radioactives qui ont pénétré à l'intérieur de la lame.

Pour ce motif, les diminutions ne sont plus proportionnelles aux temps de lavage. Ceux-ci étant de 5, 30, 120 secondes (à 15 degrés), les diminutions sont 0.087, 0.170, 0.295, à peu près proportionnelles à la puissance 0.4 du temps de lavage. Aussi, l'action est plus grande si la lame a eu plus de temps pour « se reposer » du précédent lavage. Après lavage, la désactivation se fait plus vite qu'avant lavage, ce qui indique une solubilité plus grande pour l'actinium A que pour l'actinium B.

Influence du solvant. — L'éther agit moins bien que l'alcool, et celui-ci moins que l'eau. Les nombres correspondants pour 30 secondes sont 0.011, 0.073 et 0.170. Les acides accroissent notablement la solubilité. L'acide sulfurique 0.1, 0.01, 0.001 et 0.0001 normal donne les nombres 0.60, 0.38, 0.36, 0.29. L'acide azotique 0.06 normal donne 0.55 ; l'acide citrique 0.08 normal donne 0.44 ; l'acide acétique 0.1, 0.01 et 0.001 normal, 0.54, 0.28 et 0.25. L'action augmente donc avec la force et la concentration de l'acide, mais très peu. Les nombres précédents sont comme les suivants (sauf indication contraire), les moyennes des deux premiers lavages (pendant 30 secondes à 15 degrés). La soude 0.1, 0.01 et 0.001 normale donne les nombres 0.42, 0.12 et 0.055 ; la soude forte accélère donc la dissolution, la soude faible la retarde. Les sels neutres ont peu d'effet, NO_3Na 0.04 normal a donné le nombre 0.21. La température a très peu d'influence. A 62 degrés, les nombres pour l'eau sont 0.169 (30 secondes) et 0.088 (5 secondes), pour l'acide acétique 0.001 normal 0.27.

La vitesse de dissolution dépend sans doute de la diffusion. Il est remarquable que la température soit ici sans action. Le dépôt radioactif se comporte comme l'oxyde d'un métal lourd tel que le zinc ou le plomb.

Sur le dégagement de l'émanation
par les sels de radium

par Léon KOLOWRAT (Paris).

—

1. *Introduction*. — Une substance radifère produit de l'émanation avec une vitesse constante; en vase clos, la quantité d'émanation formée croît avec le temps suivant la loi :

$$Q = \frac{\eta}{\lambda} (1 - e^{-\lambda t}), \qquad (1)$$

η étant la quantité produite par heure et λ la constante radioactive de l'émanation. L'expression (1) atteint pratiquement une valeur limite pour un temps t suffisamment long : on a 99 p. c. de la quantité limite théorique au bout de 25 jours et demi. L'émanation produite est en partie dégagée dans l'atmosphère ambiante, en partie emmagasinée ou accumulée dans la substance ; la quantité dégagée par unité de temps ou débit d'émanation peut, suivant les circonstances, être très différente de la quantité produite par unité de temps; par exemple, M. Rutherford cite une expérience avec un sel bien sec, où le dégagement à la température ordinaire n'était que d'un demi p. c. de la production. Dans d'autre cas, le débit peut devenir égal à la production ; ainsi, un sel dissous peut être amené à dégager très exactement toute l'émanation qu'il contient, et c'est sur ce fait qu'est fondée la méthode élaborée par Mme Curie à l'effet de doser le radium par l'émanation. Quand on chauffe un sel solide, le débit d'émanation augmente considérablement ; on verra que pour une température suffisamment élevée, il peut devenir égal à la production, comme pour un sel dissous.

Je me propose de donner ici un résumé succinct des expériences que j'ai faites au laboratoire de Mme Curie sur le dégagement d'émanation par les sels radifères solides, chauffés à diverses températures ; ces sels étaient généralement formés par l'addition d'un peu de chlorure de radium à une quantité beaucoup plus considérable de matière inactive telle que $BaFl_2$, $BaCl_2$, $KAzO_3$, $CsAzO_3$, $AgCl$; dans certaines expériences, on a eu du $RaCl_2$ pur.

Il faut signaler tout de suite une difficulté expérimentale qui se présente dans ces recherches ; c'est qu'elles nécessitent des chauffes prolongées à températures élevées, et il n'y a pour ainsi dire pas de sel qui ne finisse par se modifier dans ces conditions, chimiquement ou physiquement. Ainsi, les nitrates étudiés ont une tendance à distiller dans le voisinage de leur température de fusion; le $BaCl_2$ est plus stable sous ce rapport, mais il se transforme partiellement, par exemple en carbonate ; de plus, lorsqu'on le fait fondre dans un tube de platine, il grimpe sur les parois de celui-ci et y reste adhérent après le refroidissement, de sorte que la surface libre du sel augmente considérablement et le débit d'émanation s'en trouve affecté. Malgré ces complications, il a été possible de dégager certaines règles auxquelles obéissent les phénomènes ou plus exactement, auxquelles ils obéiraient, si on pouvait conserver la substance rigoureusement dans le même état physique ou chimique.

2. *Dispositif expérimental.* — Le dispositif employé a été le suivant : Un tube de platine ayant 30 $^{m/m}$ de longueur et 6 $^{m/m}$ de diamètre contient au fond quelques centigr. du sel ; ce tube est enfermé dans un autre tube en quartz, lequel est introduit verticalement dans un four électrique à résistance ; un robinet à trois voies adapté au tube de quartz permet de recueillir dans un condensateur de mesure l'émanation accumulée dans ce tube. La quantité d'émanation introduite dans le condensateur est mesurée, à l'aide d'un électromètre et d'un quartz piézoélectrique, par le courant de saturation qu'on fait passer à travers le condensateur ; bien entendu, on fait la mesure de 3 1/2 à 4 heures après l'introduction de l'émanation, afin que le courant ait le temps d'atteindre le maximum dû au développement de l'activité induite. Le four électrique était alimenté, dans une partie des expériences, par un courant continu fourni par une batterie d'accumulateurs ; plus tard, je me suis servi d'un courant alternatif de secteur en munissant le four d'un système de réglage automatique fondé sur l'emploi d'un relais très sensible, exempt de liaison mécanique ; ce système permettait de maintenir dans des limites de 2 à 3° des températures allant jusqu'à 1300° (1).

3. *Dégagement d'émanation à la fusion.* — Tout d'abord, on constate qu'un sel fondu dégage toute l'émanation qu'il contient ; on compare pour cela son débit avec celui d'une solution du même sel. Le débit de la solution est déterminé d'après la méthode employée dans les dosages (2) ; quant à celui du sel fondu, il s'obtient en suivant une marche tout à fait analogue ; on fait fondre le sel, on enlève toute l'émanation à la trompe à eau, on ferme le tube de quartz et on cesse de chauffer ; après un temps d'accumulation convenable, on porte de nouveau à la fusion pendant 15 à 20 minutes

---

(1) *Journ. de Phys.*, **8**, p. 495 (1909).

(2) Mme Curie, *Le Radium*, **9**, p. 67 (1910).

et on recueille l'émanation dégagée. On trouve que la quantité recueillie ainsi à la fusion est très sensiblement égale à celle que donnerait une solution du même sel, si le poids du sel et le temps d'accumulation étaient les mêmes ; or, comme il est suffisamment établi, par les expériences de Mme Curie, que l'émanation extraite d'une solution représente la totalité de l'émanation accumulée, on doit en conclure autant du sel fondu.

Ce résultat a été confirmé en étudiant le rayonnement β du radium à son minimum d'activité. On chauffait jusqu'à la fusion un sel radifère déposé en couche mince sur une lame de platine et on déterminait ensuite le rayonnement β de cette lame, lequel augmente naturellement à mesure qu'il se forme de l'émanation produisant à son tour du RaB et du RaC. Aussitôt après la chauffe, il y a toujours un faible rayonnement β ; mais on peut montrer qu'il est attribuable au radium lui-même, ce qui revient à dire que la chauffe à la fusion enlève sensiblement toute l'émanation.

4. *Dégagement en fonction de la température.* - - Si la température est inférieure à la fusion, il ne se dégage qu'une fraction de l'émanation formée. Pour chacun des sels étudiés, j'ai mesuré les quantités d'émanation qu'on recueille après avoir maintenu le sel clos à une température déterminée pendant un intervalle fixe, qui était toujours de 3 h. 45. On trouve ainsi que le dégagement est faible à la température ordinaire (de l'ordre de 1 à 2 p. c. de la production) ; il ne varie pas jusqu'à une température assez élevée (par exemple 350° pour le $BaCl_2$, 600° pour le $BaFl_2$), puis commence à augmenter rapidement pour atteindre sa limite à la fusion. Dans le cas du $BaCl_2$ et du $BaFl_2$, on observe une particularité curieuse, représentée schématiquement sur la figure suivante :

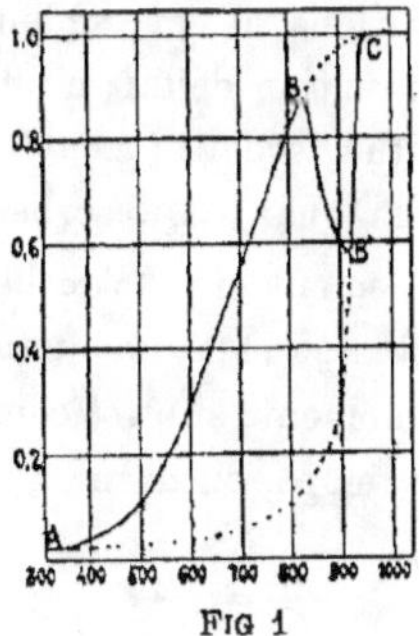

Fig 1

Le débit d'émanation augmente normalement jusqu'à une certaine température, située un peu au-dessous de la fusion ; il baisse alors brusquement, atteint un minimum et remonte ensuite jusqu'à la limite qui correspond à la fusion. Lorsque j'eus constaté cette anomalie, j'ai cru pouvoir l'attribuer à une modification moléculaire que les sels subiraient au voisinage de la fusion ; j'en ai trouvé depuis la confirmation dans un travail de M. Plato (1) qui a montré que le $BaCl_2$ possédait un point de transformation polymorphe inférieur de 34,4° à la fusion. Le minimum du débit a lieu vers 920° pour ce sel, et la fusion à 950° environ ; on peut donc admettre que le minimum B′ (Fig. 1) correspond précisément au point de transformation ; la partie AB de la courbe appartiendrait alors à la modification qui est stable au-dessous de 920°, la partie B′C à celle qui l'est au-dessus de 920°, et la partie BB′ à des états où les deux phases coexisteraient en équilibre instable.

Aucune anomalie de ce genre n'a été observée pour le $KAzO^3$, qui est pourtant aussi polymorphe ; mais il faut remarquer que le dégagement est encore très faible, à la température de la transformation (121-129°). De même, il n'y a pas eu d'anomalie pour le chlorure d'argent, pas plus que pour un dépôt d'une très faible quantité de $RaCl_2$ pur. Cette dernière substance, présente en couche excessivement mince, se modifiait du reste rapidement à la chauffe, de façon à ne plus dégager la totalité de son émanation, quelle que fût la température ; cet effet s'observe surtout à partir de 1300° et il est très probablement dû à ce que le chlorure se transforme en un composé infusible.

5. *Dégagement à température constante.* — Si le sel est maintenu constamment à une température fixe et si l'on fait, à des intervalles réguliers, des prises de l'émanation dégagée, on trouve que la quantité recueillie ainsi à chaque prise reste invariable ; dans ces conditions, il correspond donc à chaque température un débit d'émanation défini ; c'est le « pouvoir émissif » du sel, selon M. Rutherford. On peut exprimer ce fait autrement en disant que la quantité absorbée croît proportionnellement à $(1 - e^{-\lambda t})$; soient en effet ϵ la quantité constante dégagée par unité de temps et x, la quantité qui reste absorbée dans le sel à chaque moment ; si η est comme auparavant, la production par unité de temps, on aura :

$$\frac{dx}{dt} = \eta - \epsilon - \lambda x \qquad (2)$$

____

(1) *Zeitschr. phys. Chem.* **58**, p. 359 (1907.)

ou bien, en introduisant un coefficient $C = 1 - \dfrac{\epsilon}{\eta}$, compris entre 0 et 1,

$$\frac{dx}{dt} = C\eta - \lambda x \; ; \qquad\qquad (3)$$

d'où $\qquad x = \dfrac{C\eta}{\lambda}(1 - e^{-\lambda t}), \qquad\qquad (4)$

si $x = 0$ au moment $t = 0$. Remarquons qu'il résulte de cette dernière formule qu'un sel dégageant son émanation à débit constant atteindra son activité maximum au bout du même temps que s'il ne dégageait pas d'émanation du tout; en effet, ce temps est uniquement déterminé par la constante λ.

La constance du débit et la relation (4) qui en découle ont été vérifiées par de nombreuses expériences faites avec du $BaCl_2$, du $KAzO_3$ et du $CsAzO_3$. Au début de chaque expérience, je faisais fondre le sel, j'enlevais la totalité de l'émanation, puis j'établissais la température voulue et je faisais des prises à des intervalles de 4 heures. L'expérience durait habituellement de 24 à 36 heures; une fois, je suis allé jusqu'à 80 heures. Connaissant les quantités dégagées, on peut calculer les quantités qui restent absorbées dans le sel, après chaque prise; si on les divise par $\eta\,(1 - e^{-\lambda t})/\lambda$, on obtient des valeurs constantes de C, tant que la température ne varie pas.

Dans le cas du $BaCl_2$, les relations ci-dessus ne s'appliquent pas aux températures très élevées, c'est-à-dire dans l'intervalle de l'anomalie due à la transformation polymorphe. La quantité absorbée x croît ici proportionnellement à $(1 - e^{-\mu t})$, où μ est très supérieur à λ; ceci fait qu'elle atteint un maximum après un temps beaucoup plus court que dans le cas précédent. On conclut en outre que pour les températures en question, il n'y a pas de pouvoir émissif défini; la quantité dégagée par unité de temps augmente avec la quantité absorbée x et ne devient constante que lorsque celle-ci a atteint son maximum.

6. *Dégagement après accumulation à froid.* — La notion de pouvoir émissif se trouve également en défaut lorsqu'au moment où l'on commence la chauffe, le sel contient déjà une certaine quantité d'émanation accumulée à froid. Pour mieux comprendre ce cas, il convient de se servir d'une représentation géométrique. Portons en abscisses le temps compté à partir d'un moment où le sel a été privé de toute son émanation à la fusion et en ordonnées, la quantité x d'émanation qui reste absorbée

dans le sel. La courbe OA (fig. 2) représentera alors la fonction $\eta\,(1-e^{-\lambda t})/\lambda$, c'est-à-dire la quantité totale accumulée à un moment t, s'il n'y a aucun dégagement d'émanation ; la courbe

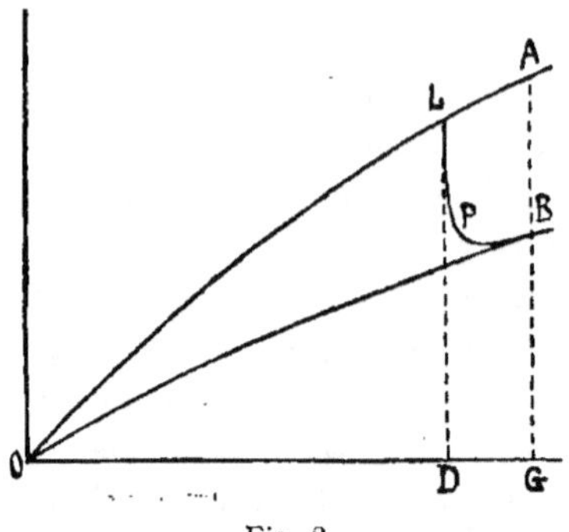

Fig, 2

OB, obtenue en réduisant les ordonnées de OA dans un rapport constant, correspondra à la formule (4) :

$$x = \frac{C\eta}{\lambda}\,(1 - e^{-\lambda t})$$

C étant un coefficient compris entre 0 et 1, fonction de la température mais indépendant de t. La courbe OB est donc relative à une température donnée θ et GB est la quantité d'émanation qui reste absorbée dans le sel après un temps OG, si l'on a maintenu constamment la température θ, dès le début de l'accumulation. Or, il se trouve que c'est la même quantité GB qui restera absorbée si la chauffe à θ degrés, au lieu d'avoir duré pendant tout le temps OG, n'a commencé qu'au moment D, pourvu que l'intervalle DG soit suffisamment long ; en effet, si après avoir accumulé à froid pendant un temps OD, on établit la température θ, l'expérience montre que la quantité absorbée décroîtra suivant une courbe telle que LPB qui passera par un minimum et viendra finalement rejoindre la courbe OB. Tant que la température θ n'est pas dépassée, le point représentatif de la quantité absorbée ne pourra jamais descendre au dessous de la courbe OB ; il y a donc, pour chaque température, une quantité d'émanation qui ne peut être dégagée à cette température et qui croît avec le temps écoulé depuis le début de l'accumulation. Par conséquent, il n'est pas possible d'extraire la totalité de l'émanation d'un sel qui n'est pas fondu.

La quantité dégagée par unité de temps ne sera évidemment

pas constante, durant la période DG; elle est grande au début
de la chauffe, baisse ensuite graduellement et prend une valeur
constante lorsque la courbe limite est atteinte. Cette valeur de
régime est identique au pouvoir émissif considéré plus haut; par
contre, dans la période DG il n'y a pas de pouvoir émissif défini.

L'état de régime une fois atteint, cessons la chauffe et lais-
sons le sel accumuler une nouvelle quantité d'émanation; après
un certain temps, on pourra de nouveau le porter à la température θ et on observera alors que la quantité absorbée se remettra
à tendre vers la courbe OB; ceci se répétera autant de fois que
l'on voudra. La fig. 3 représente deux séries d'expériences de ce

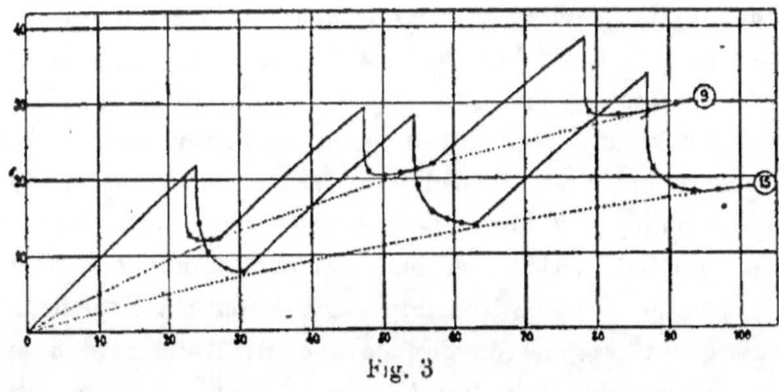

Fig. 3

genre, relatives à deux températures différentes; chaque série
consiste en trois chauffes de 5 à 12 heures de durée, séparées par
des accumulations à froid pendant 20 à 24 heures. La série supérieure montre avec une netteté particulière que les trois tron-
çons de courbe expérimentaux viennent se confondre très exactement avec une courbe limite, commune à tous les trois. Des
résultats semblables ont été obtenus également pour des temps
d'accumulation très longs, c'est-à-dire pour des sels ayant déjà
atteint leur activité maximum. Une autre variété d'expériences
a été la suivante: on enlevait l'émanation à la fusion, puis on faisait des prises à des intervalles de 4 heures, mais en ne chauffant
que pendant les deux dernières heures de chaque intervalle; les
deux premières heures, on avait la température ordinaire. On
comprend facilement, d'après ce qui précède, que la quantité
d'émanation recueillie ainsi à chaque prise doit être la même
que dans le cas où l'on chauffe sans interruption, en faisant
des prises aux mêmes intervalles de 4 heures; c'est ce qui arrive en réalité. Si au contraire on chauffait pendant les deux
premières heures de chaque intervalle, la quantité recueillie

sérait deux fois moindre; en effet, si après avoir maintenu le sel à chaud, on le refroidit sans retirer l'émanation du tube où le sel se trouve enfermé, on constate que l'émanation dégagée ne se réabsorbe pas à froid; en faisant une prise à la température ordinaire au bout de la quatrième heure, on retrouvera donc tout ce qui s'était dégagé pendant les deux heures de la chauffe, tandis que la quantité libérée pendant les deux heures suivantes sera négligeable.

7. *Variations du coefficient C.* — On a vu que le dégagement d'émanation était caractérisé par les valeurs du coefficient C qui, pour chaque température donnée, est une constante indépendante de t, toutes les fois que le sel se trouve à l'état de régime (courbe OB). Il a déjà été dit qu'en pr..tique, le phénomène se compliquait, par suite des modifications que les sels subissent à haute température; mais les valeurs de C sont suffisamment concordantes pendant un assez grand nombre d'expériences qu'on peut faire avec un sel fraîchement préparé. Dans le cas du $BaCl_2$, C se met généralement à diminuer ensuite, ce qui correspond à une transformation en $BaCO_3$. Il peut arriver aussi que C augmente; c'est ce que M. Rutherford a appelé autrefois *déémanation* du sel, en entendant par là une diminution du débit d'émanation. L'activité d'un sel est naturellement plus grande à l'état *déémané*; la thèse de Mme Curie contient déjà des observations à ce sujet.

Quand on passe d'un échantillon de $BaCl_2$ à un autre, les valeurs de C présentent souvent des écarts considérables, même lorsque les échantillons ont été préparés d'une façon identique en apparence. Pour voir si ces variations ne venaient pas de la présence d'impuretés chimiques, en quantité variable, j'ai fait une série d'expériences avec plusieurs échantillons prélevés sur un sel impur, et d'autres avec le même sel soigneusement purifié; le résultat a été qu'on ne peut attribuer aux impuretés un rôle exclusif ni même prépondérant dans l'explication des écarts en question. Il faut supposer en tout cas que les divers échantillons ne se trouvent pas dès le début dans des conditions identiques; les mêmes effets ont été observés par M. Rutherford (1) pour les sels de thorium, le débit d'émanation étant très variable pour différents échantillons d'un même sel.

____

(1) *Radio-activity*, 2 éd., p. 261.

8. *Discussion des résultats*. — Tout essai d'interprétation devra tenir compte du schéma de la fig. 2; ainsi, on ne peut pas dire que l'effet de la chauffe consiste simplement à modifier le débit, en augmentant par exemple la perméabilité du sel pour l'émanation; car le changement de température a pour conséquence, non seulement de changer la constante ϵ, mais encore de produire le dégagement d'une quantité d'émanation égale à la différence entre la quantité réellement absorbée au moment où l'on porte le sel à la température θ, et la quantité qui serait absorbée si cette température avait été établie dès le début.

Certains effets observés dans des solutions radifères partiellement précipitées m'ont fait penser à interpréter les phénomènes qui nous occupent ici, en envisageant les sels étudiés comme des solutions solides. Si l'on précipite une solution radifère aqueuse par un peu d'acide sulfurique, une faible partie du sulfate formé reste en solution; cette partie augmente quand on élève la température. En mesurant le dégagement d'émanation par une telle solution, on est amené à conclure que le sulfate précipité possède un débit négligeable par rapport à celui de la fraction dissoute; lorsqu'on chauffe la solution, une partie du précipité se redissout et dégage alors à la fois toute l'émanation qu'elle avait accumulée auparavant; il en résulte un comportement semblable à celui des sels solides. Ces derniers étant formés par l'addition d'un peu de $RaCl_2$ à une matière inactive, on peut supposer, par analogie avec ce qui se passe pour les alliages métalliques, qu'une partie seulement du $RaCl_2$ forme solution dans la masse, le reste étant présent à l'état de simple mélange. On aurait alors exactement le même cas que pour les solutions aqueuses du sulfate, et le schéma de la fig. 2 serait expliqué; en outre, le manque de concordance entre les valeurs de C pour des échantillons différents deviendrait tout naturel, puisque ceux-ci ne contenaient généralement pas la même proportion du sel radioactif. Mais en faisant le calcul, on arrive à des solubilités d'un sel dans un autre de l'ordre de 10^{-6} ou 10^{-7} à la température ordinaire, ce qui semble trop faible pour pouvoir être admis raisonnablement; de plus, il est facile de voir que dans cette hypothèse, on devrait avoir des valeurs de C d'autant plus élevées que la proportion de $RaCl_2$ est plus faible; or, ceci ne se vérifie point. L'hypothèse de la solution solide semble donc être à rejeter.

Au lieu de supposer que le $RaCl_2$ se trouve dans le sel dans deux états différents, on peut attribuer des différences de ce genre à l'émanation elle-même. Dans cet ordre d'idées, le raisonnement suivant rend compte des phénomènes observés, quoiqu'il ne me satisfasse pas entièrement, en tant qu'explication physique : lorsque l'émanation se forme dans l'intérieur du sel, elle est en partie absorbée par celui-ci. Admettons que toute l'émanation n'est pas absorbée avec le même degré de cohésion ; ou bien, en faisant usage de représentations moléculaires, que toutes ses molécules ne sont pas accrochées avec la même solidité à celles de la matière absorbante. On peut, par exemple, imaginer que cela vient de la manière dont se fait le choc qui produit l'accrochage ; il y a une probabilité déterminée pour que certaines molécules se lient tellement bien qu'il faille élever la température jusqu'à la fusion pour rompre leur cohésion ; d'autres, au contraire, sont décrochées à la moindre élévation de température. A chaque intervalle de température compris entre θ et $\theta + d\,\theta$, correspond un « degré de cohésion » qu'on peut désigner aussi par θ ; si η est la quantité d'émanation qui se produit dans le sel par unité de temps, une fraction $\eta.\,f(\theta)\,d\,\theta$ de cette émanation sera liée avec le degré de cohésion θ, c'est-à-dire qu'elle se dégagera lorsque la température θ aura été atteinte. On voit qu'il existe, pour chaque température θ, une quantité x_1 d'émanation qui ne peut être dégagée à cette température ; c'est précisément la somme de toutes les quantités dont le degré de cohésion est supérieur à θ. Quelle que soit la température, pourvu qu'elle ne dépasse pas θ, la quantité x_1 s'accroit, par unité de temps, de la **différence**

$$\eta - \eta \int_{\theta_0}^{\theta} f(\theta)\,d\theta\,, \tag{5}$$

le second terme étant la somme des quantités produites dont le degré de cohésion est inférieure à θ ; θ_0 est la température à laquelle le dégagement d'émanation devient pratiquement nul ; on peut considérer comme telle la température ordinaire.

Comme l'expression (5) est constante pour une température donnée, on conclut que x_1, la « quantité indégageable à θ_0 », satisfait à une équation de la forme (2), c'est-à-dire qu'on a :

$$x^1 = \frac{C\eta}{\lambda}\,(1 - c^{-\lambda t})$$

Lorsque le sel est chauffé sans interruption, la quantité x qui reste absorbée à chaque moment est égale à la quantité indégageable x_1, car le reste se dégage à mesure de la production. Au contraire, pour une chauffe après accumulation à froid, il doit se dégager une grande quantité d'émanation avant que x ne devienne égal à x_1; ce dégagement ne se fait pas instantanément, de sorte que, pendant une période plus ou moins longue, on a $x > x_1$. Ainsi, la manière de voir qu'on vient d'indiquer rend compte de tous les cas rencontrés.

Sur l'énergie des rayons du radium
par William DUANE (Paris)

J'ai essayé cinq méthodes pour mettre en évidence l'énergie des rayons du radium. Un bolomètre, un radiomètre et une pile thermo-électrique n'ont pas donné de résultats nets; mais j'en ai obtenu avec un thermomètre différentiel à gaz et avec un calorimètre sensible.

Le thermomètre différentiel à gaz se compose de deux flacons de verre remplis d'hydrogène et réunis par un tube capillaire contenant une gouttelette de xylol. L'un des flacons est muni d'une fenêtre de mica assez mince pour que les rayons du radium puissent facilement la traverser. Quand on approche la source de rayons de la fenêtre, la gouttelette de xylol se déplace vers l'autre flacon. Ce déplacement est dû à l'arrivée des rayons α, qui chauffent le gaz à l'intérieur du flacon.

Quoique j'aie pris toutes les précautions pour maintenir constante la température des flacons et pour éviter que de la chaleur dégagée par la source elle-même ne soit apportée au thermomètre par conduction, je n'ai pu obtenir de bonnes mesures de la quantité de chaleur due aux rayons.

Dans la cinquième série d'expériences, je me suis servi du calorimètre sensible antérieurement décrit (1). J'introduis dans ce calorimètre la moitié d'un tube de verre muni, au bout supérieur, d'une fenêtre de mica; on y a fait le vide et l'on a fermé le bout inférieur à la flamme. Quand on approche une source de rayons de la fenêtre, les rayons qui la traversent vont frapper les parois intérieures du tube et y transforment leur énergie en chaleur, qui est mesurée par le calorimètre.

____

(1) Voir *Le Radium*, 6 (1909) 307-310.

Comme source de rayons, j'emploie de l'émanation et de l'activité induite du radium comprimé dans une très petite boîte métallique munie d'une fenêtre de mica.

Des expériences faites par la méthode d'ionisation pour étudier l'absorption des rayons α ont montré que les deux fenêtres de mica, mises à la fois, arrêtent les rayons α de l'émanation et du radium A, mais que les rayons α du radium C peuvent les traverser. En ajoutant des feuilles d'aluminium (équivalant chacune à environ 7 mm. d'air), on trouve qu'une feuille ajoutée aux deux fenêtres n'arrête pas les rayons, mais que deux feuilles ajoutées les arrêtent.

En approchant la source de rayons de la fenêtre de mica, on observe un dégagement net de chaleur dans le calorimètre, s'il n'y a pas de feuilles d'aluminium entre la source et la fenêtre et même, s'il y en a une seule; mais quand on y place deux ou trois feuilles, on n'observe plus de dégagement de chaleur.

Il en résulte que les rayons β et γ n'ont pas d'effet visible, que la chaleur dégagée par la source de rayons elle-même n'arrive pas au calorimètre par conduction, et que les rayons α portent avec eux une quantité d'énergie qui est mesurable même vers la fin de leur parcours.

J'espère obtenir une bonne mesure de l'énergie des rayons α le long de leur parcours, ainsi que de l'énergie des rayons β et γ, si celle-ci n'est pas moindre que le centième de l'énergie des rayons α.

Sur les projections radioactives

par Louis WERTENSTEIN

Quand un atome radioactif subit une explosion, en émettant une particule α, deux projectiles matériels sont lancés à la fois avec une grande vitesse et dans des sens opposés : l'atome d'hélium, la particule α et l'atome restant, membre nouveau de la série radioactive. Ainsi, un rayonnement nouveau s'ajouterait aux rayonnements déjà connus des corps radioactifs, rayonnement qui attend encore son nom et que j'appellerai dans la suite projection radioactive.

Russ et Makower ont montré les premiers que sous des pressions très basses, la projection du RaA à partir de l'émanation et celle du RaB à partir du RaA se comporte comme un vrai rayonnement matériel.

Il m'a semblé intéressant, au point de vue de la connaissance générale de la propagation de rayons matériels, d'étudier le pouvoir pénétrant de la projection radioactive. C'est ce qui forme l'objet du travail que j'ai l'honneur de présenter au Congrès.

Pour le cas particulier de la projection du RaB par le RaA, l'énergie d'un atome de RaB projeté paraît un cinquantième environ de l'énergie d'une particule α. L'étude de la pénétration de la projection semblait abordable à une pression de l'ordre de 10 millimètres dans l'air.

Toutefois, cette étude n'est possible que si l'on élimine les effets de diffusion de particules de RaB arrêtées par les molécules du gaz. Cette diffusion doit être notable aux pressions basses et elle doit augmenter le pouvoir pénétrant apparent de la projection radioactive. Mais le fait que les atomes du RaB sont chargés d'électricité positive permet d'éliminer facilement les effets de la diffusion : il suffit d'appliquer entre deux plaques, dont l'une, A, est recouverte de RaA; l'autre, B, est destinée à recueillir le RaB projeté, un champ électrique fort et dans un sens tel que les atomes du RaB ayant perdu leur vitesse de projection, sont ramenés à la plaque A. C'est cette méthode qui a été utilisée avec succès pour déterminer le pouvoir pénétrant de la projection du RaB.

Voici la description du dispositif expérimental employé :

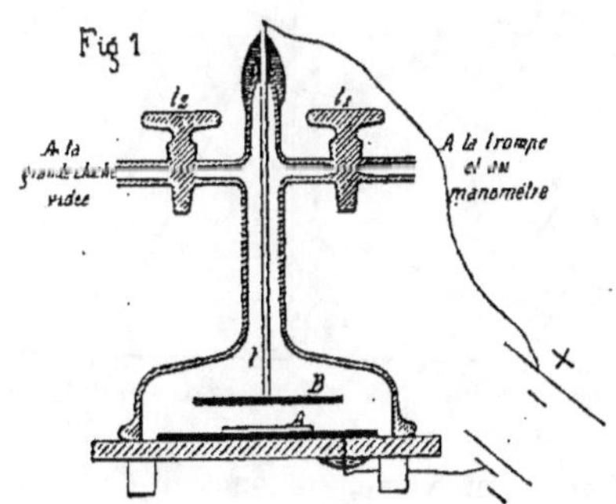

La partie supérieure d'une petite cloche (fig. 1) de 50 centimètres cubes, à fond rodé, se prolonge dans un tube vertical, auquel deux robinets, r_1 et r_2, sont soudés. Dans le tube est mastiquée une tige de laiton t, sur laquelle on visse un disque B, en laiton, de 35 millimètres de diamètre, destiné à recueillir le RaB projeté. Sur le fond de la cloche est fixé un plateau de 50 millimètres, auquel est soudé un fil traversant le fond de la cloche et permettant d'amener la tension. On pose le disque actif A, soit directement sur ce plateau, soit sur un plateau intermédiaire d'épaisseur connue, afin de faire varier la distance des deux disques. Le robinet r_1 communique avec la trompe à eau; le robinet r_2, avec une grande cloche vidée d'avance.

Pour effectuer une expérience, on activait pendant six minutes, par l'émanation du radium, un disque en laiton de 20 millimètres de diamètre. On le retirait au temps initial O. On le transportait dans la salle où se faisait l'expérience, on le chauffait pendant quelques secondes au bec de Bunsen et on mesurait son activité au temps 1 min. 30, en interposant au besoin un diaphragme pour diminuer l'intensité du rayonnement. Au temps 2 min. 30, le disque était transporté dans la cloche et grâce à la manœuvre de deux robinets, on pouvait obtenir presque instantanément la pression basse voulue. L'exposition durait six minutes. Pendant toute la durée de l'expérience, le disque A était réuni au pôle négatif, le disque B au pôle positif d'une batterie d'accumulateurs de 88 volts. Au temps 8 min. 30, on retirait avec précaution les deux disques et on mesurait leur activité à des intervalles réguliers, pendant une demi-heure.

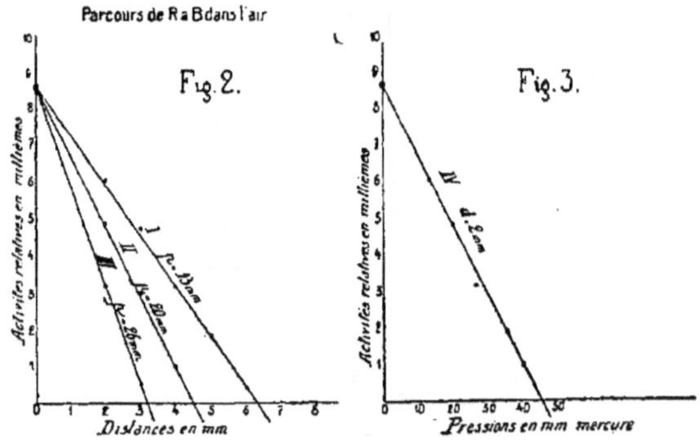

J'ai étudié comment varie, en fonction de la pression et de la distance des deux disques, la quantité relative de RaB recueillie par le disque B. Dans les courbes ci-dessus, les résultats des expériences sont représentés graphiquement. Les courbes I, II, III (fig. 2) sont relatives à des pressions constantes, égales respectivement à 13, 20 et 26 millimètres. Les abscisses sont les distances en millimètres. Les ordonnées représentent les activités relatives recueillies par le disque B, définies comme rapport de l'activité du disque B mesurée à l'époque où elle passe par un maximum, à l'activité initiale du disque A, laquelle peut être considérée comme proportionnelle à la quantité de RaA effectivement présente sur ce disque .

Dans la courbe IV (fig. 3), relative à la distance (égale à 2 millimètres), les abscisses sont les pressions; les ordonnées ont la même signification.

On voit que pour toute pression, l'activation cesse de se produire au-delà d'une certaine distance. Ce fait démontre l'électrisation positive des atomes du RaB; il permet de considérer les activations observées comme dues à la projection seule. Il permet, en outre, de déterminer l'ordonnée initiale des courbes, c'est-à-dire la quantité relative totale projetée; il suffisait d'établir, pendant la durée de l'expérience, un champ de sens contraire.

Les courbes obtenues se rapprochent sensiblement de la forme rectiligne. D'autre part, les résultats sont indépendants de la valeur du champ appliqué. Ces faits permettent de conclure que les particules de RaB s'arrêtent brusquement dans l'air, pareillement aux particules α.

J'ai défini le parcours maximum de la projection de RaB, pour chaque pression, comme égal à l'abscisse du point où la droite correspondante coupe l'axe des X. Ce parcours serait égal à $6^{mm}3$ sous la pression de 13 millimètres, à $4^{mm}5$ sous la pression de 20 millimètres et à $3^{mm}2$, sous la pression de 26 millimètres. Quant à la courbe IV, il est logique de considérer l'abscisse du point où la droite (45 millimètres) coupe l'axe des X, comme égale à la pression pour laquelle la distance 2 millimètres devient égale au parcours. Le parcours ainsi défini est inversement proportionnel à la pression et une extrapolation jusqu'à la pression atmosphérique conduit à $0^{mm}12$ environ, comme valeur du parcours normal de la projection du RaB. Ce parcours est 400 fois plus faible que le parcours des particules α du RaA. On voit donc que ce rapport est plus petit que le rapport des énergies, mais il est probable qu'un atome de RaB, plus volumineux qu'un atome d'hélium, perd plus d'énergie sur le même trajet, car il rencontre plus de molécules.

La forme linéaire des résultats obtenus conduirait à penser que le parcours, ainsi que le nombre des particules projetées, sont indépendantes de la direction de l'émission. En effet, à toute distance, l'activité recueillie par projection est proportionnelle à la surface d'un segment découpé par le plan du disque B dans une sphère de rayon égal au parcours et ayant comme centre un point du disque A. On verra dans la suite que cette hypothèse doit être rejetée.

En outre, ces expériences portaient à croire que la projection du RaB est à peu près complète. En effet, la quantité totale projetée est, comme on voit, égale à 0,009 environ de l'activité initiale du disque A. Ce nombre doit être porté à 0,015 environ si l'on tient compte du fait qu'on n'a pas utilisé, pour la projection, tout le RaA disponible sur le disque. Or, si on suit dans le même condensateur qui a servi pour ces mesures d'activités, la désactivation d'un disque activé pendant un temps très court de manière à n'avoir que du RaA, on constate qu'au bout d'une demi-heure, l'activité tombe à 4 p. c. environ de l'activité initiale, pour demeurer ensuite pendant quelque temps constante. L'activité recueillie par projection n'est donc que peu inférieure à la moitié du produit total de la transformation du RaA. Si la projection était complète, c'est exactement la moitié qu'on devrait avoir.

J'ai tenu à vérifier ce résultat d'une manière plus directe. A cet effet, j'activais des disques pendant un temps très court, (15 à 45 secondes), je commençais l'activation par projection aussitôt que possible, et je la prolongeais pendant toute la durée pratique de la transformation complète du RaA (18 minutes). Je comparais ensuite les activités des deux disques au moment où, toutes deux, elles se maintiennent pratiquement constantes. Dans le cas idéal où la projection serait complète, le temps d'activation et le temps perdu nuls, ces activités devraient être égales. En réalité, il faut tenir compte de ces temps. Voici quelques résultats :

Temps d'activation	Temps perdu	Rapport des activités des deux disques
15″	30″	1.7
30″	45″	2.3

On en déduit, par un calcul facile, dont j'indique ailleurs (1) le principe, 80 p .c. environ pour le rendement de la projection. Ce résultat porte à croire que ce ne sont que des effets secon-

---

(1) *Radium*. Mémoire en préparation.

daires, la rugosité de la surface, par exemple, qui empêchent la projection d'être complète. J'ai pu constater que le polissage augmente en effet le rendement de la projection, et on peut espérer que des perfectionnements dans ce sens permettront d'atteindre le *rendement* idéal.

Il paraissait important de confirmer les mesures du pouvoir pénétrant de la propagation de la projection à travers d'autres milieux et, en premier lieu, à travers un milieu solide. Or, des feuilles d'or d'une épaisseur de $0\mu08$ arrêtent complètement la projection, ainsi qu'on pouvait le prévoir d'ailleurs d'après la valeur du parcours dans l'air. Il fallait donc songer aux dépôts de matière solide les plus minces qu'on pût réaliser. J'ai utilisé avec succès, à cet effet, l'argenture sur verre.

J'activais pendant six minutes des disques de verre de 18 millimètres de diamètre, nettoyés avec un grand soin. Aussitôt après les avoir retirés, je les plongeais dans un bain d'argenture composé de nitrate d'argent ammoniacal auquel on avait ajouté quelques gouttes de formol. Après plusieurs tâtonnements, je suis arrivé à régler la composition du bain de manière à obtenir rapidement des argentures d'une épaisseur convenable.

Argentés et séchés, les disques étaient transportés, au temps 4 m. 30, dans la cloche décrite plus haut où l'on recueillait, au moyen du champ électrique et en faisant le vide, sur le disque B (chargé négativement), l'activité ayant pu traverser l'argent. L'exposition durait six minutes. La quantité relative transmise était définie, dans ces expériences, par le rapport des activités des disques B et A, mesurées au moment où elles se maintiennent pendant quelque temps constantes. La mesure initiale de l'activité du disque A n'importait pas, pour les raisons qui sont expliquées ailleurs (1). L'épaisseur de la couche d'argent était déterminée par la méthode d'ioduration (2).

J'ai pu constater que des couches d'argent d'épaisseur voisine de 10 millimètres, absolument continues à l'examen microscopique, laissaient passer la projection radioactive.

On peut vérifier facilement que le dépôt d'argent recouvre effectivement le dépôt actif. On peut enlever l'argenture par un frottement léger sans modifier sensiblement l'activité du disque.

(1) *Radium, loc. cit.*
(2) Vincent, thèse de Paris.

J'ai essayé d'établir pour l'argent, une véritable loi d'absorption. Dans la courbe ci-dessous (fig.4), les ordonnées sont les activités relatives transmises définies plus haut (en centièmes), les abscisses sont les épaisseurs en millimètres. On voit que la courbe se rapproche d'une droite, correspondant à un parcours de 22 millimètres. Toutefois, il est évident que trop d'incertitudes interviennent pour qu'on puisse insister sur la loi linéaire obtenue. Ce qui est certain, c'est que la couche d'argent qui arrête la projection est de l'ordre de 20 millimètres. Or, l'épaisseur d'argent équivalant comme masse à 0.12 millimètres est de 16 millimètres.

On voit donc que les expériences faites sur argent confirment la valeur de la pénétrabilité trouvée pour l'air.

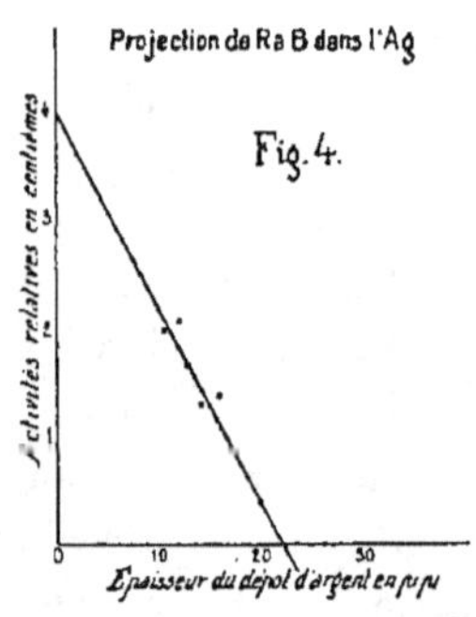

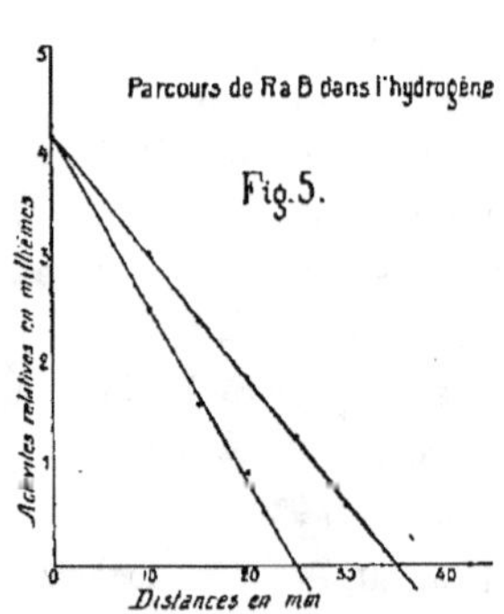

J'ai étudié la propagation de la projection radioactive dans l'hydrogène. La méthode suivie était la même que celle employée dans l'air. Le dispositif expérimental avait pour but de permettre de remplacer rapidement par l'hydrogène pur l'air de la cloche où se faisait la projection, de ramener ensuite la pression à la valeur voulue, enfin d'éviter une activation du disque destiné à recueillir le RaB projeté pendant ces opérations préliminaires (1). L'exposition commençait dans ces expériences au temps *6 min*. Elle durait six minutes. Entre les deux disques, un champ électrique fort était établi dans un sens convenable, afin d'éliminer les effets de la diffusion. La quantité relative de RaB recueillie par projection était définie comme dans les expériences faites dans l'air.

---

(1) Pour la description détaillée voir *Radium, loc. cit.*

Dans les courbes ci-dessous (fig. 5), relatives aux pressions de 15 et 22 millimètres, les abscisses sont les distances en millimètres, les ordonnées A représentent les activités recueillies par projection, en millièmes, de l'activité initiale du disque actif, mesurée au temps 1^m30.

On voit que ces résultats confirment ceux trouvés précédemment pour l'air, et conduisent à admettre dans l'hydrogène un parcours égal à 35 millimètres, à la pression de 15 millimètres, et à 25 millimètres, à la pression de 22 millimètres. L'extrapolation conduit à la valeur de 0^mm7 environ, pour le parcours à la pression atmosphérique. Le rapport de ce parcours à celui dans l'air est voisin de 6 et par conséquent, voisin du rapport correspondant pour les particules a.

J'ai soumis à une vérification expérimentale, dans l'hydrogène, l'hypothèse émise plus haut, à savoir que le nombre et le parcours de particules projetées sont indépendantes de l'angle que la direction de l'émission fait avec le plan de la surface active. A cet effet, j'activais de très petites surfaces circulaires planes de 1^mm5 de diamètre, obtenues en réduisant au tour une

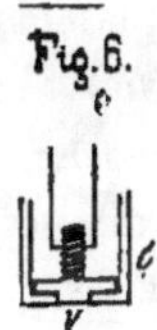

Fig. 6.

tête de vis V (fig. 6). Je les introduisais dans l'hydrogène et sous une pression de 15 millimètres, à une certaine distance au-dessus du centre d'un disque B de 6 centimètres de diamètre, chargé positivement et composé d'un disque central de 1 centimètre de rayon et de couronnes concentriques de 2 et 3 centimètres respectivement. J'étudiais la distribution effective de l'activité et la comparais à la distribution calculée d'après l'hypothèse émise plus haut.

Voici quelques résultats obtenus :

<table>
<tr><td></td><td colspan="3">Activité à l'intérieur du cercle</td><td></td><td></td><td></td></tr>
<tr><td></td><td colspan="3">d . . 13'</td><td colspan="3">d . . 23'</td></tr>
<tr><td>R . . .</td><td>1 cm. . .</td><td>2 cm . . .</td><td>3 cm</td><td>R . . . 1 cm</td><td>. . . 2 cm</td><td>. . . 3 cm</td></tr>
<tr><td>calculé</td><td>1</td><td>2.2</td><td>2.9</td><td>1</td><td>2.9</td><td>3.9</td></tr>
<tr><td>observé</td><td>1</td><td>1.9</td><td>2.3</td><td>1</td><td>2.4</td><td>2.9</td></tr>
</table>

On voit que l'hypothèse ne se vérifie pas. Les expériences ultérieures montreront si ce résultat est attribuable à un effet de surface, autrement dit si le parcours seul de certaines particules et non pas leur nombre, ainsi qu'il semble probable d'admettre, est diminué par les rugosités de la surface. Quoi qu'il en soit, ce résultat paraît d'accord avec le fait que la projection du RaB n'est pas complète.

L'activité induite provenant de l'émanation, se comporte dans l'air, ainsi que l'on sait, comme si elle était composée de particules positives. Toutefois, l'activation de l'anode n'est jamais négligeable par rapport à celle de la cathode et même dans les champs très forts atteint, suivant les cas, 5 à 10 p.c. de l'activité totale disponible dans le gaz. Il est évident que la projection du RaA par l'émanation doit jouer un rôle dans l'activation de l'anode. Toutefois, on pouvait prévoir, d'après les expériences sur le parcours du RaB, qui n'est probablement pas très éloigné du parcours de RaA, que l'activation par projection ne pourrait intéresser qu'un très petit volume de gaz voisin de l'anode (parcours à la pression atmosphérique voisin de $0^{mm}1$) et que, par conséquent, l'activation de l'anode était due à une autre cause, jusqu'ici inconnue. Quelques expériences exécutées à ce sujet confirment cette façon de voir :

On disposait dans une cloche, au moyen de supports isolants convenables, une série de disques de 6 centimètres de diamètre, chargés alternativement d'électricités positive et négative, et à des distances croissantes. On vidait ensuite la cloche à la pompe Gaede et on la remplissait d'un mélange homogène d'air et d'émanation, jusqu'à une pression déterminée. Les pressions étudiées variaient entre 5 et 60 millimètres de mercure. Tous les disques pairs étaient réunis au pôle positif, les disques impairs au pôle négatif d'une batterie d'accumulateurs; on étudiait, en fonction de la distance, l'activité déposée sur les faces positives et sur les faces négatives des disques.

Dans l'hypothèse où l'activation par projection interviendrait seule pour l'activation de l'anode, l'activité des faces positives devrait augmenter d'abord avec la distance, et cesser d'augmenter quand cette distance deviendrait égale au parcours du RaA.

Dans les courbes ci-dessous (fig. 7, *a, b, c,*) les abscisses sont les distances en millimètres; les ordonnées, les activités en unités arbitraires. On voit que les courbes d'activation des disques positifs montrent une forte activation initiale suivie d'une faible activation proportionnelle au volume. Etant donné que cette

activation initiale semble,pour toute pression,confinée à une distance voisine de celle qu'il est raisonnable de considérer comme
représentant le parcours de RaA (ainsi l'activation initiale
semble disparaître, pour la pression de 20 millimètres, à une distance voisine de 4 millimètres; pour la pression de 10 millimè-

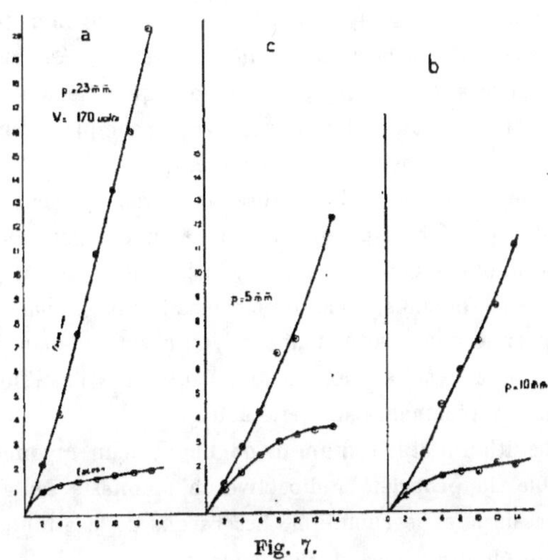

Fig. 7.

tres, à une distance de 8 millimètres; pour la pression de 5 millimètres, à une distance voisine de 16 millimètres), j'attribue
l'activation initiale à la projection du RaA. L'activation ultérieure se traduit dans les courbes par l'existence d'une portion
rectiligne à faible pente. La pente de cette droite diminue
quand on augmente la différence de potentiel appliquée; la première portion de la courbe ne semble pas influencée par le champ
électrique. C'est évidemment cette droite qui correspond au
phénomène d'activation de l'anode à la pression atmosphérique.
Le rapport de la pente de cette droite à celle de la droite qui représente en fonction de la distance l'activation des faces négatives, était égal à 1/20 environ dans le cas de la plus forte différence de potentiel appliquée (500 volts, 20 millimètres de pression).

Les sels de potassium, rubidium et caesium
au point de vue de leur radioactivité

par E. HENRIOT (Paris).

La plupart des propriétés atomiques (gravité, inertie, diama-gnétisme, etc.) sont, à des degrés divers, communes à tous les éléments. Seule la radioactivité semble se présenter comme une propriété atomique appartenant à quelques éléments privilégiés et rares, les substances communes en étant complètement dépourvues. Beaucoup de chercheurs ont été tentés par l'idée de combler cette lacune, mais malgré le nombre des travaux parus sur la question, il n'est pas encore possible de donner une conclusion ferme et de dire si, oui ou non, la radioactivité est une propriété générale de la matière. Toutefois, le cas des métaux alcalins, signalé et étudié pour la première fois par N. Campbell, est dès maintenant bien connu, et ce sont les résultats obtenu sur ce sujet que j'ai l'intention de ré-sumer rapidement dans cette note.

Le lithium et le sodium ne donnent aucun rayonnement appré-ciable, la propriété radioactive se manifeste seulement avec le potassium et le rubidium. Les rayons du caesium, s'ils existent, n'ont pu être encore mis en évidence.

Potassium. — 1. Le rayonnement du potassium est une propriété normale.

Si l'on prend un sel de potassium défini, d'origine quelconque, minérale ou végétale, il donne une quantité de rayonnements par-faitement déterminée que les fractionnements les plus prolongés sont incapables de faire varier, même de 1 %. Tous les procédés de séparation par voie physique (électrolyse, distillation, cristallisation, entrainements) ou par voie chimique, ont donné un résultat par-faitement négatif (1).

Comme confirmation de ce fait, on peut ajouter que si les rayons du potassium provenaient d'une impureté radioactive, cette dernière serait forcément à évolution lente, étant donné que l'âge des échan-tillons n'a aucune influence sur leur activité. Or les éléments radio-actifs connus et dont l'évolution est lente, possèdent toute une forte

---

(1) N. CAMPBELL et WOOD. — *Le Radium*, *4* (1907) 199; *Proc. Camb. Phil. Soc.*, *14* (1907) 15.

E. HENRIOT et G. VAVON. — *C. R.*, 5 juillet 1909.

ELSTER et GEITEL. — *Phys. Zeits.*, *11* (1910) 275-280.

proportion de rayons α, alors que le potassium ne possède pas, d'une façon appréciable, ce genre de rayons.

2. Le rayonnement est une propriété *atomique*. A la limite de précision des expériences, la quantité de rayons varie quand on passse d'un sel à l'autre, proportionnellement à la teneur en métal actif (1). Le tableau suivant, tiré de mes mesures, met ce fait en évidence :

Sel.	Teneur 0/0.	Courant.	Rapport.
SO^4K^2	44,91	378	118
K I	23,58	210,7	112
K Br	32,87	278	118
K Cl	52,48	422	124
K F	67,32	540	123
ClO^3K	28,61	255	110
AzO^3K	38,69	306	126

L'indifférence d'un phénomème à l'action de la température est un second critérium d'atomicité. J'ai reconnu, dans un assez faible intervalle de température il est vrai, que le phénomème qui nous occupe est indépendant de la température (entre 14° et 140°) (2).

La pénétration des rayons ne change pas d'un sel à l'autre, comme on peut le constater dans les nombres du tableau que voici :

	p en grammes.	0	0,0109	0,0222	0,0337	0,0574	0,08114	0,117
SO^4K^2	$\dfrac{I_p}{I_0}$	1	0,75	0,60	0,48	0,36	0,26	0,16
	$\dfrac{\lambda}{\rho}=\dfrac{1}{p}$ log. nep. $\dfrac{I_0}{I_p}$		25,8	23,2	22,1	17,5	16,3	15,4
$K Cl$	$\dfrac{I_p}{I_0}$	1	0,75	0,63	0,49	0,34	0,27	0,15
	$\dfrac{\lambda}{\rho}=\dfrac{1}{p}$ log. nep. $\dfrac{I_0}{I_p}$		25,7	20,2	21,1	18,5	15,9	16

p poids de l'écran par cm² (écran d'étain).

I_0 courant mesuré sans écran absorbant.

I_p — — avec un écran de poids p.

λ coefficient d'absorption.

ρ masse spécifique de l'écran.

3. Nature du rayonnement. — Le rayonnement est ionisant et le courant qu'il produit est bipolaire. Sa pénétration est du même ordre que celle des rayons β. Si l'on étudie son absorption par des

<hr>

(1) N. CAMPBELL. — *Proc. Camb. Phil. Soc. 14* (VI).

E. HENRIOT. — *Le Radium*, t. VII (1910) juin.

(2) E. HENRIOT. — *Id.* février.

couches croissantes du sel rayonnant lui-même, on constate que les rayons sont passablement homogènes :

p en grammes.	$\dfrac{\mathrm{I}_p}{\mathrm{I}_\infty}$	$\dfrac{\lambda}{\rho} = \dfrac{\mathrm{I}}{p}\ \log\ \mathrm{nep}\ \dfrac{\mathrm{I}_\infty}{\mathrm{I}_\infty - \mathrm{I}_p}$
0,622	1	
0,214	0,916	11,37
0,138	0,755	10,22
0,096	0,633	10,44
0,0552	0,477	11,70
0,0367	0,357	12,0
0,0348	0,338	12,2
		Moy. = 11,32

p poids de sel par cm².

I_p courant fourni par la couche de sel de poids p.

I_∞ courant fourni par une couche d'épaisseur infinie.

L'absorption par des écrans d'étain donne des nombres s'écartant assez notablement de la loi exponentielle, mais l'action perturbatrice apportée par des rayons secondaires des feuilles d'étain suffit probablement à expliquer l'écart observé.

Le quotient $\dfrac{\lambda}{\rho}$, du coefficient d'absorption par la masse spécifique de l'écran est, dans le cas de l'étain, égal à 14.

Les rayons produisent sur un obstacle métallique une émission secondaire. Ils subissent, dans le champ électrique (1) et magnétique (2) une déviation notable et dans le même sens que les rayons β.

Leur charge électrique propre a pu être mise en évidence directement (3).

Ils donnent une impression photographique très nette (4).

Les composés du potassium ne donnent pas d'émanation.

4. Spontanéité du rayonnement. — On peut se demander si les rayons proviennent d'une émission secondaire provoquée par un rayonnement pénétrant d'origine extérieure. Il ne semble cependant pas y avoir de relation de cause à effet entre la radiation pénétrante de Cooke et celle qui nous occupe. D'autre part MM. Elster et Geitel ont poursuivi leurs expériences à l'intérieur même des mines de

---

(1) N· CAMPBELL. — *Loc. cit.*

(2) E. HENRIOT et G. VAVON. — *CR.*, 5 juillet 1909.

(3) M. C. LENNAN. — *Phys. Review.*, décembre 1909.

(4) N. CAMPNELL et WOOD. — *Le Radium.*, 4 (1907) 199.

E. HENRIOT. — *Le Radium*, t. VII (1910) février.

LEVIN et RUER. — *Phys. Zeits.*, 9 (1908) 248.

carnallite, ce qui vient encore à l'appui de la spontanéité du rayonnement.

Rubidium. — Une étude analogue a été faite par les mêmes physiciens sur la radioactivité du rubidium. Les sels de ce métal donnent un rayonnement intense. Les essais de fractionnement n'ont pas été poussés aussi loin que dans le cas du potassium mais ils ont donné, jusqu'à présent, un résultat négatif.

L'ionisation produite est également bipolaire mais ces rayons sont beaucoup moins pénétrants que ceux du potassium $\left(\dfrac{\lambda}{\rho} = 100\right)$ et ils paraissent moins homogènes. L'ionisation qu'ils produisent et leur action photographique sont plus intenses que pour le potassium ; les électrons sont donc émis en plus grand nombre mais avec une vitesse moindre (1).

Pour le caesium, on n'a pu encore reconnaître aucun effet ionisant ou photographique. La vitesse des électrons, assez considérable dans le cas du potassium, moindre dans celui du rubidium, tombe peut-être avec le caesium au-dessous de la vitesse limite nécessaire pour produire l'ionisation. Les électrons du caesium ne pourraient être décelés que par l'action de leur charge propre.

Rayons de J. J. Thomson. — D'après J. J. Thomson (2), les métaux alcalins émettent dans l'obscurité des charges négatives. On ne peut affirmer actuellement qu'il y ait identité entre ce phénomène et celui que nous venons d'étudier. Il est possible qu'une partie des charges provienne d'un effet secondaire (effet Hertz ou effet Richardson à la température ordinaire). Je reviendrai sur ce point dans un prochain mémoire.

Pseudo-radioactivité induite par les rayons cathodiques. — M. Mac. Lennan (3) aurait constaté que les sels de potassium soumis aux rayons cathodiques donnent une émission d'électrons négatifs et deviennent ainsi le siège d'une espèce de radioactivité induite. Ayant répété ses expériences, j'ai pu constater que le phénomène n'est qu'apparent. Le sel exposé aux rayons cathodiques retient des charges électriques. Une fois introduit dans la chambre d'ionisation, il perd ces charges et produit par suite des phénomènes d'influence pouvant donner l'illusion d'une émission de charges, mais en aucun cas je n'ai pu constater directement une telle

---

(1) N. CAMPBELL. — *Proc. Camb. Phil. Soc.* XV, *1*.

E. HENRIOT. — *Loc. cit.*

BUCHNER. — *Proc. d'Amsterdam*, juin 1909.

(2) *Phil. Mag.* 1905, p. 584.

(3) *Phil. Mag.* 1902, p. 195.

émission. Il faut avoir soin, quand un sel n'est pas recouvert d'un écran métallique, de veiller à ce qu'il soit rigoureusement neutre au moment où on l'introduit dans les appareils de mesure. Un certain nombre d'irrégularités qui viennent souvent perturber ces expériences sur la radioactivité faible disparaissent si l'on a soin de prendre cette précaution.

La radioactivité de quelques eaux minérales de Roumanie

par A. HURMUZESCU et N. PATRICIU (Jassy)

La méthode de mesure employée est une méthode de compensation. Au lieu de mesurer la variation de la charge électrique du système par la variation de l'angle d'écartement de la feuille d'or de l'électroscope, on ramène cet angle à sa valeur initiale en faisant varier la capacité, par le déplacement du compensateur à l'aide d'une vis à crémaillère, dont la tête porte un tambour divisé en 100 parties égales. Une division du micromètre oculaire du microscope correspondait à un tour de la vis. En graduant l'appareil, on apprécie en volts la valeur d'une de ces divisions; et ainsi, les valeurs relatives de radioactivité sont données par le rapport de ces divisions. Dans chaque expérience, on mesure le nombre de divisions dont il a fallu tourner le tambour, par conséquent déplacer le compensateur, pour avoir la même valeur initiale du potentiel. Cette valeur est caractérisée par la même position initiale de la feuille d'or de l'électroscope.

La radioactivité est mesurée par le courant de décharge I dû à la dispersion de la charge d'un corps électrisé soumis à l'influence de l'émanation.

On a

$$I = \frac{CE}{300} \times \frac{1}{i} \times \frac{M}{M_0} \quad U.\,e.\,s.$$

En arrangeant suivant l'ordre décroissant des radioactivités, on a, pour les sources étudiées :

Dorna	1.112×10^{-3}
Strunga (source ferrugineuse)	0.320 —
Baltzatesti (source, inhalations)	0.290 —
Caciulata	0.174 —
Oglinzi	0.154 —

L. Sarat .... 0.148   —
Calimanesti .... 0.132   —
Baltzatesti (bains) .... 0.128   —

La radioactivité des pétroles de Roumanie

par A. HURMUZESCU (Jassy)

En considérant l'ensemble des résultats dus aux nombreuses expériences entreprises sur la radioactivité des pétroles et des substances en contact avec eux, exécutées sur les chantiers mêmes et au laboratoire, on peut tirer les conclusions suivantes :

1° Les pétroles de la région Càmpina-Bustenari (Prahova), ainsi que ceux de la région Campeni-Parjol-Momesti (Bacau), sont radioactifs.

Cette radioactivité est du même ordre de grandeur que celle des eaux minérales et thermales moyennes; elle diminue avec le temps et se trouve réduite de moitié au bout de trois jours et quelques heures. La constante h du temps de la formule exponentielle est égale à 0.21, tandis que pour l'émanation du radium, elle est de 0.17. Cette différence n'est pas bien grande; donc il se peut que cette propriété soit due à une émanation de radium ou, dans tous les cas, à des émanations parmi lesquelles prédomine celle du radium;

2° Dans une même localité, les pétroles des différentes sondes ou puits ont des radioactivités différentes, variant certainement avec l'endroit d'origine du gisement et aussi avec la nature physique du pétrole. Il semble que les pétroles les plus legers, c'est-à-dire ceux qui contiennent plus de benzine dans leur composition, soient les plus actifs;

3° Pour une même sonde, la radioactivité du pétrole est plus grande au commencement de son exploitation;

4° Les pétroles de la région de Bacau sont moins actifs que ceux de la région de Càmpina-Bustenari;

5° Les gaz qui se dégagent d'une sonde en exploitation sont moins actifs que le pétrole de la même sonde;

6° De même la boue argileuse, extraite d'une sonde en forage et tout près du gisement de pétrole, a montré une moindre activité que le pétrole même, et moindre que le gaz dégagé;

7° L'eau salée, de même extraite d'une sonde, a donné encore moins d'activité.

Ces derniers résultats prouvent, d'une manière évidente, que la cause de la radioactivité — l'émanation du radium ou autre chose — se trouve en plus grande quantité dans le pétrole.

Première contribution à l'étude de la radioactivité des eaux minérales du Portugal

par Oliveira PINTO (Lisbonne)

L'étude méthodique de la radioactivité naturelle est encore, on peut le dire, à ses débuts. Elle nous découvre cependant des phénomènes si intéressants et elle prend un rôle si important dans l'hydrologie moderne qu'on peut s'attendre à voir nos idées actuelles sur l'interprétation de l'action physiologique des eaux naturelles se modifier de plus en plus, jusqu'à subir une révolution complète.

Pour contribuer à cette étude d'importance capitale en thérapeutique, j'ai l'honneur de présenter au Congrès international de radiologie et d'électricité une note sur la radioactivité de quelques sources minérales du Portugal.

Cette étude est encore à faire pour le Portugal. Jusqu'à présent, la seule analyse radioactive faite sur les eaux minérales portugaises est celle des gaz de l'eau de Caldellas. La radioactivité de cette source a été mise en évidence pour la première fois par P. Curie et A. Laborde (1). Moureu en a fait postérieurement l'analyse (2).

On a aussi noté la radioactivité de quelques autres sources minérales, mais on n'en a pas fait, que je sache, à proprement parler, l'analyse.

Le présent rapport constitue donc la première étude d'ensemble publiée sur la radioactivité des sources portugaises; il n'est d'ailleurs qu'un élément de la carte hydrologique du Portugal, au point de vue de la radioactivité des eaux, que je compte dresser dans quelques années.

---

(1) *Comptes-rendus de l'Académie*, 25 juin 1906.
(2) *Revue scientifique*, 21 mars 1908.

Technique employée. — La méthode suivie dans mes essais est celle de beaucoup d'expérimentateurs .Elle consiste à mesurer, au moyen d'un électroscope, les quantités d'émanation du radium et, en général, d'un corps radioactif quelconque, contenu dans l'eau à analyser. On fait bouillir l'eau dans un ballon pour en extraire l'émanation; les gaz dissous, et avec eux l'émanation dissoute elle-même, sont entraînés par un courant d'air inactif ou par la différence de pression. Quand on a fait le vide partiel dans la chambre à ionisation, un réfrigérant ascendant fait retomber, dans le ballon, la vapeur d'eau dégagée par l'ébullition; des tubes à dessécher permettent de recueillir les gaz et l'émanation parfaitement secs. Je me suis borné, dans les essais qui font l'objet de cette communication, à l'étude de l'émanation seule. J'ai réservé pour plus tard l'étude complète des corps radioactifs dont l'émanation se trouve dans l'eau analysée, de la radioactivité des minerais des sources étudiées, des boues, des gaz rares, etc.

Les appareils dont je me suis servi sont ceux de M. J. Danne et de M. W. Wulf. Le premier a été étalonné en *milligrammes-minutes* par M. Danne. J'ai été forcé de l'étalonner à nouveau, par suite du placement d'une nouvelle feuille d'or; à cet effet, j'ai eu recours à une solution titrée de Br^2Ra, emportée du laboratoire de Mme Curie (1), solution renfermant 2.97×10^{-6} milligrammes de Br^2Ra.

Le second appareil, celui de M. W. Wulf, est étalonné en volts par le constructeur (2). Je l'ai étalonné en *milligrammes-minutes*, au moyen de la solution titrée de Br^2Ra.

J'ai eu l'occasion d'appliquer à cet appareil la formule de MM. Danne et A. Laborde (2) :

$$X = \frac{I_{max}}{13,14\left(1 - 0.572 \frac{S}{V} \right)}$$

---

(1) Je fais un devoir d'adresser l'hommage de ma plus vive reconnaissance à Mme Curie, qui a bien voulu me permettre de travailler dans son laboratoire et à Mlle Gleditsch, qui m'a gracieusement procuré la solution dont je me suis servi. Je ne puis passer sous silence l'obligeance de M. Laborde qui m'a donné pour toutes les indications nécessaires la technique des mesures radioactives.

(2) Je suis bien redevable à l'auteur, M. Wulf, de la technique de son appareil. J'ai passé à cette fin quelques jours dans son laboratoire à Valkenburg (Ignatius Colleg, Hollande) et tiens à lui réitérer tous mes remercîments.

(3) *Comptes-rendus de l'Académie*, 30 mai 1910.

Les résultats ont présenté une différence négligeable.

J'ai trouvé cet appareil doué d'une sensibilité et d'une précision incomparables, particulièrement pour la lecture. de beaucoup plus facile et sûre que dans les appareils à feuilles. L'auteur lui a fait subir récemment quelques modifications très heureuses !

Sources étudiées. — Au mois de mai 1910, j'ai fait une excursion au nord du Portugal, afin d'étudier quelques sources minérales. J'ai eu l'intention d'en choisir quelques-unes, les plus renommées au point de vue de la minéralisation et particulièrement des effets thérapeutiques.

J'ai étudié, par ordre chronologique, à la station Sabroso, la nouvelle source; à la station Vidago, la source Vidago n° 2; tout près de la station Pedras Salgadas, la source de Fonte Romana; à Pedras Salgadas, la source de D. Fernando; à Molêdo, la source de Lameiras; à Gerez, la source da Bica et la source Forte; à Doçâos, la source Doçâos, et au mois d'août 1910, à la station Cucos, la source das Lamas.

Sabroso est une petite station minérale qui appartient à la commission propriétaire de la station Vidago, au nord du Portugal. Cette station possède une nouvelle source très abondante et extrêmemnt riche en CO_2.

Vidago, un peu plus au nord du Portugal, comprend diverses sources : Sabroso, dont je viens de parler, Vidago, Vidago n° 2, source Oura et source Villa Verde. Je n'ai pu analyser que la source Vidago n° 2 qui, des eaux bicarbonatées sodiques étudiées, est la moins riche en radioactivité. Je me suis servi des deux appareils de MM. Danne et Wulf; la radioactivité notée dans le tableau est la moyenne de toutes les observations faites.

En descendant par le chemin de fer de Vidago, on trouve dans le conseil de Villa Pouca d'Aguiar, tout près de Pedras Salgadas, une source minérale du groupe des bicarbonatées sodiques, Fonte Romana, qui a commencé à être explorée il y a peu de temps. Après celle de Sabroso, cette source est la plus riche en CO_2 libre.

L'analyse radioactive que j'en ai faite n'a pas été tout à fait satisfaisante. J'ai eu recours a'ors à une autre analyse, faite au mois de juillet dans mon laboratoire, au Collège de Campolide (Lisbonne), quatre jours après l'extraction de l'eau. Le coefficient définitif de radioactivité inscrit dans le tableau représente la moyenne des deux mesures, réduites toutes les deux à la source.

Pedras Salgadas est une importante station hydrologique d'eaux bicarbonatées sodiques lithinées, qui méritait bien une étude attentive au point de vue de leur radioactivité. Le peu de temps dont je disposais m'a empêché de faire l'analyse de toutes les sources qui se trouvent dans cette jolie station. Je me suis borné à une seule, celle de D. Fernando. Elle n'accusait qu'une radioactivité peu accentuée par rapport à la source similaire de Fonte Romana. J'espère dans un avenir prochain en faire une étude plus détaillée ,ainsi que des autres sources de Pedras Salgadas.

Molêdo est un des plus anciens thermes bicarbonatés sulfurés, situé sur la rive droite du Douro, tout au nord du Portugal.L'exploration de ces thermes remonterait au temps des Romains. Dans la captation de la source qu'on appelle Do Rio, en effet, on a trouvé des monnaies dè l'empereur Nerva et d'autres. Ce n'est pourtant qu'à partir du XVIIIe siècle qu'ils ont commencé à être bien connus.

L'analyse sommaire faite à la source de Lameiras accuse une radioactivité inférieure à celle qu'on aurait pu soupçonner. On peut constater sur le tableau que la station de Molêdo se montre la moins riche, au point de vue de la radioactivité.

Des stations thermales à étudier, celle qui depuis longtemps avait attiré mes préférences était Gerez. Son histoire remonte également au temps de l'empire romain. Les monnaies trouvées à l'occasion des travaux effectués pour l'amélioration du captage de l'eau de quelques sources, en sont un témoignage. L'analyse chimique de l'eau du Gerez (carbonatée sodique fluorée) ne suffisant pas tout à fait à expliquer ses merveilleux résultats, particulièrement pour le traitement des affections hépatiques,j'avais bien soupçonné un facteur important dans la radioactivité de l'eau. J'ai regretté infiniment ne pas avoir eu le temps d'étudier sur place toutes les sources. J'ai dû limiter mon essai aux deux sources de Bica et Forte. Le coefficient de la radioactivité inséré dans le tableau n'est pas à dédaigner, comme facteur thérapeutique à ajouter à la minéralisation de l'eau.

J'ai refait au mois de juillet, dans mon laboratoire, l'analyse de l'eau de Bica, quatre jours après l'extraction, et j'en ai calculé la radioactivité à la source. C'est la moyenne des deux analyses qui est notée dans le tableau. Mon travail aux sources mêmes a été fait dans le laboratoire et avec la collaboration de M. le Dr Fernando Santos; je suis bien aise d'avoir l'occasion de le remercier.

Dans le Conseil de Villa Verde, près de la ville de Braga, est situé un tout petit village où se trouve une source d'eau très pure et de minéralisation sensiblement nulle : Doçâos. On lui a attribué une action thérapeutique accentuée, particulièrement dans les maladies intestinales, et on en fait un usage fréquent comme eau de table. M. le conseiller professeur Ferreira da Silva m'a prié, au nom du propriétaire, de faire l'analyse radioactive de l'eau de Doçâos. Le coefficient de radioactivité que j'ai trouvé est très satisfaisant.

Les thermes de Cucos, du groupe des chlorurées sodiques et bicarbonatées calciques, sont situés dans le Conseil municipal de Torres Vedras, à 2 kilomètres de cette petite ville. J'ai profité de sa proximité de Lisbonne pour y aller faire l'analyse radioactive. J'ai été heureux d'avoir pu terminer les analyses par celle-ci, car, on le voit par le tableau, l'eau de la source de Lamas, une des plus intéressantes de la station de Cucos, a le plus fort coefficient radioactif de toutes les sources étudiées.

Vu le tableau ci-joint, on peut conclure que les sources étudiées n'accusent pas une radioactivité accentuée; on peut néanmoins les considérer comme radioactives.

Radioactivité de quelques sources minérales portugaises

STATIONS	SOURCES	DATE DE L'EXTRACTION	Temps écoulé après l'extraction	MILLIG. MIN. DANS 10 lit. d'eau
SABROSO (Vidago)	Sabroso, nouvelle source	15—V—1910	2 min. env.	0.45
VIDAGO	Vidago n° 2	16 » »	1 » »	0.32
FONTE ROMANA	Fonte Romana	17 » »	2 » »	0.28
PEDRAS SALGADAS	D. Fernando	17 » »	3 » »	0.29
MOLÊDO	Lameiras	18 » »	4 » »	0.09
GEREZ	Da Bica	20 » »	5 » »	1.12
GEREZ	Forte	20 » »	5 » »	0.68
DOÇÂOS	Doçâos	23 » »	2 » »	0.46
CUCOS	Das Lamas	11-VIII-1910	1 » »	1.42

Quelques remarques
sur la décomposition magnétique des raies d'absorption
par P. ZEEMAN

—

La décomposition magnétique des raies d'émission de gaz luminescents a fait l'objet de nombreuses recherches; par contre, la décomposition des raies d'absorption, ce qu'on appelle l'*effet inverse,* a été peu étudiée. Les raies d'absorption, que l'on observe dans un spectre continu, lorsqu'un faisceau de lumière blanche a traversé une flamme absorbante, sont décomposées par un champ magnétique, et polarisées de la même façon qu'on l'a montré pour les raies d'émission.

L'effet inverse fut étudié expérimentalement dans les recherches sur le rayonnement dans un champ magnétique, que je publiai en 1896 et 1897; puis par König en 1897, par Cotton en 1898 et par Righi en 1900. Ce sont surtout les deux cas principaux d'observation qui ont été examinés, notamment ceux où la lumière se propage parallèlement ou perpendiculairement aux lignes de force du champ. Le travail de Righi est bien le seul où il soit question d'observations se rapportant au cas général. Les recherches de cet auteur se rapportent à la décomposition magnétique que l'on observe dans une direction quelconque, aussi bien pour les raies d'émission que pour les raies d'absorption. Dans le dispositif expérimental qu'il employa, il était possible d'examiner des faisceaux lumineux faisant avec l'axe de l'appareil des angles compris entre 42° et 90°.

Dans les dix années qui suivirent les recherches de Righi, l'importance du phénomène inverse devint de plus en plus évidente. La relation, établie par Voigt, entre l'effet inverse et les propriétés magnétogyriques; la découverte, faite par Hale, de la décomposition magnétique des raies sombres dans le spectre des taches solaires; la prédiction, par Lorentz, de particularités remarquables dans l'effet inverse, observé dans une direction quelconque, m'engagèrent à reprendre, en collaboration avec M. B. Winawer, l'examen de la décomposition magnétique des raies d'absorption.

Les principaux résultats de nos recherches ont déjà été publiés (1). Je n'insisterai pas ici sur leur application à l'interprétation du spectre des taches solaires.

---

(1) *Arch. Néerl.,* 2ᵉ sér., t. 15, p. 453, 1910.

Les équations de mouvement, pour un corps absorbant placé dans un champ magnétique, ont été établies par Voigt. Ensuite, Lorentz a donné un système de formules qui équivaut au système d'équations de Voigt, mais est exprimé dans le langage de la théorie des électrons. Dans ses dernières recherches, Voigt a adopté cette théorie.

Considérations théoriques

La question spéciale dont nous allons nous occuper dans cette communication, à savoir la décomposition magnétique que l'on observe dans une direction quelconque, a été examinée théoriquement par Voigt en 1900 et par Lorentz en 1909. Je rappellerai le résultat général des considérations théoriques et donnerai un aperçu des conclusions récentes de Lorentz. Par là, il sera possible de mettre en lumière les résultats de la théorie, que nous avons vérifiés expérimentalement.

On peut se demander si des ondes planes propagent avec une vitesse et un coefficient d'absorption déterminés, dans un milieu auquel s'appliquent les formules sus-mentionnées ? On trouve que cela est réellement possible, à condition que les ondes planes présentent un état de polarisation bien déterminé. On observe quelque chose de semblable dans un cristal biréfringent, comme la calcite, mais tout est plus simple. Dans la calcite, en effet, une onde plane se décompose en deux autres, polarisées linéairement; les directions de vibration des deux ondes sont perpendiculaires entre elles et ces directions sont déterminées par les propriétés du cristal. Deux « faisceaux principaux », linéairement polarisés, peuvent s'y propager avec des vitesses différentes et sans absorption (fig. 1).

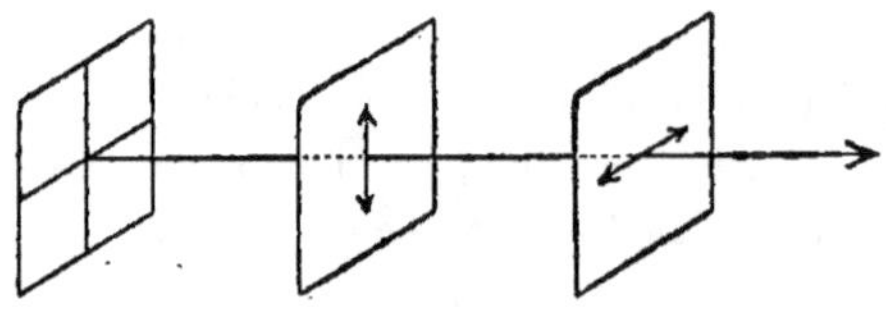

FIG. 1.

Les circonstances sont plus compliquées pour une vapeur métallique, placée dans un champ magnétique. Pour chaque valeur de l'angle θ, formé par les directions du faisceau et de la force magnétique, il peut se propager de nouveau, pour chaque pé-

riode vibratoire, deux faisceaux principaux ; la polarisation de
ces faisceaux n'est plus rectiligne : les vibrations sont elliptiques
et dans des sens opposés. Ces deux faisceaux ont d'ailleurs des
vitesses de propagation et des coefficients d'absorption différents
(fig. 2).

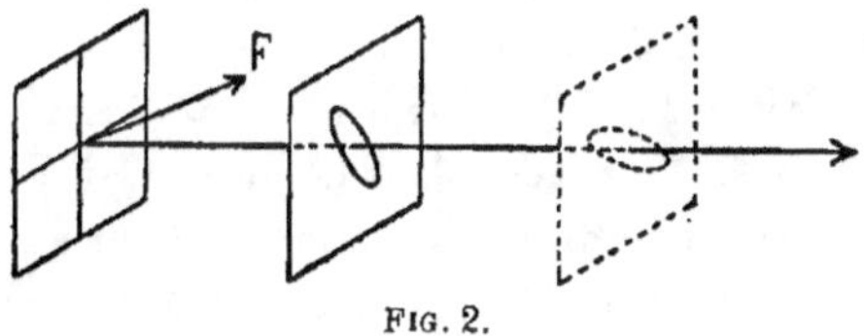

FIG. 2.

L'ellipse de vibration, qui exprime l'état de polarisation du
faisceau, et est située dans un plan perpendiculaire à la direction de propagation, a une autre signification encore. Lorentz a
introduit dans la théorie ce qu'il appelle l'électron « équivalent », c'est-à-dire un seul électron fictif qui remplace l'action
au dehors d'une particule lumineuse complexe. Le déplacement
de cet électron équivalent fictif détermine à chaque instant le
moment électrique d'une particule, et c'est de ce moment que dépend l'influence sur la vitesse de propagation. La forme et la
position de l'ellipse de vibration font également connaître la
projection, sur le plan de l'onde, du mouvement possible de
l'électron équivalent.

Prenons maintenant le cas d'un triplet magnétique et considérons d'abord les deux cas principaux d'observation, parallèlement ou perpendiculairement aux lignes de force ; le résultat
général nous apprend les phénomènes connus. Dans le sens des
lignes de force, nous observons deux faisceaux principaux circulairement polarisés, l'un vers la gauche, l'autre vers la droite,
se propageant avec des vitesses différentes et ayant des coefficients d'absorption différents. L'électron équivalent peut exé-
cuter des mouvements circulaires à droite et à gauche, dans un
plan perpendiculaire aux lignes de force. Pour une fréquence
$n = n_0$, qui répond à la raie primitive, les deux coefficients d'absorption deviennent égaux, mais les vitesses de propagation restent différentes. La rotation magnétique du plan de polarisation
en est la conséquence.

Si l'on observe perpendiculairement aux lignes de force, on
constate que les deux faisceaux principaux sont polarisés linéairement. Les vibrations sont parallèles et perpendiculaires aux

lignes de force; pour $n = n_0$, elles sont absorbées dans des mesures différentes. Lorsque le triplet est très net, le coefficient d'absorption des vibrations perpendiculaires aux lignes de force est voisin de 0. Tout ceci est d'accord avec la théorie élémentaire du triplet inverse.

Lorsque la propagation se fait dans une direction quelconque, il y a une relation simple entre les ellipses de vibration des deux faisceaux principaux. Pour exprimer cette relation, nous prenons deux axes, OY et OX', dont le premier est perpendiculaire au plan formé par les directions du rayon lumineux et de la force magnétique, tandis que le second est situé dans ce plan et est perpendiculaire au rayon lumineux. Pour une amplitude convenablement choisie, l'une des ellipses de vibration sera, tant au point de vue du sens du mouvement que de la forme, symétrique de l'autre par rapport à la ligne OL, bissectrice de l'angle YOX' (fig. 3). L'inégalité d'absorption des deux faisceaux principaux peut s'exprimer par une inégalité de dimensions des deux ellipses.

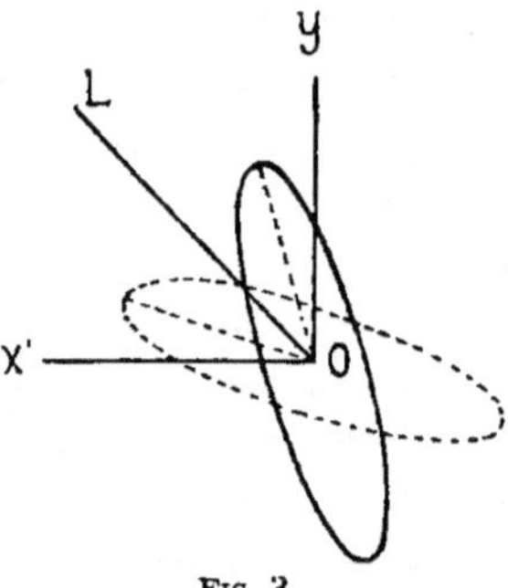

FIG. 3.

Dans un triplet *bien net*, où les composantes sombres sont séparées par des parties parfaitement claires, un seul des faisceaux principaux des composantes *extérieures* est absorbé. Les ellipses de vibration de ce faisceau ont leurs axes suivant OY et OX'. Cela est d'accord avec la théorie élémentaire. L'électron de la théorie élémentaire, qui décrit un cercle dans un plan perpendiculaire aux lignes de force, donne lieu à une vibration elliptique, que l'on obtient en projetant le mouvement circulaire sur le plan de l'onde. Dans la théorie qui se sert de l'électron équivalent, tout se passe de la même façon.

Pour une fréquence $n = n_0$, donc pour la composante *moyenne* d'un triplet, que l'on suppose n'être pas bien net, le résultat diffère suivant que l'angle θ, formé par le faisceau lumineux et les lignes de force, est plus grand ou plus petit qu'un certain angle θ_1, déterminé par la formule

$$\frac{sin^2\Theta_1}{cos\Theta_1} = \frac{g}{v}$$

où g est une grandeur qui peut servir de mesure à la largeur des raies d'absorption et dépend des constantes de la vapeur, et v une grandeur qui détermine la fréquence des vibrations libres des électrons et est proportionnelle à l'intensité du champ. Dans le cas où $\theta > \theta_1$, il peut se propager dans la vapeur deux faisceaux principaux, linéairement polarisés, avec la même vitesse de propagation et des coefficients d'absorption différents. Les vibrations rectilignes font des angles égaux avec la ligne OL, bissectrice de l'angle XOY (fig. 4). Le faisceau dont les vibra-

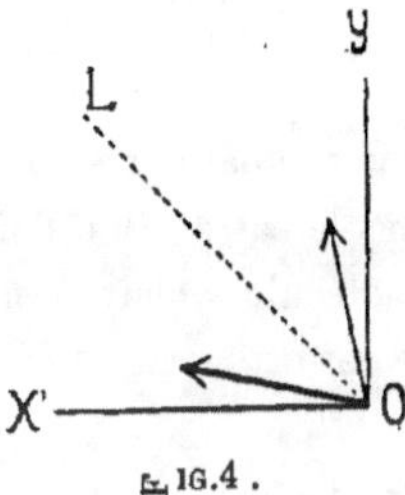

FIG. 4.

tions forment l'angle le plus petit avec les lignes de force est celui qui subit la plus forte absorption. Dans la fig. 4, cette vibration est représentée par une flèche plus grosse. A mesure que θ s'écarte davantage de 90°, les vibrations des deux faisceaux principaux se rapprochent de plus en plus de OL, avec laquelle elles coïncident pour $\theta = \theta_1$. Alors, les deux faisceaux principaux sont également absorbés.

On voit ainsi que la façon dont se comporte une vapeur aimantée est fort différente de celle d'un cristal orthodoxe. Alors que dans une plaque cristalline transparente les directions principales sont perpendiculaires entre elles, dans le cas considéré, ces directions peuvent former entre elles un angle quelconque.

Les circonstances sont tout autres pour $\theta < \theta_1$ (nous supposons toujours $n = n_0$). Dans ce cas, il se propage deux faisceaux polarisés elliptiquement qui sont également absorbés, mais se propagent avec des vitesses différentes. Les ellipses de vibration sont les mêmes pour les deux, mais elles sont parcourues en des sens opposés. L'un des axes des ellipses coïncide avec la ligne OL de la fig. 4. Les axes de ces ellipses se rappochent de plus en plus l'un de l'autre, à mesure que la direction des ondes se rapproche de celle du champ. Pour $\theta = 0$, les ellipses deviennent des cercles, décrits en des sens opposés.

Une approximation plus avancée, dans le cas où $\theta = \theta_1$, apprend que même dans ce cas, les deux vibrations principales ne coïncident pas. Cette coïncidence est d'ailleurs impossible, car on peut bien décomposer un mouvement en deux composantes, mais pas en une seule. Tout comme dans le cas général il y a deux ellipses caractéristiques différentes, fort aplaties il est vrai, dont l'un des axes coïncide presque avec OL. Les domaines des effets magnétiques longitudinal et transversal ne sont pas nettement séparés par $\theta = \theta_1$, mais se recouvrent en partie.

Etude expérimentale

Passons maintenant à la communication des résultats fournis par l'expérience. Pour des vapeurs très peu denses, la théorie est faite et ce n'est que dans le cas où l'on doit tenir compte de l'influence réciproque de molécules voisines, que l'on peut s'attendre à trouver des écarts de cette théorie. Voilà pourquoi je traiterai séparément :

1° L'effet inverse dans les vapeurs très peu denses;

2° L'effet inverse dans les vapeurs assez denses.

Décomposition des raies d'absorption dans les vapeurs très peu denses. — Supposons que l'on opère dans un champ magnétique horizontal et que la direction de la lumière incidente soit également horizontale. Dans le cas général où l'angle θ entre les lignes de force et le faisceau lumineux est quelconque, on doit observer des triplets d'après la théorie élémentaire. Les composantes extérieures de ces triplets doivent être polarisées elliptiquement, celle du milieu linéairement. La forme des ellipses de vibration s'obtient en projetant un cercle sur le plan de l'onde, perpendiculairement aux lignes de force. Le petit axe de l'ellipse est *cos θ*. Le grand axe est vertical. L'amplitude de la composante moyenne est proportionnelle à *sin θ*. Pour $\theta = 0$, le triplet à composantes extérieures elliptiques devient un doublet polarisé circulairement; pour $\theta = 90°$, le triplet a ses trois composantes polarisées linéairement.

La fig. 5 représente, pour $\theta = 60°$, le rapport théorique exact des vibrations des trois composantes.

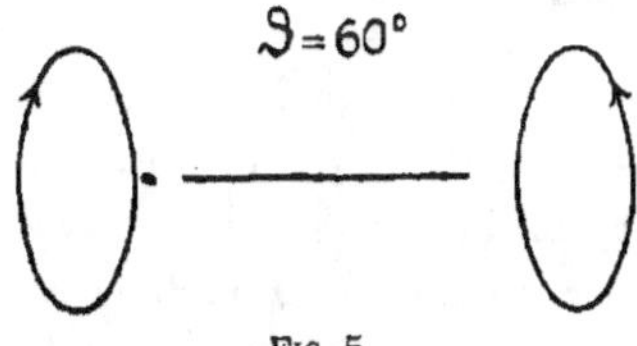

Fig. 5.

La polarisation elliptique des composantes extérieures a été prouvée en toute évidence, pour toute une série d'angles, par Righi, ainsi que par Winawer et moi. Mais au point de vue de la relation entre les intensités et l'angle θ, il y a désaccord entre la théorie et l'observation. Les observations ont été faites sur les raies D_1 et D_2 du sodium. Ces raies se décomposent respectivement en un quadruplet et un sextuplet. Si l'on applique aux raies moyennes de ces décompositions ce que l'on a trouvé théoriquement pour la composante moyenne du triplet, une comparaison des observations de Righi avec selle de Winawer et moi apprend ce qui suit : d'abord, l'intensité des composantes moyennes décroît plus lentement que ne l'exprime la proportionnalité de l'amplitude avec *sin θ*. Cela se reconnaît entre autres nettement pour $\theta = 55°$, où la théorie exige que les intensités des composantes moyennes et extrêmes soient à peu près égales, alors que l'expérience apprend que les composantes moyennes l'emportent sur les autres. Des mesures de l'ellipticité des composantes extérieures apprennent ensuite que les ellipses observées sont un peu plus aplaties que la théorie ne le fait prévoir.

Conformément à la théorie, j'ai trouvé que dans une vapeur peu dense, les grands axes des vibrations elliptiques des composantes extrêmes sont verticaux, et que les vibrations des composantes moyennes sont linéaires et horizontales.

Je ne m'appesantirai pas sur les observations suivant les lignes de force et parallèlement à ces lignes; je communiquerai seulement un résultat qui se rapporte à la polarisation circulaire, observée suivant les lignes de force. Dans une étude faite spécialement à cet effet, je pus constater que, pour les raies d'émission de divers éléments et dans l'effet inverse présenté par la vapeur de sodium peu dense, la polarisation circulaire est complète suivant les lignes de force.

Effet magnétique inverse dans les vapeurs assez denses. —
Une des conséquences les plus intéressantes que Lorentz a déduites de la théorie est l'obliquité des ellipses et des vibrations
des composantes moyennes, lorsque les composantes ne sont presque pas séparées. Alors la quantité v, qui détermine la séparation, n'est plus très grande par rapport à la quantité g, qui détermine la largeur des composantes. Avec M. Winawer, j'ai
pu prouver expérimentalement, de diverses façons, l'exactitude
du résultat que la théorie avait rendu probable.

Pour la description des autres expériences et des détails de
l'installation, je renvoie à la communication complète; je ne
mentionnerai ici que le résultat pour le (pseudo) triplet de D_2,

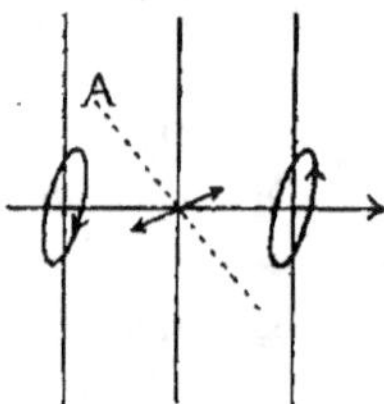

FIG. 6.

en l'exprimant au moyen d'une figure (fig. 6). Moyennant les
modifications nécessaires, le résultat s'applique aussi à D_1. La
densité de la vapeur de sodium avait été choisie de telle sorte que
les phénomènes attendus pussent se manifester; dans cette expérience, $\theta = 133°$. La flèche horizontale indique la projection de
la force magnétique sur le plan de l'onde. La ligne pointillée A
indique le plan de vibration d'un nicol, placé devant la fente de
l'appareil spectral et sous un azimuth de 40° avec la verticale;
ce nicol pouvait également être placé dans la situation symétrique (B). Nous avons constaté que lorsque le nicol était placé
dans la position A, toutes les composantes étaient plus faibles
que dans la position B. Par renversement du champ, ce qui re-
venait à faire $\theta = 47°$, les positions A et B intervertissaient
leurs significations; alors, les raies de l'effet inverse étaient les
plus nettes, c'est-à-dire les plus obscures, dans la position A.

Ces expériences prouvent l'obliquité des ellipses et des vibrations de la composante médiane. Elles prouvent, en outre, que
la position relative des vibrations et de la force magnétique est
bien telle que l'indique la figure. Par renversement du champ,
l'écart des ellipses par rapport à la verticale reste le même, du
moins approximativement, mais change de sens.

Au moyen du phénomène de la polarisation partielle, découvert par Egoroff et Georgiewsky, on peut prouver d'une façon très simple que la lumière émise n'est pas polarisée symétriquement par rapport à la verticale. Mais il n'est pas possible de faire une conclusion au sujet des composantes individuellement. On vise la flamme aimantée au moyen d'une lunette munie d'une lame de Savart avec nicol. La position du polariscope peut être lue sur un cercle gradué, divisé en degrés. Pour une certaine direction du champ (1), le polariscope est mis dans la position pour laquelle les franges d'interférence sont les plus nettes. Par renversement du champ (direction 2), les franges deviennent indistinctes; mais elles reprennent leur netteté, si l'on donne au polariscope la position symétrique. Dans cette expérience, l'angle θ était de 69°. Le plan de polarisation partielle faisait un angle de 21° avec la verticale. Pour la même densité de la vapeur de sodium, l'inclinaison des grands axes des ellipses sur la verticale n'était que de 5°. Pour l'explication probable de cette différence frappante, voir ma communication détaillée.

La signification et les particularités de l'angle θ_1 sont prouvées, si l'on parvient à montrer qu'il y a des phénomènes qui ne se manifestent que lorsque la direction d'observation fait avec celle des lignes de force un angle compris entre 0 et θ_1. Un tel phénomène est une décomposition magnétique dans laquelle certaines composantes sont polarisées, tandis que les autres ne le sont pas, avec cette particularité que la décomposition revient au type ordinaire, lorsque la densité de la vapeur absorbante devient trop faible.

Voici dans quelles conditions on parvient à observer ce nouveau type de décomposition : La lumière provenant d'une lampe à arc est lancée à travers une vapeur de sodium très dense, placée dans un champ d'environ 20.000 gauss, de telle sorte que l'angle formé par le faisceau et le champ ne soit que de 16°. La densité de la vapeur était rendue aussi grande que possible en portant à l'incandescence, dans une flamme oxyhydrique, une tige en verre chargée de sel marin fondu et placée dans l'entrefer relativement étroit. Dans ces conditions et sans champ magnétique, la largeur de la raie d'absorption D_2 était peut-être le tiers ou le quart de la distance des raies D.

Dans toutes les expériences précédentes, l'observation optique se faisait dans le spectre du premier ordre d'un grand réseau de Rowland; dans celle-ci, l'observation se fit dans le spectre du second ordre. Il suffira de décrire les phénomènes pour la raie D_1, car la raie D_2 offre des phénomènes analogues. Si la densité de la vapeur est faible, on observe dans le champ magnétique deux raies sombres, qui correspondent aux composantes extérieures du quadruplet. A mesure que la densité augmente, ces composantes s'élargissent et constituent un fond, sur lequel apparaissent de nouvelles raies, plus sombres et plus rapprochées. Ces nouvelles raies sont à la distance des composantes intérieures du quadruplet et ne sont pas polarisées, ainsi qu'on peut le constater, soit avec un nicol seul, soit avec une lame quart d'onde combinée avec un rhomboèdre de spath.

Si l'on dispose l'expérience de telle façon que le champ visuel soit divisé en deux parties par une ligne horizontale, pour séparer les vibrations circulaires opposées, le phénomène que l'on observe dans une vapeur peu dense devient identique à ce que l'on voit dans la direction de la force magnétique. Dans deux quadrants opposés, on observe des raies sombres, tandis que les deux autres quadrants sont clairs. A mesure que la densité de la vapeur augmente, on voit apparaître dans ces quadrants primitivement clairs les nouvelles raies sombres. Dans les deux autres quadrants, elles sont recouvertes par les composantes extérieures, larges et sombres. Mais si l'on tourne la lame quart d'onde dans son plan, de manière à rapprocher sa direction principale de plus en plus de l'horizontale, l'intensité des composantes externes décroît. Finalement, il n'y a plus de différence entre les deux parties du champ, au point de vue des composantes intérieures; pour les composantes extérieures, c'est à peine s'il y en a une.

L'ensemble des observations sur la polarisation prouve que, dans les conditions de ces expériences, les composantes internes du nouveau quadruplet ne sont pas polarisées. Alors que pour une même densité de vapeur, mais pour de grandes valeurs de θ, on observe toujours une décomposition en composantes polarisées, pour de petites valeurs de θ nous obtenons une séparation en raies, les unes polarisées, les autres naturelles. Nous observons donc deux régions présentant une différence essentielle dans le caractère de la décomposition magnétique.

Nous pouvons encore nous demander si les phénomènes observés sont de la nature que la théorie fait prévoir. La réponse à cette question est fournie par les considérations suivantes en appliquant aux raies moyennes du quadruplet ce que nous avons trouvé pour la composante médiane du triplet. Lorentz a prouvé (voir ci-dessus) que, dans le cas d'un triplet, pour $n = n^o$ et pour $\theta < \theta_1$, il se propage deux faisceaux polarisés elliptiquement en sens contraires, également absorbés, mais ayant des vitesses de propagation différentes. Les ellipses de vibration sont les mêmes pour les deux faisceaux, mais elles sont décrites dans des sens opposés.

L'égalité des coefficients d'absorption pour les deux faisceaux a pour conséquence qu'une vapeur aimantée ne produit dans un spectre continu non polarisé, que des raies d'absorption qui, elles aussi, ne sont pas polarisées.

La théorie nous oblige donc aussi à considérer les phénomènes que nous avons observés pour des quadruplets (et sextets) comme caractéristiques pour un domaine $\theta < \theta_1$. Inversement, l'existence de ces phénomènes prouve qu'il y a un angle θ_1, séparant les domaines des effets longitudinal et transversal.

Une application plus avancée de la théorie aux phénomènes en question aurait une importance toute particulière, si l'on faisait en même temps une détermination quantitative de la densité de la vapeur. Mais le but des recherches que je viens d'exposer était uniquement de montrer que dans certaines circonstances, il peut se manifester dans des vapeurs métalliques aimantées des phénomènes d'absorption particuliers, nettement définis par leur fréquence et l'état de polarisation.

L'Effet Zeeman
généralisé dans les absorbants sélectifs
par H. DU BOIS

—

Une série de recherches sur les propriétés thermomagnétiques des éléments, poursuivie dans mon laboratoire par MM. Kotaro Honda et Morris Owen, conduit dès aujourd'hui à une classification plus rigoureuse qu'auparavant. Dans le système naturel, on peut distinguer certaines suites d'éléments paramagnétiques consécutifs, qui les comprennent tous, mais ne coïncident nullement avec les séries ni avec les groupes de Mendeléeff et Brauner. Parmi elles prédominent plusieurs suites alternant avec celles des éléments moins paramagnétiques : les suites de l'oxygène, du fer, des terres rares et de l'urane.

Or, les combinaisons présentant une forte absorption sélective et caractéristique appartiennent précisément à ces dernières suites, coïncidence que l'on ne saurait considérer comme fortuite. Il fallait évidemment faire un choix parmi la multitude de substances qu'indiquent ces considérations.

Les effets se montrant très prononcés dans les solutions solides diluées et cristallines, il y avait lieu d'étudier d'abord celles que nous fournit la nature, c'est-à-dire quelques pierres précieuses et plusieurs minéraux rares. Ensuite, beaucoup de substances cristallisées, dont quelques-unes plutôt microcristallines; mais aussi des produits de fusion amorphes et des solutions solides vitreuses dans un subtrat amorphe, tel que le borax et le verre. La structure cristalline donne souvent lieu à des complications qui rendent les phénomènes difficiles à étudier, bien qu'elles soient par elles-mêmes fort intéressantes; mais on sait aussi que dans beaucoup de cas, les propriétés d'un cristal se prêtent mieux à être envisagées au point de vue théorique, surtout si le cristal ne possède qu'un seul axe de symétrie.

Les vapeurs métalliques sont exclues de ces recherches. Autant que possible, des mesures quantitatives ont été faites, dont on pourra trouver les détails dans les mémoires cités. J'ai pensé rendre service aux futurs chercheurs en indiquant aussi les tentatives restées infructueuses. Les nouvelles données expérimentales fourniront peut-être, à plus d'un point de vue, des points d'appui aux théories moléculaires des corps solides et liquides, ainsi qu'à l'hypothèse des électrons.

On sait que MM. Lorentz et Voigt se sont efforcés d'appliquer cette théorie aux principaux phénomènes magnéto-optiques et qu'ils réussirent à faire comprendre et même à prédire plusieurs propriétés des vapeurs métalliques. Mais·les effets dont il s'agira ici sont pour la plupart plus compliqués et rebelles à se faire encadrer dans une théorie; il convient donc tout d'abord de les soumettre à une étude expérimentale complète.

I. Bandes d'absorption

Dispositif expérimental. En collaboration avec M. Elias (1),

---

(1) Pour l'historique et les détails, voir H. du Bois et G. J. Elias, *Versl. Kon Akad. Wet. Amsterdam* **16** pp. 635, 749, 878, 1908; *Verh. d. Phys. Ges.* **10** p. 429, 1908; *Ann. der Physik.* **27** p. 233, 1908; 35, 1911; *Journ. de Phys.* (4) **9**, p. 82, 1910; *Arch. Néerl.* (2) **14** p. 87, 1909 (indiqué comme *loc. cit.*)

je me suis surtout servi du dernier type d'électro-aimant semi-annulaire. L'appareil cryomagnétique à immersion dans l'air liquide permettait de soumettre les substances à un champ longitudinal ou transversal de 45 kilogauss (1). Il s'agissait surtout d'établir et de mesurer l'influence simultanée de ces deux facteurs, aimantation et température. L'emploi de champs aussi forts s'impose afin d'obtenir des séparations suffisantes pour les effets Zeeman, parfois très compliqués ; il est beaucoup plus essentiel qu'une bien grande dispersion. Par conséquent, nous nous sommes servis en général du spectre de premier ordre d'un grand réseau Rowland. En outre, le dispositif comportait une bilame quart d'onde d'après Cornu et W. König, donnant deux plages à vibrations circulaires opposées ; ou bien, pour l'effet transverse, il contenait une moitié de lame demi-onde, donnant deux plages à polarisation verticale ou horizontale.

Résultats généraux (voir *loc. cit.* §§ 6-9). — L'influence de la température est excessivement variable. Elle diffère d'une substance à une autre. En général, elle est plus apparente pour les substances amorphes que pour les cristaux; il y a néanmoins des exceptions. Afin de classer les phénomènes, nous avons choisi neuf types pour l'effet d'un refroidissement sur les bandes d'absorption, savoir :

α) Augmentation de netteté;	α') Diminution de netteté;
β) Renforcement;	β') Affaiblissement;
γ) Apparition;	γ') Disparition;
δ) Rétrécissement;	δ') Elargissement;
ϵ) Déplacement (le plus souvent vers le violet).	

Le type δ est le plus fréquent; bien souvent, des régions d'absorption assez larges se résolvent en bandes étroites, ainsi qu'on l'a déjà fréquemment observé; nous avons pourtant constaté aussi le cas contraire (δ'). D'ailleurs, les cas α, β, γ et δ sont plus communs que les types inverses α', β', γ' et δ'. A propos de ϵ, nous avons à remarquer qu'il s'est présenté aussi des déplacements vers le rouge.

D'après M. Jean Becquerel, il y aurait une loi bien simple régissant les changements de largeur des bandes de quelques-uns des cristaux qu'il a examinés; la largeur, définie d'une façon

---

(1) H. du Bois, *Zeitchr. f. Instr. Kunde* 31, p. 300, 1911.

particulière, serait proportionnelle à la racine carrée de la température absolue.

Vu la multiplicité des phénomènes dont il vient d'être question, il n'est guère possible qu'une pareille loi soit générale. Mais même pour le type le plus simple, δ, le degré de contraction est quantitativement tout à fait différent. Ainsi, par exemple, pour le rubis, il est plus fort ; pour la bastnaesite et la hussakite, il est bien plus faible que ne le voudrait la précédente relation. Il se peut qu'entre les deux ; il y ait quelques cas où elle est sensiblement vérifiée, mais on ne peut lui accorder une généralité bien grande. Il paraît aussi parfois qu'à une certaine température la variation change de signe, de sorte que la largeur atteint un maximum. Dans plus d'un cas, il nous a paru que les changements restaient limités à un domaine de températures peu étendu, de sorte qu'on était tenté de songer à un intervalle de transformation. Des mesures ultérieures plus exactes devraient comporter la détermination de la structure des bandes à la manière de M. Michelson et pourraient alors fournir une base solide à la discussion théorique.

L'effet Zeeman proprement dit, c'est-à-dire les divers effets de l'aimantation, pour autant qu'ils existent, présentent une plus grande multiplicité encore. Nous commençons par établir, d'une façon d'ailleurs assez arbitraire, seize types principaux, savoir :

a) Diminution de netteté ;   *a')* Augmentation de netteté ;
b) Affaiblissement ;   *b')* Renforcement ;
c) Disparition ;   *c')* Apparition ;
d) Elargissement ;   *d')* Rétrécissement ;
e) Eclaircissement au centre ;   *e')* Formation d'un noyau sombre ;

f) Déplacement (surtout vers le violet) ;

g) Expulsion de composantes vers le rouge ou le violet ;

h) Formation d'un doublet, le plus souvent asymétrique au point de vue de l'intensité des composantes ; c'est alors tantôt la composante ayant la plus courte longueur d'onde, tantôt celle ayant la plus grande qui prédomine ; il arrive cependant aussi que les doublets sont symétriques. On observe parfois dans le champ un doublet qui semble se former d'emblée ;

i) Triplet, la plupart du temps asymétrique au point de vue de l'intensité et de la distance des composantes ; rarement tout à fait symétrique ;

k) Quadruplet, le plus souvent asymétrique.

e) Sextuplet asymétrique.

On observe souvent des types secondaires plus compliqués, ainsi que toute espèce de combinaisons des types principaux. Enfin, dans les régions spectrales compliquées, il se présente de multiples types accidentels, difficiles à débrouiller, qui dépendent tout à fait de l'intensité existant à ce moment. C'est ainsi que les composantes séparées de bandes voisines peuvent empiéter les unes sur les autres, se confondre exactement et former en apparence une bande plus forte; ce qui fait que, par exemple, deux doublets voisins peuvent donner l'illusion d'un triplet.

Tandis que pour les substances amorphes, il suffit de faire une distinction entre l'aimantation longitudinale et transversale, pour les cristaux qui n'appartiennent pas au système cubique, le nombre des différentes configurations imaginables augmente considérablement; on peut distinguer :

	Cristaux cubiques	Cristaux uniaxes	Cristaux biaxes
Aimantation longitudinale	1	2	4
Aimantation transversale	1	3	6
En tout	2	5	10

Les vecteurs qui interviennent sont : la direction du champ H, celle des rayons lumineux L et celle de l'axe optique O; les nombres obtenus résultent des combinaisons possibles de ces vecteurs. Si l'on considère encore l'orientation du plan de polarisation, le nombre des configurations possibles, mais pas toujours indépendantes est presque doublé, et il vient encore s'y ajouter le vecteur électrique E. Dans les cristaux, la polarisation normale de Zeeman n'apparaît que par exception.

Il aurait été avantageux, au point de vue théorique, de commencer par les substances les plus simples; malheureusement le choix de cristaux cubiques est très limité. Nous nous sommes efforcés de trouver au moins quelques substances uniaxes. On peut dresser pour elles un tableau synoptique général comprenant les cinq configurations principales, dont on trouvera un exemple plus loin, pour le rubis.

Le sens de la polarisation circulaire pour le premier de ces cas, ainsi que pour les substances cubiques et amorphes, est en rapport direct avec la forme du décalage que l'on observe à l'aide de la bilame quart d'onde. Le sens sera dit *positif* (négatif) lorsque la période — ou bien la longueur d'onde — des vibrations circulaires positives par rapport au champ (c'est-à-dire de même sens que le courant excitateur) subit une augmentation *positive* (négative). Du reste, on observe bien des doublets pour lesquels les relations sont moins simples, parce qu'à côté d'un « décalage complet » (fig. 1, *a, b, e, f*) on observe aussi un « décalage incomplet » *(c, d, g, h)*, où il y a un décalage secondaire moins prononcé.

Pour ce qui regarde l'estimation quantitative des effets observés, nous donnerons le nom de *décalage* à la distance horizontale des demi-raies supérieure et inférieure (fig. *a, b*). Mais cette convention doit être élucidée dans le cas où il s'agit de bandes ayant une largeur notable; or, il suffit de jeter les yeux sur la figure schématique *(e, f)* pour voir que, si les bandes polarisées circulairement dans le champ ont la même largeur que

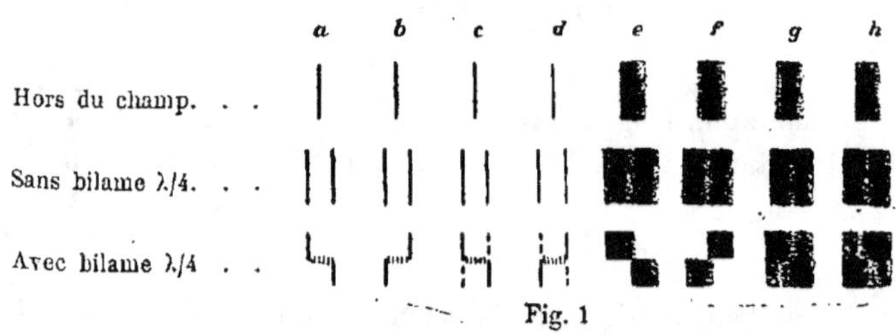

celles, non polarisées, en dehors du champ, le décalage de la ligne moyenne égale ceux des bords de droite ou de gauche, ainsi que l'élargissement observé sans bilame. Inversement, il ne peut être satisfait à la première condition s'il se présente une asymétrie des deux bords, comme on l'a souvent observé. Comme les bords paraissent plus ou moins flous, la largeur n'est déjà pas déterminée avec certitude, même en dehors du champ, de sorte que ces mesures ne laissent pas que d'être un peu arbitraires.

Du reste, on constate parfois des raies sans polarisation apparente. En général, l'effet Zeeman ne paraît pas être indépendant de l'anion, ni de la température, pas plus que le diamagnétisme, d'après les dernières recherches. Les valeurs mesurées de $d\lambda/\lambda^2$ varient notablement, mais elles sont de l'ordre de 10 cm. [1], pour les champs de 50 kilogauss; le rouge et l'orangé se prêtent le mieux à ces mesures.

CAS PARTICULIERS. — Passons à la partie spéciale de ces recherches qui n'ont pu épuiser le sujet, sans atteindre d'ailleurs une bien grande précision.

La suite paramagnétique de l'oxygène ne comprend que cet élément seul; ses bandes d'absorption n'ont joué qu'un rôle secondaire; dans l'examen des substances placées dans l'air liquide, ces bandes troublent le spectre d'absorption; elles sont cependant trop larges et trop floues pour permettre de constater un effet Zeeman, même dans les champs les plus forts. A cette série appartiennent encore l'ozone et le bioxyde d'azote NO_2; on sait que le spectre caractéristique de ce gaz montre l'effet secondaire de Righi. Grâce à l'obligeance de MM. Warburg et Leithäuser, nous avons pu soumettre à l'examen le spectre d'une substance qu'ils ont préparée, probablement le trioxyde d'azote NO_3; ici encore, un effet Zeeman sensible est peu probable.

Suite paramégnétique du fer (Ti, V, Cr, Mn, Fe, Co, Ni, Cu). — Les propriétés sélectives atteignent leur point culminant pour le chrome, dont le nom indique les facultés colorantes. Nous avons examiné des sels doubles de chrome et de potassium, tels que l'alun, les oxalates « bleu » et « rouge », le malonate, dont les bandes s'élargissent dans le champ à — 180°. Le borax chromé, l'ouvarowite ne montrent que des effets de température.

De toutes ces substances, c'est le rubis qui a présenté les effets les plus importants, sans offrir des complications par trop déconcertantes. Le Cr_2O_3 est le seul oxyde formant une solution solide dans Al_2O_3, et cette substance artificielle ne se distingue sous aucun rapport du rubis naturel. Tous les deux cristallisent dans les formes rhomboédriques et sont nettement dichroïques. L'éclatante teinte pourpre apparaît dans le sens de l'axe optique, tandis que les rayons extraordinaires offrent une couleur rouge brique. Ajoutons que la substance artificielle est facile à obtenir et à tailler, quoique très dure, et qu'elle est insensible au froid et à la chaleur, à l'humidité et à la sécheresse. Nous avons taillé quatre petits parallélipipèdes de différente orientation; ensuite, nous avons mesuré en détail les spectres d'absorption principaux (ordinaire et extraordinaire) à 190°, 18° et 225°; il s'en détache surtout deux bandes bleues B_2 et B_1, et deux bandes ou raies rouges R_2 et R_1 (pour les détails, voir *loc. cit.* §§ 15-23). Pour simplifier, nous ne résumons que l'effet d'un champ de 40 kilog. environ à — 180° sur ces dernières ($\lambda = 691, 8$ et 693.2 $\mu\mu$) dans un tableau synoptique des neuf cas théoriquement possibles, lesquels viennent se classer sous cinq configurations principales.

Evidemment, les cas transversaux II 2 et III 1 sont identiques. Les trois cas longitudinaux et transversaux correspondants présentent une corrélation intime; tandis que pour $E = H$, il n'existe point d'analogue longitudinal. Il ne reste donc que cinq cas particuliers indépendants.

TABLEAU I

L ∥ H, Champ longitudinal	L ⊥ H, Champ transversal.

I.   O ∥ H (et ∥ L) :
  1. R_2, triplet. (E ⊥ O et ⊥ H)
   R_1, triplet.
Polarisation circulaire positive.
Raie centrale non polarisée.
	I. O ∥ H (et ⊥ L)
	1. *Spectre ordinaire* (E ⊥ O et ⊥ H)
	   R_2, triplet ⎱ Polarisation
	   R_1, triplet ⎰ linéaire. horiz.
	2. *Spectre extraord.* (E ∥ O et ∥ H)
	   R_2, doublet vague ⎰ Polaris.
	   R_1, doublet vague ⎱ lin. vert.

II.   O ⊥ H (et ⊥ L)
1. *Spectre ordinaire* (E ⊥ O et ⊥ H)
   R_2, quadruplet.
   R_1, quadruplet.
	II. O ⊥ H (et ∥ L)
	1. *Spectre ordinaire* (E ⊥ O et H)
	   R_2, quadruplet.
	   R_1, quadruplet.
	2. *Spectre ordin.* (E ⊥ O et ∥ H)
	   R_2, quadruplet.
	   R_1, quadruplet.

2. *Spectre extraord.* (E ∥ O et ⊥ H)
   R_2, quadruplet.
   R_1, quadruplet.
	III. O ⊥ H (et ⊥ L)
	1. *Spectre ordinaire* (E ⊥ O et ∥ H)
	   R_2, quadruplet.
	   R_1, quadruplet.
	2. *Spectre extraord.* (E ∥ O et ⊥ H)
	   R_2, quadruplet.
	   R_1, quadruplet.

En somme, on peut dire que dans un champ longitudinal ou transversal, les deux raies R_2 et R_1 se décomposent en triplets ou en quadruplets, selon que l'axe optique est parallèle ou normal au champ. Soit $d\lambda$ la distance des centres des composantes extrêmes, c'est-à-dire l'écart total; d'après les mesures faites sur un triplet et sur un quadruplet, on ne saurait douter de la proportionnalité de $d\lambda$ au champ, au moins en première approximation. Pour le spectre ordinaire du cas n° III, les mesures de l'écart pour un champ de 46 kilog. à —180° donnèrent les valeurs suivantes, réduites à 50 kilog. :

pour R_2 : $d\lambda = 0.67\ \mu\mu$; pour R_1 : $d\lambda = 0.70\ \mu\mu$.

L'écart mesuré directement pour R_2 égalait la distance des raies D_1 et D_2 et presque la moitié de celle entre R_1 et R_2 même. Les effets de cet ordre sont visibles dans de bons spectroscopes à prismes; l'appareil autocollimateur à haute dispersion construit par nous (1) montrait très bien les quadruplets, dans ces conditions. Dans l'intervalle de — 180° à + 300°, l'effet Zeeman, mesuré par le décalage comme il a été expliqué plus haut, a paru diminuer en chauffant le rubis, du moins pour la bande R_1.

La moyenne de R_2 et R_1 varie depuis 692,5 à —190° jusqu'à 703,7 à 845°; l'absorption dichroïque principale s'étend de 514 à 600 $\mu\mu$; cette dernière limite avance jusqu'à 640 pour 585° et donne lieu à une émission polarisée aux hautes températures.

Le rubis-spinelle ($Mg\,Al_2\,O_4$, coloration chromique) et la chromite ne donnèrent point de résultats. Quant aux autres métaux de cette série (Mn, Fe, Co, Ni, Cu), nous avons examiné le permanganate de potasse, le chlorure ferrique, le saphir, le spinelle bleu, le sulfocyanure de cobaltamine; les bandes en général se rétrécissaient dans l'air liquide, mais l'effet Zeeman direct ne put être constaté.

Suite paramagnétique des terres rares. — En 1899, j'ai décrit les remarquables propriétés paramagnétiques de ces substances et exprimé en ces termes la probabilité que les phénomènes magnéto-optiques, dans ces corps, présenteraient de nouvelles particularités caractéristiques, vu leur forte absorption sélective (2):

« La polarisation rotatoire magnétique a le signe positif ou négatif pour les composés des différents métaux de la série de l'erbium, comme d'ailleurs pour ceux de la série du fer. Je n'ai pas pu constater jusqu'ici un effet particulier de l'aimantation sur le spectre d'absorption très caractéristique d'une solution de chlorure d'erbium fortement paramagnétique. Des expériences sont en préparation pour déterminer la rotation dans les raies d'absorption mêmes et aux alentours immédiats. »

Ce n'est qu'en 1906 que les expériences projetées depuis longtemps purent être reprises dans mon laboratoire. M. Elias trouva en effet ,pour le chlorure d'erbium, une courbe de dispersion caractéristique pour la polarisation rotatoire magnétique à l'intérieur et dans le voisinage d'une bande d'absorption. Dans les

------

(1) H. du Bois et G. J. Elias, *Zeitschr. f. Instr. Kunde*, **31**, p. 79, 1911.

(2) H. du Bois et O. Liebknecht, *Ann. d. Physik.*, **1**, p. 196, 1900. H. du Bois, *Rapp. Congr. de Phys.*, **2**, p. 499, Paris 1900; *Ann. d. Physik.*, **7**, p. 944, 1902.

premières tentatives infructueuses que je viens de rappeler, on ne put constater d'influence directe du champ sur les bandes d'absorption peu nettes d'une solution aqueuse de ce sel, c'est-à-dire un effet Zeeman dans le sens ordinaire.

L'étude chimique des terres rares a fait d'importants progrès; dans leur séparation, M. Urbain use de leur propriétés paramagnétiques comme critérium de pureté, procédé que j'avais recommandé dès 1899; on doit même récemment à cette analyse magnéto-chimique la découverte du celtium (1). D'après les données les plus récentes, cette suite, classée suivant les poids atomiques de 140 à 175, paraît contenir les métaux suivants :

1° Terres de cérite : cérium, *praséodyme, néodyme, samarium;*

2° Terres de terbine : *europium,* gadolinium, *terbium, dysprosium;*

3° Terres d'yttrite : *holmium, erbium,* lutetium, celtium, *thulium,* neoytterbium.

Leurs combinaisons sont fortement paramagnétiques, avec un maximum probable pour le dysprosium ou l'holmium. Les spectres d'absorption des métaux imprimés en italique présentent à un haut degré les propriétés sélectives. Nous avons examiné surtout des combinaisons de trois métaux céritiques, Pr, Nd, Sm, telles qu'elles furent déjà employées en 1899. A côté de l'erbium provenant de feu Cleve, nous avons aussi examiné des sels que nous devons à l'obligeance de M. K. Hofmann.

Le refroidissement à l'air liquide produit, pour les sels de néodyme, une séparation des bandes et les rend plus nettes. Pour le sulfate double d'erbium et d'yttrium et le nitrate d'erbium, il fait souvent apparaître de nouvelles bandes; l'influence sur la bastnaesite et la hussakite est faible. Ces composés, surtout les nitrates, nous ont fourni de nombreuses observations des effets Zeeman typiques, mentionnés plus haut, et qui semblaient se confondre de la façon la plus variée dans les diverses régions du spectre. C'est surtout pour les combinaisons de l'erbium qu'il était difficile de déchiffrer l'action excessivement embrouillée du champ. Nous y sommes néanmoins parvenu par des observations répétées pendant la disparition très lente du champ produit par le grand électro-aimant. Nous avons aussi photographié

---

(1) H. du Bois et O. Liebenecht, *loc. cit.* G. Urbain, *Compt. rend.* **146**, p. 406, 1908 et 150, p. 913, 1910; *Chem. Zeitung* **35**, p. 161, 1911.

plusieurs spectres, pour trois valeurs du champ; de cette façon, on parvient souvent à débrouiller les effets Zeeman enchevêtrés de la manière la plus compliquée (pour tous les détails, voir *loc. cit.* §§ 26-53 et 74-76). Nous avons examiné dans l'air liquide les combinaisons suivantes :

Praséodyme : Sulfate octohydraté; lame contenant les axes.

Néodyme : Sulfate octohydraté; première bissectrice verticale. Nitrate amorphe et hexahydraté ; les raies rouges 676.6 et 677.2, donnent pour un champ longitudinal des doublets, dont les écarts sont de 1.0 et 1.1 $\mu\mu$, réduits à 50 kilog. Nitrates doubles de magnésium, de manganèse, de nickel (hexagonaux). Bastnaesite (fluocarbonate). Turnerite (phosphate).

Samarium : Sulfate octohydraté.

Erbium : Hussakite (sulfatophosphate). Sulfate double d'yttrium. Nitrate hexahydraté, montrant un grand nombre de raies assez fines et les effets Zeeman les plus variés; la raie rouge 648 donne un quadruplet écarté de 1.2 $\mu\mu$ pour 50 kilog. Le sextuplet de la bande 539,7 est probablement attribuable à un autre élément (holmium, dysprosium). Nitrate double de magnésium. Borax et verre à l'erbium. M. K. Hofmann a décrit le spectre du reflet diffus obtenu sur de l'oxyde d'erbium préparé de diverses manières; il montre des raies d'absorption assez fines, mais pas suffisamment pour pouvoir constater un effet Zeeman; le refroidissement n'agissant que très peu sur ce genre de raies, nous n'avons pu constater aucun phénomène à —180°, sur l'oxyde que M. Hoffmann a bien voulu nous fournir.

Suite paramagnétique de l'urane (Th, Rd, U). — Le sulfate double de potassium et d'uranyle, ainsi que le nitrate d'uranyle, montrent des raies bleues assez fines à — 180°; l'effet Zeeman ne pouvait être constaté avec certitude, pas plus que pour plusieurs échantillons d'uranite. Par contre, un zircone (hyacinthe) verdâtre, tétragonal, coloré par de l'uranium en solution solide très diluée, montra deux bandes rouges dans l'air liquide, nettement élargies par le champ.

II. Bandes d'émission

EMISSION THERMIQUE. — Dès ses premières recherches, M. Zeeman lui-même avait en vain tenté d'établir un effet pour la radiation sélective purement thermique de l'erbine chauffée. Ce résultat négatif s'accorde avec ce que je viens de remarquer sur les bandes d'absorption de cet oxyde, liées aux bandes d'émission par la loi de Kirchhoff, comme d'ailleurs les expériences de M. Hofmann le confirment. Il n'est guère probable que d'autres terres rares se comportent d'une manière différente.

FLUORESCENCE. — Une heureuse propriété spécifique du rubis augmente son importance capitale dans ce genre de recherches. L'éclat de la pierre précieuse résulte en partie de sa fluorescence, comme du Fay, E. Becquerel, Crookes, Lecoq de Boisbaudran et d'autres l'avaient reconnu. M. G. C. Schmidt a établi que l'alumine pure n'est pas fluorescente, mais que la moindre trace d'oxyde de chrome en solution solide produit une forte fluorescence rouge, qui est déjà sensible pour une teneur de 1 : 10000, les rayons excitateurs étant des rayons cathodiques ou canaux. Dans le spectre de fluorescence on voit exactement, à l'endroit de R_2 et R_1, deux bandes rouges ; comme rayons excitateurs, on peut employer des rayons cathodiques, lumineux (surtout verts) ou ultra-violets entre 380 et 390 $\mu\mu$, comme l'a montré M. Miethe. Dans le spectre principal de fluorescence ordinaire ou extraordinaire, R_1 et R_2 se présentent avec les mêmes caractères que pour l'absorption ; dans le spectre ordinaire, la luminescence totale devient beaucoup plus éclatante, par refroidissement à —180°. A côté de ces bandes principales, les spectres rouges de fluorescence présentent un certain nombre de bandes, que nous avons mesurées à —190°, 18° et 225°. Il n'y a plus de fluorescence lorsque les rayons excitateurs ont traversé un filtre rouge ; c'est pourquoi un verre rouge est utile dans les expériences d'absorption, afin d'éviter toute fluorescence possible, qui diminuerait les contrastes.

Nous allons discuter les divers cas particuliers, dans l'ordre du tableau I, donc d'abord pour un champ longitudinal.

Champ longitudinal. — I. Axe ‖ champ (et ‖ aux rayons émis) : des rayons excitateurs normaux au champ et à l'axe optique donnèrent à —180° pour R_2 et R_1 des triplets, semblables en tous points à ceux de l'absorption.

II. Axe ⊥ champ (et ⊥ aux rayons émis) : des rayons excitateurs normaux à la direction du champ, donc parallèles à l'axe, produisaient à —180° des bandes R_2 et R_1 qui se décomposaient aussi en quadruplets ; ceux-ci avaient dans chaque spectre, à tous les point de vue, les mêmes apparences que pour l'absorption. L'échauffement du rubis après l'évaporation de l'air liquide, avait sur la fluorescence une influence qui était tout à fait analogue, de nouveau, à ce que l'on constatait pour l'absorption.

Champ transversal. — I. Axe ‖ champ (et ⊥ aux rayons émis) : les rayons excitateurs ayant la même direction que le champ et l'axe optique, les deux raies R_2 et R_1 répondaient exactement, dans tous leurs détails de décomposition, à celles de l'absorption.

II. Axe ⊥ champ (et ‖ aux rayons émis) : excitation par des rayons ayant la même direction que le champ et normaux à l'axe optique. Les quadruplets de R_2 et R_1 correspondaient de nouveau tout à fait à ceux de l'absorption.

III. Axe ⊥ champ (et ⊥ aux rayons émis) : excitation par des rayons parallèles au champ et normaux à l'axe. Les quadruplets étaient encore identiques à ceux du spectre d'absorption.

En somme, les raies de fluorescence R_2 et R_1 se comportent absolument comme celles de l'absorption, dans les cinq configurations (1). Il est vrai que, toutes circonstances égales d'ailleurs, les raies de fluorescence, ou leurs composantes semblaient toujours plus larges que celles produites par absorption. Il paraît qu'il ne s'agit là que d'une illusion optique, due à une espèce d'irradiation. Un examen plus approfondi de la distribution de l'émission dans les bandes devrait tenir compte des influences que voici : 1° teneur de la solution solide en Cr_2O_3, variable à tel point que les rubis clairs sont diamagnétiques et les pierres bien saturées, paramagnétiques; 2° épaisseur soumise à l'excitation; 3° direction, longueur d'onde, polarisation des rayons excitateurs; 4° température.

Lorsqu'on chauffe le rubis, les bandes de fluorescence suivent les raies d'absorption; mais la fluorescence diminue dès 350° et n'est plus visible au delà de 435°; la pierre présente alors un aspect gris verdâtre.

PHOSPHORESCENCE. — Nous devons à l'obligeance de M. de Kowalski des échantillons de ses intéressantes substances phos-

---

(1) Une différence de polarisation circulaire observée dans un seul cas fut ultérieurement reconnue erronnée, lorsqu'on examina le même rubis des deux façons, sans rien changer à la disposition de l'appareil cryomagnétique.

gènes, solutions solides de sulfures de néodyme, de samarium et d'erbium dans les sulfures alcalino-terreux. Malheureusement, la largeur de leurs bandes phosphorescentes reste de l'ordre 1 $\mu\mu$ ou au-dessus, même dans l'air liquide; leur éclat n'étant qu'assez faible, on ne pouvait songer à constater un effet du champ sur le spectre d'un réseau. Le rubis ne montra à M. de Kowalski aucune phosphorescence dite progressive.

III. Effets secondaires

On sait que l'effet Zeeman direct proprement dit a suggéré à plusieurs physiciens d'élégantes expériences de cours simplifiées, se passant de réseaux. Nous avons pensé qu'on pourrait en faire autant pour les cristaux, surtout pour le rubis, malgré les complications qu'offre leur anisotropie naturelle par rapport aux flammes colorées.

EFFET RIGHI LONGITUDINAL. — Nous avons disposé une plaque mince de rubis de manière que l'axe optique fût parallèle au champ et aux rayons; entre deux nicols, on n'obtient qu'une extinction bien imparfaite, à cause de la biréfringence accidentelle que montrent malheureusement tous les rubis examinés, dans le sens de leur axe. On croise le polariseur et l'analyseur et on les tourne ensemble vers l'azimuth de meilleure extinction; il faut au moins éliminer la lumière « fausse » autant que possible en illuminant à travers un simple monochromateur à vision directe (1), ne donnant que des longueurs d'onde entre 690 et 695 $\mu\mu$ environ; on observe l'analyseur à travers un filtre rouge (Wratten et Wainright, par exemple) ou le cas échéant, par un petit spectroscope de poche.

A la température de l'air liquide, l'analyseur s'éclaircit vivement lorsqu'on établit le courant; l'expérience est brillante avec un champ de 45 kilog. et réussit déjà avec 5 kilog.; on peut donc placer le rubis dans un petit vase de Dewar, entre les pôles d'un électro-aimant quelconque. Une forte bobine suffirait d'ailleurs, car on peut facilement produire un champ de 5000 gauss pendant une seconde environ, ce qui donnera lieu à un éclair de lumière momentané. Avec une flamme à sodium, il ne faut du reste que quelques centaines d'unités. L'effet est encore très bien visible en employant la neige carbonique comme réfrigé-

---

(1) H. DU BOIS *Zeitsch f. Instr. Kunde*, 31, p. 1, 1911.

rant; et même à la térmpéraure ambiante, avec un champ de 35 kilog.

On sait que sur l'effet Righi se greffe toujours celui de MM. Macaluso et Corbino ; l'ellipticité très forte masque complètement tout effet rotatoire du rubis, probablement très variable d'ailleurs dans l'intervalle 690 à 695 $\mu\mu$ (voir plus loin).

L'effet Righi transversal est évidemment impossible à réaliser selon la méthode de MM. Cotton et Preston, à cause de la polarisation naturelle.

Effet Cotton-König transversal. — Après plusieurs tentatives infructueuses, nous avons pu rejoindre, avec deux rubis, les belles expériences à deux flammes publiées indépendamment en 1897, par MM. Cotton et Walter König. Un rubis était placé dans l'appareil cryomagnétique, son axe étant vertical ; on l'excitait à travers la fente — de $0^{mm}6$ de largeur — d'une des pièces polaires et la fluorescence pouvait être observée dans la direction transversale. On faisait absorber par un autre rubis, dont l'axe était également vertical, et l'épaisseur atteignait 7 millimètres, donc plus de dix fois celle de la couche fluorescente. La lumière excitatrice n'étant point tamisée, il se produit par reflets diffus beaucoup de « fausse lumière blanche » dans la direction transversale ; il faut donc observer à travers un filtre rouge ou un petit spectroscope de poche.

A la température de l'air liquide, le courant produit l'éclaircissement attendu ; l'expérience n'est pas aussi sensible que pour l'effet Righi ; il fallait un champ d'au moins 25 à 30 kilog. et à la température ambiante, on ne pouvait rien constater. Le spectre ordinaire est très prédominant.

En observant à travers l'autocollimateur cité plus haut — qui ne laissait passer que ce dernier spectre à cause de sa polarisation verticale — on voyait d'abord chacune des deux bandes de fluorescence, excitée par la lumière solaire, coupée par une raie étroite centrale. Puis, en établissant le courant, les bandes s'élargissaient et les raies s'accentuaient davantage, noires sur fond rouge ; on ne distingue pas les quadruplets fluorescents dans cet appareil ; il faut pour cela se servir du réseau.

M. Cotton a montré que la flamme absorbante peut, elle aussi, être placée dans le champ. De cette manière, nous n'avons pu voir l'effet avec certitude ; le succès dépend des dimensions des rubis, qu'on ne peut régler aussi facilement que celles des flammes. Pour la même raison, nous avons renoncé à reproduire l'effet Cotton longitudinal, tout en ne doutant pas de la possibilité de le réaliser, lui aussi.

La combinaison de la fluorescence avec l'absorption corrélative conduit à d'autres expériences, sur lesquelles je ne saurais insister en détail. On parvenait à superposer les spectres de fluorescence, d'absorption et de fluorescence absorbée, dont une reproduction sera bientôt publiée. On n'a jamais constaté un manque de coïncidence; sous certaines conditions, on obtient l'auto-renversement (« self-reversal »), dont la théorie rend compte également.

Enfin, les effets de polarisation partielle et d'émission orientée étudiés par MM. Egoroff et Georgiewsky, Lorentz et Corbino se prêtent moins bien au cas des cristaux. La fluorescence du rubis étant partiellement polarisée, même très fortement, rend difficile la constatation dans le champ d'un effet analogue superposé, probablement plus faible.

IV. **Polarisation rotatoire**

Parmi les phénomènes se rattachant immédiatement à l'effet Zeeman, celui-ci est le plus important; dès 1898, les expériences variées de MM. Macaluso et Corbino, Righi, H. Becquerel, Hallo, Wood, Geiger, Zeeman établirent les principaux faits pour les vapeurs absorbantes. Ensuite MM. Cotton, Siertsema, Drepper, Schmauss examinèrent plusieurs liquides sélectifs; sur mon conseil, ce dernier physicien étendit ses recherches à l'oxygène liquide et à des solutions de terres rares (1), en se servant toutefois d'une méthode incertaine, critiquée ensuite par MM. Bates et Wood; en pareil cas, il est toujours difficile de juger jusqu'à quel point les résultats sont entamés. Enfin, en 1906, M. Elias (2) reprit ses recherches dans mon laboratoire avec des appareils perfectionnés, présentant le maximum de certitude et de précision auquel on peut aspirer aujourd'hui.

DISPOSITIF EXPÉRIMENTAL. — La méthode directe pure et simple d'un appareil « pénombre » à lumière monochromatique

----

(1) A. SCHMAUSS, *Ann. d. Phys.* **2**, p. 280, 1900; **8**, p. 842, 1902; **10**, p. 853, 1903
(2) G.-J. ELIAS, *Phys. Zeitch.* **7**, p. 931, 1906; **3**, p. 355, 1908. *Verh. d. D. Phys. Ges.* **10**. p. 869, 1908; **11**, p. 207, 1909. *Phil. Mag.* (6) **15**, p. 538. 1908. *Dissertation*, Utrecht 1909. *Ann. der Physik.* **35**, 1911.

est celle qui offre la moindre chance d'erreurs. La lumière du soleil ou de l'arc fut filtrée par le monochromateur autocollimateur cité plus haut. Avec une dispersion de 25° et un pouvoir résolvant de 65.000, on obtint une homogénéité de l'ordre d'une unité Angström.

Pour mesurer la rotation, on se servit de prismes Lippich enchâssés dans les pièces polaires, afin d'obtenir l'optimum de luminosité; parcours des rayons, 5 à 13 millimètres; champ de 8 à 28 kilogauss.

Pour compléter ces mesures, M. Elias détermina la courbe d'absorption en fonction de la longueur d'onde au moyen d'une méthode photométrique, en faisant usage d'un prisme Lummer-Brodhun. Les minima ne paraissent pas très prononcés, de sorte qu'il est souvent plus facile de déterminer une bande par la méthode visuelle pure et simple.

Résultats généraux. — La comparaison des courbes de rotation et d'absorption en fonction de la longueur d'onde montre qu'à chaque bande correspondent des anomalies, souvent très fortes. Leur type varie beaucoup et présente des formes bien compliquées. Dans beaucoup de cas, on peut constater le type dit de Drude, ou bien une allure résultant de la superposition de pareils types; quelquefois, ils s'accentuèrent par concentration ou par refroidissement de l'absorbant. Le type dit de Voigt ne se trouva réalisé qu'approximativement, dans quelques cas particuliers. Ces types se distinguent par l'allure des valeurs extrêmes de la rotation relativement au maximum d'absorption.

L'*acidité* et la *concentration* influencent les ordonnées relatives des courbes d'absorption et de rotation; pour ces dernières, les abscisses, c'est-à-dire les positions des maxima ou des minima, restent les mêmes; l'augmentation de ces deux variables indépendantes agit généralement dans le même sens. On sait que la nature de l'anion et le degré de dissociation exercent aussi une influence.

L'*abaissement de la température* agit sur l'absorption, comme il a été dit plus haut; la rotation et ses anomalies augmentent beaucoup; celles-ci, souvent en raison inverse de la température absolue.

Parcours des rayons. — L'absorption suit la loi exponentielle bien connue, aux erreurs, d'ailleurs assez grandes, près. Des expériences spéciales ont démontré que la rotation reste proportionnelle au parcours, du moins à 2 p. c. près (1).

Intensité du champ. — La rotation lui reste également proportionnelle, loin des bandes; mais aux alentours des anomalies, elle s'écarte très probablement de la proportionnalité; la fonction exacte reste à déterminer.

Cas particuliers. — La partie spéciale des recherches de M. Elias comprend les substances suivantes :

Suite paramagnétique de l'oxygène. — Il fallait déterminer la rotation dans l'air liquide par mesure de correction. Les anomalies furent discernées avec certitude, quoiqu'elles fussent assez petites; elles permettraient de calculer l'effet pour l'oxygène liquide. Schmauss en avait trouvé déjà dans ce liquide; mais il n'avait pu traverser le noyau des bandes mêmes et ses données numériques sont sujettes à caution.

Suite paramagnétique du fer. — Aucun des sels de chrome précités ne put être examiné; les bandes occupent une position trop avancée dans le rouge, là où l'éclat et la dispersion deviennent trop faibles pour ce genre de mesures ; on ne saurait du reste douter de l'existence d'anomalies. A cause de sa biréfringence, même dans la direction de l'axe, la rotation du rubis ne put être mesurée. Mais des anomalies très distinctes furent constatées pour le permanganate de potasse et le chlorure de cobalt.

Suite paramagnétique des terres rares. — Les solutions aqueuses des nitrates de Pr, Nd, Sm et Er offrent d'énormes anomalies, ainsi que les nitrates amorphes, le verre à didyme, le nitrate double de Nd et Mn; ces dernières substances solides furent aussi examinées à la température de l'air liquide.

Suite paramagnétique de l'urane. — Enfin, le verre d'urane vert foncé montre une dispersion anormale de la rotation positive à 18°, tandis qu'à —180°, la rotation est négative et les anomalies s'accentuent.

V. Biréfringence transversale

Dès la découverte magnéto-optique fondamentale de Faraday, ce physicien s'était efforcé en vain de trouver également un effet

---

(1) Les détails de cette confirmation d'une loi de Verdet seront bientôt publiés.

normal aux lignes de force. Les conditions de symétrie du champ amènent à penser qu'il ne saurait être question que de biréfringence ou de dichroïsme magnétique. Depuis, beaucoup de physiciens se sont acharnés sur cette question (1). Cornu et Potier, Kundt, MM. Brace, de Metz, Cotton, Voigt ont examiné sans succès le flint lourd et d'autres substances transparentes.

Pour les *suspensions colloïdales*, telles que le fer Bravais, Kerr a obtenu un résultat positif dès 1901. Indépendamment de cela, l'effet Majorana fut découvert par celui-ci en 1902 ; ensuite MM. Ewell, Schmauss, Denning, Cotton et Mouton, Meslin en étudièrent les détails.

Certains *liquides organiques* non colloïdaux et non sélectifs donnèrent des résultats positifs du plus haut intérêt à MM. Cotton et Mouton, en 1907.

Enfin, dans le domaine des *absorbants sélectifs*, la flamme de sodium fut examinée avec succès en 1898 par MM. Voigt et Wiechert et par M. Cotton ; ce genre de recherches fut poursuivi par MM. Zeeman et Geest. Dans tous ces cas, l'effet se borne au voisinage immédiat des raies, où l'on peut constater une dislocation de la frange d'un compensateur.

La théorie de ces phénomènes a été étudiée surtout par MM. Goldhammer, Natanson, Langevin et Voigt ; selon ce dernier, la biréfringence doit exister dans tous les cas, quoique étant souvent si faible qu'elle se soustrait à l'observation.

Les recherches précédentes ne permettent aucune conclusion au sujet des solutions de terres rares ; c'est pourquoi M. Elias a abordé cette question (1). Il se servit de la simple méthode des nicols croisés à 45° relativement à la direction horizontale du champ, en interposant un mica quart d'onde. Une biréfringence transversale positive fut constatée pour une solution concentrée de nitrate d'erbium à la température ambiante, d'une teneur de 0 gr. 560 de Er_2O_3 par centimètre cube ; elle s'étendait sur tout le spectre en augmentant vers le bleu ; aux alentours des bandes, des anomalies de l'ordre de 20 p. c. se montraient. Une solution trois fois moins concentrée permettait l'observation dans les bandes mêmes, où l'effet se montrait faible et du même ordre que dans le reste du spectre.

____

(1) A. Cotton et H. Mouton, *Ann. de Chimie et de Phys.* (8) **11**, pp. 145, 289, 1907 ; **19**, p. 153, 1910 en donnent l'exposé historique.

(1) G.-J. Elias, *Verh. d. Deutsch. Phys. Ges.* **12**, p. 955, 1910.

La différence de phase atteignit jusque 2° environ et se montra proportionnelle au carré du champ, du moins en première approximation. On n'observa aucun dichroïsme magnétique.

Pour des solutions concentrées de nitrate de néodyme et de manganèse, ainsi que de chlorure ferrique, l'effet était insensible; il n'atteignait certainement pas 10 p. c. de sa valeur pour le nitrate d'erbium.

Pour compléter ses expériences, M. Elias détermina aussi la courbe de dispersion ordinaire, par une simple méthode spectrométrique à prisme liquide; à défaut d'une quantité suffisante de sel d'erbium, il fallait le remplir d'une solution de nitrate de néodyme, d'une teneur de 20 p. c. environ. Dans le jaune, l'indice moyen était $n = 1,375$; les anomalies très faibles de l'ordre $\delta n = 0,0001$. Ces mesures vont être continuées à l'aide d'une méthode interférentielle plus sensible.

Les raies de Fraunhofer
et la dispersion anomale de la lumière
par W. H. JULIUS (Utrecht)

—

Examinons ce qui arrive quand un faisceau de lumière blanche traverse un espace où se trouve de la matière à pouvoir absorbant sélectif. Les ondes, dont les périodes correspondent exactement aux périodes des vibrations propres qui caractérisent cette matière, sont absorbées, c'est-à-dire leur énergie subit une transformation ; les électrons résonnateurs reçoivent l'énergie de ces ondes pour la transmettre — d'une manière encore peu connue — aux autres corpuscules constituant les systèmes moléculaires. C'est ainsi que dans le spectre de la lumière transmise, les *vraies* raies d'absorption prennent naissance. Elles ne sont pas infiniment minces ; car pendant les collisions des molécules, les périodes des vibrations propres des électrons subissent de petits changements temporaires et, d'autre part, le mouvement des molécules fait entrer en considération le principe de Doppler-Fizeau ; il s'ensuit que des ondes de périodes très voisines de celles des vibrations libres sont aussi absorbées. Toutefois, si le milieu absorbant est un gaz peu dense, les groupes d'ondes absorbées ne constituent que des raies généralement très étroites.

Il importe de ne pas confondre ces *vraies* raies d'absorption avec les raies obscures des spectres du soleil et des étoiles. Nous allons voir que les raies de Fraunhofer, que depuis Kirchhoff on a toujours considérées comme de simples raies d'absorption, sont en effet d'origine plus complexe et doivent une partie quelquefois très notable de leur largeur à une cause autre que l'absorption directe.

Pour le reconnaître, considérons encore notre faisceau de lumière blanche qui traverse un absorbant sélectif. L'influence des électrons à période propre ne se borne pas à causer l'absorption de certaines ondes ; elle se manifeste aussi dans la variation très marquée du pouvoir réfringent du milieu pour les ondes situées à proximité immédiate de part et d'autre de celles qui sont absorbées. C'est le phénomène connu de la *dispersion anomale*. Nous désignerons comme « lumière R » les ondes voisines de la raie d'absorption, du côté dirigé vers l'infra-rouge du spectre, comme « lumière V », celles du côté de l'ultra-violet. Quand on approche de la raie, l'indice de réfraction croît rapidement pour la « lumière R » et diminue rapidement pour la « lumière V ». Reste à démontrer comment ce pouvoir dispersif anomal, qui paraît être une propriété absolument générale de la matière, produit l'élargissement des raies d'absorption.

Cela tient à ce que, pour les ondes voisines des raies d'absorption, il résulte de la dite propriété une augmentation de la *diffusion* et de la *réfraction* des rayons lumineux.

Quant à la diffusion, Lord Rayleigh a montré, en 1899 (1), qu'un faisceau de rayons parallèles, traversant une vaste masse gazeuse sans être absorbé, se trouve pourtant affaibli parce que les molécules dissipent une partie de l'énergie rayonnante dans toutes les directions. Le faisceau sort du gaz avec l'intensité

$$I = I_0 \, e^{-h\,x}$$

où I_0 représente l'intensité initiale, x la longueur du chemin parcouru dans la masse gazeuse, et

$$h = \frac{32 \, \pi^3 \, (n\text{-}1)}{3 \, N \, \lambda^4},$$

le coefficient de diffusion. Ce dernier dépend non seulement du nombre N des particules par unités de volume et de la longueur λ des ondes considérées (2), mais encore du pouvoir réfringent $(n\text{-}1)$.

---

(1) Rayleigh, *Phil. Mag.* [5], **47**, 375.

(2) On sait que par cette relation, Lord Rayleigh explique le bleu du ciel.

Tout près d'une raie d'absorption le facteur $(n-1)^2$ prend des valeurs considérables, de sorte que les effets de diffusion seront toujours plus visibles au voisinage des raies d'absorption que dans les autres régions du spectre. On peut donc dire qu'il y a une *diffusion anomale*, ayant pour effet d'entourer la vraie raie d'absorption d'une bande sombre, dégradée ou floue, dont l'intensité dépend du degré de dispersion anomale et de la quantité de gaz traversée, laquelle est déterminée par N et x.

A l'influence de la diffusion s'ajoute celle de la réfraction, toutes les fois que la densité du milieu absorbant présente des irrégularités. Car alors les rayons de lumière s'infléchissant, la divergence et, par suite, l'intensité locale du faisceau varient d'un endroit à l'autre. On reconnaît aisément qu'en général, il en résulte une diminution de l'intensité totale moyenne du faisceau primitif, 1° parce que le chemin parcouru dans le gaz se trouve allongé, ce qui fait augmenter la perte par diffusion ; 2° parce qu'une partie de la lumière réfractée retourne à la source. Or, l'influence de la réfraction change avec λ et doit, elle aussi, augmenter à mesure que l'on approche des raies ; donc la *réfraction anomale* contribue à l'obscurité, au voisinage des vraies raies d'absorption (1).

On ne peut donner une preuve tout à fait *directe* de ce que, dans les atmosphères du soleil et des étoiles, les effets de la dispersion anomale sont assez forts pour produire un élargissement sensible de leurs raies spectrales. Mais quand on se rappelle que, dans notre atmosphère terrestre, la diffusion et la réfraction de la lumière sont perceptibles même pour des ondes ne subissant pas la dispersion anomale, que l'atmosphère solaire est plus vaste et montre des lignes d'absorption plus prononcées que notre atmosphère, alors il n'est certainement pas hardi d'énoncer l'hypothèse que les raies de Fraunhofer sont des raies d'absorption, entourées de *bandes de dispersion*.

Nous allons vérifier l'évidence de cette hypothèse par voie indirecte, en comparant les conclusions nécessaires qui en découlent aux résultats récents de l'observation minutieuse du spectre solaire.

---

(1) Outre que la réfraction irrégulière affaiblit l'intensité moyenne des faisceaux incidents, elle cause une distribution très inégale de la lumière transmise. J'ai démontré ailleurs comment on peut déduire de ce principe une explication simple de plusieurs phénomènes concernant les taches solaires et les images spectrohéliographiques.

C'est surtout aux belles recherches de MM. Buisson et Fabry, en France, et de MM. Hale et Adams, en Amérique, que l'on doit la découverte ou la confirmation des lois empiriques suivantes :

1° Dans le spectre de la partie centrale du disque solaire, les raies de Fraunhofer sont déplacées vers le rouge par rapport aux raies correspondantes des spectres d'émission observés au laboratoire. L'ordre de grandeur des déplacements (très différents d'une raie à une autre) est de 0,005 unités Angström ; ils sont donc bien plus petits que la largeur des raies ;

2° Dans le spectre du bord du soleil, les déplacements des raies de Fraunhofer vers le rouge sont plus grands qu'au centre, et les raies subissent en outre un élargissement du même ordre de grandeur que leurs déplacements ;

3° Les raies brillantes du spectre de la chromosphère (aux endroits calmes) ne montrent aucun déplacement systématique par rapport aux raies de Fraunhofer du spectre du bord (1) ; elles sont donc déplacées vers le rouge exactement autant que ces dernières ;

4° Quand on compare les valeurs moyennes des déplacements des raies du bord dans des sections successives du spectre, on constate un accroissement en passant du violet au rouge (2).

La nouvelle conception du spectre solaire que nous venons de proposer implique que les raies de Fraunhofer doivent être *asymétriques*, les raies étroites généralement dans une mesure plus forte que les raies larges (3). On pourra s'en convaincre en examinant la figure 1, qui représente une petite partie de la courbe de dispersion de l'atmosphère solaire, au voisinage d'une raie d'absorption. Les longueurs d'ondes sont prises pour abscisses ; une ordonnée zéro correspond à l'indice de réfraction $n = 1$, de sorte que les ordonnées de la courbe représentent les valeurs du pouvoir réfringent $(n - 1)$.

Si à l'endroit désigné il n'existait pas de raie, le pouvoir réfringent serait donné par la ligne pointillée, dont l'ordonnée à peu près constante est déterminée par l'action d'ensemble de tous les électrons à périodes différentes qui, dans le mélange gazeux, influent sur la vitesse de propagation des ondes considérées.

Un coup d'œil suffit pour voir que, pour les ondes situées

---

(1) D'après une communication privée que je dois à l'obligeance de M. Adams.

(2) W. S. ADAMS, *Astrophysical Journal*, **31**, 59, (1910).

(3) *Mémorie d. Soc. d. Spethr. ital.* **38**, 184, (1909) ; *Physitk. Zeitschr* **11**, 67 (1910) ; *Arch. néerl.* [2], **15**, 75, (1910).

symétriquement par rapport à la raie d'absorption (comme celles en a et a', b et b', etc), les valeurs absolues $\pm (n - 1)$ du pouvoir réfringent sont inégales ; elles sont toutes plus grandes pour la « lumière R » que pour la « lumière V ».

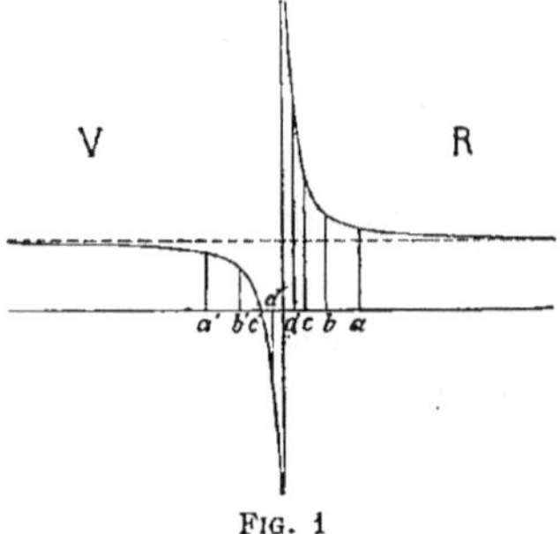

Fig. 1

Le degré de diffusion et de réfraction irrégulières que les rayons subissent sur leur passage à travers l'atmosphère solaire est déterminé par ces valeurs absolues du pouvoir réfringent ; il est donc plus grand en moyenne du côté rouge que du côté violet de la raie. L'asymétrie de la bande de dispersion qui en résulte doit se manifester comme un déplacement de la raie de Fraunhofer vers le rouge. Voilà notre explication de la première des quatre lois signalées.

La seconde loi se présente comme un cas particulier de la première ; l'explication est la même. En effet, la lumière venant du bord du disque a parcouru en moyenne des chemins plus longs à travers le milieu absorbant que la lumière venant des parties centrales. Il est donc tout à fait naturel que l'influence de la diffusion et de la réfraction anomales se fasse sentir plus fortement dans le spectre du bord que dans celui du centre, c'est-à-dire, que les raies du bord doivent être déplacées vers le rouge par rapport à celles du centre, et qu'en général elles seront plus larges.

Pour comparer les effets d'asymétrie dans le cas où l'intensité de la dispersion anomale est très différente, nous supposons constante, dans la figure 1, la partie de la réfraction qui ne dépend pas de la raie, et nous admettons que la dispersion anomale soit d'abord très faible, puis qu'elle croisse, pour devenir à la fin très considérable. Nous voyons alors l'asymétrie de la partie centrale de la bande de dispersion diminuer toujours. Or, quand on veut juger du déplacement d'une raie large à bords dégradés, on s'en rapporte à la place de la partie centrale ; ces raies fortes ne se trouveront donc pas sensiblement déplacées. Pour les raies à dispersion anomale de plus en plus faible, les déplacements iront d'abord en croissant, puis en diminuant.

Plusieurs particularités que l'on rencontre dans la table des déplacements des raies du bord, publiée par M. Adams (1), se comprennent aisément en se plaçant à notre point de vue, comme je l'ai démontré ailleurs (2). Nous ne nous arrêterons pas à ces détails, dont l'étude complète n'a guère commencé.

L'opinion généralement admise, qui considère les raies de Fraunhofer comme de simples raies d'absorption et leurs déplacements comme indiquant de vrais changements de longueur d'onde, attribue ces déplacements à la *pression* qui règnerait dans la couche renversante. En se basant sur les résultats d'un grand nombre d'expériences, faites avec l'arc électrique sous pression, et sur la comparaison des phénomènes ainsi observés avec les déplacements des raies dans les spectres du centre et du bord du soleil, on a conclu que la pression dans la couche renversante devrait être d'environ 12 atmosphères à la base, 5 à 6 atmosphères en moyenne.

Evidemment, on ne peut douter que des effets de pression ne se manifestent à un certain degré dans le spectre solaire. Mais tant que d'autres moyens pour constater une telle pression dans la couche renversante feront défaut, et puisqu'il y a la dispersion anomale qui, elle aussi, produit des déplacements de même allure, il faut s'abstenir de se prononcer quant à laquelle des deux causes devra être considérée comme étant prédominante.

C'est ici que la troisième loi que nous venons d'énoncer vient fournir un appui incontestable à notre hypothèse, faisant sans aucun doute pencher la balance en faveur de la dispersion anomale.

Les raies brillantes de la chromosphère sont déplacées vers le rouge exactement autant que les raies de Fraunhofer dans le spectre du bord. Notre théorie n'a aucune difficulté à faire comprendre ce phénomène. En effet, la lumière qui, à cause de la diffusion et de la réfraction anomales, manque dans le spectre du bord, produisant ainsi l'élargissement asymétrique des raies d'absorption, n'est pas absorbée elle-même par l'atmosphère solaire. Une partie en retourne au soleil, mais une autre partie quitte l'astre en nous donnant l'impression d'émaner de points qui ne sont pas situés sur la ligne droite qui joint l'œil de l'observateur à la vraie

---

(1) W. S. Adams, *Astrophysical Journal* **31**, 30-61. 1910.

(2) W. H. Julius, *Astrophysical Journal* **31**, 428-429, 19.0.

source de la lumière. C'est ainsi que la lumière chromosphérique s'explique, d'après notre hypothèse. Les raies brillantes de la chromosphère se composent donc de la lumière même qui fait défaut dans le spectre du bord ; les déplacements systématiques des deux classes de raies doivent être égaux.

La théorie fondée sur l'effet de pression devra admettre, pour expliquer le phénomène qui nous occupe, que dans toute la chromosphère il existe une pression sensiblement égale à celle qui détermine les déplacements des raies au bord du soleil, c'est-à-dire une pression bien plus grande que la pression moyenne admise dans la couche renversante. Je crois qu'il y a là une grave difficulté à vaincre pour la théorie des pressions.

Passons à la quatrième loi, établissant qu'en général, les déplacements des raies dans le spectre du bord deviennent de plus en plus grands quand on passe du violet au rouge.

L'interprétation des déplacements comme effets de pression s'accorde assez bien avec cette loi ; car les déplacements par pression, réalisés au laboratoire, paraissent, eux aussi, croître avec les longueurs d'onde. Il convient pourtant de se rappeler qu'une telle concordance ne prouve pas l'identité des causes. Les séparations dues à l'effet Zeeman, par exemple, croissent tout aussi bien avec les longueurs d'onde, bien que, d'après les recherches récentes de M. King (1), l'effet Zeeman et l'effet de pression ne soient point intimement liés.

La théorie fondée sur la dispersion anomale se trouve dans une position analogue, non moins favorable, à l'égard de notre quatrième loi.

Dans un travail antérieur (2), parlant de l'asymétrie des bandes de dispersion, j'avais remarqué qu'elle « doit augmenter à mesure que l'on va de l'extrémité rouge du spectre à l'extrémité violette, si du moins la supposition est exacte, que le pouvoir réfringent de l'atmosphère solaire, pour des ondes qui n'appartiennent pas à une région du spectre où il y a une dispersion anomale, augmente du rouge vers le violet ». La théorie qui attribue les déplacements à cette asymétrie semblait donc conduire à une conclusion directement opposée aux faits.

Mais cette conclusion n'était pas bien fondée, parce que la suppo-

---

(1) A. S. King, *Astrophysical Journal* **31**, 433, 1910.

(2) W. H. Julius, *Arch. néerl.* [2], **15**, 171, 1910.

sition dont elle dépend ne se vérifie pas. En effet, on ne peut s'attendre à ce que le pouvoir réfringent de l'atmosphère solaire augmente du rouge au violet. L'indice de réfraction des substances transparentes augmente, il est vrai, dans le sens indiqué ; c'est ce qu'on appelle « la dispersion normale » ; la théorie des électrons l'attribue à l'influence prédominante de vibrations propres dans l'infra-rouge et surtout dans l'ultra-violet. Mais, si le pouvoir absorbant entier d'un milieu était restreint à un groupe de raies situé en un certain endroit du spectre visible, et que l'on se bornât à

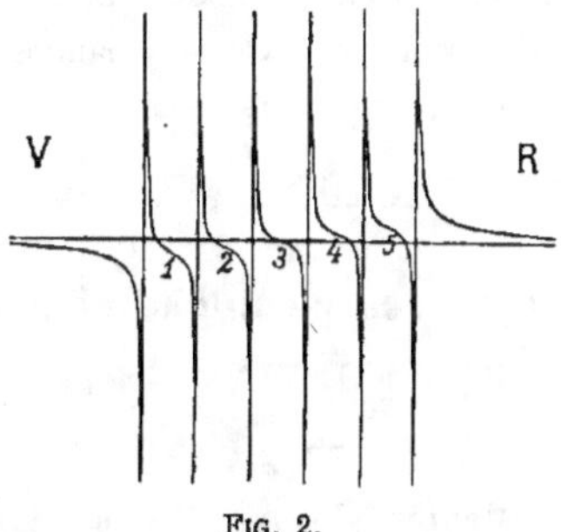

Fig. 2.

considérer la section du spectre occupée par le groupe, on constaterait un accroissement de l'indice de réfraction *moyen* (c'est-à-dire abstraction faite des anomalies de la dispersion près des raies individuelles), en allant du violet vers le rouge (voir les points 1, 2, 3, 4, 5 de la figure 2).

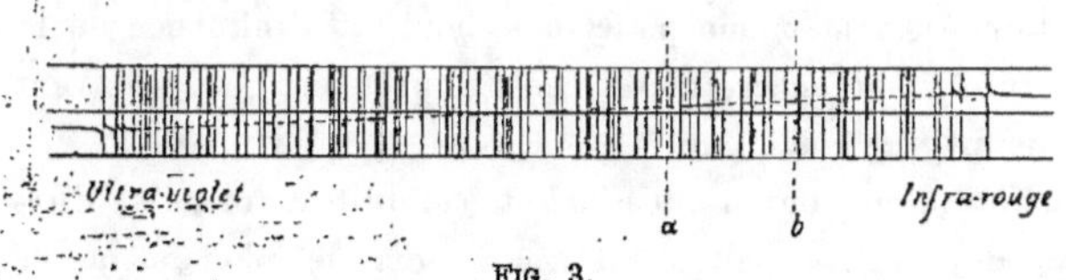

Fig. 3.

La figure 3 représente le spectre solaire dans toute son étendue, la partie visible étant comprise entre *a* et *b*. Si la répartition des raies dans les parties extrêmes, encore inconnues, du spectre est comparable à celle dans la partie connue, l'indice de réfraction moyen croit à mesure que l'on avance dans la direction des longueurs d'onde croissantes.

Considérons une raie quelconque dans le spectre visible. Son asymétrie dépend de la partie du pouvoir réfringent de l'atmosphère solaire qui n'est pas causée par la raie elle-même. C'est justement cette partie qui va en augmentant du violet au rouge. Donc l'asymétrie moyenne des raies de Fraunhofer, et avec elle la valeur moyenne de leurs déplacements, croît aussi quand on passe du violet au rouge — conclusion qui s'accorde bien avec le résultat des observations.

Résumant notre discussion des propriétés des raies de Fraunhofer et de leur interprétation, nous pouvons constater que :

1° L'hypothèse ordinaire, que les raies de Fraunhofer ne sont que des raies d'absorption, semble être en désaccord avec une des lois générales que des observations récentes ont révélées ;

2° L'hypothèse qui considère les raies de Fraunhofer comme des combinaisons de raies d'absorption avec des bandes de dispersion, ne se trouve en désaccord avec aucune de ces lois.

Sur les biréfringences électrique et magnétique

par P. LANGEVIN (Paris)

—

I. MM. Cotton et Mouton (1) ont récemment montré que le champ magnétique possède la propriété, analogue à celle découverte par Kerr pour le champ électrique, de rendre biréfringents certains liquides purs.

Le phénomène magnétique présente avec le phénomène électrique un parallélisme remarquable : les corps qui présentent le premier présentent aussi le scond ; la variation avec la longueur d'onde est la même pour tous deux, et l'influence de la température vient encore confirmer l'impression qu'ils doivent avoir une origine commune.

MM. Cotton et Mouton ont ainsi été conduits à formuler l'hypothèse, déjà émise par M. Larmor pour le phénomène de Kerr (2), que la biréfringence est due, dans les deux cas, à une action directrice exercée par le champ sur les molécules du liquide.

Le mécanisme proposé est analogue à celui dont je me suis servi pour expliquer les propriétés des corps paramagnétiques (3) ; les mêmes procédés de calcul m'ont permis de déve-

---

(1) A. Cotton et H. Mouton, *Comptes rendus*, **144** (1907), p. 229 ; *Ann. Ch. Ph.*, **11** (1907), p. 145 et 289 ; **19** (1910), p. 153, et **20** (1910), p. 194.

(2) J. Larmor, *Phil. Trans.*, A, **140** (1898), p. 232.

(3) P. Laegevin, *Ann. Ch. Ph.*, **5** (1905), p. 70.

lopper quantitativement les conséquences de l'hypothèse de l'orientation moléculaire et de montrer qu'elle suffit à expliquer complètement les biréfringences électrique et magnétique.

II. J'ai traité le cas d'un liquide constitué par des molécules anisotropes possédant la symétrie d'un ellipsoïde de révolution. Une telle molécule, ne se polarisant pas avec la même facilité dans toutes les directions, tend à s'orienter dans un champ extérieur, et dans l'expression des couples qui produisent cette tendance s'introduisent deux rapports, *nécessairement inférieurs à l'unité* par définition, que j'ai appelés la *dissymétrie électrique* δ et la *dissymétrie magnétique* Δ.

III. Sous l'action d'un champ électrique ou magnétique, la distribution des axes moléculaires entre les diverses orientations autour de la direction du champ est déterminée par la dissymétrie correspondante; on l'obtient aisément par application de la loi Maxwell-Boltzmann sur la répartition d'un grand nombre de molécules entre des configurations d'énergies potentielles différentes. Qu'elle soit due à la présence d'un champ électrique ou magnétique, une même loi de répartition, un même écart à partir de la distribution isotrope des axes moléculaires, doit produire une même biréfringence.

J'ai pu calculer cette biréfringence en appliquant la théorie électromagnétique de la dispersion au cas d'un milieu composé de molécules anisotropes; elle s'exprime en fonction d'une *dissymétrie optique* δ_0 de la molécule, qui, pour les grandes longueurs d'onde, se confond avec la *dissymétrie électrique* δ.

La biréfringence est ainsi liée à un dichroïsme moléculaire.

Soit n^o l'indice de réfraction de la substance à l'état naturel, avec distribution isotrope des axes moléculaires, et soient, en présence d'un champ qui modifie cette distribution, n_1 et n_2 les indices extraordinaire et ordinaire. Le calcul donne, pour une loi quelconque de distribution, le *retard relatif* $n_1 - n_2$ dont dépend la biréfringence et les *retards absolus* $n_1 - n_0$ et $n_2 - n_0$.

1° Ces retards sont proportionnels au carré du champ, conformément aux lois expérimentales observées par Kerr et par Cotton et Mouton.

2° Les retards absolus ont des signes contraires et doubles l'un de l'autre, conformément aux résultats d'Aeckerlein sur le phénomène de Kerr dans le nitrobenzol et de Cotton et Mouton sur la biréfringence magnétique des solutions colloïdales.

3° Si l'on suppose à la molécule une seule période propre importante pour la dispersion, dans chacune des deux directions principales, la variation de la biréfringence avec la longueur d'onde satisfait à la relation de Havelock, vérifiée expérimentalement par Cotton et Mouton.

4° Lorsque l'indice de réfraction n_0 et le pouvoir inducteur spécifique du liquide obéissent à la relation de Maxwell (benzol, sulfure de carbone, etc.), la dissymétrie optique se confond avec la dissymétrie électrique, et la théorie permet de déduire les dissymétries δ et Δ des diverses constantes fournies par l'expérience. *Les valeurs ainsi obtenues, toutes inférieures à l'unité comme le veut la théorie, montrent que le phénomène de Kerr et la biréfringence magnétique des liquides considérés s'expliquent complètement de manière quantitative par l'hypothèse de l'orientation moléculaire.*

5° M. W. Voigt (1) considère la biréfringence magnétique comme le phénomène transversal correspondant au pouvoir rotatoire magnétique et a donné les formules qui traduisent cette liaison entre les deux phénomènes. J'ai pu montrer que, pour les liquides indiqués, la valeur ainsi prévue pour la biréfringence magnétique est mille fois plus faible que la valeur observée.

Il est donc nécessaire d'attribuer le pouvoir rotatoire et la biréfringence magnétique à des causes différentes : le premier phénomène est, comme le diamagnétisme, connexe du phénomène de Zeeman et dérive de l'action du champ magnétique sur les électrons en mouvement dans la molécule; il suit immédiatement la création de ce champ.

La biréfringence magnétique, au contraire, dérive d'un réarrangement ultérieur dans l'orientation des axes moléculaires, analogues à celui qui produit le paramagnétisme. Ce réarrangement, qui intervient aussi dans le phénomène de Kerr, exige un temps de l'ordre du *temps de relaxation* de Maxwell. Ce point de vue est d'accord avec le résultat des mesures de MM. Abraham et Lemoine sur le temps nécessaire à la disparition de la biréfringence électrique.

6° Une vérification importante de cette conception est fournie par l'influence de la température : le pouvoir rotatoire magné-

---

(1) W. Voigt, *Magneto und Elektro-Optik*, p. 161, Teubner, 1908.

tique, rapporté à un nombre constant de molécules est indépendant de la température, comme l'exige la théorie précédente.

La biréfringence magnétique, au contraire, diminue rapidement quand la température s'élève et, d'après les résultats de Cotton et Mouton sur la nitrobenzine, varie plus rapidement que l'inverse de la température absolue, comme le veut la formule que j'ai obtenue.

Absorption sélective et dispersion de la lumière dans les corps solides, à diverses températures

par Jean BECQUEREL (Paris)

Sous l'influence des changements de température, les bandes d'absorption des corps solides ou dissous subissent des modifications considérables.

J'ai étudié ce phénomène avec divers minéraux, cristaux, sels possédant l'absorption sélective et dont les spectres sont dus à des terres rares (erbium, terbium, néodyme, praséodyme, samarium...), à l'uranium, au chrome (rubis). Les recherches ont été poursuivies jusqu'à —259° C., température de solidification de l'hydrogne (Jean Becquerel et Kamerlingh Onnes).

Dans le cas le plus général, une élévation de température rend ls bandes plus floues; un abaissement de température leur donne une plus grande netteté et une plus grande finesse .

On reconnaît, à première vue, que beaucoup de bandes présentent un maximum d'intensité pour une certaine température, en général très basse. Ainsi, les spectres d'absorption qu'un refroidissement rend d'abord plus complets en séparant diverses bandes en plusieurs composantes et faisant même apparaître des bandes nouvelles, finissent par se simplifier quand la température devient extrêmement basse (— 259°) et l'absorption sélective disparaitrait peut-être à une température encore plus basse.

1° Les variations de température modifient la période de vibration des électrons absorbants.

2° Dans d'assez larges limites de température, la largeur des bandes varie proportionnellement à la racine carrée de la température absolue. Cette loi a été établie par l'observation de franges obtenues en disposant, entre deux nicols, une lame qui donne deux des spectres principaux du cristal absorbant, et un compensateur de Babinet placé contre la fente du spectroscope : auprès des bandes qui n'existent que dans l'un des spectres, les franges dessinent la courbe de dispersion. La largeur d'une bande est ,par définition, la différence des longueurs d'onde des deux radiations pour lesquelles la variation de l'indice est maxima ; cette largeur est proportionnelle au coefficient d'amortissement du mouvement des électrons absorbants.

Aux températures extrêmement basses ($< -200°$), on trouve des écarts à la loi précédente, mais le fait qu'elle est très approchée entre certaines limites de température est d'un grand intérêt, car il révèle que la principale cause de l'élargissement des bandes doit être recherchée dans les chocs ou actions mutuelles qui sont la conséquence de l'agitation thermique.

3° La méthode des franges permet d'obtenir, en même temps que la largeur des bandes, la variation de l'indice de réfraction : il résulte des mesures que les changements d'intensité des bandes ne proviennent pas uniquement de leur variation de largeur, mais résultent aussi d'une variation de l'énergie absorbée.

Il existe pour chaque bande un maximum d'absorption.

4° En appliquant des formules déduites des théories de la dispersion, on peut calculer le coefficient diélectrique correspondant à chacune des bandes. La variation de ce coefficient, qui présente un maximum à une température en général très basse, peut être rapprochée de la variation de la conductibilité électrique des métaux, avec cette différence que pour l'absorption sélective, il s'agit d'électrons liés, tandis que pour les métaux il est question d'électrons libres.

5° Les formules permettent d'évaluer le nombre moyen des électrons participant à l'absorption. On trouve que sur quelques centaines de millions de molécules, il n'y en a qu'un petit nombre qui contiennent, à un même instant, un électron contribuant à former une bande déterminée. Cette conclusion inattendue fait envisager sous un jour nouveau le mécanisme de l'absorption sélective : elle montre que ce phénomène n'est pas un effet d'ensemble produit à la fois par toutes les molécules, mais résulte en quelque sorte d'un accident survenu à quelques rares molécules.

L'emploi des basses températures ouvre un champ nouveau aux recherches optiques. Il permet d'aborder un grand nombre de problèmes et, grâce à la netteté des spectres, on pourrait tirer un parti considérable de l'analyse spectrale aux basses températures, pour la recherche et l'isolement de nouveaux corps.

Phosphorescence des sels d'uranyle
aux très basses températures

par Jean BECQUEREL (Paris)

—

Il existe entre les bandes de phosphorescence et les bandes d'absorption des sels d'uranyle un lien si intime que la répartition des bandes se fait suivant une même loi, ces spectres d'émission et d'absorption étant la continuation l'un de l'autre et présentant même deux bandes communes (Edmond Becquerel).

On sait, d'autre part, qu'un abaissement de température modifie les bandes des corps possédant l'absorption sélective. Il était donc à prévoir qu'il en serait de même pour les bandes d'émission des sels d'uranyle. L'expérience a confirmé cette prévision (Henri Becquerel). Les bandes d'émission et d'absorption des sels d'uranyle se subdivisent, aux basses températures, en bandes multiples parfois très fines et très intenses. Ces spectres ont été étudiés jusqu'à la température de solidification de l'hydrogène (Henri et Jean Becquerel et H. Kamerlingh Onnes).

1° Lorsqu'on abaisse leur température jusqu'à —259°, les sels d'uranyle excités par la lumière violette brillent d'un éclat au moins aussi vif qu'à la température ordinaire; le refroidissement n'est donc en aucune façon un obstacle à la production de lumière. A toute température leur phosphorescence est de très courte durée;

2° L'abaissement de température déplace les bandes vers les petites longueurs d'onde : leur position paraît s'approcher asymptotiquement d'une position limite;

3° Les spectres des sels d'uranyle se composent d'une série de groupes présentant des aspects analogues. Les différences d'aspect proviennent de changements progressifs dans les intensités relatives des bandes de ces groupes;

4° La constitution des spectres dépend principalement de la

nature de l'acide qui forme le sel et n'est que peu influencée par les autres bases dans les sels doubles;

5° Si l'on appelle bandes homologues celles qui, dans les divers groupes, occupent les mêmes positions relatives, la loi de succession des bandes s'énonce ainsi : entre deux bandes homologues consécutives, la différence des fréquences est sensiblement constante, non seulement pour une même série, mais pour toutes les séries de bandes homologues d'un même sel. De plus, la constante qui exprime la différence des fréquences entre deux bandes homologues consécutives est peu différente d'un sel à l'autre;

6° Dans plusieurs cas, les groupes affectent nettement l'aspect des groupes de bandes des spectres cannelés et la loi de Deslandres est vérifiée dans les limites d'approximation des mesures;

7° Les spectres de bandes des sels d'uranyle sont insensibles à un champ magnétique de 25.000 gauss;

8° Certaines bandes existent seulement comme bandes d'émission et d'autres, seulement comme bandes d'absorption, mais quelques-unes sont communes aux deux spectres. En faisant varier convenablement les intensités de la lumière transmise et de la lumière excitatrice de la phosphorescence, on peut réaliser avec ces dernières bandes ,aux plus basses températures, une expérience de renversement qui ressemble à l'expérience classique du renversement des raies du sodium;

9° Les sels d'uranyle doivent être considérés comme formant une classe nettement à part, parmi les phosphores. Leurs spectres de phosphorescence sont dus, non à des corps étrangers dilués dans le sel d'uranyle, mais bien à l'uranium lui-même, et leurs caractères très particuliers se retrouvent même dans les spectres d'absorption des sels uraneux non phosphorescents.

Le mécanisme de la phosphorescence paraît se produire, soit dans des centres complexes où l'uranium est seul actif, soit simplement dans l'atome d'uranium ou dans l'uranyle.

En suivant les idées de M. Lenard, on peut admettre que, sous l'influence photoélectrique de la lumière, des électrons sont projetés hors de la position qu'ils occupaient dans l'atome d'uranium, puis restent temporairement dans une autre partie de l'atome ou du radical. En revenant aux positions primitives d'équilibre, ils produisent une émission de lumière.

Le retour rapide des électrons, presque immédiat même aux

plus basses températures, est favorable à l'hypothèse d'une localisation des mouvements dans l'atome d'uranium ou dans l'uranyle.

Phénomènes magnéto-optiques
dans les cristaux et les sels de terres rares
par Jean BECQUEREL (Paris)

J'ai recherché dans les corps solides un phénomène de Zeeman. Les bandes fines de certains corps (minéraux et cristaux, sels solides ou dissous, contenant des terres rares) subissent dans un champ magnétique intense des modifications parfois très notables.

L'étude de ce phénomène a été faite surtout aux basses températures (spectres d'une netteté remarquable).

Les variations des bandes dépendent, non seulement de l'orientation de la vibration lumineuse, mais aussi de l'orientation du cristal dans le champ magnétique.

I. Supposons d'abord un cristal uniaxe, orienté de manière que l'axe optique soit parallèle au champ, le faisceau lumineux étant dirigé dans la même direction (observation longitudinale). Les bandes du spectre ordinaire sont séparées en deux composantes correspondant à l'absorption de vibrations circulaires de sens opposés.

L'état de polarisation circulaire de la lumière absorbée est une preuve que l'effet est dû, non à une action secondaire, mais à une action spécifique du champ magnétique. Le phénomène est donc de même nature que le phénomène de Zeeman, mais il s'en distingue par deux résultats nouveaux :

1° Les bandes d'absorption de vibrations circulaires d'un même sens ne se déplacent pas toutes d'un même côté du spectre sous l'influence d'un même champ magnétique. Deux hypothèses ont été émises : celle d'une inversion du champ dans certaines régions moléculaires et celle de la présence simultanée d'électrons négatifs et positifs;

2° Les déplacements subis par les bandes des cristaux sont souvent notablement supérieurs aux déplacements observés pour les raies des gaz.

Les changements de période produits par un même champ paraissent absolument indépendants de la température. Même dans les corps paramagnétiques, le changement de période constitue une manifestation du diamagnétisme.

Les composantes circulaires ne sont pas toujours placées symétriquement par rapport à la position primitive des bandes. A ces légères dissymétries de positions viennent s'ajouter des dissymétries d'intensités. Il semble exister deux espèces différentes de dissymétries d'intensités : l'une d'elles augmente considérablement quand la température s'abaisse.

La polarisation rotatoire magnétique auprès et à l'intérieur d'une bande est toujours due à l'effet simultané de la dispersion et de la séparation de la bande en deux parties correspondant à l'absorption de vibrations circulaires inverses. La théorie de « l'effet Hall » se vérifie dans toutes ses conséquences.

II. Divers cas se présentent, suivant les orientations relatives de l'axe optique, du faisceau et du champ. Si l'on oriente un cristal uniaxe de manière à observer transversalement une vibration ordinaire normale au champ, on doit distinguer deux cas :

a) Lorsque l'axe optique est parallèle au champ, on observe les mêmes décompositions que précédemment, c'est-à-dire des décompositions symétriques ou ne présentant que les dissymétries dont il a été question plus haut;

b) Lorsque l'axe est normal au champ, on obtient les dissymétries les plus variées, et ces modifications n'ont aucun rapport avec celles qui se produisent dans le cas précédent.

Dans les deux cas, on observe la même vibration (ordinaire) oirentée de la même manière par rapport au champ ; cependant, les deux effets sont essentiellement différents, non seulement par leur grandeur, mais aussi par leur nature, et les dissymétries du second cas sont grandes, surtout lorsque les bandes des deux spectres n'occupent pas exactement la même position. L'explication de ce dernier fait est aisée s'il se produit une force électrique longitudinale qui relie les vibrations ordinaire et extraordinaire.

Ces résultats ont été étendus aux cristaux biaxes.

Si l'on oriente un cristal uniaxe de manière que l'axe optique soit parallèle au faisceau, un champ transversal donne lieu, dans le voisinage des bandes, à une biréfringence magnétique parfois considérable. L'explication de ce phénomène est le même que dans le cas de la biréfringence magnétique des vapeurs (Voigt).

Sur la décomposition de l'eau
par divers rayonnements

par Miroslaw KERNBAUM (Paris)

L'action chimique des sels et des émanations radioactives sur l'eau a déjà été l'objet de nombreuses recherches. C'est M. Giesel (1) qui, en 1903, constata pour la première fois que les solutions aqueuses du bromure de radium dégagent un mélange d'hydrogène et d'oxygène. Le phénomène a été bientôt étudié de plus près par MM. Ramsay et Soddy; M. Debierne l'a observé aussi, sous l'influence des sels d'actinum.

Sir William Ramsay a entrepris une série d'expériences pour étudier l'influence de l'émanation du radium sur l'eau et a démontré que les gaz provenant de sa décomposition ne se retrouvent jamais dans la proportion normale de deux volumes d'hydrogène à un volume d'oxygène, mais qu'il y a toujours surproduction d'hydrogène (2). Le fait serait facilement explicable en admettant que l'eau oxygénée se forme simultanément, dans l'eau soumise à l'expérience. Les premières analyses ont donné, il est vrai, un résultat négatif, mais bientôt MM. Ramsay et Cameron ont reconnu que l'eau saturée par l'émanation du radium contient des traces de peroxyde d'hydrogène (3).

Diverses réactions chimiques produites par les substances radioactives peuvent être attribuées uniquement aux rayons qu'elles émettent. En effet, M. Debierne (4) a pu observer qu'un gaz se dégage de l'eau sous l'action prolongée des rayons du radium, sans qu'il y ait contact entre l'eau et le sel actif. Je me suis proposé d'étudier la composition de ce gaz et il a résulté de mes essais que les rayons pénétrants du radium, en agissant sur l'eau, mettent en liberté *un seul gaz*, notamment *l'hydrogène*, tandis que l'oxygène se combine à l'eau et forme de l'eau oxygénée.

Puisque la quantité du gaz libéré équivaut bien à celle de peroxyde d'hydrogène dissous dans l'eau, on doit admettre que

(1) *Ber. Deutsch. Chem. G.* **36**, 347 (1903).
(2) *Le Radium* **4**, 488 (1907).
(3) *Journ. Chem. Soc.* **91**. 1604 (1907).
(4) *Le Radium* **6**. 65 (1909).

les rayons pénétrants du radium provoquent un mode « anormal »
de décomposition de l'eau qui peut être représenté par la formule :

$$2H_2O = H_2O_2 + H_2 \qquad (1)$$

Ces recherches ont été ensuite étendues à d'autres formes de
rayonnements : les rayons Röntgen ont donné un résultat négatif; l'effet des rayons ultra-violets sur l'eau liquide et de l'aigrette sur la vapeur d'eau saturée à la température ordinaire est
analogue à celui que produisent les rayons β du radium.

Je ne donnerai, dans ce qui suit, qu'un aperçu rapide des résultats obtenus jusqu'ici au laboratoire de Mme Curie; les détails
ont été ou seront publiés ailleurs.

Essais sur les rayons β du radium

La préparation mise obligeamment à ma disposition par
Mme Curie, contient environ 0.1 gramme de chlorure de radium
presque pur. Le sel étant renfermé dans une ampoule de verre
très mince, les rayons traversaient ce verre, puis un espace de
quelques millimètres d'air, enfin la paroi en verre du récipient
renfermant l'eau distillée. L'action des rayons X était donc parfaitement exclue. L'eau employée pour l'expérience a été préalablement bouillie et refroidie dans un ballon hermétiquement
fermé et les parois de l'appareil ont été chauffées dans le vide,
pour éliminer l'air adhérent au verre. On introduisait l'eau dans
le récipient et, pour se débarrasser des traces des gaz qui au-
raient pu rester dans l'eau ou dans l'appareil, on faisait le vide,
en interposant entre la trompe et l'appareil un ballon d'un volume considérable. Ce ballon était séparé de l'appareil par un
robinet qu'on ouvrait seulement pour un instant, après avoir
fait le vide, dans le ballon, à un degré suffisant. De cette façon,
ayant absorbé seulement une peu de vapeur par l'anhydride
phosphorique, on arrivait à constater par la jauge de Mac-Leod,
que la pression de l'air sec dans l'appareil ne dépassait pas
1/200 à 1/500 de millimètre; l'appareil était alors fermé à la
lampe.

La production moyenne du gaz qui se dégageait de l'eau sous
l'action des rayons variait de 2 à 6 millimètres cubes par jour,
suivant l'épaisseur de la paroi intérieure du récipient.

Après avoir recueilli une quantité suffisamment grande du gaz
(150 à 300 millimètres cubes), on s'assurait que c'était de l'hy-

drogène pur en le combinant à l'oxygène, par l'action d'une
étincelle, dans un tube endiométrique gradué qui permettait
d'évaluer le volume du gaz à 2 p. c. près.

La recherche qualitative de l'eau oxygénée dans le liquide
retiré de l'appareil a été exécutée à l'aide des réactions suivantes :

1° Par la coloration bleue d'une solution d'iodure de potassium amidonnée et additionnée de quelques gouttes de sulfate
de fer;

2° Par la coloration jaune de l'acide titanique, dissous dans
l'acide sulfurique dilué;

3° Par la décoloration du permanganate de potasse, en opérant
sur une solution légèrement acidulée par de l'acide sulfurique.

La dernière réaction servait en même temps pour les mesures
quantitatives. Vu les quantités minimes d'eau oxygénée, il fallait employer des solutions de permanganate très diluées : 1/1000
à 1/5000 molécule-gramme par litre.

Néanmoins, on obtenait, dans ces dosages, une approximation
de 5 p. c. environ. Voici un exemple : à l'aide de formule (1),
on calcule qu'aux 165 millimètres cubes d'hydrogène, dégagé par les rayons agissant pendant 41 jours sur 30 centimètres
cubes d'eau doivent correspondre 0.25 milligrammes d'eau oxygénée, ce qui revient à une concentration de 8.34 milligrammes
par litre d'eau. Or, la moyenne de cinq dosages exécutés à l'aide
de différentes solutions de permanganate a donné un nombre un
peu inférieur, la divergence ne dépassant pas l'ordre des erreurs d'observations.

Action inverse

Il a semblé d'abord qu'après quelques jours, pendant lesquels
le gaz s'absorbait dans l'eau, sa production devenait proportionnelle au temps. Mais des expériences de longue durée ont prouvé
qu'elle diminue graduellement et tend vers un état d'équilibre.

Ainsi, dans l'expérience destinée à fournir des données quantitatives exactes, la production de l'hydrogène, qui a été au début de 5.5 milimètres cubes par jour, est tombée, après six mois
d'exposition à l'action des rayons β, à 1.4 millimètre cube par
jour; elle a donc diminué dans la proportion de 1 : 4 environ. On
peut expliquer cette diminution en admettant qu'il se poursuit
simultanément une réaction inverse :

$$H_2 + H_2O_2 = 2H_2O \qquad (2)$$

Cette réaction doit se produire dans le liquide avant que l'hydrogène ait le temps d'en quitter la surface; elle devient accessible à l'observation avec l'augmentation de la quantité de l'eau oxygénée et finalement, un équilibre s'établit. Le dégagement du gaz cesse alors tout à fait, comme j'ai pu l'observer dans les cas des rayons ultra-violets et de l'aigrette. Pour les rayons β, l'équilibre serait trop long à atteindre, mais la courbe tracée pendant six mois tend asymptotiquement vers une droite parallèle à l'axe des abcisses.

On peut donc représenter la réaction comme se poursuivant simultanément dans les deux sens, sous la forme de :

$$H_2O \; \underset{\leftarrow}{\rightarrow} \; H_2O_2 + H_2 \qquad (1, 2)$$

Cette façon de voir est confirmée par l'expérience suivante : M. J.-M. Creighton (1) a observé la décomposition de l'eau oxygénée dans une chambre noire, sous l'action des rayons pénétrants du radium. En soumettant une solution diluée d'eau oxygénée à l'action du rayonnement, on devrait donc observer, d'une part la production de l'oxygène suivant la formule :

$$H_2O_2 = H_2O + O \qquad (3)$$

et d'autre part, de l'hydrogène provenant de la décomposition de l'eau suivant la formule (1) ci-dessus.

Je me suis servi de plusieurs solutions d'eau oxygénée; après les avoir exposées à l'action des rayons pénétrants pendant un temps qui aurait suffi pour la production d'environ 100 millimètres cubes d'hydrogène, j'ai analysé le gaz dégagé. L'oxygène seul était présent. Cela prouve qu'une concentration d'eau oxygénée (d'ailleurs très faible, de l'ordre de 10 à 30 milligrammes par litre d'eau distillée) étant atteinte, l'hydrogène ne peut plus être mis en liberté, puisqu'il se recombine avec son peroxyde.

Calcul de l'énergie

En se basant sur les équations thermochimiques de la décomposition de l'eau oxygénée, établies par Berthelot :

$$H_2O_2 = H_2O + O + 21.700 \; \text{cal.}$$

et de la recombinaison du mélange tonnant :

$$H_2 + O = H_2O + 69.000 \; \text{cal.}$$

---

(1) *Journal Chem. Soc. Abstr.* **96** (2) 201 (1909).

on obtient, pour la réaction observée la formule thermochimique :

$$2\,H_2O = H_2O_2 + H_2 - 90.000\ cal.$$

c'est-à-dire une absorption de 45.000 cal. par gramme d'hydrogène produit, ou 0,0162 cal. par 4 millimètres cubes d'hydrogène formés en moyenne dans une journée (1). D'après les dernières données, la quantité de chaleur dégagée par 1 gramme de radium serait de 118 cal. par heure, soit 2.832 cal. par jour. Puisque le radium métallique dans la préparation employée doit peser environ 75 milligrammes, le rapport de l'énergie utilisée dans la réaction à l'énergie totale calorifique dégagée par le sel actif, serait donc de

$$0,0162 : 2.832 \times 0,075 = 1 : 13,000$$

Dans ces expériences, la paroi à travers laquelle les rayons pénétraient dans l'eau était plus mince et par conséquent, la fraction du rayonnement absorbée dans le verre étant plus faible, le même calcul donne une utilisation plus grande de l'énergie. On peut admettre qu'elle est en moyenne de l'ordre de 1 : 10,000. MM. Ramsay et Soddy, dans leurs expériences sur la décomposition de l'eau par l'émanation, laquelle se produit surtout sous l'influence des rayons α, ont utilisé 1 : 100 de l'énergie totale. Ces proportions concordent donc assez bien avec le rapport de l'ionisation produite par les rayons α à celle produite par les rayons β.

Essais sur les rayons X

Il est probable que l'effet décrit est dû entièrement à l'action des rayons β et que les rayons γ n'interviennent pas d'une façon appréciable (si ce n'est en produisant des rayons β secondaires).

Pour élucider la question, j'ai entrepris une expérience parallèle, à l'effet d'étudier l'influence des rayons Röntgen sur l'eau. Le dispositif de cet essai était analogue à celui qui a servi pour les expériences sur les rayons du radium.

300 centimètres cubes d'eau distillée ont été soumis, dans un ballon en verre mince, à l'action d'une ampoule à rayons X, placée contre le ballon et munie d'un osmorégulateur de Villard.

---

(1) Ce calcul est fait pour le commencement du phénomène, alors que l'action inverse est négligeable.

Les rayons agissaient régulièrement pendant 100 heures, par intervalles de trois à cinq heures. Aucun dégagement gazeux n'a été observé, bien que la sensibilité de la méthode eût permis d'évaluer facilement une formation de 5 millimètres cubes d'hydrogène ou de mélange tonnant. De plus, aucune trace d'eau oxygénée n'a pu être décelée dans l'eau retirée de l'appareil.

Le résultat négatif obtenu pour les rayons Röntgen s'explique par la faible absorption de ces rayons dans l'eau, ce qui était facile à vérifier à l'aide d'un écran fluorescent.

Je suis loin de soutenir qu'une action chimique des rayons X sur l'eau, surtout par production de rayons secondaires, soit impossible, avec une exposition plus longue. Cependant, étant donné que les rayons γ sont moins absorbables encore par l'eau que les rayons X, le résultat négatif obtenu pour ces derniers dans les mêmes conditions de l'expérience est favorable à la supposition que, dans les essais avec le radium, *les rayons β sont les seuls agissants.*

Essais sur les rayons ultra-violets

Une lampe à mercure en quartz, système Heracus, a été placée à une distance de 3 centimètres environ du vase, également en quartz, contenant 15 centimètres cubes d'eau distillée.

Après dix heures d'exposition, j'ai pu observer déjà un dégagement gazeux provenant de l'eau. Ce dégagement diminuait avec le temps. Pendant les trente-cinq dernières heures de l'exposition, dont la durée totale a été de deux cents heures, je n'ai pu constater aucune augmentation de pression, ce qui s'explique par l'effet de la réaction inverse. Le gaz était de l'hydrogène pur; sa quantité était de 0.26 centimètre cube, à la pression ordinaire. La production simultanée de l'eau oxygénée a été constatée par les réactions indiquées plus haut.

Ces résultats sont d'accord avec le fait établi depuis longtemps par les recherches de Schöne (1), à savoir que l'eau oxygénée se trouve dans l'eau de pluie et dans la neige, que la quantité en est plus grande pendant le jour que pendant la nuit et qu'il s'en trouve pas dans la rosée. Si on prend en considération, d'autre part, la quantité d'hydrogène qui se trouve dans l'atmosphère, surtout dans ses couches supérieures, on est conduit à

---

(1) *Ber. Deutsch. Chem. G.* 1874 p. 1693; 1877 pp. 482, 561 574 et 1028.

admettre que les rayons ultra-violets du soleil provoquent le même genre de décomposition de l'eau que ceux provenant d'une lampe en quartz. Malheureusement, je n'ai pas réussi, jusqu'à maintenant, à mettre ce fait en évidence par une expérience directe, ni à constater si la décomposition peut se poursuivre au niveau de la mer ou seulement dans les couches supérieures de l'atmosphère, où la concentration des rayons ultra-violets est plus grande.

Décomposition de la vapeur d'eau saturée par l'aigrette

On sait que de nombreuses réactions chimiques produites dans les gaz par les rayons ultra-violets sont également engendrées par l'effluve électrique et vice-versa. Ainsi, par exemple, la dissociation de l'acide carbonique sous l'influence de l'effluve, étudiée en 1878 par Thénard (1), fut réalisée en 1907 par MM. Chapman, Chadwick et Ramsbottom (2), à l'aide de la lumière ultra-violette. C'est à l'action de l'étincelle électrique sur l'oxygène de l'air qu'on doit la découverte de l'ozone par Schönbein en 1844; en 1900, M. Lenard (3) signala le même phénomène sous l'action du rayonnement ultra-violet.

M. Warburg (en partie en collaboration avec MM. Leithäuser, Pohl et Noda) a étudié de plus près les conditions physiques qui accompagnent les réactions produites dans les gaz par la décharge électrique et démontra qu'elles ne suivent plus la loi de Faraday. Ces réactions ne sont donc point assimilables au phénomène de l'électrolyse, mais, étant réversibles, elles ont plusieurs analogies avec les réactions photochimiques (4).

Il était intéressant d'étudier si la réaction provoquée dans l'eau par les rayons ultra-violets ne pouvait être reproduite à l'aide de l'aigrette. Pour éviter une simple électrolyse, on ne pouvait employer dans ces expériences de l'eau liquide, mais seulement de la vapeur. Il est vrai que de nombreuses publications ont déjà paru sur la décomposition de la vapeur d'eau par l'étincelle électrique. Le premier mémoire sur ce sujet de

---

(1) *C. R.* **74**. 1280 et **75**. 118 (1872).
(2) *Journ. Chem. Soc. (Trans.)* 1907 p. 942.
(3) *Annalen d. Physik* (IV) **1**. 486 (1900).
(4) *Jahrb. d. Radioabt.* **6** 181-229 (1909).

Perrot (1) remonte à un demi-siècle; récemment, MM. J.-J. Thomson, Chapman et Lidbury, Holt et Hopkinson (2) se sont occupés de la question; les deux derniers, surtout dans le but de démontrer que la séparation de l'oxygène et de l'hydrogène de la vapeur d'eau décomposée par étincelle électrique, est due à la différence des vitesses de diffusion de ces deux gaz, et non à un effet de l'électrolyse.

Or, si pendant toutes ces recherches, on n'a pas remarqué de surproduction d'hydrogène accompagnée de la formation d'eau oxygénée, cela s'explique facilement. Le peroxyde d'hydrogène se décompose à une température qui dépasse 60°, en dégageant son oxygène; on obtenait donc, comme produit définitif de dissociation, les deux gaz dans la proportion normale d'un volume d'oxygène à deux d'hydrogène.

Pour éviter cet inconvénient, je me suis servi de vapeur d'eau saturée à la température ordinaire et j'ai réussi à obtenir le résultat prévu. L'aigrette jaillissait entre une pointe formée d'un fil de platine étiré de 0.1 millimètre d'épaisseur et un petit disque également en platine, de 5 millimètres de diamètre, qui se trouvait à la distance de 2 centimètres. On réunissait la pointe au pôle négatif d'une forte machine électrostatique de Wimshurst, à dix plateaux; le disque était mis à la terre ou en communication avec le pôle positif.

Le manomètre signalait une augmentation de pression depuis le moment où la machine électrostatique se mettait en marche; la production du gaz n'était pas proportionnelle au temps, mais diminuait visiblement pour cesser tout à fait au bout de quinze à vingt minutes. Un état d'équilibre s'établissait alors et l'effet de l'aigrette semblait être nul, si l'on prolongeait l'expérience.

Il est évident que cet état d'équilibre, qui peut être défini par la quantité d'hydrogène produit (plus facilement accessible aux dosages que celle de l'eau oxygénée), dépend de la température de la vapeur, de la distance de la pointe au plateau, du voltage, etc.

Mais il est important de noter que, dans les mêmes conditions, la quantité d'hydrogène obtenue varie beaucoup, suivant l'état de la pointe. Lorsqu'elle était fraîchement étirée, j'ai obtenu 525 millimètres cubes d'hydrogène (volume mesuré à la pression

---

(1) *Ann. Chimie et Physique* 1861 p. 161.
(2) *Philosoph. Mag.* **16.** 92 (1908).

atmosphérique) sur 22 centimètres cubes environ qu'occupait la vapeur d'eau saturée, c'est-à-dire à peu près 2.4 p. c. Dans une deuxième expérience, avec la même pointe qui semblait s'être un peu oxydée, j'ai recueilli seulement 180 millimètres cubes d'hydrogène, constituant 0.8 p. c. du volume qu'occupait la vapeur décomposée. La troisième expérience, exécutée sans nettoyage de la pointe, dans les mêmes conditions, donna un résultat presque négligeable.

Si l'on séparait de l'appareil le tube où passait l'étincelle et qu'on le lavait avec de l'eau distillée, en y ajoutant quelques gouttes d'iodure de potassium amidonné, on observait de suite l'apparition d'une belle coloration bleue. Cette réaction ne pouvait provenir de l'ozone puisqu'on s'assurait avant l'expérience, à la jauge de Mac-Leod, que les traces d'air sec dans l'appareil ne dépassaient pas en pression $0^{mm}002$.

Il semble donc que l'eau oxygénée se forme à l'état de vapeur au voisinage de la cathode et se dépose sur les parois environnantes.

Discussion des résultats et conclusions

On voit que les rayons β du radium, les rayons ultra-violets et l'aigrette décompose l'eau de la même façon *anormale* qui peut être représentée par la formule générale :

$$2H_2O \rightleftarrows H_2O_2 + H_2$$

Je ne puis affirmer que cette formule soit correcte au point de vue de la dynamique chimique; la réaction monoatomique représentée par la formule $H.O \rightleftarrows 1/2\ (H_2O_2) + H$ est probable.

Les courbes de production du gaz en fonction du temps se ressemblent dans les trois cas et la cause commune en est à rechercher : examinons d'abord le mécanisme de l'action des rayons β. Leur effet peut intervenir soit comme une suite de l'ionisation, soit comme une suite du bombardement des molécules d'eau par les corpuscules β qui, à l'endroit où elles s'arrêtent, rompent dans une molécule la liaison entre le groupe hydroxylé et l'atome d'hydrogène, en libérant ce dernier.

En regardant de plus près les résultats quantitatifs, on peut facilement se rendre compte que la deuxième supposition est inadmissible.

En effet, la quantité d'atomes d'hydrogène libérés pendant un certain temps devrait correspondre, dans ce cas, à la quantité de corpuscules β de grande vitesse émis par le radium et absorbés par l'eau dans le même intervalle de temps (si l'on fait abstraction de la réaction inverse, négligeable au commencement).

Or, puisque 1 gramme de radium, en équilibre avec ses produits de désagrégation, dégage par jour 0.5 millimètres cube d'hélium, la quantité du même gaz dégagée par ma préparation (contenant à peu près 75 milligrammes de radium pur) est 125 à 200 fois plus petite que la quantité d'hydrogène libérée par l'eau sous l'influence des rayons β. Mais, en tenant compte de ce que quatre particules α émises par le radium, en équilibre avec ses produits de désagrégation, ne correspondent probablement qu'à un ou deux corpuscules β de grande vitesse et qu'une partie seulement de ces corpuscules est absorbée par l'eau, nous voyons que la quantité d'hydrogène libérée dépasse comme ordre de grandeur, au moins 500 ou 1000 fois la quantité prévue, si l'on suppose le mécanisme du bombardement.

L'effet de l'ionisation reste donc la seule explication possible du phénomène.

En ce qui concerne les rayons ultra-violets, M. E. Bloch [1] a observé récemment l'effet photo-électrique produit par ces rayons sur l'eau, et il a prouvé que les poussières et les moindres impuretés superficielles agissent comme catalisateurs. On peut donc admettre que c'est l'effet Hertz-Hallwachs-Lenard qui intervient pour produire, dans ce cas, le même genre de décomposition que par les rayons β.

Le cas de l'aigrette est plus compliqué; nous sommes contraints de chercher ici des analogies avec l'action chimique de l'effluve électrique sur différents gaz. On peut envisager le phénomène de deux façons :

1° La décomposition de la vapeur d'eau se passe sous l'influence de la lumière ultra-violette qui accompagne l'aigrette;

2° Cette décomposition est un effet d'ionisation, produit dans la vapeur par les électrons sortant de la pointe (rayonnement de Schumann).

La première façon de voir a été discutée, pour le cas de production d'ozone et de plusieurs réactions chimiques par M. Warburg, dans l'article du *Jahrbuch* cité plus haut. L'auteur fait ressortir que l'action chimique est concentrée dans la partie lu-

---

[1] Le *Radium* 6. 74 (1909).

mineuse des tubes à décharges et qu'elle varie avec la luminosité de l'effluve. Mais il constate, d'autre part, qu'il n'a jamais réussi à produire, ni par le rayonnement ultra-violet accompagnant l'effluve, ni par la décharge dans les tubes de Geissler (ce rayonnement agissant à travers le quartz), une action chimique aussi puissante que par l'effluve électrique, passant directement dans les gaz.

Or, l'aigrette dans la vapeur d'eau est très peu lumineuse et si l'on tient compte de l'analogie avec les rayons β du radium, c'est la seconde explication qui semble être la plus probable.

M. Bose (1), qui, parmi plusieurs réactions chimiques produites par les rayons cathodiques, a étudié aussi la décomposition de la vapeur d'eau, a observé d'abord une forte surproduction d'hydrogène, puis, après un certain temps, un dégagement d'oxygène par les parois du tube à essais. Je m'explique cette observation par la formation d'eau oxygénée, qui, se produisant simultanément avec l'hydrogène, se déposait, comme dans mes expériences, sur les parois et en se décomposant ensuite lentement, dégageait son oxygène.

Ainsi, on peut émettre la conclusion que la décomposition de l'eau sous la forme décrite se produit généralement comme suite de l'ionisation du liquide ou de sa vapeur par un rayonnement des corpuscules négatifs. Mais elle n'est accessible à l'observation qu'à la température où l'eau oxygénée ne se décompose pas, à son tour.

Conductibilité des diélectriques
sous l'action des rayons pénétrants

par Tcheslas BIALOBJESKI

—

On aurait peine à trouver une propriété de la matière qui présentât des différences aussi énormes que celles de la conductibilité électrique.

Prenons une baguette d'ébonite de 1 décimètre de longueur; un fil de cuivre de même section pour opposer au courant électrique une résistance égale, devrait former une ligne s'étendant au-delà des limites de la voie lactée.

------

(1) *Physik. Zeitschr.* **5**. 329 (1904).

Nous attribuons ces différences extrêmes à ce que, dans le métal, les électrons sont libres de circuler parmi les atomes ou qu'ils peuvent s'en détacher facilement, tandis que dans le diélectrique, l'atome tient emprisonnés ses électrons. Mais le physicien serait bien embarrassé si on lui demandait quelles causes structurales il peut invoquer pour expliquer la liberté des électrons métalliques et l'emprisonnement des électrons dans les diélectriques. On conçoit l'intérêt et l'importance de cette question, pour l'intelligence de la constitution des corps.

Le physicien parvient le plus souvent à comprendre une propriété quelconque de la matière s'il trouve les moyens de la faire varier à son gré. Aussi, un progrès immense a-t-il été réalisé lorsque la découverte des rayons nouveaux nous a donné la possibilité de rendre les gaz conducteurs. On sait que leur conductibilité s'explique par la production d'ions, c'est-à-dire de centres électrisés portant des charges de deux signes. L'image vivante et variée des propriétés électriques des gaz qui s'est dégagée de cette conception restera sans doute un modèle, pour toutes les tentatives d'interprétation dans le domaine de la conductibilité électrique.

D'autre part, on a pu établir une théorie de la conductibilité métallique en empruntant les idées directrices de la théorie cinétique des gaz. Les électrons dans le métal se trouveraient dans un état du mouvement non ordonné, analogue à celui des molécules d'un gaz. Il y a encore un type de conductibilité dont l'interprétation avait été donnée avant les deux autres : c'est celle des électrolytes. Une partie de la substance dissoute serait dissociée en ions ; leur mouvement suivant les lignes de force constituerait le courant, dans l'électrolyte.

On voit la parenté de ces trois types de conductibilités. Les notions d'ions et d'électrons constituent le lien commun, dans toute la variété des phénomènes électriques. On s'efforce de ramener tous les cas de conductibilité, variant dans des limites étendues, à l'un des trois types ou à leur combinaison.

Nous ne nous occuperons ici que de diélectriques liquides et solides et examinerons surtout la conductibilité qu'ils acquièrent sous l'influence du rayonnement pénétrant des corps radioactifs.

Tous les savants qui étudiaient cette question tâchaient d'établir une analogie entre le courant dans les diélectriques liquides et solides d'une part, et dans les gaz devenus conducteurs, d'autre part. Je vais me placer au même point de vue et essayerai de présenter, dans cet article, un aperçu sommaire des résultats qu'on a pu obtenir jusqu'ici, dans cet ordre d'idées.

I

La particularité la plus frappante de la conductibilité, dans les gaz ionisés, consiste en ce que le courant ne suit pas la loi d'Ohm. On peut distinguer trois périodes dans la variation du courant en fonction de la force électromotrice. Supposons que nous ayons un condensateur entre les armatures duquel se trouve l'air ionisé par un moyen quelconque. Une des armatures est chargée à un potentiel déterminé, qu'on veut faire varier graduellement, l'autre est relié à un appareil de mesure, le plus souvent un électromètre ; on l'isole au moment où l'on fait la mesure. Le même dispositif peut servir à l'étude de tous les diélectriques.

Or, aux potentiels faibles, la loi d'Ohm est applicable ; ensuite, le courant augmente plus lentement que la force électromotrice et enfin, il ne varie plus. On a alors le courant de saturation : tous les ions produits dans un champ déterminé sont extraits du gaz par le champ électrique, pendant le même intervalle de temps. La troisième période est caractérisée par une augmentation très rapide du courant due à l'ionisation par chocs. Au bout de cette période se produit la décharge disruptive.

Des phénomènes analogues peuvent être observés dans des diélectriques liquides et même solides.

Le professeur J.-J. Thomson, au début de ses travaux sur l'ionisation, a signalé qu'un conducteur électrisé se décharge lorsque l'isolant qui l'entoure, gazeux, liquide ou solide, est soumis à l'action des rayons X (*Electrician*, 7 février 1896). La découverte de l'ionisation des liquides par le rayonnement pénétrant du radium est due à P. Curie (1). Il constata le manque de proportionnalité entre le courant et la force électromotrice.

Ses observations ont été confirmées par M. Jaffé (2). Ce savant a pu aller beaucoup plus loin, dans un travail paru en 1909 (3), où il étudia la conductibilité spontanée de l'hexane, soigneusement purifié par des distillations répétées. Il convient de remarquer ici que les corps étrangers exercent une

---

(1). *C. R.*, **134** (1902) 420.

(2). *Journ. de Ph.*, IV, **5** (1906) 263 et *Annal. der Phys.*, **25** (1908) 227.

(3). *Annalen der Phys.*, **28** 1909) 326.

influence énorme sur le courant dans les diélectriques liquides. Leur présence en quantité inappréciable augmente la conductibilité d'une façon étonnante. On attribue cette influence à la décomposition de la substance étrangère en ions électrolytiques qui transporteraient le courant, à côté des ions toujours présents dans le liquide. On peut supposer aussi que la substance pure se trouve dans un état incomplètement stable et qu'il y a création d'ions nouveaux, sous l'influence d'une amorce quelconque, quelque petite qu'elle soit.

Dans l'hexane pur, M. Jaffé est parvenu à obtenir la saturation complète, pour un champ relativement faible de 200 $\frac{\text{volt}}{\text{cm}}$. La saturation s'est maintenue lorsque l'hexane a été fortement ionisé par le rayonnement γ du radium.

De ces expériences, M. Jaffé a tiré la conclusion que l'hexane pur se comporte tout à fait comme un gaz dense, en ce qui concerne ses propriétés électriques. On ne doit lui attribuer aucune conductibilité spontanée. Celle qu'il possède est due, d'une part au rayonnement radioactif extérieur pénétrant à travers les parois du vase qui contient le liquide, et d'autre part, au rayonnement issu de ces parois. Celui-ci provient peut-être de la radioactivité faible qui serait la propriété générale de la matière. M. Jaffé isolait l'effet de ce rayonnement intérieur à l'aide d'écrans de plomb dont il entourait son appareil de mesure. Il estime que pour un vase de laiton, 31 p. c. de la conductibilité est de cette origine. Pour des vases de divers métaux, il a trouvé des différences sensibles.

Les mêmes conclusions s'appliquent au pentane et à l'éther de pétrole purifiés. La conductibilité de tous ces liquides, en l'absence d'écrans de plomb, correspond à la production de 216 ions par c. c. et sec., si l'on adopte le nombre 325×10^{10} U. E. S. pour une décharge élémentaire.

Dans deux travaux antérieurs, M. Jaffé avait étudié l'ionisation de quatre liquides par les rayons γ du radium, à savoir : l'éther de pétrole, la benzine, le sulfure de carbone et le tétrichlorure de carbone (1). Ils n'étaient pas purifiés d'une façon spéciale.

La saturation complète n'a pas pu être obtenue. Le courant se représentait par la formule :

$$i = f(e) + ce \qquad (1)$$

---

(1). *Journ. de Ph.*, IV-5 (1906) 263 et *Annal. der Phys.*, **25** (1908) 227.

où e est la force électromotrice; la fonction f (e) tend vers une limite à mesure que e *augmente*. Donc le courant se compose de deux parties dont l'une est analogue aux courants dans les gaz ionisés, tandis que l'autre suit la loi d'Ohm. L'existence du second terme est attribuable, d'après M. Jaffé, aux ions électrolytiques beaucoup moins mobiles que les ions créés par le rayonnement (Strahlungsionen). Au moyen de plusieurs distillations, on élimine des impuretés, source d'ions électrolytiques; il ne reste que les ions produits par les rayons des corps radioactifs présents dans le sol et l'atmosphère et peut-être aussi par la radiation propre des parois.

Il faut ajouter que, dans l'hexane pur, le courant s'est trouvé indépendant de la température, dans l'intervalle d'ailleurs peu étendu de 20°-40°.

Au cours de mon travail sur l'ionisation des diélectriques fait au Collège de France (1), je mesurais le courant spontané et le courant d'ionisation dans la paraffine fondue. Le but principal de cette étude était la comparaison des conductibilités pendant le passage du corps de l'état solide à l'état liquide. Aussi ai-je choisi la paraffine dure (point de fusion environ 74°) qui, à l'état solide est un diélectrique presque parfait, et dont la conductibilité spontanée est négligeable, si l'on n'emploie pas des couches trop minces. J'ai fait des expériences avec deux épaisseurs de la couche diélectrique traversée par le courant : l'une était à peu près de 1 millimètre, l'autre de 1 centimètre.

La relation entre l'intensité du courant et la force électromotrice s'est trouvée assez compliquée. Le courant spontané nettement saturé n'a pu être obtenu que dans la couche épaisse (1 centimètre) de paraffine à partir du champ de $1.000 \frac{\text{volts.}}{\text{cm}}$ Dans la couche mince (1 millimètre), le courant suit d'abord la loi d'Ohm, puis son augmentation devient plus lente et à la fin, il s'établit de nouveau une relation linéaire entre le champ et le courant correspondant.

En ce qui concerne le courant d'ionisation, qui était dans la couche mince environ 15 fois plus fort que le courant spontané, son allure est la suivante : après la proportionnalité initiale qui s'observe aux champs faibles dans tous les cas, le courant croît plus lentement que la force électromotrice, mais aux champs

---

(1) *Le Radium*, VII, (1910) février et mars.

élevés, l'accroissement semble s'accélérer. On peut entrevoir ici le commencement de la région où se prépare la décharge disruptive.

Pour la couche épaisse, les écarts de la loi d'Ohm n'apparaissent qu'aux champs élevés. Cela s'explique facilement par l'abondance des ions produits par le rayonnement, ce qui nécessite des champs très forts pour la saturation. Il est à remarquer encore que le courant spontané est plus intense pour les mêmes différences de potentiel dans la couche épaisse, ce qui contredit formellement la loi d'Ohm. Il n'en est pas ainsi pour le courant d'ionisation, mais toujours le courant dans la couche de 1 centimètre dépasse de 1/10 celui de la couche de 1 millimètre.

Ces résultats obtenus avec la paraffine ne donnent pas droit à conclure qu'il y ait une différence entre les ions qui transportent le courant spontané et ceux créés par le rayonnement, dans le cas où la limite de la conductibilité n'a pas été certainement atteinte. Nous verrons que l'étude des variations du courant avec la température conduit à la même conclusion.

Il y a lieu maintenant d'indiquer une propriété particulière du courant dans les diélectriques liquides. C'est la dissymétrie qui existe entre les courants dirigés en sens contraire. Le courant qui correspond à l'arrivée des charges négtives sur l'électrode en communication avec l'électromètre est toujours plus intense que celui qui transporte vers cette électrode des charges positives. Le courant spontané dans la couche mince de paraffine manifeste cette dissymétrie de la façon la plus frappante. Au surplus, à mesure que le champ augmente, la dissymétrie des deux courants va en s'accentuant. Leur rapport, pour une différence de potentiel de 90 volts, s'est trouvé égal à 1,6 tandis que pour 1,800 volts il s'est élevé à 2,9. La dissymétrie est moins grande pour le courant d'ionisation et pour le courant spontané, dans le cas des couches épaisses.

M. Jaffé, en étudiant la conductibilité de l'hexane, a aussi remarqué l'existence de cette différence entre les courants de deux signes. Son appareil était un condensateur cylindrique; l'armature extérieure était constituée par un vase cylindrique en communication avec une batterie d'accumulateurs. Une tige métallique formant l'armature intérieure était reliée à un électroscope du système Wilson, à feuille inclinée. Or, il attribua la dissymétrie à l'ionisation produite par le rayonnement β primaire et secondaire qu'émettait la paroi du vase cylindrique.

Cette émission ne se produisait que dans le cas de la charge négative du cylindre, la charge positive arrêtant les rayons β chargés négativement. Dans son travail récemment paru (1), M. Jaffé présenta une autre explication de la dissymétrie des courants : il la considère comme un effet de la diffusion, les ions positifs étant plus mobiles que les ions négatifs, contrairement à ce qui a lieu dans les gaz ionisés. Les ions plus mobiles diffusent plus vite vers les électrodes métalliques et par conséquent, le liquide s'appauvrit en ions positifs.

Il me semble que cette cause n'est pas suffisante pour expliquer les faits observés avec la paraffine, surtout la différence de plus en plus grande entre les deux courants à mesure que le champ électrique croît. La première explication ne peut être invoquée non plus, à cause de la symétrie de l'appareil de mesure : j'employais en effet un condensateur plan muni d'un anneau de garde. Je n'insiste pas davantage sur ce point qui demande, à mon avis, un éclaircissement expérimental.

Passons aux diélectriques solides : dans des couches dont l'épaisseur est supérieure à 1 millimètre, le courant d'ionisation, aussi bien que le courant spontané, suit la loi d'Ohm jusqu'aux champs très élevés. Il n'en est pas de même des couches plus minces. J'ai obtenu par exemple les résultats suivants, avec une couche de paraffine dure de 21 millimètres d'épaisseur: jusqu'à une différence de potentiel de 24 volts, le courant d'ionisation reste proportionnel à la force électromotrice; ensuite, il monte de plus en plus lentement, mais à partir de 540 volts, il commence à croître avec une grande rapidité. On peut supposer que c'est la décharge disruptive qui se prépare dans cette région. L'allure du courant spontané est caractérisée par une aumgmentation rapide, immédiatement après la période initiale de proportionnalité entre le champ et le courant.

Nous allons passer maintenant à la mobilité des ions dans les diélectriques. S'il y a réellement une analogie entre ceux-ci et les gaz, la mobilité doit être une constante caractéristique du milieu. En supposant qu'il existe dans la substance considérée une seule espèce d'ions, nous pouvons représenter le courant par la formule

$$i = ne\,(K_1 + K_2)\,X \qquad (2)$$

____

(1) *Annalen der Phys.* **32** (1910) 148.

où n est le nombre d'ions dans l'unité de volume, e la charge élémentaire, X la force électromotrice, K_1 et K_2 les mobilités des ions de signes contraires. Naturellement, il peut y avoir plusieurs espèces d'ions de mobilités différentes.

En premier lieu, il convient de citer le travail de Cécilia Böhm-Wendt et E. von Schweidler sur cette question (1). Ces auteurs ont évalué la somme des mobilités des ions des deux signes produits par le rayonnement radioactif, dans l'éther de pétrole et l'huile d'olives. Pour cette évaluation, ils ont combiné la valeur du courant de saturation avec celle qui correspond aux faibles différences de potentiel, lorsque la loi d'Ohm est encore satisfaite. En outre, ils ont admis que le nombre de M. Langevin est égal à l'unité, pour les diélectriques liquides. Ce nombre est donné par la formule

$$\varepsilon = \frac{K\alpha}{4\pi e(K_1 + K_2)}$$

où K est la constante diélectrique et α le coefficient de recombinaison. D'après la théorie, E représente le rapport du nombre de chocs qui ont pour résultat la recombinaison des ions au nombre total des chocs (2). Il est évident que ce rapport est inférieur à l'unité. Il doit s'en rapprocher à mesure que diminuent la mobilité des ions et leur chemin moyen entre deux chocs consécutifs contre les molécules. C'est justement ce qui a lieu dans les solides et liquides, si on les compare au gaz.

Les auteurs ont trouvé, pour la somme des mobilités des ions positifs et négatifs dans l'éther de pétrole, la valeur

$$4.1 \times 10^{-4} \frac{\text{cm} : \text{sec.}}{\text{volt} : \text{cm.}}$$

Dernièrement, M. Jaffé a fait une détermination des grandeurs en question (3). Dans ce but, il a appliqué aux diélectriques liquides la méthode imaginée par M. Langevin, qui permet d'effectuer la mesure de mobilités d'une manière directe (4). Il a trouvé que la mobilité d'un ion positif est égale à

$$6.03 \times 10^{-4} \frac{\text{cm.} : \text{sec.}}{\text{volt} : \text{cm.}}$$

(1). *Phys. Zeitschr.* **10** (1909) 379.

(2) *C.R.*, **134** (1902) 533 et **146** (1908) 1011: *Annales de Ch. et de Ph.*, 7ᵉ série **28**, p 433 et suivantes.

(3) *Ann. d. Phys.*, 32 (1910) 148.

(4) *Lot. cit.*, p. précéd.

et celle d'un ion négatif à 4.17 × 10 . Ces nombres ont été obtenus avec l'hexane ionisé par les rayons γ d'une forte préparation de radium.

La méthode n'indique pas auquel des deux ions il faut attribuer une mobilité plus grande. Aussi M. Jaffé a-t-il fait des expériences spéciales pour trancher cette incertitude. Comme résultat, il trouve que c'est l'ion positif qui est le plus rapide. Dans le tableau donné par M. Jaffé, la différence entre les deux intervalles de temps à déterminer paraît trop petite pour qu'on puisse se prononcer définitivement en faveur de la conclusion adoptée.

J'ai tâché aussi de me rendre compte des mobilités des ions dans la paraffine fondue en employant la méthode de Böhm-Wendt et von Schweidler. On se heurte à une difficulté qui provient de la dissymétrie des courants des deux signes. En utilisant les nombres relatifs au courant spontané dans la couche de 1 centimètre, où la dissymétrie n'est pas trop considérable et où la saturation à peu près complète a été atteinte, j'ai obtenu, pour la somme des mobilités, la valeur

$$1.6 \times 10^{-4} \frac{\text{cm. : sec.}}{\text{volt : cm.}}$$

De la même façon, j'ai calculé les mobilités dans les couches très minces de paraffine solide dont je parlais plus haut. Ici, une cause d'erreur peut provenir de ce que la condition de l'uniformité dans la distribution des ions n'est pas suffisamment réalisée. Le calcul donne le nombre

$$1.4 \times 10^{-7} \frac{\text{cm. : sec.}}{\text{volt : cm.}}$$

environ 1.000 fois plus petit que le précédent.

Après la mobilité, il est naturel d'examiner la diffusion des ions, parce que les deux grandeurs sont proportionnelles entre elles. M. Townsend a établi une formule qui permet de calculer le coefficient de diffusion si la mobilité correspondante est connue (1). M. Jaffé en a fait usage pour déterminer les coefficients de diffusion des ions dans l'hexane (2). Il a trouvé, pour les ions positifs et négatifs, respectivement les valeurs 1.5×10^{-5} et 1.03×10^{-5}. Il serait désirable d'évaluer ces coefficients par des méthodes directes.

----

(1). Voir par ex. J.-J. Thomson, *Conduction of electricity through gases*, 2ᵉ édition, p. 42.

(2) *Loc. cit.*, p. 186.

Nous allons passer en revue les phénomènes qui sont liés à la recombinaison des ions. Supposons qu'en l'absence du champ électrique, le diélectrique étudié soit soumis à l'action d'un rayonnement ionisant qui produise q ions de chaque signe dans l'unité de volume, par seconde. Or, le nombre d'ions ne croît pas proportionnellement au temps, mais tend vers une limite déterminée qui dépend de l'intensité du rayonnement. C'est la recombinaison qui s'oppose à l'accumulation indéfinie des ions. A mesure que leur nombre augmente, les ions de signes contraires se rencontrent de plus en plus souvent, en rétablissant les molécules neutres. Il est naturel d'admettre, par analogie avec la loi d'action des masses, que la vitesse de recombinaison est proportionnelle au produit des nombres d'ions des deux signes. Si le diélectrique est neutre dans toute sa masse, nous avons :

$$\frac{dn}{dt} = q - an^2 \qquad (3)$$

où n est le nombre d'ions de chaque signe dans l'unité de volume et a le coefficient de recombinaison. Si l'état stationnaire est atteint, on a :

$$q - an^2 = 0 \qquad (4)$$

Quand l'agent ionisant est supprimé, l'ionisation disparaît graduellement, à cause de la recombinaison; on a alors :

$$\frac{dn}{dt} = - an^2 \qquad (5)$$

Telles sont les équations fondamentales de la théorie de J.-J. Thomson (1).

Le coefficient de recombinaison des ions produits par les rayons γ dans l'hexane a été déterminé par M. Jaffé à l'aide de deux méthodes différentes (2). L'une d'elles était directe et consistait à supprimer l'action du rayonnement et, après un temps connu, extraire rapidement du liquide, par un champ puissant, tous les ions qui ne se sont pas recombinés. La mesure des quantités d'électricité recueillies de cette façon, pour des temps variables, fournit la valeur de a par l'application directe de la formule (5). L'autre méthode, indirecte, est analogue à celle qui a été indiquée par Böhm-Wendt et von Schweidler pour la mesure des mobilités. Ayant déterminé les mobilités à l'aide

---

(1) J.-J. Thomson. *loc. cit.*, p. 16.
(2) *Loc. cit.*, p. 186.

de la méthode indépendante, on peut retrouver le coefficient a. Les deux méthodes ont donné des résultats concordants. M. Jaffé est arrivé à conclure que la loi simple de l'action de masse ne peut représenter suffisamment bien les données expérimentales. Il l'a remplacé par une formule plus générale :

$$\frac{dn}{dt} = - an^{v}.(n+c)^{v} ;$$

la valeur de l'exposant v s'est trouvée égale à 0.92 (au lieu de 1).

J'ajoute que la disparition de l'ionisation pour le liquide se produit rapidement. Dans une expérience de M. Jaffé *(loc. cit.* p. 166), le courant d'ionisation est devenu neuf fois plus petit en une minute. (Nous verrons dans un instant qu'il en est tout autrement dans le cas des diélectriques solides.)

Je ne puis abandonner le sujet des diélectriques liquides sans signaler les expériences de M. Greinacher, qui ont prouvé l'action ionisante des rayons α sur ces diélectriques (1). L'ionisation est faible : pendant son parcours, une particule α produit dans l'air 1.000 fois plus d'ions que dans l'huile de paraffine. L'accroissement de conductibilité est indépendant du sens du courant, ce qui semble indiquer que les mobilités des ions des deux signes sont à peu près égales. Les expériences ont porté sur l'huile de paraffine et l'éther de pétrole. Pour ce dernier liquide, la saturation complète du courant a pu être observée. Dans l'huile de paraffine, le courant aux champs faibles croît plus vite que la force électromotrice, mais ensuite, c'est le contraire qui a lieu. La valeur maximum du courant s'établit en quelques minutes pour l'huile de paraffine et presque instantanément, pour l'éther de pétrole. La disparition de l'ionisation se produit de la même façon. L'accroissement initial du courant présente cette particularité qu'il est lent au début et s'accélère ensuite.

II

L'étude des diélectriques solides, au point de vue de la théorie des ions, est moins avancée que celle des liquides. On émettait même jusqu'en ces derniers temps des doutes quant à savoir s'ils subissent réellement l'influence du rayonnement ionisant. Il n'en est pas moins vrai que les solides sont aussi bien ionisés que les gaz et les liquides.

---

(1) *Phys. Zeitschrift,* **10** (1909) 986.

H. Becquerel, en 1903, avait signalé pour la première fois une augmentation de conductibilité de la paraffine exposée au rayonnement du radium (1). Presque en même temps, M. Becker a fait cette observation pour plusieurs diélectriques. L'accroissement de conductibilité tel que l'observait M. Becker était très petit. Il a constaté que le courant croît jusqu'à un maximum, à partir du moment où le rayonnement commence à agir (2). M. Hodgson (3) observa des courants d'ionisation plus considérables.

J'ai poussé un peu plus loin l'étude de cette question; dans ce qui suit j'en exposerai les principaux résultats :

On peut obtenir facilement avec le soufre, qui est très sensible au rayonnement radioactif, un courant d'ionisation plusieurs centaines de fois plus fort que le courant spontané.

L'établissement de l'état stationnaire sous l'action continue du rayonnement ionisant et la disparition de l'ionisation, après que la substance active a été retirée, se produisent avec une extrême lenteur dans les diélectriques solides.

La différence entre la valeur initiale du courant d'ionisation et sa valeur finale, ainsi que la durée de l'augmentation, sont plus considérables pour des couches épaisses du diélectrique. Il en est de même pour la durée de disparition. Dans une plaque de souffre de $15^{mm}4$ d'épaisseur fortement ionisée, le courant, au bout de vingt-quatre heures, n'a pas encore atteint sa valeur maximum.

Pour suivre l'accroissement de l'ionisation et sa disparition, je mesurais l'intensité du courant, en établissant de temps en temps un champ électrique déterminé. Il faut que ce champ soit faible et les intervalles entre les mesures consécutives assez longs pour que le nombre d'ions entraînés par le courant soit petit, par rapport à leur nombre total.

Les mesures de ce genre m'ont permis d'évaluer deux grandeurs : 1° le produit qa du nombre d'ions engendrés dans 1 centimètre cube par seconde et 2° le nombre ε de M. Langevin, dont la signification a été indiquée plus haut. Les expressions dont je me suis servi pour ce calcul se déduisent facilement des formules fondamentales de la théorie des ions (voir p. 146). Le

---

(1). *C.R.* **136**. 1173.

(2). *Annalen der Phys.* **12** (1904) 124.

(3). *Phil. Mag.* **18** (1909) 252.

nombre ε peut être calculé au moyen de deux formules : l'une d'elles utilise les mesures de l'accroissement d'ionisation, l'autre celles de la disparition. On obtient de cette façon pour ε des valeurs voisines de l'unité, à quoi il fallait s'attendre vu la mobilité extrêmement petite des ions dans la substance solide. En ce qui concerne le produit qa, j'ai trouvé que ce produit n'est pas constant, mais décroît notablement pendant le temps qui s'écoule avant que l'ionisation atteigne son maximum. Ce résultat est inattendu et il est difficile de l'expliquer par la théorie des ions dans les gaz, à moins de supposer que le nombre q des ions engendrés par la radiation diminue jusqu'à une limite déterminée, à mesure que l'ionisation augmente.

Les phénomènes du passage de l'électricité dans les diélectriques solides sont extraordinairement embrouillés, par suite de nombreuses soi-disant anomalies que présentent ces substances. La principale, à laquelle se rattachent beaucoup d'autres, c'est l'existence de la force électromotrice antagoniste, qui se développe progressivement lorsque le champ électrique extérieur reste constamment appliqué. De cette cause provient la diminution graduelle du courant dans le diélectrique. Quand le champ est supprimé, la force antagoniste, restant seule à agir, produit le courant de sens inverse que nous appellerons courant de retour. Pour ce phénomène, M. J. Curie a trouvé une loi dite loi de superposition (1). Elle peut être énoncée ainsi : le courant de retour transporte en totalité une quantité d'électricité égale à celle qui est transportée par le courant direct, dont il faut retrancher le courant limite si celui-ci a une valeur appréciable.

Les anomalies des diélectriques ont été étudiées pour le courant spontané par de nombreux savants. Or, le courant d'ionisation manifeste les mêmes particularités. Aussitôt que le champ électrique est établi en présence de la matière active, la force électromotrice de sens inverse apparaît et croît continuellement. D'abord l'accumulation d'ions l'emporte et le courant augmente pendant quelques minutes, mais ensuite, il commence à diminuer lentement; le courant spontané, au contraire, diminuant rapidement dans ces conditions.

Dans une expérience avec un disque de soufre de $3^{mm}35$ d'épaisseur, la différence de potentiel de 1.800 volts étant appliquée constamment, le courant d'ionisation se réduisit en seize heures

---

(1) *Annales de Ch. et Ph.*, 6ᵉ série, **17** et **18**; voir **18**, p. 204.

à la moitié de sa valeur maximum. Le courant spontané dans le soufre représente au bout de quelques minutes une petite fraction de sa valeur initiale, qu'il est d'ailleurs difficile de mesurer avec précision. Après la suppression du champ, il se produit un courant de retour dont l'intensité initiale est égale à la valeur maximum du courant d'ionisation, lequel serait atteint si le champ extérieur agissait pendant un temps long (plusieurs heures). Mais cette intensité éprouve au commencement une chute rapide, après laquelle la diminution devient lente.

Il y a des diélectriques qui ne montrent pas cette différence entre le courant spontané et le courant d'ionisation. Dans la cire, par exemple, ces courants, ainsi que le courant de retour, ont une allure identique. Tous les trois commencent avec une intensité relativement considérable, qui décroît rapidement et finit par devenir presque inappréciable. Il y a lieu de remarquer que le rayonnement du radium produit sur la cire un effet moins fort que sur le soufre et la paraffine.

L'extinction presque complète du courant sous l'action ininterrompue du champ électrique permet de vérifier facilement si la loi de superposition s'applique pour la cire. Il suffit en effet de mesurer, en associant à l'appareil de mesure une forte capacité, la quantité totale d'électricité transportée par les deux courants, direct et inverse. J'ai fait peu d'expériences sur ce sujet, mais il semble que la quantité d'électricité fournie par le courant de retour est toujours plus petite.

Je ne m'engagerai pas ici dans la discussion de diverses vues théoriques qui avaient été proposées pour expliquer les anomalies des diélectriques. Le lecteur trouvera l'exposé de cette question (pour le courant spontané), avec des indications bibliographiques complètes, dans un article de M. E. von Schweidler (*Annalen der Physik*, 24 (1907) 711).

On peut présumer que l'hypothèse de la structure hétérogène des diélectriques solides, jointe à la théorie des ions, serait capable de surmonter les difficultés d'interprétation de ces phénomènes complexes et variés.

Il ne me reste qu'à indiquer l'influence de la température sur la conductibilité de la paraffine dure. J'ai fait cette étude pour les températures voisines du point de fusion. On observe un grand accroissement de conductibilité qui accompagne le passage graduel de la substance à l'état liquide. En dehors de cette période, la conductibilité croît lentement avec la température.

Je mesurais pour chaque température le courant d'ionisation et le courant spontané. Les séries de mesures ont montré que le rapport de deux courants, dans des conditions déterminées, reste à peu près constant malgré la variation très considérable de leur intensité : en effet, dans l'intervalle de dix degrés (70°-80°) autour du point de fusion, ils deviennent huit fois plus forts.

A la suite de ces résultats, on peut considérer comme probable l'identité des ions qui transportent le courant d'ionisation et le courant spontané. D'autre part, on est conduit à penser que la variation de la conductibilité avec la température est due uniquement à celle que subit la mobilité des ions. On peut admettre qu'en passant de l'état solide à l'état liquide, le corps s'enrichit en ions, d'où proviendrait l'augmentation de conductibilité. Or, tout ce que nous savons sur l'ionisation nous porte à croire que le nombre d'ions produits par le rayonnement ne doit pas varier considérablement, pendant la fusion solide. La constance du rapport dont nous parlions plus haut, prouve qu'il en est de même pour les ions qui prennent part au transport du courant spontané.

Le but de la présente aura été atteint si elle a pu mettre en évidence le vaste champ de recherches que nous avons à exploiter, dans le domaine de l'ionisation des diélectriques. Certes, nous ne pouvons compter sur des conquêtes comparables à celles qui ont été faites en étudiant les propriétés électriques des gaz, lesquelles nous ont déblayé le terrain. En revanche, dans les solides surtout se manifeste l'individualité de diverses espèces de la matière et l'étude de l'ionisation nous donne un moyen nouveau de l'approfondir.

Sur la synthèse de l'eau oxygénée par l'action de l'effluve électrique

par A. DE HEMPTINNE (Louvain).

—

En 1885, Traube et Engler (1) signalent que dans la flamme de l'hydrogène, il existe des traces d'eau oxygénée, principalement si l'on refroidit cette flamme sur de l'eau ou sur de la glace. L'eau provenant de la glace fondue contient des traces de ce même composé.

---

1. *Ber. Deutsche Chem. Ges.* 1885 p. 1890.

En 1905, Nernst (1) obtient des traces d'eau oxygénée en faisant éclater une étincelle sous l'eau, ou en dirigeant un jet de vapeur d'eau sur un corps incandescent.

A la même époque, Finkh (2) observe la formation de traces d'eau oxygénée lors de l'explosion d'un mélange d'hydrogène et d'oxygène, ce dernier gaz étant en excès.

Findlay (3) en obtient également de faibles quantités en soumettant à l'action de l'effluve électrique, dans un ozonateur, un mélange de vapeur d'eau et d'oxygène.

En 1908, Fischer et Mark et plus tard, Fischer et Runge (4) obtiennent des traces de ce corps en soumettant à l'action de la chaleur ou de l'effluve électrique un mélange de vapeur d'eau et d'oxygène. Dans toutes ces expériences, la quantité d'eau oxygénée obtenue était très faible, il ne s'agissait pour ainsi dire que de traces décelées par l'action de l'acide titanique et généralement à peine titrables par une solution de permanganate de potasse.

Toutes ces recherches semblent avoir été inspirées par l'idée d'obtenir de l'eau oxygénée en oxydant de la vapeur d'eau. Cette idée est logique en apparence et pourtant, les résultats sont peu encourageants.

En opérant dans des conditions très différentes, pour ainsi dire opposées et en apparence illogiques, je suis parvenu à des rendements considérables.

J'ai démontré, il y a quelques années, que l'on pouvait réaliser la synthèse de l'acide stéarique en faisant agir l'effluve électrique sur de l'acide oléique, en présence d'hydrogène. En vue de déterminer si l'action simultanée de l'effluve sur le liquide et sur le gaz est nécessaire ou si elle communique à l'hydrogène une activité plus ou moins durable et suffisante pour realiser la combinaison avec l'acide oléique, j'ai fait des expériences dans diverses conditions. En principe, elles consistaient à faire barboter de l'hydrogène dans de l'acide oléique, du chlorure ferrique ou du permanganate de potasse. Le gaz était soumis au préalable à l'action électrique, entre deux tubes concentriques.

Connaissant la vitesse du courant gazeux et la distance entre le tube à effluves et la surface du liquide, on peut en déduire le temps

---

(1) *F. f. El. Ch.* 1905.

(2) *Z. f. Or. ch.* 1905.

(3) *Z. f. El. Ch.* 1906.

(4) *Ber. D. Ch, Ges.* 1908, p. 945.

pendant lequel le gaz conserve son activité. La solution de permanganate de potasse acidulée se prête particulièrement bien à ce genre de recherches parce que sous l'action d'un agent réducteur, elle se décolore.

Les premières expériences, faites avec de l'acide oléique, indiquèrent une diminution apparente de l'indice d'iode. L'acide oléique, le chlorure ferrique et la solution de permanganate de potasse manifestèrent des phénomènes de réduction. L'effluve électrique semblait donc communiquer à l'hydrogène une activité réductrice plus ou moins durable.

Les expériences furent faites de la manière suivante : de l'hydrogène provenant d'une bonbonne fut introduit dans une cloche d'une contenance de 200 litres environ Avant de pénétrer dans les appareils à effluve, le gaz était lavé dans diverses solutions afin d'enlever toute trace de substance réductrice qu'il aurait pu contenir. Comme le montre la fig. 1, l'appareil à effluve était composé d'un ensemble

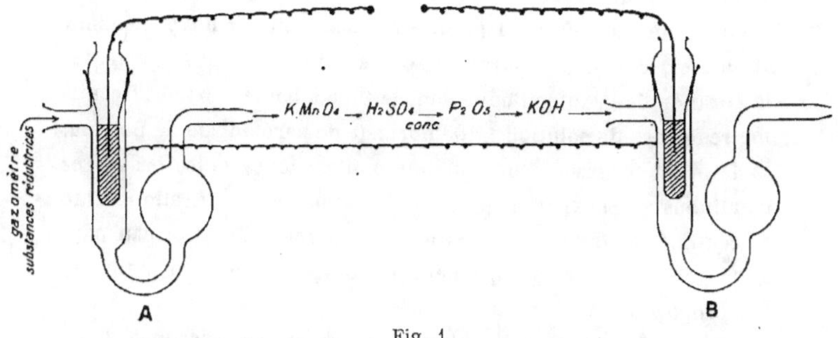

Fig. 1

de parties en verre réunies par des pièces rodées l'une sur l'autre, de manière à éviter l'emploi de toute substance attaquable : La partie A comprenait deux tubes concentriques longs d'environ 10 cm et d'un diamètre de 3 cm. Ces tubes étaient séparés par un espace de deux à trois millimètres C'est dans cet espace que le gaz était soumis à l'action de l'effluve électrique. La surface extérieure des tubes était garnie d'une feuille d'étain et le tube intérieur rempli d'un liquide conducteur. Les armatures étaient reliées en série aux pôles d'un dispositif de Tesla.

La partie inférieure terminée par un tube recourbé s'élargissait en forme de boule. Cette partie contenait le liquide qui devait être soumis à l'action de l'hydrogène activé. A la sortie du tube A, le gaz était de nouveau lavé dans une solution capable d'enlever toute substance réductrice, ensuite séché par une solution d'acide sulfurique concentré, de l'anhydride phosphorique, et par son passage sur une colonne de potasse caustique. Il subissait alors, à nouveau, l'action de l'effluve dans un tube B, semblable au tube A.

Dans ces conditions, la solution diluée de permanganate de potasse contenue dans les tubes A et B se décolorait rapidement. Un examen minitieux du phénomène démontra que la décoloration était due à la formation d'une quantité notable d'eau oxygénée. Celle-ci se formait aux dépens de traces d'oxygène qui subsistaient dans l'hydrogène. En effet, par l'emploi d'hydrogène absolument pur, préparé par l'action de l'almagame de sodium sur l'eau et en ayant soin d'utiliser, pour le liquide de la cloche, de l'eau bouillie additionnée de pyrogallate potassique, on ne constate plus de décoloration de la solution de permenganate de potasse.

Influence de la composition du mélange

L'expérience a prouvé que si le mélange contient moins de 1 p. c. d'oxygène, l'eau oxygénée se forme avec abondance.

Pour une teneur de 1 p. c., en faisant agir l'effluve pendant 10 heures, le débit du courant gazeux étant de 100 litres par heure, la titration de l'eau contenue dans le tube à boule a exigé 11 centimètres cubes de solution 1/100 normale de permangate de potasse. Si le mélange gazeux contient 5 p. c. d'oxygène, toutes les autres conditions de l'expérience restant les mêmes, la titration exige 17 centimètres cubes de la solution. Le rendement en eau oxygénée croît donc avec la teneur en oxygène, mais n'augmente pas proportionnellement à celle-ci.

A cause des dangers d'explosion, on ne saurait accroître d'une façon sensible la quantité d'oxygène, à moins d'opérer dans un grand excès de ce gaz, par exemple 95 p. c d'oxygène et 5 p. c. d'hydrogène. Dans ces conditions, on ne titre plus que 18 centimètres cubes. La quantité d'eau oxygenée formée est donc de 100 fois moindre On aboutit à ce résultat, paradoxal, en apparence : l'eau oxygénée, corps riche en oxygène, se forme mieux dans un millieu réducteur !

L'explication de cette anomalie se trouvera peut être dans le fait que si l'on opère dans un milieu riche en oxygène, l'effluve forme d'assez grandes quantités d'ozone, et ce gaz détruit l'eau oxygénée avec formation d'oxygène et d'eau.

Influence du degré de siccité du mélange

Pour cette étude, j'utilisai un dispositif analogue à celui représenté fig. 1.

Les appareils dessicateurs placés avant le tube A avaient été supprimés ; ceux placés entre A et B subsistaient. A et B renfermaient respectivement 2, 5 centimètres cubes d'une solution de permanganate de potasse 1/100 normale. Les électrodes des tubes A et B étant reliées en série, on avait ainsi la certitude de soumettre le mélange gazeux qui circulait dans les tubes, à la même quantité d'énergie électrique.

En 3' 45", la solution de permanganate contenue en A fut décolorée, celle en B en 2' 30". Il semble donc que l'eau oxygénée se forme en plus grande abondance dans les gaz secs.

On remarquera que le tube B se trouvait dans des conditions plus défavorables, une fraction de l'oxygène ayant été fixée en A, et les précautions ayant été prises pour ne pas laisser arriver jusqu'en B les traces d'eau oxygénée formée en A.

Influence de la densité du courant et de la longueur du trajet pendant lequel les gaz sont soumis à l'action de l'effluve

Pour ces expériences, on s'est encore servi d'un dispositif analogue à celui représenté figure 1.

A et B contenaient respectivement 5 centimètres cubes d'une solution normale de permanganate de potasse ; la feuille d'étain formant l'électrode extérieure de A avait une longueur de 6, 5 cm.; celle de B, 3 cm. ; les électrodes étaient reliées en série. La vitesse du courant gazeux était réglée de manière à donner un débit de 162 litres à l'heure environ.

Les deux solutions furent décolorées à peu près en même temps.

L'opération prolongée donna, pour la titration des solutions contenues en A et B, respectivement 12 et 10, 3 centimètres cubes de solution 1/10 normale de permanganate.

Une autre expérience, où le tube A était remplacé par un tube de 30 cm. de longueur et où le débit du courant gazeux était réduit à 40 litres environ, a donné pour le tube A 9,5 c. c. et 7,4 c. c. pour B.

Il faut déduire de ces expériences qu'il n'y a pas grand avantage à soumettre les gaz à l'action de l'effluve sur un long parcours et que cet avantage peut être compensé par une densité de courant plus élevée.

Influence de la pression

Un robinet a été intercalé entre les tubes A et B et ce dernier relié à une pompe à faire le vide. Le robinet était réglé de manière à maintenir dans le tube B un vide partiel et constant, uu manomètre placé dans un endroit propice permettant de juger du degré de vide. La pression a été maintenue à 1/3 d'atmosphère environ.

La titration donne 9 centimètres cubes pour le tube A et pour B, 3,9 centimètres cubes. Un vide partiel semble donc défavorable à la formation de l'eau oxygénée. Cette différence est plus apparente que réelle, si l'on tient compte du fait que les tubes étant reliés en série, la même quantité de courant passait dans ceux-ci, mais que, d'autre part, à cause du vide partiel, la tension électrique est sensiblement moindre dans le tube B et par suite, l'énergie dépensée en watts plus faible.

Influence de la polarité

En vue d'étudier les effets obtenus par l'électricité s'échappant des pointes reliées aux pôles d'une machine statique, et en particulier les effets de la polarité, nous avons utilisé le dispositif représenté fig. 2. Il se composait de deux tubes A et B de 20 cm de longueur

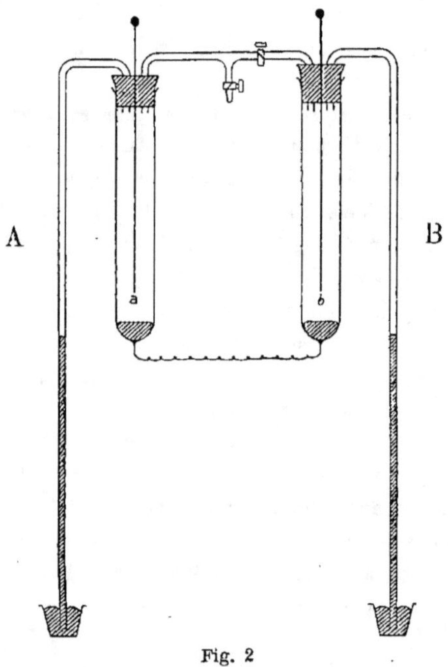

Fig. 2

environ, sur 3 cm. de diamètre. Ces tubes en verre contenaient du mercure et étaient reliés par un fil de platine soudé à leur extrémité. Deux tiges métalliques terminées en pointe à leur extrémité inférieure traversaient les bouchons et étaient en communication avec

les deux pôles d'une machine statique. Les appareils communi-
quaient entre eux et avec un tube barométrique.

Dans chacun des tubes A et B, on avait introduit 20 centimètres
cubes de solution de permanganate de potasse 1/100 normale et
après les avoir remplis d'hydrogène contenant 3 à 5 p. c. d'oxygène,
on fit un vide partiel correspondant à la pression de 6 cm. de
mercure. L'électricité s'échappait alors des pointes a et b sous forme
d'effluve et d'aigrettes.

Après une heure, la solution fut complètement décolorée du côté
de la pointe négative. Du côté de la pointe positive, le liquide
comparé au liquide primitif n'avait subi qu'une décoloration de
50 p. c. environ

Quantité d'eau oxygénée formée par unité d'énergie électrique

Quelques expériences ont été faites avec des appareils de plus
grandes dimensions, en vue de déterminer la quantité d'eau oxygénée que l'on peut former par unité d'énergie électrique.

Comme l'indique la figure 3, un certain nombre de tubes concentriques, longs de 10 cm. sur 3 de diamètre, se trouvaient disposés
dans une cloche en verre, tubes terminés par une partie effi-
lée longue d'environ 10 cm.; ces parties effilées traversaient une

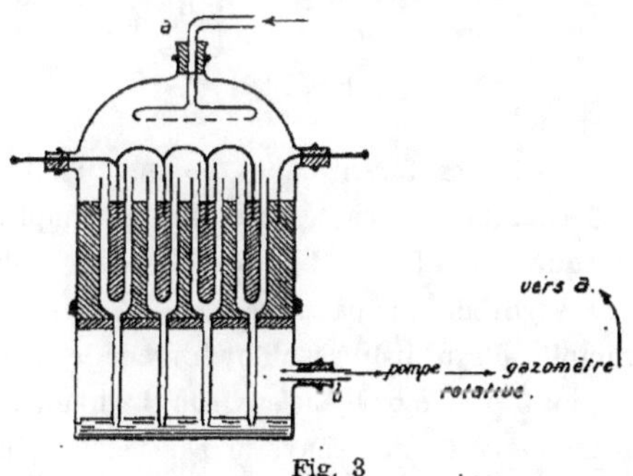

Fig. 3

cloison et plongaient dans de l'eau distillée. Le mélange gazeux
pénétrait dans la cloche en a et sortait en b, après avoir subi l'action
de l'effluve dans les tubes concentriques et barboté dans l'eau
distillée. L'ouverture des parties effilées des tubes était réglée de
telle manière qu'approximativement, la même quantité de gaz
passait par chacun d'eux. Le mélange gazeux provenait d'une
cloche, une pompe rotative aspirait le mélange et le refoulait dans
la cloche après son passage au travers des appareils.

L'effluve électrique était obtenue par l'action d'un courant alternatif de haute tension. Un wattmètre mesurait la quantité d'énergie électrique employée.

Lors d'une première expérience, le mélange contenant 6 à 7 p. c. d'oxygène, l'appareil fit explosion.

Pour une nouvelle expérience la proportion d'oxygène fut réduite à 2,5 p. c. La surface couverte par l'effluve était de 15 décimètres carrés environ, l'énergie électrique employée de 100 watts et la durée de l'expérience, une heure. L'appareil contenait 100 cc. d'eau. L'analyse décéla 0.078 gr. d'eau oxygénée.

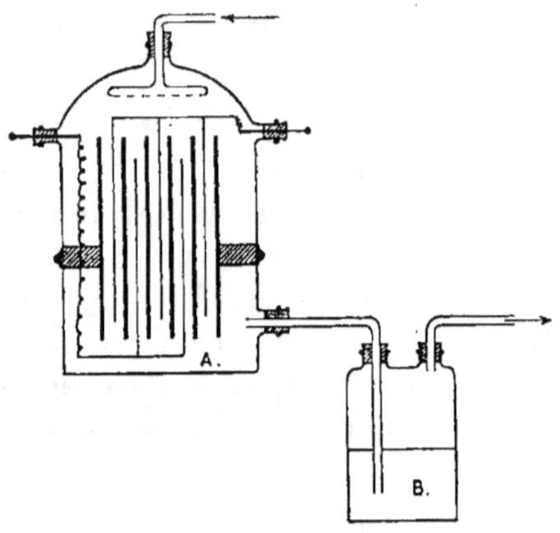

Fig. 3 bis.

D'autres expériences furent faites en modifiant le dispositif précédent. Les tubes concentriques furent remplacés par une série de plaques parallèles, (fig. 3 bis) et le mélange gazeux barbotait, au sortir de l'appareil en verre, dans une grande bouteille remplie d'eau distillée. L'hydrogène renfermé dans la cloche contenait 3 p. c. d'oxygène environ. La hauteur des plaques était de 18 cm. et la surface couverte par l'effluve, de 50 décim. carrés; l'énergie électrique employée, 200 watts. Le mélange gazeux circulait avec une vitesse de 300 litres à l'heure.

Au bout de 15 minutes, l'analyse de l'eau et des vapeurs condensées dans la cloche et les tuyauteries indiqua une teneur totale de 0.0456 gr. d'eau oxygénée.

L'échauffement des appareils limite la durée de l'expérience. Celle que nous venons de décrire fut répétée dans les conditions suivantes : durée de l'opération, 30 minutes; énergie électrique, 180 watts.

Le mélange contenait 3 1 p. c. d'oxygène, avant l'expérience;

après. cette quantité fut réduite à 2.88 p. c. Dans la partie inférieure de l'appareil, on avait mis 100 centimètres cubes d'eau distillée.

L'analyse donna, pour l'eau contenue en A, 0.7956 gr. d'eau oxygénée et 0.1938 grammes pour B, en tout 0.273 gr. ; soit 3 gr. par ki'owatt-heure. Le volume gazeux contenu dans la cloche et les appareils était d'environ 125 litres, soit à peu près 4 litres d'oxygène, dont 250 c. c. disparurent, soit en poids 0.357 gr. A 0.273 gr. d'eau oxygénée correspondent 0.257 gr. d'oxygène. La différence 0.357 - 0.257 = O.I correspond donc a la quantité d'oxygène disparue par la formation d'eau. Celle-ci est relativement petite, comparée à la quantité d'eau oxygénée formée.

La répétition de cette expérience a donné des résultats d'une concordance remarquable, étant données les difficultés expérimentales. On en jugera par les chiffres que voici :

Durée de l'expérience, 30 minutes ; énergie électrique, 180 watts. Eau oxygénée obtenue, 0.239 grammes ; oxygène avant l'expérience 3.4 p. c.; après, 3.2 p. c.

Influence de la pression

Un robinet placé entre le gazomètre et l'appareil à effluve permet de maintenir dans l'appareil un vide relatif. Celui-ci était de 1/3 d'atmosphère environ.

L'expérience prolongée pendant 30 minutes et l'énergie électrique étant de 130 watts, le rendement obtenu a été de 3 grammes par K.W.H., soit sensiblement le même que dans les cas précédents.

On notera que la vitesse du courant gazeux, qui était de 300 litres par heure, a été considérablement réduite par l'introduction du robinet.

Décharge par étincelle

Ces expériences ont eu pour but d'établir une comparaison entre l'énergie électrique appliquée sous forme d'effluve et d'étincelle.

Le mélange gazeux circulait dans deux appareils A et B (fig. 4) placés l'un à la suite de l'autre. En A, le mélange est soumis à l'action de l'effluve et en B, à celui d'un faisceau d'étincelles qui éclatent entre deux électrodes formées de pointes multiples.

Ces électrodes et celles du tube à effluve étaient reliées en série.

Si l'on met en A et B de l'eau distillée et que l'on titre au bout de quelques minutes le liquide recueilli dans A, il nécessite 1.4 c. c. de solution 1/100 normale de permanganate ; celui en B, 0.7.

L'expérience fut répétée, mais en modifiant l'ordre des tubes de telle sorte que le gaz passât d'abord dans B, et ensuite dans A ; les

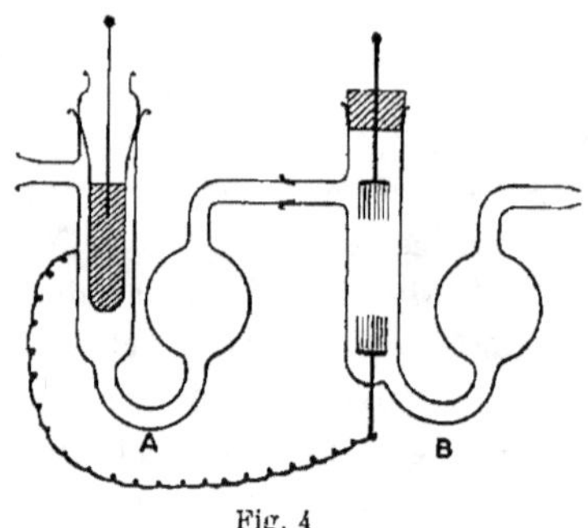

Fig. 4

résultats précédents furent confirmés : l'eau oxygénée se forme en plus grande abondance sous l'action de l'effluve.

Formation de l'eau oxygénée sous l'influence des corps incandescents

Un fil de platine long d'environ cinq centimètres, disposé dans une sphère en verre, était maintenu incandescent par un courant électrique (fig. 5). Le mélange gazeux pénétrait dans la sphère et sortait par un orifice approprié.

a est un tube barboteur témoin, servant à constater dans le mélange gazeux l'absence de produits réducteurs du permanganate.

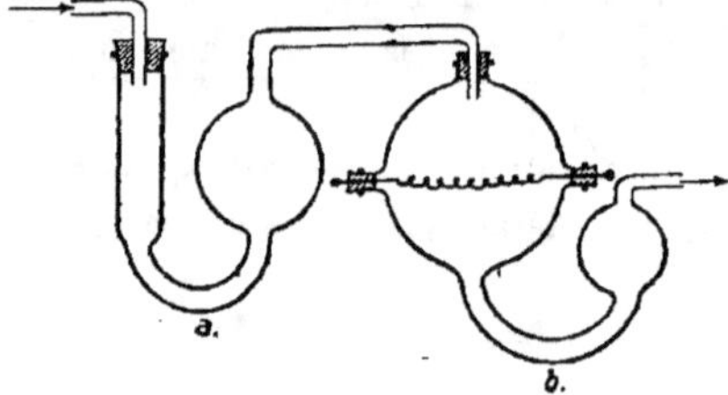

Fig. 5

a et *b* contenaient 2 c. c. d'une solution de permanganate de potasse 1/100 N En 20 minutes, la solution en B fut complètement décolorée ; celle en *a* n'avait pas changé d'aspect.

Le mélange gazeux, soumis pendant le même temps à l'action de l'effluve dans un des tubes déjà décrits, donne 50 fois plus d'eau oxygénée.

Cette expérience doit être considérée comme une expérience d'orientation. Nous nous proposons de faire quelques recherches plus précises sur les rendements.

Action des rayons X

Dans le dispositif décrit ci-dessus, la sphère en verre a été remplacée par un récipient en aluminium et celui-ci soumis à l'action des rayons X.

L'expérience, prolongée pendant 2 1/2 heures, n'a donné aucun résultat ; les liquides en a et b sont restés colorés. L'action des rayons X semble donc être nulle.

Ces résultats confirment ceux que nous avons déjà obtenus en 1896, relativement à l'action chimique des rayons X. A cette époque nous avons déjà constaté que, même dans les conditions les plus favorables, l'activité chimique des rayons X est faible ou nulle Il faut en conclure que la conductivité communiquée aux gaz par l'action des rayons X est due à des ions et des électrons qui ne participent pas aux réactions chimiques.

Action des rayons ultra-violets

L'arc obtenu dans un tube de quartz entre deux électrodes en mercure est une source très riche de rayons ultra-violets.

On fit agir ces rayons sur le mélange d'hydrogène et d'oxygène, celui-ci circulant dans un long tube en quartz transparent. Immédiatement à la sortie du tube, les gaz barbotent dans la solution de permanganate de potasse.

Si les précautions suffisantes étaient prises pour soustraire le liquide à l'action des rayons ultra-violets, il ne se décolorait pas. Il faut en conclure qu'aucune quantité appréciable d'eau oxygénée ne se forme dans le mélange gazeux soumis à l'action des rayons ultra-violets et que la formation du composé est principalement due aux effets de la décharge électrique ou à l'action des corps incandescents.

Résumé et conclusions

1. L'effluve électrique agissant sur un mélange d'oxygène et d'hydrogène produit de grandes quantités d'eau oxygénée, à la condition d'opérer dans un excès d'hydrogène.

2. L'opération semble s'effectuer plus favorablement dans les gaz secs.

3. On peut atteindre un rendement s'élevant à 3 grammes par K.W.H.

4. Etant données les conditions de l'opération, la quantité d'eau formée est relativement petite, comparée à celle de l'eau oxygénée produite.

5 Dans les mêmes conditions, l'étincelle ou l'action d'un fil incandescent produit également des quantités notables d'eau oxygénée.

6 Les rayons X et les rayons ultra-violets sont sans effet.

Nous croyons pouvoir déduire de ces expériences que l'eau oxygénée ne se forme certainement pas par oxydation de l'eau mais qu'elle est le résultat de la juxtaposition directe d'une molécule d'hydrogène et d'oxygène. Cette juxtaposition est obtenue par l'effet de l'effluve, de l'étincelle ou l'action d'un corps incandescent.

Sous l'action de ces agents, les électrons sont détachés des molécules ; cette soustraction en relation avec la mise en jeu des affinités chimiques.

L'activité communiquée semble peu durable. Elle est probablement en relation avec le nombre d'électrons détachés et par suite, avec la grandeur du potentiel de l'ion moléculaire ; celui-ci, par suite du degré même du potentiel atteint, se sature très rapidement dans une atmosphère riche en électrons et c'est sans doute pour ce motif que l'effluve, l'étincelle ou le corps incandescent doit agir simultanément sur les deux gaz.

Mon assistant M. Stappers m'a prêté un concours dévoué durant ces recherches, et je tiens à lui exprimer mes remerciements les plus sincères.

Transformation des rayons X : le rôle du métal

par A. HURMUZESCU (Jassy)

Les résultats obtenus peuvent se résumer brièvement comme il suit :

1° L'ordre des activités décroissantes des rayons X agissant sur différents corps de nature différente est le suivant :

Pb, Fe, Ag, Sn, Al.

2° L'ordre des activités des rayons secondaires prenant naissance par la transformation des rayons X rencontrant différents métaux dépend de la nature et de l'épaisseur de ceux-ci. Ces activités sont dans l'ordre décroissant suivant :

Co, Ni, Fe, Cu, Zn	Pb, Cd, Bi, Ag.	Sn, Al, Mg.
I	II	III

3° Cet ordre ne paraît pas changer lorsqu'on fait filtrer ces rayons par des feuilles métalliques de nature et d'épaisseur différentes.

Il ne semble pas que ces activités soient en relation simple avec les poids moléculaires des corps.

De tous les résultats que nous avons obtenus, il résulte que l'action spécifique du métal entre en ligne de compte autant dans l'action directe des rayons X sur le corps chargé d'électricité que sur l'activité des rayons secondaires qui prennent naissance sur ces corps. Ces deux actions doivent avoir une connexion très étroite, sinon une cause commune.

L'ordre des activités des différents métaux pour les deux phénomènes devrait être le même; en d'autres termes, un corps chargé d'électricité doit perdre son électricité d'autant plus vite qu'il est plus absorbant pour les rayons X.

Par cette hypothèse, on suppose que les corps métalliques se vaporisent ou se pulvérisent en quelque sorte sous l'influence de ces radiations. Ceci n'est pas nouveau, car M. Lenard l'a énoncé depuis longtemps et c'est de cette manière qu'il a cherché à expliquer la décharge des corps électrisés sous l'action des rayons X. Depuis, ce phénomène a été observé dans le cas de l'action des rayons ultra-violets et généralisé dans beaucoup d'autres cas. Ceci étant admis, on comprend facilement pourquoi le phénomène dont nous nous sommes occupés est plus compliqué que celui de l'absorption.

Electrisation des feuilles minces de collodion

par M. C. MALTÉZOS (Athènes).

—

Mon aide, M. G. Marinakis, m'a signalé qu'en frottant de la main des feuilles minces de collodion, on les électrise fortement. J'ai examiné ce phénomène et voici les résultats de cet examen :

Les feuilles expérimentées, très minces, sont celles employées pour les petits ballons qu'on gonfle par le gaz d'éclairage dans les cours élémentaires de physique, pour montrer le principe des aérostats. Par une simple pression des doigts ou par un léger frôlement, ces feuilles se chargent d'électricité négative, et cela en tout temps. On peut donc répéter avec une telle feuille les expériences qu'on fait ordinairement avec des bâtons ou des aiguilles plates en ébonite. Spécialement, si l'on approche l'une de l'autre deux feuilles de collodion électrisées, la répulsion est telle qu'elles semblent être agitées par un vent violent. De même, une feuille mince électrisée se colle sur la main ou sur n'importe quel bon conducteur et plus fortement, sur ceux qui communiquent avec la terre ; on éprouve une certaine difficulté à l'en détacher.

Les échantillons que je possédais étaient de trois couleurs : rouge, jaune et violet ; la feuille jaune s'électrise le moins facilement et acquiert, pour un même effort, une quantité d'électricité beaucoup moindre (à égalité de surface) que les autres feuilles. Ainsi, j'ai trouvé à l'électroscope à feuille unique d'aluminium, un écartement de 60° avec la feuille de collodion rouge ou violette, tandis qu'avec la feuille jaune, il ne dépassait pas 30°.

Remarquons que le collodion pur, par exemple en bâtonnets, frotté par la main, s'électrise négativement comme les feuilles, mais pas aussi abondamment.

En frottant un bâton ou une plaque de verre, de cire à cacheter, de résine, d'ébonite au moyen d'une feuille mince de collodion on les électrise positivement et pour cela, il suffit d'entourer de la feuille le bâton ou la plaque et de les frotter énergiquement une seule fois.

Pour un même effort, les divers corps n'acquièrent pas la même quantité d'électricité positive. Ainsi, l'ébonite s'électrise plus fortement que le verre. En effet, pour un écartement de la feuille d'aluminium de 25° donné par le verre, on trouve un écartement de 53° pour l'ébonite, et pour un écartement de 55° donné par le verre, on trouve un écartement de 90° pour l'ébonite.

Si l'on frotte de même, en temps sec, au moyen d'une feuille mince de collodion isolant, une sphère métallique tenue à la main par un manche, elle se charge également d'une quantité notable d'électricité positive.

Les expériences réussissent assez bien, en temps humide, avec des diélectriques frottés par des feuilles minces de collodion, tandis que, comme on sait, les expériences s'exécutent difficilement dans l'humidité avec l'ébonite et ne réussissent pas avec le verre.

Générateur d'ondes non amorties à électrodes filiformes liquides

par R. GOLDSCHMIDT (Bruxelles)

—

Dans les différents générateurs d'ondes non amorties utilisés jusqu'à présent, on employait principalement des solides, comme électrodes entre lesquelles se produit l'arc. C'est ainsi que Poulsen fait jaillir l'arc entre deux charbons ou entre un charbon et une électrode de cuivre refroidie par de l'eau.

Ruhmer a construit un générateur d'ondes non amorties, dans lequel l'arc se produit entre deux fils de section rectangulaire, constamment déplacés l'un par rapport à l'autre, pour présenter des surfaces de jaillement toujours nouvelles et un refroidissement intense.

Comme l'arc intercalé dans un circuit oscillatoire, alimenté par une source de courant de très haut voltage, est très court, la moindre rugosité ou la moindre inégalité dans les fils produit des perturbations qui ont pour effet de modifier intensément l'énergie émise par l'antenne.

Hewitt a proposé l'utilisation, comme électrode, de gouttes de mercure enfermées dans une ampoule de verre, vide d'air.

Nous avons fabriqué et fait breveter (D. R. P. N° 224, 390) un appareil établi avec la collaboration de M. le Dr Maurice Philippson et qui ne présente pas les inconvénients inhérents à l'usure des électrodes, comme cela se produit dans le dispositif de Poulsen, ni l'influence des irrégularités des fils de l'appareil de Ruhmer.

Les électrodes que nous utilisons sont de minces filets de mercure qui se croisent et entre lesquels jaillit l'arc. L'appareil est très simple et consiste essentiellement en deux ajutages réglables, par lesquels s'écoule le mercure en deux jets qui se croisent à angle droit dans des plans parallèles.

L'espace dans lequel se produisent les jets et l'arc est hermétiquement clos et peut être rempli de différents gaz, comme l'azote par exemple, empêchant toute oxydation ou toute altération du mercure au moment de son échauffement par l'arc.

Pour donner une pression suffisante au jet et obtenir ainsi un fil absolument continu et régulier, nous avons placé le mercure s'écoulant par les orifices sous pression, en surmontant chacun des ajutages d'un tube en fer de 1^{m}50 de hauteur environ. A la partie supérieure de ces tubes se trouvent des réservoirs qui sont continuellement remplis de mercure, au moyen d'une pompe recueillant le métal au moment de la sortie du récipient dans lequel s'établit l'arc.

Comme les électrodes se renouvellent constamment, l'arc se produit toujours entre deux surfaces froides et nouvelles, rigoureusement identiques à elles-mêmes.

On peut agir sur les jets et les électrodes liquides, soit mécainquement, soit magnétiquement ou encore électro-magnétiquement, pour modifier la longueur de l'arc et par conséquent, les trains d'ondes du circuit oscillatoire. On produit ainsi des signaux télégraphiques et des modulations correspondantes à celles de la voix, dans le cas de la téléphonie sans fil.

MM. Ducretet et Roger nous ont construit un appareil dans lequel les ajutages sont portés par des membranes métalliques de téléphones haut-parleurs. Quand on parle dans un microphone branché sur un circuit comportant une source de courant de 4 volts et deux téléphones, on produit la vibration des membranes, des ajutages et des jets qui en sortent. Grâce à différentes vis de réglage, on peut rapprocher ou écarter les ajutages et les déplacer dans différents plans.

Dans les essais faits avec cet appareil, nous avons pu constater qu'on pouvait obtenir une constance parfaite dans l'arc; l'aiguille de l'ampéremètre thermique branchée sur l'antenne reste absolument fixe pendant de longs espaces de temps.

Les applications à la téléphonie sans fil, par influence directe des jets, sont en ce moment à l'étude.

Ferromagnétisme et champ moléculaire

par Pierre WEISS (Zürich)

—

Langevin (1) a donné une théorie cinétique du paramagnétisme qui sert de fondement à la théorie du ferromagnétisme que nous nous proposons d'exposer. Nous résumons d'abord brièvement la théorie de Langevin.

Le champ magnétique agissant sur les molécules douées d'un moment magnétique invariable et indépendantes les unes des autres — gaz magnétique — tend à les orienter, tandis que les chocs résultant de l'agitation thermique ont pour effet de détruire l'effet du champ. Entre ces deux actions, il s'établit un équilibre statique qui peut être soumis au calcul, par application de la loi de répartition de Maxwell-Boltzmann. Le résultat de ce calcul est :

$$(1) \qquad \frac{\mathrm{J}}{\mathrm{I}_o} = \frac{cha}{sha} - \frac{1}{a},$$

---

(1) Langevin, *Ann. Chim. Phys.*, 8me série, t. **V**, p. 70, 1905.

où I est l'intensité d'aimantation, I_o sa valeur maximale lorsque tous les aimants moléculaires sont parallèles. La quantité a a été définie par :

$$(2) \qquad a = \frac{\mu\, H}{\sigma\, T},$$

où H est le champ magnétique, μ le moment magnétique d'un aimant élémentaire et σT deux fois l'énergie cinétique correspondant à un degré de liberté de la molécule à la température T.

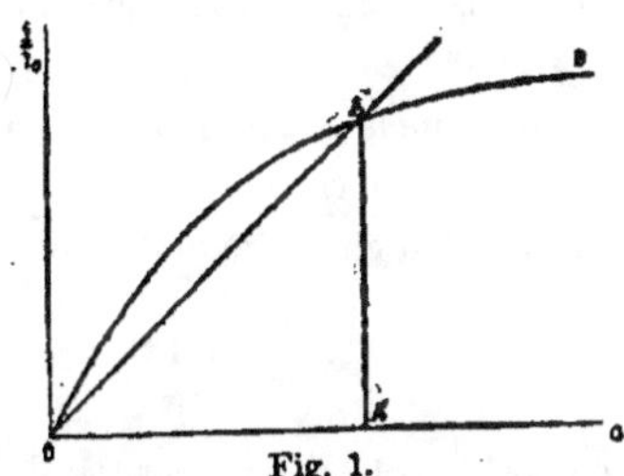

Fig. 1.

Cette relation est représentée par la courbe de la fig. 1. Pour les faibles valeurs de a, I est sensiblement proportionnel à a, c'est-à-dire à H, pour une température donnée. Ces champs faibles sont seuls accessibles expérimentalement, Pour des valeurs très élevées du champ, l'aimantation tend asymptotiquement vers la saturation absolue I_o.

Le premier terme du développement en série de (1) par puissances de a donne la susceptibilité :

$$(3) \qquad k = \frac{I_o^2}{3\,p}$$

d'un gaz paramagnétique dont la pression est p. A densité constante, k est donc inversement proportionnel à la température absolue : loi découverte par Wiedemann et Plessner pour les solutions des sels ferromagnétiques et pour l'oxygène, par Pierre Curie.

Dans la suite, nous considérerons cette loi de variation thermique comme caractéristique de l'état purement paramagnétique.

L'hypothèse sur les actions mutuelles des aimants moléculaires au moyen de laquelle j'ai étendu cette théorie du paramagnétisme aux phénomènes ferromagnétiques rappelle celle par laquelle van der Waals a étendu aux liquides la théorie cinétique de la compressibilité et de la dilatation des gaz : Van der Waals imagine que les actions mutuelles entre les molécules peuvent être représentées par un terme qui s'ajoute à la pression extérieure et auquel il a donné le nom de pression intérieure. Supposons de même que les actions mutuelles des aimants élémentaires puissent être représentées par un *champ moléculaire* qui, s'ajoutant au champ extérieur, fournit avec lui le champ total auquel ces aimants sont soumis. Ce champ moléculaire $N I$ est dirigé parallèlement à l'intensité d'aimantation I et lui est proportionnel.

Nous admettons en outre que, à part les moments exercés par le champ moléculaire, la rotation des molécules est aussi libre que dans un gaz. L'énergie potentielle de translation des molécules n'est l'objet d'aucune hypothèse

Admettons d'abord que le champ moléculaire existe seul et montrons que les substances ferromagnétiques peuvent prendre une aimantation finie en l'absence de tout champ extérieur. L'équation (2) devient :

$$(4) \qquad I = \frac{a \, r \, T}{\mu \, N}$$

elle est représentée dans la fig. 1, par la droite O A. L'intensité d'aimentation satisfaisant aux conditions (1) et (4) est déterminée par les points d'intersection de la courbe et de la droite. On se rend compte facilement que ce n'est pas la solution $I = o$, $a = o$ qui correspond à un état stable, mais celle qui est donnée par le point A; l'intensité d'aimantation a donc pris la valeur finie A A' dans un champ extérieur nul.

On est habitué, par les phénomènes de rémanence, à rencontrer des valeurs finies de l'intensité d'aimantation dans un champ nul. Mais un examen plus attentif montre que le rapprochement entre la théorie et les faits ne doit pas être fait d'une manière aussi immédiate. Ce sont les propriétés des cristaux ferromagnétiques qui montrent pourquoi, dans la plupart des cas, un champ extérieur est nécessaire pour manifester l'intensité d'aimantation. Et ce sont ces mêmes cristaux qui donnent quelques renseignements partiels sur le mécanisme de l'aimantation résiduelle (1)

Pour le moment, nous nous bornerons à une conséquence de la petitesse de la susceptibilité paramagnétique : il faudrait ajouter au champ moléculaire des champs extérieurs énormes, impossibles à réaliser, pour déplacer d'une manière sensible le point A sur la courbe de Langevin. La signification de l'intensité d'aimantation spontanée donnée par la théorie s'en déduit. Ce ne peut être que l'intensité d'aimantation à saturation, à la température T de l'observation.

---

(1) P. Weiss, *J. de Phys.*, 2me série, t. IV, p. 829, 1905.

Variation thermique du ferromagnétisme. — Quand la température s'élève, $tg\,A\,O\,a$ croît proportionnellement à T et l'intensité d'aimantation décroît. Elle s'annule quand la droite OA est tangente à la courbe en O. Soit Θ la température de la perte du ferromagnétisme spontané. A cause de la valeur limitée pour $a = o$ donnée par l'équation (1)

$$\frac{I}{I_,} \cdot \frac{1}{a} = \frac{1}{3} \, , \text{ on a}$$

(5)
$$\Theta = \frac{\mu\, N\, I_o}{3\,\sigma}$$

et par suite, l'équation (4) devient :

(6)
$$\frac{T}{\Theta} = \frac{3}{a}\frac{I}{I_,} \cdot$$

La relation entre $\dfrac{I}{I_o}$ et $\dfrac{T}{\Theta}$, exprimée par (1) et (6) au moyen de la variable auxiliaire a, est donc indépendante de la na ure du corps choisi. La dépendance de l'aimantation spontanée et de la température est donc la même pour toutes les substances, exprimée au moyen d'*états correspondants*.

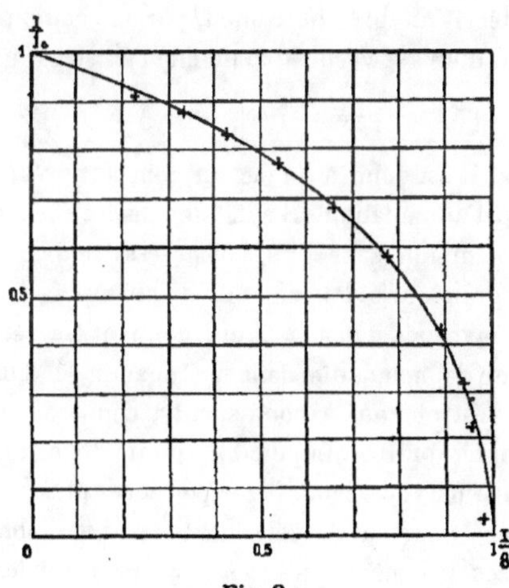

Fig. 2.

Cette relation est représentée par la courbe de la fig. 2 Il saute aux yeux que la physionomie générale de cette courbe est la même que celle de la courbe représentant les expériences classiques de la variation de l'aimantation à saturation en fonction de la température. Elle s'en distingue seulement par une variation plus rapide dans la région des basses températures.

Mais on peut se demander dans quelle mesure, lors des expériences anciennes, la saturation a été atteinte. C'est pour cette raison notamment que j'ai été amené à reprendre le contrôle expérimental de la théorie sur la magnétite et les métaux ferromagnétiques.

La méthode nouvelle qui a été employée consiste a mesurer le moment exercé par un champ magnétique horizontal H sur un ellipsoïde de la substance. Soient N_1 et N_2 les coefficients démagnétisants principaux de l'ellipsoïde pour les axes horizontaux Ox et Oy et V son volume. Le moment est :

$$(7) \qquad C = V I . H \sin (\alpha - \varphi);$$

α est l'angle compris entre le champ H et l'axe Ox et φ celui que fait l'intensité d'aimantation I avec cet axe. Mais puisque le champ résultant du champ extérieur et du champ démagnétisant a la même direction que I, on a :

$$(8) \qquad \frac{H \cos\alpha - N_1 I \cos\varphi}{\cos\varphi} = \frac{H \sin\alpha - N_2 I \sin\varphi}{\sin\varphi} ;$$

d'où
$$C = V (N_1 - N_2) I^2 \sin\varphi \cos\varphi$$

Quand H décrit un plan horizontal, par la rotation de l'électro-aimant autour d'un axe vertical, ce moment passe par un maximum :

$$(9) \qquad C = \tfrac{1}{2} V (N_1 - N_2) I^2 ,$$

pour $\varphi = 45°$. Il est donc, à un facteur constant près, égal au carré de l'intensité d'aimantation. Il suffit de mesurer ce maximum avec un ressort de torsion, sans qu'il soit nécessaire de connaître exactement ni la grandeur ni l'orientation du champ.

Les points marqués dans la figure donnent les résultats de ces mesures pour la magnétite dans un champ de 8,300 gauss, où la saturation est obtenue à coup sûr. La concordance est remarquable et montre qu'il est impossible que la théorie ne contienne pas une grande part de vérité. Des expériences plus précises en voie d'exécution ont pour but de déterminer les divergences entrevues à propos de ces premières mesures et de préparer les retouches à faire à la théorie pour arriver à une seconde approximation.

Remarquons seulement que des expériences faites en 1909, en collaboration avec M Kamerlingh Onnes à Leyde, ont montré qu'aux très basses températures se manifeste un écart systématique entre la courbe théorique et la courbe expérimentale, cette dernière étant placée au dessous de la première. Ces divergences sont faibles pour la magnétite. Pour les métaux, elles se produisent dans le même sens mais sont notablement plus accentuées.

*Les propriétés des corps ferromagnétiques au-delà de la tempéra-
ture θ de perte du ferromagnétisme spontané.* — La théorie ci-dessus
peut être adaptée au cas où le champ extérieur est différent de zéro.
On trouve que la substance est, au-dessus de θ, faiblement magnétique avec une susceptibilité constante donnée par :

$$C = k \, (T - \theta),$$

où C est la constante de Curie qu'aurait la substance si les actions
mutuelles des aimants élémentaires n'existaient pas. On trouve dans
les expériences de Pierre Curie et dans de nouvelles expériences
inédites que faites en collaboration avec G. Foëx des confirmations
frappantes de cette conséquence de la théorie : dans des intervalles
plus ou moins étendus au-dessus de la température θ, $\frac{1}{k}$ varie
linéairement en fonction de la température, dans des intervalles
plus ou moins étendus suivant la substance, mais atteignant quelquefois plusieurs centaines de degrés.

Je ne m'attarderai pas aux autres vérifications de la théorie, telles
que le calcul de la discontinuité des chaleurs spécifiques par les
données magnétique et me bornerai à préciser en quelques mots
comment cette théorie devra être perfectionnée.

Les trois constantes fondamentales de la théorie. — Il résulte du
bref exposé ci-dessus que les propriétés d'un corps ferromagné-
tique s'expriment au moyen de trois constantes. Deux d'entre
elles, l'intensité d'aimantation à saturation au zéro absolu I_0 et la
température θ de perte du ferromagnétisme spontané ont déjà été
invoquées pour la description des phénomènes dans la région
$0° — \theta°$, où le magnétisme est intense et que l'on peut appeler
région ⁻ en généralisant un usage introduit par M. Osmond,
pour le fer. La troisième constante — la constante de Curie C — est
rencontrée dans les propriétés magnétiques au-dessus de la température θ, c'est-à-dire dans une région analogue à la région β de
M. Osmond et que nous désignerons ainsi pour tous les corps ferromagnétiques.

Ces trois constantes sont reliées par la théorie aux données moléculaires Il n'y a donc que trois données moléculaires fondamentales, ce sont : 1° le moment magnétique de la molécule ; 2° la masse
moléculaire ou, si l'on veut, le nombre d'atomes dans la molécule,
et 3° la constante N exprimant la proportionnalité du champ moléculaire à l'intensité d'aimantation.

Pour modifier cette théorie sans renoncer à l'idée générale sur
laquelle elle repose on peut se proposer de rechercher à laquelle de

ces trois constantes il convient d'attribuer une certaine variabilité. Un certain nombre de faits semblent indiquer que la constance du moment magnétique élémentaire doive être conservé. On peut citer à l'actif du caractère fondamental de cette notion la bonne concordance entre la théorie et l'expérience pour la magnétite (fig. 2) et la propriété qu'à l'intensité d'aimantation à saturation au zéro absolu d'obéir à la loi des mélanges dans les ferronickels (exp. de M. Hegg.). De même, il est assez naturel de faire d'abord l'hypothèse que la masse moléculaire ne change pas d'une manière continue avec la température, mais subit tout au plus des variations discontinues correspondant aux transformations allotropiques. C'est donc en premières ligne la constance du coefficient N du champ moléculaire qu'il s'agit de reviser et c'est là le principal intérêt de la méthode de calcul qu'il nous reste à exposer.

Détermination directe du champ moléculaire. — Langevin a monré que, sans entrer dans les considérations de statistique moléculaire, on peut, en se fondant uniquement sur la thermodynamique, établir que l'équation (1) est de la forme :

$$(10) \qquad I = f\left(\frac{H}{T}\right).$$

Cela continue à être vrai lorsqu'il s'agit, non des corps paramagnétiques auxquels s'applique la théorie de Langevin, mais des ferromagnétiques. Il suffit alors d'entendre par H, non le champ extérieur mais le champ total résultant de l'addition du champ moléculaire au champ extérieur.

Or, quand on opère avec des électro-aimants suffisamment intenses et à des températures assez voisines de Θ (une centaine de degré en deça et au delà), ce que nous avons dit plus haut en première approximation de l'impossibilité de faire varier l'aimantation spontanée par l'addition d'un champ extérieur cesse d'être exact et il est possible de relever, pour une température déterminée T, l'intensité d'aimantation en fonction du champ. Supposons que cette série de mesures ait été faite pour deux températures voisines T et $T + \Delta T$ et qu'on ait marqué, sur les courbes qui les représentent, deux points pour lesquels *l'intensité de l'aimantation* I *est la même* et pour lesquels les champs extérieurs appliqués diffèrent de ΔH. Cette différence sera aussi celle des champs totaux correspondants qui figurent dans l'équation 10, et l'on aura :

$$(11) \qquad \frac{H}{T} = \frac{H + \Delta H}{T + \Delta T} = \frac{\Delta H}{\Delta T}.$$

Dans l'équation obtenue en rapprochant le premier et le dernier membre de (11), les trois quantités T, Δ H, Δ T sont connues. Elle donne donc le champ total H, et par suite, après défalcation du champ extérieur, le champ moléculaire.

Cette méthode de calcul appliquée aux quelques cas particuliers où le calcul avait pu être fait précédemment par des méthodes moins directes, a donné les résultats concordants avec les anciens. Mais elle a sur les déterminations antérieures le très grand avantage de permettre de suivre les variations du champ moléculaire dans une plus grande partie du domaine de son existence et de soumettre ainsi à un contrôle serré celles des données fondamentales du ferromagnétisme qui nous paraissent le plus susceptible de revision, en vue d'un perfectionnement de la théorie.

Aimantation en fonction de la fréquence

par C.-E. GUYE (Genève)
(en collaboration avec Mlle KARPOWA)

On peut étudier la variation de perméabilité magnétique d'un corps soumis à des aimantations alternatives, par l'observation directe des cycles tracés par un faisceau cathodique dévié. Malheureusement, ce genre de méthodes est en général peu précis, la trace fluorescente du faisceau ayant une certaine largeur et le cycle observé étant la superposition d'un grand nombre de cycles successifs.

Nous avons étudié ces variations par une méthode moins directe mais plus précise dont le principe est le suivant :

Le courant d'un alternateur à haute fréquence (300 à 1200 périodes), après avoir traversé un ampèremètre thermique, est envoyé dans le circuit primaire qui recouvre un tore de fil de fer suffisamment fin pour que l'on puisse négliger complètement l'action des courants de Foucault (fil de fer de $0^{mm}04$ de diamètre).

Un second enroulement (en manganine) est en rapport avec un électromètre de Wulf (électromètre à fil de quarts de très faible capacité). L'emploi d'un électromètre a l'avantage de supprimer tout courant secondaire appréciable et par conséquent, toute réaction magnétisante. En supprimant les courants de Foucault d'une part et le courant secondaire d'autre part, la seule action magnétisante qui demeure est celle du courant primaire, mesuré par l'ampèremètre thermique.

L'enroulement secondaire est sectionné en quatre parties qui sont utilisées de la façon suivante, *pour chaque intensité de courant.*

Fréquence 300 enroulements 1, 2, 3, 4 en tension.

$$
-\ \left\{
\begin{array}{lll}
600 & - & 1, 2 \text{ en tension.} \\
600 & - & 3, 4 \text{ en tension.}
\end{array}
\right.
$$

$$
-\ \left\{
\begin{array}{lll}
1200 & - & 1. \\
1200 & - & 2. \\
1200 & - & 3. \\
1200 & - & 4.
\end{array}
\right.
$$

On constate que, dans ces conditions, la *déviation à l'électromètre reste très approximativement la même.*

La conclusion la plus vraisemblable à tirer de ce résultat est que la courbe d'aimantation, dans la limite de ces expériences, n'est pas altérée par la fréquence. En effet, en désignant par E_1 et E_2 les *f.e.m.* efficaces correspondant à deux fréquences et par N_1 et N_2 le nombre des spires secondaires utilisées, on a :

$$
E_1^2 = N_1^2 \int_0^1 \left(\frac{d\varphi_1}{dt} \right)^2 dt
$$

$$
E_2^2 = N_2^2 \int_0^1 \left(\frac{d\varphi_2}{dt} \right)^2 dt
$$

Comme on trouve expérimentalement $E_2^1 = E_2^2$, il faut que :

$$
\frac{N_1^2}{N_2^2} = \frac{\int_0^1 \left(\frac{d\varphi_2}{dt} \right)^2 dt}{\int_0^1 \left(\frac{d\varphi_1}{dt} \right)^2 dt} \tag{1}
$$

Pour satisfaire cette relation, le plus simple est de supposer

$$
\frac{d\varphi_2}{dt} = \frac{N_1}{N_2} \frac{d\varphi_1}{dt},
$$

c'est-à-dire que l'allure des courbes d'aimantation n'est pas modifiée par la fréquence, mais que le cycle est parcouru plus ou moins rapidement. Il semble, en effet, fort peu vraisemblable que les courbes φ_1 et φ_2 soient modifiées par la fréquence et que par une sorte de compensation singulière, les intégrales ci-dessus satisfassent exactement à la relation (1).

Il convient de remarquer que si l'allure de là courbe de magnétisation est indépendante de la fréquence, il en résulte implicitement que la perte consommée dans chaque cycle d'aimantation doit l'être aussi. Nous nous proposons de contrôler ce dernier point par des mesures directes, si la sensibilité respective des deux méthodes le permet.

Il importe de remarquer enfin que les *résultats précédents sont obtenus après avoir éliminé par l'expérience toute action parasite;* en second lieu, ils sont absolument indépendants de la graduation de l'électromètre, puisque dans toutes les mesures comparatives, on avait la même déviation.

Recherches sur les phénomènes actinoélectriques et leur relation avec l'ionisation de l'air (1)

par A. ROSSELET (Lausanne)

Les recherches qui font l'objet de ce travail, ont été poursuivies sous l'éminente direction du Professeur Henri Dufour, membre du Comité d'honneur du Congrès international de radiologie et d'électricité, mort à Lausanne en février 1910. Je tiens à dire ici la part très grande qu'il a prise à son élaboration et à lui rendre un dernier hommage de haute estime et de reconnaissance.

Ayant entrepris, sur la demande de M. le Dr Rollier, médecin à Leysin, des mesures comparatives de l'intensité des radiations ultra-violettes entre Lausanne et la station climatérique de Leysin, je me suis trouvé sollicité à poursuivre, au laboratoire de physique de l'Université de Lausanne, une série de recherches relatives à la méthode employée. Elle est basée sur l'effet Hertz-Hallwachs, c'est-à-dire sur la décharge produite par les radiations ultra-violettes qui rencontrent une plaque de zinc amalgamée, isolée et chargée d'électricité négative.

Le dispositif expérimental se compose de deux tubes de zinc perpendiculaires, constamment reliés au sol. Le tube horizontal se trouve fermé à l'une de ses extrémités par une lentille de quartz; à l'autre extrémité est une plaque de zinc amalgamée, isolée par de la diélectrine du reste de l'appareil, et en relation avec un électroscope de Braun. La lumière émise par un arc voltaïque à électrodes de charbon traverse la lentille de quartz et vient éclairer la plaque de zinc amalgamée.

---

(1) Pour renseignements plus détaillés voir : A. Rosselet. Thèse, Lausanne 1910

Au-dessous du tube vertical est une plaque de laiton circulaire, horizontale, isolée et communiquant avec un électroscope d'Elster et Geitel. L'extrémité supérieure du tube est terminée par un entonnoir dans lequel un ventilateur envoie un courant d'air.

C'est avec ce dispositif expérimental que je m'étais proposé de résoudre le problème suivant : le phénomène de la déperdition peut-il être expliqué *seulement* par une émission d'électrons dû à l'action de la lumière sur la plaque de zinc amalgamée ? La décharge observée, ne serait-elle pas dûe, en partie et dans quelle proportion, à un phénomène de neutralisation, réalisé par l'arrivée des ions positifs sur cette plaque métallique chargée d'électricité négative ?

Les résultats obtenus dans cet ordre d'idées sont trop peu nombreux, trop peu précis, et n'ont qu'un intérêt d'ordre général; aussi ne les mentionnerai-je pas, renvoyant à un travail récemment publié les personnes qui pourraient y porter quelque intérêt.

Pour procéder avec quelque rigueur, il était nécessaire de déterminer la constante des deux électroscopes employés, c'est-à-dire de déterminer pour chacun d'eux, sans l'intervention de la lumière, puis avec la lumière, pendant un temps déterminé, la chute du potentiel auquel avait été porté l'appareil en relation avec la plaque métallique.

Cette opération, pour l'électroscope d'Elster et Geitel, nécessita les modifications suivantes au précédent dispositif expérimental : la plaque de zinc amalgamée fut supprimée et remplacée par un gros tube fermé en verre, au fond duquel se trouvait une feuille de papier blanc; il était facile, par ce procédé, d'observer l'image de l'arc et de la mettre au point. Ce dispositif sera toujours employé au cours des recherches ultérieures.

En effectuant la détermination de la constante de l'électroscope d'Elster et Geitel, j'ai pu observer le phénomène suivant, qui, à ma connaissance, n'a jamais été signalé : *Pendant un temps déterminé (trois minutes) la chute du potentiel de la plaque de laiton électrisée positivement ou négativement est plus considérable sans la lumière qu'avec la lumière.*

La constatation de ce fait, inattendu, impossible à prévoir, m'a sollicité à dévier mes recherches de leur direction première, en m'engageant à poursuivre la solution de ce nouveau problème.

Détermination de la constante

De nombreuses mesures montrent, tout d'abord, que la chute de potentiel de la plaque de laiton électrisée est :

1° Indépendante de la nature de l'électricité dont elle est chargée ;

2° Indépendante de la nature du métal qui la constitue. Sa valeur est de 10 volts en trois minutes.

Action de la lumière de l'arc voltaïque

Remarquons que la lumière ne pourra atteindre la plaque métallique, car elle est empêchée par un écran métallique et par l'appareil en zinc réunis au sol ; aucun effet photo-électrique ne pourra donc se produire.

En faisant éclater l'arc, on observe immédiatement un arrêt très net dans la décharge de la plaque de laiton ; la chute de potentiel, qui était primitivement de 10.3 v., n'est plus, pendant le même temps, que de 1 volt. Cet arrêt n'est point influencé par la nature du métal qui constitue la plaque.

Nous pouvons dire que : *la lumière de l'arc voltaïque se propageant parallèlement à une plaque métallique électrisée positivement ou négativement détermine un arrêt dans sa décharge, indépendant de la nature du métal.*

Ce phénomène paraissait étrange, en contradiction avec nos connaissances sur la décharge des corps électrisés ; aussi ai-je pensé me trouver en présence d'une erreur considérable. J'ai donc chercher à contrôler le fait précédent en examinant l'influence possible : 1° des distances séparant l'axe optique de la lentille de quartz, de la plaque de laiton, et celle-ci de l'extrémité du tube vertical ; 2° de la lentille de quartz, 3° de l'appareil en zinc. Aucun de ces facteurs n'a modifié la précédente constatation. L'idée que l'arrêt dans la décharge des corps électrisés, sous l'action de la lumière de l'arc voltaïque, est une erreur, ne se trouve donc point confirmée ; et il était nécessaire de chercher à comprendre la cause de ce phénomène.

Nous avons vu que la plaque de laiton, suffisamment protégée contre les radiations directes, ne peut être le siège d'un effet photo-électrique ; seule, la neutralisation, soit l'arrivée sur la plaque métallique de ions de signe contraire à l'électricité dont elle est chargée, est capable d'expliquer sa décharge : il en résulte que toutes les modifications dans l'intensité de ce dernier phénomène seront fonction du nombre d'ions libres présents dans l'air du laboratoire; l'arrêt dans la décharge ne serait dû ainsi qu'à une recombinaison de ces ions libres.

L'agent, cause de cette recombinaison, ne paraît être que la lumière; mais comment expliquer son action ? Ce n'est qu'après de nombreuses recherches que nous avons fait entrer en considération l'idée suivante : deux sortes de radiations sont prédominantes dans la lumière de l'arc voltaïque; les radiations de grandes longueurs d'onde émises par les charbons incandescents et les radiations de courtes longueurs d'onde fournies par l'arc lui-même.

Il paraît alors naturel de rechercher quel est le rôle joué par chacune de ces deux catégories de radiations dans le phénomène de l'arrêt dans la décharge des corps électrisés, c'est-à-dire d'en faire une analyse et d'essayer ensuite d'en réaliser une synthèse, de reconstituer autant que possible l'expérience primitive avec l'arc voltaïque.

Analyse de l'arrêt dans la décharge des corps électrisés

a) *Radiations de grandes longueurs d'onde.*— La source de ces radiations est le grand four électrique à résistance de Hareus dont le rayonnement est pauvre en radiations de courtes longueur d'onde. L'intensité du courant qui le traverse est de 20 ampères. La plaque de laiton électrisée communiquant avec l'électroscope d'Elster et Geitel a été placée à des distances variables du four électrique, alors que celle qui sépare la plaque de l'axe géométrique du four reste constante. Il est ainsi facile d'observer que la conductibilité diminue progressivement, pour devenir presque nulle.

Exemple : La chute de potentiel est de 14.2 v., en trois minutes, sans lumière; sous le rayonnement du four électrique, elle passe pour des valeurs décroissantes, pour atteindre 1 volt après deux heures et demie d'expériences.

Nous pouvons donc conclure que, *sous l'action du rayonnement émis par un four électrique à résistance et riche en radiations de grandes longueurs d'onde, la décharge de la plaque de laiton électrisée positivement ou négativement est considérablement ralentie.*

b) *Radiations de courtes longueurs d'onde.* — La source de ces radiations est l'étincelle éclatant entre deux sphères d'aluminium, car les célèbres expériences de Hertz ont mis en évidence la richesse de cette lumière en radiations violettes et ultra-violettes. Une grande feuille de zinc reliée au sol masque entièrement les deux sphères de l'excitateur, préservant ainsi la plaque de laiton contre toute action photo-électrique ou électrostatique. L'appareil en zinc est de nouveau utilisé, puisqu'il ne peut influer sur les expériences et qu'il nous est utile en empêchant la lumière de trop se diffuser. Un courant d'air, préalablement séché par son passage dans de l'acide sulfurique, peut circuler entre les deux sphères d'aluminium, parallèlement ou perpendiculairement à l'axe géométrique du tube horizontal de l'appareil en zinc.

S'il est parallèle, l'expérience montre que la constante de l'électroscope n'est point modifiée, c'est-à-dire que la chute de potentiel, qui est de 9.3 v. en trois minutes, reste identique, quelle que soit la durée des expériences.

Ce fait est intéressant, car il indique également combien les radiations ultra-violettes n'exercent leur action ionisante que sur un espace restreint, celui qui enveloppe immédiatement la source lumineuse. L'on sait, en effet, depuis les expériences de M. Lenard, que parmi les radiations, celles qui sont capables de rendre l'air conducteur, sont de très courte longueur d'onde et absorbées déjà par 2 centimètres cubes d'air.

Mais si le courant d'air est dirigé parallèlement à l'axe du tube horizontal, il entraîne l'air ionisé par l'étincelle, dans le champ électrique créé par la plaque de laiton électrisée; les ions de signe contraire à l'électricité dont la plaque est chargée se dirigent vers elle en suivant les lignes de force et déterminent sa décharge. La constante de l'instrument n'est plus maintenue et la chute de potentiel est si rapide qu'il n'est plus possible de prendre trois minutes pour la mesure, et c'est en quinze secondes que nous enregistrons des chutes de potentiel dont la valeur est variable, car il n'est plus possible d'obtenir une constance aussi grande qu'avec l'arc voltaïque ou le four électrique.

Nous sommes donc autorisé à énoncer encore le fait connu que : *sous l'action des radiations de courtes longueurs d'onde, émises par la lumière de l'étincelle éclatant entre deux sphères d'aluminium, la décharge de la plaque de laiton électrisée ne subit aucun arrêt; elle peut, ou ne pas être modifiée, ou être considérablement augmentée.*

Synthèse de l'arrêt dans la décharge des corps électrisés

Réaliser la synthèse de ce phénomène, c'était détruire, par les radiations de grandes longueurs d'onde contenues dans le rayonnement du four électrique, la conductibilité que l'air avait acquise sous l'influence des radiations de courtes longueurs d'onde émises par l'étincelle.

Nous avons, à cet effet, placé le four électrique entre l'excitateur de Hertz et l'appareil en zinc. Comme précédemment, le courant d'air passant entre les sphères d'aluminium était dirigé successivement dans deux directions perpendiculaires; mais le résultat n'est point modifié, c'est-à-dire que dans un cas comme dans l'autre, il y a toujours diminution, puis destruction de l'ionisation par le rayonnement émanant du four électrique.

Elle peut être encore observée au moyen d'un autre dispositif expérimental avec, comme appareil de mesures, l'électroscope à décharges de Gaugain : une lame de zinc de 495 centimètres carrés, isolée, est en communication avec une pile sèche établissant une différence de potentiel de 300 volts environ; une seconde lame parallèle à la première, reliée à l'électroscope à décharge, est posée sur quatre pieds en verre enduits de paraffine; la plaque métallique faisant partie de l'électroscope est approchée à une distance convenable de la feuille d'aluminium, laissée mobile; la conductibilité plus ou moins grande de la masse d'air placée entre les deux lames de zinc est traduite par un nombre variable de contacts, pendant un temps déterminé, entre la feuille d'aluminium et la plaque de l'électroscope.

On constate que ce nombre de contacts est plus considérable lorsque l'air n'est pas encore soumis à l'action du four électrique, c'est-à-dire que son ionisation est plus forte. Exemple : le nombre de contacts étant de 6 en une minute, avec étincelles, ne tarde pas à décroître progressivement pour devenir nul sous l'action simultanée de l'étincelle et du four électrique.

Donc, sous l'action du rayonnement émis par un four électrique à résistance, riche en radiations de grandes longueurs d'onde, l'air ambiant perd la conductibilité qu'il avait acquise sous l'influence des radiations de courtes longueurs d'onde émises par l'étincelle éclatant entre deux sphères d'aluminium.

S'il est établi, ainsi que nous avons cherché à le montrer dans un travail antérieur, que ce n'est qu'auprès de la lumière qu'il est possible de rechercher la cause de ce phénomène, on ne peut toutefois l'attribuer à l'action des rayons de courtes longueurs d'onde; de nombreuses et récentes expériences ont suffisamment

montré, sinon leurs propriétés ionisantes, du moins leur incapacité à déterminer un arrêt dans la décharge des corps électrisés,
comme l'ont encore prouvé nos recherches relatives à l'analyse
de cet arrêt. On peut donc déduire des expériences précédentes
que seules, les radiations de grandes longueurs d'onde sont capables de déterminer une recombinaison des ions; de là l'*hypothèse* que nous avons admise, de *l'action antagoniste des radiation de grandes et de courtes longueur d'onde dans l'ionisation
de l'air.*

En 1905, le Professeur Henri Dufour (1), à la suite de ses recherches sur les phénomènes actinoélectriques, a attiré l'attention sur l'analogie, du plus haut intérêt, dans l'action des radiations sur les corps électrisés et sur les substances phosphorescentes. Le présent travail paraît confirmer cette idée, en nous
autorisant à l'envisager comme probable dans un nouveau phénomène : l'ionisation de l'air.

Etude sur les suspensions gazeuses

par MAURICE DE BROGLIE (Paris)

—

Regarder danser les poussières dans un rayon de soleil, ce
n'est pas faire autre chose qu'appliquer aux particules en suspension dans l'air la méthode ultra-microscopique par éclairage
latéral; on sait les progrès que ce procédé d'observation a fait
faire à nos connaissances sur les solutions colloïdes, depuis que
Zsigmondy, Cotton et Mouton et d'autres auteurs ont imaginé
des dispositifs commodes pour le réaliser.

L'ouvrage de MM. Cotton et Mouton, intitulé « Les ultramicroscopes », contient de nombreux détails sur les observations
dans les milieux liquides; rappelons simplement ici que, dans
ce dernier cas, on a été conduit pour l'évaluation des grosseurs
de grains, au moyen de pesées, à des chiffres allant de 3 à
100 $\mu\mu$, pour ne parler que des suspensions ultra-microscopiques.

C'est le cas où le milieu ambiant est un gaz que nous voulons
envisager ici; nous verrons plus loin quelles différences il pré

---

(1) *Comptes rendus du premier Congrès international de Radiologie.* Bruxelles 1905.

sente avec les milieux liquides, au point de vue qui nous intéresse.

Puccianti et Vigezzi (1), puis Zsigmondy (2) ont observé certaines fumées; dans la fumée de tabac, par exemple, on obtient un cône lumineux qui se résoud par un faible grossissement en un très grand nombre de points brillants dont ces auteurs ont décrit l'allure générale.

Modes d'observation. — L'existence même d'un faisceau visible indique la présence de particules en suspension et fournit peut-être le procédé le plus sensible pour la révéler. Dans le cas des liquides, la méthode du faisceau diffusé est plus sensible que l'observation ultra-microscopique; elle révèle la structure discontinue du milieu, alors qu'il contient trop peu de granules pour qu'on puisse aisément les voir, ou lorsque ces granules ont un diamètre trop faible (inférieur à 10 $\mu\mu$) pour que leur ensemble soit résolu avec les plus forts éclairages employés. Dans cet ordre d'idées, nous avons réalisé un appareil très simple pour observer le faisceau d'un arc dans un tube parcouru par le gaz à étudier;

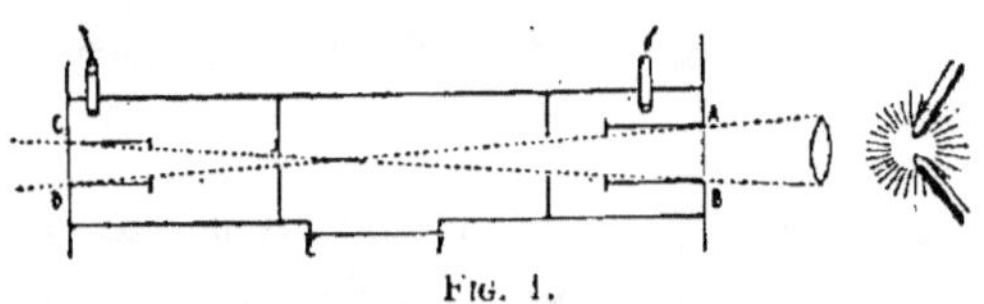

Fig. 1.

AB, CD, EF, parties vitrées.

la fig. 1 en montre la disposition ; des diaphragmes et le vernis mat intérieur permettent d'éviter autant que possible les réflexions diffuses sur les parois et d'observer sur fond noir. Ce procédé permet déjà, sans microscope, de suivre l'apparition du faisceau, de l'étudier et de se faire une idée de la grosseur des grains, d'après la teinte plus ou moins bleue qu'il prend; c'est ainsi, par exemple, que pour le gaz de barbotage on voit que le faisceau, bleu et faible pour l'eau distillée, blanchit et devient intense pour des solutions plus concentrées.

Le *dispositif ultra-microscopique* consiste simplement dans l'adjonction d'un microscope qui, dirigé perpendiculairement au

----

(1) *Arch di Fisiologia*, 1904.
(2) *Zur Erkenntniss der Kolloïde*, 1905.

faisceau, est mis au point sur lui (fig. 2) ; le gaz renfermant les fumées est alors contenu dans une petite boîte de verre à faces planes.

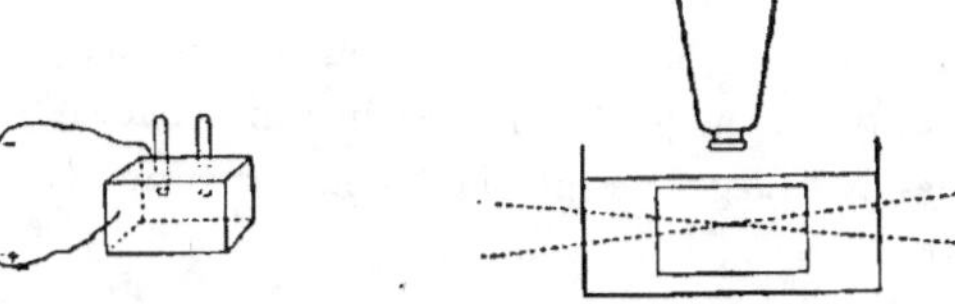

FIG. 2.

J'ai complété l'appareil en ajoutant à cette cuve deux faces métalliques opposées, entre lesquelles on peut établir un champ électrostatique (*C. R.*, 1908, p. 1010). Le tout est immergé dans un bain d'huile de vaseline qui évite d'une façon satisfaisante le trouble dû aux mouvements thermiques de convection (1).

La cuve à gaz peut avoir comme dimensions quelques centimètres de longueur et un carré de 1 à 2 centimètres de côté, comme section.

Pour les expériences sur les ions de faibles mobilités, un champ de 100 volts/cm. convient, ainsi qu'un grossissement de 20 à 50 diamètres ; le faisceau lumineux doit être à la fois intense et étroit. La cuve étant remplie par exemple de fumée de tabac, on observe neitement les phénomènes suivants :

Les particules sont visibles sous la forme de petits points blancs brillants animés de vifs mouvements browniens et l'ensemble reste immobile, si les conditions d'équilibre thermique sont réalisées ; ce à quoi on parvient assez facilement.

On établit le champ et l'on voit une partie des granules aller dans le sens du champ, une autre en sens contraire, tandis qu'une troisième fraction ne se transporte pas ; ce sont les gros ions positifs, négatifs, et les centres neutres.

L'application du champ a pour effet d'amener au bout de peu de temps la disparition des centres chargés qui atteignent les parois des électrodes et y restent fixés ; on voit, en effet, qu'après quelques minutes, les particules restantes sont celles qui n'obéissent pas au champ.

Toute une série de considérations intéressantes découlent de ce mode d'observation : ainsi la mobilité peut se mesurer directe-

---

(1) Cette précaution n'est du reste pas indispensable.

ment, en déterminant le temps que les ions mettent à parcourir un espace linéaire connu dans le champ du microscope; l'ordre de grandeur des phénomènes se prête très bien à cette mesure.

On peut suivre la répartition des centres au voisinage des électrodes, ainsi que les fronts d'ions s'avançant dans le même sens; on peut balancer le champ et suivre les trajectoires et l'oscillation des centres : on peut enfin étudier directement les causes susceptibles de charger des particules en suspension (radium, lumière ultra-violette, frottement, etc.).

Nous verrons plus loin les applications que nous avons pu en faire pour la mesure de la charge individuelle des granules, ainsi que pour les actions du radium; disons seulement ici que, si l'on songe que les propriétés électriques des gaz contenant des particules visibles chargées peuvent se déduire de celles des gaz soumis aux rayons de Röntgen en supposant simplement une mobilité plus faible aux porteurs de la charge, on ne peut s'empêcher de voir là un argument indirect, mais frappant, en faveur de la théorie même qui attribue la conductibilité des gaz, en général, à des ions des deux signes, chargés individuellement et obéissant dans leur ensemble aux lois de l'électrostatique.

Actions exercées sur les particules

Nous allons étudier maintenant les différentes forces auxquelles peuvent être soumises les particules en suspension dans un gaz.

1° *Pesanteur.* — Tout d'abord, il y a la pesanteur; la force qui agit alors sur une particule supposée sphérique et de rayon a peut être représentée par

$$f = \frac{4}{3}\pi a^3 g\,(d-d')$$

où d et d' sont les densités des granules et du milieu; la formule de Stokes, dont l'exactitude paraît aujourd'hui bien établie, même pour les rayons très petits (1), relie la force F appliquée à de telles petites sphères suspendues dans un gaz de viscosité σ à la vitesse constante v qui en résulte, par l'expression

$$F = 6\,\pi\,\sigma\,a\,v$$

____

(1) PERRIN. *C. R.*, 1908; voir aussi ZELENY et M° KEEHAN. *Physikaliske Zeitschirft* 1910.

qui, dans le cas présent, s'écrira :

$$v = \frac{2}{9}\,\frac{a^2 dg}{\sigma}$$

en négligeant la densité du gaz.

L'erreur commise en considérant les particules comme sphériques est atténuée par le fait que les mouvements browniens, en changeant sans cesse leur orientation, tendent à éliminer les dissymétries.

Voici, pour fixer les idées, un tableau donnant les valeurs de v pour quelques valeurs de a, en prenant $d = 1$ et $\sigma = 2.10^{-4}$

a	v cm./sec.	temps pour tomber de 1 cm.
$10\mu\text{-}10^{-3}$ cm.	1,09	$0^s,9$
$1\mu\text{-}10^{-4}$ »	$1,09.10^{-2}$	$90^{sec.}$
$100\mu\mu\text{-}10^{-5}$ »	$1,09.10^{-4}$	$2^h\cdot30^m$
$10\mu\mu\text{-}10^{-6}$ »	$1,09.10^{-6}$	plus de 10 jours.

A partir de $100\mu\mu$, la chute est minime et n'est plus qu'une cause très accessoire du déplacement vertical des centres.

2° *Champ électrique*. — Les particules peuvent porter une charge électrique ϵ; dans ce cas, elles sont soumises de la part d'un champ H à une force d'intensité $H\epsilon$; la vitesse que prennent alors les ions n'est autre chose que leur mobilité K multipliée par la valeur numérique du champ H; elle sera encore donnée par la formule Stokes qui devient ici :

$$v = \frac{H\epsilon}{6\pi a\sigma} = KH \qquad K = \frac{\epsilon}{6\pi a\sigma}$$

Voici les mobilités ainsi calculées pour quelques valeurs de a :

a	H = 1 unité c.g.s. électrostatique per cm.	H = 1 volt par cm.
10μ	$K = 1,06 \times 10^{-4}$	$K = 3,5\ .10^{-7}$
1μ	$= 1,06 \times 10^{-3}$	$= 3,5\ .10^{-6}$
$100\mu\mu$	$= 1,06 \times 10^{-2}$	$= 3,5\ .10^{-5}$
$10\mu\mu$	$= 1,06 \times 10^{-1}$	$= 3,5\ .10^{-4}$

Il est clair que la formule de Stokes doit cesser d'être applicable quand les particules s'approchent trop des dimensions moléculaires et qu'il ne faut pas chercher à prolonger le calcul jusqu'aux petits ions dont la mobilité atteint, comme on le sait, la valeur 1.5 centimètre par seconde dans un champ de 1 volt par centimètre.

Si le champ est alternatif, son action se réduit à un balancement de même période.

Nous verrons plus loin comment on reconnaît qu'une particule possède une ou plusieurs fois la charge atomique.

3° *Agitation moléculaire, mouvement Brownien et diffusion.* — Les particules en suspension ne sont pas seulement soumises à la pesanteur et à l'action éventuelle d'un champ électrique, elles reçoivent aussi constamment, des molécules du gaz, des chocs désordonnés qui se neutralisent lorsque leur nombre par seconde est assez grand, c'est-à-dire quand la grosseur de la particule est assez considérable.

Lorsque cette condition commence à ne plus être remplie, la compensation ne peut plus s'établir entre les impulsions reçues, et on observe un mouvement d'agitation incessant; on sait que ce phénomène, découvert par Brown dans les suspensions liquides, a été étudié par M. Gouy, qui en a signalé toute l'importance en montrant qu'on ne pouvait en rapporter l'origine à des causes mécaniques ou thermiques externes, et en suggérant qu'il fallait y voir l'effet des mouvements mêmes des molécules.

Les récents progrès des théories moléculaires ont ravivé l'intérêt de ces observations. On peut, par des considérations cinétiques, prévoir l'amplitude des déplacements browniens; une vérification quantitative de la théorie a, en effet, été rendue possible par M. Einstein, qui a donné une formule permettant de prévoir quel est, au bout d'un temps donné t, le carré moyen $\overline{\Delta_x^2}$ du déplacement Δx d'une particule sphérique dans une direction donnée x, par suite du mouvement brownien, en fonction du rayon a de la particule, du coefficient σ de viscosité du milieu et de la température absolue T, cette formule est :

$$\overline{\Delta_x^2} = \frac{RT}{N} \frac{1}{3\pi a\sigma} \times t,$$

où R est la constante des gaz parfaits relative à une molécule-gramme et N le nombre de molécules correspondant.

La méthode employée par M. Einstein pour établir sa formule étant indirecte, M. V. Smoluchowski a obtenu par un autre raisonnement une expression qui diffère de la première par le facteur 64/27. M. Langevin a récemment établi par une démonstration simple *(C. R.,* 1908, p. 530) une formule identique à celle d'Einstein, en s'appuyant seulement sur deux bases, aujourd'hui presque hors de doute, la formule de Stokes et le théorème de l'équipartition de l'énergie cinétique entre les degrés de liberté d'un système en équilibre thermique.

M. Ehrenhaft (1), par des évaluations faites à l'oculaire micrométrique, ı obtenu des chiffres qu'il a rapprochés de la formule de Smoluchowski. J'ai tenté, pour avoir une base plus tangible, de photographier les particules en mouvement; on sait
que M. V. Henri est parvenu à cinématographier les mouvements de certains colloïdes assez gros pour être vus en lumière
directe. Dans le cas des gaz, la méthode ne peut plus être appliquée, à cause de la nécessité de l'éclairage latéral et du défaut
de lumière qui en résulte. Il nous a été heureusement possible (2), après d'assez longs tâtonnements, d'obtenir l'enregistre-
trement direct des trajectoires browniennes sur une plaque photographique; il suffit, pour cela, de remplacer l'oculaire du microscope de la fig. 2 par une chambre noire portant une plaque très sensible (Lumière étiquette violette). Ce procédé a
l'avantage de fournir d'un seul coup, sur le même cliché, la
trajectoire tout entière avec une pose de 3 à 4 secondes. Ces trajectoires se présentent sous la forme de lignes déliées et sinueuses,
montrant une impression plus intense, là où le mouvement s'est
ralenti ou a changé de sens. La figure 3 représente schématique-

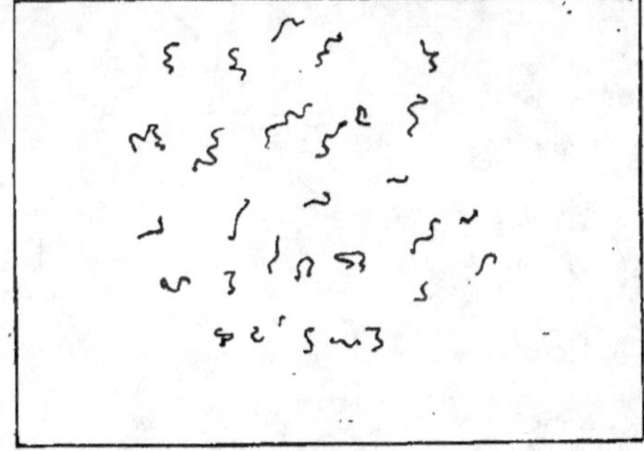

Fıg. 3.

ment l'aspect des clichés. Les trajectoires sont généralement
formées d'un trait interrompu; ce qui montre, étant donné que
l'on est à la limite de sensibilité de la plaque, que la vitesse ne
dépasse jamais beaucoup sa valeur moyenne.

Si, comme dans la fig. 4 (p. 221), il existe un mouvement
d'ensemble, la moyenne des projections des trajectoires sur un

<hr>

(1) *Wiener Sitzungsberiche,* 1907.
(2) *C. R.,* 1909, p. 1163 et 1315.

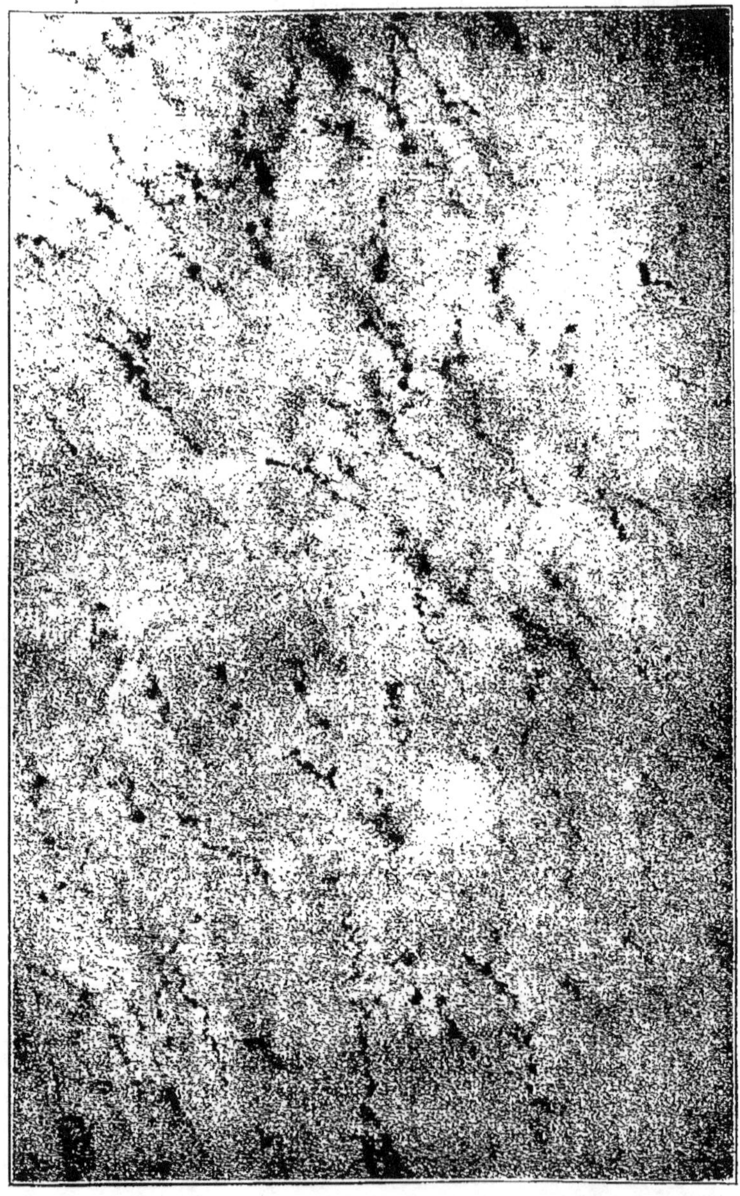

Fig. 4.

axe quelconque, fournit sa composante suivant cet axe et l'on peut, en la retranchant de chaque projection particulière, obtenir la composante du au mouvement brownien seul.

Diffusion. — Si la répartition des centres en suspension dans le gaz n'est pas homogène, on pourra les considérer comme de grosses molécules d'un gaz étranger et leur appliquer la notion de diffusion de deux gaz l'un dans l'autre; on sait que la théorie de la diffusion conduit à définir un coefficient dont l'expression théorique est

$$D = \frac{RT}{N}\frac{1}{6\pi\sigma a};$$

la ressemblance entre cette formule et celle d'Einstein s'explique si l'on considère que c'est précisément le choc des molécules qui produit la diffusion, comme le mouvement brownien, l'un étant la conséquence même de l'autre.

Par suite de l'adhérence qui retient les particules au voisinage des surfaces solides, le gaz s'appauvrit en particules au voisinage des parois, la diffusion tend à produire l'homogénéité et, par ce mécanisme, toutes les particules sont peu à peu déposées. Avec quelle vitesse aura lieu cette disparition ? Le calcul fait pour une suspension limitée par une surface sphérique de rayon r et contenant au début N_0 centres uniformément répartis par unité de volume, conduit à la formule

$$\frac{N}{N_0} = \frac{6}{\pi^2} e^{\frac{\pi^2 Dt}{r^2}},$$

où N est le nombre total des centres en suspension au bout du temps t D et le coefficient de diffusion; c'est par son intermédiaire que $\frac{N}{N_0}$ est fonction de a. Le tableau suivant donne le temps au bout duquel le nombre des centres serait réduit au quart de sa valeur initiale, en fonction du rayon a des particules renfermées dans une sphère de 1 centimètre de rayon :

$1\,\mu$	10^6 (dix jours)
$100\,\mu\mu$	10^5 (un jour)
$10\,\mu\mu$	10^4 (2 heures trois quarts)

Ces temps sont trop longs pour qu'on puisse admettre l'immobilité absolue du gaz pendant leur durée; le dépôt sur les parois facilité par tous les mouvements du gaz, la pesanteur et les actions électriques sera *beaucoup plus rapide*.

Nous avons tenté d'évaluer le coefficient de diffusion qu'une méthode, dérivée de celle que Townsend a appliquée aux petits ions, permet d'atteindre. On compare les conductibilités avant et après le passage à travers un diffuseur formé de 250 tubes capillaires de 50 centimètres de longueur ; les valeurs numériques auxquelles on est conduit ne peuvent être considérées comme de véritables mesures, à cause du peu de sensibilité de la méthode quand le nombre à mesurer est petit (D est plus petit que 1/100.000). On peut néanmoins vérifier que le coefficient de diffusion est à peu près proportionnel à la mobilité.

Quant aux recombinaisons entre les centres chargés de signes contraires, il est facile de voir que, même en supposant une charge très supérieure à la charge atomique, elles ne peuvent guère être que le résultat du hasard, comme les chocs des particules neutres entre elles, car les forces attractives mises en jeu aux distances moyennes des granules sont extrêmement faibles.

Rayon et charge des particules

Mesure du rayon des particules. — Le rayon des particules pourrait se mesurer au micromètre quand elles ne sont pas trop petites ; mais quand elles approchent de la valeur des longueurs d'onde lumineuses, les phénomènes de diffraction, étudiés par Abbe, rendent tout à fait incertaines les mesures micrométriques. Il reste deux moyens à notre disposition :

1° Si les granules sont assez gros pour avoir une vitesse de chute sensible, la mesure de cette vitesse et l'application de la formule de Stokes permettront de calculer le rayon, à condition de connaître la densité ; une valeur exacte de cette dernière quantité est, il est vrai, difficilement accessible à cause de notre ignorance sur la constitution des granules ;

2° Si les particules sont plus petites, elles ont un mouvement brownien plus accusé, on peut alors au moyen de l'enregistrement photographique et de la formule d'Einstein atteindre le rayon a.

Cette relation, qu'on peut écrire

$$a = \frac{RT}{N} \frac{t}{3\pi\sigma\Delta^2}$$

donne a, en effet, si l'on connaît Δ^2, et cette dernière quantité est le carré du déplacement moyen d'une particule suivant une direction quelconque, pendant le temps t. Elle est mesurable directement sur une projection agrandie des clichés obtenus. Les nombres que nous allons donner se rapportent à des particules de fumée de tabac susceptibles d'impressionner une plaque photographique par la lumière qu'elles diffusent latéralement.

La moyenne d'un grand nombre de mesures a donné pour Δ, pendant une seconde, la valeur,

$$\Delta = 2 \times 10^{-3} \text{ cm.}$$

En prenant pour $\dfrac{RT}{N}$ la valeur 3.4×10^{-14} qui résulte des dernières déterminations (J. Perrin) et pour σ le nombre $1,8 \times 10^{-4}$, la formule d'Einstein donne

$$a = 4.9 \times 10^{-6}$$

C'est ce nombre que nous avons utilisé pour la mesure de la charge e.

Mesure de la charge individuelle des centres. — Nous avons vu qu'une particule de rayon a portant la charge ε prenait, dans un champ H, la vitesse

$$v = \frac{H\varepsilon}{6\pi\sigma a},$$

a étant connu par les méthodes précédentes, la mesure de v donnera ε.

M. Ehrenhaft (1) a déterminé a par la vitesse de chute et des mesures micrométriques du diamètre; il a trouvé :

$$a = 3.10^{-5},$$

ce qui donne :

$$e = 4,6.\ 10^{-10}\ ?.$$

Nous avons trouvé, pour les particules dont nous avons plus haut donné le rayon ($a = 4,9.10$), la charge :

$$e = 4,5.\ 10^{-10}\ .$$

Ces nombres montrent que les granules considérés portent la charge atomique et sont ainsi analogues aux ions produits par les rayons de Röntgen, sauf qu'ils ont une mobilité beaucoup plus faible. Ce fait, que l'on pouvait prévoir *a priori*, ainsi que nous le verrons tout à l'heure par le fait que le rayonnement du radium ne change pas la mobilité des centres considérés, doit être regardé comme une confirmation expérimentale des formules de Stokes (2) et d'Einstein.

____

(1) *Physikalische Zeitschrift*, 1er mai 1909.

(2) Il y a lieu de remarquer que les particules considérées étant probablement à l'état liquide (car à dessein, la fumée n'avait pas été desséchée), peuvent être assimilées à des sphéroïdes.

Une autre série de mesures sur des particules plus grosses nous a conduit (toujours par l'enregistrement photographique et la formule d'Einstein) à un rayon moyen $a = 10_{.5}$ centimètres et à une charge valant plusieurs fois e, résultat qui peut s'expliquer en admettant qu'une particule déjà chargée est capable d'attirer une nouvelle charge de même signe, malgré les répulsions mutuelles, lorsque la grosseur permet de la considérer comme subissant l'influence à la façon d'un petit conducteur.

Charges multiples. — Il est intéressant de mesurer la mobilité des particules en suspension dans un gaz, en présence d'un rayonnement ionisant tel que celui du radium; on trouve, en effet, des résultats qui s'interprètent très simplement par le mécanisme suivant (v. *Radium*, 1907, p. 259) : les petits ions des deux signes produits dans le gaz par la radiation tendent, par le jeu des recombinaisons, à charger et à décharger les gros centres présents jusqu'à un état d'équilibre.

Si les centres étaient primitivement neutres (il est très facile d'en obtenir de tels en chauffant un corps très légèrement humide), l'exposition au radium en charge un certain nombre de chaque signe, la valeur de la charge ε étant la charge atomique e, ainsi qu'on le voit expérimentalement et qu'on pourrait d'ailleurs le prévoir par le mécanisme du phénomène. Si des centres sont chargés des deux signes et ne possèdent qu'une fois la charge atomique, l'action du radium en ramène un certain nombre à l'état neutre et ne modifie pas la charge des autres. Enfin, si les centres possèdent des *charges multiples*, l'effet du radium est de les ramener à la charge d'équilibre, *ce qui se traduit immédiatement par une diminution proportionnelle des mobilités. Il faut donc, pour que la mesure de ces dernières quantités ait une signification précise, savoir si l'on a ou non affaire à des charges multiples.*

Comme exemple de poussières très fines et neutres, nous citerons celles qu'on obtient en chauffant un peu un corps légèrement humide; on peut ainsi obtenir des centres diffusant peu de lumière et animés de mouvements browniens très vifs; en les chargeant par le radium et en mesurant leur mobilité, on en déduit, par la formule de Stokes, un rayon qui ne dépasserait pas 3 à 5 $\mu\mu$.

La fumée de cigarette contient des centres positifs, négatifs et neutres dont les rayons peuvent aller de 30 à 300 $\mu\mu$; les fumées de papier salpêtré sont également chargées et souvent très fines et très homogènes; il en est de même des poussières dont se chargent les gaz qui passent au voisinage d'une petite étincelle électrique.

Les fumées de chlorhydrate d'ammoniaque sont neutres et relativement grosses; les poussières qu'on obtient en faisant *décrépiter des cristaux* (sel marin) ou qui se trouvent en suspension dans les gaz ayant barboté dans des solutions concentrées sont **toutes** chargées et portent des *charges multiples* qui peuvent aller jusqu'à 30 ou 50 fois e; elles sont produites par des *arrachements de surfaces*.

Le nombre des centres présents dans les fumées peut être très considérable; dans la fumée de tabac moyennement épaisse, on peut l'évaluer à plusieurs dizaines de millions par centimètre cube, ce qui donne une distance moyenne de l'ordre de 50 μ.

Il y a une cause d'erreur à éviter dans le maniement des fumées : il faut naturellement les faire passer de l'endroit où on les a produites dans la cuve où on les examinera; quand les grains sont gros et qu'on refoule trop vivement le gaz qui les contient à travers un tube de verre ou de caoutchouc, ils peuvent se charger par frottement contre les parois, par le mécanisme utilisé dans les figures de Lichtenberg; le même inconvénient est moins à craindre avec les poussières fines, sans doute parce que les grains qui touchent les parois ne s'en séparent plus et sortent de la suspension; il sera toujours prudent de faire doucement les transvasements; l'obtention de fumées complètement neutres montre du reste qu'on arrive assez facilement à éliminer l'effet du frottement.

Conclusions

En résumé, les fumées qui peuvent se trouver en suspension dans un gaz et que la pesanteur n'entraîne pas trop rapidement, se composent de grains visibles à l'ultra-microscope et dont le rayon va de quelques $\mu\mu$ à quelques centaines de $\mu\mu$; les particules sont animées de mouvements browniens qu'on peut enregistrer par la photographie; l'amplitude de ces mouvements est reliée à la grosseur des centres par une relation que l'expérience montre être conforme à la formule d'Einstein.

Sous l'action d'un champ électrique, les particules se montrent neutres ou chargées de chaque signe et se comportent en tous points comme des ions de faible mobilité. La charge, égale dans un grand nombre de cas à la charge atomique, peut atteindre plusieurs fois cette valeur; on peut alors la ramener à l'unité en produisant de petits ions au sein du gaz.

Les suspensions gazeuses se rapprochent des suspensions liquides en ce que, dans les deux cas, le mouvement brownien des granules suit la formule d'Einstein malgré la différence des chemins moyens qui, petits devant la grosseur des particules dans le cas des liquides, peuvent dépasser cette valeur pour les gaz; les deux principes sur lesquels repose l'établissement de la formule d'Einstein paraissent du reste valables dans les deux cas.

Mais, outre les différences que font naître la faiblesse de la densité et de la viscosité des gaz, les suspensions dans ces milieux se séparent des solutions colloïdales par le fait qu'elles peuvent contenir à la fois des charges positives, négatives et nulles.

Contribution à l'étude de l'ionisation des gaz en présence des réactions chimiques

par Maurice de BROGLIE et L. BRIZARD (Paris)

—

La question du dégagement d'électricité dans les réactions chimiques est aussi vieille que la chimie moderne. Déjà en 1782, Lavoisier et Laplace signalent que l'hydrogène libéré par l'action de l'acide sulfurique sur le fer est chargé positivement, puis ils notent des manifestations électriques dans la combustion du charbon. Pouillet étudie des phénomènes de cette nature auprès des flammes et trouve négatif l'air qui environne une flamme d'hydrogène.

Berzélius rapporte des expériences qu'il est particulièrement intéressant de rappeler ici. Se basant sur les phénomènes, alors nouveaux, de l'électrolyse où les acides apparaissent à un pôle et les alcalis à l'autre, il remarque que le phosphore en brûlant produit des fumées acides, tandis que le potassium donne dans les mêmes conditions un oxyde fortement basique; puis, faisant passer ces fumées auprès des plateaux d'une machine électrique, il lui paraît que dans un cas, il y a déviation vers le pôle négatif, et dans l'autre en sens contraire, conformément à ce qui se passe dans l'électrolyse.

Le cas n'est malheureusement pas aussi simple et, en réalité, les fumées de combustion dont il s'agit contiennent toujours des charges *des deux signes*, de sorte que c'est probablement à une dissymétrie accidentelle qu'était dû le résultat observé par Berzélius.

Ces recherches furent reprises à une époque récente par Enright (1), qui mit en évidence la conductibilité d'un grand nombre de gaz récemment préparés.

Townsend (2) examina l'électrisation de l'hydrogène produit par l'acide sulfurique et le fer; ayant constaté qu'elle persiste malgré un tampon de coton de verre, il pensa avoir montré que la conductibilité n'est pas due à la présence de parcelles d'écume ou de buée.

Il observa également que le chlore produit par le bioxyde de manganèse et l'acide chlorhydrique est chargé positivement et qu'il en est de même de l'oxygène produit en chauffant le permanganate de potassium; la charge dont il s'agit est la charge totale du gaz, c'est-à-dire l'excès des charges d'un certain signe sur celles du signe opposé, tel qu'on peut le mettre en évidence en recevant le gaz dans un cylindre de Faraday. Townsend a également consacré aux gaz de l'électrolyse un important travail dont le résumé figure dans l'ouvrage « Ions, électrons et corpuscules ». de MM. Langevin et Abraham; Kösters (3), auteur d'études sur l'ionisation par barbotage, devait être naturellement conduit à expliquer partiellement au moins par ce mécanisme l'électrisation des gaz préparés par voie humide.

Enfin, on trouvera dans les travaux de MM. Barus (4), Schmidt (5), Harms (6) et de M. Eugène Bloch la suite des études qu'ont provoquées les propriétés électriques de l'air après son passage sur du phosphore; le dernier auteur que nous venons de citer a également consacré un chapitre de sa thèse (7) à l'ionisation par action chimique, notamment à la mesure des mobilités des centres chargés contenus dans l'hydrogène et l'acide chlorhydrique préparés par voie humide.

----

(1) *Phil. Mag.*, **29**, 1890, p. 56.

(2) *Proc. Camb. Phil. Soc.*, 1898, p. 345; *Phil. Mag.*, **45**, 1898, p. 125.

(3) *Wied. Ann.*, 1899.

(4) *Experiment with ionised air.*

(5) *Ann. d. Phys.*, 1903.

(6) *Phys. Zeitschrift*, 1902.

(7) *Thèse*, p. 103 et suivantes 1904.

Les recherches qui vont suivre ont été publiées en 1909 (1), le lecteur les rapprochera avec intérêt des travaux qui les ont accompagnées (2), ainsi que des recherches de J.-J. Thomson (3), Beattie (4), Garrett et Willows (5) sur la conductibilité de en présence de sels fortement chauffés.

Difficultés d'interprétation. — Précisons d'abord la question qui nous occupe, afin d'en déterminer exactement le sens.

D'une manière schématique, si nous imaginons qu'en A (fig. 1), au fond d'un récipient, se produise une réaction chimique, et qu'au-dessus, en B et C, se trouvent les deux plateaux d'un condensateur à des potentiels différents, on observe souvent un transport d'électricité entre les deux plateaux, comme si l'atmosphère comprise entre ces plateaux était ionisée.

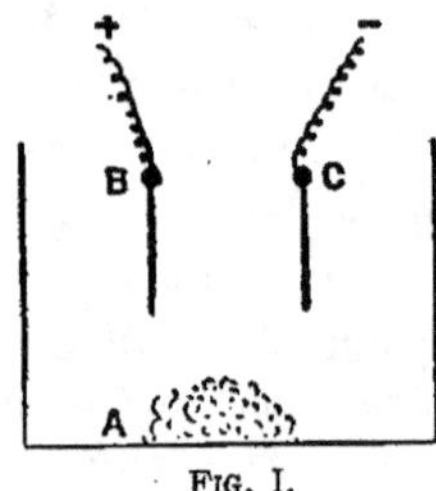

FIG. I.

Cette conductibilité peut être attribuée à diverses causes :

D'abord la réaction chimique elle-même ,c'est-à-dire le bouleversement moléculaire qui se passe en A, pourrait, par un processus analogue à celui de la radioactivité, donner naissance à un rayonnement qui, en traversant le gaz, y formerait des ions. Un rayonnement suffisamment pénétrant pour traverser une lame métallique mince rendrait alors possible d'observer une conductibilité, même en dehors d'une enceinte fermée contenant les matières réagissantes. Disons de suite que, malgré tout l'in-

(1) DE BROGLIE et BRIZARD. *C. R.* 1er juin, 14 juin, 20 nov. 1909, 18 avril 1910.

(2) L. BLOCH. *C. R.*, 26 juillet, 8 nov. 1909, 14 mars 1910.

REBOUL. *C. R.*, 12 juillet 1909.

(3) J. J. THOMSON, *Conduction of electricity through gases.* (J. J. Thomson a observé en particulier que l'hydrogène et le chlore ne s'unissent pas dans leur combinaison lente.)

(4) *Phil. mag.*, 1901.

(5) *Phil. mag.*, 1904.

térêt que présenterait une telle hypothèse, aucune expérience, que nous sachions, n'est venue jusqu'ici la confirmer.

On est alors conduit à expliquer l'ionisation du gaz en BC, soit par un rayonnement peu pénétrant, soit par une émission superficielle de charges comme dans le phénomène de Hertz, soit par un dégagement de gaz ionisé ou de fumées chargées.

Enfin, en même temps que la réaction chimique, peuvent se produire des phénomènes susceptibles par eux-mêmes, indépendamment de la réaction, de rendre l'atmosphère conductrice. Ainsi certains corps, en particulier les métaux et les oxydes métalliques, portés à l'incandescence, donnent lieu à une émission de charges; avec l'argent le phénomène se produit même à une température beaucoup plus basse, ne dépassant pas 200 degrés (1).

Les gaz qui barbotent en bulles fines dans l'eau ou les solutions salines sont conducteurs.

Enfin, les cristaux chauffés éclatent, décrépitent, et lancent des parcelles solides, chargées par un phénomène analogue au frottement ou par clivage.

Or, un grand nombre de réactions chimiques sont accompagnées de phénomènes tels que ceux que nous venons de citer. Aussi est-il difficile en général, lorsqu'une conductibilité est observée, de savoir si elle doit être attribuée directement à la réaction chimique elle-même, ou au contraire n'en être pour ainsi dire qu'un effet secondaire dû aux phénomènes parasites dont nous venons de parler.

Cependant, si en examinant un grand nombre de réactions, on constate que les seules,celles qui sont accompagnées des causes physiques d'ionisation précédemment citées donnent lieu à une conductibilité, on pourra fortement incliner à penser qu'en général, la réaction chimique seule, à basse température, sans barbotages, sans décrépitement, sans production de lumière, n'a pas tendance à provoquer une émission de charges électriques dans le gaz ambiant.

Modes d'observation. — Pour étudier la conductibilité du gaz, nous avons employé concurremment trois dispositifs qui présentent chacun des avantages et des inconvénients

Un courant du gaz à étudier passe à l'intérieur d'un long con-

---

(1) STRUTT. *Phil. mag.*, 1902, p. 98.

densateur cylindrique (fig. 2), entre les armatures duquel on établit un champ électrique. L'une des armatures est maintenue à un potentiel constant; l'autre, primitivement au sol, est ensuite reliée à un électromètre. Le champ dirige les charges d'un signe sur l'armature reliée à l'électromètre qui accuse leur arrivée par une déviation suivant le sens du champ; on peut

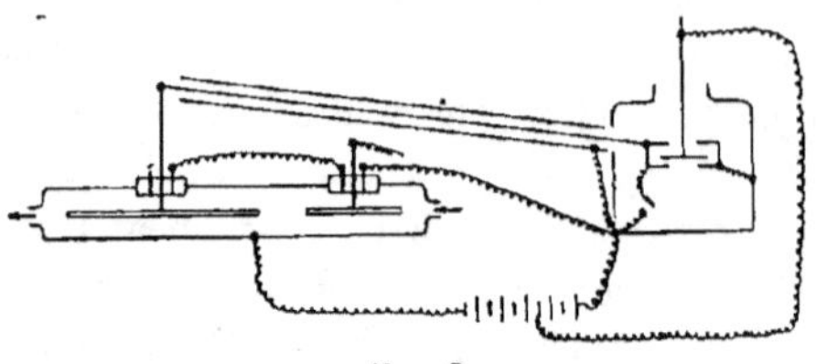

Fig. 2.

ainsi déceler l'existence, dans le gaz, de charges de tel ou tel signe.

Ce dispositif se prête à la mesure des mobilités, surtout dans le cas où la conductibilité est due à des gros ions; mais la mesure exige une longue série d'observations, pendant lesquelles il peut être difficile de maintenir la source d'ionisation constante.

2. Un procédé plus simple, mais qui ne donne pas la valeur des mobilités, consiste à produire la réaction dans le condensateur même (fig. 3). Un condensateur plan horizontal se trouve

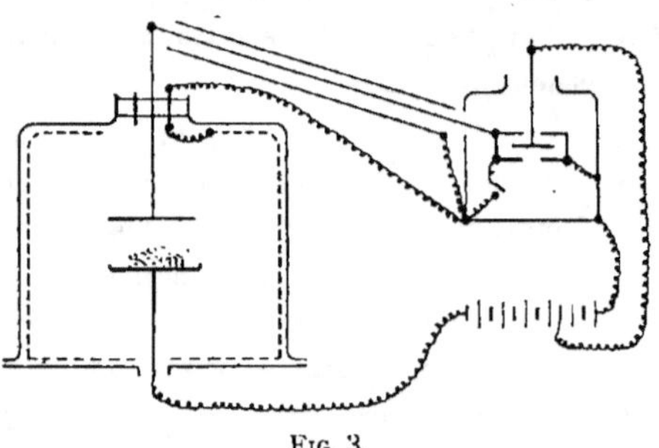

Fig. 3.

à l'intérieur d'une cloche de verre qui limite l'étendue de l'atmosphère étudiée. La réaction se fait entre les plateaux, soit en déposant les matières réagissantes sur le plateau inférieur, si elles sont solides ou liquides, soit en les faisant simplement dégager dans la cloche, si elles sont gazeuses. Le plateau inférieur est maintenu à un potentiel constant; le plateau supérieur communique avec l'électromètre.

Dans ce dispositif, les produits de la réaction entrent immédiatement en contact avec les armatures du condensateur; on
peut ainsi mettre en évidence aussi bien les petits ions que les
gros. Mais d'autre part, il peut conduire, si on n'y prend garde,
à différentes erreurs d'interprétation. Par exemple, des poussières ou des fumées se dégageant d'une réaction produite sur le
plateau inférieur peuvent ne pas être électrisées par la réaction
et emporter néanmoins avec elles des charges prises au plateau,
puisqu'elles ont fait partie un instant de sa surface. Des poussières conductrices, même non chargées, se déposant sur la paroi
intérieure de la cloche et les supports isolants des plateaux,
peuvent aussi donner une conductibilité parasite, d'où la nécessité de l'emploi d'anneaux de garde et de protections électrostatiques suffisantes.

3. La méthode ultramicroscopique (fig. 4)) est celle que nous

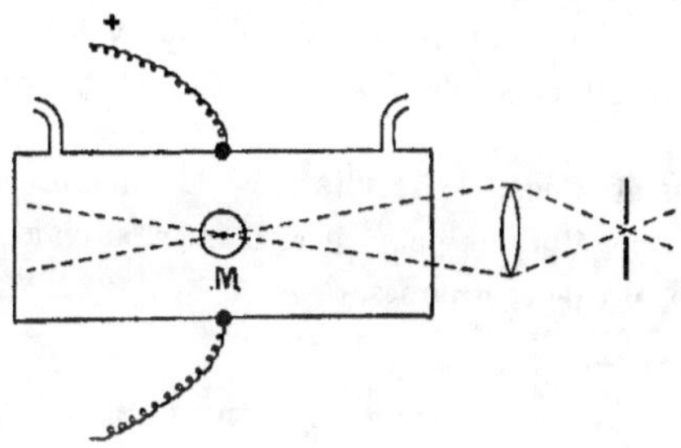

Fig. 4.

avons le plus fréquemment employée. Rappelons-en rapidement
les détails essentiels : elle consiste à observer au microscope le
gaz contenu dans une petite boîte et éclairé par un faisceau
étroit de lumière perpendiculaire à l'axe du microscope. S'il
existe des poussières en suspension dans le gaz, la lumière
qu'elles diffusent latéralement permet de les déceler par vision
ultramicroscopique. Deux parois opposées métalliques peuvent
être portées à des potentiels différents. Les particules observées
sont alors dirigées par le champ dans un sens ou dans l'autre
suivant le signe de leurs charges, ou restent indifférentes à l'action du champ, si elles sont neutres. Cette méthode est très précieuse à différents points de vue : elle est rapide et se contente
de très faibles quantités de matière; elle montre immédiatement
les proportions relatives des différents centres, positifs, négatifs
ou neutres, et renseigne en même temps sur la multiplicité pos-

sible de leurs charges ; elle donne les mobilités par la seule mesure du temps que met un centre chargé pour parcourir une longueur connue, dans le champ optique du microscope. Enfin, elle est sensiblement à l'abri de toute fausse interprétation.

On peut même, par ce procédé, avoir encore des renseignements sur l'ionisation du milieu gazeux quand la réaction chimique ne libère pas de particules visibles, par exemple en chauffant un carbonate ou un oxyde pulvérulent décomposable à basse température ; les corps pulvérents non parfaitement desséchés laissent en effet dégager, quand on les chauffe légèrement, une buée composée de très petites particules d'eau d'un rayon de quelques $\mu\mu$ seulement (1), animées d'un mouvement brownien très intense et électriquement neutres. Quand cette fine suspension est mélangée à un milieux gazeux ionisé, les ions se fixent sur les particules qui se déplacent désormais plus ou moins rapidement dans un champ électrostatique. Des expériences directes de contrôle montrent que ce procédé détourné permet bien d'arriver à des résultats concluants.

Réactions étudiées. — Résultats. — Les nombreuses réactions que nous avons étudiées peuvent se classer, suivant les résultats obtenus, en plusieurs groupes.
zeuses :

A. RÉACTIONS SANS RUPTURE DE SURFACE LIQUIDE OU CRISTAL-
LINE. — 1° *Réactions se produisant à froid entre matières ga-*
zeuses.

Quand le produit de la réaction est condensable, la méthode ultramicroscopique est directement applicable ; c'est le cas des fumées qui se produisent à l'air humide en présence des corps suivants : trichlorure de phosphore, pentachlorure de phosphore, trichlorure d'arsenic, tétrachlorure d'étain, pentachlorure d'antimoine, fluorure de silicium, gaz chlorhydrique, gaz bromhydrique, acide azotique fumant, acide sulfurique fumant, anhydride sulfurique, etc.

Le gaz ammoniac donne des fumées en présence du chlore, du gaz chlorhydrique, de l'acide azotique, de l'ozone. Toutes les fumées ou brouillards formés dans ces réactions sont composées de particules non chargées ; on peut, en exposant aux rayons du

____

(1) M. DE BROGLIE. *Le Radium,* juillet 1909.

radium le gaz qui les contient, les changer et vérifier ainsi, par la différence de cette seconde observation et de la première qu'une charge unité eût été décelée.

Nous insistons sur la réaction que donne l'ozone en présence de l'ammoniac (formation de sels ammoniacaux solides), parce qu'elle montre que la destruction d'un corps tel que l'ozone, dans la formation duquel les phénomènes jouent un si grand rôle, s'effectue sans donner naissance à des centres chargés.

2° *Doubles décompositions :*

Dans la formation de précipités, tels que le chlorure d'argent, les sulfates et carbonates insolubles, les hydrates métalliques dans la neutralisation des acides par les bases, etc., il n'y a aucune ionisation manifestée dans le gaz ambiant.

3° *Décomposition par voie sèche de corps amorphes pulvérulents :*

En chauffant légèrement des corps tels que : acétate de calcium, oxyde puce de plomb, carbonate de plomb, oxyde de mercure, etc., on ne constate aucun phénomène électrique, et la fine suspension d'humidité qui se dégage toujours des poudres chauffées se compose de très petites particules neutres, tandis qu'il s'effectue des transformations chimiques. Avec l'oxyde d'argent, on peut observer la présence de charges électriques, mais cette exception apparente s'explique facilement. L'émission de charges persiste en effet après la décomposition totale de l'oxyde et est due à l'argent mis en liberté; ce métal a, en effet, été signalé par Strutt comme émettant des charges à température basse.

B. Réactions vives avec ruptures de surfaces de liquides inactifs par barbotage. — L'acide azotique concentré au contact de liquides organiques tels que la benzine, l'essence de térébenthine, etc., donne des réactions très violentes, avec dégagement brusque de bulles gazeuses; malgré ce barbotage, les produits obtenus ne contiennent pas de charges (pourvu bien entendu qu'il n'y ait pas inflammation); ce résultat est en accord avec le fait que le liquide où se produit le dégagement gazeux est inactif par barbotage.

C. Réactions a froid ou a température peu élevée, avec ruptures de surfaces. — 1° Les gaz récemment préparés par voie humide sont, comme on le sait, ionisés, mais les particularités de leur ionisation s'expliquent bien par le barbotage; on peut, du reste, en faisant passer de l'air à travers un tissu très serré, reproduire très sensiblement les conditions de barbotage qui sont réalisées dans les dégagements gazeux ; l'agitation faible de la surface permet alors de superposer au premier milieu liquide une couche séparée (de plusieurs millimètres à quelques centimètres d'épaisseur) d'un liquide plus léger et non miscible.

Les bulles, en passant du premier milieu dans le second, éprouvent un ralentissement dans leur montée, dû à plusieurs causes : traversée de la surface de séparation superficiellement tendue, diminution de force ascensionnelle par suite de la poussée hydrostatique moindre et lest de liquide inférieur ; elles ont tendance à se rassembler et à se briser moins violemment à la surface liquide-gaz.

Un examen attentif du phénomène montre nettement qu'une enveloppe du liquide inférieur accompagne les bulles à travers le milieu supérieur et retombe après l'éclatement ; la surface liquide, pulvérisée par la petite explosion, appartient donc, en partie au moins, au liquide inférieur et rend pratiquement très difficile de raisonner dans ces conditions comme si un seul liquide participait au barbotage.

L'examen du gaz sortant par les méthodes électrométriques et ultramicroscopiques, montre en effet que, même si le milieu supérieur appartient à la catégorie des liquides inactifs par barbotage (1), une partie des centres produits est chargée électriquement et porte même des charges multiples ; l'ionisation cependant est notablement moindre que dans le cas où la couche supérieure de liquide inactif n'existe pas, ce que les considérations précédentes peuvent expliquer.

Ces résultats expérimentaux sont à rapprocher des effets signalés récemment par M. L. Bloch (2) dans l'étude de l'ionisation de l'hydrogène récemment préparé par voie humide, et qui l'ont conduit à conclure « que l'ionisation par voie chimique (humide) est, comme par barbotage, un phénomène superficiel ; les divergences observées entre les deux cas pouvant tenir à la différence de grandeur qui existe entre les bulles formées par voie chimique et les bulles plus petites formées par barbotage ».

En répétant ces expériences, nous avons toujours trouvé une complète analogie avec le cas précédemment décrit (en consta-

---

(1) DE BROGLIE, *C. R.*, 2ᵉ sem. 1907, 172, *Ann. de Phys. et Chim.*, janvier 2909,
(2) *C. R.*, 1910, 1, p. 695.

tant une ionisation même dans le cas où le liquide supérieur est inactif). Un faisceau lumineux dirigé au-dessus de la surface liquide-gaz permet, de plus, de comparer les phénomènes observés, avec ou sans couche de liquide inactif superposé, dans le cas du dégagement de l'hydrogène.

Les caractères du dégagement sont nettement modifiés par la présence d'une couche de benzine; avant de verser cette couche, les bulles, éclatant à la surface de l'eau acidulée, projettent dans le gaz des couronnes de fumée constituées par de fines particules; dès qu'on verse sur le liquide une couche de benzine, les bulles arrivent à la surface avec une vitesse notablement diminuée et éclatent moins violemment, les couronnes de fumée sont plus rares et il se manifeste, au contraire, une abondante pluie de gouttes beaucoup plus grosses. En outre, à chaque éclatement de bulle, une enveloppe d'eau acidulée retombe à travers la benzine (même avec une couche de plusieurs centimètres de ce liquide); c'est à la présence de cette eau acidulée, active par barbotage, que nous attribuons l'ionisation du gaz.

La méthode ultramicroscopique permet de constater de plus qu'un certain nombre de centres portent des charges multiples qui peuvent donner à une particule ,même assez grosse, une mobilité considérable. Tout ceci est bien conforme au rôle prépondérant du barbotage dans la charge des gaz préparés par action chimique en milieu liquide actif.

2° Les fumées obtenues en projetant dans l'eau des corps tels que l'anhydride phosphorique, l'anhydride sulfurique, le perchlorure de phosphore, le sodium, ou dans l'alcool, l'anhydride chromique, le sodium, sont chargées.

On voit donc que les corps tels que l'anhydride sulfurique donnent des fumées d'acide chargées ou non suivant que la réaction s'effectue en projetant ce corps dans l'eau ou en l'exposant simplement à l'air humide; la réaction chimique est cependant la même, mais dans un cas il y a déchirement de surface et non dans l'autre.

3° En chauffant des cristaux, il y a très souvent décrépitation et l'ultramicroscope montre alors la présence de particules plus ou moins grosses et généralement fortement chargées; on peut très facilement expliquer par ce fait l'électrisation des gaz naissants, qui sont produits dans ces conditions. Nous avons vu que lorsque ce caractère manque (acide carbonique de certains carbonates amorphes) on ne constate plus de charges électriques.

4° En regardant à la loupe la surface d'un morceau de sodium exposé à l'air humide, on y voit une quantité de petites bulles qui se forment et éclatent en projetant des débris chargés par un mécanisme voisin du barbotage; il faut cependant signaler que deux auteurs allemands, MM. Haber et Just (1) ont été amenés à conclure à l'existence d'électrons mis en liberté par l'oxydation des métaux alcalins, même en l'absence de toute action photo-chimique.

D. RÉACTIONS AVEC INCANDESCENCE. — Dans les réactions chimiques accompagnées d'incandescence, il faut naturellement s'attendre à trouver une forte ionisation; c'est en effet ce qu'il est facile de constater sur les fumées de métaux brûlant à l'air ou dans l'oxygène, sur les chlorures obtenus en projetant l'arsenic et l'antimoine projetés en poudre dans le chlore (quand il y a incandescence), les poussières qui distillent pendant la combustion du soufre, etc.

Nous reviendrons sur le cas des gaz issus de flammes, qui a déjà fait l'objet de plusieurs travaux; mentionnons simplement que dans le cas de la flamme d'oxyde de carbone, qui ne donne naissance à aucun produit condensable et même de certaines flammes hydrogénées quand on prend les précautions nécessaires, la mobilité des ions produits conduit à des chiffres tout à fait comparables à ceux que l'on a obtenus pour les ions des rayons de Röntgen.

Quant à la *luminescence*, on peut voir qu'elle peut être ou non accompagnée de conductibilité.

Conclusion. — Nous sommes loin d'avoir envisagé toutes les réactions possibles, mais il nous semble que la conductibilité du gaz ambiant, dans les cas que nous avons considérés, suit d'assez près la présence ou l'absence des causes parasites d'ionisation déjà signalées, pour qu'on puisse en général leur attribuer cette conductibilité à l'exclusion de la réaction chimique proprement dite : ce dernier phénomène, lorsqu'il se produit seul, n'est pas accompagné de mise en liberté de charges électriques dans le milieu gazeux environnant.

Ces résultats soulignent la profonde différence qui existe entre les phénomènes intra-atomiques de la radioactivité et les phénomènes chimiques ordinaires.

---

(1) *Ann. der Physik,* 1909.

En résumé :

A. *Réactions sans rupture de surfaces*

Réactions à froid entre gaz : pas de conductibilité.

Double décomposition : pas de conductibilité.

Décomposition par voie sèche de corps amorphes à température peu élevée : pas de conductibilité.

B et C. *Réactions avec rupture de surfaces*

Rupture de surfaces inactives par barbotage : pas de conductibilité.

Gaz préparés par voie humide : conductibilité.

Réactions vives par projection dans l'eau : conductibilité.

Gaz préparés par voie sèche avec décrépitement de cristaux : conductibilité.

Oxydation du sodium à l'air humide : faible conductibilité.

D. *Réactions avec incandescence*

Combustions vives : conductibilité.

Métaux dans l'oxygène, le chlore, etc. : conductibilité.

Flammes : conductibilité.

E. *Réactions avec luminescence*

Oxydation du phosphore (Schmidt, Harms, E. Bloch) : conductibilité.

Phosphorescence (à chaud) du soufre, de l'arsenic (L. Bloch) : pas de conductibilité.

Phosphorescence du sulfate de quinine (hydratation) (Le Bon, Miss Gates) : conductibilité.

La combinaison des ions produits dans les gaz par les rayons α

par M. MOULIN (Paris)

1. — Les ions produits dans les gaz par les rayons α se comportent, après leur production, exactement de la même manière que les ions produits par d'autres agents ionisants. Mais il n'en est plus de même si l'on étudie ces ions au moment même de leur formation; en particulier, on sait que le courant de satu-

ration est beaucoup plus difficile à obtenir dans un gaz soumis à l'action des rayons a que si ce gaz est soumis à l'action des rayons Röntgen.

MM. Bragg et Kleeman (1), qui ont attiré l'attention sur ce fait, ont trouvé que la courbe de saturation (courant en fonction de la différence de potentiel) présente des caractères tout à fait spéciaux : si le courant est assez faible, la courbe *tracée en fonction du champ* ne dépend sensiblement pas en valeur relative de la distance des plateaux du condensateur entre lesquels on produit l'ionisation ; elle ne dépend pas non plus de l'intensité du courant de saturation. Ces faits expérimentaux sont très nets si l'on emploie l'appareil de Bragg.

Pour les interpréter, M. Bragg a supposé que la recombinaison la plus importante s'effectue entre les ions provenant d'une même molécule, qui restent au voisinage l'un de l'autre, parce que l'électron qui est arraché à la molécule se trouve arrêté dès son premier choc contre une autre molécule du gaz. Cette recombinaison spéciale, que M. Bragg appelait « recombinaison initiale », devait avoir, d'après lui, une influence beaucoup plus grande que la recombinaison ordinaire, cette dernière s'effectuant entre des ions qui arrivent au voisinage l'un de l'autre sous l'influence de leur attraction mutuelle et de l'agitation thermique. Cette hypothèse permettait d'expliquer les faits connus : indépendance (en valeur relative) de la recombinaison et de la distance des plateaux du condensateur ou du nombre total d'ions présents dans le gaz ; diminution rapide de la recombinaison à mesure que la pression du gaz diminue.

2. — Toutefois, M. Langevin a été amené par sa théorie de la recombinaison des ions à mettre en douté la validité de l'hypothèse de Bragg et à proposer une autre théorie susceptible d'une vérification expérimentale immédiate.

On peut remarquer en effet que, d'après ce que nous savons aujourd'hui sur les particules a, ces particules traversent le gaz sensiblement en ligne droite et produisent un très grand nombre d'ions le long de leur trajectoire. Si ces ions restent rassemblés au voisinage immédiat de cette trajectoire au moment de leur projection, leur densité en volume est énorme par rapport à celle que l'on calculerait en les supposant répartis

---

(1) Bragg et Kleeman *Phil. Mag.*, **11**, 1906, p. 466.

uniformément dans tout le volume du gaz et l'on doit s'attendre à observer une recombinaison intense.

On peut remarquer aussi que le corpuscule arraché à une molécule qu'il rencontre, doit s'éloigner du résidu positif à une distance qui est de l'ordre de son libre parcours, un peu plus de quatre fois celui des molécules du gaz. Comme la particule a produit probablement un ion par molécule rencontrée, au moins à la fin de son parcours, la probabilité d'une recombinaison entre les deux ions provenant d'une même molécule n'est pas plus grande que la recombinaison entre des ions provenant de molécules différentes rencontrées par la même particule a.

Dans cette hypothèse, la recombinaison ne doit pas dépendre en valeur relative du nombre de particules a qui traversent le gaz, puisqu'elle s'effectue entre les ions produits par une même particule; elle doit diminuer avec la pression, puisque la densité en volume des ions dans chaque file d'ions diminuant quand la pression diminue, le sens de la variation de la recombinaison doit être le même que dans le cas ordinaire (rayons X).

3. — En examinant les conséquences de cette théorie, j'ai pu montrer qu'elle permettait d'interpréter un fait signalé par M. Kleeman (1), que la recombinaison est relativement plus importante vers la fin du parcours des particules (maximum de la courbe de Bragg) qu'au début. La variation de la recombinaison correspond sensiblement à celle qu'on peut prévoir en tenant compte de la variation de densité en volume des ions, le long de la trajectoire d'une même particule.

4. — Si les ions produits par chaque particule sont ainsi distribués en colonnes, on prévoit immédiatement que la recombinaison doit dépendre essentiellement de la direction du champ par rapport aux trajectoires. Si le champ est dirigé perpendiculairement à ces trajectoires, il tend à disperser immédiatement les ions en ajoutant son effet à celui de la diffusion; tandis que, si le champ est parallèle aux colonnes d'ions, il n'a pour effet que de déplacer les ions des deux signes dans le sens même des colonnes d'ions, la diffusion intervenant seule pour les disperser. La recombinaison doit être beaucoup plus importante dans le second cas que dans le premier.

Quelques expériences préliminaires m'avaient montré qu'il

______

(1) KLEEMAN, *Phil. Mag.*, **12**, 1906, p. 295.

en était bien ainsi dans le cas de l'air. Depuis, j'ai repris ces expériences d'une manière plus précise avec l'anhydride carbonique, l'air et l'hydrogène.

L'appareil employé consistait en un petit condensateur dont l'une des armatures, constituée par une feuille d'aluminium très mince, se laissait traverser facilement par les rayons α. L'autre armature, reliée à l'électromètre, était formée d'une bande rectangulaire d'aluminium (5 centimètres de long sur 4 millimètres de large) entourée d'un cadre de garde. La source de rayons α était une lame d'argent recouverte de polonium, de 4 centimètres de long et 3 millimètres de large, disposée sous le condensateur, parallèlement à la bande isolée.

En faisant tourner ce condensateur autour de son axe, on pouvait faire arriver les rayons, convenablement canalisés, soit parallèlement au champ (à travers la feuille d'aluminium), soit perpendiculairement au champ (parallèlement aux armatures), soit dans une direction inclinée de 45° sur celle du champ.

La distance des armatures étant de 4 millimètres, on étudiait le faisceau de particules dans les mêmes conditions, dans les deux premiers cas; la direction du champ par rapport aux trajectoires étant seule modifiée.

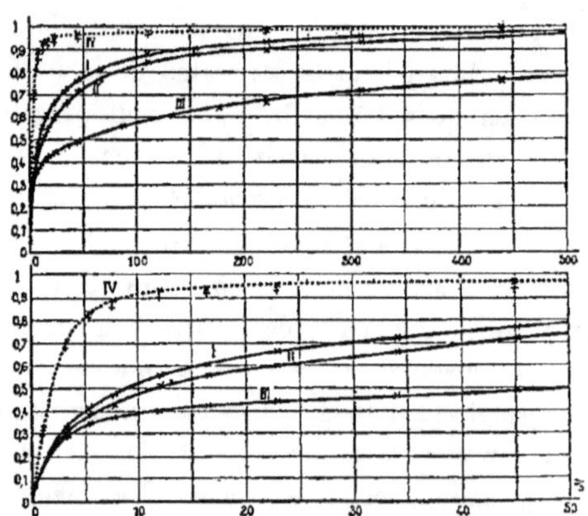

Fig. 1. — Courbes de saturation : CO_2, 750^{mm}, 16°C.

I. Rayons α perpendiculaires au champ.
II. Rayons α à 45°.
III. Rayons α parallèles au champ.
IV. Rayons pénétrants   × perpendiculaires au champ.
                          + parallèles au champ.

Les résultats des expériences sont donnés par les figures 1, 2 et 3, qui représentent les courbes de saturation, tracées à deux

échelles différentes, pour chaque gaz. Les ordonnées donnent
le rapport du courant obtenu pour un champ d'intensité donnée

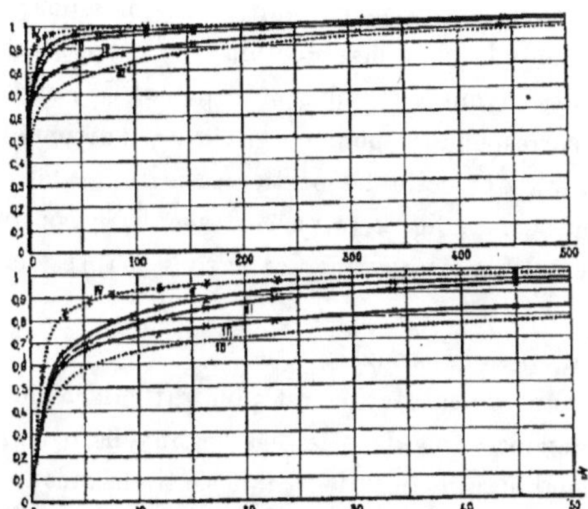

Fig. 2. — Courbes de saturation : Air, 750^{mm}, 16ºC.

I. Rayons α perpendiculaires au champ.
II. Rayons α à 45º.
III. Rayons α parallèles au champ.
IV. Rayons pénétrants   × perpendiculaires au champ.
                              + parallèles au champ.

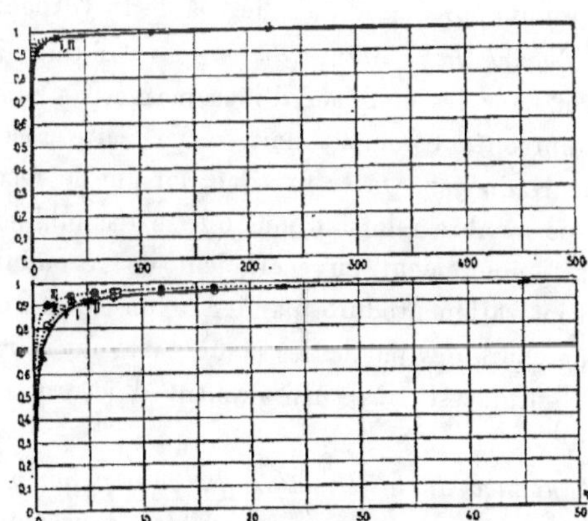

Fig. 3. — Courbes de saturation : H², 750^{mm}, 16ºC.

I. × Rayons α perpendiculaires au champ.
II. + Rayons α parallèles au champ.
III. ⊙ Rayons pénétrants perpendiculaires au champ.
IV. ⊙ Rayons pénétrants parallèles au champ.

au courant de saturation; les abscisses donnent le champ, en
volts par centimètre. Sur ces figures sont également tracées (IV)

des courbes de saturation obtenues pour des rayons pénétrants donnant dans le condensateur un courant de saturation de même intensité que le courant de saturation fourni par les rayons α.

Toutes les courbes tracées en trait plein correspondent à une même distance de la lame de polonium au condensateur. Comme le parcours des rayons α est plus petit dans CO_2 que dans l'air, les courbes correspondent pour ce gaz à des particules α de vitesse plus faible que celle des particules utilisées dans le cas de l'air. La courbe III, fig. 2 (air) correspond au contraire à des rayons α de même vitesse que les rayons utilisés dans le cas de CO_2.

On voit, d'après ces courbes, que :

1° Le courant de saturation est plus difficile à obtenir dans les cas des rayons α que dans les cas des rayons pénétrants;

2° La recombinaison initiale se fait sentir beaucoup plus dans CO_2 que dans l'air et dans l'air que dans H_2, où elle est très faible;

3° L'influence de la direction relative du champ et de la trajectoire a une importance d'autant plus grande que la recombinaison initiale est plus grande. La recombinaison présente une dissymétrie très notable dans le cas de CO_2 et dans le cas de l'air; elle est inappréciable dans le cas de l'hydrogène.

5. — *Influence de la nature du gaz.* — La théorie de la recombinaison dans les colonnes d'ions permet de prévoir d'une manière approchée comment doit varier cette recombinaison avec la nature du gaz. On trouve que, lorsque la recombinaison est faible, le nombre relatif d'ions qui se recombinent doit varier proportionnellement au coefficient de recombinaison des ions et à l'ionisation produite par les rayons α, et en raison inverse du parcours des particules et du carré de la mobilité des ions. Ce résultat est très suffisamment d'accord avec l'expérience .

6. — *Influence de la direction du champ par rapport aux trajectoires.* — Il est également possible de prévoir comment, pour un même gaz, la courbe de saturation doit se modifier avec l'inclinaison du champ électrique sur la trajectoire de la particule.

La longueur de trajectoire utilisée dans les mesures est très grande par rapport au diamètre moyen des colonnes d'ions (qui est de l'ordre du libre parcours des corpuscules) et si le champ est dirigé exactement dans le sens de la colonne d'ions, il ne produira aucune dispersion sensible des ions; avant que le champ ait déplacé ces ions d'une manière sensible, la diffusion les aura déjà dispersés dans le sens latéral. Nous pourrons donc admettre que, si la direction du champ fait un angle θ avec la direction de la trajectoire, seule la composante de ce champ normale à la trajectoire pourra modifier la recombinaison, en aidant la diffusion à éloigner les ions les uns des autres .

Supposons, par exemple, que l'angle θ soit en moyenne de 45°. Pour un champ h, la composante transversale du champ sera égale à $\dfrac{h}{\sqrt{2}}$ et il s'ensuit qu'un champ h, incliné à 45° sur la trajectoire, devra extraire du gaz le même courant qu'un champ $\dfrac{h}{\sqrt{2}}$ établi perpendiculairement aux trajectoires.

On peut donc prévoir une relation simple entre les courbes I et II des figures 1 et 2, mais il faut remarquer que cette relation ne peut exister que pour des champs assez intenses. Les ions qui ont échappé à la recombinaison initiale dans les colonnes d'ions peuvent, en effet, se recombiner avec des ions provenant de colonnes voisines et cette recombinaison dépend du champ total h et non de la composante transversale de ce champ.

Le tableau suivant montre que la relation en question est bien vérifiée par l'expérience.

Air (750^{mm},16°)			CO^2 (750^{mm},16°)		
h volts/cm.	$\dfrac{i}{I}$	$\dfrac{i}{I}$ (calculé)	h volts/cm.	$\dfrac{i}{I}$	$\dfrac{i}{I}$ (calculé)
3,1	0,610	0,59	3,3	0,210	0,280
5,5	0,700	0,68	5,5	0,390	0,360
7,5	0,750	0,73	7,7	0,428	0,420
11.9	0,805	0,80	12,1	0,510	0,500
16,3	0,840	0,845	16,5	0,555	0,550
22,8	0,880	0,88	23,0	0,600	0,600
33,8	0,910	0,92	34,1	0,665	0,660
45,0	0,935	0,94	45,2	0,723	0,715
67,0	0,945	0,955	67,1	0,765	0,770
111	0,963	0,97	111	0,850	0,835
155	0,966	0,975	155	0,885	0,880
220	0,980	0,985	221	0,900	0,910
440	0,990	0,995	310	0,930	0,935
660	0,990	1,00	440	0,965	0,960
2200	1,00	1,00	660	0,970	0,980
			880	0,990	0,990
			1100	0,995	0,990
			1760	1,00	0,995
			2900	1,00	0,995

Il donne, pour différentes valeurs du champ h (à 45°), la valeur correspondante du rapport du courant i au courant de saturation I et la valeur de ce rapport, calculée à partir des résultats obtenus avec le champ perpendiculaire aux trajectoires. On voit que l'accord entre les valeurs expérimentales et calculées est très satisfaisant.

7. — On peut trouver de la même manière une relation entre le courant obtenu quand le champ est dirigé dans le sens du faisceau de rayons α et le courant qu'on obtient quand le champ est perpendiculaire à ce faisceau; mais la relation sera beaucoup moins simple, car dans un tel faisceau, toutes les trajections des particules ne sont pas parallèles.

Si le champ était rigoureusement dirigé suivant la trajectoire, la colonne d'ions ne fournirait que les ions qui ont pu échapper à la recombinaison par suite de la diffusion. Mais les différentes trajectoires font avec le champ des angles compris entre 0 et θ_1 et elles fourniront un courant d'autant plus grand que θ est plus grand.

Pour calculer le courant total, il est donc nécessaire de calculer :

1° La répartition des différentes trajectoires, en fonction de l'angle θ;

2° Le courant élémentaire fourni par les trajectoires qui font un angle θ et qui est donné, pour un champ h, par le courant correspondant au champ $h\theta$ sur la courbe I (fig. 1 et 2). Ce courant doit subir, pour les petites valeurs de $h\,\theta$, une correction pour tenir compte des ions qui sortent par diffusion et qui sont recueillis par le champ h, beaucoup plus grand que le champ $h\theta$ (10 fois plus grand en moyenne). J'ai effectué cette correction en admettant que les ions sortis par diffusion se comportent comme des ions répartis uniformément en volume et se recombinent de la même manière que les ions produits par les rayons pénétrants. Cette hypothèse est peut-être assez loin d'être exacte, mais cette correction n'intervient que très peu dans le résultat final, dès que le champ h est assez grand. Elle n'a plus aucune influence pour un champ supérieur à 500 volts : cm. dans l'air et à 1.000 : cm. dans CO_2;

3° Il reste ensuite à intégrer les courants élémentaires obtenus pour les différentes valeurs de θ en tenant compte de la répartition des trajectoires en fonction de θ.

Ce calcul est trop long pour pouvoir être reproduit ici et le détail en sera donné ailleurs (1). Les courbes de la figure 4 en donnent le résultat. On voit que les points expérimentaux se placent bien sur la courbe calculée, tout au moins pour les champs intenses.

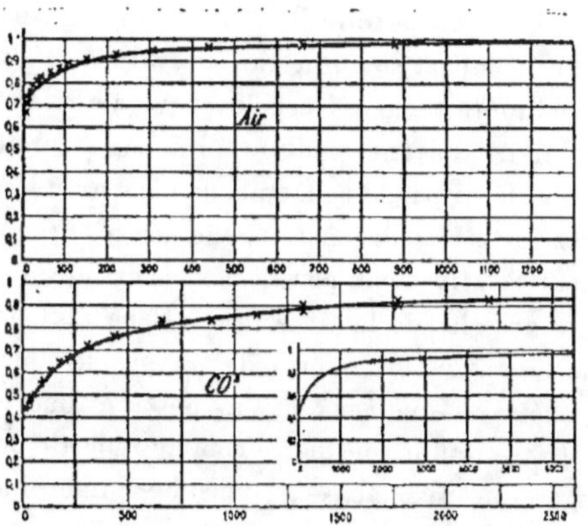

Fig. 4. — Courbes de saturation pour les rayons α parallèles au champ, calculées à partir des courbes obtenues avec les rayons α perpendiculaires au champ.
× Valeurs expérimentales.

On calculerait facilement, par une méthode analogue, la forme de la courbe de saturation, pour le cas où l'on place la substance active sur l'un des plateaux d'un condensateur. On voit immédiatement que cette courbe doit dépendre de la distance des plateaux quand cette distance est inférieure au parcours des rayons α, puisque l'importance relative des trajectoires obliques et des trajectoires voisines de la normale varie. La saturation sera facile si les plateaux sont très rapprochés, parce que l'ionisation due aux trajectoires obliques prédominera; elle sera relativement plus difficile si les plateaux sont distants de quelques centimètres.

8.— *Conclusion.* — Il est donc possible de prévoir la forme des courbes de saturation obtenues pour différentes inclinaisons du champ électrique sur les trajectoires en admettant simplement que la composante du champ perpendiculaire aux trajectoires agit seule. Il n'en serait pas ainsi si la recombinaison initiale s'effectuait entre les ions provenant d'une même molé-

---

(1) Voir *Annales de Chimie et de Physique.*

cule, puisque la direction du champ par rapport à la trajectoire ne devrait avoir, dans ce cas, aucune influence sensible (1).

D'un autre côté, ces expériences mettent une fois de plus en évidence, d'une manière très nette, la nature particulière des rayons α. La dissymétrie observée pour la recombinaison des ions permet de suivre la trajectoire des particules, dont on peut observer le point d'impact sur un écran au sulfure de zinc.

Mais il ne faudrait pas en conclure que tous les rayons de nature particulaire doivent conduire au même résultat. En particulier, on n'observe pas le même phénomène avec les rayons β, qui sont assez fortement dispersés par le gaz qu'ils traversent et qui produisent relativement peu d'ions, à des distances probablement assez grandes de la trajectoire. Il ne faut pas oublier, en effet, que les rayons β donnent des rayons secondaires beaucoup plus pénétrants que ceux des rayons α et que l'ionisation produite doit être plutôt considérée comme répartie dans tout le volume de gaz que rassemblée au voisinage immédiat des trajectoires.

Limite supérieure d'un effet tourbillonnaire optique dû à un entraînement de l'éther lumineux au voisinage de la terre

par M. G. SAGNAC

—

Les nombreuses recherches expérimentales entreprises pour démontrer la translation de la Terre dans un système optique purement terrestre, en étudiant les positions des images ou des

---

(1) Dans un récent mémoire publié dans *The American Journal of Science*, octobre 1910, M. Franck E. Wheelock décrit une série d'expériences analogues aux miennes et qui conduisent aux mêmes résultats. L'auteur calcule la recombinaison dans les colonnes en supposant que la densité des ions y est uniforme, et trouve que les résultats expérimentaux ne concordent pas avec cette théorie. Il conclut que la recombinaison en colonnes ne peut expliquer seule le phénomène.

Mais il faut remarquer que l'hypothèse de M. Wheelock est certainement inexacte et que la répartition des ions est plutôt exponentielle qu'uniforme. Le calcul ne tient d'ailleurs pas compte de la diffusion, qui est très importante, et l'auteur admet que toutes les colonnes d'ions ont la même direction, ce qui n'est pas tout à fait rigoureux. Ma conclusion ne peut donc se trouver modifiée par les expériences en question.

franges d'interférence, n'ont donné que des résultats négatifs. On a été conduit à penser qu'il en sera toujours ainsi, et que seuls les mouvements relatifs de la matière sont appréciables, quelle que soit la méthode expérimentale utilisée (E. Mascart, H. Poincaré, Einstein). Mais un tel *principe de relativité* sera utilement soumis à de nouvelles épreuves ne rentrant dans aucun des types des diverses expériences jusqu'ici effectuées.

C'est ce que j'ai fait en recherchant si la durée de propagation des ondulations lumineuses le long du contour d'un circuit fermé de *grande surface* est influencée par la translation de la Terre dans l'hypothèse d'un entraînement partiel de l'éther lumineux au voisinage de la Terre.

Théorie cinématique. — INTRODUCTION. — Le résultat général que la translation qui emporte un système optique y compris la source et le récepteur (rétine ou surface photosensible), ne modifie pas les positions des images, ni celles des franges d'interférence, est cinématiquement démontrable, en ce qui concerne les quantités du premier ordre, sous la réserve suivante : si le mouvement de l'éther du vide par rapport au système optique n'est pas un simple mouvement de *translation*, il faut du moins que ce mouvement soit *irrotationnel*.

Veltmann a démontré l'invariabilité des images et des franges dans le cas où le mouvement relatif de l'éther est une simple translation. Sa démonstration s'applique d'ailleurs à un système optique quelconque : dans les parties du système où la lumière se propage dans la matière, Veltmann suppose que les ondes lumineuses sont entraînées avec la matière; il admet à ce sujet la loi d'entraînement des ondes que Fresnel a établie à l'aide d'une analogie dynamique très simple et qui s'est trouvée en accord avec le résultat des expériences sur la propagation des ondes lumineuses dans l'eau en mouvement (Fizeau, Michelson et Morley). Mais l'analogie dynamique qui a conduit si heureusement Fresnel a découvrir la loi d'entraînement des ondes lumineuses par la matière a été jugée insuffisante. (Cf. H. Poincaré. Théorie de la lumière).

J'ai donné une théorie cinématique indépendante de la théorie de Fresnel :

J'ai démontré le théorème de Veltmann en ramenant le cas de la propagation dans la matière au cas de la propagation dans le vide. J'ai considéré la matière comme formée d'une multitude de centres de réflexion-diffraction, atomes ou électrons baignant dans l'éther du vide. *(Comptes rendus de l'Acad. des Sciences,* 1899, t. CXXIX, p. 756 et p. 818; *Journal de physique,* 1900; *Société de physique,* 1899.)* La transmission d'une radiation par un corps transparent se fait, dans ma manière de voir, au moyen d'une série indéfinie de réflexions élémentaires en nombre pair; chacune des vibrations élémentaires dont la vibration transmise est la résultante, parcourt l'épaisseur du corps dans le vide interparticulaire en effectuant de plus des trajets repliés par allées et venues, entre les particules réfléchissantes.

Lorsque le corps transparent, supposé d'abord immobile dans l'éther, est mis en mouvement uniforme dans le sens de propagation de la lumière, la durée de cette propagation sur une longueur fixe l du corps est augmentée d'une certaine durée *(effet de mouvement)*. J'ai remarqué que, aux quantités du second ordre près, les durées de propagation des vibrations élémentaires ne sont pas altérées par la translation uniforme du corps sur les trajets doubles d'aller et retour interparticulaires, mais seulement sur le trajet total l parcouru sans réflexions dans l'éther du vide; si cet *éther est supposé non entraîné par la matière,* l'effet de mouvement a ainsi la même valeur que si la lumière parcourait la distance l le long d'une règle divisée placée dans l'éther du vide (loc. cit. p. 818).

Cette valeur générale de l'*effet de mouvement* sur la longueur du parcours de la lumière est, aux quantités du second ordre près, le retard en temps :

$$\Delta t = \frac{u\,l}{V_0^2},$$

dont la valeur s'établit immédiatement dans le cas du vide. V_0 désigne la vitesse de la lumière *dans le vide,* même si la lumière se propage dans un milieu différent; u est la composante de la vitesse v du corps transparent dans la direction de la longueur l du trajet de la lumière; la vitesse v du corps est définie par rapport à l'éther du vide qui est supposé non entraîné avec la matière.

De ce principe de l'effet de mouvement, j'ai déduit très simplement l'explication cinématique de l'*entraînement des ondes lumineuses* par l'eau en mouvement dans le tube fixe de Fizeau (loc. cit.); le théorème de Veltmann établi sans aucune hypothèse nouvelle, la rotation des ondes dans un système optique en translation générale, la loi de l'*aberration astronomique* des *étoiles* étudiée au moyen d'un système quelconque. (*Comptes rendus*, 1905, t. CXLI, p. 1220.)

SYSTÈME OPTIQUE DANS UN ÉTHER ROTATIONNEL. — Je vais reprendre cette théorie dans l'hypothèse plus générale où l'éther lumineux, au lieu d'être animé par rapport au système optique d'un simple mouvement de translation, est animé d'un mouvement complexe qui pourra être rotationnel (tourbillonnaire); c'est ce qui peut arriver près de la surface du sol si l'on admet que la Terre est capable, dans sa translation, d'entraîner plus ou moins l'éther lumineux jusqu'à une certaine distance de sa surface.

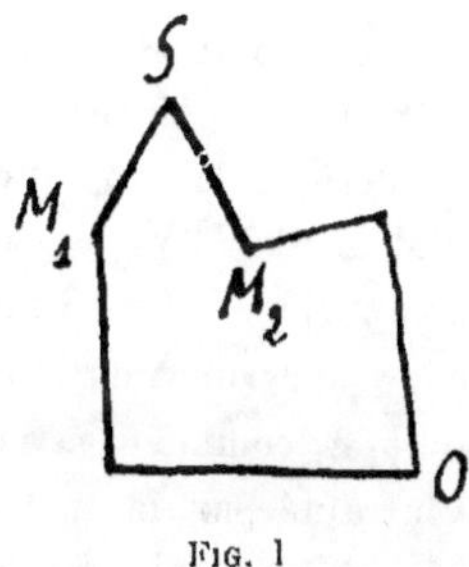

FIG. 1

Considérons, à l'exemple de Veltmann, deux chemins différents quelconques suivis dans le système optique entre un point S (fig. 1), de la source lumineuse qui en fait partie, et un point O du récepteur (rétine, surface photosensible). Si les durée T_1 et T_2 de propagation des ondulations lumineuses le long de deux chemins quelconques, SM_1O, SM_2O, étaient altérées de durées ΔT_1 et ΔT_2 égales par le mouvement du système, on pourrait dire, avec Veltmann, que les vibrations élémentaires issues du point lumineux S et propagés suivant ces deux chemins quelconques se croiseraient en O avec une différence de phase que le mouvement du système ne modifierait pas. Les franges d'interférence ou de diffraction et les images focales données par les lentilles, les miroirs, les réseaux, demeureraient dans la même position que si le système était au repos. Cela revient à dire : le théorème de Veltmann est applicable si la durée T de la propagation tout le long du contour *fermé* $SM_1. O.M_2S$, dans le système optique en repos, se retrouve la même quand le même contour fermé fait partie d'un système en mouvement. En effet, les variations ΔT_1 et ΔT_2 des durées de propagation changent de sens avec le sens de la propagation, ces variations étant du premier ordre de grandeur, et l'on en déduit :

$$\Delta T = \Delta T_1 - \Delta T_2$$

Nous allons voir que, en général, la variation ΔT, que la durée T éprouve sous l'influence du mouvement du système, n'est pas nulle et qu'ainsi, le théorème de Veltmann n'est pas nécessairement applicable.

L'*effet de mouvement* ΔT le long du circuit fermé $SM_1.O.M_2S$ est la somme de tous les effets de mouvement élémentaires dt relatifs à tous les éléments de longueur dl du contour du circuit. On peut écrire :

$$dt = \frac{u\, dl}{V_0^2}$$

Si v désigne la vitesse du point M du système optique où se trouve l'élément dl, vitesse comptée par rapport à l'éther du vide *au même point*, u désigne la projection du vecteur v *suivant* la direction de l'élément dl. V_0 est toujours la vitesse de la lumière dans l'éther du vide. Cette formule s'applique même si la lumière se propage dans une matière quelconque. Seulement, si au lieu de supposer, comme dans ma théorie antérieure, l'éther du vide non entraîné par la matière, on admet qu'il puisse y avoir un entraînement partiel de l'ether du vide, la formule en tient compte moyennant cette réserve que la vitesse u du point matériel M par rapport à l'éther, suivant la direction dl, est plus petite que si l'entraînement dans cette direction était nul.

Maintenant, nous pouvons écrire d'une manière générale :

$$\Delta T = \frac{C}{V_0^2}$$

formule dans laquelle C désigne l'intégrale

$$C = \int u\, dl$$

étendue au contour entier du circuit $SM_1.O.M_2S$. L'intégrale C est, suivant la dénomination due à lord Kelvin, la *circulation* de l'éther par rapport au système optique.

Pour que le théorème de Veltmann soit applicable, c'est-à-dire pour que l'effet du mouvement ΔT soit nul, il n'est pas nécessaire que le mouvement relatif de l'éther et du système optique soit un mouvement de simple translation, mais il faut et il suffit que le vecteur v, vitesse relative de l'éther et du système, variable en général d'un point à l'autre du système, forme dans l'espace occupé par ce système *un champ de vecteur irrotationnel* (selon la dénomination due à Bjerknes) ou, comme on dit encore, *potentiel*, de façon qu'on puisse poser :

$$u = \frac{d\psi}{dl}$$

ψ étant une fonction univoque des coordonnées de l'élément dl, alors seulement on a :

$$C = \int d\psi = o \text{ et } \mathbf{\Delta} \, T = o$$

Soit maintenant le cas où le mouvement relatif de l'éther dans le système optique est *rotationnel*. La valeur de la *circulation* C est, en général, différente de zéro et représente la mesure de ce que Bjerknes appelle le *tourbillon* :

$$C = \iint b_n \, dS$$

L'intégrale double est étendue à tous les éléments dS d'une surface simplement connexe dont le contour du circuit optique est la limite; b désigne ce que Bjerknes appelle la *densité du tourbillon* projetée sur la normale à la surface S.

Pour appliquer ce résultat à l'hypothèse d'un éther entraîné partiellement dans la translation de la Terre jusqu'à une certaine distance du sol, transformons l'expression du tourbillon C. Soit un circuit plan; considérons la valeur moyenne de la densité du tourbillon. Cette densité b résulte de ce que la vitesse v par rapport à l'éther, d'un point lié à la Terre, doit aller en augmentant avec l'altitude au-dessus du sol pour devenir égale à la vitesse de translation de la Terre, à l'altitude où il n'y a plus aucun entraînement de l'éther par le globe.

Considérons le cas particulier d'un circuit rectangulaire ABCD, d'aire S, dont un côté AB passe la direction du vecteur v, vitesse par rapport à l'éther du vide, à l'heure à laquelle ce vecteur est parallèle à l'horizon du lieu d'observation. Appelons z l'altitude au-dessus du sol. Cherchons la valeur de la circulation C de l'éther autour de ce circuit rectangulaire; si l'on admet que la courbure des lignes de flux du vecteur v est *négligeable* (1), on a :

$$C = \int u\,dl = \frac{dv}{dz} \, \overline{\text{A B}} . \, \overline{\text{C D}}$$

---

(1) Vis à vis de $\frac{b}{v}$ d'après la limite expérimentale déterminée plus loin $\left(\frac{dv}{dz} < 0{,}001\right)$ il suffit d'admettre que la courbure des lignes de flux du vecteur v est inférieure notablement à $\frac{1}{10}$ de celle du méridien terrestre.

En comparant à l'expression générale bS, on voit que b est

$$\frac{dv}{dz}.$$

Puisque nous considérons seulement la valeur moyenne de b, ce qui revient à négliger les variations de $\dfrac{dv}{dz}$ dans l'étendue du circuit optique, nous pouvons écrire, pour un circuit de forme quelconque, d'aire S :

$$C = Sb \quad \text{ou} : C = S\frac{dv}{dz} \qquad (1)$$

Par conséquent, l'effet tourbillonnaire optique le long du contour du circuit est un retard de la propagation de la phase dont la valeur *en temps* est :

$$\Delta T = \frac{S}{V_o^2} \frac{dv}{dz} \qquad (2)$$

ou, en période θ de la lumière de longueur d'onde λ dans le vide :

$$x = \frac{\Delta T}{\theta} = \frac{S}{\lambda V^o} \frac{dv}{dz} \qquad (2)$$

Cette théorie admet la valeur de l'*effet de mouvement élémentaire* qui néglige les termes d'ordre supérieur au premier. Mais il est évident que les termes du second ordre ne changent pas de sens avec la propagation. Ils ne peuvent modifier les résultats obtenus par la méthode interférentielle suivante qui oppose les effets dus aux deux sens de propagation.

Expériences

PRINCIPE DE LA MÉTHODE. — On fait interférer deux faisceaux lumineux T et R qui ont parcouru en sens opposés un même circuit dont le plan est vertical ou, du moins, assez incliné sur l'horizon pour avoir une projection verticale de grande aire. Ce circuit est un triangle KM_1M_2. A l'heure convenable, l'un T des deux systèmes de vibrations lumineuses éprouve le retard de x périodes défini par la formule (2), tandis que le système de vibrations R de propagation opposée éprouve une avance égale; une variation $2x$ de la différence de phase écarte donc le système de franges observé à partir de la position qu'il aurait si la Terre et l'éther n'avaient aucun mouvement relatif. Si le champ tourbillonnaire de l'éther lumineux autour du globe est symétrique par rapport au centre du globe, c'est exactement à douze heures de distance que le déplacement maximum $2x$

de la différence de phase se retrouvera en sens inverse, de sorte qu'en attendant 12 heures, on assistera au déplacement 4 x de la différence de phase; dans tous les cas, il y aura une oscillation diurne de la différence de phase avec l'amplitude 2 x. En effet, considérons le sens KM_1M_2 de la propagation. Représentons le circuit ou du moins sa projection verticale KM_1M_2' (fig. 2) sur un plan passant par la vitesse v de la Terre au lieu d'observation vers midi et vers minuit.

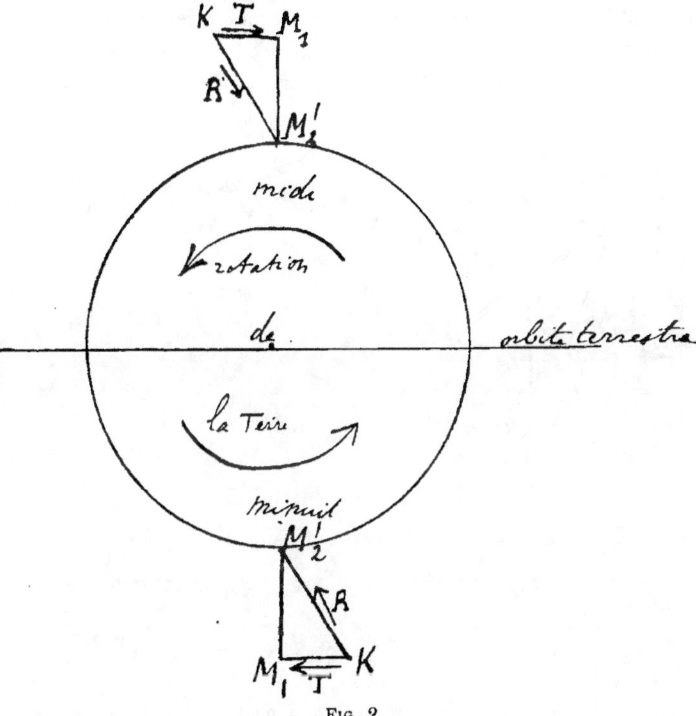

Fig. 2

L'effet optique vers midi est un retard pour les ondes T de sens de propagation KM_1, parce que, dans la partie supérieure KM_1 du circuit où la vitesse v est le plus grand, le sens de propagation des vibrations T est celui de la vitesse v. Vers minuit, au contraire, le sens de la propagation KM_1, des mêmes vibrations T, se trouve retourné dans l'espace et le retard du même système T se change en avance.

Inversement, on voit que le système de vibration R, de pro-

pagation inverse de celle de T éprouve, du fait de l'existence
d'une variation Δv de la vitesse v avec l'accroissement d'altitude $M_1M'_2$, une avance de phase vers midi et un retard vers
minuit.

DISPOSITIF INTERFÉRENTIEL. — J'ai utilisé l'interféromètre
à faisceaux inverses que j'ai décrit dans les *Comptes rendus de
l'Acad. des Sciences* (1910, t. CL, p. 1676). La lumière, issue
d'un collimateur C et polarisée (vibration de Fresnel perpendiculaire au plan du circuit optique), tombe presque normalement
sur une face latérale d'un double prisme de verre P_1, P_2 (fig. 3),
formé de deux prismes isocèles identiques orientés parallèlement, à quelques secondes près. La lame d'air ll' à faces parallèles qui sépare ces deux prismes, divise la lumière en deux

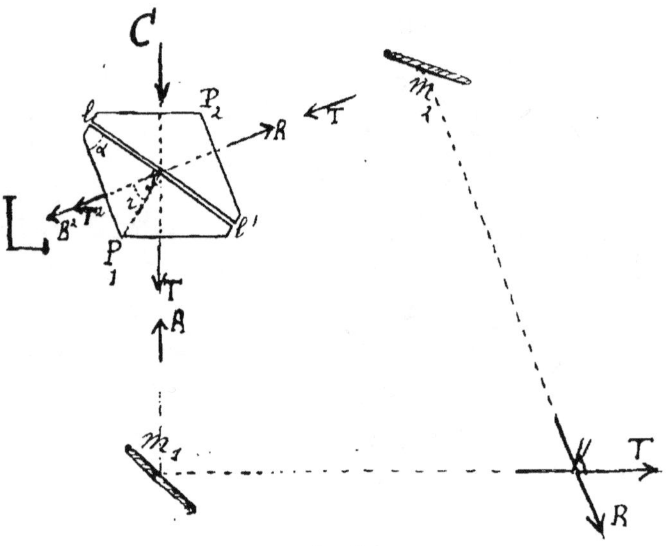

FIG. 3

faisceaux, l'un transmis T, l'autre réfléchi R, qui parcourent
en sens opposé le contour du circuit optique. Pour la commo-
dité de l'installation, ce circuit, est défini par quatre miroirs,
m_1, M_1, M_2, m_2 (fig. 3, 4 et 5). On forme ainsi, en opposition avec le triangle $KM_1 M_2$, un quadrilatère $Im_2 Km_1 I$
dont l'aire est relativement négligeable. Sur les fig. 4 et 5, on
voit un miroir auxiliaire m_0 qui permet de placer le collimateur C à côté de la lunette L d'observation, horizontalement
comme la lunette, bien que le circuit soit incliné.

Le côté m, KM, est horizontal. Le miroir M_2 est à un niveau inférieur. La fig. 5 montre la perspective; les miroirs m_0, m_1 et m_2, le double prisme I sont inclinés.

On voit (fig. 3, 4 ou 5) que la lunette L (ouverture utile, 5 centimètres) reçoit la vibration T^2 provenant d'une seconde transmission de la vibration T au retour sur la lame d'air ll' et la vibration R^2, provenant d'une seconde réflexion de la vibration R au retour sur la lame d'air. J'ai expliqué (loc. cit.) le mécanisme de l'interférence des deux vibrations T^2 et R^2. Je rappelle seulement que l'épaisseur de la lame d'air ll' et l'angle r d'incidence extérieure sur cette lame (fig. 3) sont choisis de manière que l'amplitude vibratoire T^2 est maximum et l'amplitude R^2, minimum et égale à T^2, pour la radiation jaune-verdâtre (longueur d'onde, $0,^\mu 56$); il y a ainsi interférence com-

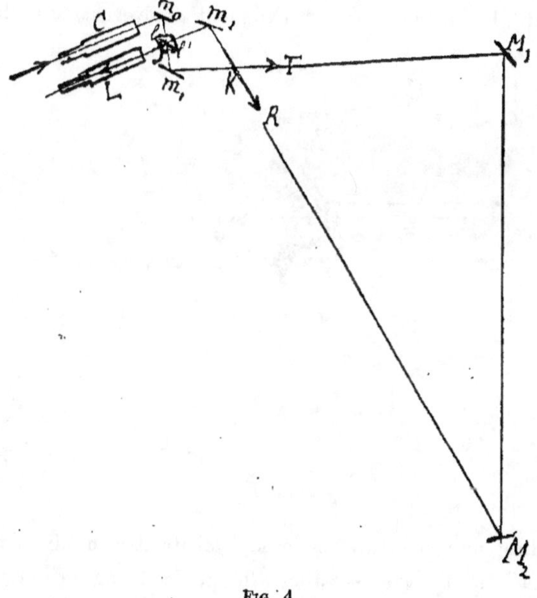

Fig. 4

plète pour cette radiation et, en lumière blanche, les teintes sensibles d'interférence sont pures. La frange centrale correspond à une *opposition rigoureuse de phase* pour toutes les longueurs d'onde de la lumière blanche; c'est une frange centrale de teinte sensible pure en lumière blanche. Cette teinte est encore assez sombre pour le troisième ordre d'épaisseur de la lame d'air. Les franges latérales présentent des teintes sensibles pures. Les teintes jaunes et vertes des interférences de Newton sont ici remplacées par du blanc, d'après un mécanisme que j'ai expliqué (loc. cit.) ; les franges colorées sont étroites et séparées par des intervalles blancs assez larges. La frange centrale est plus étroite que la frange noire des interférences ordinaires. C'est la position de cette frange qui se détermine avec le plus de précision.

Par la méthode que j'ai décrite (*Comptes rendus*, loc. cit., p.1302), j'ai réglé la superposition des deux faisceaux inverses de manière à avoir des franges bien nettes aussi peu sensibles que possible aux petites fluctuations de l'air de la salle d'expériences. Ces franges sont ordinairement localisées dans le plan focal principal de la lunette L. Je les ai rendues non localisées (loc. cit.) : en avant (à 1^m50) du petit trou du collimateur C, qui reçoit l'image de la source (filament de Nernst) est placé

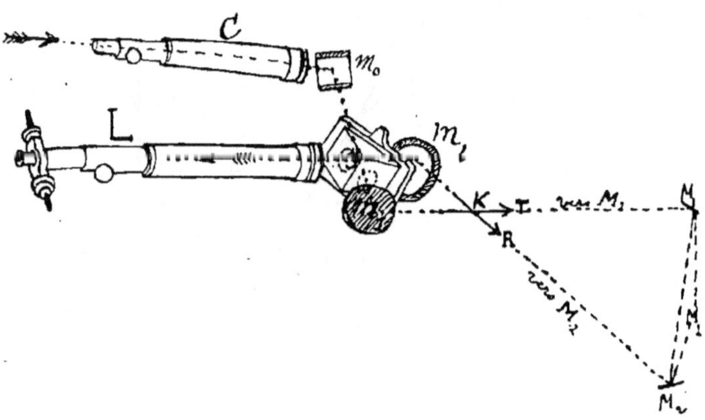

Fig. 5

un diaphragme (ouverture ronde de 4 millimètres de diamètre). Le tirage de la lunette L est alors allongé, les franges demeurent très nettes et sont grossies jusqu'à présenter 1 ou 2 millimètres d'interfrange dans le plan des fils du micromètre oculaire.

Je puis pointer alors la frange centrale à $1/1000^e$ près au moins de la valeur de l'interfrange, bien que le circuit optique ait 30 mètres de contour.

MÉTHODE D'OBSERVATION. — Obtenues avec des surfaces de verre et des miroirs argentés suffisamment plans, les franges

sont intéressantes à comparer à celles que donne l'interféromètre
de Michelson, qui a servi à la mesure du mètre en longueurs
d'onde, lorsque le plan P du miroir mobile et le plan P_0 de la
référence (fig. 6) sont amenés à se couper suivant une légère inclinaison ; l'introduction d'une différence de phase entre les deux
faisceaux produit ici, comme pour les franges de Michelson,
une translation générale des franges dans le champ d'observation, à droite ou à gauche, suivant le sens de la différence de
marche (1). Ici, les deux plans P et P_0 se transportent simultanément et en sens opposés, en P' et P'_0 (fig. 6).

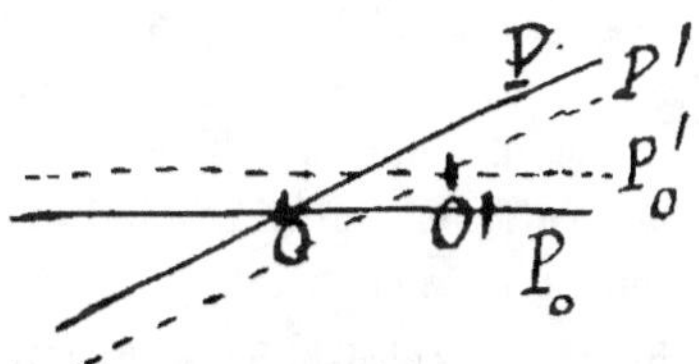

Fig. 6

La méthode consiste alors à observer la position des franges, spécialement celle de la frange central O, et à voir si elle
varie avec l'heure. Un déplacement OO', non attribuable aux
défauts de stabilité ou aux erreurs de pointé, devrait se reproduire périodiquement chaque jour avec l'amplitude de $2\,x$
interfranges, si les hypothèses faites plus haut s'accordaient avec
la réalité. Si, comme je l'ai observé, de telles oscillations diur-
nes des franges sont insensibles, des observations précises faites
dans de bonnes conditions de stabilité fournissent une limite
supérieure de x et, par suite, d'après la formule (2)', une limite
supérieure de $\dfrac{dv}{dz}$.

JUSTIFICATION EXPÉRIMENTALE DE LA MÉTHODE. — Pour vérifier que les franges obtenues avec des surfaces planes se déplacent latéralement quand on introduit une certaine différence de
phase entre les deux vibrations interférentes T^2 et R^2, j'ai répété avec mon interféromètre l'expérience de Fizeau relative à
la propagation de la lumière dans l'eau en mouvement : un tube
de laiton (longueur, 4^m50 ; diamètre intérieur, 15 millimètres)

---

(1) Dans l'interféromètre actuel supposé réglé, les deux plans équivalents au
plan de référence et au plan du miroir mobile de Michelson sont nécessairement
en coïncidence quand ils sont parallèles, si l'effet tourbillonnaire x est nul.

est placé sur le trajet commun des deux faisceaux inverses, le milieu de la longueur du tube au milieu du périmètre du circuit, compté à partir du double prisme à lame d'air. Il est fermé par deux bonnes glaces et rempli d'eau de source très claire. On fait circuler l'eau d'une manière continue à l'aide d'une pompe rotative en caoutchouc, qui est une modification de la pompe de Prytz. La pompe est actionnée par un moteur électrique.

Avec des vitesses de l'ordre de 1 mètre par seconde, j'ai observé une translation latérale des franges de l'ordre de 1/10 d'interfrange quand la circulation de l'eau était renversée, ce qui se fait sans quitter la lunette en changeant, par un commutateur électrique, le sens de rotation du moteur. Les translations observées s'accordent suffisamment (à 1 % de frange près) avec la formule bien connue de Fresnel-Fizeau.

Une autre vérification a consisté à faire basculer en quelque sorte le réglage optique de l'interféromètre, par exemple en tournant la vis tangente du miroir m_1 de façon à élargir d'abord les franges jusqu'à avoir un champ uniforme, et, en continuant à tourner la vis dans le même sens, faire ensuite reparaître des franges qui vont en se resserrant. Cette opération ressemble à celle qui consiste à amener la coïncidence du miroir mobile P et

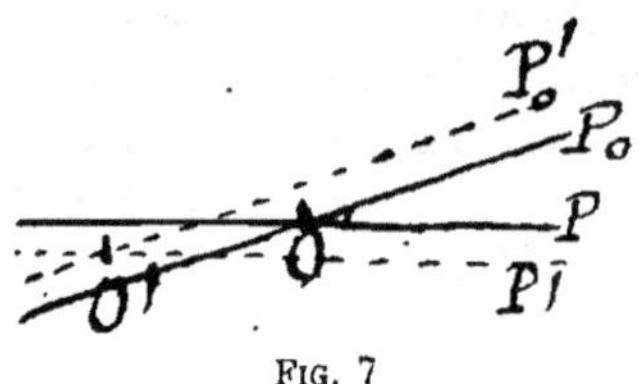

Fig. 7

du plan de référence P_0 de l'interféromètre de Michelson, qui se coupaient d'abord (fig. 6) et, en continuant le mouvement, à produire une nouvelle inclinaison des deux plans en sens inverse de l'inclinaison primitive (fig. 7). Une même différence de marche de même sens dans les deux cas produit les mêmes translations $P_0P'_0$, PP' de ces plans; mais, après l'opération de bascule, l'intersection des deux plans (frange centrale) se déplace latéralement suivant OO' (fig. 7), à gauche si elle se déplaçait à droite avant l'opération (fig. 6).

J'ai observé, en effet, avec mon interféromètre, que le déplacement latéral des franges dans le champ de la lunette change de sens après l'opération de bascule; ce déplacement des franges résulte bien d'une variation de différence de marche de même sens dans les deux cas : le premier pointé des franges se fait dans les deux cas quand l'eau s'écoule dans un même sens et je renverse ce sens pour observer le déplacement, double de OO'.

Données et résultats numériques. — Le circuit triangulaire KM_1M_2 (fig. 4 et 5) est incliné de 33° sous l'horizon ; il a 30 mètres de tour et 35 mètres carrés de surface.

Côté horizontal KM_1. — Le miroir M_1 est lié au mur, à l'extrémité d'une galerie à balustrade courant le long du mur d'une grande salle. L'observateur est dans une petite salle située à l'autre extrémité de cette galerie, avec laquelle elle communique par un guichet percé dans le mur de séparation. C'est sur une plateforme de fer solidement installée dans le guichet que sont établis le double prisme incliné J, le miroir m_1 et le miroir m_2, inclinés aussi de manière que les faisceaux T et R se croisent en K et que le plan du circuit soit incliné de 33° sur l'horizon.

Le miroir M_2 est lié au mur au rez-de-chaussée de la salle, à 5^m75 au-dessous de KM_1. La projection $KM_1M'_2$ (fig. 5) du circuit KM_1M_2 sur le plan vertical passant par KM_1 a pour valeur 20 mètres carrés. C'est perpendiculairement au plan vertical $KM_1M'_2$ qu'il faut considérer le vecteur b, densité du tourbillon de l'éther produit par un entraînement de l'éther plus grand aux niveaux les plus rapprochés du sol. Autrement dit, l'effet tourbillonnaire optique doit être défini par la formule (2)', dans laquelle l'aire S est celle du triangle KM_1M'.

La direction du côté horizontal KM_1 dans le sens KM_1 se trouve différer de la direction est-ouest par une rotation de 34°5 vers le sud.

L'effet doit être maximum quand la vitesse qui résulte de la translation de la Terre autour du Soleil (30 kilomètres par seconde) et de celle du Soleil par rapport aux étoiles fixes (15 kilomètres par seconde) est parallèle à l'horizon et la plus voisine de la direction KM_1. Vers le 1er janvier, la seconde vitesse a pour effet de reporter l'heure de ce maximum un peu après midi et après minuit, d'une heure environ. On ne change pas l'ordre de grandeur de ce maximum en le calculant comme si l'angle de KM_1 avec la vitesse de la Terre était nul.

Les meilleures séries d'observations ont été faites au début de 1910 et n'ont manifesté aucune variation périodique des franges.

Les lectures des positions des franges, et spécialement de la frange centrale ont eu lieu à diverses heures, entre 9 heures du matin et 10 heures du soir. Chaque lecture est répétée ; on prend la moyenne de quelques lectures successives des divisions du tambour du micromètre à fil, dont chacune vaut 1/200 mm.

Les meilleures lectures sont celles de la frange centrale, non seulement parce qu'elle est symétrique et plus étroite que les franges latérales, mais parce que les défauts de stabilité, les diverses variations accidentelles affectent les distances mutuelles des franges plus que la position de la frange centrale ; les franges latérales ont une tendance à s'écarter ou à se rapprocher de la frange centrale relativement fixe ; un tel mouvement est semblable à celui qui se produit quand on règle les distances mutuelles des franges, leur nombre dans le champ de la lunette, en agissant sur l'un des miroirs ou en produisant une inclinaison légère de la plateforme (1) qui porte le double prisme I et les miroirs m_1, m_2.

Cette stabilité relative de la frange centrale explique qu'en prenant des précautions pour éviter les ébranlements, les courants d'air et les variations de température, il a été possible, dans certaines séries, d'observer à diverses heures des positions de la frange ne différant pas beaucoup plus que les positions observées dans une même minute.

Voici un exemple de l'une des meilleures séries (2 janvier 1910) :

Largeur de l'interfrange : $0^{mm}95$. Déplacement de la frange centrale avec l'heure, compté à partir de la position à midi et mesuré en fraction de l'interfrange : à midi, (0) ; à 1 h. 24, 0.0000 ; à 2 heures, —0.0004 ; à 4 h. 20, +0.0018 ; à 9 h. 35, + 0.0012 ; à 10 heures du soir, + 0.0018.

Ces petites variations sont attribuables surtout aux défauts de stabilité.

Il y a dans bien des séries d'observations des variations plus grandes ; parfois, on a reconnu immédiatement le défaut de sta-

---

(1) J'ai souvent produit une telle inclinaison pour resserrer ou écarter très lentement les franges latérales de part et d'autre de la frange centrale, en ouvrant ou fermant graduellement une porte située dans le mur où est percé le guichet portant la plateforme $Im_1 m_2$; d'après le mode d'attache de la porte, son poids agit pour produire une légère *flexion* du mur, variable avec la position du battant de la porte, et la plateforme s'incline en conséquence. La porte est soigneusement immobilisée après le réglage.

bilite qui en était la cause (ébranlement accidentel du bâtiment par un mouvement intérieur ou par un coup de vent violent); d'autres fois, la cause restait inconnue, mais la variation ne se reproduisait pas à la même heure les jours suivants et ne pouvait par suite être attribuée à un effet tourbillonnaire périodique diurne : ainsi, dans la série que je viens de citer, j'ai supprimé l'observation faite à 5 heures du soir, qui donnait le déplacement 0.0046 entre 4 h. 20 et 5 heures, parce que le 30 janvier, entre 3 et 5 heures, le déplacement observé était sensiblement nul (au moins 10 fois plus petit). Les très bonnes séries n'ont malheureusement pu être assez nombreuses pour qu'il fût possible d'augmenter notablement la précision des résultats en prenant la moyenne des déplacements observés aux mêmes heures dans plusieurs jours différents. Beaucoup de séries ont été rendues inutilisables par des accidents dus à des ébranlements de l'édifice. Il serait possible d'augmenter la précision des résultats en reprenant les observations dans une cave qui fût assez étendue, dans le sens de la hauteur.

D'autres bonnes séries permettent de compléter les observations pour la matinée (je n'ai pas opéré la nuit après 10 heures du soir). Les écarts sont du même ordre que ceux de la série citée.

INTERPRÉTATION DES RÉSULTATS. — Admettons pour un moment que la variation maximum de la frange centrale, 0.0018 interfrange, notée entre midi et 10 heures du soir le 2 janvier 1910, soit due à un effet tourbillonnaire optique diurne. Cet effet devrait donner la variation extrême $4x$ en douze heures, la valeur de x étant donnée par la formule (2)'. Même en admettant que tout le déplacement ne se produise pas entre midi et minuit, nous pouvons admettre que le déplacement 0.0018 représente au moins la moitié de $4x$, de sorte que x ne dépasse pas la fraction 0.001 de période dans tous les cas.

La formule (2)' définit alors une limite supérieure de b ou $\dfrac{dv}{dz}$. Il suffit d'y remplacer x par sa limite supérieure 10^{-3}; l'aire S de la projection verticale du circuit vaut 20 mètres carrés; la longueur d'onde λ est celle du jaune verdâtre. On trouve ainsi : 0.0084. Nour pourrons *a fortiori* admettre en nombre rond :

$$b = \frac{dv}{dz} < 0,01$$

par seconde. C'est dire que si l'on admet un entraînement de l'éther au voisinage du sol et, par suite, une augmentation Δv de la vitesse relative du globe et de l'éther du vide quand on s'élève de Δz verticalement, la valeur de Δv est notablement inférieure à 1 centimètre par seconde quand on s'élève de 1 mètre. Sur la hauteur verticale (5^m75) du circuit optique étudié, Δv n'atteindrait pas 6 centimètres par seconde, c'est-à-dire la fraction 2.10^{-10} de la vitesse de la lumière, ou la fraction 2.10^{-6} d la vitesse de la Terre (1).

Méthode de bascule du réglage optique. — Conclusions. —
L'interféromètre étant réglé avec soin, les deux faisceaux inverses bien superposés, on fait tourner très légèrement la plateforme $Im_1 m_2$ (fig. 3, 4 et 5) en exerçant une flexion sur le mur qui la supporte. On produit ainsi la bascule du réglage optique de part ou d'autre du réglage parfait qui donne un champ d'observation de teinte uniforme; on produit dans les deux cas des franges d'environ un millimètre d'intervalle et l'on pointe la frange centrale : elle se forme dans les deux cas à la même place, très exactement.

Exemples, à diverses heures, des différences de position insignifiantes de la frange centrale, suivant le sens de bascule du réglage optique :

Matin 10 h.	Midi 1/2	2 h. 1/2	4 h. 1/2	6 h. soir
0,0004	0,0002	0,0002	0,0000	0,0002

Les mesures des différences, données en fraction de l'interfrange, résultent de la moyenne de plusieurs lectures au micromètre à fil faites à la même heure. Les déplacements accidentels de la frange centrale d'une heure à l'autre n'interviennent pas dans ces observations.

Puisque la position O (fig. 6 et 7) de la frange centrale ne

---

(1) Au point de vue de la sensibilité du dispositif employé, il est intéressant de remarquer que sur le périmètre (30^m) du circuit optique $KM_1 M_2 K$, l'erreur de lecture de la position de la frange centrale $\left(\frac{1}{1000}\lambda\right)$ correspond à la fraction 2.10^{-11}; la différence de marche correspondante entre les deux faisceaux inverses correspond à 10^{-11} pour cette erreur de lecture, et à 2.10^{-11} à peine du périmètre du circuit, pour le plus grand écart observé le 2 janvier.

dépend pas du sens de bascule du réglage optique, c'est qu'il n'existe aucun effet tourbillonnaire optique. Nous avons vu, en effet, que, suivant le sens de bascule, un écoulement de *même sens* de l'eau d'un tube de Fizeau amène la frange centrale de O en O' à droite (fig. 6) ou à gauche (fig. 7) de sa position normale O. Le déplacement 2.00' de la frange centrale dû à la bascule de part et d'autre du réglage parfait devrait mesurer le quadruple de l'effet tourbillonnaire simple x, à l'instant de l'observation. Même aux environs de midi, la valeur de $4\,x$ n'est que de l'ordre de 0,0002. On peut dire que x ne dépasse pas 0,0001. Alors on a

$$b \text{ ou bien } \frac{dv}{dz} < 0,001$$

Autrement dit, pour une ascension verticale Δz de 1^{m}, l'augmentation Δv de la vitesse relative de l'éther au voisinage du sol est notablement inférieure à 1 millimètre par seconde, c'est-à-dire à la fraction $1/3\ 10^{-7}$ de la vitesse de la Terre, et à la fraction $1/3\ 10^{-11}$ de la vitesse de la lumière.

L'éther lumineux, au voisinage de la Terre en mouvement de translation, ne présente pas de modification tourbillonnaire sous l'influence d'un entraînement dû à cette translation. Du moins la densité moyenne du tourbillon de l'éther dans la hauteur de la salle d'expériences est inférieure à 1/1000 de radian par seconde.

A cette approximation, il est permis de conserver la théorie cinématique très simple des systèmes optiques en mouvement que j'ai rappelée au début de cette communication. Du moins l'hypothèse d'un éther non tourbillonnaire (irrotationnel) est justifiée dans l'air, ce qui revient à dire dans le vide, et au voisinage du sol.

Il demeurerait encore permis d'imaginer qu'il y a un entraînement de l'éther par la Terre. Mais cet entraînement serait extrêmement petit à une distance du sol comparable à 1 mètre. Ou bien il pourrait être important (1), mais varierait avec la hauteur au moins aussi lentement qu'il a été dit. Cette seconde manière de voir conduirait à admettre que l'entraînement s'exercerait encore à de grandes altitudes, étant donné que pour un

---

(1) La vitesse d'entraînement ne pourrait d'ailleurs dépasser 1/50 de la vitesse de translation de la Terre autour du soleil, soit 0,600 km par seconde, d'après la précision des observations de l'aberration des étoiles.

mètre d'ascension verticale, au voisinage du sol du moins, la vitesse d'entraînement ne diminue pas de $1/3.10^{-7}$ de la vitesse la Terre. Il paraît plus vraisemblable d'admettre que l'entraînement de l'éther est négligeable au voisinage immédiat du sol, et que notre globe n'y modifie pas d'une façon appréciable, l'état de l'éther lumineux à travers lequel il se transporte.

L'éther et la gravité

par Gyözö ZEMPLÉN (Budapest)

—

Sir J.-J. Thomson, dans son discours prononcé à la séance de la *British Association for the Advancement of Science* de Winnipeg (Canada), le 25 août 1909, nous fait connaître les idées qu'il s'est formé de la constitution de l'éther, selon les théories électro-magnétiques modernes (1).

Une des conséquences les plus intéressantes de ces théories est l'accroissement de la masse d'un système dû à sa charge électrique. Un tel système captive une quantité d'éther dont la masse — douée de la vitesse de propagation de la lumière — possède une énergie cinétique égale à l'énergie potentielle électrostatique du système.

Sir J.-J. Thomson pose la question suivante : Cette quantité d'éther, qui augmente la masse du système, augmente-t-elle également son poids ?

Si l'éther n'était pas soumis à l'attraction newtonienne, un corps électrisé devrait posséder une gravité spécifique plus petite qu'un corps neutre ; et même dans le cas où l'éther lui-même serait soumis à cette force — étant donné que les corps nagent dans une mer d'éther — la diminution de la gravité spécifique devrait se manifester. Or, nous possédons précisément dans les corps radioactifs des systèmes doués d'énergies électrostatiques très considérables ; on peut donc espérer pouvoir contrôler avec eux ce résultat de la théorie électro-magnétique.

D'après les calculs de M. Rutherford, 1 g. de radium dégage pendant sa dégradation jusqu'à l'état inactif une quantité d'énergie égale à l'énergie cinétique d'une masse de $\frac{1}{13}$ mg. douée de la vi-

---

(1) Voir aussi *Naturwissenschaftliche Rundschau*, n° 3, 4, 5 (1910).

tesse de la lumière ; la gravité spécifique du radium devrait donc être de $\frac{1}{130}$ % plus petite que celles des corps inactifs. Une différence de cet ordre nous permet d'espérer qu'on puisse la découvrir à l'aide d'expériences directes.

Sir J.-J. Thomson rapporte une expérience exécutée avec un petit pendule consistant en partie de radium ; mais la précision insuffisante des mesures (0,0005), causée par la quantité minime de radium employée, ne lui permit pas de résoudre la question.

Supposant même une quantité de radium plus considérable, des recherches exécutées avec le pendule seraient elles vraiment capables d'atteindre une précision suffisante? Les expériences très soigneuses de Bessel ont poussé la précision de la mesure des gravités spécifiques jusqu'à 1/60 000, et il est très peu vraisemblable qu'on puisse atteindre cette limite pour le radium, qui ne forme d'ordinaire qu'une partie du pendule employé.

M. le Baron Roland Eötvös, a publié il y a une vingtaine d'années déjà (1), une méthode très ingénieuse basée sur des principes tout à fait différents, pour mesurer les différences minimes entre les gravités spécifiques des corps. Etant donné qu'aujourd'hui on n'est pas loin de pouvoir découvrir avec cette méthode des différences d'un millardième des gravités spécifiques, elle se prête par excellence à la solution du problème posé plus haut, même dans le cas où la quantité de radium employée ne constituerait pas plus de quelques millièmes de la masse gravitante entière.

Or, M. Eötvös, dans un travail expérimental exécuté en commun avec MM. D. Pekár et E. Fekete, couronné par la faculté philosophique de l'université de Göttingue, a étendu aussi au radium ses mesures relatives aux différences des gravités spécifiques et a résolu le problème de sir J.-J. Thomson avec une précision complètement suffisante. Les résultats de ces recherches n'ayant pas été publiés jusqu'ici, je profite de cette occasion pour les récapituler ici, avec la permission des auteurs.

Leur but est la détermination du *coefficient d'attraction* défini de la façon suivante : soient G et G' les valeurs des attractions exercées sur les unités de masse de deux substances différentes (G' pour la substance normale); posons $G = G' (1 + k)$.

---

(1) *Mathematische und naturwissenschaftliche Berichte aus Ungarn*, t. VIII, (1890), *Wiedemann Beiblätter*, t. XV. p. 688 (1891).

Selon les expériences de Bessel, k est plus petit que 1/60.000 pour les substances examinées par lui, M. Eötvös a restreint beaucoup cette limite, avec sa méthode basée sur les principes suivants :

La pesanteur d'un petit corps P à la surface de la terre est la résultante principalement de deux composantes (fig. 1), la gravité du corps causée par l'attraction newtonienne de la terre (PG) et la force centrifuge (PC) engendrée par la rotation de notre planète. Pour un second corps de même masse, mais d'une gravité spécifique différente, ces deux composantes seraient PG' et PC; pour deux substances différentes, les deux composantes ont la même direction; la seconde des deux composantes est en outre la même pour l'unité de masse d'un corps de nature quelconque, tandis qu'en général, les secondes composantes peuvent être différentes. Il en résulte que les pesanteurs spécifiques des corps d'une gravité spécifique différente auront des *directions différentes* (Pg et Pg'), c'est-à-dire des *composantes horizontales différentes*.

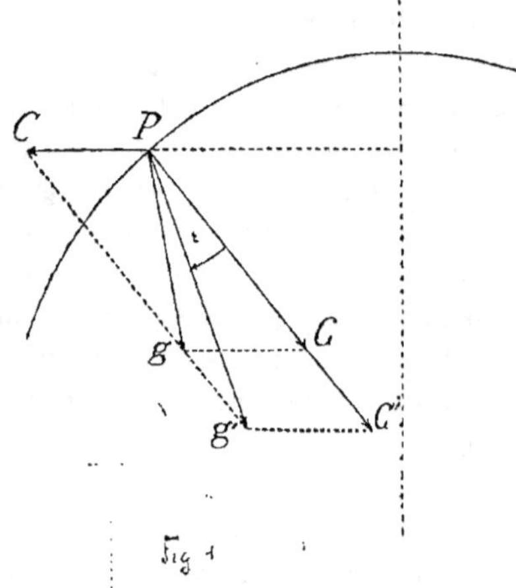

La différence entre ces directions est du reste très petite : p. e. elle ne dépasserait pas 0"006 si le coefficient d'attraction ne dépassait pas (d'après Bessel) 1/60.000.

La grande sensibilité avec laquelle la balance de torsion signale les différences minimes entre les directions de la pesanteur rend cet instrument capable, mieux que tout autre, de signaler les moindres valeurs de k.

Deux corps de substances différentes, attachés aux extrémités de la tige de la balance, devraient exercer une torsion sur le fil si la tige se dirigeait de l'est vers l'ouest, que les attractions exercées par la terre sur leurs substances étant supposées différentes. En tournant tout l'appareil d'un angle de 180°, cette torsion changerait de sens et deviendrait accessible à la mesure.

En employant des fils de torsion minces et une balance de dimensions convenables, M. Eötvös a réussi, il y a vingt ans déjà, à restreindre la limite possible du coefficient d'attraction k jusqu'à 1/20.000.000.

La précision des mesures récentes de MM. Eötvös, Pekár et Fekete est encore plus grande. Je n'entre pas ici dans les détails et je ne suivrai pas les auteurs dans la discussion des sources d'erreur qui se manifestent très nombreuses dans des expériences aussi délicates. Je me borne aux remarques suivantes :

Outre le couple provenant de la différence des gravités spécifiques des deux substances examinées, la balance de torsion est soumise à un second couple ayant sa source dans les variations locales de la pesanteur. C'est précisément pour l'étude exacte de ces variations que les appareils de M. Eötvös ont été construits, de telle façon qu'on puisse éliminer avec une précision suffisante le couple causé par ceux-ci. Tenant compte de ces variations locales, les expériences avec le sel de radium ont été exécutées de la façon suivante :

Le fléau de la balance de torsion (fig. 2) portait sur l'une

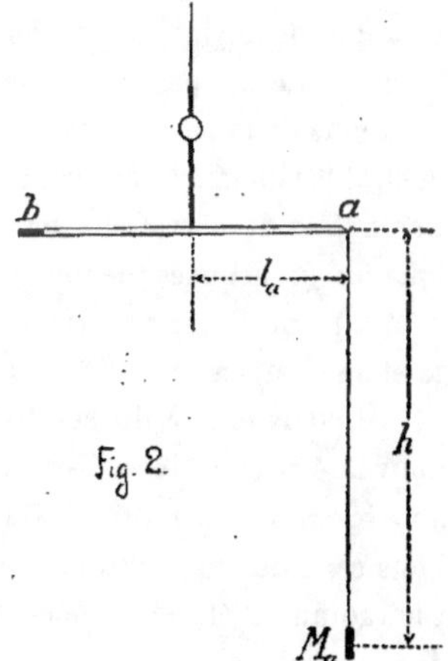

Fig. 2.

des extrémités (b) un poids de platine de 30 grammes environ ; sur l'autre (a) la substance à examiner (M_a), suspendue à un fil de bronze mince. Toute la balance était entourée d'une double cage de laiton (épaisseur 3 mm), pourvue d'une petite fenêtre à travers laquelle on faisait les lectures des positions du miroir, avec une échelle et une lunette fixées à la cage.

On suspendit à l'extrémité a un poids de platine, on orienta d'abord la cage de façon que l'extrémité a visât le nord et on fit la lecture n_N sur l'échelle ; après on tourna la cage de 180° et fit la lecture n_s. Ensuite, on fit la même expérience avec la balance orientée de l'est vers l'ouest (n_E et n_W). On détacha ensuite le poids de platine de a et on y substitua la cuvette contenant le sel de radium, en répétant toute l'expérience et déterminant les quatre lectures n, n_s, n_E, n_W. Posons maintenant

$$m = n_N - n_s \qquad\qquad v = n_E - n_W$$
$$m' = n'_N - n'_s \qquad\qquad v' = n'_E - n'_W;$$

on aura alors, en désignant par k le coefficient d'attraction du radium et par k' celui du platine ($k' = 0$ si on choisit le platine comme substance normale) :

$$k - k' = \frac{\tau}{4\,\mathrm{L}\,\mathrm{M_a}\,l_a\,\mathrm{G}\,sin\,\varepsilon}\,(v - v') + \frac{m\,(\Delta\alpha - \Delta'\alpha) - v\,\dfrac{h - h'}{h}}{4\,\mathrm{L}\,\mathrm{M_a}\,l_a\,\mathrm{G}\,sin\,\varepsilon}\,\tau \quad (1)$$

τ indique ici la constante de torsion du fil, L la distance entre l'échelle et le miroir exprimée en divisions de l'échelle (1/2 mm), $\mathrm{M_a}$ la masse de la substance suspendue à l'extrémité a, l_a la longueur du bras a de la balance (cm.), G l'accélération de la pesanteur pour la substance normale, ε l'angle de déviation provenant de la force centrifuge dans la direction de la pesanteur de la substance normale, $\Delta\alpha$ et $\Delta\alpha'$ les déviations de la balance dans la position N de la vraie direction nord, h et h' les distances des centres d'inertie des substances suspendues, comptées du niveau du fléau de la balance. Le dernier terme de l'équation (1) est presque toujours négligeable.

Le sel de radium qui faisait l'objet des expériences provenait du laboratoire de Mme Curie et a été mis à la disposition de M. le Baron Eötvös par M. B. Szilard. Le poids entier du sel était de 0.200 g., dont la moitié environ pouvait être considérée — d'après les données de M. Szilárd — comme bromure de radium ($Ra\,Br_2$) pur, son activité étant 1.500.000 fois celle de l'uranium métallique.

La cuvette contenant le radium a été enfermée dans un tube de laiton fermé et suspendue à la balance.

Etant donné que la masse de la substance radioactive employée ne valait que les 0,004 de la masse $\mathrm{M_a}$ entière, on doit modifier la formule (1) pour le cas du bromure de radium ; on obtient donc :

$$k_{Ra\,Br_2} - k' = 250\,(k - k')$$

ou, pour le radium pur (Ra = 225, Br = 80),

$$\frac{k}{Ra} - k' = 460\,(k - k'), \qquad (2)$$

$(k - k')$ a été calculé d'après la formule (1).

Les tableaux suivants donnent les résultats des expériences :

PREMIÈRE SÉRIE

a — platine, b — platine

$$M'a = 25,\ 396\ g.$$

$$h' = {}^{\cdot}21,\ 18\ cm.$$

Temps de la lecture 1908	Position	Lecture n	$m' = n'_N - n'_S$	Écarts de la moyenne 6,60	Température
11 mars 5ʰ 0ᵐ	S	184.75			16.5° C
8 »	N	191.3	+ 6.55	— 0.05	16.5°
11 »	S	184.75	6.55	— 0.05	16.6
12 mars 2 »	N	191.3	6.55	— 0.05	16.5
5 »	S	184.75	6.58	— 0.02	15.6
8 »	N	191.35	6.65	+ 0.05	16.4
11 »	S	184.65	6.68	+ 0.08	16.7
2 »	N	191.3	6.62	+ 0.02	16.7
5 »	S	184.7	6.63	+ 0.03	16.8
8 »	N	191.35	6.62	+ 0.02	16.8
11 »	S	184.75	6.58	— 0.02	16.8
13 mars 2 »	N	191.3	6.52	— 0.08	16.7
5 »	S	184.8	6.50	— 0.10	16.7
8 »	N	191.3	6.50	0.00	16.6
11 »	S	184.6	6.60	+ 0.10	16.8
2 »	N	191.3			16.9

En moyenne : $m' = + 6.595.$

Erreur moyenne des observations : $= \pm\ 0.060.$

TEMPS DE LA LECTURE 1908	Position	TEMPÉRATRRE	LECTURE n	$v' = n'_0 - n'_w$	ÉCARTS DE LA MOYENNE — 1.75
14 mars 12ʰ 0ᵐ	O	16.9	192.4	— 1.83	— 0.08
4 »	W	17.0	194.25	— 1.75	0.00
8 »	O	17.0	192.6	— 1.68	+ 0.07
12 »	W	16.9	194.3	— 1.70	+ 0.05
15 mars 4 »	O	16.9	192.6	— 1.65	+ 0.10
8 »	W	16.7	194.2	— 1.72	+ 0.03
12 »	O	16.7	192.35	— 1.80	— 0.05
4 »	W	16.7	194.1	— 1.77	— 0.02
8 »	O	16.7	192.3	— 1.80	— 0.05
12 »	W	16.6	194.1	— 1.77	— 0.02
16 mars 4 »	O	16.6	192.35	— 1.73	+ 0.02
8 »	W	16.4	194.05	— 1.77	— 0.02
12 »	O	16.6	192.2	— 1.83	— 0.08
4 »	W	16.7	194.0	— 1.80	— 0.05
8 »	O	16.6	192.2	— 1.83	— 0.08
12 »	W	16.6	194.05	— 1.85	— 0.10
17 mars 4 »	O	16.6	192.2	— 1.78	— 0.03
8 »	W	16.3	193.9	— 1.70	+ 0.05
12 »	O	16.4	192.2	— 1.68	+ 0.07
4 »	W	16.6	193.85	— 1.60	+ 0.15
8 »	O	16.6	192.3	— 1.63	+ 0.12
12 »	W	16.6	194.0	— 1.70	+ 0.05
18 mars 4 »	O	16.6	192.3	— 1.75	0.00
8 »	W	16.5	194.1	— 1.87	— 0.12
12 »	O	16.5	192.15	— 1.88	— 0.13
4 »	W	16.5	193.95	— 1.77	— 0.02
8 »	O	16.6	162.2	— 1.78	— 0.03
12 »	W	16.6	194.0	— 1.80	— 0.05

Temps de la lecture 1908	Position	Température	Lecture n'	$v'=n'_0-n'_W$	Écart de la moyenne -1.75
19 mars 4ʰ 0ᵐ	O	16.6	192.2	— 1.78	— 0.03
8	W	16.5	193.95	— 1.72	+ 0.03
12	O	16.6	192.25	— 1.73	+ 0.02
4	W	16.6	194.0	— 1.72	+ 0.03
8	O	16.6	192.3	— 1.70	+ 0.05
12	W	16.6	194.0	— 1.75	0.00
4	O	16.6	192.2		

En moyenne : $v' = -1.754$

Erreur moyenne d'une observation : ± 0.066

DEUXIÈME PARTIE

$$a - \text{Ra Br}_2 \qquad\qquad b - \text{platine}$$
$$M_a = 25.396 \qquad\qquad h = 21.55$$

La petite cuvette contenant le radium, enfermée dans un tube de laiton long de 9.62 cm et large de 0.90 cm., était suspendue à un fil de bronze de l'épaisseur de 0.09 mm.

Temps de la lecture 1908	Position	Température	Lecture n	$m=n_N-n_S$	Écart de la valeur $+6.57$
16 avril 8ʰ 0ᵐ	S	18.0	185.65		
11	N	18.0	192.05	+ 6.57	0.00
17 avril 2	S	18.0	185.3	+ 6.63	+ 0.06
5	N	18.0	191.8	+ 6.55	— 02
8	S	18.0	185.2	+ 6.70	+ 13
11	N	17.9	192.0	+ 6.77	+ 20
2	S	18.0	185.25	+ 6.70	+ 13
5	N	18.0	191.9	+ 6.67	+ 10
8	S	18.1	185.2		

TEMPS DE LA LECTURE 1908	Position	TEMPÉRATURE	LECTURE n	$m = n_{\scriptstyle N} - n_{\scriptstyle S}$	ÉCART DE LA MOYENNE — 1·74
25 avril 8^{h} 0^{m}	S	17.1	184.65		
11	N	17.1	191.15	+ 6.52	— 0.05
2	S	17.2	184.6	+ 6.58	+ 0.01
5	N	17.2	191.2	+ 6.50	— 0.07
8	S	17.1	184.8	+ 6.40	— 0.17
11	N	17.1	191.2	+ 6.42	— 0.15
26 avril 2	S	17.1	184.75	+ 6.45	— 0.12
5	N	17.1	191.2	+ 6.50	— 0.07
8	S	17.1	184.65	+ 6.53	— 0.04
11	N	17.2	191.15		

En moyenne : $m = 6.566$

Erreur moyenne d'une observation ± 0.109

TEMPS DE LA LECTURE 1908	Position	TEMPÉRATURE	LECTURE n	$v = n_{\scriptstyle O} - n_{\scriptstyle W}$	ÉCART DE LA MOYENNE — 1·74 ?
18 avril 2^{h} 0^{m}	O	18.0	193.15		
5	W	18.0	195.0	— 1.80	— 0.06
8	O	18.0	193.25	— 1.70	+ 0.04
11	W	18.0	194.9	— 1.72	+ 0.02
2	O	18.1	193.1	— 1.75	— 0.01
5	W	18.1	194.8	— 1.65	+ 0.09
8	O	18.1	193.2	— 1.68	+ 0.06
11	W	18.0	194.95	— 1.77	— 0.03
19 avril 2	O	18.0	193.15	— 1.80	— 0.06
5	W	18.0	194.95	— 1.77	— 0.03
8	O	18.0	193.2	— 1.73	+ 0.01
11	W	18.0	194.9	— 1.75	— 0.01
2	O	18.0	193.1	— 1.75	— 0.01
5	W	18.0	194.8	— 1.67	+ 0.07

TEMPS DE LA LECTURE 1908	Position	TEMPÉRATURE	LECTURE n	$v = n_0 - n_\mathrm{w}$	ÉCART DE LA MOYENNE — 1.74
19 avril 8ʰ 0ᵐ	O	18.0	193.15	— 1.65	+ 0.09
11	W	17.8	194.8	— 1.70	+ 0.04
20 avril 2	O	17.8	193.05	— 1.80	— 0.06
5	W	17.8	194.9	— 1.85	— 0.11
8	O	17.7	193.05	— 1.80	— 0.06
11	W	17.8	194.8	— 1.77	— 0.03
2	O	17.8	193.0	— 1.80	— 0.06
5	W	17.8	194.8	— 1.75	— 0.01
8	O	17.8	193.1	— 1.70	+ 0.04
11	W	17.8	194.8	— 1.75	— 0.01
21 avril 2	O	17.7	193.0	— 1.80	— 0.06
5	W	17.7	194.8	— 1.80	— 0.06
8	O	17.5	193.0	— 1.80	— 0.06
11	W	17.5	194.8	— 1.80	— 0.06
2	O	17.6	193.0	— 1.78	— 0.04
5	W	17.5	194.75	— 1.77	— 0.03
8	O	17.5	192.95	— 1.75	— 0.01
11	W	17.5	194.65	— 1.70	+ 0.04
22 avril 2	O	17.4	192.95	— 1.70	+ 0.04
5	W	17.3	194.65	— 1.72	+ 0.02
8	O	17.2	192.9	— 1.75	— 0.01
11	W	17.4	194.63	— 1.67	+ 0.07
2	O	17.5	193.05	— 1.63	+ 0.11
5	W	17.3	194.7	— 1.67	+ 0.07
8	O	17.3	193.0	— 1.70	+ 0.04
11	W	17.3	194.7	— 1.67	+ 0.07
23 avril 2	O	17.2	193.05	— 1.65	+ 0.09
5	W	17.1	194.7	— 1.72	+ 0.02
8	O	17.1	192.9	— 1.75	— 0.01
11	W	17.2	194.6	— 1.70	+ 0.04
2	O	17.2	192.9		

En moyenne : $v = - 1.736$

Erreur moyenne d'une observation : ± 0.054

Le résultat final des expériences est donc le suivant :

$$m' = 6.595 \pm 0.016 \qquad m = 6.566 \pm 0.109$$
$$v' = - 1.754 \pm 0.011 \qquad v = - 1.736 \pm 0.054$$

Les valeurs des autres quantités qui entrent dans la formule (1) sont les suivantes :

$$L = 1232 \qquad\qquad h = 21.2$$
$$G \, sin\epsilon = 1.6858 \qquad \frac{h - h'}{h} = 0.017$$
$$\tau = 0.5035$$

Etant donné que $n_N - n'_N = 0.2$, on peut négliger le terme m $(\Delta\alpha - \Delta\alpha')$ et on obtient, en réduisant les lectures à la même température, avec un coefficient $+ 0.4$ divisions pour l'échelle centigrade et tenant compte de la variation de τ :

$$k - k' = 0.005.10^{-6} \pm 0\,002.10^{-6}.$$

Comme le radium formait $\frac{1}{460}$ partie de toute la masse M_a, on aura :

$$k_{Ra} - k_{Pt} = + 2.3.10^{-6} \pm 0.9.10^{-6}.$$

Dans ce calcul, on a regardé τ comme une quantité constante à température invariable ; les auteurs susnommés ont indiqué une seconde méthode de calcul plus précise tenant compte des variations temporaires de τ ; ce calcul donne le résultat suivant :

$$K_{Ra} - K_{Pt} = - 0.46.10^{-6} \pm 0.5.10^{-6}.$$

Ces résultats nous montrent que la gravité spécifique du radium est égale à celle des corps inactifs, *à un ou deux millionièmes près.*

Vu la sensibilité de la méthode, le manque de poids cherché par Sir J.-J. Thomson aurait dû se manifester dans la quantité $(v - v')$ *avec la valeur de 0.72 divisions au moins.* Or, on n'a pas obtenu plus de 0.18 divisions, comme moyenne d'un grand nombre d'observations ; on en doit conclure que *ce manque de poids n'existe pas.*

Quelles sont les conséquences auxquelles nous amènent ces faits expérimentaux concernant la nature de l'éther? Si l'éther n'était pas soumis à l'action de l'attraction newtonienne, le manque de poids devrait se manifester ; et même dans le cas d'un éther gravitant, de densité partout constante, la force newtonienne exercée sur l'éther capturé par un système électrostatique ne serait pas sensible, en vertu du principe d'Archimède.

Nous devons donc accepter la troisième des hypothèses possibles, celle d'un éther compressible. Supposant négligeable la densité de l'éther à l'abri des forces électriques, on est amené à admettre que la densité de l'éther est proportionnelle à la densité de l'énergie potentielle électrostatique, c'est-à-dire au carré de la force électrique. On sait d'autre part que les forces électriques peuvent être considérées comme un système de tensions élastiques dont une partie consiste en une pression hydrostatique, elle-même proportionnelle au carré de la force électrique. Sous l'action de cette pression, un gaz parfait se comprimerait en raison directe du carré des forces électriques et aussi de la densité de l'énergie potentielle ; donc si le cœfficient d'attraction de l'éther était le même que celui des autres corps, la pesanteur spécifique d'un système électrostatique serait la même que celle des corps neutres.

On voit donc que pour être d'accord avec les faits expérimentaux exposés, il suffit d'admettre que :

1° L'éther est soumis à l'action de la gravité, l'accélération restant la même que pour les corps matériels ;

2° L'éther est compressible et suit la loi de Mariotte.

Le principe de relativité
des forces électro-magnétiques

par E.-M. LÉMERAY

Lorsqu'après avoir établi les équations du champ électromagnétique et avoir exprimé la force à laquelle est soumis un électron en mouvement dans un champ, H.-A. Lorentz appliqua ces lois générales au cas où deux charges sont animées de vitesses uniformes égales et parallèles, il trouva pour la composante normale à la vitesse une valeur plus petite que dans le cas où les deux charges sont en repos ; de plus, la force résultante n'était pas dirigée suivant la droite joignant les deux charges. Les expériences de Trouton et Noble, et autres analogues instituées pour vérifier ces conséquences contraires au principe de relativité, donnèrent des résultats négatifs. Alors, pour expliquer que ces différences, tout en étant réelles, étaient inobservables, Lorentz émit l'idée que les forces antagonistes servant de mesure (et par suite toutes les autres forces) subissaient la même réduction et que, dans un système en mouvement uniforme, les dimensions parallèles à l'entraînement étaient moindres que dans le même système de repos. Enfin, dans les cas où le temps intervenait, il fut conduit à la conception du temps local. Cet ensemble constitue la transformation de Lorentz.

Or, laissant de côté toute théorie électrique et toute hypothèse sur le mécanisme des phénomènes, on peut établir la nécessité de la transformation de Lorentz, en partant du principe de relativité et en admettant que dans le vide, la vitesse de la lumière est constante et indépendante de la vitesse du foyer qui l'émet. C'est l'objet de la première partie de cette étude. Dans la seconde, j'examine dans quelle mesure le principe de relativité permet de prévoir les lois des forces électromagnétiques. Pour ne rien préjuger sur les phénomènes qui se produisent dans un système pendant qu'il passe de l'état de repos à l'état de mouvement uniforme ; j'énonce, au début de la seconde partie, le principe de relativité sous une forme toute subjective, strictement suffisante pour la suite .

I. **Transformation de Lorentz.** — 1. *Variation de l'unité de temps dans un système en mouvement uniforme.*

Considérons un foyer F et un observateur O, l'un et l'autre immobiles. Si de F part un signal intermittent, il arrivera en O avec la même intermittence. Supposons que O restant immobile, F s'en approche dans la direction FO avec une vitesse uniforme v. Soit V la vitesse de la lumière dans le vide. Posons $v = \lambda V$.

Si T est la période d'émission des signaux, l'intervalle de réception sera T $(1—\lambda)$.

Supposons au contraire F immobile, tandis que O s'en approche avec la vitesse v; l'intervalle de réception sera

$$\alpha \frac{1}{1+\lambda}$$

Ainsi, bien que les mouvements relatifs soient les mêmes, les apparences pour l'observateur O seraient différentes. Pour qu'elles soient identiques, il faut que l'unité de temps soit différente dans un système en repos et dans le même système en mouvement. Dans le deuxième cas (F en mouvement) l'expérimentateur a mis, *à son insu*, un intervalle α T entre deux signaux consécutifs; l'intervalle de réception sera

$$(1) \qquad \alpha T \, (1—\lambda)$$

Dans le troisième cas (F immobile, O en mouvement), la période d'émission est T, mais puisque l'unité de temps a subi dans le système O une variation et est devenue α fois plus grande, la période apparente de réception sera

$$(2) \qquad T\frac{1}{\alpha\,(1+\lambda)}$$

Pour qu'il y ait identité entre (1) et (2), il faut

$$\alpha = \frac{1}{\sqrt{1-\lambda^2}}$$

Il faut donc que, dans un système en mouvement uniforme, les mouvements internes soient ralentis dans le même rapport; cela s'étend à tous les phénomènes périodiques, y compris les phénomènes physiologiques.

2. *Heure locale.* J'appellerai heure locale aux différents points d'un système, l'heure marquée par des horloges réglées de la manière suivante : d'abord réunies en un même point, elles sont mises à la même heure; puis, on les écarte les unes des autres avec une vitesse *infiniment petite* jusqu'à ce que chacune occupe sa position définitive dans le système. Soient A et B deux horloges, placées d'abord au même point; si au repos, la période d'oscillation est T_0 et est prise pour unité, elle devient, lors de l'entrainement $\lambda\,V$,

$$\frac{1}{\sqrt{1-\lambda^2}}$$

Ecartons B dans la direction de l'entrainement avec une vitesse supplémentaire u, jusqu'à ce qu'elle occupe une position à distance x de A; elle ne marque plus la même heure; elle est en retard. En effet, posons $v+u=(\lambda+\mu)\,V$.

Pendant le mouvement, sa période est

$$\frac{1}{\sqrt{1-(\lambda+\mu)^2}}$$

Pour atteindre sa position finale, elle a employé une durée vraie $\frac{x}{u}$. Pendant ce temps, les horloges A et B ont fait respectivement

$$\frac{x}{u}\sqrt{1-\lambda^2} \quad \text{et} \quad \frac{x}{u}\sqrt{1-(\lambda+\mu)^2}$$

oscillations. Telles sont donc les heures qu'elles marquent. Le retard de B sur A est la différence de ces indications. Ce retard dépend de μ. Mais conformément à la définition donnée, nous devons faire μ infiniment petit et par suite, prendre la limite de cette différence pour $\mu = 0$; cela donne

$$\frac{x}{V} \frac{\lambda}{\sqrt{1-\lambda^2}}$$

Soient t_a l'heure absolue et t l'heure marquée en x; on aura :

$$t = t_a \sqrt{1-\lambda^2} - \frac{x}{V} \frac{\lambda}{\sqrt{1-\lambda^2}}$$

Lorentz a donné d'abord une expression différente de l'heure locale; il a ensuite donné l'expression ci-dessus (1). Dans son ouvrage *The Theory of Electrons*, il est revenu à la première (page 57 équation 97), puis, à la fin de l'ouvrage il admet définitivement la seconde, à la suite des expériences de Bucherer. Cette expression est aussi indiquée par Einstein qui a donné une autre définition de l'heure locale (2). Le retard de B sur A est inaccessible à l'observateur entraîné; cependant il pourrait en avoir connaissance si, disposant d'une troisième horloge, il l'avait déplacée *avant* que tout le système ait été soumis à l'entrainement; car cette troisième horloge, placée en un point quelconque, marquerait la même heure que A, c'est-à-dire $t_a \sqrt{1 - \lambda^2}$

3. *Réduction des dimensions parallèles à la vitesse.*

Convenons dans la suite de représenter toujours par t l'heure lue par l'observateur ou heure apparente. Elle coincidera avec l'heure absolue t_a si l'observateur est immobile.

Soient A un objet; O un observateur.

1° O est fixe, A s'éloigne vers la gauche avec une vitesse λV. Au moyen d'une règle divisée, O mesure la distance à laquelle se trouve A quand l'heure marquée au point A est t (c'est aussi l'heure absolue) ; la vitesse étant λV, O trouve une distance

$$(3) \qquad l_0 = \lambda V t$$

2° A est fixe ; O s'éloigne vers la droite en emportant ses instruments. Quelle est la distance quand l'heure marquée en A est la même ? On a, d'après le paragraphe 2 :

$$(4) \qquad t = t_a \sqrt{1-\lambda^2} + \frac{\lambda l}{V \sqrt{1-\lambda^2}}$$

où l désigne la distance cherchée; or :

$$(5) \qquad l = \lambda V t_a ;$$

(3), (4) et (5) donnent

$$l = l_0 \sqrt{1-\lambda^2} ;$$

---

(1) *Amsterdam Proceedings 1903-1904.* — I. Sons, Electrons, Molécules, Paris, I, p. 480.

(2) *Archives de Genève,* 15 janvier 1910.

pour que la longueur paraisse la même, il faut que la règle se soit contractée dans le même rapport.

Une analyse semblable, dans le cas où les mouvements de A et de O sont normaux à l'entraînement, montre que les dimensions transversales ne changent pas.

4. *Réduction des forces normales à la vitesse.* Concevons un espace occupé par un gaz immobile dans lequel sont plongés un corps de pompe C muni d'un piston et un corps A assujettis l'un et l'autre à ne se déplacer que suivant une certaine direction OX, normale aux génératrices. Laissons-les d'abord immobiles; faisons le vide dans l'intérieur du cylindre; le piston restera immobile, s'il est soumis de la part de A à une force convenable Y_0 normale au piston. Mettons le système CA en mouvement suivant OX avec une vitesse λV. Je suppose qu'entre ces corps et le gaz ne s'exerce aucun frottement ; les parties avant et arrière des mobiles causeront dans le gaz une perturbation ; mais on peut la négliger, car il suffit de supposer les dimensions des corps C et A parallèles à la vitesse, infiniment plus grandes que les dimensions normales. Le gaz peut alors être considéré comme immobile ; la pression qu'il exerce sur le piston ne change donc pas; mais la force diminue. En effet, celle-ci est le produit de la pression par la surface du piston ; or, cette dernière a été réduite dans le rapport $\sqrt{1-\lambda^2}$ à 1, puisque telle est la réduction de la dimension parallèle à la vitesse. Par application du principe, l'équilibre doit subsister ; donc, il faut que la force Y excercée maintenant par le corps A soit réduite dans le même rapport; donc :

$$(6) \qquad Y = Y_0\sqrt{1-\lambda^2}$$

5. *Invariance des forces parallèles à la vitesse.* Un corps solide mobile autour d'un axe est soumis à l'action de deux forces rectangulaires X_0, Y_0, situées dans un plan normal à l'axe. Soient b_0 et a_0 leurs bras de levier; le corps ne tourne pas, si les forces tendent à le faire tourner en sens contraires et si l'on a :

$$(7) \qquad a_0 Y_0 - b_0 X_0 = 0.$$

Entraînons maintenant tout le système avec une vitesse λV parallèle à X_0 et cherchons ce qu'il faut pour que l'équilibre subsiste. On ne peut plus appliquer le théorème des moments car bien que le corps soit solide, il est *déformable*, à cause de la contraction longitudinale. Il ne peut tourner sans se déformer; dans une rotation, chaque point décrit une ellipse. Il faut appliquer le théorème des travaux virtuels. Soient X, Y les valeurs des forces ; a, b les quantités analogues à a_0, b_0 ; on a :

$$(8) \qquad a = a_0\sqrt{1-\lambda^2} \qquad b = b_0.$$

Ecrivons que le travail virtuel dans une rotation élémentaire est nul :

$$(9) \qquad bX(1-\lambda^2)-aY = 0.$$

De (6), (7), (8) et (9) on tire :

$$X = X_0. \quad \text{c. q. f. d.}$$

6. *Masse longitudinale et masse transversale*. Par définition de la masse, on a l'équation de dimension :

$$force \equiv MLT^{-2}$$

On tire de là et des variations des forces des longueurs et des temps :

$$M_T = M_0(1 - \lambda^2)^{\frac{1}{2}} \qquad M_L = M_0(1 - \lambda^2)^{\frac{3}{2}}.$$

M_0 étant la masse pour le cas des mouvements de très faible vitesse ; M_T, M_L sont les valeurs de la masse quand l'accélération est respectivement normale ou parallèle à l'entrainement. On arrive à ce résultat d'une façon très concrète en considérant un pendule entrainé ; soient l_0 la longueur du fil suspenseur, m_0 la masse, P_0 la force appliquée, T_0 la période, le tout au repos ; on a :

$$\frac{P_0 T_0^2}{l_0 m_0}.$$

Si le pendule est entrainé avec la vitesse λV, on aura, en désignant les mêmes variables par les mêmes lettres sans indice :

$$\frac{PT^2}{lm} = \frac{P_0 T_0^2}{l_0 m_0}$$

Si l'entrainement est parallèle au fil, on a :

$$l = l_0\sqrt{1-\lambda^2} \qquad T = T_0(1-\lambda^2)^{\frac{1}{2}} \qquad P = P_0;$$

d'où

$$m_L = m_0(1-\lambda^2)^{\frac{3}{2}}.$$

S'il est normal, on a :

$$l = l_0 \qquad T = T_0(1-\lambda^2)^{\frac{1}{2}} \qquad P = P_0\sqrt{1-\lambda^2};$$

d'où

$$m_T = m_0(1-\lambda^2)\frac{1}{2}.$$

7. *Vitesse de propagation de la force*. Il est facile de voir que le principe exige que la vitesse de propagation de la force soit

égale a celle de la lumière dans le vide. Supposons que deux observateurs étant immobiles, l'un envoie simultanément à l'autre un signal lumineux et un signal mécanique(ce dernier se faisant sans intermédiaire matériel, au sens physique du mot); si les vitesses de propagation sont différentes, il s'écoulera un temps Θ entre les deux réceptions. Si maintenant les deux expérimentateurs sont entraînés avec une même vitesse et répètent la même expérience, il *faut* que l'intervalle *apparent* de réception soit encore Θ. En tenant compte de la contraction longitudinale du système des deux expérimentateurs, on trouve que les deux intervalles apparents ne peuvent être égaux que s'ils sont nuls. Les deux vitesses de propagation sont donc égales.

Dès lors, la vitesse de propagation de la force étant finie, le principe d'action et de réaction sous sa forme classique est *incompatible* avec le principe de relativité. D'autre part, l'action qui s'exerce entre deux corps matériels ne dépend pas de leurs positions actuelles; la conception universellement admise aujourd'hui, qui consiste à considérer l'action éprouvée par un corps comme dépendant de l'état du champ à l'endroit qu'il occupe est, à l'exclusion de l'ancienne idée, compatible avec le principe.

Incidemment, on peut remarquer que si le principe de réaction doit être abandonné sous sa forme ancienne, il ne paraît pas utile de le rétablir sous la forme nouvelle que lui a donnée M. Abraham. Si l'on se place au double point de vue physique et logique, les principes de la mécanique servaient, dans tout problème dynamique déterminé, à compléter le nombre des données de manière à avoir autant d'équations que d'inconnues. Or, dans la dynamique de Lorentz, on a le nombre d'équations nécessaire sans faire appel au nouveau principe de réaction. Celui-ci fournirait des équations compatibles avec les autres, mais surabondantes et par suite, sans utilité.

II. Champ d'un corps en mouvement. Force exercée sur un corps en mouvement dans un champ. — 8. *Enoncé du principe de relativité.* Soient deux corps ponctuels A et B animés de vitesses uniformes données, nous dirons qu'ils sont dans l'état E_1. Soit E_2 un autre état défini ainsi; on a donné à B une vitesse uniforme différente de la précédente et à A, une position initiale et une vitesse telles qu'un observateur lié à B attribue au corps

A les mêmes positions apparentes pour les mêmes heures apparentes que dans l'état E_1. Le principe ou plutôt le postulat consiste à admettre que tous les phénomènes du système AB auront encore pour B les mêmes apparences.

Je considérerai quatre états du système AB :

1° les deux corps sont immobiles ;

2° A est immobile, B est en mouvement ;

3° A est en mouvement, B est immobile ;

4° A et B sont en mouvement.

Premier état; hypothèse. La distance des deux corps est r; j'admets que la force exercée sur B dérive d'un potentiel de la forme $q\,\psi\,(r)$, où q est la charge de A considérée comme *invariable* et ψ une fonction inconnue pour l'instant.

9. *Deuxième état.* A est immobile. Si nous nous donnons arbitrairement ψ, son champ est connu. B est en mouvement avec une vitesse λV. Cherchons les forces apparentes pour B. Prenons la vitesse pour axe des x, pour axe des y la perpendiculaire à OX passant par A à l'heure $t=o$. Soit t l'heure apparente pour B quand il mesure le champ au point où il se trouve; l'heure absolue est

$$t_a = \frac{t}{\sqrt{1-\lambda^2}};$$

la distance vraie projetée sur OX est

$$x = \frac{vt}{\sqrt{1-\lambda^2}};$$

le champ a pour composantes

$$-q\,\frac{d\psi}{dv}\frac{x}{r} \quad \text{et} \quad -q\,\frac{d\psi}{dr}\frac{y}{r}.$$

que nous avons à exprimer en fonction de l'heure lue t; pour abréger, je pose :

$$-\frac{1}{r}\,\frac{d\psi(r)}{dr} = X\,(r);$$

remplaçant r par sa valeur

$$\sqrt{\frac{v^2t^2}{1-\lambda^2}+y^2},$$

les composantes sont

$$qX\left(\sqrt{\frac{v^2t^2}{1-\lambda^2}+y^2}\right)\frac{vt}{\sqrt{1-\lambda^2}} \quad \text{et} \quad qX\left(\sqrt{\frac{v^2t^2}{1-\lambda^2}+y^2}\right)y.$$

B observera la première telle qu'elle est, mais à cause de la réduction de son unité de force transversale (réduction due à son mouvement), il observera pour la seconde une valeur $1 : \sqrt{1 - \lambda^2}$ fois plus grande ; les composantes observées sont donc :

$$(10) \qquad qX\left(\sqrt{\frac{v^2 t^2}{1-\lambda^2} + y^2}\right)\frac{vt}{\sqrt{1-\lambda^2}} \text{ et } qX\left(\sqrt{\frac{v^2 t^2}{1-\lambda^2} + y^2}\right)\frac{y}{\sqrt{1-\lambda^2}}$$

10. *Troisième état*. Faisons B immobile et donnons à A une vitesse égale et opposée à celle qu'avait B dans l'état précédent. L'heure apparente pour B se confond maintenant avec l'heure absolue et la distance projetée est $x = vt$. Remplaçons donc vt par x dans les composantes (10) et posons :

$$(11) \qquad \frac{x^2}{1-\lambda^2} + y^2 = r_1{}^2 \; ;$$

remplaçons x par sa valeur; nous obtenons les composantes observées :

$$X_1 = -\frac{q}{\sqrt{1-\lambda^2}}\frac{x}{r^1}\frac{d\psi r_1}{dr_1} \qquad \gamma_1 = -\frac{q}{\sqrt{1-\lambda^2}}\frac{y}{r_1}\frac{d\psi r_1}{dr^1}$$

Comme B est immobile, ce sont aussi les composantes réelles. Si le principe de relativité est vrai, nous sommes sûrs que telles sont les composantes réelles.

11. *Champ statique*. Evaluons maintenant le champ électrostatique dû à ce fait que dans l'état actuel, la charge q occupe des lieux successifs (1).

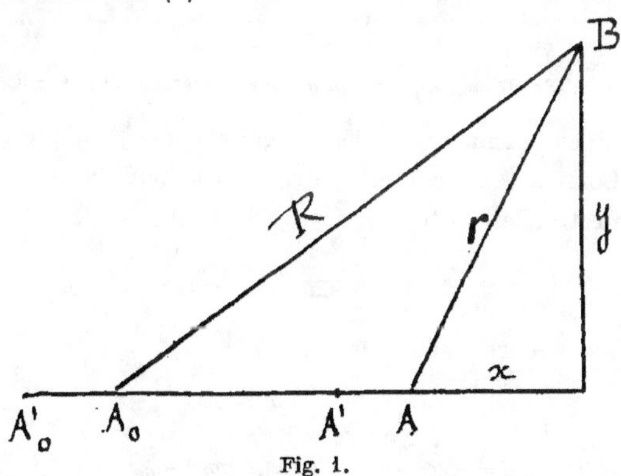

Fig. 1.

Ce champ devra être comparé au champ X_1 Y_1. Nous allons voir qu'ils sont différents. Cherchons la charge *effective* du corps A pour un point x y du champ. Soient A (fig. 1) la position de

---

(1) La charge n'est pas en mouvement. Elle est considérée comme disparaissant en un lieu pour reparaître au lieu voisin. Cette idée n'est pas nouvelle. Elle est appliquée dans la théorie habituelle quand on tire l'expression du vecteur électrique des potentiels scalaire et vecteur.

la charge q à l'heure actuelle t, A_0 la position qu'elle occupait lorsque l'action, éprouvée par B à cette heure t, est partie du mobile; soient R la distance A_0B, r la distance AB; on a :

$$(12) \qquad x^2 + y^2 = r^2$$
$$A_0A = \lambda R ;$$

tenant compte de (11) et de :

$$(13) \qquad R^2 = y^2 + (x + \lambda R^2),$$

on a :

$$(14) \qquad R(1-\lambda^2) = r_1 \sqrt{1-\lambda^2} + \lambda x ;$$

désignant l'angle AA_0B,

$$(15) \qquad 1-\lambda\cos\varphi = \frac{r_1\sqrt{1-\lambda^2}}{R}.$$

Soit AA' la dimension infiniment petite de la charge parallélement à la vitesse. Au temps actuel t, B reçoit le potentiel du point A_0 tel que

$$\frac{\alpha - x}{R} = \lambda,$$

où $\alpha = A_0P$, et au même instant, il reçoit le potentiel issu de l'autre extrémité de la charge A' quand elle était (à une autre époque que A en A_0) en un point A'_0 tel que

$$\frac{\alpha' - x'}{R^1} = \lambda,$$

où $L' = A'_0P$, $R' = A'_0B$, $x' = A'P$; on a aussi : $x'^2 + y^2 = R'^2$.

B reçoit en même temps les potentiels des points intermédiaires. Comme AA' est infiniment petit, nous aurons pour charge effective la limite de

$$q\frac{\alpha' - \alpha}{x' - x}$$

quand $x'-x$ tend vers zéro. Or,

$$\alpha' = x' + \lambda R' \qquad \alpha = x + \lambda R$$
$$y = R\sin\varphi = R'\sin\varphi'$$
$$x' = R'(\cos\varphi' - \lambda) \qquad x = R(\cos\varphi - \lambda)$$

où φ^1 désigne l'angle AA'_0B. On obtient

$$\lim \frac{\alpha' - \alpha}{x' - x} = \frac{1}{1-\lambda\cos\varphi}$$

et à cause de (15), la charge effective est :

$$q\,\frac{R}{r_1\sqrt{1-\lambda^2}}$$

et le potentiel :

$$(16) \qquad q \, \psi (R) \, \frac{R}{r_1 \sqrt{1 - \lambda^2}}.$$

Quand $\psi R = \dfrac{1}{R}$, on a :

$$\frac{q}{r_1 \sqrt{1 - \lambda^2}}$$

et l'on retombe sur l'expression de M. Liénard (1). Mais ici, nous avons à nous servir de l'expression générale. R, r et r sont fonctions de x, y et du paramètre λ. Tenant compte de (14) et de (11) qui donne :

$$\frac{x \, dx}{1 - \lambda^2} + y \, dy = r_1 \, dr_1,$$

on a :

$$\frac{dR}{dx} = \frac{\delta R}{\delta x} + \frac{\delta R}{\delta r} \frac{dr_1}{dx} = \frac{\lambda}{1-\lambda^2} + \frac{x}{r_1 (1 - \lambda^2)^{\frac{3}{2}}}$$

$$\frac{dR}{dy} = \frac{\delta R}{\delta y} \frac{dr_1}{dy} = \frac{1}{\sqrt{1 - \lambda^2}} \frac{y}{r_1}.$$

Les composantes du vecteur électrostatique sont les dérivées partielles de (16) et sont ainsi :

$$X_2 = - \frac{q}{\sqrt{1-\lambda^2}} \frac{x}{r_1^2} \left\{ (1-\lambda^2)^{-\frac{3}{2}} \left[R \frac{d\psi}{dR} + \psi R \right] - (1-\lambda^2)^{-1} \frac{R}{r_1} \psi R \right\}$$

$$- q \, \lambda \, (1-\lambda^2)^{-\frac{3}{2}} \frac{1}{r_1} \left[R \frac{d\psi}{dR} + \psi R \right]$$

$$Y_2 = - \frac{q}{\sqrt{1-\lambda^2}} \frac{y}{r_1^2} \left\{ (1-\lambda^2)^{-\frac{1}{2}} \left[R \frac{d\psi}{dR} + \psi R \right] - \frac{R}{r_1} \psi R \right\}$$

Mais puisque les composantes réelles sont X_1, Y_1 et que le champ électrostatique est $X_2 \, Y_2$, le principe de relativité exige qu'au champ $X_2 \, Y_2$ s'ajoute un champ supplémentaire

$$X_1 - X_2 \qquad Y_1 - Y_2$$

Ce champ a une signification bien connue , c'est le champ *faradaïque induit* par une charge en mouvement uniforme. Ici, nous avons une forme générale puisque ψ est arbitraire, forme qui contient comme cas particulier le cas de la réalité ; si en effet, nous prenons

$$\psi R = \frac{1}{R},$$

nous trouvons en comparant X_1 et X_2, Y_1 et Y_2 :

$$X_1 = X_2 - \lambda^2 X_2 \qquad Y_1 = Y_2.$$

Alors le champ induit a une composante normale nulle et

____

(1) *L'Éclairage électrique*, 2, 9 et 16 juillet 1898.

une composante longitudinale — $\lambda^2 X_2$; c'est exactement le champ que fournit la théorie du potentiel vecteur appliqué à ce cas. Donc, le principe de relativité joint à la loi de force de Newton entre corps ponctuels entraîne comme conséquence nécessaire l'existence du champ induit par une charge en mouvement uniforme, telle que l'analyse appliquée aux résultats expérimentaux l'a révélée.

12. Arrivé à ce point, on est conduit à examiner si la loi inverse du carré des distances pour la force qui s'exerce entre deux corps ponctuels au repos est la seule admissible. Considérons un observateur muni d'un pendule électrique et animé d'un mouvement de vitesse λV dans la direction OX; une charge apparait en un lieu en même temps qu'elle disparaît du lieu voisin, de manière que le point occupé par cette charge suive une parallèle à OX avec la vitesse λV; l'ensemble constitue une disposition géométrique qui se déplace sans variation dans l'espace; donc dans la suite du temps, la direction du pendule ne doit pas varier, c'est-à-dire qu'il est en équilibre; en vertu du théorème des travaux virtuels, la force appliquée X_2 Y_2 doit être normale à la ligne suivante laquelle extrémité du pendule peut se déplacer virtuellement. Le pendule étant effectivement entrainé, cette ligne est une ellipse dont les axes parallèle et perpendiculaire à l'entrainement sont entre eux dans le rapport $\sqrt{1-\lambda^2}$ à 1. Soient x et y les cordonnées du pendule par rapport au point occupé par la charge, x' et y' celles du point de suspension. Pour que la force soit normale à l'ellipse il faut avoir :

$$(17) \qquad \frac{(1 - \lambda^2)\, X_2}{x' - x} - \frac{Y_2}{y' - y} = 0.$$

Admettons que le pendule soit dirigé vers le point occupé par la charge, comme cela a lieu nécessairement quand les mouvements effectifs sont les mêmes; alors :

$$\frac{x'}{x} = \frac{y'}{y}$$

et la condition (17) revient à :

$$(17\text{bis}) \qquad \frac{(1 - \lambda^2)\, X_2}{x} - \frac{Y_2}{y} = 0.$$

Si nous portons dans cette relation les valeurs obtenues de X_2 et Y_2, nous trouvons qu'elle ne peut être satisfaite identiquement que si

$$\frac{R\,d\psi}{dR} + \psi = 0; \text{ d'où } \psi = \frac{}{R}$$

On est aussi conduit au potentiel newtonien. Mais la condition soulignée que nous nous sommes imposée n'est pas rigoureusement exigée par le principe de relativité, de sorte que ce qui précède n'exclut pas nécessairement toute autre loi de force. Quoi qu'il en soit, continuons en nous restreignant au cas où ψ a la forme $\dfrac{C''}{R}$.

13. Puisque $X_1 = X_2 - \lambda^2 X_2$ et $Y_1 = Y_2$,

on en conclut que : *au point de vue de la composante du champ normale à la vitesse, il revient au même de considérer la charge q comme se mouvant effectivement, cas de la réalité, ou de la considérer comme disparaissant en un lieu pour reparaître au ileu voisin; — Au point de vue de la composante parallèle à la vitesse, il n'en est plus de même et le mouvement effectif de la charge crée le champ induit.*

Remarquons que ce champ produit au point B à l'heure t à laquelle la charge est en A a été produit par cette charge lorsqu'elle était en A_0 ; si donc nous voulons établir un rapport de cause à effet entre la charge et son champ, nous devons exprimer ce dernier en fonction de y et de la variable $x + \lambda R$.

14. Continuant à rapporter la position de B à A, on peut étendre l'expression du champ induit au cas où les axes, encore rectangulaires, ont des directions moins particulières. Soient W la vitesse de A; u, v, w, ses composantes. Posons :

$$u = \lambda V \qquad v = \mu V \qquad w = \nu V \qquad \Lambda^2 = \lambda^2 + \mu^2 + \nu^2$$
$$L^2 = (x^2 + y^2 + z^2)(1 - \Lambda^2) + (\lambda x + \mu y + \nu z)^2$$
$$r^2 = x^2 + y^2 + z^2$$
$$ux + vy + wz = Wr;$$

les composantes du champ induit sont :

$$- q \, \frac{(Wr)}{V^2 L^3} \, (u, v, w);$$

le champ newtonien pour les mêmes axes est :

$$\frac{q}{L^3} \left\{ (1 - \Lambda^2) \, [x, y, z] + \frac{(Wr)}{V^2} \, [u, v, w] \right\}$$

Le champ électrique total qui exprime la force à laquelle est soumis un corps immobile dans le champ d'un corps en mouvement uniforme est leur somme ; ses composantes sont donc :

$$(18) \qquad \frac{q}{L^3} \, (1 - \Lambda^2) \, [x, y, z]$$

15. *Quatrième état.* A et B sont en mouvement. Donnons à

B une vitesse arbitraire λV dont nous prendrons la direction pour axe des x, et cherchons quelles positions absolues doit avoir A pour que ses positions apparentes soient pour B les mêmes qu'à l'état précédent. Soient, en général,

$$x_1 = f(t_a), \quad y_1 = g(t_a), \quad z_1 = h(t_a),$$

les positions d'un mobile en fonction du temps absolu. B étant en mouvement, les coordonnées vraies rapportées aux axes mobiles avec B sont

$$x_1 - \lambda V t_a \quad y_1 \quad z_1;$$

les coordonnées apparentes sont

$$(19) \qquad x_i = \frac{x_1 - \gamma V t_a}{\sqrt{1 - \gamma_2}} \quad y_i = y_1 \quad z_i = z_1;$$

l'heure apparente dans le plan normal à la vitesse et passant par A, est :

$$(20) \qquad t = t_a \sqrt{1 - \lambda^2} - \lambda \frac{x_1 - \lambda V t_a}{V \sqrt{1 - \lambda^2}}$$

Dans le troisième état, les positions de A pouvaient s'écrire sous la forme :

$$(21) \qquad x = \xi + ut \quad y = \eta + vt \quad z = \varsigma + wt$$

où $\xi \, \eta \, \zeta$ sont des constantes. Comme B était immobile, c'étaient aussi les coordonnées apparentes; on avait donc :

$$(22) \qquad x_i = \xi + ut \quad y_i = \eta + vt \quad z_i = \varsigma + wt.$$

Les équations (19) (20) et (21) nous donnent, pour positions absolues de A rapportées aux axes fixes.

$$(23) \quad \begin{cases} x_1 = \dfrac{\xi\sqrt{1 - \lambda^2}}{1 + \lambda \dfrac{u}{V}} + \dfrac{u + \lambda V}{1 + \lambda \dfrac{u}{V}} \, t_a \\[3em] y_1 = \eta - \dfrac{\lambda v \xi}{V + \lambda u} + \dfrac{v \sqrt{1 - \lambda^2}}{1 + \lambda \dfrac{u}{V}} \, t_a \\[3em] z_1 = \varsigma - \dfrac{\lambda w \xi}{V + \lambda u} + \dfrac{w \sqrt{1 - \lambda^2}}{1 + \lambda \dfrac{u}{V}} \, t_a \end{cases}$$

Appelons $u'\, v'\, w'$ les coefficients de t_a. Ces vitesses absolues sont égales à celles données par Einstein (1). Soit t l'heure apparente à laquelle B fait la mesure du champ ; dans le troi-

---

(1) Lorentz. *The Theory of Electrons*, note 86.

sième état, l'heure apparente et l'heure vraie coïncident; la position de A sera donc :

$$x = \xi + ut \qquad y = \eta + vt \qquad z = \varsigma + wt.$$

Son champ électrique total a pous composantes :

$$\frac{q}{L^3}(1 - \Lambda^2) \left\{ \xi + ut, \ \eta + vt, \ \varsigma + wt \right\}$$

Dans le quatrième état, les positions apparentes doivent être les mêmes. Or, lorsque, au point B, l'heure apparente est t, l'heure vraie est $t : \sqrt{1 - \lambda^2}$;les positions absolues de A seront donc données par les formules (23) où l'on remplace t_a par cette valeur. Mais comme nous avons besoin de connaître la position vraie de A par rapport à B, il faut, avant de faire cette substitution, changer dans la première coordonnée

$$\frac{u + \lambda V}{1 + \lambda \frac{u}{V}} \quad \text{en} \quad \frac{u + \lambda V}{1 + \lambda \frac{u}{V}} - \lambda V$$

cela donne :

$$(24) \quad \begin{cases} x' = \dfrac{\xi \sqrt{1 - \lambda^2}}{1 + \lambda \frac{u}{V}} + \dfrac{u \sqrt{1 - \lambda^2}}{1 + \lambda \frac{u}{V}} t \\[3ex] y' = \eta - \dfrac{v\lambda\xi}{V + \lambda u} + \dfrac{v}{1 + \lambda \frac{u}{V}} t \\[3ex] z' = \zeta - \dfrac{\lambda w \xi}{V + \lambda u} + \dfrac{w}{1 + \lambda \frac{u}{V}} t \end{cases}$$

Eliminons t entre (22) et (24) :

$$x' \left(1 + \lambda \frac{u}{V}\right) = x \sqrt{1 - \lambda^2}$$

$$y' \left(1 + \lambda \frac{u}{V}\right) = y + \frac{\lambda}{V} \left(uy - vx\right)$$

$$z' \left(1 + \lambda \frac{u}{V}\right) = z + \frac{\lambda}{V} \left(uz - wx\right).$$

Désignons par L' W' Λ' les fonctions de x' y' z' u' v' w' analogues aux fonctions L W Λ de $x\ y\ z\ u\ v\ w$; le champ électrique dû à A aura pour composantes :

$$\frac{q}{L'^3}(1 - \Lambda'^2) \left\{ x', y', z' \right\}.$$

B observera la première telle qu'elle est, mais à cause de la réduction de son unité de force transversale, les deux autres lui paraîtront $1 : \sqrt{1 - \lambda^2}$ fois plus grandes ; les composantes observées seront

$$\frac{q}{L'^3}(1 - \Lambda'^2) \left\{ x', \ \frac{y'}{\sqrt{1 - \lambda^2}}, \ \frac{z'}{\sqrt{1 - \lambda^2}} \right\}.$$

16. *Force électrodynamique.* Or, les forces apparentes doivent être celles du troisième état. Ce sont les expressions (18). Il y a donc *nécessairement* une force supplémentaire qui doit avoir pour composantes apparentes les différences :

$$q \left\{ \frac{1 - \Lambda^2}{L^3} [x, y, z] - \frac{1 - \Lambda'^2}{L'^3} \left[x', \frac{y'}{\sqrt{1 - \lambda^2}}, \frac{z'}{\sqrt{1 - \lambda^2}} \right] \right\}$$

et qui correspond à une force réelle aux composantes :

$$(25) \quad q \left\{ \frac{1 - \Lambda^2}{L^3} \left[x, y \sqrt{1 - \lambda^2}, z \sqrt{1 - \lambda^2} \right] - \frac{1 - \Lambda'^2}{L'^3} [x', y', z'] \right\}$$

Exprimons $x \; y \; z \; u \; v \; w$ en fonction de $x' \; y' \; z' \; u' \; v' \; w'$:

$$x \left(1 - \lambda \frac{u'}{V} \right) = x' \sqrt{1 - \lambda^2}$$

$$y \left(1 - \lambda \frac{u'}{V} \right) = y' - \frac{\lambda'}{V} (u' y' - v' x')$$

$$z \left(1 - \lambda \frac{u'}{V} \right) = z' - \frac{\lambda}{V} \left(u' z' - w' x' \right)$$

$$u \left(1 - \lambda \frac{u'}{V} \right) = u' - \lambda V , \quad v \left(1 - \lambda \frac{u'}{V} \right) = v' \sqrt{1 - \lambda^2},$$

$$w \left(1 - \lambda \frac{u'}{V} \right) = w' \sqrt{1 - \lambda^2}.$$

Tenant compte de ces relations et les portant dans L, on obtient :

$$1 - \lambda^2 = \left(1 - \lambda \frac{u'}{V} \right) \left(1 + \lambda \frac{u}{V} \right)$$

$$\frac{L^2}{L'^2} = \frac{1 - \Lambda^2}{1 - \Lambda'^2} = \frac{1 + \lambda \frac{u}{V}}{1 + \lambda.u'} = \frac{x^2}{x'^2} = \frac{v^2}{v'^2} = \frac{w^2}{w'^2}$$

Il en résulte que la première composante (25) *est nulle* et que les deux autres peuvent s'écrire :

$$(26) \quad - \frac{\lambda}{V} \left(u'y' - v'x' \right) \frac{1 - \Lambda'^2}{L'^3}, \quad - \frac{\lambda}{V} \left(u'z' - w'x' \right) \frac{1 - \Lambda'^2}{L'^3}$$

17. On peut étendre ce résultat à des axes de directions moins particulières. Soient $u_B \; v_B \; w_B$ les composantes de la vitesse B ; au lieu de $u' \; v' \; w'$, écrivons $u_A \; v_A \; w_A$ pour rappeler que ce sont les composantes de la vitesse de A ; posons :

$$\alpha = \frac{q}{V^2} \frac{1 - \Lambda'^2}{L'^3} \left(v_A z' - w_A y' \right)$$

$$\beta = \frac{q}{V^2} \frac{1 - \Lambda'^2}{L'^3} \left(w_A x' - u_A z' \right)$$

$$\gamma = \frac{q}{V_2} \frac{1 - \Lambda'^2}{L'^3} \left(u_A y' - v_A x' \right);$$

la force exigée par le principe de relativité a pour composantes

$$(27) \quad \left\{ \begin{array}{l} \gamma^{v} B - \beta^{w} B \\ \alpha^{w} B - \gamma^{u} B \\ \beta^{z} B - \alpha^{v} B \end{array} \right.$$

18. *Champ magnétique d'une charge en mouvement.* Le vecteur $a\,\beta\,\gamma$ n'est autre que le recteur magnétique ou plus généralement le vecteur laplacien du corps A au point $x'\ y'\ z'$. Les expressions de ce vecteur auxquelles nous conduit le principe de relativité sont exactement celles que l'on tire de la théorie du potentiel vecteur, appliquée au cas du mouvement uniforme; et la force (27) n'est autre que la force électrodynamique qui s'exerce sur une charge en mouvement dans un champ magnétique.

Conclusion. Le principe de relativité joint à l'invariabilité de la vitesse de la lumière dans le vide permet d'établir la nécessité de la transformation de Lorentz, en dehors de toute hypothèse sur le mécanisme des phénomènes et de toute théorie électrique.

Le principe joint à la loi de Newton pour l'action entre deux corps ponctuels au repos conduit nécesairement aux résultats suivants :

Toute charge en mouvement crée, outre son champ électrostatique, un champ induit et un champ magnétique.

Toute charge en mouvement dans un champ magnétique subit une force qui dépend du champ et de sa propre vitesse.

Ces champs et cette force ont les valeurs conformes à l'expérience.

On obtient ainsi, sous une forme pour ainsi dire embryonnaire mais susceptible d'extension, une grande partie des lois des forces électromagnétiques; mais une partie seulement, car le principe ne permet pas de prévoir le champ induit par l'*accélération* du mouvement d'une charge, ni par suite d'atteindre la notion d'inertie.

On ne peut s'empêcher d'établir un parallèle entre la thermodynamique et le principe de relativité. Comme elle, il est susceptible de nous conduire, en dehors de toute hypothèse sur le mécanisme des phénomènes, à des résultats qui présentent un caractère de certitude, puisque ceux dont la vérification n'exigeait pas une précision supérieure à celle des expériences modernes, ont été vérifiés effectivement.

Mais on est aussi frappé du caractère tout spécial de ce principe qui ne mérite un tel nom qu'au point de vue logique. Au point de vue physique, un principe est, semble-t-il, quelque chose d'absolu ou qui vise à l'être ; il est donc difficile d'appeler ainsi un postulat où il n'est question que d'apparences. Dans la théorie des gaz, les physiciens ne se sont jamais contentés des résultats fournis par la thermodynamique pure, et les faits leur ont donné raison, puisque la théorie cinétique les a conduits à de brillants résultats. Dans l'étude des forces, il est encore moins possible de se cantonner dans le domaine trop étroit de la logique seule ; l'esprit humain ne sera satisfait que lorsque les forces électromagnétiques et le principe de relativité lui-même pourront être considérés comme les conséquences d'une hypothèse sur la constitution et les modifications de l'éther, que nous n'avons pas eu besoin de considérer dans ce travail.

Remarques. Au paragraphe 4, nous avons supposé le cylindre vide et le piston soumis à une force émanant d'un corps extérieur A. Si le cylindre est absolument vide, le système peut être en état d'équilibre indifférent.

On pourrait assez aisément parer à cette objection. Toutefois, la méthode suivie au paragraphe 4 suppose que la force exercée sur le piston (par centimètre carré de surface absolue) par le gaz immobile est la même quand le piston est en repos ou en mouvement. Bien que cela paraisse évident, c'est, à rigoureusement parler, une hypothèse dont nous pouvons nous affranchir en adoptant la méthode suivante : considérons comme au paragraphe 5 le corps solide mobile autour d'un axe. Les équations (7), (8) et (9) indépendantes du paragraphe précédent, nous donnent :

$$Y : Y_0 = \sqrt{1 - \lambda^2} \; X : X_0.$$

D'autre part, la force étant homogène à $M\,L\,T^{-2}$ nous aurons

$$M_T : M_L = 1 - \lambda^2.$$

En outre, M représentant la masse maupertuisienne de M. H. Poincaré, on a la relation connue :

$$M_L - M_M = v\,\frac{d\,M_M}{dv}$$

Mais on peut établir que $M_T = M_M$; on tire de là les expressions des masses M_L et M_T ; puis, passant aux forces, on obtient :

$$X = X_0 \qquad Y = Y_0 \sqrt{1 - \lambda^2} \qquad \text{CQFD.}$$

Action et réaction. — Nous n'avons considéré que le système d'observateurs liés à B ; si l'on considère aussi un système d'observateurs liés à A, on trouve que ces deux systèmes attribuent mutuellement aux deux corps les mêmes positions pour les mêmes heures locales, dans un même état. Il en est de même dans l'état correspondant. De plus ces positions apparentes sont les mêmes dans les deux états par condition. *Au contraire, pour un observateur constamment immobile, les positions relatives de A et B ne sont pas les mêmes dans les deux états.* De même, le principe de réaction n'est pas satisfait par les forces absolues ; mais il l'est, *si l'on considère les forces mesurées par A et B aux mêmes heures apparentes.* Il ne faut pas oublier que nous nous sommes borné ici au cas des mouvements uniformes.

Les équations générales du champ électromagnétique
par H. A. LORENTS (Leide)

—

§ 1. Dans un article publié il y a quelques années dans l'*Encyclopédie mathématique* (1), je me suis servi de la théorie des électrons pour déduire les équations du champ électromagnétique dans les corps pondérables. Pour le cas où ces derniers se trouvent en repos, mes formules ont la même forme que celles qui ont été établies par Heaviside et Hertz ; pour les systèmes en mouvement, au contraire, elles diffèrent sous plusieurs rapports de celles qu'on trouve dans un mémoire bien connu du dernier de ces physiciens.

Ce cas des corps mouvants a acquis une importance nouvelle après l'énonciation, par Einstein (2), du principe de relativité. Minkowski (3) a montré le parti qu'on peut tirer de ce principe

---

(1) *Westerbildung der Maxwell'schen Theorie Elektronen-theorie,* Encykl. d. math. Wiss. V 14 (1903).

(2) *Zur Elektrodynamik bewegter Körper.* Ann. d. Phys. **17** (1905), p. 891.

(3) *Die Grundgleichungen für die elektromagnetischen Vorgänge in bewegten Körpern,* Gött. Nachr. Math.-phys. Kl. 1908, p. 53.

dans la théorie des corps pondérables ; il devient possible de trouver les équations pour un système animé d'un mouvement quelconque, presque sans se préoccuper du mécanisme des phénomènes.

Comme les équations de Minkowski présentent quelques légères différences avec les miennes, il m'a semblé utile de reprendre mes calculs et d'y apporter quelques modifications. Je me propose de montrer dans les pages suivantes que, en ce qui concerne les équations du champ proprement dites, la théorie des électrons conduit à des résultats identiques à ceux de Minkoʷⁱki ; une différence ne se montre plus que dans les formules pour les forces pondéromotrices (1).

§ 2. Rappelons d'abord les équations fondamentales (2). Soient ρ la densité de la charge électrique, v la vitesse d'un point d'un électron, c la vitesse de la lumière, d le déplacement diélectrique ou bien, comme on peut dire aussi, la force électrique, et h la force magnétique. On a alors :

$$\left. \begin{array}{l} \mathrm{div}\ d = 0, \\ \mathrm{div}\ h = o, \\ \mathrm{rot}\ h = \dfrac{1}{c}\,(\rho\ v + d) \\ \mathrm{rot}\ d = -\dfrac{1}{c}\,h \end{array} \right\} \quad (1)$$

Si l'on admet que les phénomènes électromagnétiques dans les corps pondérables sont dus au groupement et au mouvement d'innombrables électrons, ces équations peuvent servir à la description du champ qui existe dans de tels corps. Elles comprennent même tous les détails, inaccessibles à l'observation, qui dépendent de la position et du déplacement des électrons individuels. On débarrasse les formules de ces détails inutiles en introduisant les valeurs moyennes que présentent les différentes grandeurs dans de très petits espaces, valeurs que j'indiquerai par des traits horizontaux au-dessus des lettres.

---

(1) D'après des indications laissées par MINKOWSKI, les questions dont je m'occupe ici ont aussi été traitées par BORN.

(2) Je me servirai des unités et des notations employées dans l'Encyclopédie mathématique. Ainsi, des lettres allemandes désignent des vecteurs, « rot » signifie la même chose que « curl » et (A. B), {A. B} sont les symboles pour le produit scalaire et le produit vecteur.

§ 3. Si l'on pose $d = E$ (force électrique) et $h = B$ (induction magnétique), les équations deviennent :

$$\left.\begin{aligned} \text{div } B &= 0, \\ \text{div } E &= \rho, \\ \text{rot } B &= \frac{1}{c}\,(\rho\,v + E) \\ \text{rot } E &= -\frac{1}{c}\,B \end{aligned}\right\} \quad (2)$$

Quant aux valeurs de ρ et ρv, je les ai calculées dans mon travail cité en divisant en trois espèces les électrons du système : « électrons de conduction », qui peuvent se mouvoir à travers le système sans éprouver d'autre force qu'une « résistance » et dont une accumulation constitue ce qu'on appelle la charge électrique du corps ; « électrons de polarisation », qui ont des positions d'équilibre dans les atomes et dont le déplacement donne lieu à la polarisation électrique du corps ; et enfin « électrons d'aimantation » qui, par leurs mouvements de rotation ou de révolution, déterminent les propriétés magnétiques.

Voici les résultats auxquels me conduisit la considération de ces trois catégories de particules :

Ecrivons w pour la vitesse de la matière (1) et u pour la vitesse relative d'un point d'un électron par rapport à la matière environnante, de sorte que

$$v = w + u.$$

Désignons ensuite par ρ la valeur de ρ pour autant qu'elle dépende des électrons de conduction et par c la valeur moyenne de $\rho\,v$ due à ces mêmes électrons. On aura :

$$c = \rho\,w + \rho\,u.$$

La grandeur ρ n'est autre chose que la densité de la charge de la matière et c représente la partie du courant total qui est produite par les électrons dont il s'agit maintenant ; elle se compose du courant de convection $\rho_c\,w$ et du courant de conduction $\rho\,u$.

Les parties de ρ et de $\rho\,v$ qui dépendent des électrons de polarisation peuvent être représentées par

$$- \text{div } P \text{ et } P + \text{rot } [P.\,w],$$

---

(1) Il s'agit ici des vitesses visibles de la matière et non des vitesses moléculaires.

où P est la polarisation électrique du système. Enfin, j'écris M pour l'aimantation du corps et c rot M pour la valeur que les électrons d'aimantation donnent à $\rho\, v$, considérant ces électrons comme n'entrant pour rien dans la valeur de ρ.

Substituons les valeurs trouvées dans les équations (2) et posons pour abréger :

$$D = E + P \qquad\qquad (3)$$

et (1)

$$H = B - M - \frac{1}{c}\,[P.\,w]\,; \qquad\qquad (4)$$

cela nous donne

$$\left. \begin{aligned} &\text{div } D = \rho\, , \\ &\text{div } B = o, \\ &\text{rot } H = \frac{1}{c}\,(c + D), \\ &\text{rot } E = -\frac{1}{c_i}\,B. \end{aligned} \right\} \qquad (5)$$

Le vecteur D est le déplacement diélectrique et H peut être appelé la force magnétique.

§ 4. Avant de parler des résultats que m'a fournis la reprise de ces calculs, je rappellerai brièvement en quoi consiste le principe de relativité.

Introduisons, au lieu des variables indépendantes x, y, z, t. les nouvelles variables x', y', z', t' définies par

$$x' = x, \; y' = y, \; z' = az - bct, \;\; ct' = act - bz, \qquad (6)$$

où a et b sont des constantes liées entre elles par la relation

$$a^2 - b^2 = 1.$$

Alors, si au lieu des grandeurs physiques qui entrent dans les équations du champ, on introduit d'autres grandeurs convenablement choisies et que je représenterai toutes par les mêmes lettres munies d'accents, les équations prendront dans les nouvelles variables la même forme qu'elles avaient dans les variables primitives. Si, dans la description des phénomènes, on se sert du système $(x'\; y'\; z'\; t')$, les grandeurs v', d', H', etc. jouent exactement le même rôle que v, d, H, etc., dans le système (x, y, z, t), et ces nouvelles grandeurs v'. d', H', etc. peuvent maintenant être appelées « vitesse », « déplacement diélectrique », « force magnétique », etc.

Dans le cas des équations (1), les formules de transformation sont les suivantes :

$$v'_x = \frac{v_x}{a - b\,\frac{v_z}{c}}, \quad v'_y = \frac{v_y}{a - b\,\frac{v_z}{c}}, \quad v'_z = \frac{av_z - bc}{a - b\,\frac{v_z}{c}} \qquad (7)$$

$$\rho' = \rho \left(a - b\,\frac{v_z}{c} \right) \qquad (8)$$

$$d'_x = ad_x - bh_y, \quad d'_y = ad_y + bh_x, \quad d'_z = d_z$$
$$h'_x = ah_x + bd_y, \quad h'_y = ah_y - bd_x, \quad h'_z = h_z$$

Remarquons, à propos de ces relations, que des formules de la forme (7) s'appliquent à chaque vitesse, par exemple à la vitesse w de la matière dont il fut question au paragraphe précédent, et que les quatre grandeurs :

$$c_x = \rho\,v_x, \quad c_y = \rho\,v_y, \quad c_z = \rho\,v_z, \quad \varsigma,$$

sont liées aux grandeurs correspondantes :

$$c'_x = \rho\,v'_x, \quad c'_y = \rho'\,v'_y, \quad c'_z = \rho'\,v'_z, \quad \varsigma$$

par les équations

$$c'_x = c_x, \quad c'_y = c_y, \quad c'_z = ac_z - bc\rho, \quad c\rho' = ac\rho - bc_z, \qquad (9)$$

qui ont exactement la forme des formules (6).

En s'appuyant sur les relations citées, on démontre que les équations (1) entraînent les équations semblables

$$\left.\begin{aligned} &\operatorname{div}\,d' = \rho', \\ &\operatorname{div}\,h' = o, \\ &\operatorname{rot}\,h' = \frac{1}{c}\,(\rho\,v + d'), \\ &\operatorname{rot}\,d' = -\frac{1}{c}\,h' \end{aligned}\right\} \qquad (10)$$

les signes « rot » et « div » et les points au-dessus des lettres indiquant les différentiations par rapport à x', y', z', t.

§ 5. Il est clair maintenant qu'il doit être possible d'établir pour un corps pondérable des formules qui ont la même forme dans les deux systèmes (x, y, z, t) et (x', y', z', t'). En effet, de même que nous avons pris les valeurs moyennes dans les équations (1), on peut le faire dans les équations (10). Il y a lieu alors d'introduire des grandeurs p', c', B', H', etc., qui sont analogues aux grandeurs ρ, c, B, H, etc., du système (x, y, z, t) et qui entrent de la même manière que ces dernières dans les équations finales.

------

(1) Dans mon article cité, j'avais posé H = B — M.

Cependant, en considérant le problème de plus près, on est conduit à faire quelques remarques :

D'abord, si le corps ne contenait qu'un seul groupe d'électrons de conduction, se mouvant par rapport à la matière avec une vitesse commune u, on aurait pour chacun de ces électrons, en vertu de (8) :

$$\rho' = \rho \left(a - b\, \frac{w_z + u_z}{c} \right)$$

et on en déduirait la même relation entre ρ_0 et ρ'_0. Mais la relation entre ces dernières grandeurs devient plus compliquée quand il y a deux ou plusieurs groupes d'électrons de conduction animés de vitesses différentes ; en effet, le rapport des valeurs qu'ils donnent pour ρ et ρ' ne sera pas le même pour ces différents groupes. Il peut même arriver, dans ce cas, que l'une des grandeurs ρ_c et ρ'_c soit nulle, tandis que l'autre a une valeur positive ou négative; cela veut dire que le même corps doit être considéré comme portant une charge dans l'un des systèmes (x, y, z, t) et (x', y', z', t), bien qu'il en soit dépourvu dans l'autre.

Il en est du courant de convection comme de la charge électrique. En général, chacun des courants c et c' se compose d'un courant de convection ($\rho_c\, w$, $\rho'_c\, w'$) et d'un courant de conduction ($\rho\, u$, $\rho'\, u'$) mais il est possible qu'en se servant du système (x, y, z, t) on doive constater l'existence d'un courant de convection, bien que ce courant fasse défaut quand on se sert de x', y', z', t'. Du reste, une telle différence existe toutes les fois que l'une des vitesses u ou w' est nulle.

Malgré ces complications, il y a toujours une relation bien simple entre ρ_c, c et ρ'_c, c, savoir :

$$c'_{x'} = c_{x'} \qquad c'_{y'} = c_{y'} \qquad c'_{z'} = ac_z - bc\rho_{c'} \qquad c\rho'_c = ac\rho_c - bc_z \qquad (11)$$

(comp .les formules 9).

Quant aux grandeurs qui dépendent des électrons de polarisation, je puis me borner à citer les formules :

$$\left.
\begin{aligned}
P'_{x'} &= aP_x - \frac{b}{c}\left(w_z\, w_z - P_x\, P_z \right) \\
P'_{y'} &= aP_y - \frac{b}{c}\left(w\, P_y - w_y\, P_z \right) \\
P'_{z'} &= P_z
\end{aligned}
\right\} \qquad (12)$$

§ 6. Si l'on considère maintenant l'aimantation, on trouve un résultat qui m'avait échappé dans mon article de l'*Encyclopédie mathématique*. Les formules que je viens de rappeler au § 3 ci-dessus avaient été obtenues en supposant que les électrons d'aimantation ne produisent pas de polarisation électrique. Or, cela peut être vrai lorsqu'on décrit les phénomènes dans le système (x, y, z, t), mais alors cela ne le sera plus dès que, par la transformation (6), on passe au système (x', y', z', t'). Pour avoir le cas le plus général il faudra donc admettre que, déjà dans le système (x, y, z, t), il y a une polarisation provenant des électrons d'aimantation. Je la représenterai par P_m, indiquant par l'indice que ce vecteur est dû aux mêmes électrons qui produisent l'aimantation M. Les moyennes ρ et $\rho\,v$, pour autant qu'elles dépendent de ces électrons, ont les valeurs :

$$\text{div} - P_m$$

et

$$P_m + \text{rot} \left[P_m.\ w \right] + c\ \text{rot}\ M$$

et on a les formules de transformation :

$$P'_{mx'} = aP_{mx} - \frac{b}{c} \left(w_z\ P_{mx} - w_z\ P_{mz} \right) + b^{M}{}_{x}$$

$$P'_{my'} = aP_{my} - \frac{b}{c} \left(w_z\ P_{my} - w_y\ P_{mz} \right) - b^{M}{}_{x}$$

$$P'_{mz'} = P_{mz}$$

$$M'_{x'} = \frac{1}{a - b\,\dfrac{w_z}{c}}\ M_x$$

$$M'_{y'} = \frac{1}{a - b\,\dfrac{w_z}{c}}\ M_y$$

$$M'_{z'} = M_z - \frac{b}{ac - b\,\dfrac{w_z}{c}} \left(w_x\ M_x + w_y\ M \right)$$

dont les trois premières confirment que de $P = 0$, il ne résulte pas $P' = 0$.

En fin de compte, si au lieu de (3) et (4) on pose :

$$D = E + P + P_m$$

$$H = B - M\ \frac{1}{c} \left[P\ w \right] - \frac{1}{c} \left[P_m\ w \right]$$

on trouve de nouveau les formules (5), qui sont identiques à celles de Minkowski (1).

---

(1) Il va sans dire qu'on pourrait abandonner la distinction entre la deuxième et la troisième espèce d'électrons. On réunirait alors dans un seul vecteur P ce que j'ai désigné par P et P_m et on aurait les formules de transformation, en omettant les indices m dans celles que j'ai citées dans ce paragraphe.

§ 7. Toutes ces équations conservent leur forme quand on passe au système (x', y', z', t'), le vecteur H', par exemple, étant défini par

$$H' = B' - M' - \frac{1}{c}\left[P'\ w'\right] - \frac{1}{c}\left[P'_m\ w\right]$$

Voici encore les formules de transformation pour les vecteurs E, D, H, B :

$$E'_{x'} = aE_x - bB_{y'} \qquad E'_{y'} = aE_y + bB_{x'} \qquad E'_{z'} = E_z$$

$$D'_{w'} = aD_x - bH_{y'} \qquad D'_{y'} = aD_y + bH_{x'} \qquad D'_{z'} = D_z$$

$$H'_{x'} = aH_x + bD_{y'} \qquad H'_{y'} = aH_y - bD_{x'} \qquad H'_{z'} = H_z$$

$$B'_{x'} = aB_x + bE_{y'} \qquad B'_{y'} = aB_y - bE_{x'} \qquad B'_{z'} = B_z$$

Quelquefois, il y a avantage à employer les vecteurs auxiliaires :

$$E_1 = E + \frac{1}{c}\left[w\ B\right], \quad D_1 = D + \frac{1}{c}\left[w\ H\right], \quad (14)$$

$$H_1 = H - \frac{1}{e}\left[w\ D\right], \quad B_1 = B - \frac{1}{c}\left[w\ E\right], \quad (15)$$

pour chacun desquels les formules de transformation ont la même forme, savoir :

$$\left.\begin{array}{l} H'_{1} = \dfrac{1}{a - b\,\frac{w_z}{c}}\,H_{1x'} \qquad H'_{1y'} = \dfrac{b'}{a - b\,\frac{w_z}{c}}\,H_{1y'} \\[3em] H'_{1\,x_1} = H_{1z} - \dfrac{b}{ac - b\,w_z}\left(w_x\,H_{1x} + w_y\,H_{1y}\right) \end{array}\right\} \quad (16)$$

etc.

§ 8. Aux formules générales du champ électromagnétique, il faut joindre les équations qui, pour chaque corps spécial, expriment la relation entre le courant, la -polarisation électrique et l'aimantation d'un côté, et les forces électrique et magnétique de l'autre. Pour y arriver, je suivrai la même marche que Minkowski, avec cette différence, cependant, que les corps dont il s'agit ne seront pas regardés ici comme isotropes.

Les formules de transformation montrent qu'on peut toujours choisir un système (x', y', z', t') de façon que, dans ce système, le point P de la matière qu'on désire considérer soit en repos; il suffit pour cela de donner aux axes des coordonnées de directions telles, que le point se meuve suivant l'axe des z, et d'appliquer ensuite les formules (6) en prenant :

$$a = \frac{c}{\sqrt{c^2 - w_z{}^2}}, \qquad b = \frac{w_z}{\sqrt{c^2 - w_z{}^2}}$$

Or, supposons que le système (x, y, z, t) soit celui dans lequel P se trouve en repos. Alors, si l'on se borne aux cas les plus simples, il est permis d'admettre les relations

$$D = (\epsilon) E, \quad B = (\mu) H, \tag{17}$$

qui sont une abréviation de :

$$D_x = \epsilon_{11} E_x + \epsilon_{12} E_y + E_{13} \epsilon_z$$

$$D_y = \epsilon_{21} E_x + \epsilon_{22} E_y + E_{23} \epsilon_z$$

$$D_z = \epsilon_{31} E_x + \epsilon_{32} E_y + E_{33} \epsilon_z$$

etc.

La vitesse w étant maintenant nulle, on a en vertu des équations (14) et (15) :

$$E = E_1, \quad D = D_1, \quad H = H_1, \quad B = B_1$$

et on peut donc écrire aussi :

$$D_1 = (\epsilon) E_1, \quad B_1 = (\mu) H_1. \tag{18}$$

Passons maintenant à un système (x', y', z', t') et tenons compte des formules (16). On trouvera facilement :

$$D'_1 = (\epsilon') E'_1, B'_1 = (\mu') H'_1, \tag{19}$$

les cœfficients qui sont réunis dans les symboles (ϵ') et (μ') ayant les valeurs

$$\epsilon'_{jk} = \epsilon_{jk}, \quad \mu'_{jk} = \mu_{jk} \tag{20}$$

avec les exceptions

$$\left.\begin{array}{l} \epsilon'_{13} = \dfrac{\epsilon_{13}}{a}, \quad \epsilon'_{23} = \dfrac{\epsilon_{23}}{a}, \quad \epsilon'_{31} = a\,\epsilon_{31}, \quad \epsilon'_{32} = a\,\epsilon_{32} \\[2ex] \mu'_{13} = \dfrac{\mu_{13}}{a}, \quad \mu'_{23} = \dfrac{\mu_{23}}{a}, \quad \mu'_{31} = a\,\mu_{31}, \quad \mu'_{32} = a\,\mu_{32} \end{array}\right\} \tag{21}$$

La conductibilité électrique se traite d'une manière analogue. Si l'on admet que dans le système (x, y, z, t) où le point considéré se trouve en repos, et où c est le courant de conduction,

$$c = (\sigma) E, \tag{22}$$

ou bien

$$c = (\sigma) E_1,$$

on trouve, en se servant des formules (11) et (16)

$$\left.\begin{aligned}
C'_{x'} &= a\sigma_{11}\,E'_{1x'} + a\sigma_{12}\,E'_{1\sigma'} + \sigma_{13}\,E'_{1z'}\\[1em]
C'_{y'} &= a\sigma_{21}\,E'_{1x'} + a\sigma_{22}\,E'_{1y'} + \sigma_{23}\,E'_{1z'}\,.\\[1em]
ac'_{z'} + bc\sigma'_{c'} &= a\sigma_{31}\,E'_{1x'} + a\sigma_{32}\,E'_{1y'} + \sigma_{33}\,E'_{1z'}
\end{aligned}\right\} \quad (23)$$

Les formules (19), (21) et (23), dans lesquelles il faut prendre :

$$a = \frac{c}{\sqrt{c^2 - w'^2_{z'}}}, \qquad b = -\frac{w'_{z'}}{\sqrt{c^2 - w'^2_{z'}}} \qquad (24)$$

s'appliquent à tous les cas où la matière a, au point considéré, une vitesse parallèle à l'axe des z'. Une rotation des axes suffit pour les adapter à un mouvement de la matière dans une direction quelconque. Remarquons encore que les égalités bien connues

$$\varepsilon_{jk} = \varepsilon_{jk}, \quad \mu_{jk} = \mu_{jk}$$

qui existent dans le système (x, y, z, t) ne se conservent dans le système (x', y', z', t') que pour les indices 1, 2.

Du reste, si l'on suppose que toutes les forces qui entrent en jeu ont les propriétés requises par le principe de relativité, les formules (19) et (23) peuvent être déduites au moyen de considérations sur le mécanisme, dans la même mesure que les formules (17) et (22).

§ 9. Ce qui précède se simplifie considérablement lorsque, dans le système original caractérisé par $w = 0$, la matière est isotrope dans le voisinage du point considéré. Alors, on a dans ce système :

$$D = \varepsilon\,E, \quad B = \mu\,H, \quad c = \sigma\,E,$$

avec *trois* constantes ε, μ, σ, et les formules (19) et (23) deviennent :

$$D'_1 = \varepsilon\,E'_1, \quad B'_1 = \mu\,H'_1 \qquad (25)$$

$$\left.\begin{aligned}
C'_{x'} &= a\sigma\,E'_{1x'}, \quad C'_{y'} = a\sigma\,E'_{1y'}\\[1em]
ac'_{z'} + bc\sigma'_c &= \sigma\,E'_{1z'}
\end{aligned}\right\} \qquad (26)$$

Les deux premières retiennent leur forme quand on finit par donner une rotation aux axes des x', y', z'.

On obtient une autre simplification lorsque, dans un système quelconque, les vitesses de la matière sont si petites qu'on peut négliger les carrés de leurs rapports à la vitesse de la lumière. Dans ce cas, on peut écrire au lieu de (24 :

$$a = 1, \quad b = - \frac{w'_{z'}}{c} ;$$

les égalités (20) subsistent pour toutes valeurs des indices, et l'on a :

$$D'_1 = (\varepsilon)\, E'_1 , \quad B'_1 = (\mu)\, H'_1 .$$

Ici, une rotation des axes produit le même changement des coefficients que dans les équations primitives et l'on peut dire, en somme, que les relations entre D_1, B_1 et E_1, H_1 sont entièrement indépendantes du mouvement de la matière.

Quant aux formules (26), on en tire maintenant pour des directions quelconques des axes :

$$C' - \rho'_{\,c}\, w' = (\sigma)\, E'_1,$$

où le premier membre représente le courant de conduction.

§ 10. Il nous reste à déterminer les forces pondéromotrices agissant sur la matière en vertu du champ électromagnétique. Minkowski s'est aussi occupé de ce problème, mais je le traiterai d'une manière un peu différente et en supposant qu'il n'y ait pas d'électrons d'aimantation. Je m'impose cette restriction parce que je me propose de calculer les forces en question au moyen de l'étude du mécanisme et qu'il y a toujours quelque incertitude au sujet des mouvements et des forces qui produisent l'aimantation.

Il est beaucoup plus facile de se rendre compte des mouvements des deux autres espèces d'électrons, mais là encore, il y a une difficulté. C'est que toutes les forces élémentaires qui entrent en jeu doivent dépendre du mouvement de la matière si les phénomènes sont en accord avec le principe de relativité, et qu'il serait assez difficile de tenir compte de cette dépendance dans tout le cours des calculs. Heureusement, on peut éviter cette difficulté en commençant par un système se mouvant lentement ; après avoir obtenu pour ce cas les formules finales, on peut passer à des vitesses d'une grandeur quelconque à l'aide d'une transformation de la nature indiquée par les formules (6).

Supposons donc d'abord que les vitesses dans le système soient si petites que les carrés des rapports $\frac{w}{c}$ puissent être négligés.

D'après ce qui a été dit à la fin du paragraphe précédent, on a alors :

$$D_1 = (\epsilon) E_1. \qquad (27)$$

De plus, en vertu des formules (13) et (15), parce qu'il n'y a pas d'électrons d'aimantation, $B_1 = H_1$.

Si l'on néglige les termes en w^2, on peut remplacer B et H par B_1 et H_1 dans les équations (14), et il résulte ensuite de l'égalité de ces derniers vecteurs et de (3) que

$$D_1 - E_1 = D - E = P.$$

L'équation (27) nous donne maintenant

$$P = \{ (\epsilon) - 1 \} E_1,$$

ou, après inversion,

$$E_1 = (\eta) P,$$

le symbole (η) comprenant un certain nombre de coefficients liés entre eux par

$$\eta_{12} = \eta_{21}, \quad \eta_{23} = \eta_{32}, \quad \eta_{31} = \eta_{13}.$$

Cela posé, on peut démontrer que l'énergie électrique du système, prise par unité de volume, se compose de deux parties : la première est donnée par $\frac{1}{2} E^2$ et la seconde, qui dépend de la polarisation des molécules, par

$$W_p = \frac{1}{2} \left((\pi) P . P \right) \qquad (28)$$

Ensuite, par une considération du mécanisme dans laquelle, pour faciliter les calculs, on peut se servir du principe de la moindre action, on arrive à connaître la force F qui agit sur la matière par unité de volume. Elle se compose de deux parties F_1 et F_2 dont la seconde est déterminée par l'équation :

$$F_2 = - \frac{1}{c} \frac{d}{dt} \left[E . B \right],$$

tandis que les valeurs des composantes de la première peuvent être mises sous la forme

$$\begin{aligned}
F_{1x} &= \frac{d_x X}{d_x} + \frac{d X_y}{d_y} + \frac{d X_z}{d_z} \\[2mm]
F_{1y} &= \frac{d Y_x}{d_x} + \frac{d Y_y}{d_y} + \frac{d Y_z}{d_z} \\[2mm]
F_{1z} &= \frac{d Z_x}{d_x} + \frac{d Z_y}{d_y} + \frac{d Z_z}{d_z}
\end{aligned} \right\} \qquad (30)$$

Les grandeurs x, etc., ont les valeurs suivantes :

$$X_x = \tfrac{1}{2}\left(E^2{}_x - E^2{}_y - E^2{}_z + E_{1x}\,P_x - E_{1y}\,P_y - E_{1z}\,P_z + B^2{}_x - B^2{}_y - B^2{}_z\right) + \left(\frac{dW_p}{dx_x}\right)P$$

etc.

$$X_y = Y_x = E_x\,E_y + \tfrac{1}{2}\left(E_{1x}\,P_x + E_{1y}\,P_x\right) + B^x\,B_y + \left(\frac{dW_p}{dx_y}\right)P'$$

etc.

Les derniers termes dans ces formules se rapportent aux changements qui sont produits dans les coefficients η par une déformation du corps.

Imaginons que les points d'une petite portion de la matière subissent les déplacements infiniment petits q, que nous soumettrons à la condition *qu'il n'y ait pas de rotation*, laquelle s'exprime par rot $q = 0$.

La déformation de la matière est entièrement déterminée par les dilatations :

$$x_x = \frac{dq_x}{dx}, \quad y_y = \frac{dq_y}{dy}, \quad = z_z\,\frac{dq_z}{dz}$$

et les glissements par :

$$x_y = y_x = \frac{dq_x}{dy} + \frac{dq_y}{dx}, \quad y_z = z_y = \frac{dq_y}{dz} + \frac{dq_z}{dy}, \quad z_x\,x_z = \frac{dq_z}{dx} + \frac{dq_x}{dz}$$

et la valeur de l'énergie (28), *prise pour une polarisation* P *constante en direction et en grandeur*, sera une fonction de ces six variables x_x, etc. Dans les formules pour x_x, etc., il s'agit des dérivées de w_p, prise pour les valeurs $x_x = o$, $x_y = o$, etc.

La forme des équations (29) et (30) conduit à appliquer le nom de « quantité de mouvement électromagnétique par unité de volume » au vecteur

$$\frac{1}{c}\left[E.\ B\right]$$

et celui de « tensions » aux grandeurs x_x, x_y, etc., bien que, à la rigueur, il n'y ait pas lieu de penser à de vraies tensions, comme on les rencontre dans la théorie de l'élasticité, la seule signification de x_y, x_x, etc., consistant en ce qu'on en déduit, à l'aide de (30), la force qui agit sur un élément de la matière.

Comme il a déjà été dit, on peut maintenant établir des formules pour les forces pondéromotrices dans un système animé de vitesses de grandeur quelconque. A cet effet, on aura recours à la transformation (6) accompagnée d'une rotation des axes, en se servant des formules de transformation pour les forces qu'on trouve dans le mémoire de Minkowski. Je ne m'étendrai pas sur ces calculs, qui ne présenteraient aucune difficulté de principe, et dont le résultat serait soumis à cette seule restriction que les *différences* des vitesses en différents points de la matière doivent être petites par rapport à la vitesse de la lumière; cela est clair parce que nous avons commencé par supposer une telle petitesse pour les vitesses elles-mêmes et que l'ordre de grandeur de leurs différences n'est pas changé par les transformations.

De crainte que cette communication ne devienne trop longue, je n'insisterai pas sur les différences entre les résultats précédents et ceux de Minkowski et je passerai sous silence la manière dont on peut en déduire l'équation de l'énergie.

La généralisation des champs électriques et magnétiques

par G. M. STANOÏÉWITCH (Belgrade)

—

Un champ électrique ou magnétique est déterminé par l'espace dans lequel s'exerce l'action d'une masse électrique ou magnétique. En supposant que nous ayons affaire, par exemple, à un champ électrique créé par une masse électrique centrale positive ou négative et que nous y introduisions une autre masse de même nom ou de nom contraire, nous savons que les masses de même nom se repousseront tandis que les masses de noms contraires s'attireront d'après la loi bien connue de Coulomb. Si la masse introduite dans le champ est mobile, la trajectoire de cette masse, soumise à l'action de la masse électrique centrale qui crée le champ, s'appelle la *ligne de force* électrique.

Dans le cas, où la force agissante se trouve isolée dans l'espace, les lignes de force qui traversent un champ sont des droites, lesquelles, en forme de rayons, sont dirigées dans toutes les directions (fig. 1). Ce champ présentera le même aspect dans le cas d'une masse magnétique isolée. Un tel champ est nommé *unipolaire*.

Sitôt que la masse introduite mobile se déplace, et que par son déplacement sa distance à la masse centrale change, une force agit dans la direction du mouvement et par conséquent, il y production de travail. Si ce déplacement se fait à partir d'une distance quelconque v jusqu'à l'infini, il y aura production du *travail total* nécessaire pour déplacer la masse mobile considérée, de la distance

v à l'infini (ou de l'infini jusqu'à la distance v). Dans le cas ou la masse mobile est égale à l'unité, le travail total produit par cette unité de masse est nommé *potentiel*. Par conséquent, le potentiel d'un endroit du champ électrique est déterminé par le travail accompli par l'unité d'électricité positive pendant son déplacement du point considéré jusqu'à l'infini, ou en d'autres termes, par le

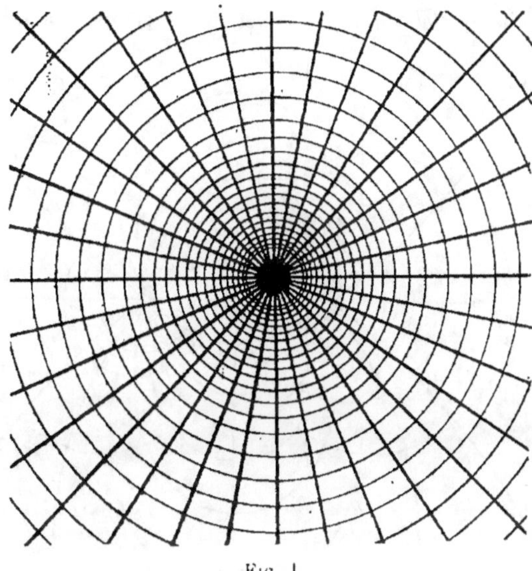

Fig. 1

travail que nous devrions accomplir pour ramener l'unité d'électricité positive de l'infini jusqu'au point considéré.

Il est évident que les points se trouvant à la même distance de la marre électrique centrale et qui, par conséquent, dans le cas considéré, se trouveront sur la surface d'une sphère, auront tous la même valeur de potentiel. Toute surface dont les points ont la même valeur de potentiel est nommée *surface équipotentielle*, *surface isepotentielle* ou *surface de niveau*.

Dans la fig. 1. les cercles concentriques sont les traces des surfaces équipotentielles sphériques, autour d'une masse électrique isolée dans l'espace.

Les lignes de force d'une masse électrique (ou magnétique) isolée étant des rayons divergents et les surfaces équipotentielles de cette marre étant des sphères concentriques, il s'ensuit que les lignes de force sont toujours normales aux surfaces équipotentielles. Cette loi garde sa valeur quelles que soient les formes des lignes de force et des surfaces équipotentielles.

L'aspect des lignes de force, ainsi que des lignes équipotentielles, change complètement dans les cas où le champ électrique ou magnétique est constitué de plus d'une masse isolée. Pour nous arrêter aux cas principaux et sans entrer dans les détails très nombreux, nous considérerons les cas suivants les plus simples :

Le champ électrique ou magnétique est composé de deux masses

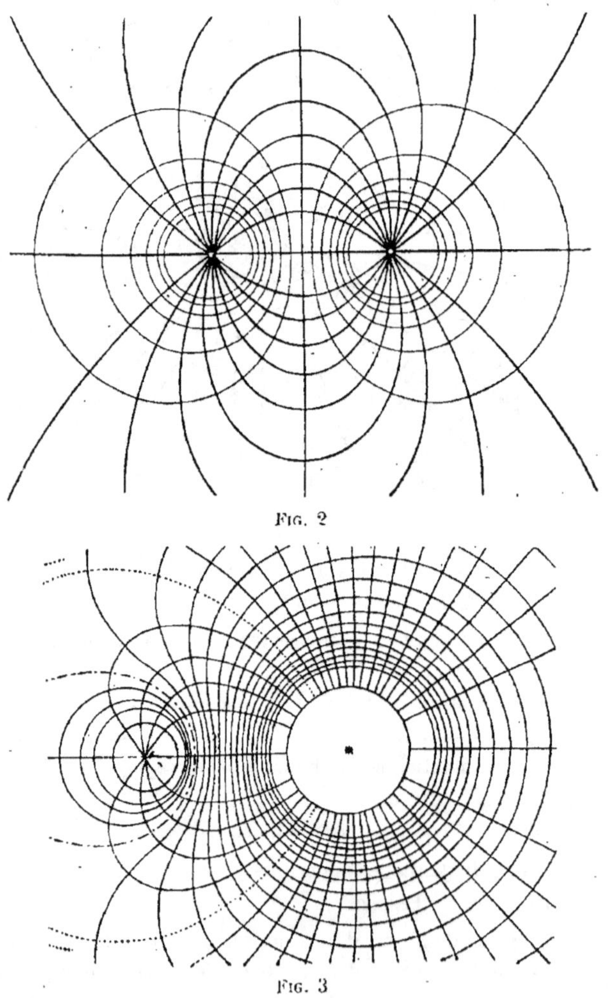

Fig. 2

Fig. 3

ou pôles de même intensité et de noms contraires. Ce champ est représenté graphiquement par la fig. 2.

Les lignes de force sortent d'un pôle et aboutissent à l'autre, tandis que les surfaces équipotentielles sont des surfaces fermées entourant chaque pôle.

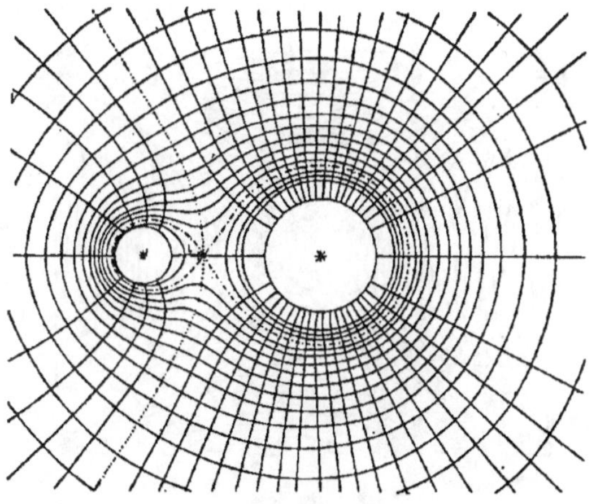

Fig. 4

Si l'un de ces pôles de noms contraires devient plus faible (celui de droite), l'aspect symétrique du champ change; en gardant les formes principales de la figure précédente (fig. 2), les lignes de force ainsi que les surfaces équipotentielles prennent l'aspect de la figure 3.

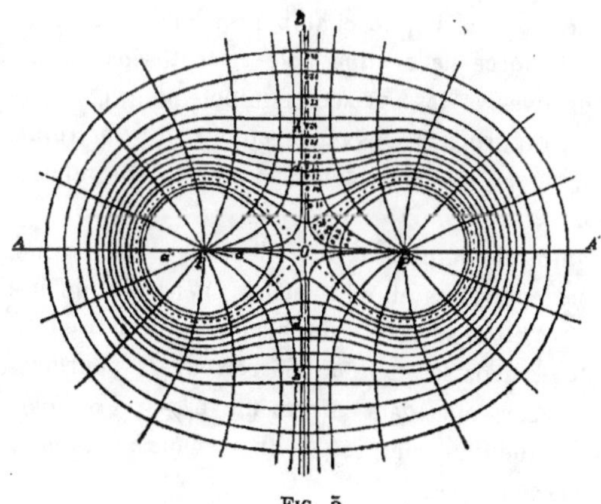

Fig. 5

Si ce pôle diminue d'avantage, il passera par zéro et changera son signe; c'est-à-dire que nous avons deux pôles de même nom et d'intensités différentes. Ce cas est représenté par la fig. 4. Maintenant, les lignes de force ne vont plus d'un pôle à l'autre comme précédemment ; celles du pôle plus faible sont repliées mais les lignes de force de chaque pôle restent séparées dans leurs zones respectives.

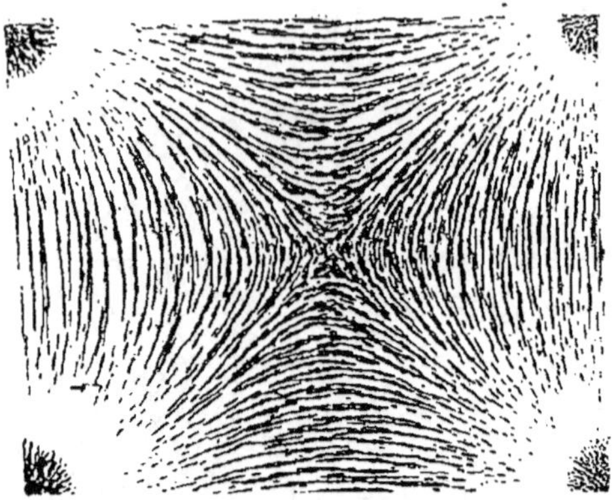

Fig. 6

Les surfaces équipotentielles ont subi aussi un changement analogue. Quelques-unes seulement, et surtout celles toutes proches entourent leurs pôles ; les autres, un peu plus éloignées, se replient en s'étranglant autour des deux pôles en même temps. Très loin des pôles elles prennent des formes plus ou moins ovales.

Quand les deux pôles, devenus de même nom, acquièrent aussi la même intensité, le champ prend l'aspect de la fig. 5. Les lignes de force de chaque pôle restent séparées dans leurs zones respectives et les surfaces équipotentielles, excepté celles qui sont très rapprochées des pôles, entourent symétriquement les deux pôles, passant par des lemniscates aux formes plus ou moins elliptiques.

Si le champ est composé de plus de deux pôles de même nom ou de noms contraires et d'intensités égales ou différentes, les lignes de force et les surfaces équipotentielles prendront des aspects très variables, dans lesquels on ne retrouvera pourtant que des éléments signalés plus haut. Notre fig. 6, par exemple, montre un champ magnétique composé de quatre pôles, dont deux voisins sont de noms contraires.

Si, dans un champ, les lignes de force (et par conséquent aussi les surfaces équipotentielles) sont parallèles, ce champ est dit *homogène* ou *uniforme*. Un champ pareil peut être obtenu par des combinaisons spéciales. Dans un champ produit par un pôle isolé,

on peut admettre que très loin de ce pôle, les lignes de force
sont parallèles de même façon à peu près, que pour les rayons
d'une source lumineuse, quand l'observateur est très éloigné de la
source. Le champ dont les lignes de force ne sont pas parallèles
est nommé *hétérogène*.

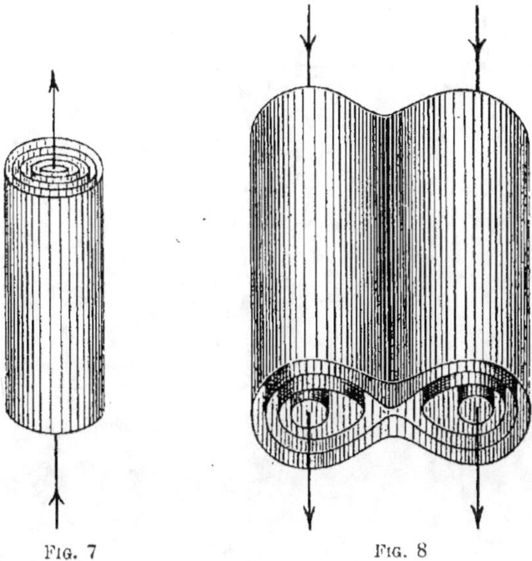

Fig. 7   Fig. 8

Nous retrouvons les mêmes éléments, non seulement dans les
champs de masses magnétiques ou de masses d'électricité statique,
mais aussi dans les champs électromagnétiques créés par des courants électriques. La fig. 7 représente le champ d'un courant électrique rectiligne qui nous rappelle le champ d'un pôle isolé, tandis
que la fig. 8 montre un champ de deux courants parallèles
de même sens et de même intensité. Les deux cas sont réunis
dans la fig. 9, qui représente un courant bifurqué.

Les lignes de force, ainsi que les surfaces équipotentielles, prendront des dispositions indiquées plus haut si, dans les champs
considérés, il n'existe pas des masses étrangères qui pourraient exercer certaines influences sur ces pôles ou courants et produire des
perturbations dans leurs champs respectifs. Quelques exemples
montreront comment s'exerce cette action perturbatrice dans
différents champs.

Devant le pôle N d'un aimant (fig. 10) est placé un morceau de
fer dans lequel s'est formé par influence le pôle S, ainsi que les

deux autres pôles N'N'. Les lignes de force passant près du pôle S sont absorbées, les autres sont plus ou moins rejetées.

La figure 11 nous présente un aimant NS placé dans un champ magnétique homogène Les lignes de force de l'aimant ont obligé

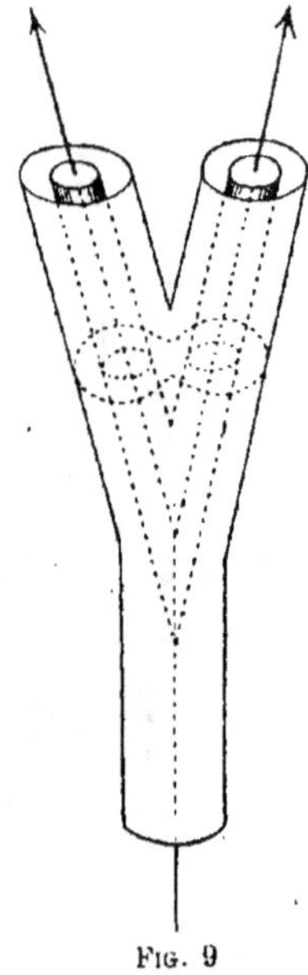

FIG. 9

celles du champ à abandonner leur marche parallèle et à se replier vers l'axe de l'aimant.

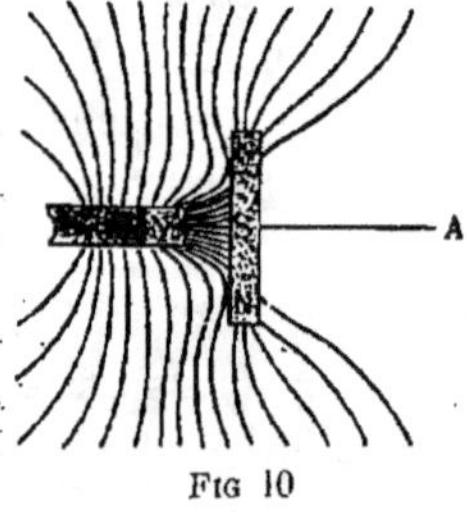

FIG 10

Dans la fig. 12 nous avons un cas analogue : dans un champ homogène est placé un pôle isolé qui a détourné plusieurs lignes de force de leur marche parallèle.

Dans un champ électro-magnétique homogène, on a placé un pôle ou un courant isolé (fig. 13) qui a complètement changé le cours de plusieurs lignes du champ, en les forçant à faire des

détours plus ou moins grands pour revenir sur leurs pas et tomber
dans la même masse perturbatrice.

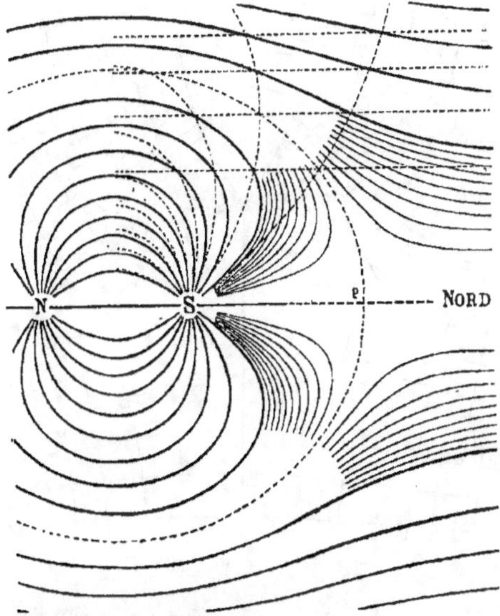

Fig. 11

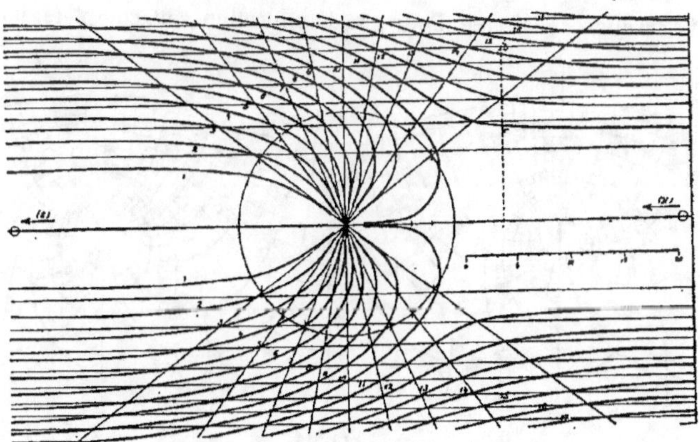

Fig. 12

Enfin la fig. 14 nous montre, d'après Maxwell, l'effet de perturbation du même champ, produite par deux pôles ou deux courants.

* * *

Les figures précédentes nous représentent les cas principaux
des éléments qu'on rencontre dans les champs électriques et ma-

gnétiques. Nous allons voir que ces mêmes éléments peuvent être reconnus ou retrouvés dans d'autres phénomènes de la nature.

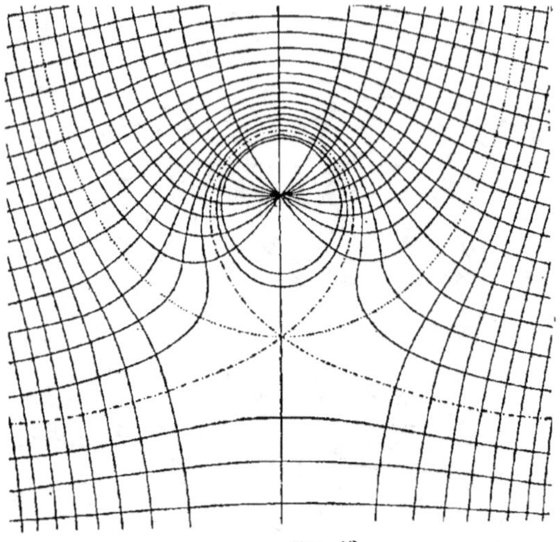

Fic. 13

Champ tellurique. — Nous trouvons une première application des lois sur les lignes de force et des surfaces équipotentielles dans l'attraction de la terre. Pour que l'application soit complète, nous

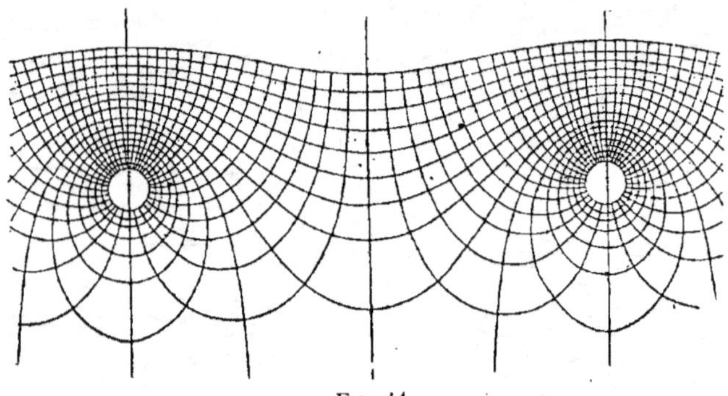

Fig. 14

allons faire trois hypothèses qui, en réalité, ne se vérifient pas rigoureusement, mais qui ne peuvent pas changer sensiblement nos résultats. Nous supposons donc : 1° que la terre est une sphère complète; 2° que l'accélération de la terre est pour tous les points de sa surface la même et 3° que la terre est une masse attirante isolée dans l'espace.

Cela posé, on définit le champ tellurique : toute région de l'espace qui entoure notre terre et dans lequel, si l'on introduit un point matériel, ce point sera soumis à l'attraction de la terre.

Le champ tellurique ainsi défini est complètement analogue au champ d'un pôle électrique ou magnétique isolé. Chaque masse se trouvant dans le champ tellurique, abandonnée à elle-même, tombera en suivant dans sa chute une certaine direction, à laquelle on a donné le nom de *direction verticale*. Cette direction n'est autre chose qu'une *ligne de force* du champ tellurique. Et puisque, en tous les points de la surface terrestre, la chute des corps se fait dans la direction verticale, il s'ensuit que les lignes de force du champ tellurique sont des droites qui, suffisamment prolongées, arrivent jusqu'au centre de la terre.

Puisque nous avons supposé que la terre est une masse isolée dans l'espace, les surfaces équipotentielles sont des sphères concentriques dont le centre commun est le centre de la terre. Chaque surface de l'eau tranquille est une surface équipotentielle ou surface de niveau, que les lignes de force telluriques traversent normalement.

Puisqu'avec certaine approximation on peut considérer la surface de l'eau tranquille comme un plan horizontal, il s'en suit que les lignes de force telluriques ou les verticales, sur une partie peu étendue de la surface de la terre, sont des lignes parallèles. Tout cela indique que le champ tellurique, à n'importe quel endroit de la surface de la terre, peut être considéré comme homogène.

Champ optique. En observant certains phénomènes en optique cristalline, tels que les franges d'interférence de la lumière polarisée par exemple, on trouve certaines analogies entre ces phénomènes et ceux que nous venons d'étudier. Les relations qui existent déjà entre les phénomènes électromagnétiques et optiques nous autorisent à examiner ces analogies de plus près, à comparer certains phénomènes entre eux et à les ramener à la même base fondamentale.

Nous venons de voir quel est l'aspect du champ d'un courant rectiligne (v. fig. 7). Le « champ optique » d'un cristal à un axe, observé perpendiculairement à l'axe entre le polariseur et l'analyseur, montre aussi des cercles concentriques ayant l'axe du cristal comme centre (fig. 15). Si le conducteur électrique est isolé des autres influences, le courant qui le traverse formera sur son

passage et autour de ce conducteur un champ homogène, représenté
par l'expression

$$H \, \omega \rho n^2 = n.$$

D'autre part on sait que la succession des anneaux colorés dans
les cristaux à un axe est telle que les carrés des rayons correspondants varient comme la suite des nombres entiers. Il s'ensuit que

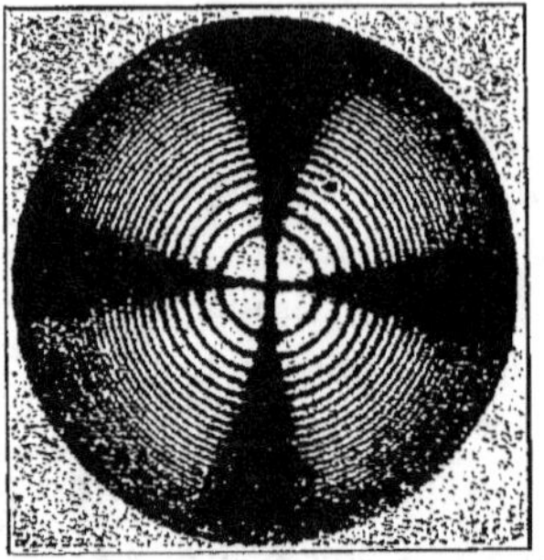

Fig. 15

les lois de succession des anneaux colorés dans les cristaux à un
axe et des surfaces équipotentielles dans les champs électromagnétiques axials et homogènes sont les mêmes.

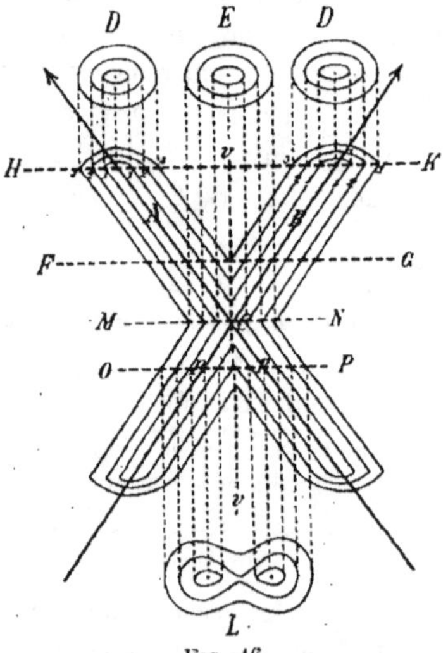

Fig. 16

Les anneaux colorés d'un cristal uniaxial sont accompagnés des
lignes neutres, qui traversent le champ optique en forme de croix
noires, blanches ou grises, et coupent les anneaux colorés normale-

ment. Il s'ensuit que les lignes neutres d'un cristal à un axe se comportent par rapport aux anneaux colorés comme des lignes de force par rapport aux surfaces ou lignes équipotentielles. Par conséquent, les lignes neutres d'un cristal a un axe ne sont autre chose qu'une sorte de *lignes de force optiques*. Elles diffèrent des autres lignes de force, par exemple magnétiques, en ce qu'elles ne sont pas visibles dans tout le champ en même temps mais seulement par parties et n'apparaissent pas toujours de même façon, car elles se présentent tantôt comme lignes noires, blanches ou enfin grises.

Nous arrivons aux mêmes conclusions en comparant les champs électromagnétiques de deux courants croisés aux aspects du champ optique d'un cristal a deux axes, taillé normalement à la ligne moyenne du cristal. La figure 16 montre les cas différents qui peuvent se présenter en exécutant des coupes de deux courants

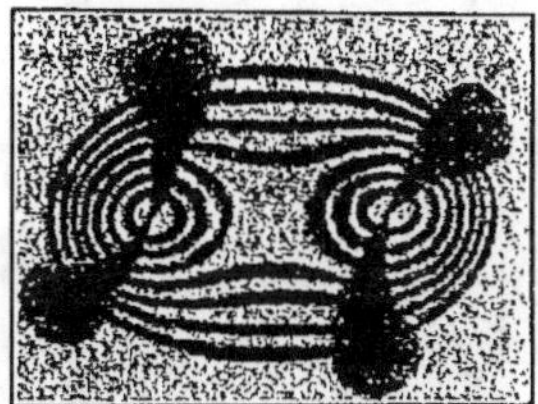

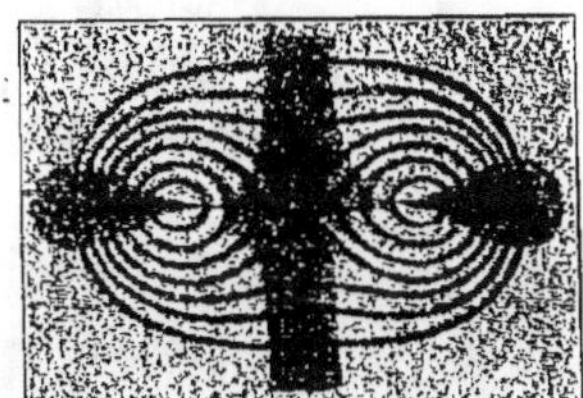

Fig. 17

Fig. 18

croisés A et F, normalement à la ligne moyenne v_1, à la hauteur *HK, MN* ou *OP*. On arrive aux mêmes résultats en supposant que les lignes A et F soient les axes d'un cristal biaxe. Les figures 17 et 18, caractéristiques pour les cristaux à deux axes, peuvent être déduites facilement de la figure 19, qui représente schématiquement le champ optique d'un cristal biaxe. Les lignes neutres de la figure 17 peuvent être comparées aux lignes de force de la figure 19, tandis que la croix neutre de la figure 18 est comparable à la croix noire, formée de lignes de force centrales, de la figure 19.

Toutes ces considérations nous autorisent à conclure : 1) que le champ optique d'un cristal uniaxe ou biaxe correspond à un champ électromagnétique uni- ou bipolaire; 2) que les lignes isochromatiques optiques correspondent aux lignes équipotentielles électromagnétiques et 3) que les lignes neutres sont une sorte de lignes de force qu'on voit successivement dans toute l'étendue du champ optique.

Champ cellulaire. Par suite de différences entre certaines cellules de plantes, on remarque sur leurs coupes transversales ou longiludinales des systèmes de lignes que l'on peut comparer aux lignes et surfaces que nous venons d'étudier. Sans nous occuper des lois qui règlent les actions mutuelles des cellules, nous devons tout de même reconnaître que ces actions s'exercent jusqu'à certaine distance, c'est-à-dire dans un champ que nous pouvons nommer *ecllulaire*, puisque ce sont des cellules qui leur obéissent.

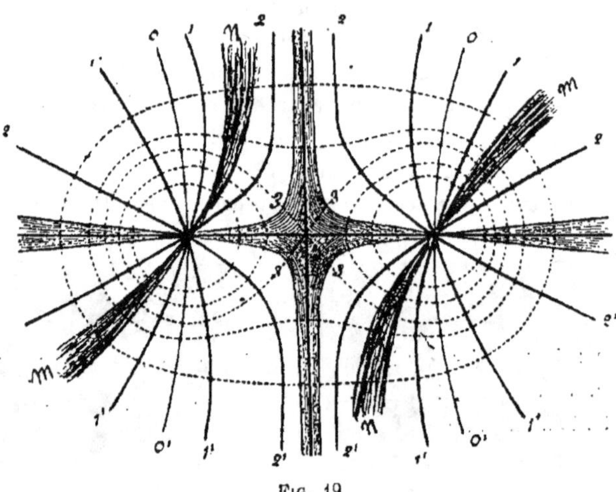

Fig. 19

Le champ cellulaire d'un arbre où d'une plante qui n'a pas de branches, avec ses lignes de force et ses surfaces équipotentielles, peut être comparé au champ créé par un courant électrique rectiligne; à la première branche, le courant se bifurque et circule dans l'arbre ainsi que dans les branches (quel que soit leur nombre), toujours dans le même sens. Chaque branche est caractérisée par un nœud dans l'arbre principal. Il s'ensuit qu'un nœud peut être considéré comme la source d'un courant secondaire. Comparé aux phénomènes électromagnétiques, le nœud joue le rôle d'un courant, d'un pôle ou d'une masse électrique ou magnétique.

Dans un champ magnétique, par exemple, on constate l'existence de lignes de force à l'aide de limaille de fer; les surfaces équipotentielles magnétiques sont invisibles. Dans un champ cellulaire nous ne pouvons voir sur certaines plantes ou arbres que des lignes de force, sur d'autres seulement les surfaces équipotentielles. Il y a pourtant des arbres qui, sur une même section, laissent voir en même temps les traces de ces deux éléments, de même qu'il y en a où l'on ne voit ni les uns ni les autres.

La fig. 20 nous montre la reproduction photographique d'une section perpendiculaire à l'axe d'un radis. Les cellules différenciées suivant les rayons divergents rappellent complètement la disposition des lignes de force d'un pôle magnétique.

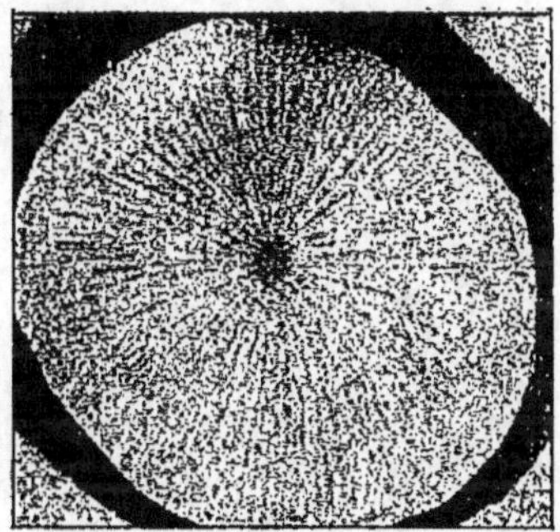

FIG. 20

De même la figure 21 donne, sur la coupe transversale d'un sapin, la marche bien connue des surfaces équipotentielles qui existent autour d'un pôle isolé.

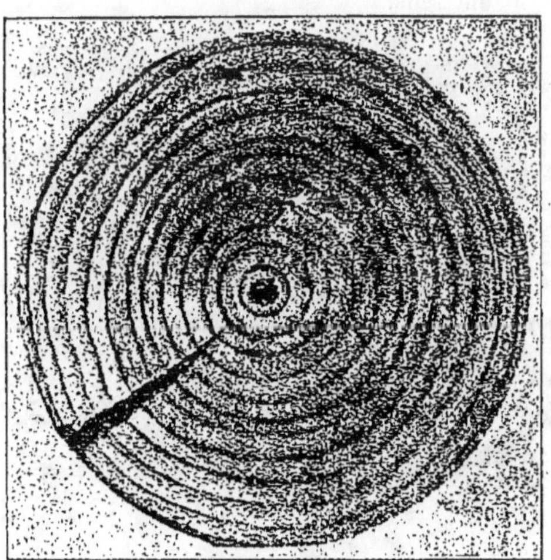

FIG. 21

Il est évident qu'on ne serait pas autorisé à tirer des conséquences si importantes sur les éléments des champs cellulaires en se basant seulement sur ces analogies approximatives. Les faits indiscutables que nous exposerons dans la suite donneront des preuves réelles de l'existence des champs cellulaires.

Ainsi par exemple, notre fig. 22 montre la marche des lignes de force sur une section d'un chêne, faite quelques

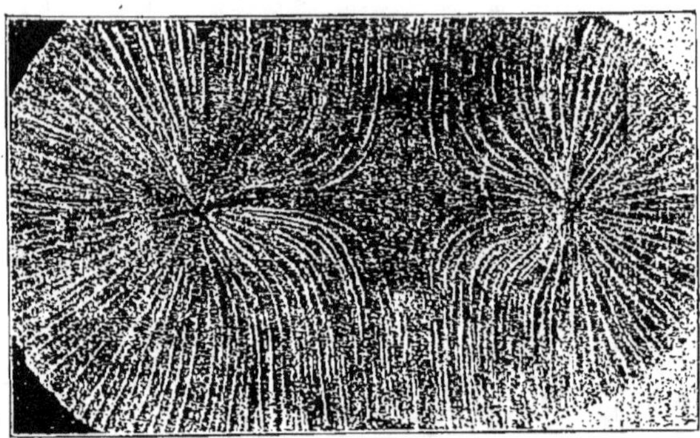

Fig 22

centimètres au-dessus d'une ramification. La disposition de ces lignes de force est tout-à-fait identique aux champs électriques ou magnétiques formés par deux pôles de même nom ou par deux courants de même sens.

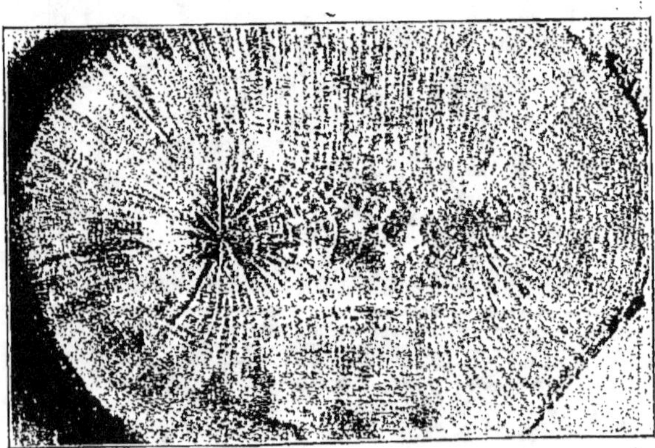

Fig. 23

Tandis que la fig. 22 ne présente que des lignes de forces, nous avons également, sur la fig. 23 (section d'un chêne), les surfaces équipotentielles dessinées par la nature, en une longue série d'années, suivant les lois depuis longtemps connues en électricité et magnétisme.

Nous nous sommes arrêté exprès aux perturbations que peuvent produire des pôles électriques et magnétiques ou des courants, dans les champs homogènes de même nature. Nous avons mentionné que les nœuds des arbres jouent les rôles des courants, des pôles où des masses électriques et magnétiques. En examinant la coupe normale

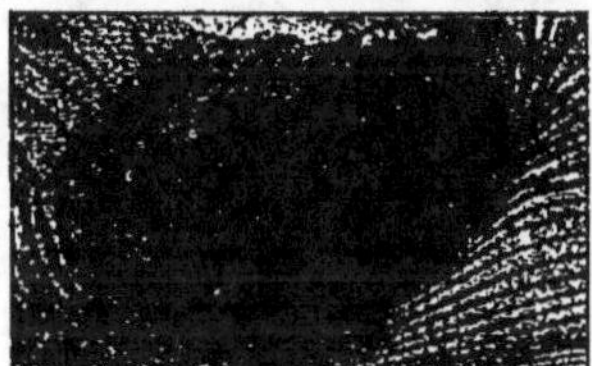

Fig. 24

d'un nœud on voit une série d'anneaux concentriques (fig. 24), qui ne sont autre chose que les sections des cylindres de même potentiel entourant l'axe du nœud. Cela indique que chaque nœud a son champ spécial et qu'il agira sur les éléments du champ dans lequel il se trouve. Cette action qui parfois peut être très puissante est

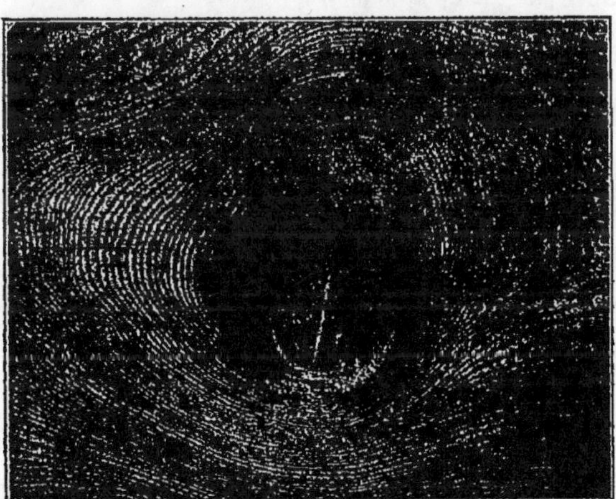

Fig. 25

visible sur la figure 25 ou 26; les lignes du champ ont été for-cées d'abandonner complètement leurs cours normal et de se for-mer autour du nœud, sur une distance égale à quatre ou cinq fois le diamètre de celui-ci.

Nous insistons sur cette action très puissante d'un nœud, par laquelle il peut forcer les lignes du champ dans lequel il se trouve de suivre et de s'adapter à ses propres lignes. Les résultats de ces perturbations sont très variables ; nous nous arrêterons seulement à ceux que nous avons rencontrés dans les champs électriques et magnétiques.

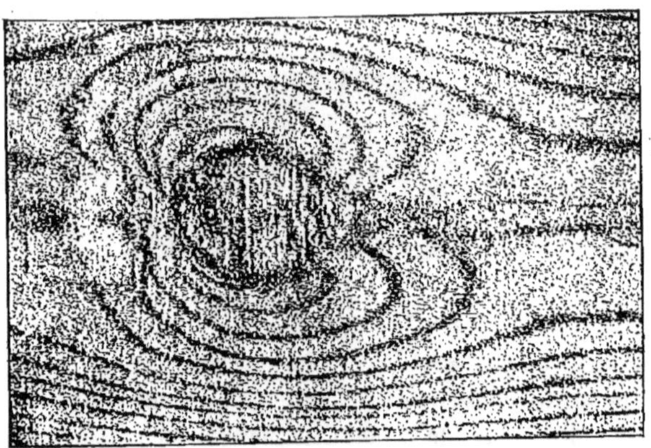

FIG. 26

Ainsi par exemple, la figure 11 nous a montré la perturbation d'un aimant dans un champ magnétique. Notre figure 26 présente un cas tout-à-fait identique trouvé dans un champ cellulaire. De même la figure 27 est comparable à la figure 12, dessinée théoriquement. Nous avons vu sur la figure 13 quelle perturbation produit dans un champ électromagnétique homogène un pôle ou un courant isolé. L'aspect de la figure 28 démontre d'une façon évidente l'identité des actions dans des champs cellulaires.

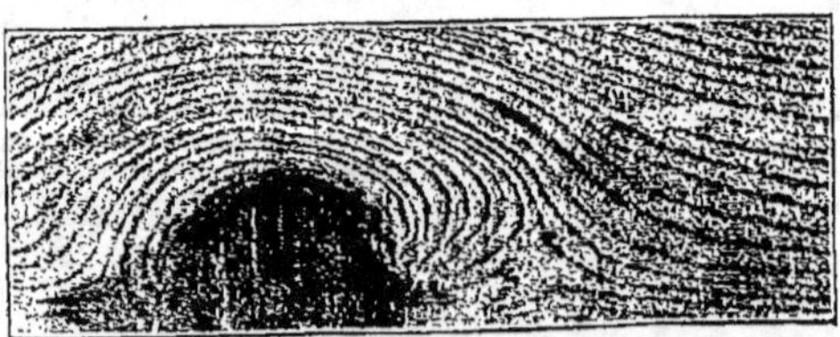

FIG. 27

La figure 29, dessinée par la nature en assignant pendant une longue série d'années, à chaque cellule la place qui lui correspond pourra être comparée avec intérêt à la figure 14, purement théorique.

Conclusions. — Résumant toute la série des champs que nous venons d'observee, et qui ne s'accordent pas seulement entre eux d'une façon approximative, mais aussi dans les plus petits détails, on ne peut dire que tout cela soit dû au pur hasard. Il est plus naturel au contraire de croire que, dans tous ces cas, nous avons

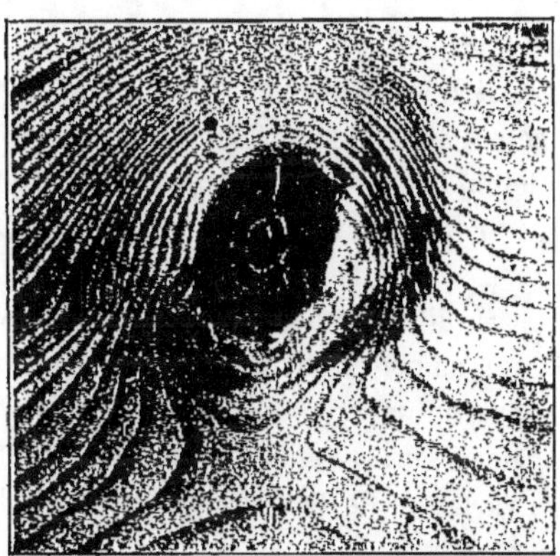

Fig 28

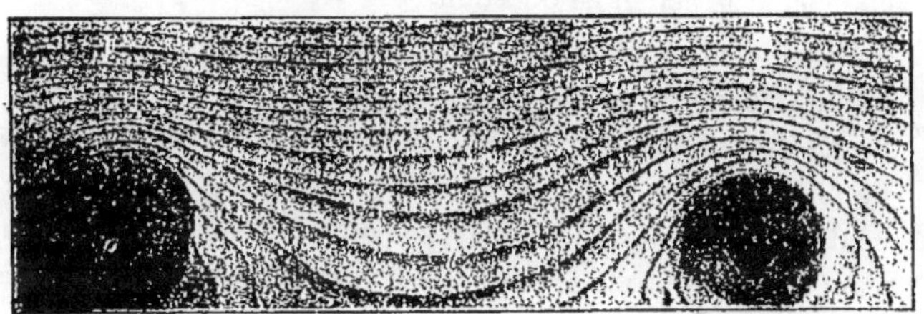

Fig 29

affaire à des phénomènes, sinon tout à fait identiques, au moins analogues et produits par des forces soumises aux mêmes lois. En d'autres termes, les champs, tels que nous les connaissons en électricité et magnétisme, ne sont pas exclusivement propres à ces phénomènes seulement, mais on les retrouve aussi parmi les phénomènes de la gravitation, de l'optique cristalline ainsi que dans les dispositions des cellules des plantes.

Sur la tension électrostatique

par S. PIENKOWSKI (Liége)

Dans le premier mémoire sur la théorie mathématique de l'électricité statique, qui est dû à Poisson (1), ce savant a établi que sur l'unité de surface d'un conducteur chargé s'exerce, en vertu des forces agissantes suivant la loi de Coulomb, une force dirigée suivant la normale extérieure à la surface et dont la grandeur est $F = 2\pi\sigma^2$ σ étant la densité électrique superficielle. C'est cette force que l'on appelle pression ou tension électrostatique.

La preuve expérimentale de l'existence de cette pression manqua et c'est seulement en 1831 que l'observation de l'abbé Fontana (2) sur l'augmentation de volume d'un condensateur pendant la charge a montré que le fait prévu par le savant mathématicien existe effectivement.

Mais cette observation fut oubliée et fut re-découverte en 1856 par Volpicelli (3) qui, en plaçant dans le champ électrique la boule d'un thermoscope de Rumford, couverte d'une feuille métallique, a vu l'index se déplacer vers la boule induite. Mais il attribuait le déplacement à une variation de température et non à l'action pondéromotrice du champ.

Dix ans plus tard, l'expérience de Govi (4) a de nouveau mis en évidence l'action en question.

Mais toutes ces observations, quoique montrant l'existence d'une action, n'ont rien donné ni sur sa nature, ni sur sa grandeur. Les premières recherches méthodiques sont dues à Duter (5), en 1879. Ce physicien a montré que le volume de l'armature interne d'une bouteille de Leyde augmente pendant sa charge. Cette dilatation étant supposée produite par l'action de la tension électrostatique, le calcul simple montre que la variation de volume doit être directement proportionnelle au carré de la différence de potentiel de deux armatures et inversement proportionnelle au carré de l'épaisseur de la lame isolante. Les recherches de Duter n'ont vérifié que partiellement la théorie. Il a trouvé que la variation de volume est directement proportionnelle au carré de la différence de potentiel, mais inversement proportionnelle à la première puissance de

---

(1) *Mémoire sur la distribution de l'électricité*... (*Mémoire des savants étrangers*, 1811.)

(2) *Lettere inedite di Alessandro Volta*, 1831, p. 30.

(3) *Sur l'induction électrostatique.* (*Arch. des sc. exates et naturelles* 1856, v. XXXII.)

(4) *Nuovo Cimento*, 1866, t. XXI, p. 18.

(5) *Sur la dilatation des condensateurs pendant la charge.* C. R. 1879, t. LXXXVIII, p. 1260.

l'épaisseur de la lame isolante. Des résultats analogues ont été obtenues par Righi (1) au moyen d'une méthode différente.

Les recherches ultérieures de Quincke (2) (1880, 1883), de L. T. More (3) (1900), de Cantone (4), de Sozanni (5) (1900), ont montré que les phénomènes sont plus complexes que l'on ne prévoyait et présentent de grandes difficultés expérimentales. A. Wüllner et M. Wien (6) ont montré définitivement que la variation de volume est plus petite que ne l'exige l'action de forces purement pondéromotrices. Mais ces recherches traitent le phénomène plus complexe d'électrostriction, où la force de tension n'entre que comme un des paramètres desquels dépend le résultat expérimental. L'étude des forces et des déformations subies par un conducteur isolé, en vertu de son électrisation, fut l'objet d'un nombre très restreint de travaux exclusivement théoriques.

Les différentes méthodes dont se servent les physiciens pour traiter la question de la tension électrostatique peuvent être divisées en trois groupes :

1. Dans la première méthode, on considère l'action mutuelle des charges réparties sur la surface du conducteur suivant la loi du Coulomb. La résultante des actions de toutes les charges sur la charge de l'unité de surface est alors une force normale à la surface du conducteur et dont la valeur est $F = 2\pi\sigma^2$

2. Dans la seconde méthode, indiquée par Maxwell, la surface du conducteur est envisagée comme plongée dans le champ dont l'intensité sur la surface elle-même a une valeur déterminée. Les tubes de force du champ étant perpendiculaires à la surface du conducteur exercent une tension vers l'extérieur. La valeur de cette tension par unité de surface est $F = 2\pi\sigma^2$.

3. Dans la troisième méthode, on fait parcourir au conducteur une suite des modifications obéissant aux lois de la thermodynamique et de là, on déduit l'existence et la grandeur de la tension. On doit à M. C. A. Mebius (7) une démonstration élégante de l'expression de la tension, d'après cette méthode. Ce physicien fait par-

---

(1) *Sur la dilatation électrique des condensateurs pendant la charge.* C. R. 1879, p. 1262, *Journ. de Phys.*, t. IX.

(2) *Wied. Ann.*, 1880, t. X, p. 161; 1883, t. XIX, p. 545.

(3) *Philos. Mog.*, t. 50, 1900, p. 198-210.

(4) *Rend. d. Acc. dei Lincei*, 1888, p. 344, 472.

(5) M. Cantone et F. Sozanni. *Rend. d. R. Ist. Lomb.*, 1900.

(6) *Ann. d. Phys.*, t. IX, 1902, p. 1217-1260.

(7) *Eine Ableitung des elettrischen Druckes. Wied. Ann.*, 1897, p. 638.

courir au conducteur le cycle suivant : 1, charge ; 2, échauffement ; 3, décharge ; 4, refoidissement à la température primitive. En appliquant la loi de conservation de l'énergie, l'auteur croit pouvoir montrer la *nécessité* d'admettre l'existence d'une pression provenant de l'électrisation du conducteur et dont la valeur est $F = 2\pi\sigma^2$.

D'une façon particulièrement intéressante traite la question H. Pellat (1), qui considère une couche électrique d'épaisseur finie, et puisque à l'intérieur du conducteur l'intensité du champ est nulle et immédiatement à l'extérieur, elle acquiert une valeur finie il admet qu'elle varie d'une façon continue dans l'épaisseur de la couche. La résultante de l'action de ce champ intérieur au conducteur est précisément la force de tension électrostatique. Sa valeur est $F = 2\pi\sigma^2$.

Ainsi les physiciens, en suivant des voies très différentes, arrivent à la même formule finale, qui, ainsi, parait inébranlable.

Mais en 1888, M. P. Duhem (2) publie un mémoire remarquable où, par une analyse profonde, il parvient à établir une expression de la tension électrostatique tout-à-fait différente de celle qui était généralement admise. Le savant physicien, suivant la voie de Helmholtz, introduit de nouvelles forces, et notamment l'action de la matière sur l'électricité qu'elle renferme. En faisant subir au système des conducteurs une modification isothermique virtuelle qui dans ce cas, est une dilatation simple, il développe les calculs et, entre autres, trouve ce résultat remarquable que : l'électrisation d'un fluide a pour effet d'exercer aux divers points de sa surface libre une traction ayant pour valeur $F = 2\pi\sigma^2 + A\sigma + B$, A et B étant des constantes dépendant de la nature du corps.

Dans cette théorie, ainsi que dans celle de Pellat et d'autres, on admet l'existence de l'électricité dans une couche superficielle intérieure ou conducteur. Sur la distribution des charges dans la couche, nous n'avons pas d'indications exactes.

On doit à M. Foeppl (3) un mémoire sur la théorie de cette distribution. Il part de l'hypothèse que l'électricité à l'intérieur du conducteur n'est pas seulement soumise à l'action des forces agissant suivant la loi de Coulomb, mais aussi à celle des forces

---

(1) (*Cours d'électricité*, vol. I. p. 67.

(2) (*Sur la pression électrique et les phénomènes électrocapillaires*, Ann. sc. de l'école normale supérieure, 1888 t. V., pp. 97 146.

(3) *Die vertheilung der electrischen Ladung in der Leitern*, Wied. Ann, 1886, t. XXIX, p. 591.

élastiques, proportionnelles à l'augmentation de la densité cubique.
En appliquant les équations de la théorie d'élasticité, il arrive au
résultat que la densité ρ en un point intérieur de la couche, distant
de δ de la surface, est déterminé par équation :

$$\delta = \alpha \, lg \, \frac{\rho_0}{\rho}$$

ρ_0 étant la densité à la surface libre, α une constante.

C'est aussi en considérant les charges reparties à l'intérieur du
conducteur que M. Moutier [1] a établi son théorème sur la dilatation d'un conducteur électrisé. Il considère celui-ci comme un
système de molécules matérielles et de particules chargés. Les
forces agissantes dans ce système sont les forces moléculaires
et celles d'origine électrique ; M. Moutier n'introduit pas l'action
de la matière sur l'électricité. En appliquant au système ainsi
considéré la propriété du viriel intérieur de Clausius, il démontre
le théorème suivant : « L'accroissement de volume qu'éprouve
un corps conducteur par électrisation, en supposant la température
et la pression constantes, est égal au quotient du potentiel électrostatique de ce corps par le triple de son coefficient de compressibilité cubique ». Ce théorème était d'accord avec les expériences
de Duter. Le même théorème a été démontré plus tard par
M. P. Duhem [2] par les seules considérations thermodynamiques.

D'autre part M. De Heen [3], en développant ses considérations
sur la structure de champ électrostatique, admet l'existence de
lignes de force distinctes dans le champ sous la forme de tour-
billons éthérés qui, sauf le mouvement de giration, sont animés de
mouvements transversaux désordonnés ; les forces provenant de
leur action mutuelle se réduisent sensiblement aux composantes
perpendiculaires à l'axe de la ligne et, par suite, la force mécanique à laquelle est soumis le conducteur électrisé et isolé se réduit,
d'après ce physicien, à la composante tangentielle à la surface.

Ainsi, on a quatre résultats théoriques bien différents :

1) D'après la théorie généralement admise, la tension électrostatique est une force s'exerçant sur le conducteur normalement à sa
surface et dont la grandeur est :

$$F = 2\pi \sigma^2 = \frac{1}{8\pi} \left(\frac{dV}{dN}\right)^2$$

---

(1) *Sur le volume des corps électrisés*. Bull. de la soc. Philomatique, 1878,
t. III, p. 89.

(2) *Potentiel termodynamique et ses applications*. Paris 1886 p. 211.

(3) *Considérations sur la signification physique du potentiel électrique*. Bull. de
l'Académie royale de Belgique (classe des sciences) 1909, pp. 1226-1242.

2) La théorie de M. P. Duhem considère aussi la tension comme normale à la surface, mais ayant pour expression

$$F = 2\pi \sigma^2 + A\sigma + B$$

3) La théorie de M. Foeppl introduit, sauf les forces obéissant avx lois de Coulomb, les forces d'origine élastique.

4) La théorie de De Heen nie l'existence de la composante normale et attribue les phénomènes à l'action tangentielle.

Le but de ce travail est de comparer ces résultats au données expérimentales.

Méthode et dispositif (1). Le conducteur électrisé soumis aux forces de tension subit certaines déformations, mais vu la petitesse

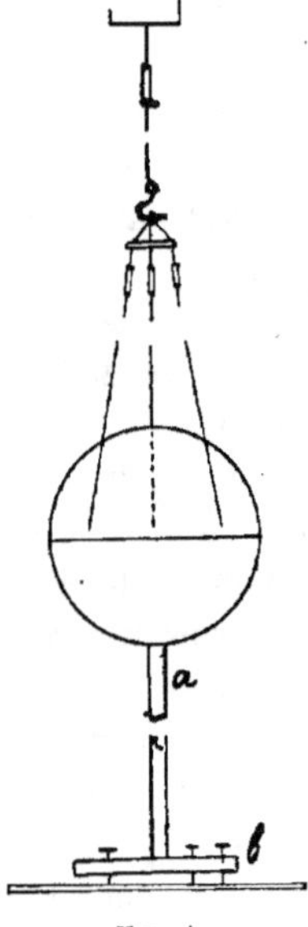

Fig. 1.

de forces, ces déformations ne se prêtent guère aux mesures; par suite, la mesure des forces elle-même s'imposait, et la méthode employée dans ces recherches consiste à mesurer la force avec laquelle se repoussent deux parties d'un conducteur électrisé Ne pouvant employer la balance de torsion à cause de l'instabilité de l'aiguille, j'ai mesuré les forces au moyen d'une balance ordinaire

---

(1) Pour tous les détails d'expériences et de calculs, voir S. Pienkowski. *Sur la tension électrostatique*, Bulletin de l'Académie Royale de Belgique (classe des sciences), 1910, p. 435-511 et dans le numéro de décembre,

de précision, qui était placée sur un support suspendu à la voûte du plancher du laboratoire, dans le but de l'éloigner des conducteurs électrisés et de la soustraire aux trépidations. A l'un des plateaux était attaché au fil de soie qui soutenait une partie de la surface étudiée (fig. 1), tandis que l'autre partie était maintenue fixe au moyen d'une tige en paraffine a, encastrée dans un support en bois b Les conducteurs, en tôle de laiton de 2 $^{m/m}$ d'épaisseur, ont été découpés suivant des plans perpendiculaires à leurs axes de révolution ; les différentes parties étant superposées, elles ont formé un conducteur sur lequel le plan de séparation ne se marquait que par une raie très fine. La distance du conducteur au plancher était 1^{m}25 et à la balance, 2^{m}25. Pour obtenir la source d'électricité à potentiel constant, le dispositif suivant a été appliqué (fig. 2) : l'un des pôles de la machine Wimshurst w, à 4 plateaux, mue par un moteur électrique, communique avec une batterie de condensateurs c, reliés en surface.

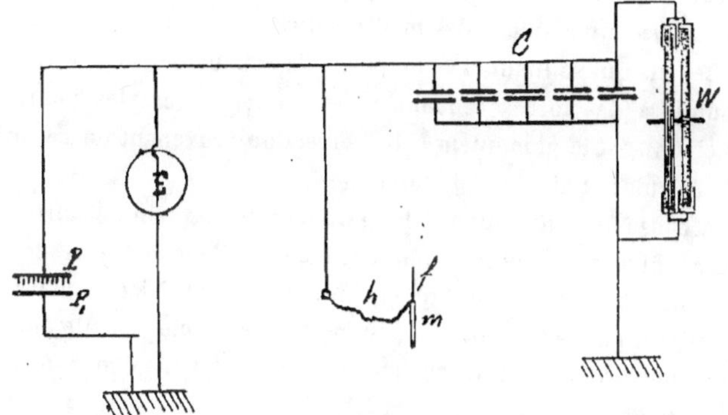

Fig. 2.

Ce système est mis en communication avec une chaîne h qui permet de manier librement un fil f, au moyen d'un manchon en ébonite m. C'est en touchant le conducteur avec le fil f qu'on le porte au potentiel constant mesuré par un électromètre E gradué empiriquement d'après l'électromètre de lord Kelvin à cadrans verticaux. Le potentiel peut être réglé à volonté en approchant ou éloignant une plaque P, munie de points, à une plaque P, reliée à la terre.

Les deux parties du conducteur étant superposées, on les électrise, on enlève le fil f et on mesure la force répulsive.

L'inconvénient de cette méthode est que le potentiel du conducteur chargé ne reste pas constant et quoique chaque mesure ne dure que 10 secondes en moyenne, la chute de potentiel produisait une diminution de la force mesurée et de plus, cette chute est différente pour chaque surface. J'ai essayé de faire les mesures en mettant le conducteur en communication permanente, au moyen d'un fil fin, avec les condensateurs qui maintenaient le potentiel constant assez longtemps. Mais l'introduction de ce fil dans le champ a produit des perturbations considérables et je dus renoncer à son emploi. Pour mesurer la chute de potentiel par le fait de la déperdition pendant le temps nécessaire à effectuer une mesure de la force repulsive, j'ai employé la méthode dont M. Boltzman s'est servi pour la détermination des constantes diélectriques. Une balle diélectrique placée dans le champ d'une sphère chargée est soumise à une force, qui est une fonction de potentiel de la sphère. La connaissance de la variation de cette force dans le temps nous permet de calculer la variation de potentiel. La chute de potentiel a été ainsi déterminée pour tous les conducteurs et tous les potentiels, et les corrections correspondantes ont été apportées aux résultats des mesures directes.

Les fils qui soutiennent une partie de conducteur sont également soumis à des forces tendant à les ramener vers les points où le champ est le plus intense. La correction provenant de ce chef a été calculée et ajoutée à la force mesurée.

A cause de déperdition le long du circuit joignant l'électromètre avec le fil de charge il se peut que le potentiel de la phère au moment du contact était plus petit que celui indiqué par l'électromètre. Ne disposant pas des appareils pour la mesure exacte de cette chute le long de circuit, je puis affirmer seulement qu'elle était inférieure à 50 volts.

L'influence de plancher et de faux plancher de la balance était négligeable car en opérant à différentes hauteurs, je n'ai pu déceler aucune différence sensible.

Toutes les corrections étant apportées, les erreurs sont intérieures je crois, à 5 p. c.

Résultats expérimentaux :

HÉMISPHÈRES. — La répulsion de 2 parties d'une sphère conductrice résultante de la juxtaposition de deux calottes limitées à un petit cercle de rayon r est $F = \dfrac{V^2}{8}\dfrac{r^2}{R^2}$.

Pour le cas de deux hémisphères, on a : $F = \dfrac{V^2}{8}$.

Pour vérifier cette formule, j'ai employé toute une série de sphères de rayons, compris entre 1 et 10 cm. et j'ai mesuré les forces répulsives pour les potentiels, entre 2000 et 10000 volts. Les résultats sont représentés graphiquement sur les fig. 3 et 4. Dans la fig. 3, sur l'axe des abscisses sont portés les potentiels et sur l'axe

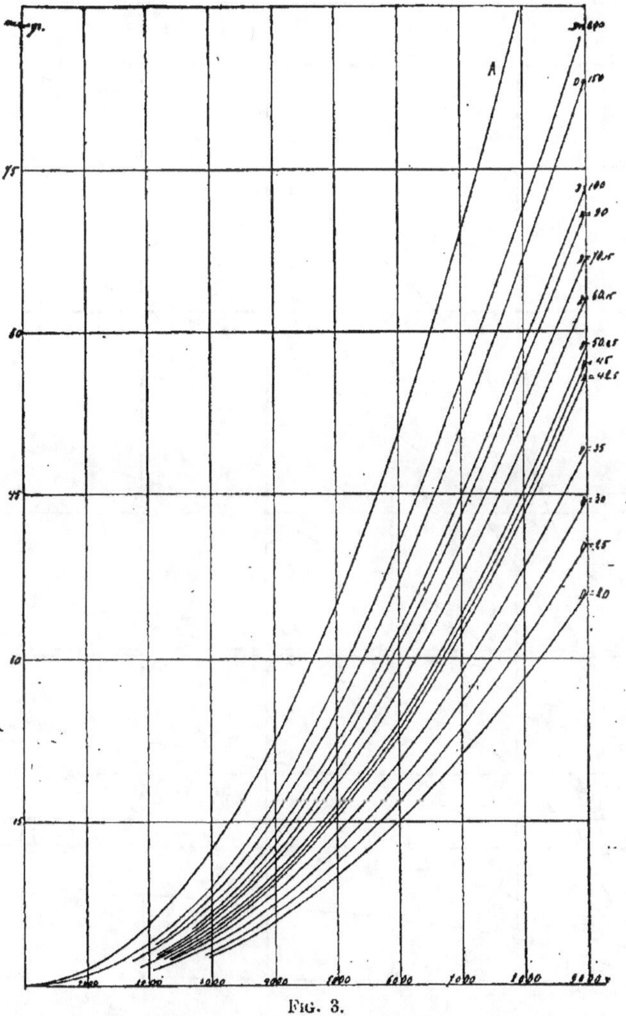

FIG. 3.

des ordonnées, les forces. Chaque courbe représente donc la variation de la force répulsive en fonction du potentiel, pour une sphère donnée. Théoriquement, toutes ces courbes devraient se confondre en une seule, qui est la courbe A. Toutes les courbes expérimentales sont des paraboles; donc la loi de carré du potentiel se vérifie.

La fig. 4 représente les courbes de variation, de la force répulsive en fonction des rayons des spères, pour un potentiel donné. Sur l'axe des abscisses sont portés les rayons des sphères; sur l'axe des ordonnées, les forces. En même temps sont représentées les

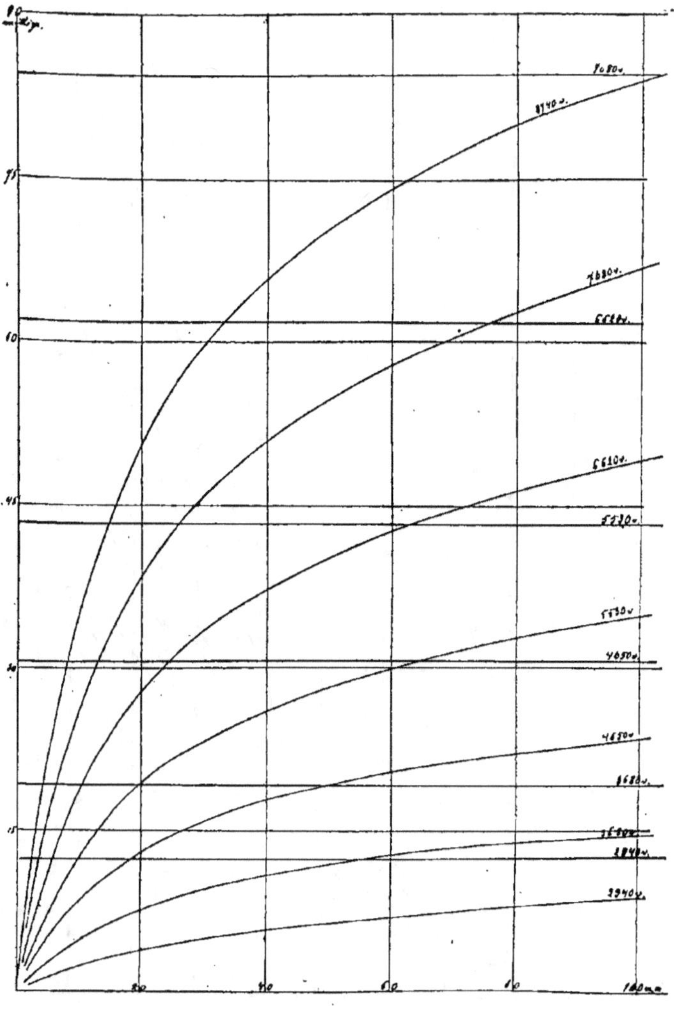

FIG. 4.

courbes théoriques correspondantes, qui sont des droites parallèles à l'axe des abscisses. On voit que la variation est régulière et qu'aucune des courbes expérimentales n'atteint sa correspondante théorique, dans les limites de nos expériences. Mais les courbes expérimentales s'approchent de courbes théoriques à mesure que le rayon de la sphère augmente et il se peut que la valeur indiquée par la théorie ne soit que le cas limite. Ce n'est qu'en expérimentant avec des sphères plus grandes encore que l'on pourrait peut-être établir si la valeur théorique peut être atteinte au non.

Ce résultat montre que, dans nos conditions d'expérience, l'expression de la tension électrostatique ne se vérifie pas.

La théorie de M. P. Duhem donne, pour la répulsion de 2 hémisphères :

$$F = \frac{V^2}{8} + AVR + B,$$

A et B étant des constantes dépendant de la nature du conducteur. On voit qu'ici, le terme $\frac{V^2}{8}$ ne constitue qu'une partie de la force totale. De plus, la force doit varier linéairement avec le rayon et d'autant plus que le potentiel est plus élevé. S'approchant plus des résultats expérimentaux, la formule ci-dessus est tout de même insuffisante pour rendre compte des phénomènes observés.

En admettant la distribution des charges dans la couche électrique donnée par M. Foeppl et en tenant compte des pressions élastiques, le calcul donne, pour la force répulsive de 2 hémisphères chargées au potentiel V :

$$F = \frac{V^2}{8} \alpha + \beta VR,$$

α et β étant des constantes. Cette formule montre que la force doit varier en fonction du rayon, mais la loi de variation étant linéaire, la théorie n'est pas conforme à l'expérience.

L'hypothèse de M. De Heen exige la variation de la force avec le rayon de la sphère, mais aucune loi ni valeur théorique n'est donnée. Il faut remarquer que l'action dirigée perpendiculainement aux lignes de force du champ, telle qu'elle est conçue par M. De Heen, n'a rien de commun avec les pressions transversales de Maxwell.

Calottes sphériques. — Pour vérifier la formule $F = \frac{V^2}{8} \frac{r^2}{R^2}$, j'ai employé les différentes calottes d'une sphère de rayon $R = 50^{\text{m/m}}$. En opérant à deux potentiels différents : 8740 et 6620 volts, j'ai trouvé qu'effectivement la force répulsive varie proportionnellement au carré de rayon de la base, mais les valeurs absolues des forces sont beaucoup plus petites que ne l'exige la théorie. Comme on s'en assure facilement, la loi du carré du rayon de la base est également exigée par l'hypothèse de l'action tangentielle.

ZONES SPHÉRIQUES. — La connaissance de la distribution sur une calotte sphérique conductrice (1) nous permet de calculer la force répulsive de deux parties de cette calotte chargée au potentiel V.

Le calcul donne une formule compliquée (2), que j'ai soumise au contrôle de l'expérience. Pour cette étude, j'ai employé une sphère de diamètre $= 100$ $^m/_m$, dont une moitié se composait de cinq zones séparées, de 10 milim. de hauteur chacune et ajustées de façon qu'étant superposées, elles formassent une hemisphère. Ces cinq zones, associées à une demi-sphère faite d'une pièce, constituaient une sphère complète. Par des arrangements convenables, on pouvait obtenir dix zones différentes appartenant à une même sphère.

Les résultats des mesures avec les zones ayant pour base la circonférence de grand cercle sont représentés graphiquement par la fig. 5. En déterminant le cercle de la base supérieure par la collatituelle d'un de ses points, les valeurs de ces angles sont portées sur l'axe des abscisses et les forces, sur l'axe des ordonnées. Ainsi, la courbe A est construite d'après les données expérimentales pour le potentiel de 8740 volts; sa correspondante théorique est la courbe A'. De même, les courbes B et B' donnent respectivement les variations expérimentales et théoriques pour le potentiel de 6620 volts.

La courbe expérimentale montre que la force varie peu à mesure que la hauteur de la zone diminue et de plus, cette variation est un accroissement. Comme le montre l'allure de la courbe, la force ne serait pas moindre pour les zones de hauteur plus petite que j'ai utilisées et par suite, on doit s'attendre à la descente brusque de la courbe au voisinage immédiat de l'ordonnée $\frac{\pi}{2}$. Ce fait, d'apparence paradoxale, se manifeste aussi dans d'autres cas, et en opérant avec des zones différentes, j'ai constaté le même phénomène, Ainsi, par exemple, pour la zone de rayon de base $r = 48$ $^m/_m$, 99 mais de hauteur h différente, on a les forces suivantes (3) :

	$h = 40$ $^m/_m$	$h = 10$ $^m/_m$
8740 volts	0,0668	0,0677
6720 »	0,0368	0,0389

---

(1) W. THOMSON, Extraits de deux lettres adressées a M. Liouville (*Journ. de Liouv.* XII, p. 243. *Reprint of pap.* ou *Elect. and Magn.*, p. 178). — La fonction potentielle est donnée en cordonnées elliptiques, par LIPSCHITZ. *Journal de Crelle* 1861, 58 pp. 152-173.

(2) S. PIENKOWSKI, Sur la tension électrostatique (*Bull. de l'Ac. roy. de Belgique*, 1910, p. 483).

(3) Il n'a pas été tenu compte de la déperdition.

Dans les théories modernes, la notion du conducteur absolument isolé n'est plus admise, car les tubes de force partant du conducteur doivent nécessairement se terminer sur une autre surface plus ou moins éloignée. Si la distance entre les éléments corres-

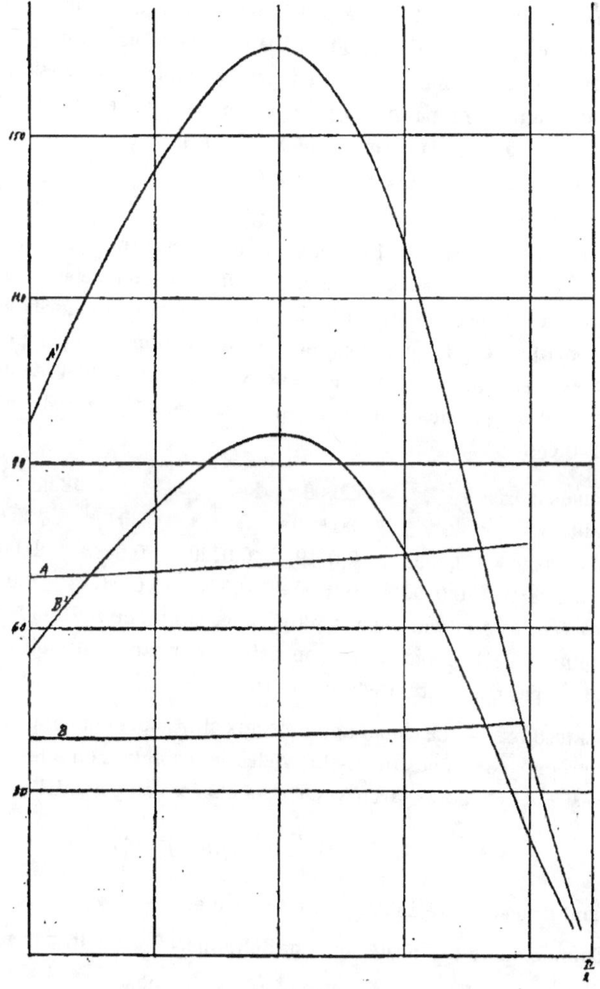

FIG. 5.

pondants de tubes partant d'un conducteur est grande, celui-ci est dit isolé. Mais ainsi il est facile de voir que dans le cas de nos expériences les distances variant peu, la force doit être sensiblement proportionnelle au carré de la charge de la zone repoussée, ce qui n'est pas le cas. D'après l'hypothèse de l'action tangentielle, la force s'exerce le long de la ligne de séparation de deux parties et lorsque la hauteur de la zone diminue, la base restant la même, la résultante ne doit pas changer. Mais il faut remarquer qu'à mesure de la diminution de la zone à l'intérieur, il se forme un champ d'intensité d'abord très faible, mais croissant toujours ; ainsi, à la force agissant sur la face extérieure s'ajoute celle qui agit sur la face intérieure d'air, sans augmentation. De plus, cette action n'est pas une fonction, ou au moins pas une fonction simple de la densité, le long de la ligne de séparation, puisque quand la zone diminue, la densité varie d'après la formule de W. Thomson, laquelle ne concorde pas avec les données expérimentales.

La loi des carrés des potentiels se vérifie.

ZONES COUVERTES. — Imaginons mantenant que nous couvrions la base supérieure de la zone par un plan conducteur. Sans préciser la valeur de la force répulsive, on pourrait s'attendre à son augmentation. Or, l'expérience montre que l'action est à peu près, sinon exactement, la même dans les deux cas. Voici d'ailleurs quelques chiffres obtenus par la mesure directe, le potentiel étant de 8740 volts :

Rayon de la base		50,00			48,99	
Hauteur	40 $^{m}/_{m}$	30 $^{m}/_{m}$	20 $^{m}/_{m}$	30 $^{m}/_{m}$	20 $^{m}/_{m}$
Zone ouverte	0,0693	0,0719	0,0720	0,0683	0,0681
» couverte	0,0690	0,0706	0,0692	0,0671	0,0679

Les écarts, quoique dans la plupart des cas montrant une faible diminution de la force, sont trop petits pour être constatés avec certitude par nos procédés de mesures.

ELLIPSOÏDES. — Le calcul appliqué aux ellipsoïdes donne, pour la force répulsive de deux demi-ellipsoïdes de révolution dont le demi-axe est c et le demi-axe transverse a, et chargés au potentiel V.

$$F = \frac{V^2}{8} \, lg \, \frac{a^2}{c^2} \, (arc\ sin.\ e)^{-2}. \quad (1)$$

e étant l'excentricité de l'ellipse méridienne.

Comme on voit, F ne dépend que du rapport $\frac{a}{c}$ et doit, par suite, rester constante pour tous les ellipsoïdes semblables.

Pour l'étude expérimentale, j'ai employé trois ellipsoïdes aplatis qui ont été divisés en deux parties par des plans équatoriaux. Les mesures montrent que la force varie considérablement avec les

---

(1) *Bull. de l'Ac. roy. de Belgique* (Classe des Sciences), 1910, p. 450.

dimensions linéaires de la surface et voici les chiffres obtenus (1) pour les trois ellipsoïdes E_1, E_2, E_3 :

	E_1		E_2		E_3	
Potentiel	théor.	expérim.	théor.	expérim.	théor.	expérim.
8740	0,1640	0,1038	0,1536	0,0832	0,1560	0,0574
6620	0,0941	0,0582	0,0881	0,0476	0,0895	0,0329
4650	0,0464	0,0276	0,0435	0,0236	0,0442	0,0159

Comme dans d'autres cas, l'expérience ne concorde pas avec les données théoriques.

CYLINDRES. — Considérons un cylindre conducteur de longueur constante dont les extrémités sont ouvertes et séparons-le en deux parties par une section perpendiculaire à son axe, à une distance x de son extrémité. Ne connaissant pas la distribution sur une partie limitée d'un cylindre, je ne puis indiquer la valeur théorique de la force répulsive s'exerçant entre les deux parties du cylindre, mais l'expérience a donné un résultat assez intéressant, qui est représenté sur la fig. 6. Sur l'axe des abscisses sont portées les distances, sur l'axe des ordonnées les forces répulsives mesurées. Chaque courbe représente la variation de cette force en fonction de la distance x pour un potentiel donné. Ces trois courbes se rapportent à un cylindre de diamètre $d = 30 ^{m}/_{m}$ et de longueur $L = 150 ^{m}/_{m}$. Il n'a pas été tenu compte des déperditions, mais le cylindre étant toujours le même, cette correction entre comme une constante dans chaque courbe et d'ailleurs, les valeurs absolues n'ont pas d'importance ici. Il est à noter que la déperdition s'est montrée faible.

Comme l'indiquent les courbes, la variation de la force répulsive est faible, ce qui fait écarter l'hypothèse que c'est l'action des charges induites sur le plafond qui est mesurée dans nos expériences.

L'autre cylindre de diamètre $d = 60 ^{m}/_{m}$ et de longueur $L = 270 ^{m}/_{m}$ a donné des résultats analogues.

On peut se rendre compte de tous ces faits, sans toutefois les expliquer quantitativement, en admettant l'hypothèse de l'action tangentielle. Mais alors, si nous considérons un disque plan *isolé* dont une partie, portant la charge d'un côté seulement, puisse se détacher, on ne doit constater aucune force répulsive, semble-t-il. Or, l'expérience montre le contraire. Les mesures sont fort difficiles à effectuer et les résultats obtenus ne présentent pas assez de certitude pour que je puisse les donner, mais dans tous les cas, cette force

---

(1) Il n'est pas été tenu compte des déperditions, lesquelles sont bien faibles.

existe et n'est point négligeable (on ne peut prendre en considération l'action observée dans l'électromètre de lord Kelvin, car là,
on a un système de conducteur ; je n'envisage qu'un conducteur
isolé).

M. De Heen (1) explique ce cas par le mouvement de lignes de force.
Mais cette idée me semble présenter des difficultés, car elle admet
l'existence réelle des lignes de forces distinctes et elle implique en
outre, par suite de changement du champ électrostatique, la naissance d'un champ électromagnétique variable et conséquemment,

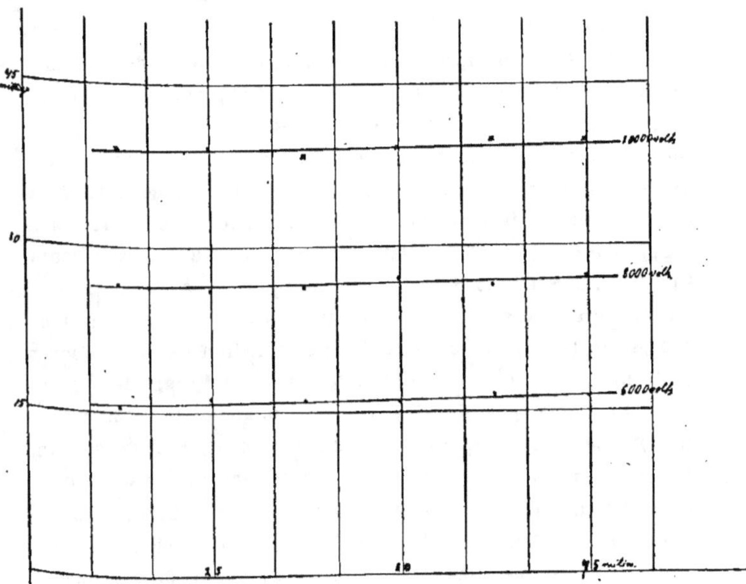

FIG. 6.

le rayonnement de l'énergie. M. De Heen admet qu'il en doit être
réellement ainsi mais il pense que la disparition de l'énergie due
à cette cause échappe à nos moyens de mesure et serait d'un
autre ordre.

Le mécanisme de la répulsion de deux parties d'un conducteur
peut être conçu, non seulement par cette hypothèse, mais en se
basant sur la considération des tubes de tension tels qu'ils ont été
envisagés par Faraday, Maxwell et la plupart des physiciens
modernes. Les tubes de tension se terminant à la surface du con-

(1) P. De Heen, Consid. sur la signification physique du potentiel électrique,
Bull. de l'Acad. roy. de Belgique (classe des sciences), 1910, p. 431.

ducteur, sur laquelle ils possèdent une mobilité parfaite; par suite, à l'état d'équilibre, la direction de la tension sur la surface du conducteur doit être perpendiculaire à cette dernière. Mais à côté de cette tension longitudinale, il existe des pressions transversales qui, à l'état statique des charges, s'équilibrent mutuellement. Imaginons qu'une partie S' de la surface, où se terminent un certain nombre de tubes, puisse se détacher; alors les pressions telles que p, p_1 seront équilibrées par les actions antagonistes des autres tubes de tension, distribués sur la partie restante du conducteur. Mais les pressions p', p'_1, si elles ne sont pas égales et de signes contraires, vont donner une résultante qui tendra à entraîner la partie S' dans sa direction. C'est par une image analogue qu'on se rend compte de la répulsion de deux charges de même signe. En opérant avec les conducteurs chargés agissant à distance, on n'a pu observer directement l'action de ces pressions puisque, sur chaque conducteur, elles se font équilibre. Dans l'électromètre de Lord Kelvin, où le disque central fait partie électriquement de l'anneau de garde et peut se placer indépendamment, ces pressions sont parallèles au plan du disque et par suite, ne peuvent produire aucun effet. Mais évidemment ce n'est pas une explication ce n'est qu'une image.

L'expression de la force de tension est une conséquence nécessaire de l'applicabilité de la loi de Coulomb aux charges réparties sur un conducteur. Plusieurs physiciens s'occupant de l'électrostatique ont insisté sur la gratuité de l'hypothèse d'étendre au cas des conducteurs les lois établies pour les diélectriques seulement. Cela se manifeste, par exemple, dans la démonstration de la loi fondamentale de l'inverse du carré des distances, pour laquelle la démonstration de Laplace-Bertrand, si élégante au point de vue mathématique, ne satisfait pas les physiciens, et on lui substitue celles de Pellat (1), de Graetz (2), de Bragg (3).

Mais en admettant cette hypothèse, on était conduit à des formules concordant avec les expériences. Il n'y avait pas de fait expérimental montrant l'illégitimité de ladite hypothèse. Or, les mesures que je viens de résumer semblent la mettre en défaut. Mais étant donnée l'importance de la question, il est nécessaire qu'elle soit soumise à l'examen d'autres expérimentateurs, qui feraient les mesures dans

---

(1) *Cours d'électricité*, vol. I.
(2) *Handbuch der Physik*, de Winkelman, vol IV, pp. 23 et suiv.
(3) *Phil. Mag.*, t. 34, 1892, p. 18.

d'autres conditions, et que les recherches soient effectuées dans de larges limites (1). Je tiens a préciser qu'il ne s'agit point ici de l'exactitude ou de la fausseté de la loi de Coulomb, mais des limites de son applicabilité et à cet égard, de nouvelles recherches sont nécessaires.

La théorie du potentiel newtonien
est-elle applicable aux phénomènes électriques?

par M. DE HEEN

—

Tout le monde connaît la découverte de Newton qui constitue la base de la mécanique céleste, d'après laquelle les choses se passent comme si l'action attractive de deux éléments matériels était directement proportionnelle au produit de leurs quantités de matière, lesquelles ont pour mesure leurs masses, et inversement proportionnelle au carré de leur distance.

Les physiciens, frappés par l'harmonie des lois qui se dégagent de cette proposition si simple, n'ont pas hésité à la généraliser et à l'appliquer notamment aux phénomènes électriques. Ils ont remarqué que si l'on chargeait, par exemple, une sphère à un certain potentiel, on pouvait libérer une certaine quantité d'énergie, de même qu'en laissant tomber une pierre d'une certaine hauteur. Cette énergie a pour mesure :

$$W = \frac{CV^2}{2}$$

C représentant la capacité et V, le potentiel.

La quantité d'électricité Q correspondante a pour mesure Q = CV.

Cette quantité devenait donc comparable à une certaine quantité de matière et l'on a admis pour l'électricité une relation identique à celle que l'on admet pour la matière, en écrivant :

$$F = \frac{QQ'}{d^2}$$

---

(1) C'est surtout l'action perturbatrice de fils de suspension qu'il faut examiner de plus près, car ceux-ci se trouvant dans le champ, peuvent le déformer de sorte que les conditions théoriques ne seront pas satisfaites. Dans ce travail je n'envisage que l'action pondéromotrice sur les fils et non pas la perturbation qu'ils peuvent produire. J'étudierai cette question prochainement.

F représentant l'action à distance, Q,Q' les quantités d'électricité et d, la distance.

Est-il légitime d'admettre ce parallèle ? Telle est la question que nous posons.

Nous admettons d'abord que la capacité C représente une masse, le potentiel V une vitesse et la quantité d'électricité Q, une quantité de mouvement.

Cette quantité d'électricité ou cette quantité de mouvement correspondra : 1° à une quantité de mouvement de gyration localisée à la surface du conducteur; 2° à une quantité de mouvement de gyration affectant la forme de fibres gyrostatiques localisées dans le diélectrique ou dans l'éther.

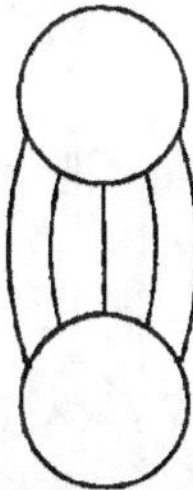

FIG. 1

Dans ces conditions, l'action attractive de deux sphères électrisées de noms contraires sera représentée par la tension des fibres f (fig. 1). Au contraire, lorsqu'il s'agit des actions répulsives, les lignes d'action qui représentent les fibres gyrostatiques $a, a'\ a''$... *battent* les lignes $bb'\ b''$... et réciproquement

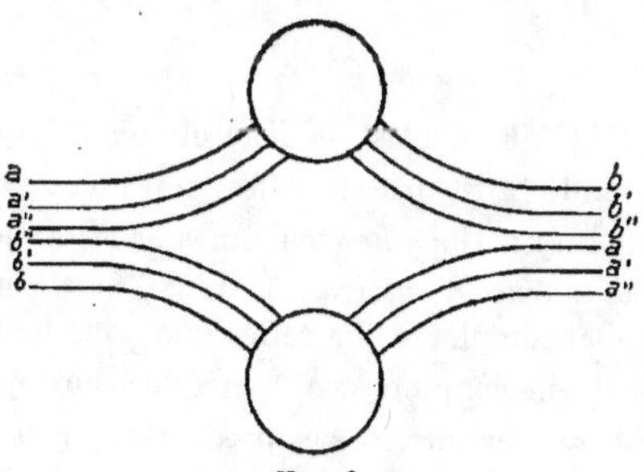

FIG. 2

(fig. 2), d'où production d'une quantité de mouvement ou d'une force expansive qui tend à éloigner les sphères, de même que s'il s'agissait de la force expansive d'un gaz.

Nous voyons également que l'action réciproque de deux hémisphères (fig. 3) correspondra à un mécanisme entièrement semblable. Les *battements* des fibres a, b, a' b' *engendreront des* ACTIONS TANGENTIELLES *f et non des actions normales, ainsi qu'on le suppose actuellement.*

Or, les *mécanismes* représentés (fig. 1 et 2) correspondent-ils bien à la conception abstraite des actions dites à distance?

L'équivalence de ces deux conceptions semble bien se vérifier lorsqu'il s'agit des actions attractives, mais, d'autre part, il semble en être autrement lorsqu'il s'agit des actions répulsives.

Telles sont, en quelques mots, les raisons fondamentales qui nous ont décidé à réaliser, à l'Institut de physique de notre université, de longues et laborieuses recherches auxquelles M. Pienkowski s'applique avec autant de zèle que de talent.

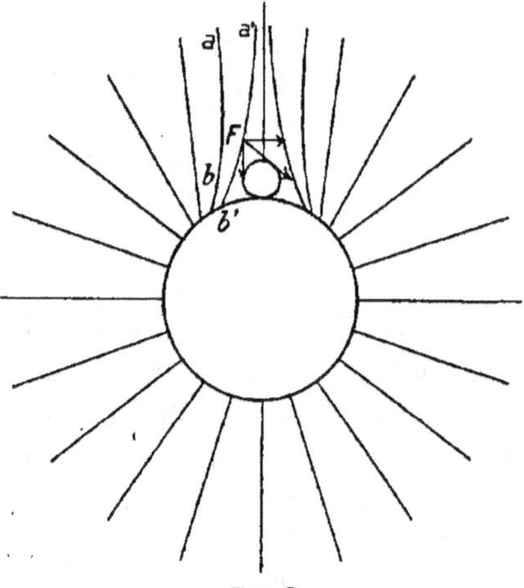

FIG. 3

Mais ce qui étonne, c'est la légèreté avec laquelle les théoriciens ont fondé la théorie de l'électricité basée sur une simple analogie entre les actions newtoniennes et les actions électriques attractives *et même répulsives,* le tout étant contrôlé par des mesures aussi incomplètes que celles que nous possédons.

La publication complète des recherches entreprises montrera que ces mesures comportent des précautions minutieuses qui, à notre connaissance, n'ont jamais été prises pour ce genre de mesures.

Sur la constitution
de la matière et de l'électricité

par H.-J. PROUMEN (Bruxelles)

—

Le but de cette communication est de présenter quelques réflexions d'ensemble sur la constitution de la matière et de l'électricité.

La désintégration atomique est aujourd'hui un fait trop avéré pour qu'il soit nécessaire d'y revenir. On a reconnu le *plus petit que l'atome* dans les tubes de Crookes, les corps radioactifs, les métaux frappés par l'ultra-violet, etc. On a conclu que l'atome des chimistes, considéré autrefois comme absolument insécable et invariable, est au contraire susceptible de division; que les produits de désintégration sont animés de vitesses qui, dans certains cas, peuvent se rapprocher de la vitesse de la lumière; que ces particules provenant de la destruction de l'atome portent une charge électrique.

Le calcul du rapport e/m de la charge à la masse des corpuscules produits donna des résultats surprenants sur lesquels nous ne reviendrons pas. J.-J. Thomson trouva pour les rayons cathodiques un rapport d'un ordre de grandeur mille fois plus élevé que celui du rapport e/m pour les ions d'hydrogène de l'électrolyse. Ces résultats furent corroborés par les travaux de Lenard, Simons, Wiechert, etc. Lorsque les corps radioactifs firent leur apparition, les travaux de Becquerel, Rutherford, etc., montrèrent que les rayons β possédaient un rapport e/m analogue à celui trouvé pour les rayons cathodiques; J.-J. Thomson arriva à un résultat semblable pour les émissions des métaux sous l'influence de l'ultra-violet. Rappelons que, dès 1897, il émit l'avis que la grandeur du rapport e/m observé pour les rayons cathodiques était due aussi bien à la grandeur de la charge électrique qu'à la petitesse de la masse du « corpuscule » mais il insista tout particulièrement sur cette seconde hypothèse; il osa même supposer une division matérielle poussée beaucoup plus loin que dans l'état gazeux, où les molécules gazeuses seraient disloquées, non pas en atomes chimiques, mais en atomes primordiaux, vraisemblablement identiques entre eux, qu'il s'agisse de l'hydrogène, de l'oxygène, ou de tout autre gaz; l'auteur les appela à cette époque « corpuscules ».

Ajoutons qu'en 1898, J.-J. Thomson détermina la charge d'un corpuscule par une élégante méthode basée sur la condensation de la vapeur d'eau par les corpuscules; il fut prouvé alors que les corpuscules avaient une masse de l'ordre de grandeur de la millième partie de la masse de l'ion d'hydrogène dans l'électrolyse, la charge étant sensiblement la même dans les deux cas.

C'est ainsi que naquit la théorie des électrons, à laquelle se rallient la grande majorité des physiciens d'aujourd'hui. Lorsque l'on considère le chemin parcouru dans les dernières années, on ne peut s'empêcher de considérer cette théorie comme extrêmement féconde. D'après cette théorie, l'atome est formé d'électrons et ceux-ci constituent les éléments, les atomes de l'électricité. Le courant électrique ne serait qu'un courant d'électrons.

Il faut cependant remarquer que, dans cette manière de voir, l'électricité existerait toute formée dans la matière et devrait s'y trouver à un état de tension énorme; que l'on revient ensuite à la théorie des fluides électriques en faisant des hypothèses assez voisines de celle du phlogistique. Voilà ce qui découle de la théorie des électrons, si on la prend au pied de la lettre.

Nous croyons cependant à l'utilité de la théorie électronique; les résultats qu'elle a permis d'obtenir attestent du reste son importance.

Mais il convient de considérer l'électron, la charge électrique de l'ion et du corpuscule cathodique, plutôt comme un symbôle fort utile que comme une réalité tangible. L'atome est vraisemblablement un colossal réservoir d'énergie, ainsi que le manifestent ses débris. Nous croyons que quand l'équilibre atomique est rompu, les électrons sont le siège d'une certaine énergie vibratoire ou giratoire; l'énergie cinétique de ces particules constituerait l'énergie électrique. Dans cette manière de voir, l'électron peut être considéré comme le siège d'une énergie électrique, tout comme les molécules d'une vapeur sont le siège d'une énergie calorifique sans cependant représenter les atomes du phlogistique; il ne serait plus question d'atomes d'électricité au sens propre du mot; il s'agirait plutôt de charges élémentaires.

D'ailleurs, il est nécessaire de considérer l'électron comme dépositaire d'une certaine quantité d'énergie se transmettant à l'éther. En se rapportant à l'expérience de Rowland et en regardant le courant électrique comme le résultat d'une convection d'électrons, les effets d'induction ne peuvent se concevoir que si ces électrons possèdent une énergie véhiculée par l'éther; sans quoi, on serait amené à considérer le courant électrique comme un mouvement de corps électrisés, et l'énigme subsisterait.

L'électricité, d'ailleurs, naît souvent d'une rupture d'équilibre;

les phénomènes de l'électrolyse où il s'agit d'une scission de molécules, l'ont montré depuis longtemps. Dans la théorie électronique, on explique la formation d'un ion positif par le départ d'un électron ; cet électron, en se joignant à l'autre débris de la molécule saline, formerait un ion négatif. Tout cela est évidemment symbolique ; il est fort possible que la division d'une molécule transforme les forces de cohésion en énergie électrique. Pourquoi la charge des ions monovalents est-elle la même que celle des corpuscules cathodiques et des rayons β ? C'est un problème que la science ne résoudra définitivement que quand nos connaissances sur la nature de la cohésion, de l'affinité et des forces intra-atomiques seront plus étendues.

En résumé, en considérant la charge élémentaire ou l'électron comme une certaine quantité d'énergie, cette énergie se trouve aussi bien dans les ions monovalents de l'électrolyse que dans les corpuscules provenant de la division de l'atome. « L'atome d'électricité » ne serait, en somme, qu'une quantité d'énergie toujours du même ordre de grandeur.

La fécondité de la théorie électronique n'est plus à mettre en doute ; ses détracteurs lui reprochent son manque d'objectivité ; c'est pourquoi il est bon parfois d'insister sur la valeur réelle de ses symboles.

Sur les réactions chimiques des éléments radioactifs
par B. SZILARD (Paris)

---

1. Les réactions chimiques à précipitation des éléments radioactifs peuvent être divisées en deux catégories : 1° les réactions caractéristiques dites ioniques telles que l'ion Ra avec l'ion SO_4 : les réactions de cette nature connues dans le domaine des éléments radioactifs sont très peu nombreuses ; 2° les réactions dites de fixation, moins caractéristiques pour un élément déterminé mais beaucoup plus sensibles, comme la réaction du radium fixé par l'hydrate ferrique. Un grand nombre de ces réactions sont connues.

Dans cet essai, je ne m'occuperai que de cette seconde catégorie de réactions, aussi bien connues d'ailleurs dans le groupe des éléments ordinaires que dans celui des éléments radioactifs. Si elles sont bien connues dans leurs effets, elles sont par contre très peu expliquées dans leurs causes et c'est cette explication que je désire développer ici, quoiqu'elle ne soit pas encore bien précise à l'heure présente ; mais nos connaissances actuelles sur ce sujet ne semblent pas nous autoriser encore à un développement mathématique.

2. Comme première explication des réactions de fixation des éléments radioactifs, on a supposé qu'en précipitant un élément *apparenté* avec l'élément radioactif qui se trouve dans le sein de la même solution, la grande quantité de précipité formé par le premier élément entraînera la faible quantité de précipité formé par le même réactif de l'élément radioactif. Cette explication suppose alors que ces réactions ne soient que des réactions ioniques, dans le sens ordinaire du mot, fondées sur la faible solubilité du corps cherché. Le rôle de phase solide de l'élément ordinaire se bornerait simplement à servir de support à la faible quantité de précipité de l'élément radioactif. Dans cette hypothèse, il y a deux propositions parfaitement inadmissibles : l'une qui concerne la parenté de l'élément entraîné avec le constituant de phase solide paraîtra tout de suite fausse, si l'on examine quelques cas différents de celui du radium avec le baryum : le polonium est entraîné par l'hydrate de fer, l'hydrate de thorium, le sulfate de baryum, l'hydrate de zirconium, l'uranium X est entraîné par le charbon, l'hydrate de thorium, le sulfate de baryum, l'hydrate de zirconium.

Nous voyons donc d'une part que les substances à composition très différentes les unes des autres peuvent entraîner le même élément radioactif ; d'autre part, nous constatons que les mêmes phases solides peuvent servir à la fixation des éléments radioactifs dont les propriétés chimiques proprement dites — *a priori* — doivent différer beaucoup les unes des autres. D'où nous pouvons conclure d'une façon sûre que, dans les phénomènes de fixation, la parenté du constituant du « fixateur » avec l'élément radioactif fixé, ne peut jouer aucun rôle principal.

L'autre proposition concernant la formation d'une phase solide constituée par l'élément radioactif et le réactif, est encore moins justifiée.

La concentration des solutions des éléments radioactifs à vie courte, dans les conditions expérimentales ordinaires dépasse rarement l'ordre de 10^{-10} normale (1) mais j'ai constaté, avec

---

(1) Telle est la concentration d'une solution d'uranium X en équilibre avec son uranium dans une solution normale de sel d'uranyle.

une solution de radium C (obtenue par l'émanation du radium absorbée dans l'eau), que sa réaction d'entraînement avec l'hydrate de fer reste encore très accentuée lorsque l'ordre de grandeur de la concentration est inférieure à 10^{-10} normale. Il est impossible d'expliquer qu'on puisse précipiter une quantité quelconque des substances lorsque la concentration est aussi faible, si nous ne supposons pas que les composés des éléments radioactifs ne soient particulièrement insolubles.

Pour prendre un exemple, supposons que la solution du sulfate d'uranium X soit du même ordre de grandeur que celle du SO^4Ba. Dans ces conditions, 1 litre d'eau devrait être saturé par 1 gr. SO^4 UrX (1) environ; cependant, nous obtenons facilement et même presque quantitativement par des réactions de fixation, l'UrX des solutions où sa concentration n'est que 10^{-13} normale. Si cet effet était dû à la solubilité, ce corps devrait être alors au moins 10^7 fois moins soluble que le SO^4Ba, chose bien peu admissible déjà à première vue, surtout lorsque j'ai vérifié que la solution de sulfate d'uranyle, même en présence d'un grand excès d'acide sulfurique, se laisse filtrer au travers d'un faisceau de papier à filtrer sans y laisser de quantité appréciable d'uranium X.

En résumé, il reste impossible d'admettre que des ions du réactif et de l'élément radioactif puissent se constituer d'eux-mêmes en phase solide dans le cas des concentrations indiquées ci-dessus; il est démontré, d'autre part, qu'aucun des constituants de la phase solide ne peut être considéré — *a priori* — comme apparenté avec l'élément radioactif fixé. L'explication des phénomènes de fixation reste donc à chercher ailleurs.

3. Admettons même que le sulfate d'uranium X, que nous citons à titre d'exemple, soit vraiment un corps particulièrement insoluble. On pourrait alors supposer que du sulfate d'uranium X se forme également lorsqu'on précipite le sulfate de baryum dans le sein d'une solution d'urane; les deux sulfates (celui de Ba et de UrX) se précipiteraient alors ensemble et cela, dans une certaine proportion des concentrations relatives et en fonction des solubilités des phases solides correspondantes dans le milieu. De cette façon, en répétant les précipitations au bout d'un certain temps, une partie de SO^4 UrX pourrait se trouver dans le précipité.

- - - - - - -

(1) Composé hypothétique.

Il y a peut-être quelques circonstances qui font paraître ainsi le phénomène. Mais une expérience que j'ai faite réfute complètement cette explication : le sulfate de baryum préalablement précipité et mélangé à une solution d'un sel d'uranyle quelconque (azotate p. e.) peut fixer également de l'uranium X. D'où l'on peut conclure que le procédé de précipitation lui-même n'a pas non plus un rôle principal dans la fixation.

4. Il y a déjà longtemps qu'on a remarqué (1) que c'est surtout le baryum qui a la propriété de fixer les éléments radioactifs; M. Rutherford a cherché la cause de cette propriété dans la position de cet élément dans l'échelle électrochimique, le baryum étant très électro-positif.

A première vue, les expériences de Strömholm et Svedberg (2) peuvent être interprétées aussi comme confirmation de cette théorie, ces auteurs ayant pu séparer différents éléments radioactifs, simplement par cristallisation de $(AzO^3)^2Ba$ dans leur solution. Mais on peut faire les deux objections suivantes : 1° l'azotate de potassium cristallisé dans une solution de l'élément radioactif n'en renferme pas trace, quoique le potassium soit, lui aussi, très électro-positif; 2° j'ai réussi aussi à séparer l'uranium X du sulfate de baryum en transformant celui-ci en acétate et en précipitant dans sa solution de l'hydrate ferrique. Cette réaction n'aurait pas dû réussir, attendu que le fer est moins positif que le baryum.

L'électro-positivité du baryum, seule, n'explique pas alors non plus la cause de ces réactions, qui semblent se borner d'ailleurs au sulfate. Et encore moins que dans le cas du baryum, peut-on admettre une telle explication pour les autres cas de réactions de fixation.

5. L'*isomorphisme* de la matière fixante avec la matière fixée ne peut d'aucune façon donner l'interprétation de ces réactions. Ceci ressort déjà des explications données dans les paragraphes 2, 3, 4, et il nous paraît inutile de les répéter ici.

6. On pourrait examiner ces réactions encore à un autre point de vue. Nous avons signalé plus haut que le sulfate de baryum mélangé à une solution d'uranium X entraîne celui-ci. On peut

---

(1) Rutherford, *Radioactivity*, 2ᵉ éd., § 242.
(2) *Zeitsch. f. anorg. Chem.*, **61**-358; **63**-137.

examiner ce problème au point de vue de l'influence qu'un électrolyte exerce sur la solubilité d'un autre électrolyte (1). Dans ce cas particulier, l'un des électrolytes, l'azote d'uranium X, par exemple, est en solution, et le sulfate de baryum constitue une phase solide que nous y mélangeons, pour examiner ensuite l'influence qu'il exerce sur la solubilité de l'azote d'UrX. Les deux électrolytes, dans ces conditions, n'ont pas d'ions communs.

Soit C_0 la concentration des molécules non dissociées de l'électrolyte dans la solution aqueuse pure et C' dans la solution mélangée. Par l'électrolyte ajouté, on a introduit n_k cations et autant d'anions, ainsi que N molécules non dissociées. On aura ainsi les relations :

$$C_0 = C_0 \, e \alpha \, \frac{n_k}{n} + \beta \frac{N}{n}$$

$$C'_1 = C_1 \, e \delta \, \frac{n}{n} + \varepsilon \frac{N}{n},$$

où les valeurs de α et β dépendent de l'action mutuelle des ions de l'électrolyte augmenté des molécules non dissociées et des molécules dissociées de l'autre électrolyte; δ et ε déterminent l'action mutuelle des molécules non dissociées de l'électrolyse ajouté et des ions de l'autre électrolyte.

En supposant maintenant que, dans la solution aqueuse non mélangée encore, il y ait n molécules d'eau et m_0 molécules de l'électrolyte dissous dont le degré de dissociation est λ_0, tandis que dans la solution mélangée contenant la même quantité de molécules d'eau, il y ait m molécules d'électrolyte dont le degré de dissociation soit λ, on aura :

$$C_0 = \frac{(1 - \lambda_0) m_0}{n} \qquad C'_0 = \frac{(1 - \lambda) m}{n}$$

$$C_1 = \frac{\lambda_0 m_0}{n} \qquad C'_1 = \frac{\lambda m}{n}.$$

En introduisant ces valeurs dans les équations précédentes :

$$(1 - \lambda) \, m = (1 - \lambda_0) \, m_0 \, e \, \alpha \, \frac{n_k}{n} + \beta \frac{N}{n}.$$

$$\lambda^2 \, m^2 = \lambda^2 m_0^2 \, e^2 \, \delta \frac{n_k}{n} + 2\varepsilon \frac{N}{n}.$$

---

(1) Voir les détails : Jahn, *Electrochemie* (1905) p. 255.

Dans le cas de dissolutions infiniment diluées, l'action mutuelle des ions dissous étant infiniment faible,

$$a = \beta = \delta = \varepsilon = 0 \,;$$

d'où

$$(1 - \lambda)\, m = (1 - \lambda)\, m_0$$

$$\lambda^2\, m^2 = \lambda_0^2\, m_0^2.$$

C'est-à-dire : *un électrolyte mélangé à la solution d'un autre électrolyte se trouvant en solution extrêmement diluée ne change rien à la solubilité de ce dernier.*

Cependant, par l'expérience, nous voyons qu'une partie de l'électrolyte hypothétique $UrX\,(NO_3)$ passait de la phase liquide à la phase solide.

7. De ce qui précède, nous pouvons exclure toutes les explications que j'ai reproduites et qu'on a admises en général. Au cours de cet exposé, nous avons déjà vu que : 1° ces réactions ne sont pas des réactions de précipitations, dans le sens que la chimie attribue à ce terme, puisque le précipité (fixateur) une fois formé et mélangé à la solution de la substance active ne perd pas ses propriétés fixatrices; 2° en conséquence, ce n'est pas la réaction d'un réactif liquide produisant une phase solide qui peut avoir le rôle principal dans le phénomène; 3° ce ne sont ni les propriétés du cation ni celle de l'anion de la matière fixatrice qui déterminent ses propriétés fixatrices; celles-ci sont déterminées par l'état dans lequel la matière se trouve dans son milieu; 4° nous avons même vu que si une matière possède déjà ces propriétés, par rapport à un corps radioactif, elle semble les avoir aussi pour presque tous les autres. On se demande même si ce sont ces matières qui ont toutes le même caractère, ou bien si ce sont les éléments radioactifs qui ont la même nature, à l'égard de ces substances ?

Nous allons examiner maintenant comment cet état particulier des corps ordinaires est lié aux propriétés spéciales des éléments radioactifs, afin d'expliquer comment ces deux catégories d'éléments se combinent d'une certaine façon en se réunissant en une phase solide.

D'après l'hypothèse que j'exposerai ci-dessous, les éléments radioactifs peuvent être rapportés aux actions mutuelles des suspensions chargées et des ions électrolytiques ou, en général, aux actions mutuelles des corps chargés d'électricité.

8. Je considère comme suspensions tous les grains plus ou moins

— 322 —

fins se trouvant suspendus dans un liquide (1) où, grâce à leur
contact avec celui-ci, ils sont chargés d'électricité. Par cette
définition, je considère comme telles, non seulement les colloïdes et toutes les grosses suspensions mais, *étendant les propositions données par M. Jean Perrin, je considère également
que les précipités ont, en majeure partie, des propriétés semblables.* Ces propriétés sont les plus accentuées au moment de
leur formation, mais dans beaucoup de cas (Ba SO^4 p. e.), elles
le sont encore après.

Il est facile d'observer que les grains des précipités ont aussi
un certain mouvement propre, qui est d'autant plus ralenti que
leur volume est grand; que ces grains se maintiennent aussi les
uns distants des autres et enfin, que tout cela est dû à ce qu'ils
sont véritablement chargés; plus tard, peu à peu avec leur charge
ils perdent leur mouvement, cessent de rester en suspension,
s'unissent en adhérant les uns aux autres et forment des masses
inertes.

La charge électrique de ces grains peut être aussi de l'un ou
de l'autre signe, cela dépendant surtout des propriétés relatives
du milieu et des grains. La neutralisation de cette charge peut
avoir lieu, dans ce cas aussi, comme dans le cas des colloïdes,
par des ions électrolytiques de signe inverse; dans ces cas, le
centre matériel portant la charge compensante pourra être fixé
et constituera avec le grain un centre neure complexe et inerte.

9. L'analogie des grains du précipité avec les grains de col-
loïde étant évidente, il importe de préciser l'entité d'un pareil
grain dans une suspension.

Nous voyons que ces grains sont chargés d'une certaine quantité d'électricité, qu'ils ont un mouvement propre irrégulier et
même qu'ils forment des espèces de combinaisons, toutes propriétés qui caractérisent les ions électrolytiques (2); la différence
la plus remarquable entre ceux-ci et les grains réside dans la
masse de ces derniers par rapport à la charge qu'ils portent.
Mais, en somme, ce sont aussi des ions, que je désirerais appeler
ions de Perrin, ions « solides ». (Le terme « solide » ne sert ici
qu'à établir la distinction et ne veut d'ailleurs point dire que ce

---

(1) W. Ostwald. *Zeitschr. f. Chem. u. Ind. Koll.*, 1 (1907) 29

(2) J'ai présenté la présente étude au milieu du mois de septembre 1910. A la
même époque, M. J. Duclaux publiait une étude dans le *Zeitschr. f. Kolloïd-
chemie* (numéro d'août), où il concevait les grains de colloïdes comme des ions.

sont des corps véritablement solides.) Ces ions solides seraient
les ions électrolytiques correspondant aux gros ions électrostatiques de Langevin ; je crois que cette analogie est parfaite à
tous les points de vue. Rappelons aussi le mouvement brownien,
propriété aussi caractéristique pour les gros ions électrostatiques
que pour les ions solides électrolytiques, mouvement, en somme,
qui n'est autre chose que le déplacement visible des ions (1).

10. Les ions solides, comme nous l'avons déjà mentionné,
sont caractérisés par leur masse relativement grande par rapport à leur charge et possèdent par conséquent une très faible valeur de e/m. Un simple calcul peut montrer, par exemple, que
les ions solides de l'Ag (sol. colloïdale de l'Ag) possèdent une
énergie d'un ordre 10^7 fois moins grande que les ions électrolytiques du même élément. Pour la compensation d'une certaine
charge, il sera donc nécessaire d'avoir une masse des premiers
10^7 fois plus grande que des seconds. D'autre part, l'insolubilité
est caractéristique, pour les ions solides ; c'est même une condition de leur existence.

Ces deux circonstances, *faible charge* et *insolubilité*, expliquent la différence qui existe entre une réaction à précipitation
dans le cas des ions solides et une réaction dans le cas des ions
électrolytiques ordinaires, la sensibilité et la *perfection* d'une
réaction de précipitation étant déterminées par ces deux facteurs.

Dans le cas donné, nous attirons et fixons des ions électrolytiques par des ions solides et il ne s'agit que de les séparer de la
phase liquide dont ils ne sont en somme jamais le constituant
homogène ; pour la séparation, il suffit d'avoir juste la charge
de compensation. Dans le cas des ions électrolytiques, au contraire, il nous faut d'abord réaliser une solution saturée ; ne
pouvant y arriver, il n'y aura pas de phase solide, c'est-à-dire
pas de réaction de précipitation. Et dans des solutions très diluées, la compensation de la charge reste illusoire, les ions pouvant librement exister, sans se compenser.

11. La fixation des ions des éléments radioactifs se passerait
alors ainsi : lorsqu'on effectue une précipitation dans le sein
d'une solution où l'un des constituants de l'entraîneur et les
ions de l'élément radioactif sont présents, le précipité n'est

___

(1) Voir l'article de M. Jean PERRIN. *Le Radium* **6** (1909) 353-360.

d'abord formé que par des éléments ordinaires ; les grains de ce précipité se chargent ensuite d'électricité et tendent à compenser leur charge aux dépens des ions électrolytiques chargés en sens inverse. Parmi ces derniers se trouvent des ions des éléments radioactifs ; eux aussi attirés et fixés en partie, puis entraînés avec le précipité. Les grains attireront d'ailleurs également d'autres ions électrolytiques.

Il s'agit maintenant d'examiner jusqu'à quel point cette théorie concorde avec les faits.

12. Avant tout, il importe de vérifier si les grains des précipités peuvent être considérés comme des suspensions, en ce sens qu'ils peuvent pratiquement et réellement fixer les ions électrolytiques.

Si la fixation des ions électrolytiques des éléments radioactifs est due réellement aux propriétés des grains déjà existants, ces ions ne sont pas les constituants des grains qui se forment, et il est alors nécessaire que je puisse répéter ces expériences avec des grains préalablement préparés dans un milieu non radioactif. Cette hypothèse était parfaitement justifiée : j'ai préparé du sulfate de baryum et de l'hydrate de fer, que j'ai mélangés à une solution d'azotate d'uranyle et à une solution de chlorure de radium. Au bout d'une semaine, j'ai constaté que dans les quatre cas, les suspensions ont entraîné de l'uranium et du radium.

13. Une conséquence de la théorie est qu'en diluant une solution (qui renferme l'un des constituants de l'entraîneur et les ions de l'élément radioactifs) et en faisant ainsi la précipitation, on obtiendra des grains plus fins (plus nombreux) et la charge totale du système des grains augmentera en conséquence ; le nombre total des ions électrolytiques entraînés ira alors aussi en augmentant. Le rendement du précipité en substance radioactive doit être alors *relativement* meilleur dans des solutions diluées du constituant de l'entraîneur que dans des solutions concentrées de celui-ci. Ceci est l'explication de ce que le rendement est plus grand en substances actives, lorsqu'on répète les précipitations dans des solutions diluées de l'entraîneur que si l'on opère une seule précipitation dans une solution concentrée du constituant de l'entraîneur.

Nous voyons aussi par là pourquoi le rendement est supérieur lorsque le précipité se forme dans le sein de la solution ; dans ce cas, on a des grains encore assez fins et de cette façon, la charge totale du système des grains est relativement grande. Plus tard, les grains s'agrandissent et compensent en partie leur charge aux dépens des autres ions électrolytiques qui peuvent se trouver dans le même milieu. Aussi, leur action devient moins énergique qu'au moment de la formation.

14. La théorie que nous venons d'exposer était déjà mentionnée d'une façon vague et sans être généralisée, par Ritzel (1), comme application possible de l'absorption de l'uranium X par le charbon. On trouve également des données intéressantes dans le travail de A.-J. Berry, qui a fait des recherches de même nature sur l'absorption de l'uranium X par le sulfate de baryum.

Comme phénomène intéressant à notre point de vue, nous ne rappellerons du travail de Ritzel que le fait que le charbon une fois saturé d'émanation de thorium n'est plus capable de fixer de l'uranium X (sa charge étant déjà compensée par celle de l'émanation ou de ces produits). Quant à Berry, il a constaté que, toutes choses égales, la dilution et l'excès d'acide sulfurique favorisent l'absorption.

Le rôle de la dilution, nous l'avons déjà expliqué (§ 13); quant au rôle de l'excès en acide, ceci peut trouver son explication en deux circonstances : d'abord, le sulfate de baryum est, dans ces conditions, moins soluble dans le milieu (§ 15); d'autre part, les conditions d'électrisation des grains peuvent être modifiées. De même que *la marche de pareilles réactions peut être et même doit être tout autre suivant qu'on opère dans un milieu neutre, acide ou basique.*

15. Nous avons déjà dit plus haut qu'un des principaux caractères des ions solides et même une condition de leur existence est leur insolubilité. Nous pouvons constater, en effet, que tous les entraîneurs connus, le charbon, le sulfate de baryum sont particulièrement insolubles (le SO_4Sr et le SO_4Ca, plus solubles que le SO_4Ba, sont en effet des entraîneurs moins bons); il en est de même pour les entraîneurs que j'ai employés : l'hydrate de fer, l'hydrate de zirconium, l'hydrate de thorium. *On ne connaît aucun entraîneur qui soit relativement bien soluble.*

C'est ce qui rend en partie leur réaction si sensible et si parfaite. Je cite comme exemple la réaction de l'uranium X sur

---

(1) *Le Radium* 6, (1909) 342-346.

l'hydrate de fer. Elle est 10^5 fois plus sensible que celle de l'eau oxygénée sur l'iode et 10^{12} fois plus sensible que celle du baryum sur l'acide sulfurique. Et remarquons que cette *perfection* (quantitative) n'est point due à la sensibilité de mesure des substances radioactives. La cause de cette sensibilité ne réside que dans les propriétés spéciales de la réaction.

16. De tout ce qui précède, il résulte que toutes ces réactions n'ont pas le caractère des réactions chimiques proprement dites ; que le vrai réactif, lors d'une pareille réaction, n'est point celui qui effectue la précipitation, pas plus que le composé chimique lui-même qui se forme. *Le réactif, c'est la charge des grains du précipité formé* et le rôle du précipité se borne à fixer les ions attirés.

Il est alors bien indifférent d'employer telle ou telle matière pour l'entraînement. La seule condition nécessaire et indispensable est qu'elle possède des grains suffisamment fins, que son milieu soit bien approprié et enfin, qu'elle puisse suffisamment bien fixer les ions électrolytiques attirés.

J'ai réussi à vérifier cela parfaitement. J'ai pu démontrer qu'on peut précipiter l'uranium X par l'uranium lui-même. A cet effet, j'ai préparé une solution éthérique (absolue) d'azotate d'uranyle (bien séché) que j'ai exposée au soleil. L'oxyde noir d'uranium qui se forme ainsi entraîne dans sa première fraction tout l'uranium X.

Tout cela explique aussi pourquoi ces réactions ne sont pas bien caractéristiques, pour un élément radioactif quelconque. L'hydrate de fer, le sulfate de baryum, l'hydrate de thorium fixent presque aussi bien le radium, l'uranium X et le polonium ; le charbon fixe aussi bien l'uranium X que le polonium. Les faibles différences qui existent dans ces réactions ne sont que quantitatives et dues à des actions secondaires.

Rappelons encore un phénomène très connu : on sait, d'une façon très générale, combien les solutions des substances radioactives se conservent mal : l'élément radioactif se dépose plus ou moins lentement sur les parois du vase renfermant la solution. Ce phénomène se produit surtout si la liqueur est alcaline ou acide. La cause de ce phénomène doit résider dans le fait que *les parois se chargent d'électricité* qui attire et fixe ensuite les ions de la substance active.

C'est ainsi qeu nous expliquons la précipitation lente du sulfate de radium, étudiée par M. E. Kolowrat (1). Cette précipitation doit se produire aussi dans le cas où la concentration de la matière est *infiniment plus faible* que lors de ces essais et de cette façon, on pourra sûrement exclure l'interprétation que le phénomène n'est que la précipitation d'une matière de sa solution sursaturée. A cet effet, on n'aurait qu'à reprendre ces études en fonction de la *concentration* et des *parois employées*.

17. La fixation des ions des éléments radioactifs par des grains ou parois chargés peut être comparée à la fixation de ces corps par des fils maintenus à un certain potentiel, celle du radium B et C, p. e., par un corps chargé d'électricité et plongé dans l'émanation.

Partant de cette analogie, j'ai fait l'expérience suivante : dans l'éther aussi exempt d'eau que possible, j'ai dissous de l'azotate d'uranyle (5 pour 100) séché; puis, pour rendre la solution encore moins conductrice, j'y ai ajouté de l'huile de paraffine (25 pour 100) qui se dissout complètement dans la liqueur. Le tout était versé dans un cylindre hermétiquement clos et portant au centre et autour de sa paroi intérieure un fil de platine servant d'électrode et maintenu en haut par un bouchon en paraffine. Une différence de potentiel de 400 volts a été mise (au travers d'une grande résistance) pendant une heure. L'expérience resta négative : aucun pôle n'était recouvert d'une quantité appréciable d'uranium X (la distance mutuelle des électrodes était de 1 centimètre environ). D'où on pourrait conclure, soit que la diffusion des *particules* de l'UrX n'était pas assez rapide pour pouvoir les observer sur l'électrode au bout d'un temps aussi court, soit que la fixation de l'uranium X était due en outre à la charge de ses *ions* et non pas à la « charge atomique » (résultant de la transformation élémentaire, comme dans le cas du radium B, C.). Dans l'éther paraffiné, il n'y avait pas d'ionisation appréciable; par conséquent, il ne pouvait y avoir fixation par un corps chargé.

18. Des circonstances paraissant à première vue secondaires peuvent avoir quelquefois un rôle assez important.

Ainsi, si l'on effectue un entraînement d'uranium X par le sulfate de baryum ou par le charbon, dans une solution uranique, on trouve que l'entraîneur devient riche en uranium et en

---

1. *Le Radium*, **7** (1910), 157-159.

fer, s'il y en a dans la solution. J'ai réussi même à vérifier que l'entraînement des ions des éléments radioactifs a lieu avec un rendement plus faible, lorsque le groupe ferrique est exclu des ions des éléments présents.

La richesse de l'entraîneur en ces substances s'explique par l'absorption des ions par les grains en suspension. Freundich a constaté que cette absorption est possible et cela, indépendamment du signe des ions absorbés, c'est-à-dire même sans que la charge des grains soit compensée par cette association; on a même observé que par suite de ce phénomène, la charge a été augmentée. C'est ce qui peut expliquer pourquoi le rendement en uranium X est plus grand lorsque son entraînement a lieu par le charbon ou par le sulfate de barium, dans un milieu riche en uranium ou en fer.

Il paraît même que l'uranium X, dans ces cas, est fixé plutôt au fer et à l'uranium qu'au charbon ou au sulfate de baryum. Tout au moins, c'est ce qui ressort de l'expérience suivante : le sulfate de baryum renfermant l'uranium X a été soumis à l'action d'une solution d'oxalate d'ammonium bouillante. Ensuite, la solution renfermant la majeure partie du fer et de l'urane a été évaporée et calcinée. En déterminant la teneur en uranium X du résidu, j'ai constaté qu'à poids égal, ce résidu est plus riche en uranium X que le sulfate de baryum dont il a été extrait.

19. Toutes ces propositions peuvent éclaircir quelques phénomènes se déroulant dans la nature.

La richesse relative des dépôts et sédiments de l'océan s'explique en partie par la formation des sels insolubles dans l'eau de l'océan, sels qui entraînent ensuite le radium dissous; d'autre part, les substances colloïdales de la mer provenant de ses organismes et des vases des fleuves jouant le même rôle, enrichissent également en substances actives les sédiments et en diminuent ainsi constamment les eaux mêmes.

La richesse en substance active des dépôts des eaux minérales se trouve expliquée par un fait analogue : une eau minérale quelconque, remontant à la surface, n'est pas encore en équilibre stable avec ses produits dissous. Vers les régions de la surface et plus tard, pendant le chemin parcouru à la surface, elle perd une partie de ses matières sous forme de dépôt. Etant donné que les procédés de la nature sont très longs et ainsi particulièrement défavorables à la formation de très faibles grains, et d'autre part, que les eaux minérales contiennent toujours une quantité de fer assez considérable, toutes les conditions tendent à ce que les substances radioactives dissoutes soient entraînées et fixées par ces dépôts, en appauvrissant ainsi l'eau même. Ceci doit être la cause la plus probable de ce que les eaux minérales ne contiennent presque jamais de radium dissous, quoique les sédiments témoignent très nettement qu'elles en contenaient primitivement.

Enfin, je dois rappeler la teneur en substances actives des argiles et d'autres constituants du sol, teneur qui dépasse celle des matières primitives dont elles sont formées. Alors que non seulement, l'eau qui les a formées n'a pas extrait leurs substances actives au contraire, les grains colloïdaux qui se sont formés ont retenu les substances actives des eaux avec lesquelles ils ont été en contact.

20. Grâce à l'association de deux corps chargés d'électricité (l'un le grain chargé et l'autre « l'ion » de l'élément radioactif), tous ces phénomènes s'expliquent assez bien. Il reste cependant à rechercher s'ils se présentent au même degré dans le domaine des éléments ordinaires ou bien s'il s'agit d'une propriété particulière des éléments radioactifs. Car en ce qui concerne les réactions analogues étudiées dans le cas des éléments ordinaires, les conditions de concentration sont tellement différentes de celles que nous rencontrons dans cet autre monde qu'il est impossible d'affirmer que ces deux cas soient analogues. A l'heure actuelle, nous ne pouvons répondre à cette question parce que nos moyens analytiques ordinaires sont loin d'être aussi sensibles que ceux dont nous disposons pour les substances radioactives.

On peut cependant constater une chose : c'est que les éléments radioactifs à rayonnement intense s'entraînent très facilement, tandis que les substances radioactives mais non rayonnantes ou faiblement rayonnantes (radium D, radio-uranium) ne s'entraînent presque pas.

Il semble de ce fait que dans les phénomènes d'entraînement le pouvoir rayonnant ou une propriété quelconque liée au rayonnement a aussi son rôle. Il serait difficile d'admettre que ce rôle consisterait en une charge spéciale provenant du rayonnement, si l'on accepte les théories actuelles de la transformation, que les atomes ne rayonnent qu'au moment de leur transformation, car s'il en était ainsi, le rendement d'une réaction d'entraînement ne pourrait être que très faible, et dépendrait de la durée de l'opération par rapport à la vitesse de transformation de l'élément. On peut constater que ce n'est pas le cas.

La cause des réactions d'entraînement des substances radioactives rayonnantes ne peut être due qu'à l'existence d'une charge ionique supérieure ou à une autre charge d'origine quelconque inconnue encore à présent.

21. RÉSUMÉ. — 1. Les réactions de fixation, réactions d'entraînement, des éléments radioactifs sont aussi des réactions ioniques à précipitation : les grains de l'entraîneur une fois formés représentent l'un des ions, l'autre ion est représenté par l'ion électrolytique de l'élément radioactif.

2. Ces particules (ou ions) semblent avoir des propriétés différentes suivant que l'élément rayonne ou non.

3. Des propriétés de ces grains et de celles de ces ions ressort que leurs conditions de réaction doivent être plus compliquées que celles des ions normaux électrolytiques.

4. A l'heure actuelle, toutes ces réactions ne peuvent être considérées comme générales, mais une fois les conditions de réactions établies, elles pourront servir aussi bien à la caractérisation d'un élément radioactif quelconque, que les réactions de la chimie analytique servent aujourd'hui pour la détermination des éléments ordinaires .

Les phénomènes de la nature expliqués par la radioactivité

par P. STEVELINCK

Puisqu'il est prouvé que l'énergie s'échappe de tous les corps et qu'elle se répand dans l'espace, il s'y produit une certaine tension qui offre une résistance au passage d'autres énergies, de quelque nature qu'elles soient. Comment cette énergie s'échappe-t-elle des corps ?

Puisque la perte d'énergie est constante dans chaque corps, envisageons le cas d'un atome d'une masse. Cet atome ne pourra abandonner une onde de son énergie que quand la tension de cette énergie sera supérieure à la tension ambiante. A ce moment, cet atome, sursaturé d'énergie, abandonnera une onde qui partira avec une vitesse déterminée. Cet atome ayant dès lors perdu sa sursaturation, sera momentanément saturé ; sa décomposition se continuant, il se sursaturera à nouveau et cela de plus en plus, jusqu'au moment où la tension de son énergie de sursaturation sera supérieure à l'énergie ambiante et permettra à une deuxième onde de s'échapper. On conçoit que les ondes se succéderont dans un laps de temps qui sera d'autant plus petit que le corps sera moins stable. L'onde partira en suivant une direction normale à la surface des corps. Pour un corps sphérique, la forme de l'onde sera donc une sphère creuse. La longueur de l'onde sera la distance mesurée sur le rayon d'une surface de sphère d'énergie à la suivante.

Pour chaque corps, la fréquence des ondes est caractéristique ; elle provient uniquement de la nature de formation du corps. Cette fréquence peut être modifiée par l'énergie ambiante. De même que la fréquence de ces ondes peut être modifiée, leur vitesse peut l'être également en vertu de la même cause.

Ce qui est vrai pour l'atome l'est pour la molécule formée d'atomes ; comme rien ne prouve que tous les atomes de ce corps ont été formés au même moment, nous devons concevoir des variations de potentiel d'un atome à l'autre, par conséquent des décharges d'un atome sur son voisin, se produisant en tout temps. Il y a des atomes sursaturés et d'autres saturés avec toute la gamme intermédiaire entre ces deux limites. Ce travail intra-atomique se propageant donc forcément dans toute la masse, graduellement celle-ci arrivera à sursaturation et son onde ne sera abandonnée que quand sa tension sera supérieure à la tension ambiante.

De là découle que toute la masse s'use uniformément.

Quand ces ondes abandonnées rencontrent un obstacle, elles ralentissent leur vitesse, s'arrêtent ou rebroussent chemin ; ces variations dans leur marche peuvent être enregistrées par nos instruments qui les traduisent mécaniquement, sous forme de vibrations. Suivant la fréquence de ces ondes, certains phénomènes sont perçus par nos sens.

DISCUSSION DES ÉNERGIES EN PRÉSENCE

Considérons un corps A émettant des ondes avec une fréquence α et une vitesse β, opposé à un corps B, émettant des ondes avec une fréquence *(a)* et une vitesse *(b)*, et supposons la même quantité d'énergie dans chaque onde.

Les seuls cas qui peuvent se présenter sont les suivants :

1° $\alpha = a$ avec $\beta = b$;

2° $\alpha > a$ avec $\beta > b$ ou le cas analogue $\alpha < a$ avec $\beta < b$;

3° $\alpha > a$ avec $\beta = b$ ou le cas analogue $\alpha = a$ avec $\beta > b$;

4° $\alpha > a$ avec $\beta < b$ ou la cas analogue $\alpha < a$ avec $\beta > b$;

5° $\alpha = a$ avec $\beta < b$ ou le cas analogue $\alpha > a$ avec $\beta = b$.

PREMIER CAS : $\alpha = a$ avec $\beta = b$.

Dans l'espace compris entre A et B et à mi-distance entre ces deux corps, l'énergie du corps A sera neutralisée par les ondes adverses de B.

Exemple. — Deux lumières de même intensité produisent une région obscure à mi-distance de leurs emplacements respectifs.

En effet, les ondes lumineuses de la première bougie ont une vitesse de 300,000 kilomètres à la seconde; les parties de ces ondes qui se dirigent vers la seconde bougie rencontrent les ondes de celle-ci. Or, ces ondes sont en nombre égal et animées de la même vitesse que les ondes de A.

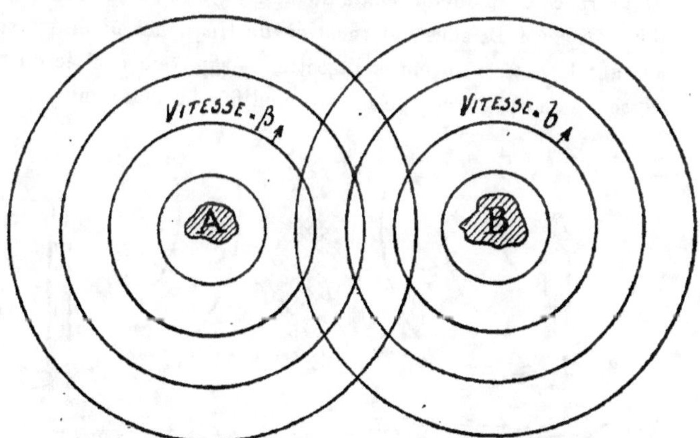

La rencontre des deux premières ondes a donc lieu à mi-distance, les énergies antagonistes situées sur la ligne droite joignant les deux sources lumineuses voient leur vitesse réduite à zéro. A cet endroit, il y a accumulation d'énergie sans mouvement. Au moment où les deux ondes suivantes viennent se neutraliser, l'énergie en cet endroit acquiert une tension qui devient supérieure à la tension ambiante; une onde d'énergie partira de cet endroit avec une vitesse retardée par les ondes adverses, donc inférieure à celle de la lumière émise. L'énergie de cette onde étant de sens contraire aux ondes émises par les deux sources lumineuses, diminuera la vitesse de ces ondes, élargissant ainsi la zone moins éclairée.

Ceci démontre que deux énergies égales en intensité et en vitesse se repoussent.

DEUXIÈME CAS : $a > a$ avec $\beta > b$ ou le cas analogue $a < a$ avec $\beta < b$.

L'énergie du corps A repousse les ondes adverses de B et la vitesse β des ondes provenant de A sera retardée de la vitesse b des ondes adverses de B.

Si le corps humain est mis en place du corps B, suivant la vitesse et la fréquence des ondes provenant de A, ondes créant avec celles de B des cas d'interférence, la sensation sera calorique, lumineuse, chimique, électrique ou autre; c'est-à-dire que notre organisme pourra subir des influences dues aux ondes qui, dans le spectre, se trouvent avant le rouge ou après le violet.

Remarquons en outre que $a > a$ permet à certaines ondes de A de ne rencontrer aucune onde adverse *(a)*. Ces ondes arriveront donc au corps B, sans modification de fréquence ni de vitesse : suivant la nature du corps B, cette énergie sera arrêtée ou traversera le corps, avec une vitesse modifiée ou maintenue.

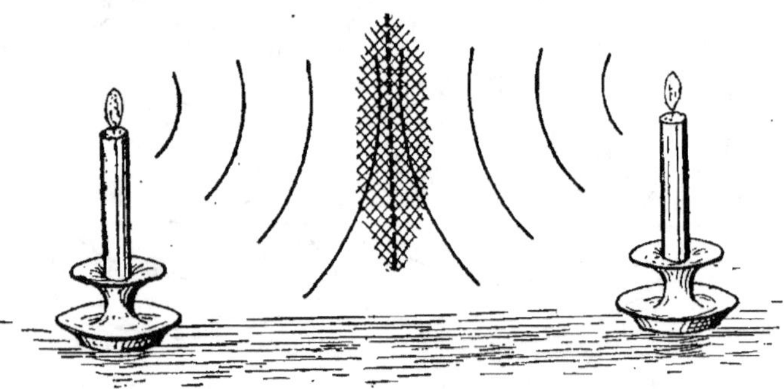

S'il s'agit du corps humain, nos sens percevront deux sensations au minimum : la première, causée par la variation de vitesse β-b, comme nous l'avons dit plus haut; la seconde, qui sera causée par certaines ondes de B aucunement influencées par les ondes de notre organisme et qui pourra être calorique, lumineuse, électrique ou autre.

Troisième cas : $a > a$ avec $\beta = b$, ou le cas analogue $a = a$ avec $\beta > b$.

Quelques ondes de A seront neutralisées par les ondes de B, c'est-à-dire arrêtées dans leur marche directe et répandues dans l'ambiance avec des directions et des vitesses variables, dues aux composantes des énergies opposées.

Les autres ondes de A, dont la fréquence ne sera plus constante, donneront à nos sens (notre corps étant mis en place de B), une impression double, car les ondes étant perçues par séries, entre chaque série, il y aura une onde qui aura été absorbée, ce qui revient à avoir une longueur d'onde double et par conséquent une sensation différente à celle perçue durant le passage de la série.

Des combinaisons peuvent se produire entre les ondes extrêmes et causer des impressions nouvelles.

Ainsi s'explique le phénomène d'une source d'énergie émettant simultanément des ondes électriques, ultra-violettes, lumineuses et caloriques, avec combinaisons diverses. C'est ce qui peut provoquer aussi le phénomène d'interférence.

Quatrième cas : $a < a$ et $\beta < b$ ou le cas analogue $a < a$ avec $\beta > b$.

Quelques ondes de A seront entraînées en sens inverse par les ondes de B avec une vitesse b-β, les fréquences seront donc interrompues par endroits et par conséquent, les ondes restantes se présenteront par séries. Au cas où le corps humain serait mis en place de B, nos sens pourraient être influencés sous trois formes :

1° La sensation due à l'énergie émise par A dans une série ;

2° La sensation des ondes extrêmes des séries combinées entre elles ;

3° La sensation causée par les ondes A arrivant en B et pouvant être absorbées, refoulées avec variation de vitesse possible ou éprouver une variation de vitesse dans le passage au travers de B.

Cinquième cas : $a = a$ et $\beta < b$ ou le cas analogue $a > a$ et $\beta = b$.

Les ondes de B sont retardées de la vitesse de β et A est influencé par les ondes de B.

Exemple : La lumière d'une bougie, mise à proximité d'une

puissante lampe électrique, est annihilée. Si la bougie est allumée en plein soleil, elle paraît ne répandre aucune lumière.

Nous ne pouvons, dans ce résumé très succinct, exposer les exemples que nous mentionnons dans notre livre, *Les Phénomènes de la nature*, de même nous sommes obligé de passer sous silence les phénomènes de la lumière, la réflexion, la réfraction; les phénomènes de la chaleur, les phénomènes électriques, les cas de fluorescence et le phosphorescence, etc. Nous ne traiterons que les points nécessaires à la compréhension et à l'exposition du phénomène de vie.

Théorie des aimants

(Théorie nouvelle)

Un corps émet son énergie dans toutes les directions sous forme d'ondes; si nous parvenons par un moyen quelconque à diriger cette perte d'énergie dans un sens bien déterminé, nous formons un aimant.

Quels sont, par les anciennes méthodes, les procédés à suivre pour produire un aimant ?

1° L'attouchement dans un sens invariable au moyen d'un aimant que la nature a fait, au moyen d'une énergie dirigée ou d'une oxydation ;

2° L'électricité convenablement dirigée dans le sens de la longueur de l'objet que l'on veut transformer en aimant.

Etudions l'action de cette électricité. Prenons un corps peu stable, par exemple de l'acier; nous savons que ce corps émet des rayons d'énergie en tous sens (rayons N décelés par la photographie; expériences de M. H. Bordier). Si nous entourons ce corps d'un fil dans lequel nous lançons un courant, la rapidité de l'énergie dépensée par ce dernier. Cette énergie intra-atomique suivra donc la marche de l'électricité, elle se créera des passages dans toute la masse. Mais, en même temps, cette masse sera sursaturée d'énergie provenant du courant; par conséquent, son débit d'énergie sera très grand; les passages par où s'écouleront les énergies seront nettement agrandis et si, à ce moment, nous cessons d'envoyer le courant, l'énergie de la masse d'acier n'en partira pas moins par les voies créées. Nous aurons formé un aimant.

Si, au lieu d'acier, nous prenons du fer doux qui est un corps très stable (ses rayons n'ont jamais été décelés), ce corps ne sera fortement sursaturé d'énergie que par le courant que nous enverrons dans le fil enveloppant. Ce courant n'aura pour effet que de diriger la sortie minime d'énergie de la masse de fer; à cette petite somme d'énergie viendra s'ajouter la formidable quantité d'énergie émise par le courant et formant la saturation.

Donc, tant que le courant persistera, nous aurons un aimant; quand le courant cessera, le corps stable, qui est le fer doux, ne perdra qu'une infime quantité d'énergie incapable d'influencer quoi que ce soit. Nous aurons formé un électro-aimant.

Etudions à présent l'action des aimants. Si nous prenons un aimant A dont l'énergie dirigée suit la direction $\beta\,a$ et des petits corps a et b formés d'une matière semblable, quels sont les mouvements qui seront engendrés et par quelle cause le seront-ils ?

La quantité d'énergie émise par A et dirigée vers le petit corps a est plus considérable que l'énergie rayonnante de a. Cette énergie de a est donc repoussée dans la direction suivie par celle émanant de A. Dès lors, les énergies de a qui rayonnaient sont dirigées et par le fait même, a devient un aimant. Cet aimant se

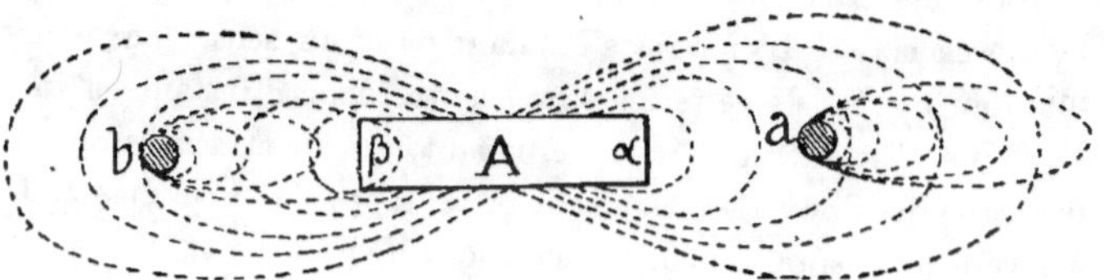

sursature de l'énergie de A, énergie qu'il doit abandonner aussitôt, et, semblable à la fusée qui s'élance dans une direction opposée au jet de flamme, a est lui-même chassé dans une direction opposée à celle de son énergie et par conséquent, est poussé sur A avec une accélération constante.

Considérons maintenant le corps b, qui est soumis à l'influence de l'aimant A. C'est un tout autre phénombène qui se produit. Nous savons que toutes les énergies se croisent dans l'éther bilité. Si donc le corps A, qui est peu stable, perd son énergie suivant une direction bien déterminée, les énergies ambiantes peu côté opposé à la sortie de son énergie. Il y aura donc, en cet endroit, une aspiration dont on remarque l'existence dans le spectre magnétique des aimants, des dynamos, en un mot, dans le voisinage de toutes les machines électriques.

Si donc le corps b se trouve vers la partie où entrent les énergies ambiantes, son énergie propre sera entraînée par les autres et dirigée vers A. A partir de ce moment, *b* devient donc un véritable aimant, et grâce à l'aspiration énergique qui se manifeste à la partie β de A, il est happé par l'aimant A. Au moment où *a b* se sont juxtaposés à A, ils font partie intégrante de A. Si on casse en deux l'aimant A, chaque partie devient un nouvel aimant. En effet, l'énergie dirigée de β en α dans l'aimant A reste dirigée dans le même sens dans chacun des morceaux. Ceux-ci forment donc deux nouveaux aimants. Il s'ensuit qu'un aimant peut être cassé en autant de morceaux que l'on veut pour former autant d'aimants, ce que l'expérience démontre.

On comprend que la force d'un aimant soit variable. La limite maximum de force est atteinte quand toute l'énergie du corps instable qui le constitue est parfaitement canalisée pour sa sortie. Un électro-aimant, au contraire, dont la sursaturation est produite par le courant électrique, n'a comme limite que le maximum de voltage capable de le traverser.

A quel moment s'arrêtera l'action de l'aimant ? Un aimant attirant des parcelles semblables à sa propre composition augmente sa masse. L'énergie s'écoulant dans un sens bien déterminé au travers de cette masse rencontre donc d'instant en instant une résistance qui ira en croissant, au fur et à mesure que des parcelles nouvelles viendront se juxtaposer à cette masse. Il arrivera un instant où cette résistance sera égale à la résistance que rencontre l'énergie à traverser la masse dans toutes les directions. Dès lors, aucun motif n'existe plus pour que l'énergie reste dirigée dans toute la masse formée; elle s'échappera du corps sous forme d'ondes. L'aimant n'attirera plus aucune parcelle, il n'existera plus comme aimant. Mais si dans cet état, on lui enlève une partie de matière juxtaposée, on met à découvert des voies de moindre résistance au passage de l'énergie; cette dernière partira immédiatement par ces voies et l'aimant sera reformé.

Faisons remarquer que l'aimant-type que nous considérons attire des parcelles semblables à sa propre composition. Et pourquoi ? Parce que l'énergie émanée de l'aimant ayant une fréquence et une vitesse bien déterminées, ne peut se localiser dans les parcelles libres que si elle rencontre dans celles-ci une énergie identique à elle-même et capable par conséquent de l'arrêter. C'est précisément cet arrêt qui cause l'accumulation de l'énergie dans la parcelle et qui occasionne sa sursaturation;

cette sursaturation ne pouvant s'échapper que d'un seul côté est cause de l'attraction. Si l'énergie envoyée par l'aimant était plus faible que l'énergie dégagée par la parcelle, cette énergie serait repoussée ; si elle était plus forte, elle traverserait le corps sans causer de sursaturation.

Un aimant ne peut donc attirer que des parcelles identiques à sa propre composition. Les aimants connus jusqu'ici en physique ne sont que des proto-types ; la nature a produit des aimants à l'infini, comme nous le démontrerons.

LOI DES ATTRACTIONS DES CORPS

(Démonstration théorique)

Un corps qui n'est soumis à aucune énergie dirigée abandonne des ondes engendrées par sa radioactivité. Ces ondes s'écartent du corps en s'épanouissant sous forme de globes.

Soit a la quantité d'énergie d'une onde à la distance R du corps ; cette quantité d'énergie sera répartie sur une surface $4\pi R^2$. A la distance de $2R$, cette surface sera de $4\pi (2R^2)$.

La quantité d'énergie a étant restée la même, sera répartie sur cette surface, ce qui revient à dire que la quantité d'énergie répartie sur une surface d'onde donnée sera inversement proportionnelle au carré du rayon (qui est ici la distance qui sépare le corps de l'onde émise). La force d'attraction d'un corps sur un autre, qui est proportionnelle à la quantité d'énergie reçue, suit la même loi. D'autre part, nous avons vu que deux corps de natures semblables et de volumes différents, émettant donc des ondes d'énergie de même nature, cette énergie dans les deux corps sera en quantité proportionnelle au nombre d'atomes ou de molécules, puisque tous les atomes s'usent uniformément.

Il s'ensuit que la quantité d'énergie des ondes est proportionnelle à la masse des corps. L'attraction d'un corps vers un autre étant due à l'énergie de sursaturation reçue, aura une force proportionnelle à la quantité d'énergie reçue.

Ainsi se trouve expliquée la loi de Kepler : les corps s'attirent en raison directe de leur masse et en raison inverse du carré des distances. La loi de la pesanteur, qui est un cas particulier de l'attraction universelle, se trouve ainsi démontrée théoriquement.

Nous n'avons fait aucune hypothèse sur l'espèce d'énergie en présence ; et comme aucun motif ne s'oppose à ce que toutes les énergies se comportent de même, les lois relatives aux phénomènes de la lumière, de la chaleur, de l'électricité, etc., se trouvent donc également démontrées théoriquement.

COMBINAISONS CHIMIQUES

(Théorie nouvelle)

Mettons en présence deux atomes de même substance, émettant par conséquent des ondes ayant une fréquence et une vitesse identiques. Ces ondes se neutralisant, il n'y aura pas d'attraction aussi longtemps qu'une énergie étrangère ou une variation quantitative ne se présentera pas.

Si nous mettons en présence deux atomes de natures différentes dont l'un est moins stable que l'autre, certaines ondes plus fréquentes du premier atome seront retardées par les ondes du second et les autres ondes serviront à sursaturer celui-ci, comme nous l'avons démontré. Du moment où il y a sursaturation, il y a attraction et par conséquent, formation d'un corps composé. Ici encore, il y aura une énergie dirigée de l'atome le moins stable vers l'atome le plus stable; en effet, ce dernier n'est sursaturé qu'en absorbant la partie de l'onde émanée du premier atome qui le frappe.

Ce nouveau corps formera un tout homogène qui aura une radioactivité propre. Si cette radioactivité est la moyenne de la radioactivité des deux corps combinés, nous ne percevrons d'autre phénomène que l'attraction. Si cette radioactivité est inférieure à la moyenne de la radioactivité des deux corps, il y aura, au moment de la juxtaposition, une grande sursaturation, laquelle donnera naissance à des ondes qui pourront être électriques (l'exemple nous est fourni par les piles de cuivre et zinc), lumineuses (ce cas est réalisé par l'inflammation de l'arsenic dans le chlore), caloriques (comme le fait constater la réaction oxygène plus hydrogène).

Enfin, si ces ondes sont d'une autre nature, c'est-à-dire si elles ont une fréquence et une vitesse plus considérables que celles produisant les phénomènes cités plus haut, elles seront capables d'entraîner toutes les ondes caloriques de l'ambiance. Cela provoquera, dans cette ambiance, une diminution de température. Exemple : les mélanges réfrigérants.

Prenons maintenant trois atomes, a, b, et c, de natures différentes, dont l'un, a, est très stable, b stable et c instable; a étant plus stable que b sera plus vite sursaturé de l'énergie de c. Il y aura attraction et *a c* formera un tout homogène. La radioactivité propre de ce tout homogène peut être assez considérable pour sursaturer *b*; ce dernier, dans ce cas, entrera dans la combinaison, pour former le corps *a c b*. Si elle n'est pas assez considérable pour sursaturer *b*, celui-ci n'entrera pas dans la combinaison.

Examinons comment se comportera *a*, à partir du moment où il sera mis en mouvement jusqu'à son arrivée et sa juxtaposition avec *c*. Nous voyons que cet atome, soumis aux lois de l'attraction et recevant une quantité d'énergie qui ira croissant à mesure qu'il se rapprochera de *c*, aura donc une sursaturation qui se fera avec une vitesse proportionnelle à la quantité d'énergie reçue. Donc ses ondes auront une fréquence variable d'une façon croissante. Quand cette fréquence atteindra de 275 à 400,000,000,000,000,000, elle sera calorique; au-delà, elle sera lumineuse, etc.

PHÉNOMÈNES DE LA CAPILLARITÉ

(Théorie nouvelle)

Ces phénomènes, qui paraissaient en contradiction avec les principes d'hydrostatique, s'expliquent très aisément par la théorie de la radioactivité : Si un corps plonge simultanément dans deux milieux et qu'en même temps, il soit plus stable que l'un et l'autre de ces milieux, il sera sursaturé d'énergie émise par le milieu le moins stable. Quand sa sursaturation aura une tension supérieure à la tension du milieu le plus stable, il émettra une onde dans le milieu le plus stable. Dès lors, le corps sera devenu un véritable conducteur d'énergie, entre les deux milieux, et cette énergie entraînera des molécules du milieu le moins stable vers le milieu le plus stable.

Si l'un des milieux est liquide et l'autre gazeux, nous ne pourrons constater, par nos sens imparfaits, que la partie perceptible du phénomène. Si, par exemple, nous prenons un morceau de verre plongeant en partie dans de l'eau, celle-ci étant plus radioactive que le verre et ayant une tension d'énergie supérieure à la tension ambiante de l'atmosphère, des molécules d'eau entraînées par le courant radioactif montreront en glissant les unes sur les autres, le long des parois du verre, jusqu'au point où cet afflux sera contrebalancé par la pesanteur.

Si nous prenons un morceau de verre plongeant en partie dans l'acide carbonique et en partie dans l'air, le même phénomène se produit sans que nos sens puissent l'enregistrer. Si le verre plonge dans du mercure, l'inverse se produit: ce métal étant plus stable que l'air, c'est l'énergie de l'atmosphère qui, s'écoulant par le verre, se déverse sous forme d'ondes dans le mercure, et les molécules de l'air s'enfoncent dans le mercure le long des parois du verre, jusqu'au moment où la poussée de bas en haut vient contrebalancer cet afflux.

Si, au lieu d'une lame, on prend un fin tube creux, les molécules, s'appuyant les uns sur les autres et sollicitées de toutes parts par les parois très rapprochées du tube, peuvent s'élever beaucoup plus haut que dans le premier cas, où l'attirance ne se manifeste que d'un seul côté. On saisit maintenant pourquoi un corps peut être mouillé par un liquide et ne pas l'être par un autre. Dans les cas cités, le verre est mouillé par l'eau, les radiations de l'eau se dirigeant vers le verre et y collant les molécules. Le verre n'est pas mouillé par le mercure, les radiations se dirigeant vers le métal et empêchant donc le contact des molécules du verre avec les atomes du mercure.

Phénomène de la cristallisation

Tous les corps sont radioactifs, puisqu'ils perdent plus ou moins aisément de leur énergie intra-atomique; ils ont donc tous la faculté d'être transformés en aimants plus ou moins actifs, à condition que les émanations de leur énergie soient dirigées dans un sens déterminé.

Si, dans une solution concentrée d'un sel, deux molécules semblables se rencontrent et qu'elles soient soumises en même temps à une énergie (l'énergie du soleil par exemple) assez violente pour orienter leurs radiations, elles formeront un aimant. Sur cet aimant viendront se jeter toutes les molécules semblables en composition ou contenant les éléments de sa composition. Ces molécules seront orientées et se juxtaposeront suivant leurs formes respectives et leurs énergies intra-atomique, en se soumettant aux lois que nous venons d'exposer. Nous pouvons admettre que l'atome a une masse de forme déterminée pour chaque corps, mais la molécule a une masse d'une forme qui dépend de la quantité d'énergie reçue. En effet, nous avons vu que plus l'énergie intra-atomique est abondante, plus la radioactivité se fait sentir et plus l'attraction est forte. Les molécules ou atomes, attirés par l'aimant formé, se juxtaposeront avec plus ou moins de symétrie et l'ensemble de l'enchevêtrement pourra donc offrir une résistance plus ou moins grande à l'énergie dirigée. La forme générale de la masse formée pourra donc aussi varier.

Nous remarquons en effet que le dimorphisme ne se produit que lorsqu'on place les corps cristallisables dans les conditions différentes. Ces conditions différentes ne peuvent être réalisées que par un changement d'énergie de l'ambiance. De là découle que des corps composés, jouissant d'une radioactivité identique, peuvent cristalliser dans un même système.

Prenons par exemple des molécules formées de corps stables et de corps instables dont la radio-activité dépend conséquemment du corps instable; nous votons que Co^3 Ca, Co^3 Mg, Co^3 Mn et Co^3 Fe doivent avoir le même pouvoir radioactif, puisque le radical Co^3 se trouve dans les quatre corps. Ces corps doivent, d'après cette théorie, cristalliser dans le même système. C'est effectivement ce qui a lieu. Les lois de l'isomorphisme sont donc ainsi démontrées.

Si l'on jette dans la solution un morceau du sel qui a fourni cette solution, on active singulièrement la marche de la cristallisation, puisqu'on introduit dans la solution un aimant tout formé. La cristallisation s'arrêtera en vertu de ce que nous avons étudié dans la théorie des aimants, c'est-à-dire qu'aussi longtemps que l'énergie de sursaturation pourra s'échapper par les voies créées dans l'intérieur de la masse, l'aimant aura son énergie dirigée, mais au fur et à mesure que ce corps augmentera sa masse par la juxtaposition d'atomes nouveaux, la résistance au passage de l'énergie augmentera jusqu'au moment où elle deviendra égale à la résistance que rencontrera l'énergie dirigée à s'écouler dans toutes les directions par les voies les plus proches. Dès lors, cette énergie ne sera plus dirigée, elle s'écoulera sous forme d'ondes et le maximum de formation du cristal sera atteint. Ainsi s'explique ce phénomène curieux qu'un cristal cassé dans sa solution se reconstitue exactement et affecte toujours la même forme. En effet, quand le cristal est arrivé à sa formation complète, c'est-à-dire au moment où l'énergie, qui était dirigée dans la masse, éprouve dans cette masse une résistance suffisante pour arrêter son courant, il n'augmente plus, puisque cette énergie s'écoule sous forme d'ondes, dès l'instant où la masse en est sursaturée. Si, à ce moment, on enlève par cassure un morceau du cristal, l'énergie ne s'écoulera plus sous forme d'ondes, car la juxtaposition des molécules ayant été faite pendant le temps où l'énergie s'écoulait, ces molécules ont été orientées par l'énergie et la radioactivité de ses molécules a été orientée également. Par conséquent, au moment où le corps commencera à se sursaturer, l'énergie s'écoulera par la voie créée précédemment et mise à découvert par la cassure, l'aimant fonctionnera à nouveau et il ne cessera qu'au moment où le cristal aura reconquis la forme identique à celle qu'il possédait précédemment.

La cristallisation est la première manifestation de la vie ! Ce phénomène se produit constamment au sein des mers. En effet, deux molécules semblables composées de carbone, d'oxygène, d'azote, d'hydrogène, de calcium, etc., en un mot pouvant former ce qu'on appelle une cellule organique, peuvent se rencontrer et, sous l'influence d'une énergie (solaire dans la majorité des cas), avoir leur énergie intra-stomique orientée, formant ainsi un aimant pour toutes les molécules de même espèce.

Une masse organique se crée, ayant une forme et une limite maximum de formation. Si on sépare ce corps en deux, chaque morceau va engendrer un corps absolument semblable au premier. Ce corps peut devenir complexe; en effet, s'il est très peu stable, sa faculté de se décomposer en énergie sera très grande, l'aimant formé sera donc puissant et par conséquent il pourra attirer des molécules ayant une très légère différence de composition d'avec la sienne. Un atome étranger pourra donc être incorporé dans la masse et celle-ci attirera dès lors toutes les molécules ayant cette composition nouvelle.

La forme de la masse pourra en être modifiée et un nouveau corps ainsi créé. Si nous prouvons que ce corps, que nous avons vu naître, grandir et se reproduire peut mourir, nous nous trouverons en présence, non plus d'un corps, mais d'un être, puisque la caractéristique des êtres est de pouvoir mourir, donc se décomposer.

Or, arrivé à leur maximum de croissance, comme ce sont des corps composés de corps instables, les molécules se tiendront juxtaposées aussi longtemps que l'énergie intra-atomique maintiendra la cohésion entre elles. Mais chaque atome se décomposant en énergie à sa périphérie, il arrivera un moment où la juxtaposition ne sera plus assez forte et où le corps, composé dès lors d'atomes séparés les uns des autres par des zones où se concentre l'énergie intra-atomique, n'offrira plus une assez grande résistance aux énergies errantes dans l'espace. A ce moment, aucune force de cohésion ne maintenant plus les atomes, ceux-ci seront détachés successivement les uns des autres et le corps mourra; ce corps était donc un être.

L'étude complète ne pouvant être reproduite intégralement dans le compte rendu des travaux du Congrès de radiologie, nous sommes obligé de renvoyer les lecteurs au livre que nous faisons imprimer, *Les Phénomènes de la nature*. Ils y verront l'examen de tous les stades pour arriver de la cristallisation à la cellule humaine.

Nous ne pouvons mieux faire que de traiter ici le développement d'un grain de blé. Cette démonstration, hier encore redoutable, est d'une grande simplicité quand on se base sur les quelques principes que nous venons de démontrer.

DÉVELOPPEMENT D'UN GRAIN DE BLÉ

Envisageons les deux parties actives, l'une, le grain proprement dit, composé d'amidon, $C^6 H^{10} O^5$, en majeure partie, de gluten et d'albumine; l'autre, le germe, d'une composition analogue à celle de la cellulose, mais d'un groupement différent, $C^6 H^{10} O^5$, avec addition d'azotates et des traces d'acides de la série aromatique. Dans ce germe se retrouvent tous les corps composant la plante.

Si nous soumettons ce germe à l'influence d'une énergie (chaleur) suffisante pour orienter son énergie intra-atomique, nous formons un aimant. Cet aimant ne pourra se développer qu'à la condition de se trouver dans un milieu où il rencontrera des matières semblables à celles de sa propre constitution. Etant logé dans la graine, il est bien dans ce milieu désirable, mais il ne pourra se développer que si, par un apport d'eau, l'amidon est transformé en glucose, de façon que les molécules puissent glisser les unes sur les autres. Alors seulement des combinaisons auront lieu et l'aimant attirera à lui, par ses deux extrémités, les molécules semblables aux siennes. De par sa composition chimique, la graine qui renferme les éléments semblables à ceux du germe, fournira à ce dernier une grande quantité d'apports.

Au moment où ces apports ont acquis une longueur suffisante pour traverser l'enveloppe de la graine, ils changent de milieu. Il est à remarquer que la position du germe permet la sortie plus rapide d'un côté que de l'autre; la partie qui, la première, sera sortie de l'enveloppe recevra encore un appoint de la graine, mais ayant changé de milieu, elle pourra rencontrer dans ce milieu nouveau des matières renfermant les corps nécessaires à sa propre constitution ; elle se les assimilera. La source d'énergie étant le soleil, cette énergie infiniment plus considérable que celle de la plante orientera l'énergie de l'aimant vers la terre.

La première branche de l'aimant traversant l'enveloppe du blé sera donc la première radicelle, laquelle sera dirigée vers la terre. Au moment où cette radicelle aura acquis une longueur et une grosseur proportionnelle à la quantité de matières absorbées, tirées de la graine même, celle-ci ne pourra plus la nourir. D'autre part, la radicelle, ayant augmenté de volume, aura vu son énergie empruntée au soleil s'accroître ; l'aimant sera donc devenu plus fort. Si, à ce moment, l'humidité de la terre est assez considérable pour permettre aux molécules attirées par la racine de glisser sur les autres corps, la racine va s'accroître. Son extrémité, formée de ces matières agglutinées, n'a donc pas d'épiderme et est connue sous le nom de spongiole. Certains apports formant excroissance donneront naissance à de nouvelles racines. De cette façon, la première racine va se ramifier et les apports deviendront de ce fait beaucoup plus considérables.

Les premières radicelles s'étendront donc dans la direction des endroits où elles trouveront les matériaux propres à augmenter leur croissance. Elles formeront plus tard les racines à rameaux étendus ; en effet, par les raisons citées plus haut, elles se ramifieront de plus en plus et les matériaux assimilables, se trouvant entraînés petit à petit par les arrosements dans toute la masse de terre, seront arrêtés par cet enchevêtrement de racines. Cet amas de nourriture sera de nature à développer considérablement la ramification en ces endroits, et ces radicelles constitueront le chevelu de la racine.

L'ancienne théorie admettait que la plante envoyait des racines dans telle ou telle direction ; elle précisait même la forme d'action de ces racines, en disant que l'extrémité de chacune d'elles était garnie d'une sorte de casque pointu et dur pour percer la terre devant elle ! C'était attribuer à la plante un raisonnement et une volonté dont il serait malaisé de démontrer l'existence.

La présence d'éléments d'assimilation est seule cause de la propagation des radicelles. La preuve, c'est que là où il n'y en a pas, il n'y a aucune radicelle, comme on peut le constater en repiquant une plante dans un milieu formé, par moitié, de sable blanc lavé et de terreau. Les racines se formeront dans le terreau et aucune ne pénétrera dans le sable lavé. En vertu de ce

que nous avons vu au chapitre de la capillarité, la sève se diri-
gera des racines vers l'extrémité opposée. A ce moment, cette
extrémité, recevant une grande abondance de matières, grossit,
crève l'enveloppe de la graine et grâce à l'orientation de son
énergie se dirige vers sa source de sursaturation : le soleil. Le
courant de sève sera ainsi établi et la tige supérieure sera unique, puisqu'elle reçoit une vigueur suffisante pour écarter ou
contourner les obstacles sur sa route. Au moment où cette branche arrive à l'air, elle change de milieu, mais l'aimant ne peut
attirer que les molécules contenant les corps semblables à ceux
de sa propre organisation; or, dans l'air comme dans le sol, mais
en proportions différentes, se trouvent les éléments nécessaires
à créer la cellulose et les sels azotés.

Aussi les molécules de Co^2 vont-elles être attirées ainsi que
H^2O et des traces d'ammoniaque; en effet, la composition de la
cellulose, qui forme la majeure partie de la tige, a comme formule $C^6H^{10}O^5$. Ne seront donc attirées, outre les azotates, que
les molécules se rapprochant de cette composition, donc H^2O et
Co^2. Nous remarquons immédiatement que l'oxygène est en trop
grande quantité; en effet, $5\ H^2O + 6\ Co^2 = C^6H^{10}O^5 + 12\ O$;
or, $C^6H^{10}O^5 = $ cellulose $+ 12\ O$.

La plante prendra par conséquent du Co^2 et du HO^2 et rejet-
tera de l'oxygène, ce qui est bien conforme aux faits observés.
Ce phénomène constitue la cause fortuite de la composition actuelle du règne animal.

En effet, la moindre variation dans la composition de l'air serait de nature à modifier profondément la pression barométrique.
Cette modification entraînerait une différence additive ou sous-
tractive de la résistance que rencontrerait dans l'air une énergie
dirigée quelconque. Tous les aimants verraient leur activité augmenter ou diminuer et de ce fait, la grandeur des êtres animés
serait modifiée.

D'autre part, les combinaisons qui, actuellement, se font entre certaines limites, ne pourraient plus avoir lieu entre ces limites, car si les cellules vivantes sont formées grâce aux influences réciproques des énergies radioactives des différents
corps, il est évident qu'en modifiant la résistance que rencontrent
ces énergies, on modifie la nature même des combinaisons, attendu que certaines énergies, qui peut-être sont neutralisées
maintenant, pourraient joindre à l'aimant certains corps qui actuellement n'y sont pas; ou bien, il pourrait se faire que cer-

tains corps qui entrent dans la composition des cellules ne puissent plus en faire partie. Dans les deux cas, ces modifications quantitatives altérerait profondément la nature des êtres animés.

La même théorie peut s'appliquer aux autres plantes. Dans la texture de la tige, il existe des parties plus imprégnées de sève que d'autres plus vieilles. Par suite d'une résistance de l'épiderme, les dépôts de sève peuvent se former et leur pression sur les parois ira en augmentant, grâce aux apports de sève, et il arrivera un moment où ils pourront percer la partie sèche formant l'épiderme. Au contact de l'air, ils modifieront leur composition, se nourriront des substances nécessaires pour faire de la cellulose et engendreront de nouvelles tiges.

La transformation des graines en plantes se réduit ainsi à un phénomène de radioactivité, très simple dans son mode d'action toujours identique. La sève montant par capillarité dans une branche peut, grâce à une augmentation d'énergie ambiante, gonfler démesurément une extrémité, former une tumeur à un endroit de moindre résistance et par suite, modifier la marche de sa combinaison avec le carbone, suivant les variations d'énergie ambiante. Cette façon de voir est bien conforme à la réalité. En effet, tous les bourgeons d'une même plante ont la même forme à la naissance, petite tumeur dont on ne pourrait dire si elle va devenir fleur ou feuille. C'est en se développant que cette tumeur prend sa forme définitive. Goethe a donné à ses observations sur la transformation des organes identiques, à l'origine, pour les fleurs et les feuilles, le nom de théorie de la métamorphose.

Cette métamorphose peut s'expliquer comme suit par la radioactivité : si les ondes solaires favorisent la combinaison (carbone-sève) en molécules instables, ces molécules ne seront pas attirées par la masse de la plante. En raison de leur composition bien définie, elles se développeront suivant certaines formes immuables et donneront naissance à une fleur. Il est à remarquer que dans le bourgeon encore fermé, les molécules étant influencées diversement par l'énergie solaire et suivant des zones concentriques, la sursaturation d'énergie doit aller en diminuant, de l'extérieur vers l'intérieur.

Les combinaisons de ces molécules avec le carbone et l'oxygène se feront donc suivant cette même régression (ce qui sera cause de la variété de coloris, propre à chaque fleur). Mais cette variation d'énergie aura une influence bien plus marquée sur la forme des éléments intérieurs du bourgeon. En effet, les parties qui sont à la périphérie auront pu se développer en largeur, grâce aux combinaisons avec les éléments de l'air, tandis que les organes intérieurs, ne recevant en majeure partie leur apport en nutrition que de la sève, se développeront en longueur pour obéir à la loi d'aimantation.

Au moment où le calice et la corolle s'épanouissent, les sépales et les pétales, grâce à un apport de sève, augmentent leur développement. La forme des étamines, singulièrement propice aux phénomènes de la capillarité, favorise l'arrivée de la sève en abondance à leur extrémité; celle-ci se développera donc par les combinaisons qui s'y produiront, jusqu'au moment où le maximum de croissance sera sur le point d'être atteint.

Dès lors, la sève, qui se combinera encore, formera des molécules qui ne seront plus fortement attirées, mais légèrement juxtaposées; ces molécules, simplement adhérentes, étant influencées par l'énergie solaire et l'énergie radioactive de la plante, deviendront fortement radioactives. Ce sont ces molécules, formant cellules, qui sont connues sous le nom de *pollen*.

Au centre de la fleur en formation se trouve une partie peu influencée par l'énergie du soleil, qui n'y pénètre pas encore. La sève, qui y arrive par capillarité, ne trouve donc pas de combinaison faisable, elle s'y accumule et forme des granulations. Au moment où la fleur s'ouvre, les combinaisons sont possibles et ces granulations, conservant leur forme, deviennent chacune un amas de cellules d'une composition identique à celle de la plante.

Ces granulations (qui sont les ovaires du pistil) forment résistance à l'énergie, à raison de leur masse. Elles sont peu sursaturées et partant peu radioactives. Si donc le pollen libéré arrive à proximité de ces granulations stables, sa radioactivité l'attirera en le faisant pénétrer dans le microfile vers ces ovaires et, en vertu de sa sursaturation d'énergie, il agira comme aimant; se trouvant dans un milieu très favorable à sa croissance, il se développera très rapidement.

Son maximum de formation étant atteint, il obéira à la loi que nous avons étudiée concernant les feuilles, il se dessèchera et tombera. Une énergie (le soleil ou la chaleur artificielle) pourra, dans un terrain favorable et humide, régénérer cet aimant qui donnera naissance à une plante semblable à celle qui l'a produite.

L'exemple que nous venons de traiter montre la facilité avec laquelle les questions qui, ardues en apparence, trouvent une explication simple et logique grâce à un principe unique que nous définissons comme suit :

Une énergie dirigée engendre les corps ; une énergie non dirigée les dissocie.

Il n'est nullement téméraire, en effet, de dire que les corps sont une accumulation d'énergie.

L'homme ne crée-t-il pas chaque jour des corps nouveaux, que la nature n'a ni prévus ni formés? Il est bien évident qu'aucun de nos puissants explosifs ne se trouve à l'état libre dans l'univers. Il a suffi à l'homme de choisir des éléments et, se servant de ses connaissances faibles encore en énergétisme, il a pu créer des corps en empruntant au milieu l'énergie voulue. Il fera du carbure de calcium en prenant du charbon et de la chaux, mais aussi un four donnant 3,700 degrés. Pour produire cette matière, il lui faut de l'énergie condensée et peut-être un jour l'homme pourra-t-il faire de la matière avec de l'énergie.

Nouvelle théorie physique

par le Dr S. LAUREYS (Anvers)

—

Avant d'aborder l'exposé d'une nouvelle théorie, il est nécessaire de montrer que les théories actuellement en vigueur sont insuffisantes, soit qu'elles ne concordent pas avec les faits, soit qu'elles ne les expliquent pas d'une façon satisfaisante. Toutes les théories actuelles supposent l'existence de l'éther, milieu éminemment subtil et élastique à travers lequel se transmettent les diverses manifestations de l'énergie : lumière, chaleur rayonnante, électricité, magnétisme, etc. Cette existence d'ailleurs n'est qu'une pure hypothèse et une théorie qui parviendrait à donner une explication satisfaisante des phénomènes en ne faisant intervenir que des entités objectives et connues aurait évidemment le pas sur les anciennes.

D'après la plupart des physiciens, l'éther est un milieu impondérable, immatériel; mais dans ce cas, l'éther ne possédant pas de masse, il est impossible de se rendre compte des effets qu'il produit. En effet, en remplaçant la masse par sa valeur dans la formule de l'énergie cinétique $e = mv^2/2$, on trouve que l'énergie cinétique doit être nulle : de même son énergie potentielle, qui n'est que la transformation de son énergie cinétique. Mais dans ce cas, comment expliquer l'ébranlement d'une rétine, la pression de radiation lumineuse, la transformation de la lumière en chaleur obscure avec ses effets divers, mécaniques et autres.

Si au lieu de considérer le point de réception de l'onde lumineuse, nous considérons son point de départ, nous aboutissons aux mêmes conclusions. Vous connaissez tous l'expression du « coup d'épée dans l'eau ». Plus le milieu dans lequel se meut un corps est fluide et moins ce milieu absorbera de l'énergie. Si la résistance est nulle, l'absorption sera nulle. L'éther ne saurait transmettre une énergie qu'il n'a pas absorbée. Mais, dira-t-on, les études de ces dernières années ont démontré la variabilité des masses : la masse est une quantité variable, de nature électro-magnétique, nulle quand le corps est au repos, et augmentant jusqu'à l'infini quand le corps en considération atteint la vitesse de la lumière. Admettons un instant que cette notion de la variabilité des masses soit vraie — je pense pouvoir démontrer qu'il n'en est pas ainsi. Si l'éther possède une masse fictive, une masse électro-magnétique, et que cette masse devient infinie quand l'éther atteint la vitesse de la lumière, la valeur de l'énergie cinétique deviendra infinie également dans ces conditions; c'est-à-dire que la moindre manifestation lumineuse demanderait une énergie infinie, ce qui est absurde.

L'éther doit donc être une substance pondérable, matérielle. Comme cette matière est répandue partout, ce n'est certainement pas un solide ou un liquide. Ce ne peut être qu'un gaz à densité très faible, neutre de réaction, incolore et inodore.

Mais contrairement aux autres gaz :

1° L'éther transmet les vibrations (d'après la théorie) avec une vitesse 60,000 fois plus grande que n'importe quel solide. Or, les solides transmettent les vibrations beaucoup mieux que les liquides et les gaz. Donc l'éther, tout en étant infiniment plus subtil que n'importe quel gaz, serait d'autre part infiniment plus élastique que n'importe quel solide;

2° L'éther transmet des vibrations transversales, alors que, dans un gaz, les vibrations sont longitudinales;

3° L'éther devrait être incompressible, alors que la compressibilité est un caractère commun à tous les gaz.

Mais l'éther pourrait tenir sa rigidité du mouvement : rigidité rotationnelle de lord Kelvin ou gyrostats de M. De Heen. Mais alors, comme un point lumineux émet dans tous les sens des vibrations transversales dont le jeu transversal est différent pour chaque rayon, il faudrait admettre au point lumineux central une excitation spéciale et différente pour chaque rayon. En outre, si à quelque distance du premier point lumineux il s'en forme un second, le même éther devra tourbillonner en deux sens différents, dans les parties communes aux rayons provenant des deux sources.

Comment d'ailleurs expliquer l'existence d'une *pression de radiation* lumineuse, dans la théorie vibratoire : la lumière exerce une pression mécanique faible, mais réelle, sur les objets qu'elle rencontre, phénomène démontré par l'expérience et le calcul; mais une vibration, transversale ou longitudinale, étant toujours un mouvement de va-et-vient, ne saurait jamais réaliser une pression dans un sens : même dans le cas de vibration longitudinale, la pression serait toujours suivie d'une dépression. Donc la lumière n'est pas un phénomène vibratoire, et de ce fait même tombe l'hypothèse de l'existence d'un milieu qui servirait à transmettre les dites vibrations.

Je crois qu'il est superflu d'entrer plus avant dans le détail des théories basées sur l'éther, de montrer leur manque d'unité, leurs incohérences et leurs obscurités.

Puisque la lumière n'est pas un phénomène vibratoire et qu'elle exerce une pression, il faut admettre que c'est un phénomène de projection. Puisque nous connaissons des particules qui se propagent avec une vitesse voisine de celle de la lumière, notamment les électrons, qui constituent les rayons cathodiques et les rayons β du radium; puisque nous savons, d'autre part, que la lumière est un phénomène électro-magnétique, il devient légitime de supposer que la lumière n'est qu'une projection d'électrons. Seulement, comme l'étude de la lumière montre qu'il y a un certain jeu transversal, il faut admettre que l'électron n'est pas une particule sphérique, mais qu'il affecte la forme d'une spirille. Dans un rayon lumineux, les diverses spirilles sont soudées bout à bout et animées d'un double mouvement de propagation et de gyration autour de l'axe du rayon lumineux.

Les ondes hertziennes sont des électrons de même forme, mais le diamètre de la spire est plus grand. Les rayons calorifiques occupent une place intermédiaire entre les deux. Puis viennent, par ordre décroissant de longueur de diamètre de la spire : les rayons ultra-violets, les rayons N (?), les rayons cathodiques et finalement les rayons X ou γ. Cette assimilation des rayons lumineux aux rayons cathodiques et aux rayons X est encore corroborée par l'existence de phénomènes communs : émission de charges négatives par les métaux dans le vide, ionisation de l'air et décharge des corps électrisés dans l'air, polarisation rotatoire magnétique.

Mais, dira-t-on, les rayons cathodiques ou les rayons β ne vont guère loin dans l'air; mais la lumière ultra-violette ne va pas plus loin. Et puis, que faites-vous de la variabilité des masses ? A la vitesse de la lumière, la masse de l'électron devient infinie; donc il est absurde d'attribuer la lumière à un mouvement de l'électron. Ces expériences, d'où l'on a prétendu conclure à la variabilité des masses, considéraient l'électron comme un corpuscule de forme invariable. Mais la variabilité des résultats est due précisément à ce que la spire électronique diminue de plus en plus de diamètre à mesure que la vitesse augmente; or, l'aimant agit précisément, comme nous le verrons plus loin, sur la partie transversale de la spire, et plus les dimensions transversales de la spire se réduisent, moins l'action déviatrice de l'aimant se fait sentir.

Voyons maintenant l'explication des divers phénomènes lumineux par l'hypothèse ci-dessus :

La pression de radiation, de même que la propagation plus lente dans un milieu plus dense, l'aberration astronomique, le déplacement d'un rayon lumineux qui traverse de l'eau en mouvement rapide, n'ont guère besoin d'interprétation : comparez avec la balle d'un fusil.

L'étalement de la lumière derrière un trou d'écran s'explique par le dessin 1, le pointillé représentant la projection de la spire sur l'écran. La réflexion est due à ce que la spire électrique frappant un plan réflecteur rebondit comme une balle; si le plan est transparent, le rayon se réfléchira ou se réfractera d'après l'angle d'incidence. Si la spire, rencontrant un milieu plus résistant suivant un certain angle, entre dans ce milieu en se rapprochant de la normale, cela est dû à ce que la spire peut se déformer : la portion de la spire qui frappe d'abord le plan subit un ralentissement, tandis que l'autre extrémité transversale de la spire continue son chemin avec la vitesse primitive, jusqu'au moment où elle rencontre, elle aussi, le plan. La spire se déformant subit donc une torsion suivant l'axe du rayon lumineux, torsion qui la rapproche de la normale. Suivant les dimensions de la spire, c'est-à-dire la proportion entre son diamètre transverse et sa longueur, la torsion sera plus ou moins considérable, d'autant plus forte que la spire sera plus large et

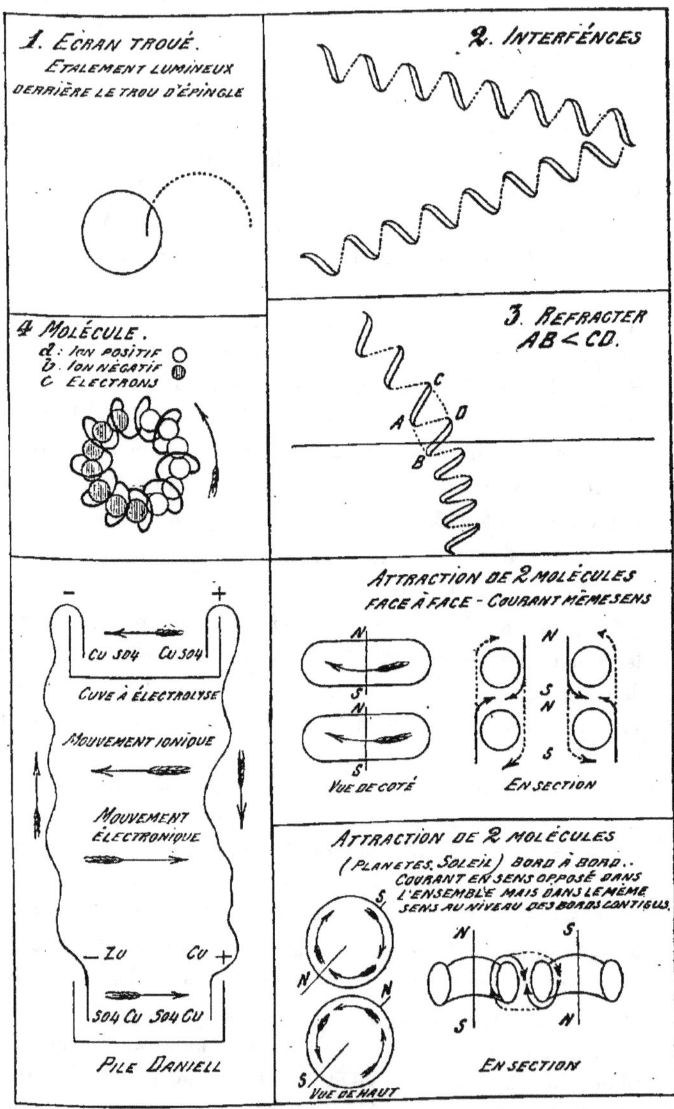

plus courte. Une spire très longue et à diamètre transverse très court pourra ne plus subir qu'une réfraction insignifiante : c'est le motif pour lequel les rayons X ne se réfractent pas.

Cette différence d'effet suivant les dimensions explique aussi le spectre des couleurs : à chaque couleur correspond une spire de dimensions différentes qui subit la réfraction différemment des spires d'autre couleur.

Les interférences lumineuses sont dues à ce que deux rayons lumineux se rencontrant sous un angle très obtus et à une phase différente, la spire électronique d'un des rayons vient buter contre une portion de spire d'un rayon voisin, dont la direction est précisément opposée à la sienne au moment de la rencontre.

Après avoir montré que la plupart des phénomènes lumineux s'interprètent facilement par l'hypothèse d'après laquelle la lumière, — de même que les manifestations connexes de l'énergie. ondes hertziennes, ondes calorifiques, rayons cathodiques, rayons X, — n'est qu'une projection d'électrons sous forme de spirilles de diamètre variable, il convient de voir comment cette hypothèse explique l'électricité, le magnétisme et la constitution de la matière elle-même. Voyons d'abord ce que c'est que l'électricité.

On a cru pendant longtemps que les phénomènes électriques se passaient exclusivement dans une certaine classe de corps appelés bons conducteurs. Cette notion s'est modifiée considérablement dans ces dernières années et on s'accorde à attribuer un rôle important au diélectrique dans le mécanisme des phénomènes électriques.

Quand on fait passer un fil parcouru par un courant intense à travers une feuille de papier saupoudrée de limaille de fer, la limaille s'arrange en cercles concentriques autour du fil. C'est ce qu'on appelle le spectre magnétique d'un courant. Si dans notre imagination, nous reconstituons dans l'espace l'édifice dont ce spectre ne constitue qu'un élément, nous trouvons que la limaille de fer s'oriente en tourbillon ou en spirale autour du fil conducteur, c'est-à-dire que nous retrouvons ici la forme que nous avons cru devoir attribuer à l'électron pour expliquer les phénomènes lumineux. Nous savons d'autre part, par l'étude des rayons cathodiques et des rayons β du radium, que les électrons se propagent parfaitement à travers l'air et d'autres diélectriques. Il est donc légitime de conclure qu'un courant électrique est constitué, au moins pour une part, par un mouvement d'électrons s'enroulant en spirale autour du fil conducteur. Comme, d'autre part, on a par convention attribué aux électrons une charge négative, nous savons que dans une pile, ce mouvement d'électrons se propage dans le circuit extérieur du pôle négatif au pôle positif de la pile; dans l'intérieur de la pile, au contraire, du pôle positif au pôle négatif, de façon à former un circuit complet orienté dans le même sens.

Si nous examinons, d'autre part, ce qui se passe dans le liquide d'une pile, par exemple un élément Daniell et le liquide d'une solution qu'on veut électrolyser, une solution de sulfate de cuivre, nous trouvons qu'il s'y produit sous l'influence du dissolvant une dissociation relative de l'électrolyte, acide, base ou sel, dissociation démontrée par l'étude de la tension osmotique et de la cryoscopie. Chaque molécule se scinde en un radical positif et négatif qu'on a appelés ions. Ces ions, sous l'influence du courant, se portent ou semblent se porter vers les deux pôles de la pile. Dans une solution à électrolyser de sulfate de cuivre notamment, le cuivre ou cathion se porte vers le pôle négatif , le radical « SO_4 » ou anion se porte vers le pôle positif. A l'intérieur de la pile, c'est l'inverse : l'anion SO_4 se porte sur le pôle négatif ou zinc, le cathion cuivre sur le pôle positif, charbon ou cuivre.

Arrhenius a proposé pour ce phénomène l'explication suivante : Les ions d'un électrolyte seraient porteurs respectivement d'une charge positive et négative : en vertu de leur charge, ces ions seraient attirés vers les pôles d'une pile plongeant dans d'électrolyte. Ils abandonneraient à ces pôles leur charge électrique et alors seulement, ils pourraient exercer leurs propriétés chimiques sur les autres corps en présence. Le transport des cathions vers la cathode d'une part et des anions vers l'anode d'autre part constituerait le courant électrique.

Cette interprétation me semble passible des objections suivantes :

1° Si le mouvement des ions est le fait d'attractions statiques, il doit obéir à la loi qui régit l'intensité des attractions électrostatiques en fonction de la distance. Il doit en résulter que cette attraction s'exerce avec force sur les ions voisins qui sont rapidement accumulés, tandis qu'elle s'exerce au contraire très faiblement sur les ions distants (notamment en raison inverse du carré de la distance). Il en résulterait au début un mouvement très rapide des ions les plus voisins, plus tard un mouvement beaucoup plus lent des ions distants; en somme, une action rapidement décroissante, chose qu'on n'observe pas dans la réalité;

2° Si le mouvement des ions est dû à une attraction électrostatique, pourquoi le même pôle qui attire les cathions dans la solution à électrolyser attire-t-elle au contraire les anions dans le liquide de la pile ?

3° Si le courant électrique est simplement constitué par un mouvement d'ions en sens inverse les uns des autres, comment s'explique alors le courant passant dans un conducteur métallique ?

4° La théorie d'Arrhenius semble en contradiction avec les notions que nous avons sur l'énergie. Nous savons que la plupart des combinaisons chimiques s'accompagnent de la mise en liberté d'une certaine quantité d'énergie. Nous savons que le phénomène de l'électrolyse ne représente que la restitution aux éléments constitutifs d'une molécule de l'énergie qui avait été mise en liberté lors de la constitution de la molécule ; cette restitution permet aux radicaux ou ions de se scinder : un ion libéré représente donc quelque chose en plus que l'ion engagé dans une combinaison, et la quantité d'énergie possédée en plus par l'ion libéré représente probablement la force d'affinité de cet ion. Or, dans la théorie d'Arrhenius, les ions commencent par abandonner leurs charges électriques aux pôles de la pile, et c'est alors seulement qu'ils deviennent capables de produire des combinaisons avec d'autres corps. Quoi qu'il en soit, à côté de la théorie d'Arrhenius, je propose une autre interprétation, à mon sens plus logique, des phénomènes de l'électrolyse :

Si dans un fleuve dont le courant se meut à raison de 10 kilomètres à l'heure, nous plaçons deux poteaux distants de 2 kilomètres par exemple, que sur ce fleuve nous disposons diverses barques se mouvant les unes à raison de 11 kilomètres à l'heure, les autres à raison de 9 kilomètres, si toutes ces barques remontent le courant, les unes, au bout de l'heure, auront atteint le poteau en amont ; les autres, au contraire, auront été entraînées jusqu'au poteau en aval, si elles sont parties d'un même point à égale distance des deux poteaux.

Nous savons déjà, par nos déductions antérieures, que le courant électrique est constitué en partie par un mouvement spiraloïde d'électrons se portant à l'extérieur d'une pile, du pôle négatif vers le pôle positif. Une autre partie de ce courant est constitué par un mouvement d'ions à l'intérieur de la spirale électronique ; les ions positifs, plus rapides, viennent s'accumuler contre le pôle négatif dans la solution électrolytique ;

contre le pôle positif dans le liquide de la pile. Les anions, au contraire, se laissent entraîner en sens inverse par le courant. De même que la spirale électronique présente un double mouvement de propagation et de gyration, de même il est probable que l'ion gire en progressant en sens inverse de l'électron, des saillies hélicoïdales de l'ion emboîtant la spirale électronitique et se vissant dans son intérieur.

Pour compléter notre connaissance du mécanisme d'un courant électrique, il s'agit de savoir ce qu'est le magnétisme, ainsi que le champ magnétique d'un courant.

L'hypothèse d'Ampère est certainement celle qui explique le mieux tous les phénomènes relatifs au magnétisme : d'après cette hypothèse, un aimant serait constitué par des parcelles élémentaires autour desquelles circulerait un minuscule courant électrique. Puisque la molécule est la partie la plus petite d'un corps qui puisse exister à l'état de liberté, il faut supposer, d'après cette hypothèse, que chaque molécule est entourée d'un minuscule courant électrique fermé sur lui-même. Or, puisque nous savons déjà qu'un courant électrique est constitué par des ions se mouvant à l'intérieur et girant en sens inverse d'une spirale constituée par des électrons, il est légitime de croire que chaque molécule n'est pas encerclée par un courant électrique fermée, mais constitue un tel courant. Chaque molécule serait donc composée d'un anneau fermé d'un spirale électronique complètement fermée par elle-même. A l'intérieur de cette spirale circulerait en girant un noyau constitué, dans le cas d'un corps composé, par un ion positif et un ion négatif : ces deux ions s'accoleraient en vertu de leur différence de vitesse et avec une force proportionnelle à cette différence. Les ions positifs, marchant plus rapidement, rattraperaient les ions négatifs et se colleraient contre eux. Ce serait là l'explication de l'affinité chimique : un ion positif moins rapide serait déplacé de sa combinaison par un ion plus rapide; il en résulterait la mise en liberté d'une portion de la spirale électronique qui, d'après les circonstances, donnerait lieu à une manifestation électrique ou bien encore à de la chaleur ou de la lumière. Le caractère positif ou négatif d'une substance serait donc fonction de la vitesse de giration et de propagation de ses ions.

Dans une réaction chimique, comme stade préparatoire, les molécules s'ionisent, c'est-à-dire que la chaîne électronique se brise; l'anneau ionique, toujours entr'ouvert d'ailleurs, se redresse et les ions se rangent en ligne, constituant un courant fermé d'une longueur proportionnelle au nombre des ions. Si un ion, plus rapide ou plus lent que les ions primitifs, entre dans le circuit, il y a tassement ionique et une portion de la chaîne électronique devient libre. Un corps bon conducteur est probablement un corps dont les molécules s'ionisent facilement, c'est-à-dire que la chaîne électronique s'ouvre, le noyau ionique se redresse et laisse passer le courant.

Tous les corps ont donc des molécules sous forme d'anneaux, puisque tous les corps sont magnétiques. Ces propriétés magnétiques sont d'autant plus développées que ces diverses molécules sont plus plates, plus larges et plus susceptibles d'être échafaudées et de rester dans cet état. C'est là le caractère des substances ferro-magnétiques ou des substances à magnétisme permanent. Les autres stubstances, au contraire, ont des molécules plutôt allongées qui ne parviennent pas à rester en équilibre stable et permanent (comparez une pile de pièces belges de nickel trouées et une pile d'aiguilles de Pravaz empilées bout à bout).

Chaque molécule matérielle constitue un aimant élémentaire avec un pôle nord et sud. Deux molécules voisines, dans lesquelles le courant est orienté dans le même sens, s'attirent face à face et se repoussent par leurs bords. Deux molécules voisines, dans lesquelles le courant est orienté en sens inverse, se repoussent face à face et s'attirent par leurs bords. Quant au mécanisme de ces actions, si nous recherchons par exemple comment se fait l'attraction de deux molécules voisines dans lesquelles le courant est orienté de la même façon, nous trouvons que les spires électroniques en mouvement autour des noyaux ioniques marchent en sens partiellement opposé aux endroits de contact, par exemple à la face supérieure d'une molécule et la face inférieure de la molécule superposée. Les électrons de la molécule inférieure se dirigent par exemple de gauche à droite, à la face supérieure de cette molécule : les électrons de la molécule supérieure, au contraire, de droite à gauche, à la face inférieure de cette molécule. Mais cette opposition n'est cependant que partielle, parce que l'ensemble du courant électronique est orienté de la même façon dans les deux molécules. Il en résulte que la spire électronique se redresse et s'enroule autour des deux noyaux ioniques, qu'il enveloppe d'une spirale commune. C'est là le mécanisme de l'attraction de deux molécules à courant orienté de la même façon. Cette explication s'applique également aux attractions électrodynamiques, c'est-à-dire aux actions réciproques de deux courants l'un sur l'autre.

Si, au contraire, le courant dans deux molécules voisines est dirigé en sens opposé, ces deux molécules se repoussent parce que les spires électroniques se rencontrent suivant une direction entièrement opposée. Même mécanisme pour les répulsions de deux courants électriques.

Si, au lieu de se présenter l'une à l'autre suivant leurs faces, les deux molécules viennent en contact par leurs bords, il se produit, suivant le même mécanisme, une attraction par les bords quand le courant est en sens inverse dans les deux molécules, une répulsion, au contraire, quand le courant est dirigé dans le même sens. Ces actions attractives sont également l'explication de la cohésion, de la pesanteur et de l'attraction universelle.

Si un grand nombre de molécules sont échafaudées régulièrement les unes sûr les autres, nous avons un aimant avec ses lignes de force correspondant au trajet des électrons.

La spirale électronique d'un courant électrique, en s'établissant, oriente les molécules voisines du diélectrique de telle façon qu'elles se rangent suivant leurs bords le long de la spirale électronique. Ces diverses molécules, en s'échafaudant alors les unes sur les autres suivant la spirale électronique, produisent le champ magnétique du courant. Les molécules s'orientent de telle façon que le courant de la spire électronique le long de leurs bords se dispose parallèlement à la spirale électronique du courant.

Comment faut-il interpréter par notre théorie les phénomènes d'induction électro-magnétique ?

Ces phénomènes sont constamment liés à la modification du champ magnétique qui enveloppe l'induit, soit que ce champ se crée ou grandisse, soit qu'il diminue ou se détruise. La partie du circuit constituée par un échafaudage moléculaire de corps n'ayant pas des propriétés magnétiques permanentes, dégage au moment de la formation ou de l'écroulement de l'édifice moléculaire un certain nombre d'électrons qui se jettent sur le circuit induit pour y donner naissance aux courants d'induction.

Montrons pour finir, par exemple, le lien qui unit entre elles les diverses manifestations de l'énergie. Considérons un circuit fermé de pile.

Si le fil est de calibre suffisant, il y aura simplement des manifestations électriques, un courant électrique constitué par la propagation girante d'une spirale électronique le long d'un pont ionique conducteur.

Si le fil est trop mince, il s'échauffe, puis devient incandescent : c'est parce que les électrons, ne trouvant pas un nombre suffisant de ponts ioniques pour circuler, se désaxent et se projettent dans le diélectrique, sous forme de rayons caloriques et lumineux. Si le circuit est interrompu par un espace non conducteur, mais que la tension est suffisante pour vaincre cette résistance, il se produit une décharge sous forme d'étincelles avec dégagement et projection d'un certain nombre d'électrons avec grand diamètre de spire : ce sont les ondes hertziennes.

Si la décharge se produit dans un vide relatif, les électrons désaxés ont un diamètre de spire encore plus petit que les rayons lumineux ; ce sont les rayons cathodiques ou les rayons β .

Enfin, si les rayons β ou cathodiques frappent certaines surfaces, ils sont renvoyés avec des spires encore plus réduites de diamètre ; ce sont les rayons X ou γ.

Quant au magnétisme, c'est une propriété commune à tous les corps et liée à la structure moléculaire. Toute molécule est un minuscule courant électrique formé par une spirale électronique en anneau fermé circulant autour d'un noyau ionique. Les propriétés magnétiques des corps ne deviennent évidentes que quand les molécules sont échafaudées d'une certaine façon : dans les corps ferro-magnétiques seuls, cet échafaudage peut prendre un caractère de permanence ; on se trouve alors en présence d'un aimant.

La radioactivité absolue et relative

par H. ZIEGLER (Winterthur)

—

La masse consiste en particules uniformes sous tous les rapports, notamment quant à leur vitesse. Celle-ci est égale à celle de la lumière. C'est le principe positif de tous les phénomènes et le principe radio-actif absolu. Il représente l'absolu, si on imagine ses deux compléments séparés l'un de l'autre et le relatif, s'ils sont mélangés. Tel est toujours le cas, en réalité. Le concept de la lumière est identique avec celui de l'électricité ou de l'électromagnétisme. Il convient d'y distinguer d'abord l'état invisible et l'état visible ou corporel. Chacun d'eux renferme trois éléments : les couleurs, les sons et les gaz, pour le premier ; les vapeurs, les liquides et les solides, pour le second; chacun de ces états correspond à une conformation spéciale de la masse. Et chacun est divisé en une partie électro-négative et en une partie électro-positive. La radioactivité des états corporels, c'est-à-dire des corps, dépend uniquement de leur conformation et de leur densité.

Le rapport entre un corps et son rayonnement est caractérisé par les principes suivants : plus un corps est dense, plus la vitesse de son rayonnement se rapproche de celle de la lumière ; plus sa surface est uniforme, plus le rayonnement l'est aussi; plus sa conformation est complexe, plus le rayonnement l'est également. L'élément chimique le plus dense possible, le lucium, mettrait de la lumière pure.

Report on Radium Standards

by E. RUTHERFORD, F. R. S.

In the course of the present year, I have had the opportunity of comparing some of the radium standards in use by investigations in various countries and have found substantial differences between them. This has impressed upon me the great importance of adopting an « International Radium Standard », in terms of wich all quantities of radium should be expressed. It is hardly necessary for me to point out the importance of such a step. It is now possible to determine with considerable accuracy a number of important quantities connected with radium, for example, the volume of the emanation, the heating effect, the production of helium, the emission of alpha and beta particles, the magnitudes of wich are all dependent on the purity of the radium standard employed.

The adoption of a new « International Standard » would not invalidate the work already done in determining these quantities, for, in most cases, the results have been expressed in terms of a definitive working standard and can be at once corrected by comparison of the working standard with the International Standard.

It is important that the radium Standard shculd be prepared from pure material of which the atomic weight has heen accurately determined. A quantity of this pure radium (about two or three milligrams) could be taken and hermetically sealed in a tube of small volume. By the gamma ray method or its equivalent, it would not be difficult to standardize a number of sub-standards with an error of not more than one per cent. In this way, it would be possible for a number of scientific laboratories to acquire a substandard of definite radium content to serve in standardization of other quantities of radium.

As in many cases it is of importance to determine the amount of radium existing in small quantity, for example, in rocks, soils and waters, it would be desirable to prepare at the same time an « International Radium Solution », each cubic centimetre of which should contain about 10^{-6} milligram of radium. One cubic centimetre of this solutiom could then be distributed as a standard solution for determination of small quantities of radium by the emanation method.

If the Congress is of opinion that such an « International Radium Standard » is desirable, it would probably be best to appoint a Committee to arrange the details of the choice and preparation of such a standard, the preparation of sub-standards and to consider also the cost of preparation of such sub-standards.

When the Radium Standard has been prepared, I think it will be desirable for the Congress trough the Standards Committee to approach the various national Laboratories to ask them to acquire radium standards through the Committee. These could then serve as a basis for standardization, if required, of radium preparations sold commercially. The Committee itself should limit its work to the preparation of the Radium standard and sub-standards for scientific Laboratories, and should take no part in standardizing commercial preparations.

The number of alpha particles emitted by uranium and thorium and by uranium minerals

by H. GEIGER and E. RUTHERFORD, F. R. S. (Manchester)

—

In previous papers, we have shown that the number of α-particles emitted per second from radioactive materials can be counted either by the electrical or scintillation method. It has been shown that one gram of radium itself and each of the three α ray products in equilibrium with it emits $3 \cdot 4 \times 10^{10}$ α-particles per second. Since Rutherford and Boltwood (1) have shown that in an old unaltered mineral there is 3.4×10^{-7} gram of radium per gram of uranium, it is possible to deduce the number of α-particles emitted per second from one gram of uranium and also from a mineral containing one gram of uranium. In this calculation, it is supposed that uranium is the ultimate parent of radium and that the mineral is in radioactive equilibrium. If a uranium atom, like a radium atom, emits one α-particle in its transformation, the number of α particles emitted per second per gram of uranium should be $3.4 \times 10^{10} \times 3.4 \times 10^{-7}$ or $11,600$. We shall for convenience call this number N.

As a result of a very careful analysis of the radioactive constituents of uranium minerals, Boltwood (2) has shown that the total

---

(1) *Amer. Journ.* Sc., **22**, 2, 1906.
(2) *Amer. Journ.* Sc., **25**, p. 296, 1908.

activity of uranium measured by the electric method, is about twice as great as would be expected if uranium emits one α-particle for one from the radium itself in equilibrium with it. This suggests that the uranium atom in, its transformation, emits at least two α particles. In the present state of our knowledge, it is not certain whether this can be ascribed to the existence of an additional α ray product which is always separated with the uranium, or tot he expulsion of two or more α-particles in the transformation of the uranium atom.

Supposing, for the purpose of calculation, that the uranium in a mineral emits two α particles for one from each of the subsequent α ray products viz ionium, radium A, radium C, radium F (polonium), the number of α-particles emitted per second per gram of uranium in a mineral is 8N or four times the number emitted by ordinary purified uranium. In this calculation, no account has been taken of the actinium which occurs in all uranium minerals and which Boltwood has show stands in a genetic relation with uranium However, Boltwood (loc cit) has found that the actinium and its four α ray products contributes an activity to the mineral equal to only .21 of that of the uranium. The relative number of α-particles is still smaller, for the α-particles from actinium have an average range of about 5.7 cms of air, while the α rays of uranium, accordingt o Bragg, have a range of 3.5 cms. Taking as a first approximation that the ionization due to an α-particle is proportional to its range, the number of α-particles emitted by the actinium in a mineral should be about 1.1 of that from uranium. The total number of α-particles emitted by a mineral containing one gram of uranium should consequently be 2.34N + 6N = 8.34N. Since N by calculation is 11,600, the total number of α-particles emitted per second from a mineral containing one gram of uranium should be 9.67×10^4 and the number per second from one gram of ordinary purified uranium should be 2.32×10^4.

It was the object of the present experiments (1) to determine the number of α-particles experimentally, and to test the agreement with the calculated number.

----

(1) The experiments described later were for the most part completed more than, « vear » ago. Recenthy, J. N. Brown (*Proc. Roy. Soc.* A. 84, p. 151, 1910), has co .ted the scintillations from a uranium mineral and found a value per gram uranium 7.36×10^4 hat which is somew, pmaller than the experimental vaue given later vig. 9.6×10^4.

Arrangement of experiment.

The scintillation method was adopted in order to count the number of α-particles from a known weight of active material. A small quantity of the material under examination was finely powdered in an agate mortar and then mixed with alcohol or ether and deposited as a thin uniform film on a thin sheet of aluminium or glass. The method adopted was similar to that first used by McCoy. Care was taken that the powder suspended in the liquid was well stirred, in order to avoid a separation of the lighter from the denser portions. The weight of the active film was determibed by weighing the plate before and after the active material had been removed. It was desirable to use very thin films in order that all the α-particles might emerge without much loss of their range. In the case of uranium, however, the number of α-particles emitted was so small that they were difficult to count with accuracy. For this reason, thicker films in some cases were purposely employed. The efficiency of the zinc sulphide screen was tested by counting the number of- αparticles emitted from a definite quantity of radium C. The number of scintillations observed was found to be 8 per cent less than the actual number of α-particles incident on the screen. The latter value was calculated from the known result that one gram of radium and each of its products 3.4×10^{10} α-particles per second. In the initial experiments, the number of scintillations was counted by placing the screen close to the active material. In this case, the number of α-particles striking the screen is equal to one half the total number emitted from an area of the active film equal to the area of screen seen in the microscope. This method is open to some objections for it requires that the film should be very uniformly spread, and in addition very thin, or otherwise the particles emitted at an oblique angle suffer a considerable loss of range in the active material helf. The lack of uniformity of the film can be corrected for by counting at different points parts of the film, but this involves much labour.

In most of the experiments, the active matter was spread in a circulare area and the small zinc sulphide screen was placed parallel to the film and opposite to its centre.

If a = radius of circular film
d = distance of screen from centre of film.
A = area of screen observed in field of microscope.

σ = total number of α-particles emitted per second per square centimetre of surface of film, then, by a simple integration, it can be shown that the number of α-particles incident per second on the area A is given by

$$n = \frac{\sigma\,A}{2}\left(1 - \frac{d}{\sqrt{a^2 + d^2}}\right)$$

A simple example will serve to illustrate the method of calculation. The uranium film No 1 (see table later) contained 10.43 milligrams of uranium oxide ($U_3 O_8$) spread on an area of 5.9 square cms. 515 scintillations were counted and the average number of scintillations observed corresponded to 5.16 per minute, and per second .086. Making the 8 per cent correction for the imperfection of the screen, the corrected value becomes .094. This is the value to be substituted in the formula.

A = 3.16 sq mms d = 2.06 cms a = 1.37 cms.

Substituting these values in the formula σ = 35.0.

Now the weight of film per square centimetre was 1.77 mg $U_3 O_8$ or 1.50 mg uranium. Consequently from this experiment the total number of α particles emitted per second per gram of uranium is 2.33×10^4.

The chief difficulty of the experiments lay in counting accurately a sufficiently large number of scintillations. The number of scintillations observed in the microscope varied from one to five per minute in the case of uranium or thorium. While different observers agreed closely in counting scintillations due to radium or polonium when 30 to 50 scintillations were seen per minute, the agreement was not so good for uranium films. This difference is in part due to the fact that the eye becomes quickly fatigued when only a few scintillations appear on the screen per minute. This was especially marked in counting the scintillations from uranium which are relatively much fainter than those from radium C. In the case of uranium and thorium minerals where the scintillations are on the average much brighter than those of uranium, the counting was relatively easy. The brightness of scintillations of course depends on the range of the α-particles and consequently the intensity of the scintillations from uranium is less than from any other radioactive substance.

The active materials used in these investigations was kindly presented to us by Professor Boltwood and were fractions of larger quantities analysed by him. We desire to express our indebtedness to Professor Boltwood for the use of these materials.

(1) Uranic-uranoso oxide (U_3O_8) prepared from uranium nitrate which had been crystallized fifteen times. The least soluble fraction was taken and ignited at a high heat in a current of oyygen.

(2) Uraninite-a selected sample from Joachimstahl. This contained 61.7 per cent of uranium. The mineral when finely powdered lost 6.2 per cent of its emanation. The sample employed had been finely ground for several years and during this time, the emanation had steadily escaped. Under these conditions it can be simply deduced that the emission of α-particles from the mineral is about three per cent less than if the mineral had retained all its emanation. A correction of this amount has consequently been made to the counted number of α-particles.

(3) Thorium oxide prepared from thorite. This was tested five weeks after its chemical separation. Since, in the chemical process of purification, the mesothorium is removed from the thorium, the α ray activity of the purified thorium decays with time due to the decay of its product radiothorium. Since the half period of decay of the latter is about 737 days, a positive correction of about two per cent is necessary to give the correct number of α-particles emitted from thorium oxide in radioactive equilibrium. The activity of the thorium oxide in the form of a thin film was compared with that of a film of the mineral thorite of known composition, and gave nearly the ratio to be expected from thown relative content of thorium.

The results of the observations are included in following table

Radioactive Substances	Number of α-particles emitted per second per gram of uranium or thorium	
Uranium film N° 1		
10.43 mgrs U_3O_8 on area 5.9 cm^2	2.33×10^4	
Uranium film N° 2		Average
2.85 mgrs U_3O_8 on area 12.8 cm^2	2.36×10^4	2.37×10^4
Uranium film N° 3		
3.04 mgrs U_3O_8 on area 14.9 cm^2	2.43×10^4	
Mineral film N° 1		
10.95 mgrs Uraninite	9.5×10^4	
(Joachimstahl) on area 5.9 cm^2		Average

Mineral film N° 2		9.6×10^4
12.73 mgrs Uraninite	9.7×10^2	
(Joachimstahl) on area 5.9 cm²		
Thorium film N° 1		
4.43 mgrs Tho₂ on 6.1 cm²	2.55×10^4	
Thorium film N° 2		Average
1.21 mgrs Tho₂ on 6.4 cm²	2.84×10^4	2.7×10^4
Thorium film N° 3		
3.58 mqrs Tho₂ on 6.15 cm²	2.65×10^4	

Since only about 910 scintillations were counted altogether, the agreement between the three uranium films is closer than could be expected, considering the possible errors in the experiment. In the case of the mineral films, 2,000 scintillations were counted in all and about an equal number for the thorium films. Before and after each set of observations, the screen was carefully tested to determine the number of scintillations observed when the active material was removed. The correction for the screen employed was small and usually corresponded to one scintillation in three or four minutes. All the counting experiments were checked among themselves by measuring the activity of the films in an α ray electroscope. The activity measured in this way was found to be proportional to the weight of the film for thin films, but for the thicker film, the activity was relatively smaller on account of absorption.

It will be seen that there is a good agreement between the experiments and the numbers calculated on the assumption considered in the beginning of this paper. This is brought out by the table below.

Number of α-particles per gram of uranium per second

	calculated	observed
Uranium	2.32×10^4	2.27×10^4
Uranium mineral	9.67×10^4	9.6×10^4
Thorium,	number of α-particles per gram	2.7×10^4

No doubt the agreement is closer than would be expected under the conditions of the experiments.

The agreement between theory and experiment confirms in another way the correctness of Boltwood's conclusion that uranium emits two α-particles for one from each of its later products. The experiments are not of sufficient accuracy to confirm the data on the relative activity of actinium and radium. There is no doubt, however, that the number of α-particles to be ascribed to actinium is very small compared with that to be expected if actinium and its series of products emitted one α-particle for one from radium. The connection of actinium with the uranium-radium series is difficult to determine and remains one of the chief outstanding problems in the analysis of radioactive changes.

Production of helium by uranium minerals and thorium

Since the α-particle is a charged atom of helium, it is a simple matter to deduce the rate of production of helium from the active materials considered. Calculation and experiment show that one gram of radium in equilibrium with its three α ray products produces 158 cubic mms of helium per year. Since radium and each of its products emit 3.4×10^{10} α-particles per gram per second, and four times this number in equilibrium, uranium which emits 2.37×10^{4} α-particles per gram per second produces 2.75×10^{-5} cubic mms per year. The rate of production of helium for the different materials is given below.

Production of helium per gram per year

Uranium	2.75×10^{-5}	cubic mms
Thorium	3.1×10^{-5}	cubic mms
Uranium mineral in equilibrium	11×10^{-5}	cubic mms
Radium in equilibrium	158	cubic mms

A simple calculation allow us to estimate the production of helium for a mineral like thorianite containing uranium and thorium.

Range of the α-particles from uranium

The range of the α-particles from uranium has been difficult to determine directly on account of the smallness of the activity of thin films of the substance. By observations of the decrease of the ionization due to a layer of uranium when sheets of thin aluminium were placed over it, Bragg (1) deduced that the range in air of the α-particle from uranium was about 3.5 cms. In the course of counting the scintillations from a thin film of ionium, it was observed that the scintillations were as bright if not brighter than those from a thin film of uranium. Boltwood has found that the range of the α-particles from ionium is 2.8 cms, so that it appeared probable that the range of the α-particles from uranium

---

(1) *Phil. Mag.*, **11**, p. 754, 1906.

had been overestimated. This conclusion was confirmed by finding that the α rays from a thin film of uranium were more readily absorbed by aluminium than those from ionium. By a special method, the range of the α-particle from uranium has been measured and found to be about 2.7 cms, while the range of the α-particle for ionium is a millimetre or two longer. Further experiments are in progress to determine the range of the α-particles from uranium accurately, and to examine carefully whether two sets of α-particles of different range can be detected.

University of Manchester,
July, 1910.

Radioactivity and Geology
A Summary of recent developments
by John JOLY, F.R.S. (Dublin)

—

The radiothermal Constants

These fundamentally important quantities cannot be regarded as accurately determined

Radium

Rutherford's direct measurement on a standard preparation of radium gave 110 gram. degrees per hour per gram of radium. The energy given up by Ra, Emanation, Ra A, Ra B, and Ra C, is here included. Calculation from Boltwood's determination of the relative ionizing activity of the several members of the uranium-radium and actinium families shows that the experiment involves 5.6×10^{-2} cal. per sec. per gram of radium.

Von Schweidler and Hess (*Le Radium* VI, p. 56, Feb., 1909) found from a preparation of radium chloride containing 0.7931 gram of the element, 118 gram-degrees per hr. per gram radium. In their experiment, only a part of the γ radiation is absorbed. If the longer lived transformation products are absent, this result involves not less than 5.95×10^{-2} cal. per sec. per gram radium.

Duane (*Le Radium*, VI., p. 307, Oct. 1909) using a very

sensitive ether calorimeter records a « preliminary » experiment on 0.80 mgm. of radium chloride which generated heat at the rate of 120 gram-degrees per hr. per gram radium. Adding the energy due to the long lived transformation products this becomes 217.5 cal. per hr. or 6.04×10^{-2} cal. per sec. per gram radium.

Poole (*Phil. Mag.*, Feb. 1910) using over half a kilogram of Joachimsthal pitchblende and a large Dewar calorimeter, in three careful experiments of long duration, finds a mean of 280.5 calories per hr. or 7.79×10^{-2} cal. per sec. per gram of the calculated amount of radium present. This experiment involves the whole series of the uranium-radium elements as well as the actinium series. It exactly corresponds to the conditions of evolution of heat in the rocks from the uranium-radium and actinium series. But although no explanation of the high result that would refer it to errors of experiment has been forthoming, it cannot be made the basis of important deductions without further confirmation. This experiment is direct throughout and does not involve the independent determination of the relative ionizing intensities of the series of transforming elements.

It would appear that the value 6×10^{-2} *cal. per gram radium per sec.* may be accepted for calculations involving the energy liberated by radium in the rocks.

Thorium

The thermal constant of thorium, as at present accepted, is based on the direct experiment of Pegram and Webb on oxide of thorium using a Dewar calorimeter and a comparative electro-thermal development of heat (*Le Radium*, V. 271, Sept. 1909). From a comparison, by Dr. Otto Hahn, of the ionization activity of the thorium oxide used, with that of oxide of known history and age, it was found that the oxide used in the calorimetric experiment possessed an activity 46/100 of thorium oxide in equilibrium. Pegram and Webb conclude that the observed rate of evolution of heat corresponded to 2.1×10^{-5} cal. per hour per gram of oxide in equilibrium. Calculating on the formula $Th\ O_2$ this corresponds to 2.39×10^{-5} cal. per hour or 6.64×10^{-9} cal. per sec. per gram of thorium in equilibrium.

Duane (*loc. cit:*) concludes from an experiment on radiothorium that this body disengages a quantity of heat which is of the same order of magnitude as that disengaged by radium.

Mac Coy and Ross *(Journ. Am. Chem. Soc.*, XXIX, 1907) found for the ratio of the activity of thorium containing equilibrium amounts of products to that of uranium, 1.27. Boltwood *(Am. J. Sc.*, XXV. Ap. 1908) found for this ratio 1.26.

Boltwood has also shown that the activity of uranium is to the activity of uranium and its products as $1 : 4.64$ *(loc cit.)*. From this, the activity of thorium in equilibrium is to the activity of uranium in equilibrium as $1 : 3.6$ or $1 : 3.7$. Pegram's and Webb's results for the radiothermal constant of thorium is 6.64×10^{-9}; and taking 6×10^{-2} as the radiothermal constant of radium in equilibrium, we find 20.4×10^{-9} for the constant of uranium in equilibrium. The ratio is $1 : 3.1$ nearly. The agreement is approximate only.

II. The Thorium content of the rocks

Igneous rocks

In the plutonic division, Blanc *(Rendic. Acc. Lincei* XVIII 241. March 1909) records results obtained on 5 rocks, one of which, protogine, showed no appreciable amount of thorium; the others (2 syenites and 2 granites) varied from 2.07 (1) to 8.28; mean 3.96 for 5 rocks.

For the granites and gneiss of the Finsteraarhorn Massif, where traversed by the St. Gothard tunnel, I obtained 1.85 as the mean for 11 rocks *(Phil. Mag.*, July 1909). For the granitic gneisses of the St Gothard Massif, 1.18 for 21 rocks *(loc. cit.)*. These rocks according to Koenigsberger *(Eclog. Geol. Helv.* X, No 5, Dec. 1908) are of post carboniferous age.

For the granites of Leinster (Ireland) of silurian age 1.1. In a gneiss of the Simplon 1.1. The general mean for Plutonic rocks from 9 localities is 2.78.

In the Hypabyssal division I obtained less than 0.2 in the case of a diabase of carboniferous age.

In the Volcanic division, sufficient results are availabe to permit a subdivision according to the silica percentage *(Phil. Mag.* Oct. 1909).

---

(1) These figures are to be multiplied by 10^{-5} and are then the amounts of horium in grams per gram of rock investigated.

ACID

Three lavas, Ascension (2.5), Lipari (4.5), Vulcano (4.6), give a mean of *3.87*.

INTERMEDIATE

Six lavas, Mt. Olibano (4.2), Pantellaria (2.2), Ischia (2.4), Lipari (Augite-Andesite, 0.5), Krakatoa (5.2), and Chimborazo (2.4) give a mean of 2.61. Nineteen trachyandesites and andesitic tuffs (mostly decomposed) of the Trans-Andine tunnel, piercing the Cumbre, afforded a mean of 0.56 (Fletcher, *Phil. Mag.*, July 1910) Treating the latter as of one locality the general mean is *2.49*.

BASIC

Eight vesuvian lavas of varicus ages gave a mean 2.26 (Joly, *loc. cit.*) : Kilauea (1.4), St Helena (0.6), Stromboli (1.5) and Etna (1.2) added to those of Vesuvius afford a mean of *1.39* for 5 localities.

A basalt of the Giant's Causeway (1.10) and a basalt of Melleniford, Greenland (0.90), if classed with the above, reduce the mean to *1.28* for 7 localities.

It will be noticed that the thorium content of the lavas examined appears to increase with increase of acidity; a relation which in the case of radium was indicated by Strutt in his first paper on the distribution of radium in rocks. (*Proc. R. S.*, 77 A. 472).

The general mean for the thorium content of igneous rocks as derived from.

Acid and Intermediate Plutonic	2.78
Acid Volcanic	3.87
Intermediate »	2.49
Basic »	1.28

is *2.60* ascribing equal weight to each constituent mean.

SEDIMENTARY ROCKS

Sufficient data are now available to permit of a probable estimate of the thorium content in the three main divisions of sedimentary materials.

1. *Calcareous and dolomitic rocks*

In this division, there appears to be very little thorium. The examination of 34 rocks from widely distributed localities showed thorium definitely in only 6 rocks; mainly of the less pure calcareous class. The major limits being calculated for each experiment, we find for the entire series a major limit of 0.06 As errors of excess are very improbable in the method pursued, I take this amount as representing the mean for calcareous and dolomitic rocks. *(Phil. Mag., July 1910)*.

2. *Arenaceous rocks*

The mean of experiments on sandstones and conglomerates,, etc. from 12 widely distributed localities is *0.60 (Phil. Mag.* Aug. 1910).

3. *Argillaceous rocks*

The mean of experiments on Shales, Slates, Clays, etc. from 18 localities is 1.30 *(loc. cit.)*. Blanc *(loc. cit.)* records a result on vegetal soil near Rome, 1.45, as a minor limit.

The general mean of argillaceous materials from 19 localities is *1.38.*

The highly metamorphosed Mesozoic sediments of the Usernmulde, where pierced by the St. Gothard tunnel omitting the results on cipolin (calcareous, 0.4), afforded me a mean of 1.1 for 9 rocks *(Phil. Mag.,* July 1909). The rocks of the Tessinmulde at S. end of the tunnel gave a mean of 0,51 for 9 rocks. Of these a pure quartz schist (less than 0.3) probably belongs to the arenaceous section, a dolomite (0.4) asd a calcareous micaschist (0.5) to the section of calcerous rocks. Of the remainder the most representative rock is an amphibole-garnet mica-schist (1.0). The mean given above is therefore not available for inclusion in the subdivision under consideration. This applies also, to some extent, to the mean derived from the Usern rocks. The mean of the results on less altered materials should not be disturbed by the experiments on Gothard rocks.

Assuming that the sediments of the Earth are proportioned as follows : — Calcareous rocks 5 % : Arenaceous rocks 15 % and Argillaceous rocks 80 % ; the available measurements assign

to the sedimentary rocks a general mean content of Thorium
of

$$1.2 \times 10^{-5} \text{ gram per gram.}$$

III. Certain geological applications of radioactivity

I have endeavoured to show elsewhere *(Address to Section
C. British Association* 1908 and *Radioactivity and Geology,*
London 1909, Chap. V), that the instability attending those
great accumulations of sediment which have occurred during
geological time may be referred to the heat developed by the
radioactive elements present. It was pointed out, also, that the
existence of a specially radioactive layer over the surface of the
Earth is involved in these effects *(loc. cit.* Chap. IX). For
purposes of calculation, I assumed the mean radium content
both of the sediments and the Earth's upper crust to be
3×10^{-12} grams per gram.

My adoption of this value for the radium content of rocks I
regarded as a safe minor limit; my observations combined with
those of others then available giving appreciably higher means.
Subsequent additions to our knowledge of radium in rocks have
been made by Farr and Florance *(Phil. Mag.* Nov. 1909) who
have investigated 19 igneous and 2 sedimentary rocks from the
Sub-Antarctic Islands of New Zealand : and by Fletcher *(Phil.
Mag.* July 1910) on the somewhat decomposed andesitic and
trachytic lavas of the Andes. The results of both observers tend
to a lower mean than that assumed by me. On the other hand,
the determination by Schlundt and Moore *(U. S. Geol. Surv.
Bull.,* 395, 1908) of six lavas from the Yellowstone region and
a typical example of the underlying Mesozoic limestone, in a
research dealing with the radioactive springs in this district,
are either somewhat above or in agreement with results on similar materials examined by me. Indirect evidence, but of a kind
not easily set aside, is also forthcoming upon the mean radioactivity of rocks. Eve in 1906 *(Phil. Mag.* 1906) calculated
that the amount of radium in the surface materials of the Earth
necessary to account for ionization effects in the atmosphere
must be 6.6 $\times 10^{-12}$ gram per gram. Kurz *(Phys. Zeit.* 10,
1909) finds there must be 5.6 $\times 10^{-12}$ gram per gram and
concludes that the ionization of the atmosphere is mainly due
to the penetrating radiation from the radioactive constituents

of the surface soil. Wulf *(Phys. Zeit.* 10, 1909 and *Le Radium*, 7, 1907) arrives at a similar conclusion. It is probable, from the determination of the thorium content of rocks and soils (II), that one half or more than one half the γ radiation must proceed from the uranium series.

As it is desirable that the discussion of the geological applications of radioactivity should, as far as possible, proceed on data which are not the subject of uncertainty, I shall here adopt values for the radium content which are somewhat below the mean of the lower results. I shall assume 1.2×10^{-12} as the general mean fort igneous rocks and 1×10^{-12} as the general mean content of radium in grams per gram of the sediral. Upon such values the geological applications of radioactivity might, I believe, be discussed and the leading conclusions already arrived at found to be sutained. The recent additions to our knowledge of the thorium content of the rocks introduces, however, a new factor into the problems under discussion.

In Section II it is shown that the available thorium determinations on igneous rocks afford a mean thorium richness of 2.6×10^{-5} gram per gram and those on sedimentary rocks, 1.2×10^{-5}. Some reduction on the first estimate is, perhaps, desirable seeing that it is not yet known if some of the higher values included in it are abnormal or not. On the other hand, the value for the sediments being based upon results of remarkable uniformity and almost entirely derived by a method *(Phil. Mag.* May and July 1909) directly comparative with a natural standard, the estimate arrived at may, I believe, be retained unaltered. I assume, therefore, 2.0 for the igneous and 1.2 for the sediments.

Referring to Section I it will be seen that 6×10^{-2} gram degr. per second per gram is probably a near approximation to the radiothermal content of radium and 6.6×10^{-9} cal. to the radiothermal constant of thorium. The following table shows the heat developed per gram of rock per second in calories, on the above basis :

	Radium	Thorium	Totals
Igneous Rocks......	7.2×10^{-14}	13.28×10^{-14}	13.97×10^{-14}
Sedimentary Rocks	6.0×10^{-14}	7.97×10^{-14}	13.97×10^{-14}

According to the assumption upon which the geological importance of radioactivity was previously discussed (3×10^{-12} gram radium per gram and a radiothermal constant of

5.6 × 10⁻² cal.) the heat developed was 16.8 × 10⁻¹⁴ cal. per gram of average rock. It will be evident that the new data afford substantially the same basis for discussion as did the old.

The leading geological applications of radioactivity may be summarized as follows :

1. The radioactive substances radium and thorium exist in the surface materials of the Earth in such quantities as would account for all the heat now escaping from the Earth if the surface richness was continued a few kilometres inwards. It seems reasonable to assume, unless reasons are forthcoming for the contrary view, that the heat now lost by the Earth is of a radioactive origin. Calculations of the age of the Earth based upon its secular cooling are, therefore, deprived of their stringency.

2. Kelvin and others have shown that on any probable estimate of the interior conductivity of the Earth, the conduction of any considerable amount of heat from the deeper interior to the surface must involve the lapse of thousands of millions of years : the thermal isolation of the surface from the central parts during geological time must be assumed. The problem of the surface radioactivity becomes, therefore, separated from that of the internal radioactivity. The importance of this is that were it otherwise a large part of the heat now escaping at the surface, even if all of it be of radio-thermal origin, must be credited to the cooling of the Earth owing to the slow diminution, by radioactive decay, of the heat-producing parent elements. Thus if the true surface gradient is 35 metres to 1° C (Koenigsberger, *Geol. Congress* Mexico, 1907), the heat reaching the surface of the Earth per year is 1.83×10^{-20} gram-degr. If the parent radioactive elements decay at an average rate of one ten thousandmillionth part in a year and the mean temperature of the Earth be only 1,500° C, taking the mass at 6×10^{27} gr. and the average specific heat as 0.2; the quantity of heat escaping due to cooling is

$$1,500 \times 10^{-10} \times 6 \times 10^{27} \times 0.2 = 1.8 \times 10^{20} \text{ calories}$$

That is to say we must assume the heat-flow to the surface to be compounded of two quantities : (a) the heat actively being produced throughout the Earth by the transforming elements, and (b) the heat of capacity resulting from the falling temperature. Kelvin's calculations, however, assign to the latter source of heat a secondary importance seeing that only a fraction of the mass of the Earth can contribute heat of capacity to the surface. We must conclude that the events of geological history can only have been affected by heat generated in the outer parts of the Earth.

(3) It follows from the above considerations that, unless we arbitrarily assume the almost entire absence of radioactive substances from the interior, the Earth must be rising in temperature. The thermal isolation of the surface throughout geological time must deprive us of all evidence of such an effect of radioactivity. The theory of a meteoric genesis of the Earth favours this view, for stoney and nickeliferous Meteorites have been found to contain both radium and thorium (Strut, *Proc. R. S.* 77 A. 1906 and Joly, *Phil. Mag.* July 1909). If brought to liquefaction and the stoney parts became for the greater part segregated at the surface, a special surface richness in transforming elements would ensue as well as a residual interior radioactivity. This matter is, of course, speculative, but the view given seems the least arbitrary regarding the interior state of a Globe containing unstable elements.

(4) The heat escaping at the surface of the Earth on the gradient 35 metres to 1° C is 1.14×10^{-6} cal. per second per square centimetre. Neglecting the cooling effect consequent on the decay of the radioactivity in the exterior parts of the Earth, this defines rigidly the total amount of radioactive energy liberated beneath each square centimetre, to all depths, supplying heat to the surface. The average igneous rock may be assumed to produce radioactive heat at the rate 55×10^{-14} cal. per c. c. Hence such rock, if extended downwards to a depth of 21 kilometres (the entire flow of heat being outward) would suffice to supply all the heat reaching the surface.

There is at the present time nothing to urge against the view that the average radioactivity observed at the surface may continue to all depths from which rocks have been examined. That is to say, could we sample the crust rocks from place to place on a horizon some few kilometres below the surface, we have no reason to suppose the average radioactivity observed would be less than that of the igneous surface materials. In a word, we have now no evidence that the depth from which a rocks proceeds influences its radioactivity. This may have to be modified if basalts generally are found to be less radioactive than other rocks. There is reason to suppose that basic rocks are more abundant in the deeper parts of the Earth's crust.

We have next to ask if the requirements of Geology will allow us to assume, provisionally, the downward extension of the surface conditions to a depth of 21 kilometres. Tectonic geology requires, with no uncertainty, the existence of a viscous substratum at a comparatively short distance from the surface. The question has been discussed by many writers. Prestwich (*Proc. R. S.* 41,158) in a clear summation of the facts, concludes that 32 kilometres (or less) would not be too small a thickness to ascribe to the rigid surface crust. Prestwichs's main argument rests on the facts of regional mountain elevation. As a result of the phenomena displayed in these areas the thin crust and viscous substratum seem definitely necessitated. We must assume, also, such conditions to prevail not only in the area undergoing distortion but in surrounding areas for probably some hundreds of kilometres removed. In the region of folding and uplift the 32 kilometres is probably an excessive thickness, as indeed Prestwich indicates. The depths from which the regional vulcanicity, associated with mountain elevation, proceeds, are probably considerable. The requirements of tidal theory (see especially Love *Proc. R. S.* 82 A. p. 88) are not opposed to a viscous substratum, although they are distinctly opposed to a general fluid substratum. Fluid strata may underly the surface rocks even for areas of continental magnitude-: but their general prevalence is inadmissable.

Whether we can meet these requirements or not by a uniform concentration of radioactivity downwards till sensibly the whole of the radioactive materials are exhausted, turns upon the value we assign to the conductivity. Taking the conductivity as possessing, throughout the rocky crust, the mean value found ot ordinary temperatures, this distribution will not fit the requirements. It is easy to show (1) that the radiothermal temperature at the base of the 21 kilometres layer would be only about 265° C. On this assumption of the value of the conductivity, I

---

(1) For the theory, see Strutt, *Proc. R.S.* 77.A.1906, and Koenigsberger, *Phys. Zeit.* 7, 1906.

have elsewhere pointed out that a uniform downward distribution of radioactive elements is not admissible (1). A few kilometres near the surface must limit the extension downward of the radioactivities observed in surface materials. Beneath this, the removal to greater depths of the active elements must be postulated if sufficiently high subcrustal temperatures are to be accounted for.

The observations of Weber and others, however, seem to show that there is a definite decrease of conductivity with increase of temperature. Its value seems to vary universely as the absolute temperature over certain limits. For a mean rise of 280° C. downwards, we might take the value of K as about 2×10^{-3}; for a mean rise of 500°, about 1.4×10^{-3}. It is, perhaps, unsafe to push the relationship further; for these figures, as they stand, involve considerable exterpolation. If now $K = 2 \times 10^{-3}$ the basal temperature becomes 530° C. This is a full red heat and is I believe in sufficient accord with the general subcrustal requirements to be permissable. The surface gradient of 35 metres would not, of course, be maintained downwards on such a basal temperature; but the assumptions involve a diminishing downward gradient with the exhaustion of the heat-producing elements. The result appears to satisfy the condition that viscous shearing should be favoured at depths less than, or near, 30 kilometres, under the influence of secular stress. It will now be shown that in the regions of disturbance, radiothermal conditions exist which much increase the deep-seated temperature.

(5) When a great sequence of sediments is laid down along the subsiding margin of a continent, the radioactive sedimentary layer is superimposed upon the normal radioactive crust of the Earth. The radiothermal conditions previously prevailing on this part of the Earth's crust are disturbed. The isogeotherms rise in the over-lying sediments and in the crust buried beneath, not only in virtue of their mere blanketing effect (as Babbage and Herschel long ago pointed out), but are further raised owing to the continuous production of heat in the newly added covering. It is to this additional rise of the isogeotherms that the regional instability is to be ascribed.

---

(2) *Radioactivity and Geology*. chap. IX, where this alternative is assumed. It leads to similar conclusions to these arrived at in (5) below.

Thickness of sedimentary layers from 4 to 14 kilometres may be concerned. We have already found for the basal radiothermal temperature of the normal crust 530° C. If 4 kilometres of sediment are laid upon it, the tickness becomes 25 kilometres. As for the general radioactivity per cubic centimetre we plainly under-estimate it if we replace that proper to igneous rocks by the mean of igneous and sedimentary rocks. The thermal equivalent is 48×10^{-14} cal. per second. An important principle enters into these estimates of basal temperature : the basal temperature is proportional to the square of the thickness of the radioactive layer. The equation is

$$\theta = \frac{Q}{2\,k} D^2$$

where Q is the quantity of heat generated per cubic centimetre. K is the conductivity and D the depth in centimetres. We find that for 25 kilometres, $\Theta \times 750°$ C. Suppose now the depth of sedimentary accumulation amounted to 10 kilometres; then $A = 1646°$ C. In the latter calculation, I take $K = 1.4 \times 10^{-3}$. If we still take $K = 2 \times 10^{-3}$, $\Theta = 1153°$ C. These temperatures are under-estimates. For 4 kilometres of sediment, the temperature is probably not less than 750° C, at a depth of 25 kilometres. For 10 kilometres of sediment, the temperature is from 1153° C. to 1646° C, according to the conductivity.

These figures involve a very considerable weakening of the Earth's crust over the area of sedimentation. If we assume the surface gradient to prevail at these depths, the rise of temperature of 750°-530° involves an upward shift in the isogeotherms of 7.7 kilometres and the rise 1.153°-530° a shift vertically of 21.8 kilometres. Now without the intervention of radiothermal effects the rise in each case would be simply equal to the thickness of superimposed sediment : 4 and 10 kilometres respectively.

It follows that in areas loaded with accumulations of sediment, radiothermal effects are adequate to greatly reduce the effective thickness of the crust. There appears to be a true instability; for slow yielding to compressive stress involves still further thickening of the stressed crust and an augmentation of the deep-seated temperatures. Ultimately the intense pressure and temperatures find relief in regional vulcanicity, most generally in outlying and less heavily loaded areas. The fact that such volcanic conditions are not general but are associated with the geosynclines finds explanation in the radioactivity of the sediments and igneous crust rocks. When the foregoing conclusions are closely examined they will, I think, be recognised as of more than speculative value. This will be more apparent when upon trial it is found that the weakening of the crust in the geosynclines is not necessarily involved in the above particular assumptions, selected because of their probability. Upon purely observational basis alone the existence of a radioactive upper crust is founded. The radioactivity of the sediments admits of no doubt. Whatever values, within wide limits, we ascribe to the downward extension of the former or to the accumulated depth of the latter; a radiothermal effect arises attendant on the accumlation of the sediments which appreciably reduces the effective resistance of that part of the Earth's crust upon which they have collected.

(6). The question of the origin of the instability of the crust in certain central oceanic areas involves a speculative element absent from the foregoing views : the necessity of accepting, without any direct proof, the existence of the requisite sedimentary accumulation. The oceanic chalkey deposits presumably collected slowly : more slowly than the comparatively near shore deposits of Cretaceous times. The question of the permanency of the oceanic basins may be involved. There would be ample grounds for assuming the radiothermal origin of the instability of the floors of the coral seas if we might suppose that even 5 millimetres collected on a century and the accumulation persisted through the greater part of geological time. The proof might then be numerically investigated on the basis of a deposit 4 or 5 kilometres thick. Similar figures to those given above would be arrived at. These unstable oceanic areas would then arise in consequence primarily of a shallower ridge permitting the particular calcareous oozes to collect. Subsequently the thermal effects may have been intensified by the rising of the sea floor and increased rates of collecting. Vulcanicity ensues as a feature of the final stage of the cycle, and general subsidence follows the relief of pressure. These possibilities are, of course, speculative.

IV. Vulcanicity and Radioactivity

According to my observations, the radium content of the lavas of Vesuvius is considerably above that of average igneous rocks.

(*Phil. Mag.* Oct. 1909). Many of these observations were made in duplicate and some were upon quite fresh material. All possible precautions having been taken to guard against contamination. I cannot think that any serious error affects these results.

Some earlier observers detected exceptionally high radioactivity in certain of these lavas although their observations are not at all points in agreement with my own. The differences may, however, as I believe, be ascribed to the various modes of procedure adopted. (Tommasina, *Phys. Zeit.* VI. 1905, 707; Nasini and Levi, *Atti R. Acc. Lincei,* XV, 1906, 391.)

The study of Vesuvian minerals by several observers shows that certain strongly radioactive substances are formed from the gases and vapour arising from the lavas. Cotunite and galena formed in the eruption of 1906 were shown by Zambonini (*R. Acc. Lincei,* 1906, 233; 1907, 975) to be highly radioactive. Rossi (*R. Acc. Lincei* 1907, 630) made the interesting discovery that their radioactivity was to be referred to the more long lived products derived from the break up of the emanation of radium : i. e. to Ra D, Ra E and Ra F. Piutti (*Le Radium,* June 1910) finds the radioactivity of these recently formed substances even greater than was estimated by Zambonini, but that specimens derived from the older lavas of Mt. Somma showed no trace of radioactivity.

The absence of elements antecedent in descent to emanation is clearly traceable to the mode of origin of these minerals, which permitted the entry into them of sublimed substances only; and, of course, the absence of radioactivity from the older minerals finds simple explanation on the short lived nature of the elements derived from the emanation. On the other hand the observations clearly point to rich sources of the emanation within the lava. Its liberation from a magma permeated by escaping steam, or other gases, is easily understood. In some recent experiments in which I sought to obtain the emanation from a rock powder undergoing decomposition with alkaline carbonates in a closed platinum still, I found that the effervescing melt yielded the active gas freely; certainly to more than half the amount in equilibrium with the contained radium. In the Vesuvian lavas, the actions at work must have been very similar and seem to support the observations on the high radioactivity of the lavas.

An interesting relationship between the radioactivity of the Vesuvian lavas and the age of their eruption appeared consistently throughout my results : the older lavas revealed a lesser radium content than the more recent ones : the radium content rising from 2.8 in the old dykes of Mt. Somma to 14 or 15 in the lavas of 1906. This cannot be ascribed to any such cause as operated in the case of the minerals derived by sublimation; because in my experiments it is emanation itself, the direct product of radium, which is quantitatively estimated. Strutt's result on a Vesuvian leucite basanite is somewhat lower (1.66) than the lowest obtained by me. It is probably upon one of the older lavas or dykes.

The relationship referred to is not carried into the thorium content; which is somewhat above that generally found in basic lavas.

The high radioactivity of the Vesuvian lavas cannot be said to be shared by those of the surrounding volcanoes; although these yield, in the mean, higher radioactivities than the average of other lavas examined. Thus the mean radium content of 8 lavas from vents in the surrouding regions is 4.6×10^{-12} gram per gram, whereas the examination of 8 lavas from widely distributed volcanoes gave a mean of 2.36×10^{-12}. But there are hardly enough observations to justify a conclusion.

It is well know that a very marked petrographic distinction exists between the Vesuvian lavas and those of contiguous areas. Some of the latter, often erupted in close mutual proximity, are of very diverse chemical character. On the other hand those of Vesuvius have remained almost unchanged in chemical composition from the earliest times.

The simplest explanation of the exceptional and apparently increasing radioactivity of the Vesuvian lavas (although not without difficulties and deficiencies) is found in the conception of a magma reservoir of exceptionally radioactive material. In this, the concentration of radioactive elements is not uniform, increasing apparently with the depth : so that successive eruptions have tapped more and more radioactive layers. A gravitational process, in view of what Strutt has established with reference to the segregation of radioactive elements in the heavier minerals (section V), might possible account for this. If only those minerals carrying the bulk of the radium were so separated, the general chemical composition would not be perceptibly affected. Careful estimation of certain elements in the lavas e. g. zirconium, titanium, phosphorous, commonly found in mineral association with radium, might serve to test this view.

Another and perhaps distinct question is that of a possible connection between vulcanicity and radioactivity other than that tectonic one referred to in Section III. It appears certain that local stores of radioactive substances cannot be held accountable for vulcanicity generally, in view of the fact that the sites of volcanoes are determined by extensive Earth-movements which are generally initiated by sedimentary accumulation. Again the particular reasons which have been urged for a radioactive origin do not stand examination. Thus it has been held that the origin or focus of volcanoes probably lies near the surface and that a local source of radioactive heat is, therefore, an *a priori* probable explanation. The answer is that stores of radium, in any quantities as yet observed in rocks, located near the surface cannot give rise to considerable temperatures. Again the accumulation, during intervals of quiescence, of the continuously produced heat of radioactive bodies, has been urged as accounting for the recurrent nature of vulcanicity. The fact, however, is that the long periods of time required for any appreciable accumulation of radioactive heat in lavas will not permit of this application (*). If the exceptional radioactivity of the Vesuvian lava is to be credited with any important part in maintaining the activity of the volcano, the extension downwards of the magma must be very considerable — but not more so than might reasonably be assumed.

As yet but little has been done towards investigating the question. Some lavas are very poor in radium and thorium. A notable case seems to be that investigated by Fletcher *(Phil. Mag.* July 1910) who found in samples of trachy-andesites and andesitic tuffs taken in the recently pierced transandine tunnel, very small quantities of radium, the average being 0.79×10^{-12} gram per gram. The thorium content was also low : averaging 0.56×0.1^{-5} gram per gram. It is true that these rocks were by no means fresh. The volcanic flows giving rise to these lavas were certainly determined in location by broad tectonic con-

---

(*) See for discussion of the subject : Dutton. *Journal of Geol.* May-June 1906, p. 257, and Lauderback, ibid. p. 748.

ditions and the Andean lavas would not, therefore, be expected to yield resu:ts bearing upon the particular question at issue.

It is extremely difficult to carry out any complete work of this kind owing to lack of specimens systematically collected with a view to investigation. The number of estimates required is, again, considerable. Evidently the lavas should be examined throughout their chronological succession or very misleading results may be arrived at and points of special intesrest passed over.

V. Radioactivity and Petrology

(1) An important generalization was arrived at by Strutt (*Proc. R. S.* 77, A. 472) with regard to the distribution of radium in igneous rocks. He found that the amount of radium bore a relation to the chemical character of the rock; increasing in the acid and diminishing in the basic rocks. The experiments of Farr and Florance (*Phil. Mag.* Nov. 1909) support this conclusion. On the other hand, my own results on basic rocks do not differentiate between the acid and basic types. The major part of my results on basic rocks are, however, on the lavas of Vesuvius which appear to be in many respects exceptional. Support to Strutt's generalization appears in the thorium content of lavas from various parts of the world (section II). So far as these results go the greater richness in thorium of the acid lavas appears established. It is, perhaps, possible even to discriminate between the two chemical extremes and to define an intermediate group having a thorium content less than what obtains in the acid and greater than what obtains in the basic rocks.

The cause of such a variation of radioactive elements with the silica percentage is obscure. It does not seem easy to reconcile it with any theory of the differentiation of rock-types from a common magma. More especially when the facts dealt with below are taken into consideration. It is remarkable that in the case of Vesuvius there has been no evidence of magmatic change progressing in its lavas from the earliest times, as appears from the well known constancy of its lavas in chemical composition, and yet, according to my results, a considerable change it the radium content has occured (section IV).

(2) It has been shown by Strutt (*Proc. R. S.* 78 A. 150, 1906) that the earlier minerals to crystallise from a magma contain

the greater part of the radium. To this it may be added that subsequent determinations by Strutt (*Proc. R. S.* 84 A. 194) as well as observations on pleochroichalos, support the view that this is also true of thorium. Strutt showed in his paper of 1906 (*loc. cit.*) that certain accessory minerals; e. g. zircon, perofskite, sphene and apatite, were much more radioactive than the more abundant rock-forming minerals. In the felspar of a Cornish granite, there was relatively little radium; in the quartz he could detect none; in the biotite, consistently with the concentration of the radium in the first crystallized minerals, the greater part of the radium was found. These observations are not without bearing on the question of magmatic differentiation. It is evident that where basic rocks may have originated by gravitational separation of ready formed materials from a common magma, they, and not the acidic rocks, should display the greater radioactivity.

This work has been further advanced by Waters, working in Professor Strutt's laboratory, who found that ultimately a heavy mineral containing titanium, and probably anatase or rutile, contained the greater part of the radioactive constituents of a Cornish granite; and that in gneiss from the Inner Hebrides, zircon contained most of the radioactive elements. (*Phil. Mag.* Oct. 1909). The same observer found that allanite was the chief radioactive constituent of Dalbeatie granite and, in Mourne granite, zircon and a titanium mineral. (*Phil. Mag.* June 1910).) The storage of helium in zircon and sphene, which has been demonstrated by Strutt, and which may amount to as much as 57.5 cub. mms. per cub. c.m., further supports these observations (*Proc. R. S. 83,* A 298; and 84 A. 194).

The segregation of radioactive elements demonstrated in these experiments finds explanation in the more modern views of the intimate processes attending mineral differentiation in a magma. According to these views, the substances which are first to crystallize are not necessarily those whose molecules are first segregated. The highly complex and variable minerals, e. g. biotite and hornblende may crystallize, indeed, in advance of felspar and quartz, but they do so in presence of already formed molecules of these bodies (or of forerunners of these bodies) and, in fact, they largely represent those elements which are superfluous to them and have consequently been excluded from taking part in their molecular grouping. Otherwise, as Harker has pointed out in a clear exposition of the subject *(The Natural History of Igneous Rocks :* London 1909, p. 167), the exact adjustment of the alumina to the potash, soda and lime, which appears in the felspars, would be inexplicable. The biotite and hornblend and similar complex substances are really, to a considerable extent, constituted of residual or excessive elements. In this manner, the remarkable variety of elements which was long ago shown by Sandberger to be contained in micas (which list modern methods of research have further expanded) finds easy explanation. In short, the segregation of the rarer elements arises simply from the rejection of these by the commoner molecular groups formed in the magma. Doubtless within the mica and amphibole moleculas themselves we may regard the same process of exclusion carried still further, till the concentration of rejected substance results in the crystallization of oxides and silicates of the rarer elements.

(3) Difficulties attending estimates of geological time from the proportions of radioactive *debris* (helium or lead) to the parent elements, are presented by the foregoing views. For upon the same basis as we explain the segregation of uranium and thorium in the earlier crystallized minerals, we must also suppose that the various radioactive descendants of these elements, as well as lead and the chemically inert helium, are concentrated from the general body of the magma.

It is probable that the concentration of helium in this way under plutonic conditions may be very considerable; more especially in pegmatites formed in the mother liquors of the plutonic rocks or in druses in which crystallization if zircon, sphene, etc. has progressed from mineralising solutions. Under such conditions, among other minerals, beryl is most generally formed, and in this way the occurence, noticed by Strutt *(Proc. R. S.* 80 A. 572, and 84 A. 194), of considerable quantities of helium in beryl without any corresponding richness in radioactive elements, may find explanation. Strutt found also *(Proc. R. S.* 80 A) that vein minerals from Cornish granite contained more helium relatively to radioactive elements than did the granite itself, although the former are clearly of more recent origin. This fact is in harmony with the presence of helium among the other constituents of the residual magma. Boltwood has suggested (Strutt, *Proc. R. S.* 84 A. 194) in explanation of Strutt's observation, the inclusion in beryls of the shorter-lived products of radioactive change (*).

(4) Radioactive science has fully elucidated a long outstanding problem of petrology, the origin of the pleochroic halo. A short account of the subject in its most recent development will be, probably, still new to many.

The first evidence for the radioactive origin of halos was found in the facts : (a) that their radial measurements coincided with the calculated range in mica of an alpha ray expelled from a radioactive body; (b) that they were formed only around substances which the researches of Strutt had shown to be specially radioactive; and (c) that this explanation, on the properties of alpha rays, alone accounted for their perfect sphericity in a medium so different in directional-properties as mica. (Joly, *Phil. Mag.* March 1907). Mügge (*Centralb. für Min.* July 1907) showed that a similar colour to that of the halo could be developed in a few days by the application of radium to cordierite. Rutherford *(Phil. Mag.* Jan. 1910) described an artificial halo, having similar dimensions to those in the rocks, formed around the bore of capilary glass tubing in which the emanation of radium has been stored.

Closer observation shows that the halo is often highly complex. Sometimes the complexity is limited to an outer and less dense iris-like ring encircling a central pupil. When this is so the limiting radii (in halos formed around a sufficiently minute central radioactive body) can be shown to correspond which the ranges of the alpha rays of Ra C or Th C, according as the halo has been derived from uranium or thorium, and the pupil to alpha rays from Ra A or Th X; which are of lesser range than the first mentioned rays; but, of the several rays from members of the uranium and thorium groups of elements, next to them in penetrating power. The assurance that it is indeed the rays from these substances which define the component parts of such halos, resides in the fact that (thanks to the work of Bragg and Kleeman) it is possible to calculate from the known ranges in air of these several rays, what their exact range in biotite (or other mineral) should be; and that the calculated and observer ranges closely agree. (Joly, *Phil. Mag.* Feb. 1910; *Nature* Feb. 10, 1910.)

(*) See also Becker, *Bull. Geol. Soc. Am.* 19. 134, with regard to lead.

But the complexity may be much greater when the exposure has been more perfect. (Joly and Fletcher, *Phil. Mag.* April 1910). In certain micas, more particulary in a haughtonite from Ballyellin, Co. Carlow, it is possible to identify the successive ranges of the alpha rays of ionium (0.013 mm.) of radium and uranium (0.016 mm.); of Ra. F. and emanation (0.018 mm. and 0.020 mm. respectively) and Ra A (0.023 mm.); the last mentioned sometimes as a distinct detached ring (really a spherical shell) surrounding an inner pupil and contained within the outer ring or corona due to Ra C (0.033 mm.). In the case of thorium, halos such great complexity has not yet been observed. The more or less clear development of the several constituent elements of the halo depends upon the minuteness and radioactivity of the originating neucleus; as well as upon the lapse of time in which it has been in operation. In the same mica flake there may appear side by side, halos whose development has only gone so far as to be visible to the limits of the ionium range and halos quite blackened up to the limiting range of Ra C; or again showing many of the intermediate structures.

The formation of the ring-like structures in the early stages of growth of the halo is due to a phenomenon first described by Bragg and Kleeman *(Phil. Mag* Septr. 1905). The ionization of the alpha ray is not uniform along its path. While its velocity is very great, as in the earlier parts of its range, its ionizing effect is comparatively feeble; but just before it loses its kinetic energy, its activity greatly increases. Geiger has recently shown how remarkably accentuated is this point of maximum ionization near the end of the range (*Proc. R. S.* 83 A. 640; *Phys. Zeit.* Aug. 1910). The point of maximum ionization determines the initial position of the ring; which then widens outwards and inwards as the less intense ionization effects accumulate. In very old halos or halos formed by relatively large quantities of radioactive elements, the interving concentric shells darken up under the accumulated effects of ionization and the structure becomes more or less obliterated by overexposure.

That the effect observed is not due to the mere accumulation of helium entering into the alpha ray is to be inferred from the fact that certain minerals, e. g. quartz and felspar, do not show the effects of these rays. Thus a halo derived from a particle near the boundary of a biotite crystal may be developed where the rays traverse biotite, but be non-existent where they traverse quartz : an effect due to the chemical stability of the quartz. The fact, too, that the rays coincide in their effects with the ionization curves is in itself, almost conclusive. Finally it is to be noted that the quantities of helium actually concerned are extremely small; so that even if any colouration was to be expected from the lodgment of this gas, the absorption would be quite insignificant. There is reason to believe that in biotite, the changes progressing involve the production of magnetite and that this is, in fact, the colouring matter of the biotite halo (Joly, *British Assoc.* 1910, Sect. C.).

The quantity of radium required to make a perfect halo in granite as old as that of Leinster (Later Silurian) can be shown to be less — probably much less — than 10^{-16} gram : and, to form the ionium halo, much less than 10^{-17} gram. In this last case, less than 80 helium atoms are expelled (as alpha rays) in a year. These quantities of radium thus rendered painly visible, are far less than can be recognised by any other known means.

(5) As a direct outcome of the foregoing facts, Radioactivity in its relations with Petrology provides a method of search after new radioactive substances unapproached for delicacy. The recent observations of Geiger *(loc. cit.)* show that near to the point of entire loss of kinetic energy, the alpha ray still produces ionizing effects. It follows that a radioactive element expelling even quite slow moving alpha rays should still initiate a halo in mica, hornblende, diopside, tourmalin, etc. If, then, as yet unknown radioactive elements exist, and become associated with any of these widely prevailing minerals, they should be easily identified by their halos : the structural characters of which must certainly differ from those of the uranium or thorium series of elements. They might be much less than the ionium halo or again greater than the limits for thorium in radial dimensions. In biotite these limits are 0.013 mm. and 0.041 mm. respectively. From the fact noticed above, that such minerals are, in a sense (residuum) minerals, the probability that rare elements are present is very considerable. A fairly extensive examination of various biotites has as yet brought no such abnormal halos to light.

Unknown radioactive elements, if such exist, must be among the rarest of elements.

(6) The radioactivity of the ordinary elements has often been

suggested as possible and such radioactivity has been looked for by many observers. We have seen that a quantity of radium so small as to involve the expulsion of less than 80 alpha rays in a year suffices, when its effects are integrated over vast lapses of time, to give rise to an absolutely characteristic appearance. A very large number of the ordinary elements are, one way or another, associated with biotite, hourblende, etc., and in quantities enormously greater than those we have been dealing with above. If they possessed even a very feeble alpha ray activity, the sensitive minerals should make it evident by the presense of halos. Careful examination alone can show whether there is positive evidence of this kind or not; for if the action were sufficiently intense, the mica or other sensitive mineral might have its individualty completely destroyed by the ionization : a species of metamorphism which, in point of fact, has taken place in many halos.

A clean unaffected crystal of biotite in an ancient rock is, however, as good evidence of the stability of the many elements, both essential and extraneous, associated with it, as an unaffected photographic plate is of the absence of light. Forms of radioactivity may, and apparently do, exist which do not involve the expulsion of alpha rays. These, however, so far as at present known, do not involve loss of atomic eight; are attended probably by very feeble energy changes and are, therefor, geologically unimportant.

The sensitiveness of mica etc. to the alpha ray is due to the same cause which confers extreme light sensitiveness upon the photographic plate : the power of integrating feeble effects operating over extended intervals of time.

Absorption and Reflexion of the β Particles by Matter

By ALOIS F. KOVARIK (University of Minnesota)

—

Recently, considerable discussion has taken place on the law of absorption of the β-particles. Hahn and Meitner (1) have shown that

---

(1) *Phys. Zeit.* ix. x. p. 321 (1908).

the β radiations from radioactive elements are absorbed according to an exponential law, and according to their theory, namely, that radioactive elements emit rays of only one velocity, have concluded that such radiations are homogeneous. W. Wilson (1) has shown that the β rays separated out by a magnetic field, and therefore consisting of practically one velocity, are not absorbed according to an exponential law. The results of W. H. Schmidt (2), Crowther (3), and others have confirmed in some respects the experiments of one or the other. The question whether the β-particles from radioactive elements are homogeneous or complex is still an open one, and obviously quite complicated, involving in its solution several other questions, such as the effect of the reflected radiations and the variation of the ionizing power of the β-particle with its velocity, and possibly also with the path traversed.

Since the β radiations from most of the radioactive materials are absorbed very nearly according to an exponential law, this law becomes very convenient in determining the coefficients of absorbtion. The absorption curves are, however, influenced by different experimental arrangements, chiefly because under some conditions the scattered radiation is not properly taken into account in the ordinary methods of measurement.

The purpose of this investigation was 1° to determine the coefficients of absorption of the β-particles of different velocities under the most normal conditions; 2° to determine the effect of reflected rays on the coefficients of absorption; 3° to determine the variation of the amount of reflexion with the velocity as well as with the reflecting substance. In order to do this, it is necessary to have sources of β-particles of different velocities, and for this purpose the following were employed :—

Radium D + E which emits some weak rays probably from Ra D but mainly the rays from Ra E, whose coefficient of absorption by aluminium is 43.3 (cms)$^{-1}$, corresponding to a velocity represented by $H\rho$ of about 1720, where H is strength of field and ρ radius of curvature of rays. On account of the long period of Ra D this source is constant, and hence very convenient.

Actinium C, which emits rays whose coefficient of absorption by aluminium is 28.5, corresponding to a velocity represented by

(1) *Proc. Roy. Soc.* A. lxxxii p. 612 (1909).

(2) *Jahrbuch d. Rad. u. Elek.* iv. 4 (20), p. 451 (1910).

(3) *Proc. Camb. Phil. Soc.* vol. xv. p. 442 (1910).

Hρ of about 2150. This was obtained by the recoil method for some experiments and by the use of actinium active deposit for others.

Radium B, which emits rays whose coefficient of absorption by aluminium is 75.0, corresponding to a velocity represented by Hρ of about 1200. This was obtained by the recoil method from radium A.

Thorium $A + B + C + D$, the thorium active deposit, which emits rays of at least two velocities whose coefficients of absorption by aluminium are 110 and 16.3, which would be represented by Hρ of about 900 and 2650, respectively.

Radium active deposit whose rays have a very wide range of velocities.

With all the sources used except Ra $D + E$, the work is quite laborious on account of the corrections for the decay since the periods of all of the others are quite short.

Generally, when the coefficients of absorption are obtained, the material is deposited on metals of considerable thickness. It will be shown in this paper that under such conditions, the reflected rays play an important part in the coefficients of absorption. When thick layers of radioactive material are used, the β-particles from the various depths emerge with various velocities. In order to avoid these complications, the active material used was always in the form of a very thin layer deposited on a very thin aluminium leaf, whose absorption or scattering effects were negligible.

Scattering. The β-particles from a uniform thin layer of radioactive material radiate equally in all directions. The measurement of the absorption by thin sheets is generally carried out by placing the radioactive matter some distance below an ordinary β-ray electroscope, and by placing the absorbing sheets at some distance above the active matter, so that only the more or less parallel rays normal to the sheets are considered. If the absorbing matter is some distance below the opening in the electroscope, the scattering observed by Crowther (1) produces a steeper incline in the initial portion of the absorption curve than would be expected from the latter portion of the curve. If, however, the thin absorbing foils are placed directly on top of the thin radioactive material, and this is placed at some distance below the electroscope, an entirely different initial portion

---

(1) *Proc. Roy. Soc.*, A. vol. lxxx. p. 186 (1908).

of the curve is obtained. This is clearly shown by the following experiments. Table I. and the corresponding curves in Fig. 1 show the results.

TABLE I.

ALUMINIUM IN MM.	IONIZATION			TINFOIL EQUIVALENT IN MNS. OF AL.	IONIZATION		
	Ra E.	Act C.	Th A+D.		Ra E.	Act C.	Th A+D.
0.0000	100.0	100.0	100.0	0.00	100.0	100.0	100.0
.0025	100.0	101.3	100.1	.04	116.3	121.8	120 3
.0050	100.3	—	—	.08	106.0	120 5	119.8
.010	100.8	103 0	105.8	.12	92.0	114.0	114.9
.020	103.3	105.0	105.9	.16	79.9	105.4	109.1
0.30	103.7	105.5	106.0	.20	—	95.7	106.9
0.35	102.3	—	—	.24	—	91.8	100.1
0.40	—	106,9	107.0	.28	—	—	94 4
0.45	100.9	—	—	.32	—	73.2	—
.050	—	107.4	109.8	.40	—	58.8	82.0
.059	100.8	—	—	.52	—	—	67.4
.090	97 1	105.5	101.6	.64	—	—	57.8
.120	87.5	99.0	99.4				
.150	82.0	—	—				
.177	71.0	—	—				
.236	—	75.0	90.6				
.295	48.1	—	—				
.354	—	56.1	79.4				
.413	30.8						

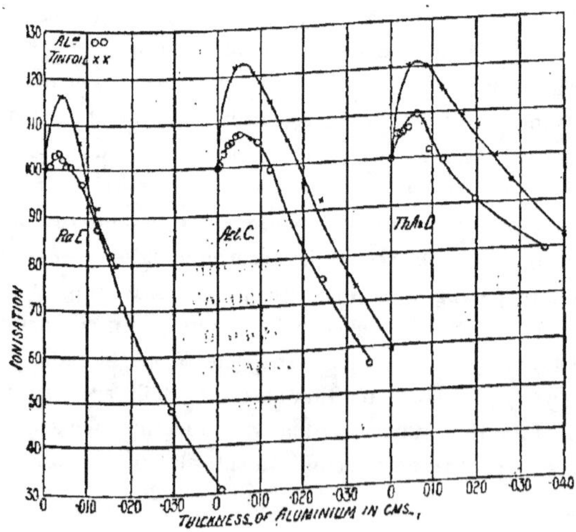

Fig. 1

The first column gives the thickness of the absorbing layers of aluminium placed directly on top of the thin active layer. The second, third, and fourth columns give the ionization observed in the electroscope. The ionization, when no absorbing matter was on top of the active material, is taken as 100. The remaining columns give similar results when tinfoil was used, for which the equivalent absorbing thickness of aluminium is given. This equivalent value of tinfoil in terms of aluminium was found from the latter portions of the absorption curves, where, as will be seen from later work, the absorption curves are similar in form. Several radioactive materials were used in this determination with very similar results.

It should be stated here that the opening of the electroscope was covered with a considerable thickness of mica and tinfoil, so that the very easily absorbed radiations are not effective. It will be noticed that the initial portions of the curves rise to a maximum before absorption becomes at all obvious. Furthermore, the percentage increase is greater when tinfoil is used instead of aluminium. For a given source of β rays, the maximum is reached for equivalent thicknesses of tinfoil and aluminium, but this maximum shifts to the right on using more penetrating β rays. The observed effect is therefore a function of both the absorbing material and the velocity of the β-particles. When the absorbing foils were placed at some distance above the active material, the maximum decreased in magnitude with the increase of the distance until finally, the reverse effect observed by Crowther showed itself. By placing a perforated diaphragm above the active matter, the maximum decreased in magnitude with the decrease of the size of the opening.

These experiments show that the initial rise to a maximum is undoubtedly due to the scattering of the β-particles by the thin absorbing foils. In order that scattering may be complete, the β-particles must pass through a definite thickness of the absorbent. In the experiments described, the radiation is equal in all directions. Those particles which strike the absorbent normally are scattered less than the oblique ones, provided the absorbing layer has a thickness smaller than that required for complete scattering. Consequently, the oblique rays, which did not reach the electroscope when no absorbing matter was placed over the active material, become scattered when a thin foil is so placed, the degree of scattering depending on the thickness traversed, and therefore on the obliquity of the rays. These scattered β-particles reach the electroscope in numbers sufficiently large to more than compensate for the loss suffered by the normal rays due to absorption, reflexion, and slight side scattering.

When a thick layer of radioactive material was used, *e. g.* uranium oxide, the effect described was not observed owing to the fact that complete scattering took place within the material itself except for the uppermost layer. The radiation from the latter was relatively too weak to produce an observable effect.

It is clear, therefore, that scattering may produce a rise in the initial portion of absorption curves as well as a steep incline, or no observable effect, depending entilery on the experimental arrangements. In order to obviate the effect of the scattering of the β-particles on the initial portion of the absorption curve, the absorbing screens should be placed directly against the opening of the electroscope, in which case none of the scattered β particles will be lost.

Apparatus. In the ordinary cylindrical or rectangular shaped ionization vessels, the β-particles do not have equal paths, and consequently do not produce equal numbers of ions within the vessel. For this reason it was decided to use a hemispherical ionization vessel in the following investigation. A copper hemisphere, 30 cms. in diameter, was used for this purpose, and an appropriate electrode and electroscope were constructed as shown in fig. 2. The

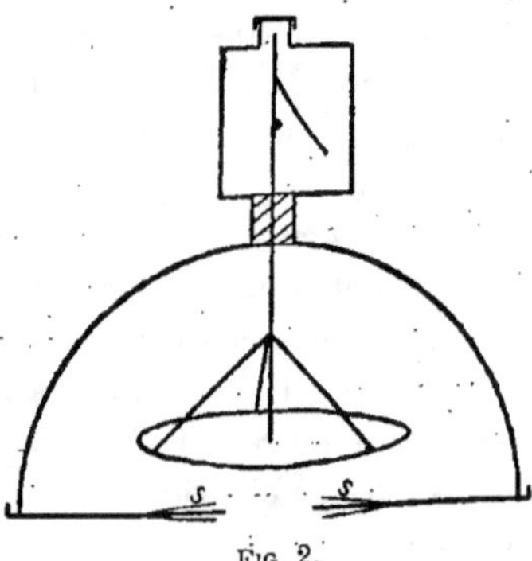

Fig. 2.

bottom of the ionization vessel was removable. The active material was in all cases deposited as a thin layer on a thin aluminium foil (0.00025 cm.), and this was in turn attached to a sheet of mica or aluminium of a thickness slightly greater than would be necessary to stop all the α-rays which might be emitted by the active material. This sheet was then placed inside the ionization vessel, active side lead was underneath, $\mu = 44.8$, while the differential curve gave for the reflected rays, $\mu = 51.0$ cms.$^{-1}$ for aluminium. Schmidt (1) had already drawn attention to this fact.

Table II. gives the values of the coefficients of absorption in terms of cms. of Al for the β-particles from Ra E, Act C, Th D, and Ra C, when different substances are placed under the active material.

TABLE II.

SUBSTANCE UNDERNEATH.	COEFFICIENTS OF ABSORPTION.			
	Ra E.	Act C.	Th D.	Ra C.
Air	42.4	27.6	15.7	13.0
C	43.0	28.3	16.1	13.2
Al.	43.3	28.5	16.3	13.4
S	43.8	28.9	16.4	13.6
Fe	44.3	29.2	16.4	13.6
Ni.	44.3	29.3	—	13.9
Cu	44.4	29.3	16.4	13.8
Zn	44.4	29.5	—	14.0
Ag	44.6	30.1	—	14.2
Sn	44.7	30.2	—	14.3
Pt.	44.8	30.4	—	14.7
Au	44.8	30.4	16.7	14.7
Pb	44.8	30.4	16.7	14.7
Bi.	44.8	30.4	—	14.7

It will be observed that in all cases, the absorption coefficients are greater when a substance of greater atomic wheight is placed underneath. The value for air underneath would apparently be the value of μ for the incident rays. It follows from this that the average velocity of the β-particles is decreased by reflexion.

Since the β-particles are reflected by matter, it is obvious that the absorbing matter above the active material will reflect downwards a certain fraction of the incident radiation, the amount of which will depend on the velocity of the rays themselves (as will be shown later) and on the thickness and the atomic wheight of the absorbing element. If air is underneath, the β-particles reflected by the absorbing sheets do not re-enter the ionization vessel in appreciable amount. As a result, the initial portion of the absorption curve under these conditions will suffer a drop not due to absorption

---

1) *Loc. cit.*

alone but due to reflexion as well. This effect is quite noticeable, as may be seen from table III. and the curves b and c in fig. 3, where aluminium and tinfoil were used respectively as the absorbing matter, air being underneath the active material in both cases. Evidently, to obtain a more accurate absorption curve, the same thickness of the material used for absorption should be placed under the thin radioactive layer as is placed above it, in which case the loss of the β-particles by reflexion by the absorbing layers is compensated by the reflexion into the ionization chamber by the downward and over the central opening of the cover, to which it was held by means of springs. The absorbing sheets were also placed on the inside and were also held in position by springs. The change of capacity produced by the slight elevation of a large number of absorbing sheets was found to be negligible in the large vessel. The capacity of the instrument was about 10 E.S. units. Care was taken to obtain saturation in all the experiments.

With this arrangement the β-particles have the radius of the vessel for their path, and all the scattered rays become effective. Since, however, the β-particles after passing through matter have their velocity slightly decreased (1), then, if the ionization changes considerably with the velocity, the oblique rays will be affected more than the normal rays. In addition, white plane absorbing sheets, the oblique rays are more absorbed than the normal rays, and this should result in a slight drop in the initial portion of the absorption curve. Experiments were tried with more or less normal rays, but the absorption curves were nearly identical with those obtained when radiations in all directions were used.

In some of the experiments, the interior of the vessel was lined with a thick cardboard covered with a conducting paper. The result was a decrease of about 20 per cent. of the ionization due to the fact that multiple reflexion of the β-particles is less from cardboard than from copper.

Effect of reflected β-particles on the absorption coefficient.

The present form of the apparatus was well adapted for the investigation of the amount of reflexion (2) of the β-particles by any substance, and also for the investigation of the effect of the reflec-

---

(1) W. Wilson, *loc. cit.*
(2) W. Wilson, *loc. cit.*

ted β particles (1) on the absorption coefficient. When air was underneath the thin aluminium foil on which the active matter was
deposited, the coefficient of absorption was always found to be
smaller than when a reflecting substance was placed under, and it
increased with the atomic weight of the reflector. When a differential curve was plotted, which would show the absorption of the
reflected rays alone, the coefficient of absorption for the reflected rays was considerably greater than for the incident rays.
For example, in the case of the rays from Ra E, when air was
underneath, the coefficient of absorption $\mu = 42.4$, (cms)$^{-1}$; when

Reflexion of the β-Particles by Matter.

Fig. 3.

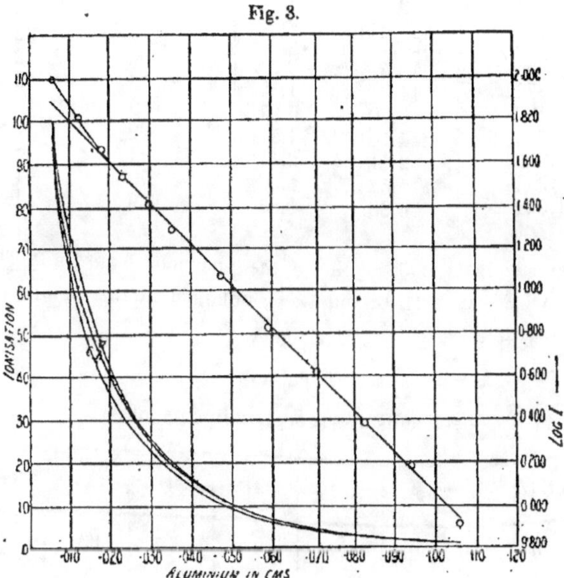

layers underneath. Column a, Table III., and curve a, fig. 3
show the results when aluminium is so used for the absorption of
the β-particles from Ra E.

---

(1) The terms « reflection » and « reflected β-particles or rays » are used for
convenience only. By « reflected β-particles » is meant the β-particles which
entering the substance, conveniently called the « reflector », are deflected in
their course by collision with the atoms of the substance so that they emerge
again as diffusely scattered β-particles.

TABLE III.

Absorption of the β-particles from Ra D + E.

a = Aluminium as absorbing substance; same number of layers underneath as used for absorption.

b = Aluminium as absorbing substance; air underneath.

c = Tinfoil as absorbing substance; air underneath.

Aluminium in mms.	$a.$	$b.$	Tinfoil in equivalent value of mms. Al.	$c.$
0.059	100.9	100.0	0.059	100.0
.118	65.9	60.7	.099	65.5
.177	46 3	44.4	.139	49.4
.236	34.6	33.9	.179	40.0
.295	25.7	25.4	.219	32.5
.354	19.4	19.3	.299	22.8
.472	11.6	11.55	.339	19.4
.590	6.70	6.97	.459	11.55
.708	4.10	4.51	.599	7.24
.826	2.41	2.41	.744	3.11
.944	1.52	1.60	.870	1.87
1.062	0.80	0.84	.939	1.38

The coefficients of absorption of the β-particles from Ra D, Th A, Ra B, Ra E Act C, Th D, and Ra C, obtained in this manner, are given in Table IV.

TABLE IV.

Coefficients of Absorption in cms. of Al.

Ra D (?).	Th A.	Ra B.	Ra E.	Act C.	Th D.	Ra C.
130	111.0	75.0	43.3	28.5	16 3	13.5

The coefficient of absorption of the β-particles from Ra B was determined by using Ra B obtained initially pure by recoil from radium A, as well as by difference method, while in the case of Th A and Ra D (?) the difference method alone was used. Act C was also obtained by the recoil method, but in some determinations, the actinium active deposit was used.

When the logarithm of the ionization given in column a, Table III, is plotted against the thickness of aluminium, we still observe an initial drop. This must be attributed to weak radiations possibly belonging to Ra D.

In the case of Ra E, Act C, and Th D absorption curves, it is found that down to about 5 per cent. of the initial activity, the logarithm of the ionization when plotted against the thickness of the absorbing material gives a straight line. The conclusion generally drawn from such a result is that the absorption follows an exponential law, and that the rays are homogeneous. This, however, should be done with due caution, for the logarithm of the ionization changes slowly with the ionization, and a straight line would be obtained when the absorption follows the exponential law only approximately. This is clearly illustrated when we consider the differential curve for the reflected rays, say from lead, in the case of any of the above mentioned radioactive materials. For Ra E rays, for example, after the soft rays are absorbed we get a straight line with the value of $\mu = 42.4$ when air is underneath, a straight line with a value of $\mu = 44.8$ when lead is underneath, and a straight line for the differential curve with a value of $\mu = 51.0$ cms.$^{-1}$ Al. Now, the differential curve is obtained by taking the differences of two exponentials, supposing they are such, and this difference cannot, therefore, be an exponential; but on account of the comparatively small differences in the exponents, the differential curve approximates to an exponential.

It must further be remembered that the rays, after passing through matter are scattered and their velocity is changed, and while the β-particles of one velocity predominate there are, however, β-particles of smaller and greater velocities (1) present as well, and a distribution of velocities of this kind may be the one which is required for such an approximation to the exponential law as is generally obtained.

Reflexion of the β-particles of different velocities

It was shown above that the reflexion of the β-particles is important in the study of the absorption curves. McClelland (2) and Schmidt (3) have shown that elements of higher atomic weight reflect a larger percentage of the incident β-particles than the elements of lower atomic weight. In the course of this investigation, it was noticed that the β-particles from Ra E and Act C were not reflected equally readily by the same substance. This suggested

---

(1) W. Wilson, *loc. cit.*

(2) *Sc. Trans. Roy. Dublin Soc.* ix. pls. 1 & 2, pp. 1 & (1906).

(3) *Jahrbuch der Radioaktivität und Elektronik*, iv. p. 451 (1908).

that the velocity of the β particles plays an important role in the problem of reflected rays. Systematic experiments were therefore carried out to study the amount of reflexion of the β-particles from Ra E and the active deposits from actinium, thorium, and radium emanations by various substances. The apparatus used was the same as the one used in the absorption experiments. The active material was deposited on a thin aluminium leaf (0.00025 cm.), and this was attached to a piece of mica or aluminium of sufficient thickness to stop all the α-particles and yet not diminish the β-ray activity to any great extent. The plate was then fastened on the inside of the cover of the ionization vessel while the reflectors were held by springs on the outside. Readings were taken by having air underneath the active material, and then by placing the reflecting substance underneath. The difference in the ionization in the two cases divided by the ionization when air was underneath gave the percentage of reflexion. The reflected rays being somewhat softer than the primary rays would, consequently, be absorbed more by the mica or the aluminium than the primary rays, and a knowledge of the value of μ (Table II.) is necessary to correct for this difference. The results of the investigation are given in Table V.

The numbers in the first column for each kind of rays give the mean of a large number of observations under the actual conditions, the thickness of the mica or aluminium sheet being given, while the numbers in the second column are the corrected values. The reflector was of sufficient thickness to produce complete absorption

It will be noticed that the β-particles from the actinium active deposit are reflected in greater proportion than those from Ra E, and that in the case when Th D predominates over Th A, the percentage of reflected β-particles is greater than in the case when ThA and ThD are of about equal importance, so far as ionization is concerned. The β-particles from Ra B show a still smaller percentage of reflexion than those from Ra E. In these experiments the radium B was obtained by recoil from radium A by exposure in a strong field for a few seconds to a large quantity of active deposit, and measurements were made as rapidly as possible. Since radium B changes quickly into radium C and the latter emits β-particles of higher velocity, the percentage of reflected rays was found to increase with time, *i. e.* with the quantity of radium C present.

These results show conclusively that for the β-particles whose coefficients of absorption lie between 75 and about 20 cms^{-1}Al, the

TABLE V

Atomic weight.	Reflector	Ra E.		Act C.		Thorium active deposit				Radium active deposit						
		Observed Mica = .004 cm.	Corr.	Obs. Mica = .004 cm.	Corr.	Obs. Mica = .0045 cm.	Corr.	Obs. Al = .0127 cm.	Corr.	Obs. Al = .00145 cm.	Corr.	Abs. Al = .0118 cm.	Corr.	Obs. Al = .0295 cm.	Corr.	Ra B. Al = .0059
208.5	Bi	70.5	70.9	80.1	81.0	65.8	66.4	78.3	79.6	77.0	77.8	81.0	82.6			
206.9	Pb	69.6	70.2	79.1	80.0	64.8	65.3	77.4	78.6	74.2	74.9	80.0	81.5	70.4	74.0	59.0
197.2	Au	67.4	67.8	77.9	78.7	64.2	64.7	75.7	76.9	—	—	77.0	78.5	—	—	
194.8	Pt	67.3	67.7	76.8	77.6	—	—	75.6	76.7	—	—	76.8	78.2	—	—	
119.0	Sn	62.1	62.5	69.0	69.7	57.0	57.4	67.1	68.1	70 0	70.7	66.0	67.1	—	—	
107.9	Ag	57.0	57.4	62.9	63.5	53.1	53.5	61.7	62.6	—	—	66.5	67.6	42.8	44.9	
65.4	Zn	45.2	45.5	52.3	52.6	42.9	43.2	49.1	49.9	52.6	53.0	58.6	59.5	43.5	45.1	
63.6	Cu	44.4	44.7	51.6	51.9	42.0	42.3	46.5	47.1	50.9	51.3	52.1	52.9	39.8	41.7	
58.7	Ni	43.2	43.5	47.8	48.0	40.2	40.6	45.1	45.8	—	—	46.3	47.0	37.5	39.3	
55.9	Fe	41.0	41.2	46.9	47.1	37.6	37.8	42.4	44.7	48.2	48.6	45.6	46.2	—	—	
32.1	S.	31.9	32.1	40.0	40.1	29.5	29.7	34.1	34.5	35.8	36.1	30.0	30.4	28.8	30.2	
27.1	Al	29.8	30.0	38.2	38.3	28.6	28.7	30.4	31.9	—	—	—	—	18.4	19.2	
12.0	C.	17.0	17.1	27.3	27.4	17.7	17.8	20.9	21.1	—	—	24.0	24.3	12.0	12.5	
	Brass	44.9	—	52.0	—	42.0	—	48.6								
	Glass	27.8	—	31.0	—	26.2	—	35.9								
	Ebonite.	22.6	—	—	—	22.8	—	32.4								
	Pine wood	16.0	—	—	—	—	—	18.4								
	Mica.	—	—	—	—	23.0	—									

percentage of reflected rays increases with the decrease of the coefficient of absorption, *i. e.* with increase of the velocity of the β-particles. When more absorbing aluminium was placed in the path of the rays from the active deposits of thorium or of radium emanation, the percentage of the reflected β-particles rose to a maximum but finally decreased. The results with the thorium active deposit are given in Table VI. and shown graphically in fig. 4.

TABLE VI.

Thorium active deposit.

ALUMINIUM IN MMS.	PERCENTAGE OF REFLECTED β-PARTICLES.
0.045	65.3
.104	77.0
.163	79.6
.222	80.0
.340	76.0
.399	74.0
.458	73.0
.635	71.0

The first column gives the absorbing aluminium in mms., and the second column gives the percentage of reflected β-particles.

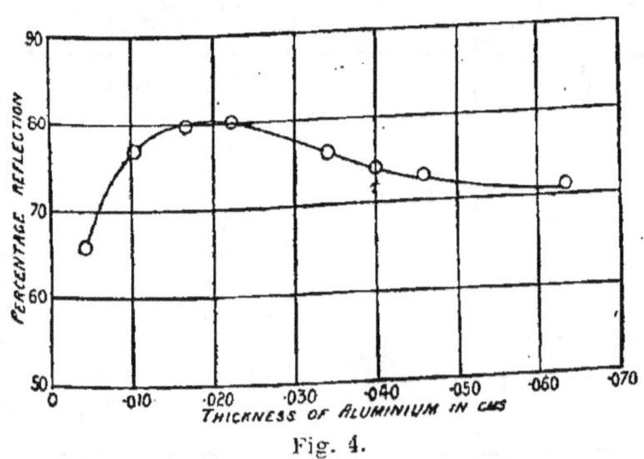

Fig. 4.

This decrease may be due to one of two possible factors, viz., either the softer reflected rays are absorbed more than is accounted for by the correction or the amount of reflexion, as measured by the ionization, increases with the velocity of the β-particles only up to a certain velocity, after which it decreases again. Since this investigation deals with the heterogeneous rays from radioactive bodies, and not with the pure rays of any one velocyty, this point cannot be answered here definitely. Investigation of this special phase of the problem is, however, now in progress (see following paper by Kovarik and W. Wilson).

Multiple reflexion. Since the β-particles are reflected from a substance into which they penetrate, the reflected rays should in turn be reflected if a substance is placed in their path. Suppose we have two parallel plates of lead and β-particles of the type pair Ra E, asy, to be emitted from the lower plate. Let us also suppose the velocity after reflexion to remain constant, and consequently, the percentage of reflexion and the ionization of the particles involved in multiple reflexion to be constant also. The following calculation then shows what the ionization due to multiple reflexion should be.

Let I represent the ionization due to the incident rays and ρ represent the percentage of reflexion. Then for the rays passing upwards, the ionization is equal to

$$I + \rho I + \rho^2 I + \rho^3 I + \ldots \&c.$$

and for the rays initially passing downwards, after reflexion into the ionization chamber

$$\rho I + \rho^2 I + \rho^3 I + \ldots \&c.$$

giving a total ionization of

$$I + 2\rho I (1 + \rho + \rho^2 + \rho^3 + \ldots \&c.)$$
$$= I \left[1 + \frac{2\rho}{1-\rho} \right]$$
$$= 100 \left[1 + \frac{2 \times 70 \cdot 9}{29 \cdot 1} \right],$$

— 587 per cent of the ionization due to the incident rays; or that due to multiple reflexion alone is 487 per cent. The numbers substituted are obtained from Table V.

Since the reflected particles have a smaller velocity than the incident, and the amount of reflexion decreases with decreasing velocity, it follows that the above ratio must be too high, unless the variation of the ionization with the velocity is very marked. In order to test this point and to see how the multiple reflexion varies with different reflectors and with rays of different velocities, a special apparatus was constructed. It was then found experimentally for the Ra E radiation that the multiple reflexion was

236 per cent of the incident radiation, measured by the ionization. This seems to justify the conclusion that the rays, after the first reflexion, are not as readily reflected. To see what the average value of the reflexion percentage is after the first reflexion, we have, calling x the percentage of reflected rays after the first, the series

$$I + 2\rho I + 2\rho x I + 2\rho x^2 I + \ldots \&c.$$
$$= I\left[1 + 2\rho(1 + x + x^2 + x^3 + \ldots \&c.)\right]$$
$$= I\left[1 + \frac{2\rho}{1-x}\right],$$

or

$$336 = 100\left[1 + \frac{2 \times 70{\cdot}9}{1-x}\right],$$

from which $x = 40$ per cent.

Hence the percentage of reflected rays drops from 70.9 for the first reflexion to an average value of 40 for the following reflexions. This indicates that the slower β rays are less easily reflected than the swifter, unless the variation of the ionization with the velocity is large.

The apparatus used in the multiple reflexion experiments consisted virtually of two ionization chambers. The parallel plates A and B (fig 5) were connected together and to a source of potential and had equal size openings a and b of 4 cms diameter; C was another plate with a little larger opening c and was separated from A and B by means of sulphur. C acted as an electrode, and was connected to a quadrant electrometer. a and b were covered with very thin aluminium foils, so that the β-particles could readily pass through

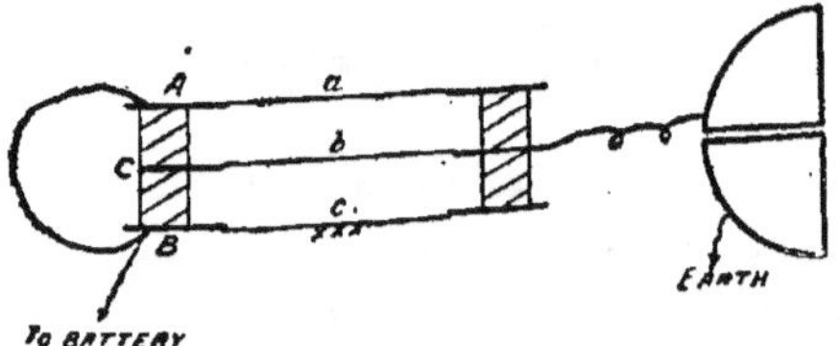

Fig. 5.

them without suffering much in absorption or reflexion. The active material attached to a piece of mica or aluminium to absorb the α-rays was placed at c. The distance between A and B was varied from 1 mm. to 1 cm. in order to see if the change of the solid angle of the issuing rays within the present size vessel produced variations in the multiple reflexion. Between 1 mm. and 3 mm. the readings were concordant, but with a greater distance the ratio for the multiple reflexion to the initial ionization decrea-

sed. Hence the smaller distances were used in theses experiments.
Reading were taken by measuring the ionization produced (1) when
the rays from c were allowed to pass through a and b, (2) when the
rays were reflected by the reflector placed over a, (3) when the
rays below c were reflected upwards by placing the reflecting
substance under c, (4) when the rays were multiply reflected by
placing the reflectors over a and under c.

When the substance was over a, the incident rays were reflected
downward in a diffuse manner, and striking the aluminium
(.0059 cm.) over the active material become to some extent again
reflected, &c. The readings in (2) were therefore always somewhat higher than in (3), which case (except for slight multiple
reflexion from the interior of the chamber, amounting to about
3 per cent.) corresponds to the case when reflexion was studied with
the hemispherical ionization vessel. Correcting (2) for reflexion
and (3) for the absorption and slight multiple reflexion, the two
readings always agreed.

The results of the experiments for the rays from Ra E, using
various substances as reflectors, are give in Table VII.

TABLE VII.

Reflecting substance.	Initial ioniza-tion.	Ionization : reflector on top.	Ionization : reflector under.	Ionization : reflector on top and below.	Multiple reflexion alone.
Pb . . .	100	182.0	172.6	336.0	236.0
Pt . . .	»	187.2	170.0	337.5	237.5
Sn . . .	»	173.0	170.5	313.0	213.0
Ag . . .	»	173.4	156.8	279.0	179.0
Zn . . .	»	157.5	150.8	236.0	136.0
Cu . . .	»	160.0	149.6	233.0	133.0
Ni . . .	»	154.5	141.4	224.2	124.2
Fe . . .	»	150.8	147.0	218.0	118.0
S . . .	»	143.2	135.7	189.0	89.0
Al . . .	»	138.0	131.5	171.7	71.7
C . . .	»	121.5	121.0	146.0	46.0
Cardboard .	»	122.5	119.0	141.2	41.2

The first column gives the substance used for reflecting the
β-particles. In the following four columns are the values of the
ionization obtained corresponding to the readings taken as given
above, the ionization for the incident rays being taken as 100. The
last column gives the ionization due to multiple reflexion alone.

It will be observed that the substances of higher atomic weight give larger values for the multiple reflexion (Pt for some reason gives slightly higher value than Pb) than the substances of lower atomic weight.

Experiments were next performed by using various radioactive substances as the sources of β-rays of different velocities but using lead in all cases as the reflector. The results are given in Table VIII.

TABLE VIII.

Ionization due to multiple reflexion of β-particles of various penetrating powers

Ra E.	Act. C.	Th A + D.		Ra B + C.	Ra C.
		Th A = Th. D.	Th D = 90 per ct.		
235.0	250.0	74.0	225.0	243.0	202.0

The numbers in the various columns give the percentages of ionization due to multiple reflexion alone. The multiple reflexion increased in value for the more penetrating rays, but apparently reaches a maximum and then begins to decrease again. This agrees with the previous observations.

Conclusions.

(1) Scattering of the β-particles may produce a rise in the initial portion of the absorption curve under certain conditions, and a steep incline under other conditions. The effect of this scattering appears to be a function of the velocity.

(2) In measurements of absorption, the absorbing material should be placed directly against the opening of the electroscope in order to avoid errors due to scattering.

(3) The coefficient of absorption of the β-particles from thin layers varies with the substance underneath the active material, being greater for elements of greater atomic weight.

(4) To avoid the steep incline in the initial portion of the absorption curve caused by reflexion of the β-particles by the absorbing layers, it is necessary to place underneath the thin active layer as many absorbing sheets as above.

(5) The percentage of reflexion, measured by the ionization method, of the β-particles from thin active layers by any one substance is a function of the velocity, and for rays whose coefficients of absorption by aluminium lie between 75 and about 20 (cms.)$^{-1}$ it

is greater for the rays of greater velocity; for the very penetrating rays the percentage decreases again.

(6) The percentage of reflected β-particles is greater for the reflectors of greater atomic weight.

(7) By multiple reflexion the ionization may be increased from 100 to 350. The multiple reflexion changes in value with the atomic weight of the reflector, and the velocity of the β-particles in the same manner as the single reflexion.

The experiments were suggested by Professor Rutherford, to whom I wish to express my deep gratitude for his valuable suggestions, attention, and the permission to work in his laboratory.

Physical Laboratory,
Victoria University of Manchester.
July 4, 1910.

Attemps to Estimate the Life Period of Ionium

by Frederick SODDY, F. R. S. (University of Glasgow)

Direct experiments so far having failed to establish the growth of radium from uranium, the life period of ionium, the parent of radium, is still unknown, a minimum estimate of it only being obtainable from such experiments. The minimum estimate naturally increases rapidly every year the failure continues. In this paper I give a short account of these experiments and the present conclusions to be drawn from them, and then pass on to discuss other methods, admittedly often highly speculative, by which in default of any other means of determination it is hoped to arrive at some knowledge of the magnitude of this supremely important natural constant. Actinium and ionium are the only two of the known radioactive elements, the periods of which still remain unknown.

My experiments to test whether radium was produced from uranium were started in 1903, a kilogram of uranyl nitrate, purified from radium by repeated precipitation with barium sulphate, being tested for radium from time to time by blowing out the emanation, generated by the solution, into an electroscope. Negative results were obtained during the first year which proved conclusively that radium could not be the product of uranium unless long lived intermediate substances existed in the series (Nature 1904, 70, 30). Subsequent work on this solution showed however, the production of a very small but distinct quantity of radium and this was the first time a growth of radium was observed. (Nature 1905, 71, 294; Phil. Mag., 1905, 9, 768). In the same year Boltwood (Am J. Sci., 1905, 20, 239) described an experiment with 100 grams of uranyl nitrate, purified from a much larger quantity by repeated crystallisations from water, in which he could detect no growth of radium in 390 days, and he attributed my positive results, done with ten times the quantities of substance, purified by a different method, and examined over a longer period, to experimental error, due to defects of measurement or contamination with radium from the laboratory. In 1905 also, Boltwood and Strutt, independently, (Phil. Mag., 1905, 9, 599; Proc. Roy. Soc., 1905, A, 76, 88) established the existence of a constant ratio and therefore of a genetic relation between uranium and radium in minerals and from that time the conclusion that one or more intermediate bodies of long life must exist between the two elements was the only one that could be made to account for the facts. Such intermediate bodies would exist in equilibrum in the minerals from which uranium salts are manufactured and the latter must be purified from them as well as from radium, if experiments on the production of radium from uranium are to be unequivocal.

In 1905, in the new and uncontaminated laboratory at Glasgow, in conjunction with Mr. T. D. Mackenzie, I purified a new set of uranium nitrate solutions by repeated careful extraction with ether. Three preparations were made containing between 250 and 400 grams of metallic uranium and these are now between 3.5 and 4.5 years old, the best being the one last prepared, containing 408 grams of uranium and initially less than 10^{-11} grams of radium. In addition, the residues from about one half of the total quantity of substance purified were freed from radium, by barium sulphate precipitations, and tested for radium periodically. Taking the results for the last first, this preparation has shown from the start a steady growth of radium in easily detectable amount, the quantity initially having increased nearly twenty-fold, from 4 to 75 ($\times 10^{-12}$ g. radium), since it was first tested three years ago. This confirms my original observation of a radium producing substance in commercial uranium salts, which Boltwood had called in question.

In the meantime the existence of a new radium producing substance, had been proved by Boltwood (Am. J. Sci., 1906, Dec., 537) and by Keetman (Jahr., Radioakt., 1909, *6*, 265) in uranium minerals, and by Rutherford (Phil. Mag., 1907, *14*, 733) in a commercial preparation of actinium, from which he first succeeded in separating it. The name Ionium, given to it by Boltwood, has been generally adopted.

The solutions of uranium nitrate, purified by ether, have now been under observation for four or five years and the methods of measuring the amount of radium present have been gradually improved with experience until they are far more refined now than initially. In consequence the initial quantity of radium is known only within wider limits than is the amount now present. In all of these solutions the growth of radium has been below 1.6×10^{-14} g. per year per gram of uranium, or about 1/10,000 th. part of the rate at which it would be formed, were it the direct product of uranium. However, for the last two or three years since the present methods of measurement were adopted, a steady increase in the quantity of radium has certainly taken place. Rutherford has shown (Jahr. Radioakt., 1908, 5, 164) that the growth of radium from uranium, free at the start from its products, should proceed initially at a rate proportional to the square of the time, if only the one long-lived body, ionium, exists in the series. The amount R formed per kilogram of uranium in time t years is given by

$$R = 6 \times 10^{-8} \lambda_2 \, t^2$$

where $1/\lambda_2$ is the period of average life of ionium. The rate of growth of radium observed in the uranium solutions thus gives at once very valuable information with regard to the period of ionium, in that it fixes at once the lower limit that must be assigned to this period. It would of course fix the period itself, were it not for the uncertainty, not in the determination of the rate of growth in the uranium solutions, but in knowing how much of this, if any, is due to the uranium itself and how much is due to any ionium, not removed by the purification, present from the start. If we assume no ionium present initially, the period calculated from the rate of growth of radium will be the minimum possible period, that is, the true period may have any value between this and infinity. All the solutions at the present time yield similar evidence in this respect and the data for one alone need be considered. In this, which contains 408 grams of uranium (element) the quantity of radium has increased from 3.9×10^{-12} g., 1.66 years from the start, to 8.5×10^{-12} g., 3.5 years from the start. The growth per kilog. of ura 3.5 years from the start. The growth per kilogram of uranium is therefore 11.3×10^{-12} g., and the minimum value of $1/\lambda_2$ is 50,000 years. If we suppose no radium at all to have been present initially, and that all now present has been formed from the uranium, the minimum value of $1/\lambda_2$ is 35,000 years. So that, making the least likely assumptions, the period of ionium must be at least fourteen times that of radium while a more probable minimum value is twenty times that of radium. (Phil. Mag., Aug. 1910). A point should be mentioned with regard to these measurements to correct an error that was made a year ago. The rate of growth of radium appeared at this time to be increasing, nearly according to the square of the time, as theory requires, and this, it was thought, proved that the production as taking place from the uranium. The period was erroneously estimated at from 20,000 to 30,000 years. This increasing rate was not however maintained and it was found that the sensitiveness of the instrument had unexpectedly increased since it was calibrated. So there is no evidence at present from which to fix the true period of ionium. All that can be said is that it must be very long, twenty times as long, almost certainly, as the period of radium, on a minimum estimate.

Independent evidence of this was obtained in the following way. With the help of Mr. A. S. Russell, the uranium X was separated from 50 kilograms of very pure uranyl nitrate and examined during the decay of its β-radiation for a concomitant growth of α-rays. If uranium X changed directly into ionium such a growth of $\alpha\lambda$ rays is to be expected, which will be the smaller the longer the period of ionium. The β-rays from the uranium X preparation were deviated by a very powerful magnetic field and the undeviated rays, with the preparation uncovered, and covered with a thin mica strip, were compared in an electroscope filled with hydrogen. All the preparations of uranium X showed α-activity between 0.33 and 1.0 times that of a similar surface of uranium oxide, but this has remained constant from the start, so far as could be seen, up to the present time. It was easily calculated that a growth of α-rays should have been detected, on the view that ionium is the product of uranium X, were the period of the former substance not greater than 30,000 years. So these experiments furnish a second perfectly independent estimate of the minimum period of ionium in agreement with the first. (Phil. Mag., Aug. 1910.)

In the absence of any definite data it is desirable to fix if possible the upper limit for this period so as to confine it within two limits, however wide. A maximum limit can be arrived at by considering the most active ionium preparation yet prepared as pure ionium, and dividing its mass by the mass of radium it generates per year. Stefan Meyer and E. von Schweidler (Wiener Anzeiger, Sitzung 11/6/09) describe a preparation of thorium oxide containing ionium, worked up by Baron Auer von Welsbach from the residues of 30 tons of Joachimsthal pitchblende. They calculated from its α-radiation that it must consist of at least 0.25 per cent of ionium, assuming the latter had a period equal to that of radium. Since we have seen the period must be 20 times greater as a minimum the preparation must have contained 5 per cent of ionium at least. It certainly is not pure ionium because it is stated to give the thorium active deposit, but, assuming that it is, we get a maximum estimate for the period twenty times the minimum or 1,000,000 years. A determination of the amount of thorium in this preparation by radioactive methods could not fail to result in a very much better estimation of the upper limit.

It thus appears that the period of ionium lies between 5×10^4 and 10^6 years. This conclusion depends upon the assumption that ionium is the only long-lived intermediate body between uranium and radium. On this important point there is unfortunately very little evidence at present. In absence of any reason to the contrary it appears best to take the simplest possible view of the case and to suppose no unknown bodies exist. It should be remarked that the uranium X experiments do throw some light on this point at the present time and will continue to do so in the future. For in the event of a new intermediate body existing in the series the ultimate growth of an α-radiation from the decayed uranium X preparations is merely a matter of time.

Since ionium probably has a period of the order of hundreds

of thousands of years, it is to be expected that in very recent minerals, if such there be, the ratio of radium to uranium, owing to the equilibrium not having been obtained, will be low, and Mlle Gleditsch has called attention to slight variations in this ratio, both for recent minerals like autunite and for very ancient ones like thorianite. (Compt. rend., 1909, *148*, 1451). In conjunction with Miss Pirret a repetition of this work was undertaken and, leaving aside for the pressent the question of the ancient minerals, we have fully confirmed Mlle Gleditsch's results for autunite. She worked on a French autunite and found for the radium 0.80 of the equilibrium quantity, whereas we found for a certain batch of Portuguese autunite only 44 per cent (Phil. Mag., Aug. 1908). Even more recently Mr. A. S. Russel, working in Prof. Marckwald 's laboratory, found for a specimen of French autunite th every low radium ratio 27 per cent and this is the lowest yet observed. (Nature Aug. 25 th. 1910.)

It is of interest to note in passing that the exact expression of the ratio-law for the relative quantities X_1, X_2 etc. of the successive members of a disintegration series is equilibrium is not

$$\lambda_1 X_1 = \lambda_2 X_2 = \lambda_3 X_3 = \ldots \lambda_n X_n.$$

A mathematical correspondent, Mr. Hugh Mitchell (Phil. Mag., Jan. 1911), recently sent me a general solution of the problem fort n successive changes, involving only the assumption that the primary parent is the longest lived member of the series, and so will survive until the equilibrium conditions is attained. The result is

$$\lambda_n X_n = \lambda_1 (X_1 + X_2 + X_3 + \ldots X_n).$$

For the present case, even if the period of ionium, were a million years, the difference between the ratio of uranium to radium calculated by the approximate and exact equations respectively is less than 1/10 th. per cent and so is not practically important.

Autunite is an exceptional radioactive mineral in two other respects, firtsly it contains no chemically detectable quantity of lead (Marckwald and Keetman, Chem. Ber., 1908, *41*, 49.) and secondly it contains no spectroscopically detectable quantity of helium (Piutti, Le Radium, 1910, 7, 178). Both of these facts, taken in conjunction with the extremely fresh appearance of the

Portuguese mineral, point to the conclusion that the mineral is of so recent a formation that the radium has not yet reached equilibrium.

If only the two assumptions could safely be made (1) that the uranium in autunite was initially free from its products of disintegration (2) that these products have all been completely retained, it would be possible to deduce from a combined determination on the same specimen (1) of the radium ratio (2) of the helium content (or of the lead content assuming the ultimate product of the series, radium G, to be lead) the two unknown quantities (1) the age of the specimen (2) the period of ionium, simultaneously. For, owing to the extremely long period of ionium the radium may be treated as a short-lived body by comparison, the quantity of which will always be proportional to the ionium. The radium ration Ra/Ra_E may thus be replaced by Io/Io_E where Ra and Io are the quantities of radium and ionium in autunite and Ra_E and Io_E the equilibrium quantities. But

$$\frac{Io}{Io_E} = 1 - e^{-\lambda_2 T}$$

were $1/\lambda_2$ is the unknown period of ionium and T the unknown age of the specimen. For the specimen for which Miss Pirret and I found 0.44 for Ra/Ra_E and therefore for Io_E, the value of $\lambda_2 T$ is 0.58. That is the age of the specimen is 0.58 in terms of the period of ionium as the time unit.

If He, U etc., refer to atomic proportions of these substances, the amount of helium formed is simply derived in the following way. If all the uranium that has disintegrated had furnished its full 8 atoms of helium the amount would be $8\lambda_1 UT$. This must be diminished by six times the amount of ionium present, since each atom of ionium has still to furnish 6 atoms of helium, and by five times the amount of radium present, but this latter correction is very small. The amount of ionium is given by $\lambda_1/\lambda_2\, U\left(1-e^{-\lambda_2 T}\right)$ and of radium $\lambda_1/\lambda_3\, U\left(1-e^{-\lambda_3 T}\right)$

So the helium formed is , neglecting the correction for the radium,

$$He = 8\lambda_1 UT - 6\lambda_1/\lambda_2\, U\left(1-e^{-\lambda_2 T}\right)$$

$$= 8\lambda_1 UT \left[1 - 0.75\left(1-e^{-\lambda_2 T}/\lambda_2\, T\right)\right]$$

For the specimen under consideration the value of $\lambda_2 T$, found from the radium ratio may be subtituted, and

$$He = 3.44\lambda_1\ U\ T,$$

in which all terms except T are known or can be determined. If the ratio of the weight of helium to that of uranium is designated by Δ, and λ_1 is given the value 1.36×10^{-10}, the above becomes

$$A = 7.8 \times 10^{-12}T.$$

Every cubic millimetre of helium per gram of U in this specimen corresponds to 23,000 years. To correct for the radium the value of T so found must be increased by 1,700 years. Similarly if the ratio of the weights of lead and uranium are designated by B

$$B = \left(207,238.5\right)\lambda_1\ UT\left[1 - \left(1 - e^{-\lambda_2 T}\right)/\lambda_2\ T\right]$$

For the present case

$$B = 29.6 \times 10^{-12}T.$$

Every millionth part of lead corresponds to 33,700 years. To correct for the radium present the value of T so found must be reduced 4,400 years.

With a very delicate method, similar to that employed for the determination of the helium produced from uranium and thorium, I have investigated the helium content and radium ratio of a number of specimens of autunite from Portugal. The specimen was sealed in a flask which was perfectly exhausted, and boiling dilute hydrochloric acid admitted without air by breaking the tip of a side tube beneath the acid. When enough had entered, the tube was plugged with sealing wax, dropped into the hot acid, and sealed off. The autunite dissolved completely when the acid was boiled in vacuo. The helium was collected by washing out with oxygen and tested by the calcium absorption method. The specimen referred to above was examined first. Contrary to Professor Piutti's experience I found a relatively large amount of helium in the specimen, amounting to 3.3 cu. mm. per gram. Applying the above calculation the age of the mineral would be 77,000 years and the period of average life of ionium 132,000 years. But I state at once that this is the only specimen I have yet found at all in agreement with the above theory as stated. though this does not mean the conclusions are necessarily altogether at fault. The specimen was part of a considerable batch of mineral, received directly from the mine owners, which had been ground up. It contained 40 per cent of autunite, the rest being insoluble matrix. The next specimen was a single piece of almost pure crystal weighing 2.3 grams, of so fresh and new appearance that it looked as if it had just been removed from its mother liquor. The radium ratio of this specimen was 70 per cent, and in it helium could not be detected. The quantity was not greater than 0.002 cu. mm. per gram of U, which, calculating from its present composition, would form in about 30 years. The next specimen was a much larger mass, cotaining, as it proved 46 per cent of insoluble matrix of obviously older and much greener appearance. The radium ratio was 44 per cent and the amount of helium 0.035 cu. mm. per gram of U, a quantity which would form in 600 to 700 years. Lastly Mr. Russell very kindly gave me the remains of the specimen of French autunite for which he had found a radium ratio of 27 per cent. It weighed less than half a gram but the helium was easily detectable. It amounted to more than 0.15 cu. mm. per gram of U, some unfortunately being lost. The above are all the results I have so far obtained. The radium ratio does not, therefore, increase as the helium content increases, as the above theory demands. If the results are reprensentative and are borne out by subsequent work, the radium ratio rapidly decreases to a minimum as the helium content increases and then rises again much more slowly. If the helium content is taken as indicative of the age of the mineral, the minimum appears to be reached after the lapse of a few thousand years. This of course is exactly what would occur if when the autunite was formed, the radium (but not the ionium) associated with the uranium in its former condition separated with the latter. This, in itself, is not only possible but probable owing to the isomorphism of radium and calcium. The view this research thus suggests very strongly, though it is not yet sufficiently advanced to do more than suggest it, is that the radium present in Portuguese autunite is often radium initially deposited with the uranium and not formed from the latter at all. This could only be the case if the specimens were not more than a few thousands of years old at the most. But this is exactly what the helium content indicates, altough on account of the possible escape of helium, this evidence in itself cannot be implicity trusted. If the view is right, the specimens with high radium ratio and practically no helium should contain also little or no ionium or actinium.

It is necessary to see how the unexpected state of things the determinations have disclosed render necessary a modification of the preceeding calculation of the period of ionium. On the new view, that initially the autunite contains $\bar{c}$me part, let it be designated by n, of the equilibrium quantity of radium, but no ionium, the radium will decay with lapse of time to a minimum ratio m given by

$$1 - m = \left[1 + n\left(z-1\right)^{1/1-z}\right]$$

where z is λ_3/λ_2, the period of average life of ionium in terms of that of radium as the time unit. But as before, where x is the radium ratio, the relation

$$1 - x = e^{-\lambda_2 T}$$

will hold good, exactly for the minimum and approximately always after it.

So long, that is, as we can deal with autunites past the minimum radium ratio, the former method holds with a slight uncertainty owing to the impossibility of saying how much initial radium was present. But after an age of a few tens of thousands of years the correction to be introduced for this, like that for the radium now present, becomes quite unimportant. So I have not abandoned hope of obtaining an estimate of the period of ionium in this way. It is possible that the estimate of 132,000 years for the first specimen examined, is therefore not entirely vitiated by the later results. Other autunites than those from Portugal are now being examined.

The Deflexion by an Electrostatic Field of Radium B on Recoil from Radium A.

By Sidney RUSS, *and* Walter MAKOWER

In a previous paper (1) an account was given of some attempts made to determine whether radium C is electrically charged when

---

(1) Makower and Russ. Phil. Mag. Jan 1910.

it recoils from radium B; but the experiments made for this purpose failed to reveal any such charge. The formation of radium C from radium B is accompanied only by the emission of β-particles, ant it was thought that a transformation involving the expulsion of an α-particle might afford a more satisfactory case for investigation. Experiments were therefore undertaken on the recoil of radium B from radium A. In this transformation the atom of radium B should be negatively charged after recoil, if the process is accompanied simply by the expulsion of an α-particle, as is usually supposed. If, however, there is a simultaneous evolution of β-particles, the recoiling atom might be electrically neutral or even positively charged. It will be remembered that radium A on formation from the emanation in air at atmospheric pressure does in fact acquire a positive charge, so that it is concentrated on the negative electrode when the emanation is subjected to an electric field (1). The following experiments were made with the object of determining whether the radium B is charged when it recoils and, if so, its sign; the magnitude of the deflexion of the recoiling atoms by an electric field has also been determined. A great number of experiments has been made by different methods, which show that the « recoil-atoms » (2) of radium B are positively charged. The process of the formation of radium B from radium A would therefore seem to be accompanied by the expulsion of β rays as well as α rays, though the speed of the former may be too small to allow of their detection by ordinary methods.

Preliminary Experiments. In the earlier experiments, two insulated brass plates 3·5 centimetres long and 1·7 centimetres wide were mounted at a distance of one millimetre apart inside a glass vessel which could be rapidly exhausted to a high vacuum. A platinum wire was exposed to radium emanation for about ten minutes to obtain as much radium A on it as possible and then transferred to a tube which could be quickly exhausted, contained in a furnace at about 400° C. It was found that the emanation adhering to the wire could in this way be completely removed. The wire was then mounted at W, as shown in fig. 1, so that the « recoilstream » from it was projected symmetrically between the two plates A and B.

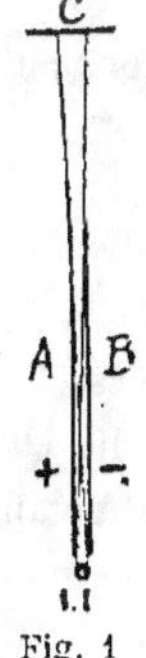

Fig. 1

---

(1) Rutherford; Phil. Mag. Feb. 1900.

(2) We propose to use this term for brevity, to denote the matter which recoils as the result of a radioactive process.

An electric field could be applied by connecting the two plates respectively to the two terminals of a storagebattery by leads sealed through the glass vessel.

After ten minutes' exposure *in vacuo* the plates were removed from the vessel and the distribution of activity on each tested by mounting them in turn on a movable platform, and bringing successive strips of the plates under a rectangular window 3 centimetres long and 3 millimetres wide, cut in the base of an electroscope and closed by an aluminium leaf. The α and β radiation from the section of the plate just under the window could thus enter the electroscope, but the radiation from the rest of the plates was prevented by lead screens from contributing to the ionization inside the electroscope. From such measurements, the number of « recoils-atoms » projected from the active wire on to the different portions of the plates could be compared. A measure of those undeflected by the electric field was obtained by testing the crosspiece C in a similar manner.

The results of a series of experiments made in this way with different voltages between the plates led us to believe that at least some of the « recoil-atoms » of radium B projected from the wire were positively charged.

To test the correctness of this conclusion with certainty, the following experiments were made.

Direct Determination of the Quantity of Radium B deflected by an Electric Field. The active wire W (fig. 2) was placed symmetrically between two pairs of plates 1·4 millimetres apart and 4 centimetres long adjusted to be in line with each other and contained in a glass

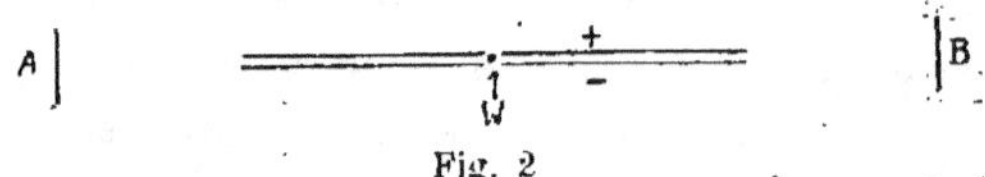

Fig. 2

vessel which could be evacuated as in the previous experiments. The « recoilstream » from the wire W was thus projected through the gaps between the two pairs of plates, and fell upon the crosspieces A and B. Between one pair of plates an electric field was maintained, while the other plates were kept at the same potential. If the « recoil-stream » were charged on leaving the wire, it would be deflected by the electric field, and the plate B should therefore receive less activity than A. Since the radium A on the wire might not have been deposited uniformly by exposure to the emanation, the wire was kept constantly rotated.

by attaching it to a ground-glass stopper turned by hand and fitted into the containing vessel. After an exposure of ten minutes *in vacuo* to the radiation of the wire, the two cross-pieces A and B were removed and tested by an α-ray electroscope

The number of « recoil-atoms » reaching the plate A through the uncharged plates was always found to be greater than the number reaching B through the electric field. The reduction in the number reaching B depended on the fieldstrength, being greater the greater the field applied; but although the quantity of radium B reaching the cross-piece B was reduced in this way by the field between the plates, some activity was always found there even with the greatest field used, indicating that part of the « recoil-stream » projected from the wire was undeflected. In view of some subsequent experiments on the magnetic deflection of radium B, it seems probable that this undeflected portion was deposited on the strip during the exhaustion of the apparatus; owing to the large electric fields used, it was not possible to apply the voltage until the evacuation was almost complete The fraction of the « recoil-atoms » deflected by thee lectric field with different voltages between the plates can be seen from Table I.

TABLE I.

VOLTAGES BETWEEN PLATES·	ACTIVITY ON CROSS-PIECE A.	ACTIVITY ON CROSS-PIECE B.
0	100	98
340	100	69·5
340	100	68·5
1110	100	50
1189	100	38

Magnitude of the Electric Deflexion. Having established that the « recoil-stream » in a high vacuum is deviated by an electric field, it remained to determine the magnitude of the effect, to see whether the observed deflexion is in agreement with that calculated on the following simple assumptions. Since radium B is formed from radium after three successive stages, at each of which an α particle is evolved, then since the atomic weight of radium is 226 and that of helium 3.96, the atomic weight of radium B should be 214, according to this view. Taking this value, then, if the velocity of the α particle from radium A is taken as $1\cdot77 \times 10^9$ centimetres per second (1), we obtain from the equation of momentum the value $3\cdot27 \times 10^7$ centimetres per second for the velocity of the « recoil-atoms » of radium B. Assuming, further, that the atoms of radium B on recoil each carry with them $4\cdot65 \times 10^{-10}$ electrostatic units (the charge carried by the hydrogen ion in electrolysis), it is easy to calculate the radius of curvature of the particles when passing through an electrostatic field applied at right angles to the direction in which they are ravelling.

A number of experiments made to measure the magnitude of the deflexion of the "recoil-atoms" of radium B in an electric field gave inconclusive results ; for it was found that surfaces, even though situated so that they could receive no direct radiation from a source of radium A, became active. It is unnecessary here to enter into a discussion of the mechanism by which this occurs.

It thus appeared that no reliable result could be obtained unless the possibility was excluded of much active matter reaching the receiver by methods other than direct radiation. The apparatus shown in fig. 3 was therefore designed to obviate this trouble.

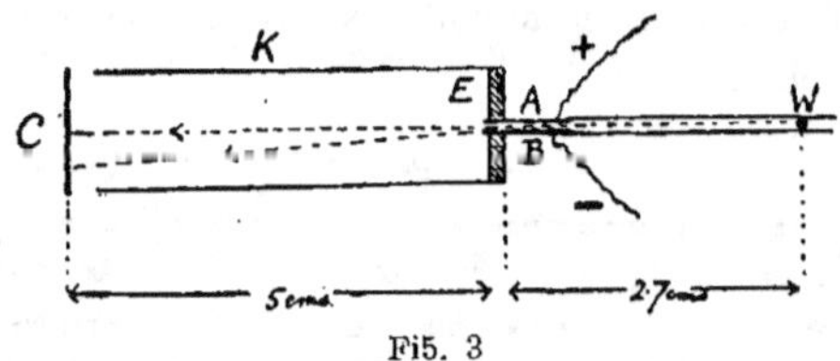

Fig. 3

The wire W was mounted between two parallel mica strips 2 centimetres long, coated with copper plates kept at the same potential. The "recoil-stream" from the wire passed from the region between the two copper plates where no electric field existed into the space between the two parallel brass plates A and B, 9·4 millimetres long, between which a difference of potential was maintained. The plates A and B fitted into the ebonite plug E and were 1·17 millimetres apart. The copper cylinder K, which was 4·5 centimetres long and fitted over the ebonite plug E, prevented the "recoil-stream" from being subjected to an electric field after leaving the space between the plates A and B. The "recoil-stream" subsequently fell on a brass strip C, 2 centimetres long, situated 5 millimetres from the end of the copper tube.

---

(1) Rutherford, Phil. Mag. Oct. 1906.

To carry out an experiment, the wire W was exposed to a large quantity of emanation for ten minutes, transferred to a vessel at 500° C. which could be quickly evacuated to remove adhering emanation, and then mounted as shown in fig. 3. The whole apparatus just described was contained in a glass tube which could be exhausted to a pressure of about 1/300 millimetre of mercury within two minutes, after which the electric field could be applied between the plates A and B without fear of a discharge taking place through the residual gas in the tube. The difference of potential between A and B was determined by a direct-reading electrostatic voltmeter. After an exposure of ten minutes to the "recoil-stream" from the wire, the distribution of activity over the strip was tested in a manner similar to that described for the preliminary experiments, except that the width of the aluminium window in the base of the α-ray electroscope was reduced from 3 millimetres to 1 millimetred.

The distribution of activity on the strip is shown in fig. 4 for

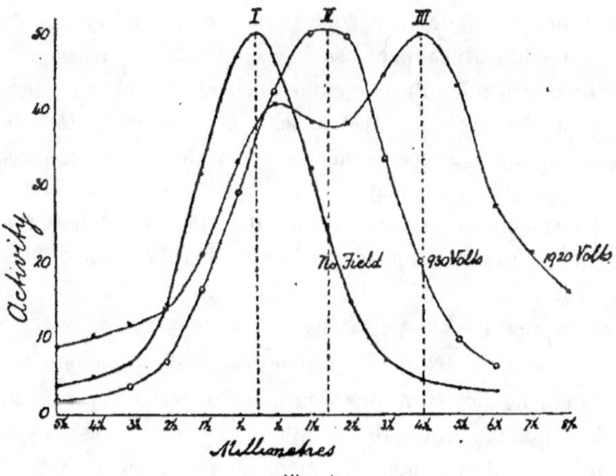

Fig. 4

three typical cases when no field was applied between the plates and with 930 and 1920 volts respectively. To show that there was no lack of symmetry in the disposition of the apparatus, measurements were also made with the field reversed. The results so obtained were in substantial agreement with those shown in the diagram.

It will be seen that with no field the activity of the strip exhibited a well-marked maximum at its middle, while the activity fell off rapidly and symmetrically on either side. With 930 volts the point of maximum activity was displaced 2 millimetres, but the distribution was no longer symmetrical about the maximum. With 1920 volts the curve of distribution showed two maxima, one near the centre of the strip and the other about 4 millimetres from the centre.

It is not clear what is the cause of these two maxima, but one maximum always occured at the middle of the plate and was therefore due to "recoil-atoms" which probably for the reason already suggested, reached the plate without being deflected. The distance between the two maxima was taken as a measure of the deflexion of the "recoil-stream" while passing through the electric field. Although this procedure does not give accurate values, it serves to show the order of magnitude of the deflexion.

If the velocity of the "recoil-atoms" of radium B is assumed to be $3 \cdot 27 \times 10^7$ centimetres per second, as calculated before, it is possible to deduce the deflexion to be expected on certain simple assumptions. For the particles projected from the wire will have a parabolic path as they pass between the two charged plates, and will proceed along the tangent to the parabola at the point at which they emerge from the electric field until they ultimately strike the strip-mounted to receive them. From the known dimensions of the apparatus it is a matter of no great difficulty to calculate the diplacements to be expected on the strip for different voltages applied between the plates, assuming that the value of e/m for the hydrogen ion in electrolysis is $9 \cdot 63 \times 10^3$ on the electromagnetic system, that the charge carried by the atom of radium B is the same as for the hydrogen ion in electrolysis, and that its mass is 214.

There is, however, one source of uncertainty in making the calculation; for since the length of the plates was only 9·4 millimetres, which is not very great compared with their distance apart, which was 1·17 millimetres, the field must spread out appreciably at both ends. The corrections for the end effects in cases similar to that of our experiments have been worked out by Coffin[*], and it was estimated that on this account the *effective* length of the plates in our experiments was about four per cent greater than their actual length. In the calculation the value 9·8 millimetres has therefore been taken as the length of the plates

---

(1) Proceedings American Academy, xxxix, No. 19, 1903.

instead of their real length, 9 4 millimetres, and the numbers given in column 3 of Table II, were thus obtained.

TABLE II.

VOLTAGE BETWEEN PLATES	DISPLACEMENT OF MAXIMUM OBSERVED, IN MILLIMETRES.	DISPLACEMENT OF MAXIMUM CACULATED, IN MILLIMETRES.
930	2·0	1·62
1680	3·9	2·94
1860	4·5*	3·25
1890	4·0	3·31
1920	4·1	3·36

* In this case the readings were small and correspondingly more uncertain than in the other experiments.

An inspection of the calculated and experimental deflexions shows them to be of the same order of magnitude, and we may therefore conclude that if radium B carries the unit charge of electricity, its atomic weight is of the order to be expected on the disintegration theory of radioactivity.

The Deflexion by a Magnetic Field of Radium B on Recoil from Radium A.

By W. MAKOWER *and* E.-J. EVANS.

It has been shown by Russ and Makower (p. 419) that radium B is positively charged when it recoils from radium A and that the « recoilatoms » can be deflected by an electric field. Some experiments have lately been made to measure the deflexion suffered by the

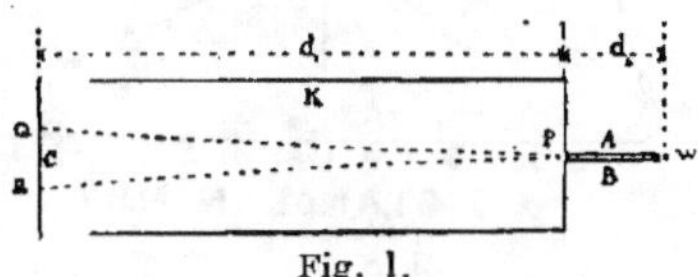

Fig. 1.

radium B when it passes through a strong magnetic field. For this purpose, a powerful electromagnet was constructed (1) capable

---

(1) We are indebted to Dr. R. Beattie for designing and supervising the construction of this magnet.

of giving 10,000 lines per square centimetre over an area 9 cm. by
5 cm., with the poles 2 cm. apart.   A glass tube of 2 cm. external
diameter containing the apparatus shown in fig. 1 was placed in
this gap between the poles; the glass vessel could be rapidly evacuated when required.   The wire W, of diameter 0·5 mm., coated
with radium A by exposure to the emanation for ten minutes, was
placed at the end of the aperture between the two metal plates A, B,
1 cm. long and 0·5 mm. apart.   The « recoil-stream » from W passed trough this aperture and fell upon the plate C.   The metal tube
K served to prevent disturbances by stray electric charges on the
glass of the containing vessel.   In its path of 7·1 cms. from W to C,
the recoil-steam was exposed to a uniform magnetic field.

To carry out an experiment, the active wire W was mouted in the
position shown in fig. 1, the glass tube was evacuated as quickly as
possible, the magnetic field applied and the recoil-stream from
W allowed to pass between the plates A and B and fall upon the
metal strip C.   The distribution of the activity on the plate C was
subsequently measured in exactly the same manner as in the experiments on the electrostatic deflexion by means of an α-ray electroscope.   To obtain the magnitude of the deflexion suffered by the
radium B while passing through the magnetic field, two experiments were performed, one as described and a second one with the
field reversed.   The distribution of activity over the plate in these
two experiments is shown in fig. 2, curves I. and II. res-

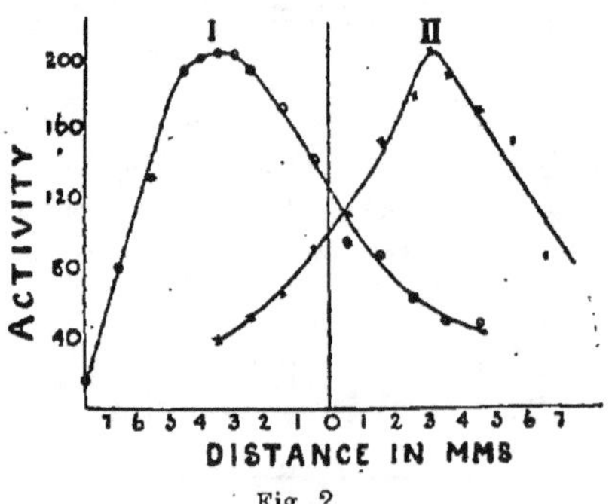

Fig. 2

pectively.   Now it had been shown by other experiments that
the strip C and wire W could be removed and replaced very nearly
in the same position, so that the distance between the positions of
maximum activity in the two experiments just described, gives
twice the deflexion suffered by the recoil-stream in each experiment.

It will be seen from fig. 2 that the distance between the two maxima is ·645 cm. The paths of the recoil-streams are circles and the positions of maximum activity Q and R on the strip C are due to matter projected from W describing circular paths passing through WPQ and WRP respectively. If $PC = d_1$ and $WP = d_2$, then if $QR = d$ and ρ is the radius of curvature of the path of the rays, we have that

$$d\rho = d_1 (d_1 + d_2).$$

Since $d_1 = 6\cdot1$ cm. and $d_2 = 1$ cm., it follows that

$$\rho = 67\cdot2 \text{ cm}.$$

Since for the experiments described the strength of the magnetic field was 10,800 gauss we have, with the ordinary notation, that

$$\frac{mv}{e} = H\rho = 7.26 \times 10^5.$$

The method of finding $H\rho$ just described is, however, open to certain objections, for it is necessary to make two separate experiments with a direct and reversed magnetic field in order to obtain the deflexion suffered by the recoil-streams. A further disadvantage is that a somewhat large aperture of width, 0·5 mm., was used. Some other experiments were therefore made as follows with a narrower slit and finer wire. The apparatus used is shown in fig. 3.

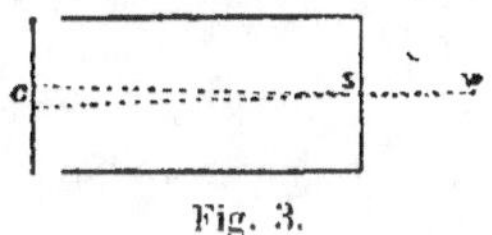

Fig. 3.

An active wire W of diameter 0·3 mm. was mounted as shown in the figure, 1·25 cm. from the slit S which was 3·6 cm. from the strip C placed to receive the recoil-atoms. The whole apparatus was enclosed as before in a glass vessel which could be quickly evacuated and placed between the poles of electromagnet. The wire W was fixed in position, the field applied and the glass vessel quickly evacuated, and the radium B recoiling from the radium A on the wire allowed to fall on the plate for three minutes. The field was then reversed and the recoil allowed to proceed for another seven minutes until the radium A on the wire had decayed to an inappreciable quantity. The strip C was then removed and placed on a photographic plate in the dark. The radium B distributed over the strip would itself have little or no effect on the photographic plate, but as it decayed radium C was produced *in situ*, and this by reason of the rays given out by it made an impression on the plate which could be developed in the ordinary way. The result of this experiment is shown in fig. 4. The two bands

Fig. 4.

on the plate are due to the B reaching the plate with the direct and reversed magnetic fields respectively. It will be noticed that the bands are of considerable width and their edges not sharp, indicating that the particles of radium B on reaching the metallic strip are scattered before being stopped. That this should be so was to be expected considering the relatively low velocity with which the particle must travel. In spite of this scattering, however, it is possible to measure the distance between the middles of the two bands with reasonable accuracy by the method of projecting an image of the photograph on to a screen by means of a lantern and measuring the magnification thus produced in a manner similar to that adopted by Rutherford in his experiment on the magnetic deflexion of the α-particles (1).

The distance between the bands was in this way found to be $2\cdot86$ mm. Since $d_1 = 3.6$ and $d_2 = 4\cdot85$ we have as above

$$\rho = 61,$$

and since the field was $10,700$ gauss, we have

$$\frac{mv}{e} = \mathrm{H}\rho = 6\cdot52 \times 10^5 .$$

This value is certainly more reliable than that obtained by the first method described above, and is in fair agreement with it.

It is of interest to compare the value of $\mathrm{H}\rho$ obtained with that to be theoretically expected. Now the momentum of the recoil-atom of an α-particle from radium A must be the same as the momentum of this α-particle, since an atom of radium A gives out only one α-particle when it is transformed into radium B. It therefore follows that if the charge carried by radium B on recoil is the same as that carried by an α-particle, the value of $\mathrm{H}\rho$ for the radium B should be the same as for the α-particle from radium A. Now it has been

____

(1) Phil. Mag. Aug. 1906.

shown by Rutherford (1) that the value of Hρ of this α-particle is 3.48 $\times$ 10^5 or nearly half that for the recoil-atom of radium B. It therefore appears that the charge carried by the radium B is half that on an α particle, or, in other words, the atom of radium B carries with it the same charge as the hydrogen ion in electrolysis; for it is known that the α-particle is associated with twice that charge (2).

Although the experimental values so far obtained are not of very great accuracy, it is possible to calculate from the electric and magnetic deflexions of radium B the velocity of these particles and the value of $\frac{e}{m}$. Since the charge carried by the particles has been shown to be the same as that carrided by the hydrogen ion in electrolysis, a knowledge of the latter quantity gives the atomic weight of radium B.

Taking the path of the particles in an electric field as approximately circular, from the experiments of Russ and Makower, we have that with a field of 16,250 volts per centimetre, the radius of curvature was 12·9 cm. Thus, using electromagnetic units,

$$\frac{mv}{e} = 2\cdot1 \times 10^{13},$$

and taking the result obtained from the photographic method of measuring the magnetic d·flexion, we have

$$\frac{mv}{e} = 6\cdot5 \times 10^5.$$

Hence $v = 3.23 \times 10^7$ centimetres per second and $\frac{e}{m} = 49\cdot7$.

Now since for the hydrogen ion in electrolysis $\frac{e}{m} = 9\cdot6 \times 10^3$ the result of these experiments gives the value for the atomic weight of radium B as 194. Considering the difficulty of the experiments this number is in good agreement with the theoretical value 214. Also it will be noticed that the velocity of the particles has very nearly the value $3\cdot27 \times 10^7$ centimetres per second, calculated on the assumption that the momentum of the recoil-atoms of radium B is equal to that of the α·particle causing it to recoil, and that the atomic weight of radium B is 214.

---

(2) *Loc. cit.*

(1) Rutherford and Geiger, p. 363.

The Passage of the α, β, and γ Rays through Matter

by R. D. KLEEMAN (Cambridge)

—

There is considerable evidence that the velocity of the slowest cathode rays ejected from atoms by the α, β, and γ rays is independent of the nature of the atoms and of the ionising agent. Thus Fuchtbauer has shown that the slowest moving cathode rays from metal plates exposed to cathode or anode rays is independent of the nature of the plates and of the velocity of the rays. The writer has shown that the penetrating power of the soft β radiation from metal plates exposed to γ rays, which may be produced in part directly by the γ rays and the remaining part by the penetrating secondary β rays, is pratically independent of the nature of the radiating plates. This would be approximately the case if the velocity of the slowest rays does not depend on the nature of the metal.

It is usually assumed that when a molecule gets ionised it emits as a rule only one of these slow-moving electrons. But it can be shown fairly conclusively in the case of the α-particle, if the energy of ionisation is derived entirely from the α-particle, that an atom on being ionised must lose a number of electrons which depends on its weight. And that probably the number lost is proportional to its atomic ionisation, a quantity by means of which the ionisation per c. c. in different gases can be calculated by an additive law.

When α, β, or γ rays pass through matter they expend their energy in ionisation and other ways, and besides suffer irregular deflection from their paths. The latter effect is small in the case of the α-particle ; but the absorption of β and γ rays as usually measured is due to both these effects. The writer has carried out some experiments on the deflection or scattering of the γ rays. It appears that the scattering increases with the softness of the rays, hard rays being obtained by first passing the γ rays through a lead screen 1.5 cm. thick. It also increases with the atomic weight of the scattering material for rays of the same hardness. The softer the rays the more important scattering becomes in the absorption of rays measured in the ordinary way.

—

A Difference in the Change of Frequency between Longitudinal and Transversal Zeeman Effects

By H. NAGAOKA and T. TAKAMINE

(University of Tokyo)

—

Of the numerous experiments on Zeeman effect, the difference in the results of various investigators seems to lie mostly on the uncertainty in the measurement of magnetic fields. In spite of the delicate optical appliances for measuring the changes in wave length, the intensity of the magnetizing force has been generally gauged once for all in connection with the strength of electric current passing through the electromagnet, with the exception of a few recent experiments. Moreover the pole-pieces of the electromagnet are mostly of the form producing strong field, instead of making it *uniform*. This important point seems to have been neglected, especially in the measurement of longitudinal effect. For this purpose, electromagnets with pole pieces of *circular* bore were generally used. With instruments of high resolving power, we can easily detect by the curvature of the magnetically separated lines that the field is not uniform with the above arrangement, and sometimes even with small exploring coils. It is much more preferrable to use pole pieces with small slit to avoid the disturbance in the distribution of the magnetizing force that would be caused by having the circular aperture. In addition to this the nature of the effect in weak field has not yet been well examined, and the change of frequency has been assumed to be *linearly* related to the magnetizing force. It is on this account, that the measurements in the change of wave length has generally been undertaken only for a few number of magnetic fields. Even with this limited number of points, provided the strength of the field and the change in wave length are accurately determined, we can arrive at the result that the transversal effect is not generally proportional to the field, simply by joining these points. One of us (1) has already shown that the transversal effect is of a complicated character in weak fields, and the aim of the present investigation is to show that there is generally a small difference in the

---

(1) Nagaoka and Amano, *Phys. Zeitschr.* **10**, pag. 159, 1909.

change of frequency seen in the transversal direction from that in the longitudinal.

The change in wave length was measured by means of an echelon spectroscope, whose resolving power for $\lambda = 0.5\,\mu$ was 430,000. The constants of the instrument were determined by measuring the indices of refraction of glass plates composing the echelon by means of a spectrometer, with a prism made of a portion of the same plate.

For obtaining sufficiently strong and uniform fields, a half ring magnet, with a core of 9.5 cm. diameter, was furnished with conical pole pieces. In measuring longitudinal effect, the end of the cone forming an angle of about 115° (corresponding to maximum field for a given magnetizing current) was truncated, when the diameter was 2.0 cm. and continued with another cone of vertical angle of 80° till it reached the diameter of 7 mm. The air space between the cones was 5 mm. The above arrangement made the field more uniform than with polepieces producing maximum magnetic force. With a circular bore of 4 mm. diameter, the field in the air space was not uniform; the magnetically separated lines appeared slightly curved, showing that the field was appreciably weak in the axis of the cones. In place of the circular bore, a slit 4 mm. long and 0.5 mm. wide was cut in the pole piece. Such small incision in the pole piece did not interfere with the uniformity of the field, so that the heterogeneity in the distribution of the magnetizing force can no more be detected with minute exploring coil, nor by the appearance of the magnetically separated lines. The vacuum tube or the electric spark was parallel to the slit, and its light on passing through it was made parallel by means of two lens; by interposing a Fresnel's rhomb in its path; the right and lefthandedly polarised light was made linearly polarised in mutually perpendicular directions, so that the light can be analysed by means of a Nicol or a Wollaston prism. The latter was found to be more convenient for ocular measurements. For investigating transversal effect, pole pieces with vertical angle of about 80°, corresponding to those for uniform field, with no slit were used. The diameter at the extremities was 7 mm., and they were separated by an air space of 5 mm.

In the present experiment, the method of measuring the strength of the field by gauging it in connection with the electric current traversing the electromagnet was abandoned. It was found that with the electromagnet which I have used, the field given by the above method was subject to various distur bances, so that for obtaining the same degree of accuracy with the optical measurements, we found it necessary to measure the field strength directly, irrespective of the magnetizing current. For this purpose, a wooden board 60 cm. long and 8 cm. wide was placed horizontally about 10 cm. below the pole pieces, and at right angles to the direction of the field. The board was provided with V-projection, which served as a guide for rapidly moving a small stand on which a minute exploring coil was fixed. The coil was wound on an ivory bobbin, 2 mm. long, 3.5 mm. thick with a fine copper wire in two layers, and contained 40 turns. The mean cross-section of the coil was about one-fourth that of the extremities of pole pieces. It was placed in circuit with a delicate d'Arsonval galvanometer, by which the deflection, on suddenly putting in and out the coil in the middle point between the pole pieces, was observed. The constant of the coil was gauged by means of another coil of known geometrical dimensions, through which a current of known strength was made or broken. The current was measured by means of Kelvin ampere-balance. The exploring coil was also standardised by comparing the deflections in different fields, which were measured by the change in the resistance of bismuth spiral, after applying due corrections for temperature. The difference in the constant obtained by these two methods was generally less than one per cent. The strength of the field was measured for *each* micrometer measurement, so that any error due to the hysteresis of the electromagnet may be considered as practically eliminated.

It will be worthwhile to remark that the nature of the field is easely recognised from the appearance of the spectrum line. When the source of light is in uniform field, the magnetically separated lines appear perfectly straight, which can be at once ascertained by bringing it between two closely parallel spider lines in the ocular micrometer. In fact we can study the distribution of the lines of magnetic force by examining the corrugations in the appearance of spectrum lines. Polepieces with circular bore show generally heterogeneity of field in the neighbourhood of the axis ; and it is only with these provided with narrow slits that the lines appear straight even with high magnifying power. It was only under this condition that the experiment on longitudinal effect was undertaken. For investigating transversal effect, pole pieces with no slit were used.

In a former note, one of us gave experimental evidence that the separation of spectrum lines in weak magnetic fields, viewed transverse to the lines of force, is not directly proportional to the strength of the field, but the relation between the two is of a somewhat more complicated character than it has generally been supposed to be. On following up the same investigation with the longitudinal effect in helium lines, there was apparently a difference between the two effects, especially in low fields. On this account, triplets with sharply defined edges were usually measured; the lines in quartets, sextets, ans nonets, such as can be easily observed in sodium and mercury lines, being two closely crowded together, the distances between the component lines can only be measured in strong fields, where they are distinctly separated, that the can not be utilised for solving the present problem. Diffuse lines such as those of hydrogen are not suitable for measurements in weak fields, as the edges are not sharply defined.

As already explained in a note on Zeeman effect in weak fields (1), the separation of lines in transversal effect can only be indirectly found by measuring the amount of broadening of lines. For this purpose, it is necessary to settle the question, whether the breadth of magnetically separated lines varies with the strength of the field till they are distinctly separated or remains constant. This is also of theoretical importance, as Voigt's (2) theory makes the intensity of one line feebler than the other, so that there may be asymmetry in the breadth of lines; consequently the investigation of the broadening of lines will lead to errors in the measurement of Zeeman effect. Different experiments with normal triplets, when the middle component is made to disappear by means of a Nicol prism, showed that the breadth of the outer components in nonmagnetic field does not vary appreciably from that in fields of 2000 to 2500 gauss, where they are usually separated with my instrument. Of the numerous lines which we have examined, we did not

---

(1) Nagaoka and Amano., *loc. cit.*

(2) Voigt, *Ann. d. Physik* [4], 1, p. 378, 1900: *Magnetooptik*, (Leipzig, 1908), p. 108.

notice that the breadth of one component was wider than that of
the other, nor that the intensity of the lines was different, up to
fields of several thousand gauss. It was only when the separation
was unsymmetrical, as with the mercury line 5790, that anomalies were noticed. If there is anything like that predicted by
Voigt's theory, it will probably appear only in weak fields, while
the lines are not well separated. Estimated roughly from various
observations, the difference in the brightness of the component
lines, if there is any, will only be perceptible in fields of several
hundred gauss. Nothing definite can therefore be stated so long
as the question with respect to the intensity of the component
lines is solved, either by means of instruments having exceedingly high magnifying power, or by some other indirect means.
It is on the supposition that the breadth of both components is
equal from the outset, that the initial part of the curve (generally from $H = 0$ to about $H = 2000$) representing the magnetic
separation of the lines has been plotted.

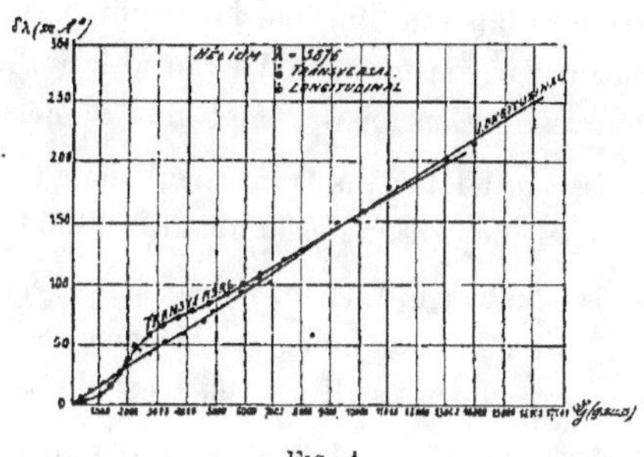

Fig. 1

Fig. 1 gives graphical representation of the transversal and
longitudinal effects for the helium line D_3 $(\lambda = 5876)$.

As will be seen from the readings between the fields of
180 gauss to 16000 gauss, the relation between the change in
wave length $\delta\lambda$ and the field strength H is represented by a
straight line. For this line, the effect was also measured with
electromagnet having vertical legs instead of half-ring magnet,
with the same result. Thus the linearity of the relation between
the change in wave length and the magnetic field for longitudinal effect is proved with great accuracy from very small field.

As to the transversal effect, the relation between the two is
not at all simple in weak fields. The measurement in fields up to
about 2000 were undertaken by the broadening of lines. Inac-

curate as the method may at first sight appear, the change in wave length, found by measurements on distinctly separated lines as plotted in the curve, follows a continuous course with that found by the broadening, and may not be far from truth. At first the transversal effect is not so large as the longitudinal in very weak fields, but there is a gradual increase, which surpasses that of the longitudinal. After this the curve reaches the « Wendepunkt » as in the curve of magnetization, whence the rate of increase diminishes and soon takes an asymptotic course, so that the curve ultimately coincides with the tangent. The ratio $\frac{\delta\lambda}{H}$ is somewhat smaller for the transversal than for the longitudinal. The two curves intersect in $H = 10000$. Thus the relation between the change in wave length and the magnetic field is not so simple as with the longitudinal effect. The initial part of the curve is in accordance with Voigt's theory, which however does not say anything about the existence of the « Wendepunkt » and the subsequent bending of the surve. Theoretically speaking, it is probable that the tangent to the curve of the transversal effect must be greater than that for the longitudinal in high fields, which is contrary to experience. We can also gather from Lohmann's (1) investigation on the same line of helium, that the value of $\frac{\delta\lambda}{H}$ is smaller for the transversal than for the longitudinal; from experiments in fields of about 2500 to 6300, he found that $\frac{\delta\lambda}{H} . 10^{13}$ is equal to $\pm$ 1.41 for the former effect, and $\pm$ 1.51 for the latter, the deviation being in the same sense as found in the present experiment. It will be seen from the two curves here given, that the value of $\frac{\delta\lambda}{H}$ has no meaning in the transversal effect, as the tangent to the curve in high fields does not pass through the coordinate origin; it is only $\frac{\partial\,(\delta\lambda)}{\partial H}$ that has to be compared. As is evident from the curves in Fig. 1, the above mentioned quantity is smaller for the transversal than for the longitudinal effect.

The same characteristic is shown by neon line 5853 (Fig. 2). A neon quartz tube, with external electrodes, was used as a source of light. Owing to faintness of light, the field strength could not be pushed higher than 6000 gauss. To describe the difference between the two effects would be simply repeating what was al-

---

(1) *Zeitsch. f. wiss. Photog.*, **6**, p. I, 1908.

ready said of the helium line. Dispensing with the statement of
similar phenomena, we may add that the difference in the two

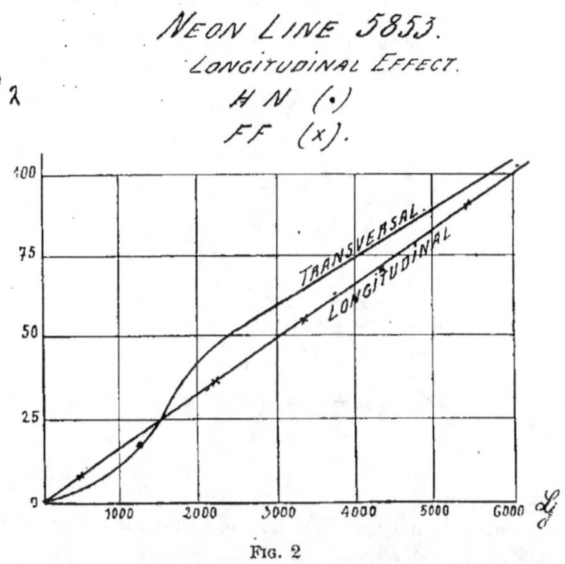

Fig. 2

effects can also be traced in the measurements by Lohmann on
lines of neon. Zeeman effect of the gold line $\lambda = 6276$ (Fig. 3)

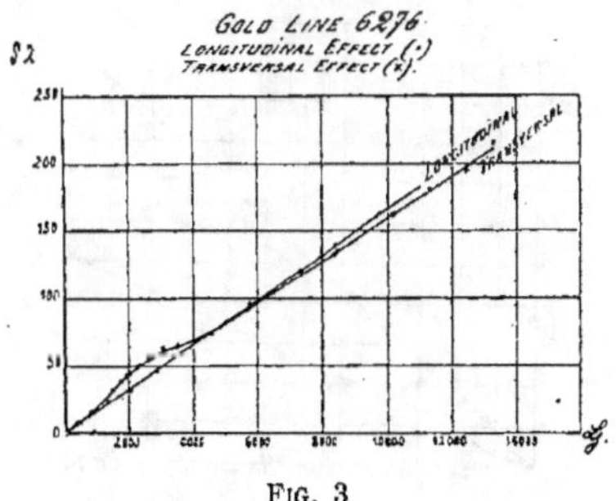

Fig. 3

was examined by means of spark spectrum between gold electrodes, the circuit containing proper amount of capacity and self-
inductance to make the line appear sharply defined, when ex-
cited by an induction coil. The initial part of the curve is steeper than with the helium or neon lines, so that the curve for
transversal effect does not lie below that for the longitudinal,

but cuts the latter in field of about 5000 gauss. In other respects, the essential characyer resembles that obtained with helium and neon lines. It is also worth noticing that the initial
part of the curve of the transversal effect as observed by us is
almost coincident with those formely given by one of us.

The nickel line 5892 (Fig. 4) presents similar feature as regards the difference between the longitudinal and the transversal

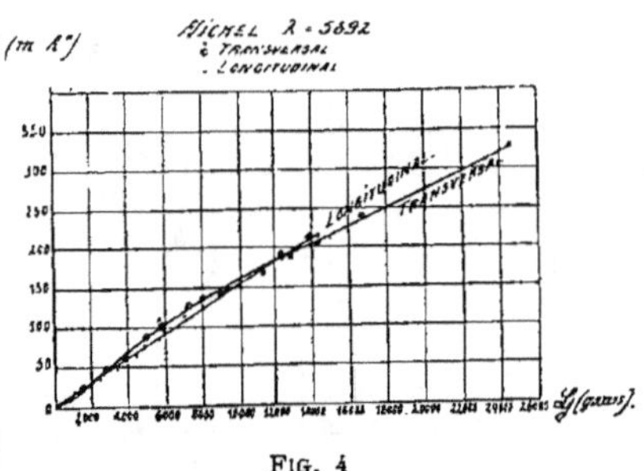

FIG. 4

effects, although the quantitative details are at variance from
the lines already noticed. We may add that the copper line 5105
presents similar character.

With the gold quartet ($\lambda = 5835$, Fig. 5), the course of the

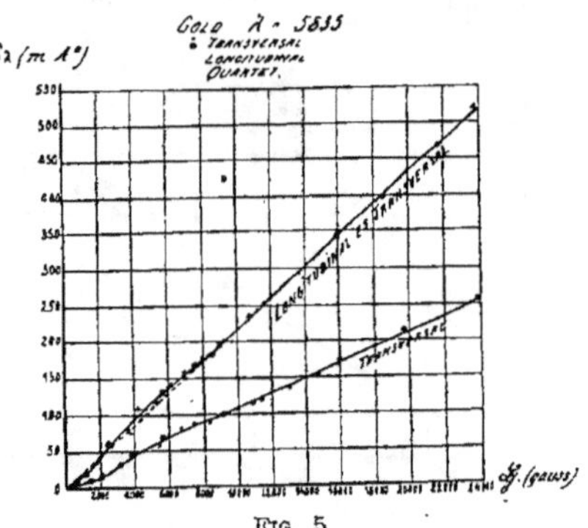

FIG. 5

curve of transversal effect is similar for the inner and outer components and deviates slightly from the straight line in the initial
part. So far the character resembles all of the lines hitherto
examined, but what characterises the line is that the longitudinal effect, while keeping linear relation with the magnetizing
force even when it is weak, does not deviate from the transversal

effect in strong fields, so that the curves for both effects are coincident for a great part of its course, as shown in the figure. In the longitudinal effect, the inner component does not appear, so that the above discrepancy relates to the outer components only. The helium lines 5016 and 6678, which are divided into triplets, have similar character as the gold line 5835, with regard to the longitudinal and transversal effects.

The mutual coincidence of the longitudinal and transversal effects is not only confined to the gold quartet, but is also characteristic of the mercury line 5769. As the principal line has two satellites very near it, there is difficulty in examining the effects in weak fields, but when the magnetic force exceeds 1800, the effects can be measured and are found to be of exactly the same amount, as shown in the figure (Fig. 6). This line is not

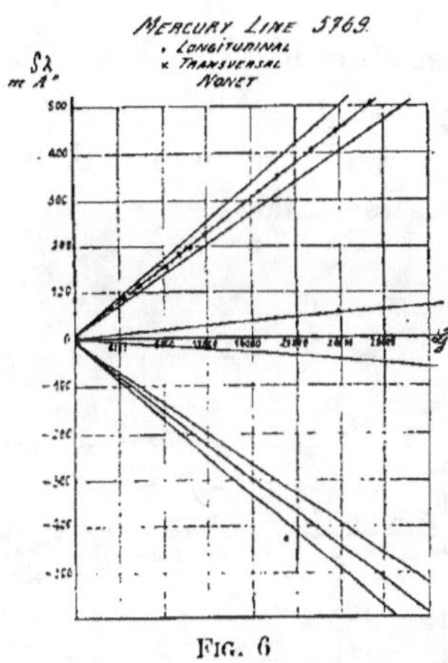

Fig. 6

really separated into a triplet, but into a nonet, so that the lines here measured are not the outer components of the triplet, but the middle of the outer groups of the nonet. The linearity of the relation between the magnetic force and the change of frequency is obeyed in both effects.

As is well known, the yellow line of mercury presents asymmetry in the separation of lines. The mean of these separations are plotted in Fig. 7 for longitudinal and transversal effects. The distance between the separated lines is difficult to measure on account of numerous satellites, which are situated in the neighbourhood of the principal line. The discrepancy in the two effects is somethat anomalous, as the curve for the transversal effect lies above the longitudinal; this is evidently at variance from what has already been observed in other lines. Whether

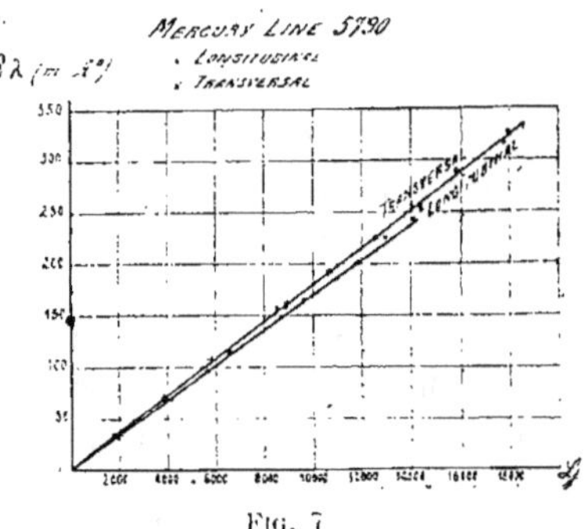

Fig. 7

this is a consequence due to asymmetry in the separation of lines is a question which requires further investigation.

It must not, however, be omitted that the observations on mercury lines are to be taken with some reserve, as they are

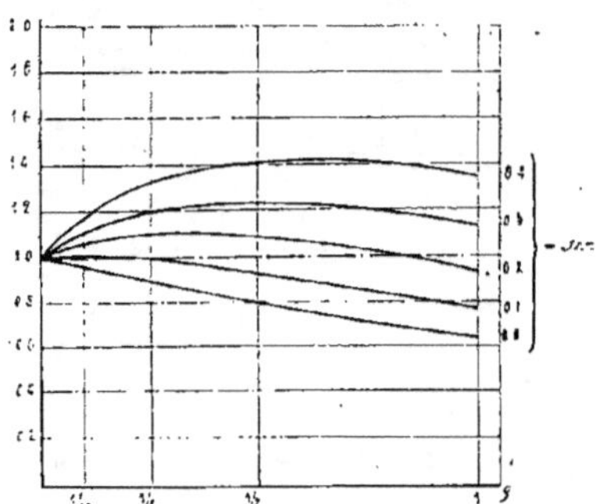

accompanied with numerous satellites, which may in some way interfere with the separation of lines, and cause the discrepancy from the behaviour of other simple lines, which are split into triplet or quartet.

Summing up the results obtained in the present experiments, we conclude that :

(1) The longitudinal effect is proportional to the magnetizing force.

(2) The transversal effect is not generally proportional to the field when it is weak, but $\frac{e\delta\lambda}{\partial H}$ reaches an asymptotic value in fields of several thousand gauss.

(3) The value of $\frac{e}{m}$ deduced from the transversal effect is generally smaller than that obtained from the longitudinal. The latter can only give proper value of $\frac{e}{m}$, especially in weak fields.

It would not be superfluous to tabulate the value of $\frac{e}{m}$ deduced, from the above measurements mostly made on longitudinal effect.

	λ		$\frac{e}{m}$
Helium line	6678		1.74×10^7
Helium »	5876		1.70×10^7
Helium »	5016		1.86×10^7
Neon »	5853		1.80×10^7
Copper »	5015		1.94×10^7
Gold »	6276		1.60×10^7
Gold »	5835	(outer comp.)	1.79×10^7
Gold »	5835	(inner comp.)	1.78×10^7
Nickel »	5892		1.60×10^7

The mean of these values is 1.76×10^7 and is in good agreement with the best results hitherto obtained by investigators on cathode or Becquerel rays.

The present result is somewhat singular at first sight, as it means that an emission line viewed longitudinally has different wave length from that seen in the transverse direction. It has already been proved (1) that an absorption line seen transverse to the field is different in position and intensity from that in the longitudinal direction. If we further take into consideration that the result relates not to the vibration of a simple electron, but to statistical effect, it is not difficult to conceive of the possibility of the present result. We may perhaps approach to the solution of the present problem by making simultaneous observations of the transverse and longitudinal effects.

---

(1) Voigt, *Magnetoptik*, p. 171.

The Pressure of Radiation

by G. F. HULL (Hanover, N.H., U.S.A.)
Professor of Physics, Dartmouth College

—

During the decade 1901-1910 the phenomenon of the pressure of radiation has been experimentally demonstrated, a very close quantitative agreement between the experimental value of the pressure and the theoretical value as given by Maxwell and by Bartoli has been esthablished, and a number of subsidiary and secondary phenomena deducible from this general property of radiation have been experimentally verified. It is the purpose of this paper to review this experimental work and to analyze its methods and results. Accompanying this action of a beam of light there generally are disturbances which may have effects many times greater than that due to the pressure of the other waves and which must be eliminated if one wishes to demonstrate or measure the pressure of light. A discussion and analysis of these phenomena will be included.

Now that the existence of the pressure of radiation has been established after centuries of failure in attempts to find it, we cannot but admire the more the courage and intuition of Kepler who in 1619 expressed his belief that the apparent repulsion of the particles of the tail of a comet was due to the pressure of light from the sun. Moreover we are less ready to condemn the theory that light is due to a flight of corpuscles — the theory so vigorously upheld by Newton. Had Newton calculated the pressure which such a flight of corpuscles would exert upon an absorbing surface and had he been acquainted with the nature of energy, he would have found its value equal to twice the kinetic energy per centimeter cube in the beam (1). The smalness of the resulting pressure so calculated would probably have deterred De Mairan and Du Fay, A. Bennet, and even Fresnel from their attempts at an experimental discovery of the phenomenon.

---

(1) The recent calculation based on the theory of relativity finds for the kinetic energy of a flight of particles moving with the velocity of light a value equal to $M_0 V^2$ and therefore on this theory the pressure such a beam would exert on an absorbing surface would be equal to the kinetic energy per centimeter cube.

The general acceptance during the nineteenth century of the theory that light is a transverse wave motion in the ether nullified whatever effect had been produced by Euler's proof that under certain conditions a *longitudinal* wave motion would produce a pressure upon an obstacle in its path. So strong was the view of scientists that there was no pressure in a beam of radiant energy that the positive theoretical result obtained by Maxwell and by Bartoli was not readily received.

Phenomena due to Gas Action

When a beam of light is thrown on an absorbing surface of a thin vane, which is attached to one arm of a torsion balance suspended in an enclosed chamber, the resulting movement of the vane is apt to be due chiefly to movements imparted to the gas by the absorbed energy. A great number of experiments on this action have been performed by various observers, often with conflicting or contradictory results. Theories accounting for the action have been set forth by one observer to be refuted later by himself or by another observer. Even now the action of the gas on a vane cannot be predicted at all times. But as a result of all the work which has been done we can analyze the gas action and classify it under certain heads. In as much as the experimental demonstration of light pressure is dependent upon the elimination of this gas action, it is necessary to present its chief characteristics.

As early as 1784, Rev. A. Bennet detected these movements by means of experiments very ingenious for his time. Suspending horizontally the wing of a dragon fly, some thistle down, or a small piece of fine paper by means of a spider's thread, all of which was inside of a glass jar which could be exhausted, he observed that rotational movements were communicated to the system by the approach toward it of a warm body. Repeating some of these experiments to see whether the movements were due to the impulse of light he says (1) :

« I could not perceive any motion distinguishable from the effects of heat. Perhaps sensible heat and light may not be caused by the influx or rectilinear projection of fine particles but by the vibrations made in the universally diffused *caloric* or matter

----

(1) A. Bennett, *Phil. Trans.* 1792 p. 87-88.

of heat or fluid of light. I think modern discoveries especially those of electricity favor the latter hypothesis ». Crookes carried on experiments on radiometric action for several years. At the time of the reading of one of his first papers on this subject in 1874, the experiments recorded in his note book numbered five hundred and eighty four. He combatted for a time the various theories put forth and, with a confused notion of the nature of the pressure of light, stades (1) :

« My own impression is that the repulsion accompanying radiation is directly due to the impact of the waves upon the surface of the moving mass and not secondarily through the intervention of air currents, electricity, or evaporation and condensation. Whether the aetherial waves actually strike the surface moved or whether at that mysterious boundary-surface separating solid from gaseous matter, there are intermediary layers of condensed gas which, taking up the blow, pass it on to the layer beneath are problems the solution of which must be left to further research. » Later Crookes abandoned completely this point of view and accepted the explanation advanced by Stoney, based on the kinetic theory of gases. Three theories of radiometric action discussed by Crookes and rejected by him were that the movements of the vane were due : 1° to convection currents set up in the gas 2° to the electrification of the surface 3° to the evaporation or condensation of vapors of the surface of the vane, — the theory of Osborne Reynolds (2). But it should have been evident from Crookes' experiments and it has been demonstrated by later work that convection currents play a part in the action of a radiometer. This convection action evidently depends on the mass of the moving systems, the inclination and extent of the surface, and the density of the gas in the bell jar. It may cause the vane to approach towards or recede from the light source and is in evidende chiefly at pressures greater than five or ten centimeters of mercury.

The evaporation theory of Osborne Reynolds, the emission theory of Govi (3) and the « Verdampfbarkeit aller fester Körper » of Zöllner (4) belong together.

---

(1) W. Crookes, *Phil. Mag* V 48, 1874, p. 94.

(2) Orborne Reynolds, *Phil. Mag.* V 48, 1874, p. 146. This action was demonstrated by F. Neesen. *Pogg. Ann.* V. 160, p. 43, 1877,

(3) *Comptes Rendus* 1876, 3 July, 151.

(4) *Pogg. Ann.* 160, 1877, p. 316-317.

Govi describes an experiment as follows, — « Un radiomètre très sensible, avec des ailettes en aluminium poli d'un côté et en mica de l'autre, placé dans un cylindre en verre où l'on pouvait faire arriver continuellement de la vapeur d'eau bouillante, a pris très rapidement une grande vitesse de rotation, les faces d'aluminium en avant aussitôt que la vapeur a commencé à élever la température de l'enceinte...Il suffit donc,pour le faire tourner en sens inverse, de le plonger dans un vase contenant de l'eau refroidie. » Zöllner (1) suggests that this action might be demonstrated by using a vane of palladium, one side of which had been filled with hydrogen by an electrolytic process. If light were allowed to fall on such a vane the emission of hydrogen from one face would exert a back action on the vane. As far as the writer knows, the experiment in this form has never been tried. But that this effect due to the emission of particles from the surface of a body exists under certain conditions has apparently been demonstrated by experiments to be described later.

On the other hand it is rather certain that no movement of the suspended system takes place on account of the electrification of the surface of the vane or vessel by the beam of light. If light of short wave length were to fall upon a zinc surface, an electrified condition of the surface would result. But the electrification would depend on the wave length, and, for light which has passed through glass, would be practically nil. As far as is known, no movement of the suspended system due to this cause has ever been found.

The explanation advanced by Zöllner, that all solid bodies experience a partial vaporization with rise of temperature, has never received any experimental support in as far as it has been called in to account for radiometric action. Thinly silvered glass which have been used for years in the demonstration of radiometric and light pressure action show no decrease in the thickness of the silver surface. Had the movements of the suspended system been due even in part to the projection of silver particles under the action of the light, the continual use of the apparatus would result in the thinning of the silver film, a result which has never been observed.

---

(1) *Pogg. Ann.* V. 160, p. 311.

The development of the kinetic theory of gases led Clausius, Maxwell, Kelvin, Stoney (1) and Fitzgerald (2) to explain the radiometric action on the basis of movements communicated to the gas molecules by the absorbed energy. Stoney summarized his result thus, « When two surfaces at different temperatures are in presence of one another with a gas between them, there exists a force tending to separate them ». This hypothesis explained a number of the radiometric phenomena; moreover it received a qualified theoretical proof by the work of Stoney and Fitzgerald. Crookes elaborated this explanation as follows (3).

« According to the dynamical theory of gases, the repulsion is due to the internal movements of the molecules of the residual gas. When the mean length of path between successive collisions of the molecules is small compared with the dimensions of the vessel, the molecules, rebounding from the heated surface, and therefore moving with an extra velocity, help to keep back the more slowly moving molecules which are advancing towards the heated surface; it thus happens that though the individual kicks against the heated surface are increased in strength in consequence of the heating, yet the number of molecules struck is diminished in the same proportion, so that there is equilibrium on the two sides of the disk, even though the temperatures of the faces are unequal. But when the exhaustion is carried to so high a point that the molecules are sufficiently few and the mean length of path between their successive collisions is comparable with the dimensions of the vessel, the swiftly moving, rebounding molecules spend their force, in part or in the whole, on the sides of the vessel, and the onward crowding, more slowly moving molecules are not kept back as before, so that the number which strike the warmer face approaches to, and in the limit equals, the number which strike the back, cooler face; and as the individual impacts are stronger on the warmer than on the cooler face, pressure is produced, causing the warmer face to retreat. »

For twenty five yars this statement was looked upon as a fairly complete explanation of the movements given to a tor-

---

(1) *Trans. Roy. Dublin* Soc., p. 39.

(2) *Phil. Mag.* V. 57, 1879, p. 15.

(3) *Phil. Trans.* part. III, 1876, p. 376.

sion balance by the action of light. The attention of scientists
in connection with radiometric phenomena was then directed
toward the development of the kinetic theory of gases while the
possibility of the detection of light pressure was lost sight of.

The clear but theoretical result obtained by Maxwell and by
Bartoli, that a beam of radiant energy exerts a pressure on a
surface on which it falls equal to the energy density in front
of the surface, led to the experimental discovery of the phenomenon of light pressure. It is certain that without the theoretical result to guide them, investigators would have had great
difficulty in sifting out from the various radiometric actions
the pressure of the light beam. Indeed if Crookes had had a
clearer conception of light pressure and a greater faith in its
existence, he very probably would have discovered the phenomenon, for it must have played a part in some of his experimental work larger than he supposed. It is interesting to note
that so skilled an experimenter as Crookes, after years of study
of radiometeric phenomena, failed to find this action of light,
wheres later observers, with the theoretical result before them,
isolated the action with comparative ease.

There were two general methods of proceding. Maxwell suggested one as early as 1873; « It is probable that a much greater
energy (than that of sunlight) of radiation might be obtained
by means of the concentrated rays from an electric lamp. Such
rays falling on a thin metallic disc delicately suspended in a
vacuum might perhaps produce an observable mechanical
effect ». The inference is that the vacuum should be pushed as
high as possible. But at the highest vacuum attained by Crookes
the bombardment — the radiometric — action was at the greatest. « The movement attains its maximum when there is no
air at all present » (1). However this was the method followed
by Lebedew (2), who, with improved methods of obtaining a
vacuum, was successful in part in elimination the disturbing
action of the gas and in demonstrating the existence of the Maxwell-Bartoli pressure. The other method was that adopted by
Nichols and Hull (3) who made a careful study of the gas action

---

(1) Crookes, *Phil. Trans.*, p. 501, 1874.

(2) *Ann. der Physik* 6, p. 483, 1901.

(3) *Ann. Phys. Soc. and A. A. A. S. Denver*, Aug 1901; *Science*, Oct. 1901;
Phys. Rev., Nov. 1901; *Phys. Rev.* XVII, p. 26, 1903.

on a definite surface through a large range of air pressures and who found a critical pressure where the gas action on that surface vanished. In Lebedew's experiments the torsion system was placed in a mercury sealed glass flask. The exhaustion was produced by a Mc Leod-Kahlbaum pump. Finally the flask was washed out with mercury vapor which was partially condensed by an ice-salt mixture. The estimated vacuum was 0,0001 mm. of mercury. It will be seen by an analysis of Lebedew's results that even in this vacuum the gas action present was comparable in some cases with the light pressure.

In order to compare the experimental with the theoretical result, it is necessary to measure the energy E per centimeter cube in the incident light beam, the reflection coefficient of the surface, ρ, and the torsion coefficient of the suspending fiber. The Maxwell-Bartoli result is that $p = E (1 + \rho)$. Lebedew calls the pressure for a certain standard illumination, E, the Maxwell-Bartoli unit and writes it M.B. The reflection coefficients of the surfaces used, as measured photometrically by Lebedew, are given below. Hagen's and Rubens' values (for $\lambda = 600\ \mu\mu$) are also given.

TABLE 1.

	Photometric			Hagen and Rubens	
			p		p
Platinum	0.5	1.5	M B	0 64	1.64 M B
Aluminum	0.6	1.6	M B	0.83	1.83 M B
Nickel	0.35	1.35	M B	0.65	1.65 M B

Lebedew measured the intensity of the radiation by allowing the light to fall upon a copper disk and noting the rate of rise of temperature as indicated by a sensitive mercury thermometer the bulb of which was inserted in the disc. Knowing the energy in the standard beam, the Maxwell-Bartoli pressure exerted upon any surface could be calculated.

Thin disks of platinum, aluminum, nickel and mica, some with their surfaces blackened, were suspended on the torsion arms. The light was allowed to fall upon one surface and the steady deflection was noted. The constant of the torsion fibre being known the pressure could be found. The table below gives the pressures on the various surfaces for the case of white light.

Table II.

	Thickness in mm.		Pressure	mean p.	p. cal.
Platinum	0.10?	0.02?	1.8 1.6 1.5 1.5 1 4	1.6	1.02?
»	0.02?	0.02?	1.3 1.2 1.1	1.2	1.02?
»	0.10	0.64	1.8	1.8	1.64
»	0.02	0.64	2.0 1.9 1.8 1.9 1.7 1.7 2.0	1.9	1.64
Aluminum	0.10	0.83	2.3 1.9	2.1	1.83
»	0 02	0.83	2 0 2.3 2.0 2.1 1.4 1.7	1 9	1.83
Nickel	0.01	0.65	1.7 1.2 1.4 1.4	1.4	1.65

It was Lebedew's intention in using disks of different thicknesses to calculate by extrapolation the effect on an exceedingly thin disk. On such a disk the temperature difference between the faces would be small and consequently the gas action would be small. The large variations in his results however rendered this calculation unnecessary. Had the data for red and blue light been included, the discrepancies would have been more marked. It is evident from an inspection of this data that even this high degree of exhaustion does not eliminate gas action. Poynting and Barlow (1) have recently shown that in a vacuum much higher than that used by Lebedew gas action of some kind ˙s still in evidence.

Nichols and Hull used as a vane a thin glass disc ($t = 0.15$ mm.) brightly silvered and polished. Two such vanes were suspended by glass hooks on opposite ends of the torsion arm. A systematic study of the movements of the torsion system, when a beam of light fell on one of the vanes, was made in the following manner. The zero position of the torsion system having been taken, the light was allowed to fall on one vane and the successive turning points a, b, c, …… were read. The average positions of the system were then computed as $\frac{1}{2}\left[\frac{c+b}{2}+a\right]$, $\frac{1}{2}\left[\frac{a+c}{2}+b\right]$, etc. The deflections from the zero position were plotted as ordinates, the times as abscissae giving the curves in Figure 1. If radiation pressure above were present, the displacement would be independent of the time and the curve whould be a straight line parallel to the time axis. A departure from this straight line would indicate gas action. It is evident from an inspection of the curves of Figure 1, that when the pressure of the air in the bell jar was between 11.2 and 19.8 mms, the gas action was very

---

(1) *Proc. Roy. Soc. AV.*, 83, p. 534, 1910.

small. Working at a pressure of about 16 mms, the gas action should be nearly eliminated.

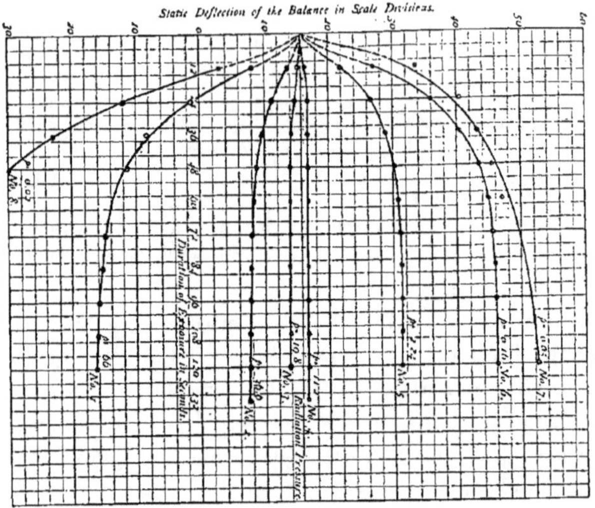

Fig. 1.

The other precautions taken and arguments therefor were as follows : « (1) The surfaces which receive the radiation, the pressure of which is to be measured, should be as perfect reflectors as possible. This will reduce the gas action by making the rise of temperature due to absorption small, while the radiation pressure will be increased; the theory requiring that a beam, totally reflected, exert twice the pressure of an equal beam, completely absorbed. (2) The apparatus — some sort of torsion balance — should carry two surfaces symmetrically placed with reference to the rotation axis, and the surfaces on the two arms should be as nearly equal as possible in every respect. The surfaces or vanes should be so constructed that if the forces due to gas action (whether suction or pressure on the warmer surface) and radiation pressure have the same sign in one case, a reversal of the suspension should reverse the gas action and bring the two forces into opposition. In this way a mean of the forces on the two faces of the suspension should be, in part at least, free from gas action. (3) Radiation pressure, from its nature, must reach its maximum value instantly, while observation has shown that gas action begins at zero and increases with length of exposure, rising rapidly at first, then more sowly to its maximum effect, which, in many of the cases observed, was not reached until the exposure had lasted from two and a half to three minutes. For large gas pressures, an even longer exposure was necessary to reach stationary conditions. The gas action may be thus still further reduced by a ballistic or semi-ballistic method of measurement. »

Satisfying these conditions, glass vanes silvered on one face were used and the time of exposure was made six seconds, or one quarter of the period of the torsion system. It was assumed at the outset that the percentage of light reflected from the air-silver surface was equal to that from the glass-silver surface, and that therefore the reversal of the suspension would reverse an equal gas action. But by direct measurement of the reflection-coefficients it was found that that from air-silver was about 93 percent while that from glass-silver was about 77 percent. It thus appeared that the absorption-coefficient in the latter case of 23 percent was about three times as great as that in the first case. The gas actions on the two faces were quite different, a result which had been already found but which at the time could not be accounted for. It turned out that the reversal of the suspension was of no advantage except that it doubled the number of observations.

It is seen then that of the precautions taken by Nichols and Hull to eliminate gas action, the essential ones were (1) to use surfaces of small absorption coefficients, (2) to work at the critical pressure of the gas in the bell jar when gas action on one of the surfaces was small, (3) to decrease further the gas action by short times of exposure.

The energy of the light beam found by the rate of rise in temperature of a silver disc as indicated by thermo-electric junction (iron-constantin) sealed in the disc. The disc was first cooled a few degrees below the room temperature and its rate of rise in temperature as it passed through that of the room was noted. Calibration was effected by placing the disc in baths of kerosine maintained at definite temperatures in the measurement of which standard thermometers were used. This method of measuring the energy in a light beam is to be recommended for its convenience and accuracy.

The reflection coefficients of the air-silver and glass-silver surfaces for the total energy of the light beam used were measured directly. In this measurement a specially constructed bolometer was used.

After all known corrections were made the observed and computed pressures were as follows(1) :

	Observed pressure values in 10^5 dynes	Values computed from energy in 10^5 dynes	Obs. Comp. in percentages.
Through air	7.01 ± 0.02	6.96 ± 0.03	$+ 1.$
» red glass	6.94 ± 0.02	6.73 ± 0.03	$+ 3.$
» water	6.52 ± 0.03	6.35 ± 0.04	$+ 2.$

The radiations which have passed through air, red glass and water differ so much from one another as to their distribution according to wave length that, from the close agreement which was found to exist between the observed and computed values, the conclusion may at once be drawn that a beam of light, independent of its wave length, exerts a pressure on a surface normal to its path $= E (1 + \rho)$ when E is energy density in the incident beam.

Tangential component

Given the above general result a number of secondary actions may be deduced. It follows, for example, that on a surface oblique to a beam of light the pressure would have components normal to and tangential to the surface. If the beam were nearly totally reflected at that surface the tangential action of the reflected beam would be opposite to and nearly equal to that of the incident. There would therefore be no tangential action on a reflecting surface. If however the light fell upon a black surface, there would be no such back action and there would then be an apparent tangential action in the incident beam. Poynting and Barlow have demonstrated this action (1). In their experiments, the planes of the glass discs receiving the light were at the ends of and at right angles to the torsion arm. It was their expectation that the gas action would be normal to the surfaces of the discs and therefore, bering-radial, would exert

---

(1) A blunder was made in the original paper in writing the mechanical equivalent of heat $= 4.27 \times 10^7$ ergs. Its value for water in the neighborhood of 15° C. should be 4.19×10^7 ergs.

(1) *Phil. Mag.* 6 S. 9, 1905, p. 169.

no torsion effect about the axis. When the surfaces of the disc were blackened the light beam produced a deflection of the torsion system, from which it was computed that the energy density of the radiation was 5.8×10^{-6}. Measuring the energy density directly by the rate of rise of temperature of a silver disc, after the manner of Nichols and Hull, the value found was 6.5×10^{-6}. Considering the rather large experimental errors the two values are in reasonable agreement.

Further Elimination of gas action

At first sight it would be thought that this method of placing the surfaces receiving the light at right angles to the torsion arm would entirely eliminate gas action whatever might be the pressure of the gas in the bell jar. In testing this point, however, the writer found that the gas action was, in general (1), not eliminated by this method. To account for the presence of gas action in this case, let us consider the case of a glass vane coated with lampblack. Such a surface under high magnification would be an irregular, hilly surface. The heights of the hills would be large in comparison with the size of a molecule. The warm side of the hills would be toward the light. Hence although the glass vane was normal to the torsion arm, the movements of the gas particles would not in general be along that direction, but would be more or less along the line of propagation of the light. If the blass vane had been coated with platinum or silver black, we might expect that the gas action introduced would be less than it was in the case of the lampblack surface. This conclusion was verified by the writer (2).

Another reason for the presence of gas action when the vane is normal to the torsion arm can be seen from Figure 2. If the light beam falls on the left half of the vane, the gas action even if it were normal to the surface should have a moment about the rotation axis, for its line of action does not pass through that axis. If the light beam falls on the right half of the vane, the movement due to the gas action should be in the other direction. The writer found that he could alter the direction of rota-

---

(1) G. F. Hull, *Phys. Rev.*, Vol. XX, No. 5, May 1905, p. 197.
(2) *Loc. cit.* p. 298.

tion of the system, when the pressure of the air in the bell jar was not near the critical pressure, by shifting the light beam from one half to the other half of the vane.

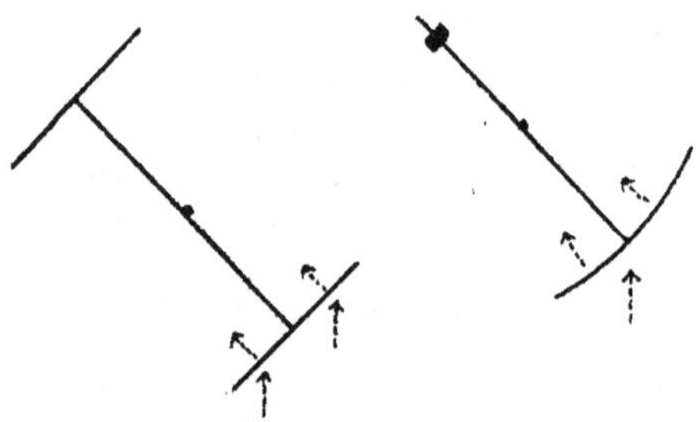

Fig. 2.

The use of cylindrical surfaces in place of discs

In place of using a plane disc or rectangle of glass mounted at right angles to the torsion arm, one might use a cylinder or a sector of a cylinder of glass mounted so that the rotation axis lies in the axis of curvature of the cylinder. If we neglect the action due to the hilly nature of the absorbing surface, the gas action in this case would be radial. The writer moulded cylinders of very thin cover glass by slowly bending strips of glass round red hot brass cylinders. A cylinder, two cm. radius, one cm. height formed of glass 0.01 cm. thickness, with its surface blackened, and mounted with its axis of curvature coincident with the rotation axis gave, through a large range of air pressures, deflections only approximately equal to those which should have been produced on the Maxwell-Bartoli theory. If the gas action were been strictly normal to the surface, its moment would be equal to zero for this kind of vane whatever the pressure of the air in the bell jar might be. But an inspection of the results showed that the action was present and depended upon the nature of the black surface. In other words, the hilly effect was still in evidence.

The Elimination of gas action on black surfaces

It is seen that the experiments so far reviewed did not satisfactorily eliminate gas action when black surfaces were used. Nichols and Hull did not attempt it. Lebedew was only partially successful even when using high vacuum. Poynting's method leads to capricious results. The writer succeeded in this elimination, under certain conditions, by the simple expedient of placing the absorbing surface midway between the two surfaces of the vane. The arrangement adopted is shown in Figure 3. A thin glass strip with one surface lightly blackened

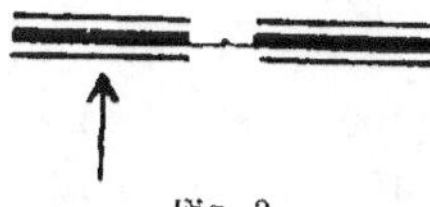

Fig. 3.

is placed with its black surface in contact with another glass strip of equal thickness. These two form one vane which is mounted on one end of the torsion arm. A similar vane is mounted on the other end of the arm. The absorbing surface being midway between the two surfaces exposed to the gas, there would be equal amounts of heat communicated to both sides. The temperature rise of the gas and therefore the gas action due to molecular bombardment on one side should be equal to that on the other sider of the vane. If the surfaces are vertical, the action due to convection currents should be negligible. The extent to which gas action is there eliminated will be seen by the discussion of Table III.

The arrangement here described was varied by adding two more glass strips to each vane, one on each side of the vane and separated from it by fine glass rods. By this arrangement, the absorbing surface is farther removed from the faces exposed to the gas. Consequently the rise in temperature of these faces during a short exposure is small and so is the resulting gas action.

If it is desired to compare the pressure on a black surface with that on a reflecting surface, one of the faces of a glass strip is silvered and placed in contact with a blackened face of a similar strip. These compound vanes are then mounted in the usual way, and a beam of light is thrown alternately on the two sides of the vane. In the writer's experiments, the ratio of the pressure on the silver surface (S) should have been to that on the Black (B) as 1.58 to 1. The ratios found for various amounts of air in the bell jar are given in Table III.

Pressure of air in mm.	Ratio $\frac{S}{B}$
10	0.92
20	1.47
30	1.57
40	1.58
50	1.59
60	1.60
70	1.61
100	1.47
150	1.28
200	0.95

The table shows that when the absorbing surfaces are enclosed, the deflections obtained, for a range of pressures from twenty to one hundred mm., are almost wholly due to the pressure of light. This device of enclosing the absorbing surface may be used in the case of cylindrical vanes, but there is little advantage gained in so doing.

The Pressure of Light against the Source

If a parallel beam of light exerts a pressure on an absorbing surface, there must be, if Newton's third law of motion holds, an equal and opposite pressure against the source. Poynting and Barlow (1) have shown this action in the following way. A beam of radiation was thrown on compound discs whose radiating and absorbing surfaces were black-black, black-silver, silver-silver, and silver-black. The compound discs were made by placing together two thin discs of glass 1.2 cm. diameter, 0.1 mm. thick, with a very thin layer of asphaltum between them. This formed the black-black disc. Silvering one of the outer faces gaves a black-silver or silver-black disc. Silvering both outer faces gave the silver-silver disc. If a beam of radiation be thrown on each (in a high vacuum) until the disc has attained a steady temperature condition, the amount of energy radiated from a disc will equal that falling on it and the pressure of the emitted energy will be proportional to the absorbing power of the surface. Let us consider the case of the light falling upon the silver surface of the silver-black disc. Let ρ be the

---

(1) *Proc. Roy. Soc.* V. 83, 1910, p. 534.

reflection coefficient of the silver surface, r that of the black surface, α the coefficient of emission of the silver surface, a that of the black surface. The latter coefficients are approximately equal to $1-\rho$ and $1-r$ respectively. The amount of energy absorbed by the silver surface is proportional to $1-\rho$. Of this energy $\frac{\alpha}{a+\alpha}$ is emitted by the silver face, $\frac{a}{a+\alpha}$ by the black face. If we assume that the emitted energy follows the cosine law, the resultant excess pressure on the black face is

$$\frac{2}{3}\frac{a-\alpha}{a+\alpha}(1-\rho)$$

P, P being the pressure of the incident beam. The total radiation pressures on the four vanes are then

$$(1+r)\,\mathrm{P}\,;\left[1+r+\frac{2}{3}\frac{a-\alpha}{a+\alpha}(1-r)\right]\,\mathrm{P}\,;\,(1+\rho)\,\mathrm{P}\,;\,\left[1+-\rho\frac{2}{3}\frac{a-\alpha}{a-\alpha}(1-\rho)\right]\mathrm{P}.$$

The arrangement of the surfaces and the direction of the incident light are shown thus..

P $\longrightarrow$ B | B   B | S   S | S   S | B

Giving to r the value 0.05 and to ρ the value 0.95, the ratio of the pressure on the black silver (BS) to that on the black-black (BB) is 1.54. With the same notation $\mathrm{BS} + \frac{1}{4}(\mathrm{SS} + \mathrm{SB})$ equals 1.67.

Poynting and Barlow suspended the four compound discs by one fibre, the suspension being in a glass-sealed jar and the vacuum being carried to the highest possible degree. This was accomplished by means of a Gaede pump and of a charcoal bulb plunged in liquid air for several hours. Light was thrown on each vane for a time ranging from twenty minutes to one hour. The deflections of the steady throw were read and the above ratios were then calculated. They gave $\frac{\mathrm{BS}}{\mathrm{BB}} = 1.39$.

$$\mathrm{BS}/\ 1/4\ (\mathrm{SS} + \mathrm{SB}) = 1.58.$$

The agreement with the ratios 1.54 and 1.67 calculated above are close enough to confirm our expectation that upon the surfaces of a body emitting energy back pressures exist proportional to the emission coefficients of the surfaces.

Poynting and Barlow measured in absolute units the energy falling upon the vanes by the rate of rise in temperature of a silver disc as in previous experiments. The deflection which such a beam of energy falling upon a disc both of whose faces are perfect absorbers was 13.6 divisions. Making allowance for a reflection coefficient of 5 %, it should have been 14.3 divisions. The value obtained by the B B disc was 16.1 The discrepancy was accounted for on the assumption that there was a residual gas action. (The discussion of the curves below however leads one to the conclusion that the B B disc was the only free from gas action).

The vacuum obtained by Poynting and Barlow was as high as any investigators using methods now known are likely to obtain (1). Yet at this very high vacuum, the deflections showed that there was a disturbing effect due to some kind of gas action. In the curves of Fig. 4, the ordinates represent the deflections,

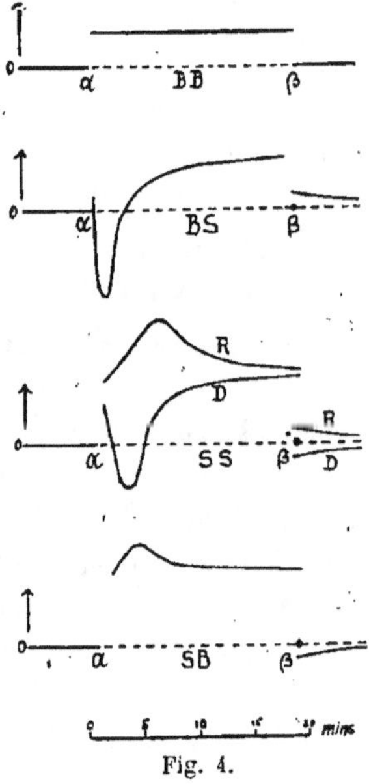

Fig. 4.

the abscissae the times. The arrow shows the direction of the deflections due to the pressure of the light beam. It is seen that when any compound disc, having a silver surface, is used, there is an initial movement which is due to a *pressure on the silver face*. If the silver surface is that on which the light falls as in

---

(1) The asphaltum under the action of prolonged heating by the light beam may have given off a gas or vapor in which case the vacuum would not have been so perfect as it was intended that it should be.

S B, this initial effect is in the direction of light pressure. When the silver surface is on the other side, the effect opposes light pressure, and when both surfaces are silvered, the effect may be in either direction depending on which surface has the thicker film of silver.

Poynting and Barlow account for this effect on the supposition that the silver films under the heating action of the light beam give out occluded gas. If their explanation is correct, their experiments are a striking confirmation of Govi's theory of emissions as outlined above.

It should be pointed out here that the prolonged nature of the initial effects just described was not in evidence in the experiments of Nichols and Hull. In the experiments of the latter investigations, the deflections were steady two or three minutes after the vane was exposed to the light. The discrepancy between these results is accounted for if we suppose that silver films give off occluded gas chiefly when in a high vacuum.

The Influence of the Emitted Radiation in Previous Experiments

Has the pressure of the radiation emitted by a surface been taken account of in the experiments of Lebedew and of Nichols and Hull ? Lebedew used thin metal discs with both sides bright or both black. Given a long time of exposure so that the temperature of the two faces would be practically equal, there would be equal amounts of energy emitted by the two faces and therefore the resultant pressure due to emission of radiation would be zero. Nichols and Hull used discs which had a silver surface on one side and a glass surface on the other. The absorption and emission coefficients of these surfaces are small and approximately equal. Moreover the time of exposure of a surface to the light beam was short, hence the temperature rise was small. It is clear then that the resultant pressure due to emission was small. Its tendency would be to increase slightly the observed deflection over that which would be called for on the Maxwell Bartoli theory. An inspection of the data shows that there is a small discrepancy in this direction.

The Pressure of Radiation on a Gas

Both Maxwell's and Bartoli's theoretical deductions lead to the result that the pressure on a surface due to radiant energy falling on it is equal to the difference between the energy densities on the two sides of that surface. Larmor (1) has given a further demonstration, based on Maxwell's theory, of the mechanical force acting on any portion of a medium through which light travels. He finds that « on any portion of a medium there is a mechanical force directed along the waves equal per unit cross-section to the difference of these densities of energy at its ends ». That this result is true in the case of a semi-transparent medium has been shown by Lebedew (2) using a vane of mica and by Hull (3) using a vane of glass. It would follow from all this experimental and theoretical work that a beam of light passing through a gas would exert a mechanical force on the medium in the direction of its propagation. Such a conclusion was arrived at by Fitzgerald on the supposition that the molecules of a gas behaved as absorbing spheres and that the analysis which holds for large spheres holds also for those molecular dimensions. But Schwartzschild (4), by means of intricate mathematical analysis, arrived at the conclusion that a plane wave, infringing on a *perfectly reflecting sphere* placed in its path and of diameter not greater than a quarter of the wave length of the light, would exert a pressure given by the formula

$$P = 224\,\pi^5\,a^2\,E, 3\,\lambda^4.$$

where E is the energy per unit volume of the incident radiation, a the radius of the sphere, and λ the wave-lenght of the light. It results from this that for a sphere of diameter small in comparison with the wave lenght, the pressure would be negligible. The inference would be that there would be no pressure on a *molecule* of a gas and therefore none on the gas as a whole. But this conclusion, judged by the result of Larmor's analysis and by evident inferences from the experiments already described, is in error. Lebedew (5) has recently demonstrated in a skilful manner the pressure of a light beam on a gas through which it passes.

The essential part of the arrangement adopted by Lebedew is

(1) *Aether and Matter*, pp. 131-132.
(2) *Wied. Ann.* 6, 1901, p. 456.
(3) *Phys. Rev.* XX, p. 298. 1905.
(4) *Münchener Berichte* Vol. XXXI. 1901, p. 293.
(5) *Ann. der Physik*, 32, 1910, p. 411.

given in Figure 5. The absorbing gas upon which the dragging
action of light is to be investigated is placed in a cylindrical
chamber of which Figure 5 is a horizontal cross section. The
chamber is enclosed by the brass ring BB and by glass plates
P P except that small fluorite windows are inserted in the glass
plates at FF. A beam of light, indicated by the arrow, passes
through the fluorite window, then through a small chamber,
3×4 mm. cross section, filled with the absorbing gas, then out
through the fluorite window. If the light exerts a dragging

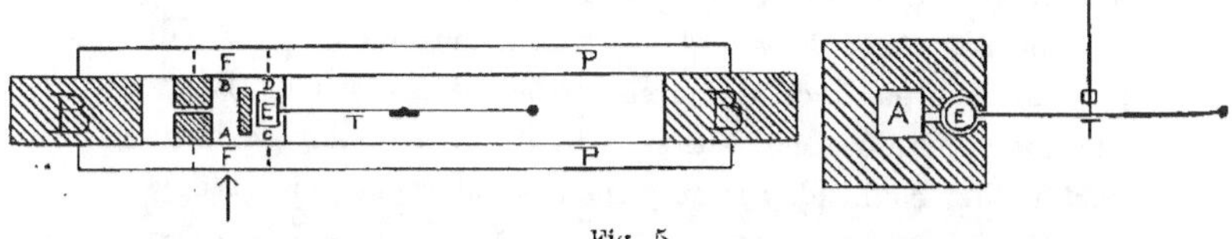

Fig. 5.

action on the molecules of the gas from A to B, equalization of
pressure will tend to take place by the return of the gas by way
of DC. If DC is cylindrical and is fitted with a light cylindrical vane which is mounted on one arm of a torsion balance,
the extra pressure at D will force the vane in the direction D C.
The cylindrical plunger E of magnalium was 4 mm. long,
2.85 mm. diameter, and weighed 0.03 grams. It hung in a cylindrical tube 3.25 mm. diameter. This gave only one fifth of a
millimeter clearance between the cylindrical vane and the tube
in which its motion took place, and necessitated devices for carefully adjusting the height of the torsion arm, and the level of
the whole apparatus. The absorption coefficient of the gas was
found by measuring the temperature difference of two thermo-
elements placed one on each end and just outside of the chamber AB, first when air filled the chamber, then when the absorbing gas was present. The energy of the light beam was found
as in the earlier experiments by Lebedew on light pressure. The
energy measurement having been taken, the pressure could be
calculated from the Fitzgerald relation $P = \dfrac{a\,E}{V}$ when a is the
percentage of the energy absorbed by the gas, E is the energy
arriving at A per second and V is the velocity of light.

From the torsion coefficient of the fiber, the length of the
lever arm, the cross section of the cylindrical vane, and the
deflection as measured by a telescope and scale, the pressure

could be directly determined. Lebedew found that when the chamber was filled with hydrogen or air, there was no action on the vane except that which was due to convection currents set up in the chamber.

These could be eliminated by giving to the axis of the chamber a small inclination to the horizontal. He also observed that when the chamber was filled with pure absorbing gases, acetylen, carbon dioxide, etc., the deflections obtained were sometimes positive, sometimes negative. But if hydrogen were mixed with any of these gases, the capricious character of the throws disappeared. According to Lebedew the introduction of hydrogen into the gas increases greatly the thermal conductivity of the gas. Therefore convection currents do not play so large a part as they could play if only the absorbing gas were used.

In table IV column N gives the number of observations made, β the double-deflection in scale division, α the absorption coefficient of the gas mixed with hydrogen, T_0 the temperature rise of the calorimeter in the energy measurements. Under Pm are given the pressures in 10^{-6} dynes per sq. cm., as calculated from the deflections of the torsion fibre; under are the pressures calculated from the Fitzgerald formula $Pb - \dfrac{\alpha\, E}{V}$

The data in the table IV seem to justify Lebedew's conclusion that a beam of light exerts a pressure on an absorbing gas proportional to the absorption coefficient and the energy density of the incident light.

Application to the Theory of Comets' Tails

The departure of the tails of comets from the paths described by the nucleus demands that the sun exerts a pressure on the tails in some cases, as high as fifty times the solar gravitation on the matter constituting the tails. It is customary to follow Schwartzschild in attempting to account for this relatively great repulsive force by assuming that the particles of the tail are totally reflecting spheres having diameters of the order of a wave length of light. Nicholson (1) has recently arrived at expressions for the pressures on spheres which give pressures approximately equal to those obtained by Schwartzschild.

---

(1) *A. R. S. Monthly Notices*, May 1910.

TABLE IV

N			ρ	x	T_0	$P_m \times 10^{-6}$ Dynen pr. qcm	$P_b \times 10^{6}$ Dynen pr. qcm	$P_m : P_b$
3	0.5 Methan	+ 0.5 H₂	0.65	0.0063	0.48	0.91	0.76	1.20
6	» »	» »	0.60	0 0057	0.46	0.84	0.66	1.27
20	» »	» »	0 70	0 0071	0.55	0.98	0.98	1.00
1	0.5 Propan	+ 0.5 H₂	2 05	0.0200	0.42	2 86	2.10	1.36
2	» »	» »	1.75	0.0175	0.43	2.45	1.89	1.30
11	0.5 Butan	+ 0.5 H₂	2.10	0.0179	0.48	2.95	2.15	1.37
12	» »	» »	2.00	0 0172	0.48	2.80	2.06	1.35
13	» »	» »	3.10	0.0189	0.64	4.34	3.03	1 42
15	0.1 Butan	+ 0.9 H₂	0.55	0.0063	0.55	0.77	0.87	0.88
17	-» »	» »	0.70	0.0072	0.54	0.98	0.97	1.01
19	» »	» »	0.65	0.0067	0.55	0.91	0.98	0.98
4	0.5 Aethylen	+ 0.5 H₂	0.60	0.0068	0.43	0.84	0.73	1.14
9	» »	» »	0.75	0.0075	0.50	1.05	0.94	1.12
16	» »	» »	0.80	0 0075	0.55	1.12	1.04	1.08
5	0.05 Acetylen	+ 0.5 H₂	0.85	0.0080	0.50	1.19	1.00	1.19
10	» »	» »	0.85	0.0068	0.49	1.19	0 83	1.43
18	» »	» »	0 70	0.0063	0.53	0.98	0.77	1.27
7	0.5 Kohlensäure	+ 0.5 H₂	0.55	0.0055	0.50	0.77	0.69	1.11
8	» »	» »	0.55	0.0061	0.48	0.77	0.73	1.05
14	» »	» »	0.70	0.0072	0.51	0.98	0.92	1.06

Nicholson finds that for particles whose diameters are about three tenths of the wave length of the incident light and whose density is unity, the pressure on the particle due to a monochromatic radiation from the sun is about twenty two times the solar gravitation on the same particle. For a distribution of light according to Wien's Law, the pressure would be greater than the ratio just given. This would be the maximum ratio. For spheres of radius greater or less than this, the ratio would fall off. It seems clear then that if the particles of the tail have diameters from $\frac{\lambda}{10}$ to λ the forms and positions of the tails of most comets would be accounted for. But there are a number of extraordinary phenomena connected with comets' tails that do not fall in with this simple theory — the apparent explosions in the tails as in the case of Comet Morehouse on October 1 and October 15, 1908, the sudden bending of the tail away from the direction which would be necessary on the light pressure theory, and the rapid changes in the forms of the tail as in the case of Brook's Comet (1893 IV).

The phenomena connected with the luminosity of the tails of comets sometimes are in agreement with those demanded by the light pressure theory. If the particles haves diameters of the order of those giving the maximum pressure in Schwartzschild's and Nicholson's theories, sunligt scattered from them would be partially polarized. This characteristic was observed by the writer in the case of Comet A, 1910 and also in the case of Halley's Comet (May, 1910). There was no phenomenon, as far as the writer knows, connected with the tails of those comets which could not be accounted for on the basis of the light pressure theory. But the tail of Comet Morehouse possessing a large intrinsic brightness and a very faint continuous spectrum does not readily fall in with the light pressure theory. The luminosity of the tail seems to be due to electrical discharges through the gas composing it and there do not seem to be many particles in the tail large enough to be repelled by sunlight in the manner required by its form.

Lebedew's recent experiment shows that in the complete theory giving the pressure of light on a small particle, account must be taken not only of the size of the particle, but also of selective absorption of the light due to the atomic or electronic structure of the molecule. If a gas absorbs or scatters radiant energy, a pressure will be exerted on the molecules of the gas even though their dimensions are very small in comparison with the wave length of light. But the pressure resulting from so small an absorption cannot account, except in very rare cases, for the forms assumed by comets' tails.

Positive Rays

by Sir J.-J. THOMSON, F.R.S.

(University of Cambridge)

—

The investigation of the positive rays which are produced when the electric discharge passes trough a tube filled with gas at a low pressure is much facilitated by using very large tubes. With large tubes, in which there is room for the dark space next the cathode to attain large dimensions before reaching the walls of the tube, the pressure may be reduced much lower without risk of sparking through the tube than is possible with small tubes; and hence many phases of the discharge can be investigated which either do not exist or are inconspicuous when the tubes are small and the pressure necessarily higher. I have used tubes with volumes as large as 11 litres, but tubes made of two litre flasks such as are used for boiling point determinations are large enough, if the anode is suitably placed, to show the various types of positive rays.

With these tubes the following types of positive rays can be made out.

1. Rays which are not deflected either by magnetic or electric forces.

2. Secondary rays produced by rays of type 1. These are deflected by electric and magnetic forces; they have a constant velocity of about 2×10^8 cm/sec, which does not change however the pressure in the tube or the potential difference between the electrodes may be altered. The value of e/m for these rays has the constant value 10^4.

These secondary positive rays are accompanied by negative charged ones which have the same velocity and the same numerical value of e/m as the positives ones.

In small tubes the only rays which are prominent are those of types 1 and 2.

3. In addition to the rays of the preceding types, there are rays which are characteristic of the gases in the tube. These are only conspicuous when the pressure is low. The velocity of rays of this type unlike that of the preceding type depends on the potential difference between the electrodes. When there are several gases in the tube, say hydrogen, air, helium, the maximum kinetic energy of the rays corresponding to each of these gases is the same, and seems to be that due to a fall through the potential difference between the negative glow and the cathode. The value of e/m for the rays from different gases is inversely proportional to the atomic weight of the gas from which the rays are derived. Thus these rays seem to be charged *atoms* of the gas, although in the case of hydrogen there seem to be rays corresponding to the molecule as well as to the atom.

The autor has observed rays of this type, corresponding to all the elements which have as yet been introduced into the tube, these include hydrogen, helium, air, carbone, neon and mercury, other elements are in course of investigation.

Some, but not all of these rays, have negative rays connected with them, resembling in this respect the secondary rays of type (2). The rays from air and mercury vapour have their negative constituents while the negative rays corresponding to the hydrogen molecule, to the atoms of helium, carbon, neon have not been detected.

There is a considerable range in the velocities of the rays from the same gas, though when the pressure is very low the greater part seem to be moving with nearly the maximum velocity.

The rays corresponding to the different atoms can be separated by deflecting them by magnetic and electric forces; if after deflection they fall on a screen covered with a phosphorescent substance, each kind of ray produces a separate band on the screen forming a kind of spectrum. The tubes I worked with were not specially designed to allow the most intense magnetic fields to be applied to the rays and I could not be sure that when air was in the tube I could see separate bands corresponding to oxygen and nitrogen, but when the air was replaced by carbon monoxide two separate bands, one corresponding to carbon and the other to oxygen could clearly be seen. Experiments are in progress with tubes designed so that exceedingly intense magnetic fields may be applied to the rays, for the purpose of using this method to analyse the gas in the tube and to measure the atomic weigh of the constituents. As exceedingly small quantities of gas may be dealt with in this way it appears probable that interesting results may follow from the application of this method to the analysis of the gases in vacuum tubes.

4. There are positive rays which I have previously called retrograde rays, which travel away from the cathode in the same direction as the cathode rays; these are of types 1 and 2. I have not succeeded in detecting rays of type (3) among these rays.

Ionization by X and γ rays

by W.-H. BRAGG, F.R.S.
(Leeds)

—

When X rays fall upon a substance which absorbs them, cathode rays are produced ,and in spite of a few apparent contradictions it is quite probable that the production of cathode rays is proportional to the absorption. Beatty has found such a proportionality when allowing X rays streams of varying degrees of penetration to fall upon a silver plate : and again I have myself found it when the same primary stream of X rays has impinged on various metals, Al, Cu, Ag, Au. Cathode rays ionise a gas through which they pass; and therefore if X rays pass through and are absorbed in a gas, there must be ionisation due to the cathode rays to which the X rays give rise. The question then arises « Can all the ionization which is found in the gas be accounted for in this way, or must the X rays be supposed to ionize the gas directly in addition ? » Clearly, it is not logical to suppose the X rays able to ionize until we have first proved that the cathode rays are insufficient for all the ionization that is found.

There is indeed very good reason to suppose that all ionization by X and by γ rays is indirect. Modern investigations make it extremely probable that the energy of the cathode rays is derived from the energy of the X rays which produce them; and since the energy of the cathode rays is not lessened by passing the X rays through absorbing screens, we must suppose that the X rays do not lose in individual energy, but in number, during the process of absorption. But if each X ray, which succeeds in passing through the screen, loses no energy in doing so, it cannot have ionized the atoms of the screen : that is to say the X ray does not ionize directly.

It is a well established principle in the theory of radio-activity that the action of any one of the radiant entities (a, β, γ, X or cathode ray) upon an atom is independent of any associations which the atom may possess which other atoms : independent for example of whether the atom is part of a gas or a solid. Remembering this we have a means of testing the hypothesis of the indirect ionizing action of the X rays.

Suppose that we pass X rays into an ionization chamber through a thin sheet of metal, say a few sheets of gold leaf; and measure the current produced. If the walls of the chamber are made of card or some substance of low atomic weight, there will be not cathode or other radiation from the walls, and the current will be due to two main causes: (1) the cathode rays from the gold, (2) the action of X rays upon the air, whether direct or indirect. The former can be cut out by laying a piece of paper or a thin card over the gold, so that we can find the separate values of the current due to (1) and (2). The cathode rays from the gold are only a fraction of those which are produced in it, and in order to find the whole number produced as the result of a given absorption, we must find the absorption coefficient of the cathode rays in gold and calculate. If we then assume (see above) that the production of cathode rays is proportional to the absorption of X rays, we can proceed to find the ionization of the air of the chamber by the cathode rays which are produced in the air as the result of the absorption of the X rays in the air. If this proves to be less than the effect due to (2) we must suppose that the X rays ionize the gas directly as well as indirectly. To put it into mathematical form,

let I = intensity of X rays stream as it enters the chamber.

k and k' = absorption coefficients (by mass) of the X rays in gold and air respectively.

λ = absorption coefficient of the cathode rays in gold.

D = depth of ionization chamber (or lenght of track of the X rays therein) × density of air.

Then the whole ionization in the chamber is proportional to I $(Dk' + k/\lambda)$, the former term representing the effect produced

in the air by the X rays, directly or indirectly, and the latter
the effect of the cathode rays from the gold. The experiment as
described gives IDk' and Ik/λ, and therefore the ratio of the
two terms viz. $k/Dk'\lambda$: or, when D and λ have been allowed for,
k/k' which is the ratio of the absorption coefficient of gold and
air. The ratio may be found independently and thus the hypothesis is tested.

In many experiments which I have made using the primary
X rays I have obtained a satisfactory agreement; proving, as
far as the test went, the absence of a direct ionization by X rays.
Beatty has recently published (*Phil. Mag.* Aug. 1910) a set
of measurements of this kind, and the last column of his table
shows several values found for the ratio of the absorption coefficients of silver and air by the use of homogeneous rays of different penetrating powers. The values agree closely with each
other, the average value being about 14. Unfortunately there are
no published determinations of the absorption by air of the
homogeneous radiations used by Beatty, so that the test cannot
be completed by comparison with k/k' determined separately.
Mr Sadler informs me that he has found $k' = 9,3$ for copper
rays, for which $k = 214$: from these figures $k/k' = 23$. The
difference between 14 and 23 is considerable of course. but it is
by no means certain that the letter value is final.

The relation between γ and β rays is certainly the same as
that which exist between X and cathode rays. In consequence
any considerations which show that the γ rays do not ionize
directly but indirectly may be held to support the corresponding
hypothesis in respect to X rays. I have dealt with several such
considerations in the *Philosophical Magazine*, Sept. 1910.

If we now assume that the ionization by X and γ rays is indirect, we arrive at a method for measuring the relative lengths of
path, of β or cathode rays in different substances. These lengths
of path, or « ranges » as we may call them, are by no means a
measure of the penetrating powers of the rays. In fact it appears
that a β particle can actually move through a greater weight
of lead than of aluminium, that is to say the range is greater in
the former metal than in the latter. Yet β particles are more
effectively stopped by a sheet of lead than by a sheet of aluminium. The explanation is that the path of the β particle in the
metal of greater atomic weight is completed more closely to its

starting point, owing to the more frequent and more violent deflections which the β particle receives from the heavy atoms.

The method is as follows. Let hard γ rays pass over a block of any material. In each unit of weight a number of β rays are originated, which number is proportional to k, the coefficient of absorption (by weight of the γ rays). Let the average « range » of each β particle be d; that is to say, if the track when straightened out has a certain length, then d is the weight of a cylinder of the given material having this length, and unit cross-section. There is then a certain density of β rays in the substance which is proportional to kd; we may think of the density as expressing the sum total of all the lengths of track of β rays across any unit of volume in a second. If we make a cavity in the material, it does not affect the value of the density of β rays in the material : indeed, the density in the cavity is just the same as in the material round it. This arises from the fact that a crossing of the cavity does not count in the reckoning of the track of any β particle. By putting air in the cavity the equality between the density of the β rays in the cavity and in in the surounding material is not appreciably disturbed if the cavity is only a few centimetres across and the air is at atmospheric pressure. There will then be an ionization of the air in the cavity which is proportional to the volume and to the density of the β rays amongst other things. The cavity may have any shape : it may be for example the interior of an ordinary ionization vessel. Suppose then we make an ionization vessel of lead about a centimetre thick, and give it a capacity of about a litre Let us place radium at a distance of say 30 centimetres away and measure the ionization inside the vessel. With such an arrangement the γ rays will be so hardened in passing through the lead that k, the absorption coefficient, is practically the same for all substances; and the density of the γ rays in various parts of the ionization vessel is constant enough to give a real meaning to kd, the density of the β rays. We afterwards insert linings of various materials which should be thick enough to stop nearly all the β rays from the lead which will try to cross them. Allowing for the changes of volume which are caused by the introduction of the linings, we have a measure of kd in various substances; and since k is practically a constant we have found the corresponding values of d, i.e. of the range of the β rays.

Working in this way I have found the relative ranges in lead, tin, zinc, iron, aluminium to be 100, 68, 55, 54, 49. These numbers vary very nearly as the cube roots of the atomic weights; which is interesting in so far that H. W. Schmidt (*Jahrbuch d. Rad.* 1908, p. 451) finds the « true absorption coefficient » of β rays to be proportional to this cube root. This agreement is what we should expect from Schmidt's definition of his coefficient. In the case of α rays the ranges are inversely as the square roots of the atomic weights; the law of the β particle is therefore somewhat different from that of the α particle, but in both cases the ranges are longer (reckoned by weight of matter penetrated) in the substances of the larger atomic weights.

I have said that we measure the *average* range of the β particle. We have no means of telling, from these experiments, whether the extreme values of the ranges of the various particles differ very much from the average.

An α particle in its way through any substance suffers very few deflections indeed, and its course is therefore easy to trace, for the only thing to be observed is the gradual expenditure of energy on ionization. A β particle penetrating aluminium or lead suffers great numbers of deflections, and consequently it is very difficult to submit its movements to calculation. One point however is worth remarking. The path of the β rays in aluminium is more like that of an α particle than the path of a β ray in lead; because the gradual expenditure of energy on ionization is a more important characteristic of the path in the former metal than in the latter, but the reverse is true with respect to the scattering through deflections. In consequence the absorption curve of the β ray in aluminium differs from the corresponding curve in lead, in that it has some trace of the form of the α ray curve. Its slope is less at the beginning than further on. (*Phil. Mag.* Sept. 1910). The curve for lead is more completely exponential as would be expected.

Condensation Nuclei

by C. BARUS

Professor of Physics, Brown University, Providence, R. I., U.S.A.

In a paper read before the International Electrical Congress, held in St. Louis, U.S.A., in 1904, Mr. C. T. R. Wilson (1) gave account of the history of the subject prior to the date of the Congress. His paper refers tersely to the fundamental work of Kelvin, Aitken, to the electrical decrement predicted by J.-J. Thomson, whereby electrical charge neutralizes the effect of curvature, to the correlative work of Langevin, of Bloch and others. The paper, furthermore, gives a digest of Wilson's own researches relating to condensation on ions, to the greater efficiency of the negative ion, to condensation on nuclei free from charge, particularly when produced by ultra-violet light, etc. Langevin's discovery of slow-moving ions and the explanation given by J. J. Thomson in terms of Reinold and Ruecker's minimum surface tension is also discussed, with other relevant data. Wilson concludes that there are three principle classes of nuclei : 1. the ions proper, with a mobility greater than 1 cm. per sec. in a field of 1 volt per cm. and requiring a four to six fold supersaturation to precipitate condensation; 2. loaded ions of less than .001 the given mobility and requiring insignificant supersaturation to condense water vapor; 3. uncharged nuclei resembling the second class. These three classes we may call ions, loaded or slow-moving ions and water nuclei or in general liquid nuclei, respectively.

Accepting these groups and supposing the latter to owe their persistance specifically to the minimum of surface tension referred to, it will be necessary, even if we exclude ordinary dust, to add two other groups, namely, 4. the solutional nuclei first studied by H. A. Wilson, in which the increased vapor pressure due to convexity is counterbalanced by the decreased vapor pressure resulting from the presence of a solute; 5. the colloidal or more simply the vapor nuclei requiring at least an eight fold supersaturation to condense water vapor.

These are present apparently in all sizes in dust-free saturated vapor, but with their number a definite function of their size and probably due to the kinetic mechanism (molecular collision and cohesion) of the vapor.

The most striking investigation since Wilson's report are pro

____

(1) *Transactions International Electrical Congress, Saint-Louis*, 1904, vol. 1, pp. 365-78.

bably K. Przibram's (1) papers on Condensation in alcoholic and other vapors. In case of methyl, ethyl, propyl, butyl, amyl and heptyl-alcohols, chloroform, etc., condensation takes place on the positive ions at a lower degree of supersaturation than on the negative ions. The reverse case of water is thus an exception and Przibram found that the alcohol series corresponded to a march of supersaturations through a minimum for ethyl alcohol. These results are particularly interesting as the reason for the superior condensational activity of the negative ion in case of water vapor is not finally determined, though J. J. Thomson refers it to the occurrence of a double electrical layer on the drop, positive outward in case of water and negative outward in case of the other bodies. This result follows naturally from the general deductions of J. J. Thomson, who not only suggested the whole theory of the condensational activity of electrical charge, but has shown that vapor nuclei, though requiring greater supersaturation, are nevertheless probably larger than the ions, and that the latter must be regarded inseparable from water vapor even in virtually dry air. In the last edition of his book (*Conduction of Electricity through Gases*, Cambridge 1906, page 184) Thomson has considerably enlarged his views regarding water nuclei and vapor nuclei. He shows that what may be called the logarithmic supersaturation, i.e. the logarithm of the ratio of the equilibrium vapor pressure p_r, corresponding to radius r and to radius infinity $p\infty$, is a doubly inflected curve, beginning at zero and passing through a positive maximum and a negative minimum into positive values, as the radius of the drop continually increases.

Thus the supersaturation must be sufficient to carry the drop beyond the maximum in the direction of increasing size, if it is to persist and grow; again the withdrawal of saturation must carry the drop beyond the minimum in the direction of decreasing size, if it is to evaporate; finally in case of a charged drop the maximum supersaturation is less than for the uncharged drop. In other words in the equation

$$R\sigma\Theta \, log_\epsilon \frac{pr}{p_\infty} = \frac{2T}{r} + \frac{dT}{dr} - \frac{e^2}{8\pi Kr^4}$$

in which the first two terms are Kelvin's well known deduction,

---

(1) *Wiener Sitzungsber.*, Vol. CXV, II 2a, 1906. p. 1-6.

the third term allows for variable surface tension and the last
is the effect of electrical charge (e in a medium of specific in-
ductive capacity, K) contributed by J. J. Thomson.

These deductions of Thomson were put to an experimental test
by Laby (1), in case of the ionized vapors of about nine fatty
acids and esters. As in the researches of Przibram, the positive
ion here shows greater condensational activity throughout. With
the aid of these data, Laby computed Thomson's maximum of
supersaturation, referred to above. The results for water and the
lower alcohols and acids are in satisfactory agreement with
theory, but this ceases to be so for the other bodies. Such a discrepancy may be referable, as the author surmises, to marked
variation of surface tension in thin films of the latter.

Przibram (2), however, inclines to the earlier view of J. J.
Thomson whereby the greater condensational activity of the negative ion is to be associated with its greater mobility. He therefore specially determines the mobility of ions in saturated water
vapor, methyl and ethyl alcohol vapors and other bodies, and
with the aid of an equation due to Lenard for the ralation of
ionic size and mobility, computes the supersaturation necessary
for condensation. He finds a remarkable agreement between
these data and the supersaturations actually observed in the
cases given. In a second paper in which Langevin's mobility
equation and the experimental data of Laby are additionally
available, Przibram (*loc. cit.*, vol. CXVIII, IIa, 1909, p. 1-30)
finds in case of water vapor and the vapors of nine alcohols and
esters, an even more pronounced agreement of the observed
supersaturation and the value as computed from mobility. The
latter as a whole are in much closer agreement with the facts
than the data computed by Laby for Thomson's maximum supersaturation, as explained above. Przibram moreover raises
the question whether surface tension may not after all be con-
tant, even as far as the order of molecular radii. His paper
contains a valuable summary of the present state of our knowledge of the subject, and I will therefore reproduce it here, in
part. It is noteworthy that the recent values of the charge of

---

(1) *Philosophical Transactions* A. Vol. 208, p. 445, 1908.
(2) *Wiener Sitzungsber.*, Vol. CXVII, IIa. 1908, p. 1-24.

the electron, markedly improves the agreement of all of Przibram's results.

DATA TAKEN FROM PRZIBRAMS TABLE (*)

Radius of ions, r; molecular radius, ρ.

S, observed supersaturation for incipient condensation (condensation limit), as observed by Laby and Przibram.

S_r, the same datum computed from r, supposing the electron $e = 4.65 \times 10^{-10}$.

S_m, Thomson's maximum for the same electron, adopted from Laby's results.

BODY	$r \times 10^8$	$\rho \times 10^8$	S	S_r	S_m
Water	8.7	3.6	4.2	3.8	4.7
Methyl alcohol	13.4	9.4	2.3	1.8	2 1
Ethyl alcohol.	12.2	2.5	2.1	2.4	2.7
Propyl alcohol	14.9	5.7	3.1	2 9	4.1
Isobutyl alcohol.	14.0	4.8	3.7	3.7	5.2
Isamyl alcohol	14.1	6.1-9.0	5.5	4.9	7.6
Methyl acetate	12.8	—	—	4.9	7.2
Ethyl acetate.	13.7	9.0	6.5	6.9	13.0
Propyl acetat:	14.2	5.1	5.1	6.4	11.3
Acetic acid.	11 1	—	9.3	8.7	10.5

(*) In case of r and ρ, the newer value of the electron has also been taken. Data for both values of e and other results will be found in Przibram's paper.

In a very interesting investigation, Owen and Hughes (1) discovered a new type of nuclei obtained by cooling dry pure gases, nearly to the point of liquifaction. On suddenly expanding the gas (previously reheated to atmospheric temperature) in a Wilson fog chamber, nuclei were found to be present, their number increasing with the degree of cooling to which the dried gas had been subjected. For each gas there is a definite temperature somewhat above their liquifaction point, to which the gas must be cooled if nuclei are to be produced. These nuclei are persistant and large, requiring but little supersaturation. Different gases need different degrees of cooling. Owen and Hughes conclude that incipient liquifaction in gases occurs at a temperature much above their liquifying point, as the nucleating temperature in question runs parallel to these points.

In another paper in which the whole work is thoroughly overhauled both for pure and mixed gases, Owen and Hughes (2) find

---

(1) *Phil. Mag.* (6), XIV, p 528, 1907.

(2) *Ibid.* XV, p. 746, 1908.

that the more sudden the cooling, the higher is the nucleating temperature and the larger the number of nuclei produced at a given temperature.

The nuclei in question show remarkable persistance, even at relatively high temperatures (185°), though they vanish more rapidly as temperature is higher. Whereas the gases evolved from liquids by slow evaporation are free from nuclei, solid carbon dioxide, on sublimation, evolve both separate molecules and molecular aggregates. The nuclei are uncharged.

One naturally asks whether in case of the rapid cooling of a gas near its liquifying point, condensation may not have taken place on the vapor nuclei of the cooled gas; these on evaporation would furnish the liquid nuclei on which the subsequent condensation takes place in the fog chamber. It seems to me also that Owen and Hughes have not exhausted the possibilities of their interesting investigation. They are the first to study condensation in a single vapor. In all other experiments mixtures of air and vapor are under treatment.

A series of important investigations on nucleation have been carried on by F .Richardz and his students. Thus E. Barkow (1) has made an extended survey of the subject using large apparatus, both for water and other vapors in conjunction with the work of Pringal, Schaum (2) and others. Barkow obtains persistant nuclei in dust-free air with very strong X-rays acting through metal screens. Pringal (3) adduces strong evidence in favor of the condensational activity of nitrous oxides and accentuates the meteorological importance of this result, as has also been done by Richarz (4). The suggestion of the condensational efficiency of the oxides of nitrogen seems to have originated with Barkow, and Leithäuser and Pohl (5) account for the apparant activity sometimes shown by ozone in the same way.

Indeed MMe Curie's (6) observation of the spontaneous condensation of water vapor due to the presence of radium emanations, which condensation is not due to ions nor to emanation

(1) *Annalen der Physik*, XXIII. 1907. p. 317.

(2) *Marburger Sitzber.*, N° 8.

(3) *Annalen der Physik.*, XXVI, p. 727, 1908.

(4) *Marburger Sitzber.*, 1908, p. 18.

(5) *Verhandl. der Deutschen Phys. Gesell.*, XX, p. 249, 1908.

(6) *C. R.*, CXLV, p. 1145, 1907.

molecules, is believed by these authors to be a nitrous oxide phenomenon.

The endeavor to compare the variations of the nucleation in the ionization of the ordinary atmosphere was made by Miss L. B. Joslin (1). Several observations of each quantity were taken daily using the fog chamber and Ebert's apparatus respectively, and from these the monthly mean values were computed from August 1905 to March 1906. No agreement of curves could be detected, whence it follows that the respective sources nucleation are not identical.

Quite recently A. S. Eve (2) also using Ebert's apparatus but in an artificially dusty atmosphere made a somewhat similar investigation. He finds that the number of ions detected varies, caet. par., with the purity of the atmosphere as regards dust, smoke, etc., as much as 50 per cent. Small ions are liable to be entrapped and passed through the apparatus undetected. Smoke ions have feeble mobility and exceptionally strong fields are needed to precipitate them. The tendency is always to replace small ions by large ions so that conduction may decrease even when the ionization increases.

As a promising new departure hardly begun, is the adaptation of Szigmondy's ultra-microscope to the problems of nucleation. In this way Ehrenhaft and in particular de Broglie have traced the Brownien motions of individual nuclei, even by photography. The method is adapted both for liquid and for solid media; de Broglie (3) points out that with Stokes' gravitational equation of subsidence in viscous media, Stokes' equation applied to the motion of charged nuclei in the electric field and Einstein's (4) equation for the Brownien motions, three relations are given, which mutually sustain each other and lead to a reasonable value for the charge of the electron.

Finally a variety of experiments have been made in which condensation is merely incidental. Thus for instance Millikan (5) perfected H. A. Wilson's method for the observation and control of individual charged fog particles.

(1) *Physical Review*, XXIII, p. 154, 1906.

(2) *Phil. Mag.* (6) XIX. p. 657, 1910.

(3) *Société Franç. de Physique*, Juin 4, 1909.

(4) *Annalen der Physik*, XVII, p. 549, 1905.

(5) *Phil. Mag.* (6), XXI, p. 657, 1910.

At the first meeting of this Congress, in 1905, I had the honor of giving a *résumé* of my own work along specific lines of the subject in question. In the remainder of this paper I shall venture to recur briefly to investigations (1) of the same kind, made with a plug cock fog chamber exclusively, since that time.

Fog chamber. — It was the chief purpose of my work to express the number of ions, of vapor nuclei, or water nuclei, occuring in any case, in relation to their size, as this decreases to the molecular dimension. Size is expressed in terms of the supersaturation necessary to condense and by other methods; numbers, however, when these increase to millions per cu.cm. can only be estimated by the apertures of the coronas of cloudy condensation. The methodis not very exact, but there is no choice. As the aperture of the coronas for the very high nucleation may approach 60°, large fog chambers are essential. It has been my first endeavor to develop these, though their content may be as high as 6 litres, to a degree of efficiency comparable with C.T.R. Wilson's small apparatus. This was in a measure accomplished by combining the large fog chamber specified with a vacuum chamber 100 times more capacious, by aid of a short tube 5 cm. or more in diameter and a stop cock of somewhat larger bore, virually floated in oil both to secure ease of motion and to remove leakage. It is rather remarkable that such apparatus show about the same order of efficiency as far as they go; i.e. they break down in efficiency or fail to catch further nuclei abruptly. In proportion as the exhaustion is made more rapid by the width of the communicating tube, caet.par., the number of nuclei of the given kind caught runs to a limit of many millions per cu.cm. The chamber does not however catch small or virtually small nuclei in the presence of large nuclei; ions (not usually) in presence of dust or water nuclei, vapor nuclei in presence of ions; it shows no evidence of positive ions in presence of negative ions. The essentially larger groups must be first removed before the smaller groups become effective. Indeed in every apparatus there must be a limit, at which smaller nuclei can no longer be caught in the presence of larger nuclei. Minima of nucleation may thus occur, at an exhaustion sufficient

---

(1) The data on whrich the following remarks are based will be found in the *Carnegie Publications of Washington.* D.C., No 62, 1907 pp· 1-164; No 96, I, 1908, p. 1-139; No 96, II, 1910, p. 1-84.

to catch the vapor nuclei; for instance, if radium is approached more and more to the fog chamber; or when ionization decays, etc. Moreover the limiting number of nuclei of the given kind which may be caught, whether they be phosphorus nuclei or ions or vapor nuclei, depends to a less degree on their size, than on their number. Usually the same limiting number occur for all cases in the same apparatus.

In my papers I have given a full account of the equations of the apparatus, the speed of exhaustion, etc., without which a fog chamber of this kind is a treacherous apparatus. Thus pressure measurements after partial exhaustion must be made with the fog chamber and vacuum chamber in communication. Fog chambers of wood made impervious by wax and resin, or of glass alone, are equally useful; but the former are remarkably pervious to radiation while the wood is still dry. When freshly put together they must be exhausted many times to eliminate some internal source of nuclei, after which they are trustworthy; for no permanent action of this kind can thereafter be detected.

Coronas. — As an adequate theory of coronal diffraction is not at hand, the coronas must be standardized empirically. Probably the best method is that of successive partial exhaustion, under known condition, of the highly nucleated air previously introduced. The very permanent solutional nuclei, like those from phosporus, are necessary for this purpose. Care must be taken to avoid irregularity of distribution in such observational series, and to corrzct for subsidence, time loss, evaporation, etc., at the end of the work. The method assumes that from the beginning all nuclei are caught. A series may be tested by the nucleations obtained for characteristic coronas, like those of the green type.

The cylindrical fog chamber may be made an electrical condenser, by introducing a tubular metallic charged core, holding sealed tubelets of radium, axially. Hence if the charge of the ion is assumed, the number of nuclei may be computed in this way from the electrical leakage and coordinated with the corresponding corona. Again the decay constants of the ions may be assumed and the standardization attempted. This method together with the one first specified (successive exhaustion) should give both the relative and the absolute nucleation. Unfortunately the decay constants found from coronas are not identical with the well known electrical data, but increase rapidly as the ionization, falling say from 10^3 to 10^5 nuclei per cu. cm., is smaller. This is true even if it is assumed that negative ions only are caught in the fog chamber in question. The behavior is such as if there were an absorption constant proportional to the first power of nucleation, which therefore becomes marked when the nucleation is small.

The use of small sealed tubes of radium singly and in batches failed to give consistent results; and similarly the action of a source of radiation from different distances without, is unavailable, not only because of secondary radiation or because of the uneven distribution of nuclei in the fog chamber, but because of the lack of sensitiveness of such a method. For one may estimate that the apertures of coronas in these cases vary as the sixth root of the activity of the radiation or the number of ions produced per second. Hence, moreover, coronas are not sufficiently sensitive to indicate changes of atmospheric ionization and small subjective differences play too large a part in the estimate.

In reading the apertures of coronas with white light as a source, the transition of color from reddish to greenish tints is fairly satisfactory. A discrepancy is then encountered in the green coronas which must be specially allowed for. The coronas may, as usual, be produced from a single source of light. If they are produced from two sources at a measured distance apart, the aperture may be found from contact of corresponding rings. This method admits of the use of both eyes and has other advantages.

The successive recurrences of the same type of corona, as for instance the green type, follows the order of the natural numbers, 1, 2, 3, 4, etc., if we begin with those in green of largest aperture. Above this the fog is filmy and vanishes. These conclusions as to the orders of coronas agree with the corresponding behavior of the steam jet.

Coronas in proportion as they are larger shrink enormously, immediately after they are produced. They must therefore be instantaneously observed and long before measurable subsidence can be recorded.

Ordinary monochromatic light is not available for coronas unless very intense. Results however may be investigated with the mercury lamp and these are very interesting in their bearing on the theory of coronas. The disc and first ring are alternately vivid green, the other colors being dull. Hence there is a periodic term impressed on the diffractions, which may be identified as an interference similar to the case of the lamellar grating. It is necessary, therefore, if monochromatic light is used, to observe both the edge of the disc and the outer edge of the ring, in succession. It is a curious observation that in the above fog chamber the aperture of coronas decreases almost linearly with the serial number of the successive equal partial exhaustions applied, and does not decrease exponentially. This is equivalent to an apparent production of nuclei (phosphorus) in the early stages of exhaustion; or again to the nuclei overlooked in the first exhaustions, when they are excessive in number, becoming eventually effective when they are fewer.

Finally Verdet's theory of the lamellar grating agrees quantitatively with the interference behavior of coronas, if the thickness of the plates in one case and the diameters of the fog particles in the other, are of the same order.

Distribution and distance effects. — The very striking observation that the coronas, caet.par., do not change markedly when an X-ray bulb is moved from 1 to 6 meters from the fog chamber may be accounted for on the view that the intensity of radiation varies about as the sixth power of coronal aperture. The fog chamber is not adapted for such experiments.

The irregularity of distribution of ions in the large fog chamber, which may vary in the ratio of even 1 to 4 from the exhaustion end to the closed end, probably admits of a simple explanation. The maximum of ionization will naturally lie near the sealed radium tube within the fog chamber, but if the exhaustion is rapid, even in comparison with the reproduction of ions due to the rays during the period of exhaustion, this maximum will be displaced toward the exhaustion end. The most unfavorable position of the radium is thus at the exhaustion end; and in general, observation should be made at the point to which maximum is displaced. At high exhaustion and in long apparatus, the discrepancy is quite considerable. There are certain other irregularities of this nature not fully explained. Thus even if the source of radiation is an X-ray bulb at 6 meters, there is uneven distribution toward the exhausation end. The endeavor to interpret this as combined effect of primary and secondary radiation, failed.

Vapor nucleation of dust-free air in the lapse of time. — These experiments were made daily from August to October, 1906, to determine whether there was any appreciable response of the ionization of the dust-free air imprisoned within the fog chamber, to the spontaneous changes of ionization without. If the exhaustion is sufficient to just catch the vapor nuclei, any change of the ionization within will correspondingly vary the number of vapor nuclei caught, since the former are first precipitated. No changes of the kind in question could be ascertained, the fog chamber as has been intimated, being inadequately sensitive for such a purpose. Barometric effects were otherwise interpretable; but the research brought out an interesting result, showing the sensitiveness of the fog chamber to changes of temperature. Complete parallelism between the temperature and nucleation curves appeared throughout, to the effect that the vapor nucleation caught, caet.par., increases in marked degree with rise of temperature. In explanation of this effect one may note that Kelvin's equation (see above), involves the product of radius of drop, r, and absolute temperature, θ. Quantitatively, a relative increase of radius of .038 under the given conditions, was equivalent to a rise of 1° C of the air within the fog chamber, or to two thousand more available nuclei for the given exhaustion; i.e. to an increase of about 8 per cent of nuclei per degree C.

There is absolutely no evidence of persistant emanation of nuclei from the walls of the vessel, though this does occur, as stated, in the beginning, with a perfectly fresh apparatus.

Condensation Limits. — The lower limits of exhaustion at which rain-like condensation begins, are somewhat lower in the present apparatus than in Wilson's, and decrease slightly with the intensity of the radiation. If we estimate the latter by the square of the maximum nucleation producible, the following data are typical, where v'/v is the instantaneous volume expansion of dust free wet air :

Air (not artificially ionized), intensity ratio $= 1$ $v'/v = 1,242$

Radium (weak γ rays).............................. $= 10^4$ $= 1.225$

X-rays (strong ionization) ....$= 10^6$ $= 1.220$

Thus if the point of exhaustion is found at which the rain-like condensation just begins for air, the presence of radium will show large coronas at this point which will just vanish at a slightly lower exhaustion. The process may then be repeated with strong X-rays. If these effects were due to emanations coming from the vessel, they should vary more appreciably with the final large ionizations than they do. Moreover, it is improbable that any surface will be for an indefinite time a source of these relatively large nuclei. If they were due to the use of filtered air in place of imprisoned air, they should be equally evident with non-ionized air, where the results approach closely to Wilson's.

My own belief is that these relatively large ions are merely the lower limits of the curve of distribution referred to in the next paragraph; and in proportion as a greater number of the group of large ions is produced, the exceptionally largest size will become evident.

Distribution of vapor nuclei of ions relative to size. — When the supersaturation is increased, i. e., when the drop of pressure is larger, the number of nuclei caught continually increases. I have been specially interested in this question, which may be regarded at the outset or without further interpretation, merely as a coordination of size and number. If the drop of pressure at the pressure p be δp, then as $\delta p/p$ increases, nuclei of continually decreasing size and continually increasing number come within the range of condensation, and the corresponding coronas rapidly grow in aperture, until finally either the condensational activity of the apparatus breaks down (as a rule abruptly), or else the entirety of available nuclei has been caught.

In the accompanying figure I have given an example of curves of this cfaracter, the abscissae being the instanteneous drop of pressure $\delta p/p$, the ordinate the number of nuclei caught as estimated from the coronas produced. The cases given are dust-free air, weak ionization due to the γ rays of radium, strong ionization due to the X-rays. In case of air a less efficient apparatus No. 2 and a more efficient apparatus No. 1, are contrasted. The condensation limits are inserted in the upper diagram on a scale 100 times greater.

The vapor nuclei, however ephemeral their existence if individually considered, are none the less a structural constituent of each vapor, so that the number of nuclei of a given size, caet. par., is perfectly definite. One must imagine therefore that the distribution of size and number will be determinable as a case of probability, specifying how many single, double, treble, etc., molecules shall be present. The curves in fact suggest such a relation. The curve for ions observed in the same manner and for strong radiation (X-rays), i. e. when millions are present per cu. cm. is apparently quite of the same nature though the curve is steeper. In case of the given X-ray curve (obtained several years ago and not repeated since) it is difficult to say whether the limit of ionization or of the apparatus has been reached. It will be easy however to surmount this uncertainty, for the possibility of estimating 10^7 nuclei par cu. cm. does not now seem

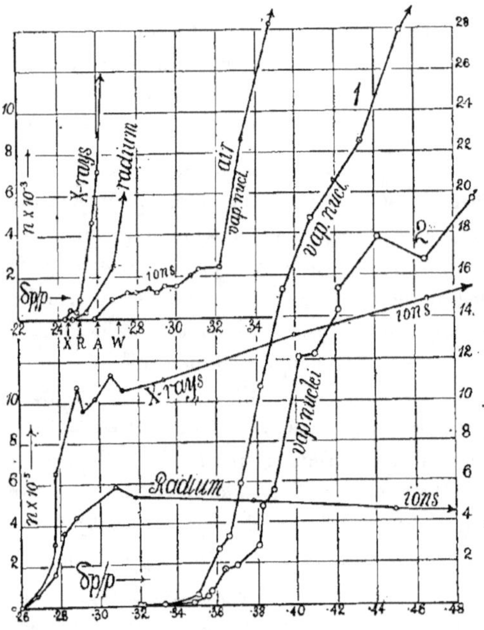

Number of nuclei, n per cub. cm. of dust free wet air, in terms of the drop of pressure $\delta p/p$. Scale of upper chart magnified 100 times in the direction of nucleation. The curves refer to the vapor nuclei as determined by apparatus 1 (more nearly perfect) and apparatus 2 (less perfect); to ions produced by γ rays (weak radium in sealed tube) and to ions produced by the X rays. W refers to Wilson's condensation limit; A, R, X are the condensation limits found in the present apparatus for air alone, and for air exposed to radium and the X rays, respectively. All observations are connected by straight lines, without attempts at smoothing.

out of the question. Even in the case of extreme green (green corona of the first order) however, the diameter of particle would still be over twice the wave-length of light.

If instead of water and air, water and carbondioxide, or water and coal gas be taken, the curves of distribution are similar. Contrary to what one would expect for the case of coercible and soluble gases, however, the vapor nuclei and ions for these systems are apparently smaller; i. e. they require a higher exhaustion for a like precipitation. The difference can not be explained in terms of the respective values of the ratio γ of the specific heats. In case of a different vapor like alcohol, the nuclei following the same law of distribution are throughout larger and more may therefore be caught in a given apparatus.

Both for the ionized and the non-ionized state, the graphs for the same media, though referring to nuclei widely different in size at least virtually (ions, vapor nuclei), again terminate in the same asymtote or end in the same terminal corona. This is not identical for different media, however, the corona being of lower order and denser for alcohol, of higher order and thinner for water vapor, as an example.

Water nuclei. — When fog particles are successively precipitated on solutional nuclei and reevaporated, the losses in successive identical partial exhaustions are due to the magnitude of the exhaustion, to subsidence, and in a very small measure to decay (diffusion). There is no evaporation loss.

When fog particles are precipitated on vapor nuclei or on ions, there is an additional and usually enormous loss accompanying the mere evaporation of fog particles to water nuclei. As a rule even 95 per cent of the nuclei may be lost after the first evaporation. The interval between exhaustions is of little consequence. Other things being equal more nuclei are lost for the cases of ions than for the case of vapor nuclei.

The loss decreases as the size of the evaporating fog particle is larger; in other words the coefficient of survival increases from about .3 in favorable cases of the small extreme, to about .8 in the large. As fog particles are numerically larger than the thickness corresponding to the Reinold and Ruecker minimum of surface tension, it is difficult to see why particles in case of very quiet evaporation do not all terminate in water nuclei; yet under these circumstances the yield of water nuclei from the evaporation of fog particles of pure water, is least. Usually all but about 1 per cent of the fog particles are here liable to vanish. It is a further important observation that the residual number of water nuclei depends upon the rapidity of evaporation. For safety the rate of such evaporation may be increased by the influx of dust-free air from another vessel, with or without a filter. Here again the number of water nuclei is larger as the fog particles evapored are larger. With rapid exhaustion the yield of water nuclei by evaporation of fog particles almost negligible in the case of slow evaporation, may be increased in an average case from five to twenty or eventually even to fifty per cent.

Once it is formed, the water nuclei are as persistant as the solutional nuclei and the decrease in number in the lapse of time is slow. One may notice that the conditions which insure the occurrence of many water nuclei closely resemble the observations of Owen and Hughes given above.

Persistant nuclei. — The extreme perviousness of the aluminum covered waxed-wood fog chamber, to X-rays, when the latter act for some time (one or more minutes) through an aluminum screen, shows itself in the production of large persistant nuclei within the chamber. If the aluminum screen is replaced by a tin plate screen, the effect is usually absent and it is difficult to produce persistant nuclei even in a glass fog chamber. The number of such nuclei in the case of wood may be enormous. The precipitate is very heavy, requiring little supersaturation and the corona on second exhaustion may be larger than the first. The X-radiation need not be intense. An ordinary bulb with a three to four inch spark coil sufficing. As the wood becomes saturated with moisture or ages, the effect decreases. I have come to no definite conclusion as to the cause of the production of these nuclei, whether they originate in the fog chamber exposed to X-light or whether they respond to some type of radiation which does not easily penetrate glass. The effects decrease with the time of use of the bulb and fog chamber.

On the theory of the Conducting Electron

by Arthur W. CONWAY (University College, Dublin)

The simplest possible conceptions of the electron, such as those of Abraham and of Bucherer, give results within the limits of experimental error in accordance with the known dependance of the inertia of an electron on its velocity. Certain phenomena would perhaps seem to imply that the electron must be of a more complicated nature, for example the number of atoms ionized by Röntgen rays under certain circumstances. The differences in β- rays produced by secondary radioactivity, the small number of electrons in (say) the hydrogen atom which have to produce complicated spectrum effects. It would be therefore desirable to study more complicated conceptions of the electron although for the present the main interest in such an investigation must be mathematical. In the Proceedings of the Royal Irish Academy, Vol. XXVIII, no. 1, the following problem is treated of. — A rigid, perfectly conducting sphere has a surface charge, required the distribution of this charge under various circumstances of motion of the sphere. The results calculated may be stated as follows. If the sphere has no ordinary or Newtonian mass the distribution remains uniform, a result given first by Prof. W. B. Morton for the case of uniform motion. If it has ordinary mass, a *couche de glissement* takes place proportional in intensity to the acceleration, but in all cases of quasi-stationary motion, the total masses, transverse and longitudinal, have precisely the same values as those calculated by Abraham for a sphere with fixed surface charge. Such a model electron would explain equally well with the Abraham electron, the experiments of Kaufmann. The differences in electrons might be due to the modes of vibration of the surface charge. The mathematical difficulties of dealing with oscillations are considerable, but by methods of approximation it was found that a velocity given to a sphere has the effect of lengthening the periods and diminishing the damping of the vibrations. Thus a rapidly moving e'ectron of this type might have persistent oscillations and be able to exhibit for a time properties depending on its method of expulsion from the atom. It is remarkable that Newton explained certain optical phenomena by assigning to the corpuscles « fits of easy transmission ».

This theory has little physical probability but it may represent, in a qualitative manner, the results of studying an electron deformable according to some law.

The Isolation of an Ion, a Precision Measurement
of its Charge, and the Correction of Stokes' Law (*)

by R. A. MILLIKAN

Professor Physics, University of Chicago

—

§ 1. Introduction

There is presented herewith a new method of studying gaseous ionization with the aid of which it has been found possible :

1. To catch upon a minute droplet of oil and to hold under observation for an indefinite length of time one single atmospheric ion or any desired number of such ions between 1 and 150;

2. To present direct and tangible demonstration, through the study of the behavior in electrical and gravitational fields of this oil drop carrying its captured ions, of the correctness of the view advanced many years ago and supported by evidence from many sources that all electrical charges however produced, are exact multiples of one definite elementary electrical charge, or in other words, that an electrical charge instead of being spread uniformly over a charged surface, has a definite granular structure, consisting, in fact, of an exact number of specks, or atoms of electricity, all precisely alike, peppered over the surface of the charged body;

3. To make an exact determination of the value of the elementary electrical charge, which is free from all questionable theoretical assumptions and is limited in accuracy only by the accuracy which is attainable in the measurement of the coefficient of viscosity of air;

4. To observe directly the order of magnitude of the kinetic energy of agitation of a molecule, and thus to bring forward new, direct and most convincing evidence of the correctness of the kinetic theory of matter;

5. To demonstrate that the great majority of the ions of the air of both positive and negative sign, carry the elementary electrical charge, and to present convincing evidence that some atmospheric ions carry exact multiples of this charge, in other

---

(*) This Paper was presented at the meeting of the American Physical Society on april 23, 1910.

words, that the phenomena of valency are exhibited to some extent in gaseous ionization.

6. To show that the law of motion of a small sphere through a resisting medium, commonly know as Stokes 'law, breaks down as the diameter of the sphere becomes comparable with the mean free path of the molecules of the medium, and to determine the exact way in which it breaks down.

The investigation by means of which these results have been obtained differs from most of the equally important ones which are carried on in the physical laboratory, in that the method used is so simple, and the conclusions follow so inevitably from the experimental data that even the man on the streets can scarcely fail to understand the method or to appreciate the results.

§ 2. The Method

The method by which these results have been obtained and by which still further important results bid fair to be obtained grew out of some experiments which were presented in a preceding paper (1). It is in brief as follows : A cloud of fine droplets of oil or of mercury, or of some other non-volatile substance is blown by means of an atomizer (2) over a horizontal air condenser, and a few of the droplets in this cloud are allowed to fall through a pin hole in the middle of the upper plate of this condenser into the space between the plates. The pinhole is then closed for the sake of shutting out air currents. The condenser used consists in most of the experiments of two heavy, circular, and accurately planed brass plates, 20 c. c. in

------

(1) MILLIKAN. *Phil. Mag.* xix p. 209/1910.

(2) So far as I am aware, this method of producing accurately spherical drops for the purpose of studying their behavior in fluid media, was first conceived and successfully carried out in 1908 at the Ryerson Laboratory, by Mr J.-Y Lee, while he was engaged in a quantitative investigation of Brownian movements. His spheres were blown from Wood's metal, wax and other like substances, which solidify at ordinary temperatures. The method has been since used by Zeleny and McKeehan at the suggestion of the writer when he learned of the difficulties which they were having in the use of spores in their study of the terminal velocities of small spheres. Professor Zeleny informs me, however, that he had before attempted the method, and had given it up as infeasible, until he heard of the success which had been attainedwith it at the Ryerson Laboratory.

diameter, held exactly 16 m. m. apart by means of three small ebonite posts. The plates are enclosed, and the temperature is controlled so that the air within the condenser is altogether stagnant. The droplet, once inside the condenser, is illuminated through a small window by a beam from an arc light, so that it appears in the field of view of the observing cathetometer telescope like a bright star on a black background. This star, of course, falls under the action of gravity toward the lower plate; but before it reaches it, an electrical field of strength between 3,000 volts and 8,000 volts per centimeter is thrown on between the plates, and, if the droplet had received a charge of the proper sign and strength as it was blown out through the atomizer, it is pulled up by this field against gravity, toward the upper plate. Before it strikes this plate the field is thrown off, the plates short-circuited, and the time required by the drop to fall under gravity the distance corresponding to the space between the cross hairs of the observing telescope is accurately determined. Then the rate at which the droplet moves up under the influence of the field is measured by timing it through the same distance when the field is on. This operation is repeated and the speeds checked an indefinite number of times, or until the droplet catches an ion from among those which exist normally in air, or which have been produced in the space between the plates by any of the usual ionizing agents like radium or X-rays. The fact that an ion has been caught, and the exact instant at which the event happened is signalled to the observer by the change in the speed of the droplet under the influence of the field. From the sign and magnitude of this change in speed, taken in connection with the constant speed under gravity, the sign and the exact value of the charge carried by the captured ion are determined. The error in a single observation need not exceed one-third of one per cent. Furthermore, it is from the values of the speeds observed that all of the conclusions above mentioned are directly and simply deduced.

§ 3. The deduction of the relative values of the charges carried by a given droplet

The relations between the mass m of a drop, the charge e_n which it carries, its velocity v_1 under gravity, and its velocity

v_2, under the influence of an electrical field of strength F, are given by the simple equation

$$\frac{v_1}{v_2} = \frac{mg}{Fe_n - mg} \quad \text{or} \quad e_n = \frac{mg}{F} - (v_1 + v_2) \qquad (1)$$

This equation involves no assumption whatever, save that the speed of the drop is proportional to the force acting upon it, an assumption which is fully and accurately tested experimentally in the following work. Furthermore equation (1) is sufficient not only for the correct determination of the relative values of all of the charges which a given drop may have, through the capture of a larger or smaller number of ions, but it is also sufficient for the establishment of all of the assertions made above, except 3, 4 and 6, and for the establishment of 4, no other *exact* relationship is needed. However, for the sake of obtaining a provisional estimate of the value of m in equation (1), and therefore of making a provisional determination of the *absolute* values of the charges carried by the drop, Stokes' law will be for the present assumed to be correct, but it is to be distinctly borne in mind, that the conclusions just now under consideration are not at all dependent upon the validity of this assumption.

This law states that if μ is the coefficient of viscosity of a medium, f the force acting upon a spherical drop of radius a in that medium, and v the velocity with which the drop moves under the influence of the force, then

$$f = 6 \pi \mu a v \quad (2)$$

The substitution in this equation of the resulting gavitational force acting on a spherical drop of density σ in a medium of density ρ gives the usual expression for the rate of fall, according to Stokes, of a drop under gravity, viz.:

$$v_1 = \frac{2ga^2}{9\mu} - (\sigma - \rho) \qquad (3)$$

The elimination of m from (1) by means of (3), and the further relation $m = 4/3\ \pi\ a^3\sigma$ gives the charge e_n in the form

$$e_n = \frac{4}{3} \pi \left[\frac{9\mu}{2g(\sigma - \rho)} \right]^{\frac{3}{2}} \frac{g\sigma}{F} (v_1 + v_2) v_1^{\frac{1}{2}} \quad (4)$$

It is from this equation that the values of e_n in tables 1-11 are obtained.

§ 4. Preliminary observations,
upon the catching of ions by oil-drops

Table 1 presents the record of observations taken upon a drop which was watched through a period of 4 1/2 hours as it was alternately moved up and down between the cross-hairs of the observing telescope, under the influence of the field F and gravity g. How completely errors arising from evaporation, convection currents, or any sort of disturbances in the air, are eliminated, is shown by the constancy during all of this time, in the value of the velocity under gravity. This constancy was not attained without a considerable amount of experimenting which will be described in full elsewhere. It is sufficient here to state that the heating effects of the illuminating arc were eliminated, first by filtering the light through about two feet of water, and second, by shuting off the light from the arc altogether except at occasional instants, when the shutter was opened to see that the star was in place, or to make an observation of the instant of its transit across a cross-hair. Further evidence of the complete stagnancy of the air is furnished by the fact that for an hour or more at a time, the drop would not drift more than two or three millimeters to one side or the other of the point at which it entered the field.

The observations in table I are far less accurate than many of those which follow, the timing being done in this case with a stop-watch, while many of the later timings were taken with a chronograph. Nevertheless this series is presented because of the unusual length of time over which the drop was observed, and because of the rather unusual variety of phenomena which it presents.

The column headed g contains the successive time intervals, in seconds, taken by the drop to fall the distance between the cross hairs. It will be seen that in the course of the 4 1/2 hours the value of the time with g increases very slightly, thereby showing that the drop is very slowly evaporating. Furthermore there are rather marked fluctuations recorded in the first ten observations, which are probably due to the fact that in this part of the observations, the shutter was open so much as to produce very slight convection currents. The column headed F is the time of ascent of the drop between the cross hairs under the action af the field. The column headed e_n is the value of the charge carried by the drop as computed from equation (4). The column headed n gives the number by which the values of the preceding column must be divided to obtain the numbers in the last column. The numbers in this last column are in general averages of all the observations of the table which are designated by the same numeral in the n column. If a given observation is not included in the average in the n column, a blank appears opposite that observation in the last column. In general, however, the individual observations differ exceedingly little from the mean values given in the table. On account of the slow change in the value of g, the observations are arranged in groups, and the average value of g for each group is placed opposite that group in the first column. The reading of the voltmeter, taken at the mean time corresponding to each group, is labelled V and is placed just below or just above the mean g corresponding to that group. The volts were, in this case read with a ten thousand volt Braun electrometer which I had previously calibrated, but which may in these readings be in error by as much as one percent, though the error in the relative values of the volts will be exceedingly small. The PD was applied by means of a storage battery. As will be seen from the readings, the potential fell somewhat during the time of observation, the rate of fall being more rapid at first than it was later on.

§ 5. Discussion of Table N° I

Since the original drop was in this case negative, it is evident that a sudden increase in the speed due to the field, that is, a decrease in the time given in column F, means that the drop has caugt a negative ion from the air, while a decrease in the speed means that it has caught a positive ion.

If attention be directed, first, to the latter half of the table, where the observations are more accurate, it will be seen that beginning with the group for which $g = 23.43$, the time of the drop in the field changed suddenly from 71 sec. to 380 sec., then back to 71, then down to 39, then up again to 71, and then up again to 380.

These numbers show conclusively that the positive ion caught in the change, from 71 to 380, had exactly the same charge as the negative ion caught in the change from 380 to 71. Or again,

TABLE No 1.

Neg. Drop.

Distance between cross hairs = 1.010 cm.
»   »   plates   = 1.600 »
Temperature   = 24°.60
Density of oil at 25°C   = .8960
Viscosity of air at 25.2°C = 0001837

	g sec	F sec	n	$e_n \times 10^{10}$	$e_I \times 10^{10}$
	22.8	29.0	7	31.47	4.923
	22.0	21.8	8	39.45	4.931
$g = 22.28$	22.3	17.2			
	22.4	—			
$V = 7950$	22.0	17.3	9	44.42	4.936
	22.0	17.3			
	22.0	14.2	10	49 41	4.941
	22.7	21.5	8	39.45	
	22.9	11.0	12	59.12	4.927
	224.	17.4	9	44.42	
	22.8	14.3	10	49.12	
$V = 7920$	22.8	12.2	11	53.92	4.902
$g = 22.80$	22.8	12.3			
	23.0	—			
	22.8	14.2			
$F = 14.17$	—	—	10	49.41	
	22.8	14.0			
	22.8	17.0			
$F = 17.13$	—	17.2	9	44.42	
	22.9	17.2			
	22.8	17.7			
$F = 10.73$	22.8	10.9	12	59.12	
	22.8	10.6			
	22.8	12.2	11	53.92	
$V = 7900$	22.8	8.7	14	68.65	4.904
$g = 22.82$	22.7	6.8	17	83.22	4.894
$F = 6.7$	22 9	6.6			

	g sec	F sec	n	$e_n \times 10^{10}$	$e_t \times 10^{10}$
	22.8	7.2			
	—	7.2			
	—	7.3			
F = 7.25	—	7.2	16	78.34	4.897
	23.0	7.4			
	—	7.3			
	—	7.2			
F = 8.65	22 8	8.6	14	68.65	4.904
	23 1	8.7			
	23 2	9.8	13	63.68	4 900
	—	9.8			
F = 10.63	23 5	10.7	12	59 12	4.927
	23.4	10.6			
	23.2	9.6			
	23.0	9.6			
	23.0	9.6			
	23.2	9.5			
V = 7820	23.0	9.6	13	63.68	- 4.900
g = 24.14	—	9.4			
F = 9.57	22.9	9.6			
	—	9 6			
	22.9	9.6			
	—	10.6	12	59.12	
F = 8.65	—	8.7	14	68.65	
	23.4	8.6			
F = 12.25	23.0	12.3			
	23.3	12.2			
	—	12.1	11	53.92	4.902
	23.2	12.4			

Change forced with radium.

	g sec	F sec	n	$e_u \times 10^{10}$	$e_l \times 10^{10}$
	23.4	72.4			
	22.9	72.4			
F = 72.10	23.2	72.2	5	24.60	4.920
	23.5	71.8			
	23.0	71.7			
	23.0	39.2	6		
V = 7800	23.2	39.2			
g = 23.22	—	27.4	7	34.46	
	—	20.7	8	39.38	4.922
	—	26.9	7	34.47	4.923
	—	27.2			
	23.3	39.5			
	23.3	39.2			
F = 39.20	23.4	39.0	6	29.62	4.937
	23.3	39.1			
	23.2	71.8	5	24.60	
	23.4	382.5	4		
	23.2	374.7			
	23.4	71.0			
	23.8	70.6			
V = 7760	23.4	38.5	6		
g = 23.43	23.1	39.2			
	23.5	70.3			
	23.4	70.5			
	23.6	71.2	5	24.60	
	23.4	71.4			
	23.6	71.0			
	23.4	71.4			

	g sec	F sec	n	$e_{\mathrm{II}} \times 10^{10}$	$e_{\mathrm{I}} \times 10^{10}$
	23.5	380.6			
	23.4	384.6			
	23.2	380.0			
F = 37.96	23.4	375.4	4	19.66	4.915
	23.6	380.6			
	23.3	374.0			
	23.4	383.6			
	—	39.2			
F = 39.18	23.5	39.2			
V = 7730	23.5	39.0	6	29.62	
g = 23.46	23.4	39.6			
	—	70.8			
	—	70.4	5	24.60	4.920
	—	70.6			
	23.6	378.0	4	19.66	

Saw it here, at end of 305 sec, pick up
two negatives

| | 23.6 | 39.4 | 6 | 29.62 | |
| | 23.6 | 70.8 | 5 | 24.60 | |

Mean e_{I} = 4.917

Differences

$24.60 - 19.66 = 4.94$

$29.62 - 24.60 = 5.02$

$34.47 - 29.62 = 4.85$

$39.38 - 34.47 = 4.91$

Mean dif. = 4.93

that the negative ion caught in the change from 71 to 39, had exactly the same charge as the positive ion caught in the change from 39 to 71. Furthermore, the exact value of the charge caught in each of these cases is obtained in terms of mg from the differences in the values of e_n given by equation (1), and if it be assumed that the value of m is approximately known through Stokes' Law, then the approximately correct value of the charges on the ions is given by the differences between the values of e_n obtained through equation (4). The mean value of this difference obtained from all the changes in the latter half of table 1 (see Differences), is 4.93×10^{-10}.

Now it will be seen from the first observation given in the table that the charge which was originally upon this drop and which was obtained, not from the ions in the air, but from the frictional process involved in blowing the spray, was 34.47×10^{-10}. This number comes within 1/7 of 1 p. c., of being exactly 7 times the charge on the positive or negative ions caught in the observations under consideration.

Mr. Harvey Fletcher and myself, who have worked together on these experiments for the last six months, have within that time studied in this way more than a hundred drops which had initial charges varying between the limits 1 and 150, and which were upon as diverse substances as oil, mercury and glycerine, and have found in every case the original charge on the drop an exact multiple of the smallest charge which we found that the drop caught from the air. The total number of changes which we have observed would be of the order of one or two thousand, and *in not one single instance has there been any change which did not represent the advent upon the drop of one definite invariable quantity of electricity, or of a very small exact multiple of that quantity.* These observations are the justification for assertions 1 and 2 of the introduction.

Before discussing assertion 4 it is desirable to direct attention to three additional conclusions which can be drawn from table I :

First, since the time of the drop in the field varied in these observations from 380 sec. to 6.7 sec., it will be seen that the resultant moving force acting upon the drop was varied in the ratio 1 to 55 without bringing to light the slightest indication of a dependence of e_1 upon the velocity. Independently of theory therefore, we can assert that the velocity of this drop was strictly proportional to the moving force. The certainty with which this conclusion can be drawn may be seen from a consideration of the following numerical data. Altough we had upon our drop all possible multiples of the unit 4.917×10^{-10} between 4 and 17, save only 15, there is not a single value of e_1 given in the table which differs by as much as 1/2 of 1 % from the final mean e_1. It is true that the observational error in a few of the smaller times is as much as 1 or 2 %, but the observational error in the last half of the table should nowhere exceed .5 %. In no case is there found in this part of the table a divergence from the final value of e_1 of more than .4 %.

Second, since the charge on the drop was multiplied more than 4 times without changing at all the value of g, or the apparent value of e_1, the observations prove conclusively that in the case of drops like this, the drag which the air exerts upon the drop is completely independent of whether the drop is charged or uncharged. In other words, the apparent viscosity of the air is not affected by the charge, in the case of drops of the sort used in these experiments.

Third, it will be seen from the table that in general a drop catches an ion only when the field is off. Were this not the case there would be many erratic readings in the column under F, while in all the 4 1/2 hours during which these experiments lasted, there is but one such. A moment's consideration will show why this is. When the field is on, the ions are driven with enormous speed to the plates as soon as they are formed, their velocities in the fields here used being not less than 10,000 cm. per sec. Hence an ion cannot be caught when the field is on, unless the molecule which is broken up into ions happens to be on the line of force running from the plates through the drop. With minute drops and relatively small ionization this condition is very unlikely to occur. When the field is off, howewer, the ions are retained in the space between the plates and sooner or later, one or more of them, by virtue of its energy of agitation, makes impact upon the drop and sticks to it.

These considerations lead up to assertion 4 in the introduction. It will be seen from the readings in the first half of the table that even when the drop had a negative charge of from 12 to 17 units, it was not only able to catch more negative ions, but it apparently had an even larger tendency to catch the negatives than the positives. Whence then does a negative ion obtain an amount of energy which enables it to push itself up against the existing electrostatic repulsion and to attach itself to a drop already strongly negatively charged ? It cannot obtain it from the field, since the phenomenon occurs when the field is not on. It cannot obtain it from any explosive process which frees the ion from the molecule at the instant of ionization, since again, in this case too, ions would be caught as well, or nearly as well, when the field is on as when it is off. Here then is an absolutely direct proof that *the ion must be endowed with a kinetic energy of agitation, which is sufficient to push it up to the surface of the drop against the electrostatic repulsion of the charge on the drop.*

This energy may easily be computed as follows : As will appear later, the radius of the drop was in this case .000197 cm. Furthermore, the value of the elementary electrical charge obtained as a mean of all of our observations, is 4.901×10^{-10}. Hence, the energy required to drive an ion carrying a unit charge up to the surface of a charged sphere of radius r, carrying 16 elementary charges, is.

$$\frac{16\,e^2}{r} = \frac{16 \times (4.901 \times 10^{-10})^2}{.000197} = 1.96 \times 10^{-14} ergs$$

Now the kinetic energy of agitation of a molecule, as deduced from the value of e herewith obtained, and the kinetic theory equation $p = 1/3\ nmu^2$, is 5.756×10^{-14} ergs. According to the Maxwell-Boltzmann Law, which doubtless holds in gases, this should also be the kinetic energy of agitation of an ion. It will be seen that the value of this energy is approximately three times that required to push a single ion up to the surface of the drop in question. If, then, it were possible to load up a drop with negative electricity until the potential energy of its charge were about three times as great as that computed above for this drop, then the phenomenon here observed, of the catching of new negative ions by such a negatively charged drop, should not take place, save in the exceptional case in which an ion acquired an energy of agitation considerably larger than the mean value. Now, as a matter of fact, it was observed that the heavily charged drops which we studied had a very much smaller tendency to pick up new negative ions than the smaller and more lightly charged drops. And in one instance Mr. Fletcher and myself watched for four hours a negatively charged drop of radius .000658 cm., which carried charges varying from 126 to 150 elementary units, and which therefore had a potential energy of

charge (computed as above on the assumption of uniform distribution) varying from 4.6×10^{-14} ergs to 5.47×10^{-14} ergs, and
in all that time this drop picked up but one single negative ion,
and that despite the fact that the ionization was several times
more intense than in the case of the drop in table I. This is
direct proof that the order of magnitude of kinetic energy of
agitation of a molecule is 5×10^{-14}, as the kinetic theory demands. The direct observation then of this quantity without the
aid of any theory whatever is the justification for assertion 4.

Assertion 5 seems at first sight to be directly proven by the
readings contained in the table, since the great majority of the
changes recorded in column 4 correspond to the addition or
substraction of one single elementary charge, while the remainder of them correspond to the addition or substraction of 2 or
3 times this amount.

The conclusion, however, is not to be so easily drawn. During
the observations recorded in the first half of the table, a closed
tube or radium, containing 500 mg. of radium bromide of activity
3000 stood about five feet away from the testing chamber, so
that its γ rays could enter this chamber. At the end of the observations in the group in which $g = 23.14$, this radium was
brought up to within a few inches of the testing chamber, and
6 elementary charges were forced upon the drop in a manner
which will be presently explained. The radium was then taken
entirely out of the room, so that the changes recorded in the last
half of the table are entirely due to such ionization as exists in
air under normal atmospheric conditions. Now, so long as changes take place only when the field is off, there is no way of telling whether an observed change of 2 units is due to the addition
to the drop of a double ion or to the successive additions of two
single ions. It might be possible to account therefore, for all
the multiple changes which occurred when the field was off on
the hypothesis of successive single changes, although it is to be
noticed even here, that there are some changes of this sort for
which this explanation looks improbable. Thus if ions are forming at so slow a rate that for nine successive trips back and forth
the drop catches nothing (see the 9.6 value in column F, when g
was 23.14) it is certainly surprising that in one single trip following immediately thereafter two single negative ions are
caught, and in the next trip but one, three single positive ions.

There is, however, one single observation toward the very end of the last half of the table, which appears to preclude the possibility of explaining all multiple changes by the assumption that they are successive single changes. It will be seen by reference to this part of the table, that the drop made a trip up in 378 sec., and then down in 23.6 sec. Immediately after this it was being pulled back again under the influence of the field at the 378 sec. rate - a rate so slow that the drop could scarcely be seen to be moving at all if observed for a short time — and after 5 minutes, i.e., 300 secondes had elapsed, I had just opened the shutter to see that the star was still in view, when while I was still looking at it it changed instantly, the field being on. from the 378 sec. speed to the 39 sec. speed, skipping entirely the 71 sec. speed. This sort of a multiple change when the field was on, was observed from one to two dozen times in the six months between Dec. 1909 and May 1910. I can only explain such changes by the assumption that two or more electrons sometimes leave an atom at once. If this happened when the field was on, all of these escaping electrons would be likely to be thrown by the field into the drop at once. This would account for the sort of multiples changes which add two or more negatives when the field is on, while the changes which add two or more positives would be accounted for by the existence in the air of the multiply charged positive residues of the molecule. In my opinion the method of studying ionization herewith presented, furnishes a means of definitely settling this question and a further communication will presently be made upon it.

There is but one more comment to be made upon table I. At a point indicated in the table by the remark « change forced with radium », it will be noticed that the charge was suddenly changed from 11 negative units to 5 negative units; i.e., that 6 negative units were forced upon the drop. This sort of a change was one which, after the phenomenon had once been got under control, we could make at will in either direction; i.e., we could force charges of either sign or in any desired number, within limits, upon a given drop. We did this as follows. When it was desired to load the drop up negatively, for example, we held it with the aid of the field fairly close to the positive plate, and placed the radium so that it would produce uniform ionization throughout the chamber. Under these conditions, if the positive and negative ions were equal in number and in mobility, then the chance that the drop would have of catching a negative ion would be as many times its chance of catching a positive ion as the distance from the drop to the negative plate was times the distance of the drop to the positive plate.

Similarly, if we wished to load the drop positively it was held by the field close to the negative plate. On account of the slightly greater mobility of the negative ions and also on account of the somewhat greater numbers in which they occur, we found in general a slightly greater tendency of the drops to take up negative than to take up positive charges. In view therefore of the greater ease with which negative drops could be held for long intervals without being lost to the plates ,most of the drops studied have been of negative sign.

5. The failure of Stokes' law

When the values of e_1 were computed as above for different drops, although each individual drop showed the same sort of consistency which was exhibited by the drop of Table 1, the values of e_1 at first came out differently even for drops showing the same value of the velocity under gravity. This last irregularity was practically completely eliminated for oil drops by blowing the drops into air which was strictly dust free, but even then drops of different sizes, as determined by V_1, always gave consistently different values of e_1. This is illustrated by the observations shown in Tables 2, 3, 4, 5, 6 and 7.

The drops shown in Tables 2 and 3 were of almost exactly the same size, as is seen from the closeness of the values of the two velocities under gravity, and although the field strength was in one case double that in the other, the values of e_1 obtained are almost identical. Similarly, Tables 6 and 7 are inserted to show the consistency which could be attained in determining the value of e_1 so long as the drops used were of the same size. On the other hand, the series of Tables 2, 4, 5 and 6, or 3, 4, 5 and 7 show conclusively that the value of e_1 obtained in this way diminishes as the velocity of the drop increases. This means of course that Stokes' law does not hold for these drops.

In order to find in just what way this law breaks down, we made an extended series of observations upon drops the velocities of which varied in the extreme cases 360 fold. These velocities lay between the limits point .0013 cm per sec. and .47 cm per sec. Complete records of a few of these observations are given in Tables 8, 9, 10 and 11.

TABLE No 2.

Neg. Drop.

Distance between cross hairs = 1.303 cm.
»   »   plates = 1.600 »
Temperature   = 24°.6C
Density of oil at 25.0°C. = 0.904 l

	g sec	F sec	n	$c_n \times 10^{10}$	$e_1 \times 10^{10}$
	120.8	26.2	2	10.98	5.490
F = 11.9	121.0	11.9	4	21.98	5.495
	121.2	16.5	3	16.41	5.470
	120.1	16.3			
F = 26.40	120.2	26.4	2		
	119.8	67.4	1	5.495	5.495
g = **120.07**	120.1	26.6	2	10.98	
V = 91.50	—	16.6			
F = 16.50	120.2	16.6	3	16.41	
	—	16.5			
F = 67.73	120.2	68.0	1	5.495	
	119.9	67.8			
		26.4		10.98	

V_1 = **0.01085**   Mean e_1 (weighted) = **5.490**.

TABLE No 3.

Neg. Drop.

Distance between cross hairs = 1.033 cm.
»   »   plates = 1.600 »
Temperature   = 20°C

	g sec	F sec	n	$c_n \times 10^{10}$	$e_1 \times 10^{10}$
	88.0	—			
V = 3512	88.8	95.3	2	10.98	5.490
g = **87.85**	87.8	31.0	4	21.93	5.482
F = 30.9	87.4	30.8			
	87.8	47.0	3	16.41	5.470
	87.3	—			

V_1 = **0.01176**   Mean 1_1 (weighted) = **5.482**

TABLE No. 4.

Neg. Drop.

Distance between cross hairs = 1.005 cm.
»   »   plates = 1.600 »
Temperature   = 24.3°C

	y sec	F sec	n	$c_n \times 10^{10}$	$e_1 \times 10^{10}$
F = 49 15	53.8	49.2	4	21.46	5.365
	53.7	49 1			
g = **53.80**	54.0	95.2			
V = 3990	—	95.5	3	16.00	5.333
	53.7	95 6			
F = 95.78	53.7	95.8			

V_I = **01068**   Mean e_1 (weighted) = **5.349**.

TABLE No 5.

Pos. Drop.

Distance between cross hairs = 1.033 cm.
»   »   plates = 1.700 »
Temperature   = 22.8°C

	y sec	F sec	n	$c_n \times 10^{10}$	$e_1 \times 10^{10}$
	30.4	12.8	10	52.06	5.206
	30.5	17.9	8	41.61	5.200
	30 6	43.8	5	26.08	5.216
	30.2	85.9			
	30.5	85.9			
g = **30.48**	30.7	86.4			
V = 9010	30.5	85.6	4	20.84	5.210
	30.7	86.2			
F = 86.09	30.5	86.2			
	—	86.4			
	30.2	2520.0	3	15.55	5.183

V_{II} = **04265**   Mean e_1 (weighted) = **5.208**.

TABLE No 6.

Pos. Drop.

Distance between cross hairs $= 1.317$ cm.

» » *plates* $= 1.600$ »

Temperature $= 27.6$ C.

	g sec.	F sec.	n	$c_n \times 10^{10}$	$c_1 \times 10^{10}$
	24.61°	151.9			
	24.4	152.0			
F = 152.9	24.63	152.4	5	25.75	5.150
	24.6	153.5			
V = 9075	24.4	153.9			
g = 24.57	24.7	39.4	7	36.03	5.147
	24.8	29.2			
	24.6	28.6	8	44.07	5.134
F = 28.92	24.50	28.9			
	24.59	29.0			
	24.54	16.8			
	24.53	16.0	11	56.25	5.114
F = 15.93	—	15.8			

v_1 = 05360 *Mean c_1 (weighted)* = **5.143**

(*) The readings carried to hundredths of a second were taken with a chronograph, the others with a stop watch : the mean g from the chronograph
readings is 24.567, that from the stop watch readings 24.583.

TABLE No 7.

Neg. Drop.

Distance between cross hairs = 1.305 cm.
»   » *plates*   = 1.600 »
Temperature   = 26.8° C.

	g sec.	F sec.	n	$e_{\mathrm{n}} \times 10^{10}$	$e_{\mathrm{I}} \times 10^{10}$
	23.8	31.5			
F = 31.33	23.6	31.3	8	41.18	5.139
	23.4	31.2			
	23.7	43 8			
g = 23.58	23.7	43.6			
V = 8975	23.8	43.7	7	36.09	5.156
F = 43.72	23.5	43.4			
	23 2	43.4			
F = 43.2	23.5	24.2	9	46.29	5.144

$\mathbf{v_I = 05534}$ $\qquad$ *Mean* e_{I} *(weighted)* = **5.145**

TABLE N° 8.

Neg. Drop.

Distance between cross hairs = 1.314 cm.
»   » *plates* = 1.600 »
Temperature   = 23.4 C.

	g sec	F sec	n	$e_{\mathrm{n}} \times 10^{10}$	$e_{\mathrm{I}} \times 10^{11}$
V = 8431	M 14.87	114 7			
F = 114.9	» 14.88	114 8	11	56.14	5.104
	» 14.87	115 3			
g = 14.857	» 14,90	64.2			
	» 14.85	64.8	12	61.20	5.100
y = 8428	» 14.82	64.2			
F = 61.35	» 14.84	64.2			
y = 8423	» 14.84	117.0	11	56.12	5.102
F = 117.0	» 14.84	117.0			

$\mathbf{v_I = 08843}$ $\qquad$ *Mean* e_{I} *(weighted)* = **5.102**

TABLE No 9.

Neg. Drop.

Distance between cross hairs = 1.317 cm.
»   »   plates   = 1.600 »
Temperature   = 25.2° C.

	g sec	F sec	n	$e_n \times 10^{10}$	$e_I \times 10^{10}$
V = 8793	F 8.03	48.6	28	141 78	5.063
F = 99.35	» 8.03	98.9	26	131.58	5.061
V = 9792	» 8.08	99.8			
F = 67.05	» 8.06	67.2	27	136.34	5.050
V = 8790	» 7.96	66.9			
	» 7.98	32.7	30	151 69	
	M 7.96	32.6			
	» 8.04	27.6	31		
F = 32.66	—	32.6			
V = 8788	» 7.92	32.7	30	151.69	5.056
g = 8.03	—	32.7			
	» 8.02	32.7			
F = 24.67	—	24.7			
V = 8786	—	24.6	32	161.41	5.044
	» 8.06	24.7			

Forced change with radium

	g sec	F sec	n	$e_n \times 10^{10}$	$e_I \times 10^{10}$
V = 8785	» 8.03	50.5	28	141.28	5.043
F = 68.3	—	68.2	27	136.17	5.043
V = 8784	» 8.01	68.4			
F = 107.5	—	107.2	26	131.05	5.040
V = 8782	» 8.01	107.4			

$v_1 = \mathbf{16436}$ Mean[1] e (*weighted*) = **5.050**

F's mean g = 8.023 M's mean g = 8.007

	Differences			Prob.
	e	n	e_1	error
141.78 — 131.58 =	10.20 ÷ 2 =	5.10		1 o/o
136.34 — 131.58 =	4.76 ÷ 1 =	4.76		2 o/o
151.69 — 136.34 =	15.35 ÷ 3 =	5.2		2 »
161.41 — 141.20 =	20.20 ÷ 4 =	5.05		1 »
141.20 — 136.17 =	5.03 ÷ 1 =	5.03		2 »

Weighted mean difference = 5.03

TABLE No 10.

Neg. Drop.

Distance between cross hairs = 1.007 cm.
»   »   plates = 1.600   »
Temperature   = 21.8°C

	g sec	F sec	n	$e_n \times 10^{10}$	$e_1 \times 10^{10}$
V = 8845	—	16.8	46	232.07	
F = 15.07	—	15.0			
	—	14.8	47	238.43	
V = 8845	—	15.4			
	—	18.5			
F = 18.60	—	18.7	45	227.21	
V = 8844	—	18.6			
	—	20.6	44	222 67	
	F 4.66	27.5			
	» 4.69	27.5			
	» 4.57	27.8			
	» 4.61	27.9			
	—	27.9			
	» 4.66	27.7			
F = 27.73	» 4.56	27.6	42	212.70	5.064
V = 8843	» 4 60	27.7			
	» 4.65	27.6			
	—	27.7			
	M 4.60				
	» 4.62	28.0			
	» 4.61	27.9			
	» 4.60	33.6			
	» 4.68	33.8			
F = 33.75	» 4.61	33.8	41	207.33	5.057
V = 8841	—	33.7			
	» 4.64	33.7			
	» 4.62	33.9			
F = 42.55	M 4.61	42.5	40	202.28	5.057
V = 8840	» 4.61	42.6			

	g sec	F sec	n	$e_n \times 10^{10}$	$e_l \times 10^{10}$
	» 4.64	33.8			
F = 34.05	—	34.2	41	207.30	5.055
V = 8839		34.2			
	» 4.66	34.0			
	» 4.67	34.8			
	—	34.4	41		
g = 4.630	» 4.68	34.8			
	» 4.61	28.8	42		
	» 4.66	34.5			
F = 34.67	—	34.8	41	206.86	5.045
V = 8837	» 4.62	34.7			
	Forced change with radium				
F = 59.50	F 4.58	59.4			
V = 8836	» 4 63	59.6	39	196.75	5.045
	» 4.64	60.0			
F = 44.1	—	44.1			
V = 8835	» 4.64	44.0	40	201 69	5.041
	» 4.63	44.2			
F = 219.3	Forced change with radium				
V = 8834	» 4.66	216.7	37	186.39	5.038
	—	222.0			
F = 35.2	Forced change with radium				
V = 8831	» 4.64	35.0			
	» 4.60	35.2	41	206.59	5.039
	» 4.65	35.4			
	» 4.65	35.2			
	» 4.67	44.8			
F = 45.26	—	45.2			
V = 8831	» 4 60	45.4	40	201.30	5.033
	—	45.4			
	—	45.5			
	—	35.6	41		

	g sec	F sec	n	$e_0 \times 10^{10}$	$e_1 \times 10^{10}$
		Forced change with radium			
	—	19.1			
	—	19.6			
	—	19.2			
	—	19.6			
	—	19.5			
$F = 19.42$	—	19.4			
$V = 8829$	—	19.3	45	226.21	
	—	19.2			
	—	19.7			
	—	19.6			
	—	19.3			
	—	19.2			
	—	19.7			
	—	19.5			
		Forced change with radium			
$F = 63.45$	—	64.0			
$V = 8827$	—	63.4			
	—	63.0	39	196.12	
	—	63.4			
	—	100.0			
	—	100 3	38	191.11	

$$V = 2175 \qquad \text{Mean } e_1 = 5.046$$

F's mean g $= 4.629$ \qquad *M's mean g* $= 4.632$

Differences :

	e	n	e_1	error
$196.12 - 191.11 =$	$5.01 \div 1 =$		5.01	$1\,\%$
$226.21 - 196.12 =$	$30\ 09 \div 6 =$		5.02	$1\,\%$
$226.21 - 201.30 =$	$24.91 \div 5 =$		$4\ 98$	$2\,\%$
$206.59 - 186.39 =$	$20.20 \div 4 =$		5.04	$1\,\%$
$201.69 - 186.39 =$	$15.30 \div 3 =$		5.10	$1\,\%$

Mean difference (weighted) $= 5.035$

TABLE No 11.

Neg. Drop.

Distance between cross hairs = 1.003 cm.
»   ,   »   plates   = 1.600 »
Température   = 23.2° C.

	g sec	F sec	n	$e^n \times 10^{10}$	$e_I \times 10^{10}$
F = 8.5	—	8.7			
V = 8577	—	8.3	123	622.40	
	—	8.5			
Changed without radium					
	M 2.44	28.4			
	—	28.7			
	—	28.7			
F = 28.70	» 2.46	28.4	104	524.25	5.040
V = 8573	» 2.54	29.0			
	» 2.46	29.0			
	» 2.45	28.8			
	» 2.43	28.6			
Change forced with radium					
g = 2.462	» 2.44	15.7			
	» 2 48	15.7			
F = 15.72	—	15.7	111	558.78	5.034
V = 8568	—	15.7			
	—	15.8			
Change forced with radium					
F = 59.1	—	59.1	100	503.42	5 034
V = 8565	» 2.50	59.1			
F = 60.0	—	59.8	100	503.23	5 032
V = 8563	F 2.45	60.2			
Change forced with radium					
F = 81.5	—	81.0	99	498.12	5.031
V = 8561	—	82.1			
Change forced with radium					
F = 20.0	» 2 44	19.9			
V = 8555	» 2.50	20.1	108	543.41	5.032
	» 2.42	20.1			

V = **4074**   Mean e_I (weighted) = **5.033**

F's mean g = 2.452   M's mean g = 2.467

Differences :

	e	n	e_1	Prob. error
543.41 — 498.12 =	45.29 ÷	9 =	5.032	5 %
503.23 — 498.12 =	45.29 ÷	1 =	5.11	3.0 %
558.78 — 503.42 =	55.36 ÷	11 =	5.033	5 %
558.78 — 524.25 =	34.53 ÷	7 =	4 94	3.0 %

Mean difference (weighted) = 5.031.

On account of the obvious importance of obtaining accurate readings on the larger drops, for which Stokes' law should most nearly hold, the times of fall of such drops under gravity were taken with a chronograph with as great care as possible. Also wherever it as possible, the same drop was timed by both Mr. Fletcher and myself in order to eliminate the personal equation. The degree of precision which we attained can be judged from the readings recorded in the columns headed g in the Tables 7, 8, 9, 10, 11. It will be seen that we very seldom made a reading of the time interval involved in the passage of our star between the cross hairs which differed from the meantime interval by more than 1/25 of a second. Furthermore, Mr. Fletcher's and my own meantimes on a given drop generally differ from by less then 1/100 of a second.

All of the times recorded under the columns headed F in these tables were taken with a stop watch for the reason that in view of the way in which v_1 and v_2 enter into formula (4), and also in view of the fact that v_2 was in all these observations very much larger than v_1, no increase in the accuracy of e_1 could be attained by the use of a chronograph in the observations on v_2.

The volts were read just before and just after observations on a given drop by dividing the bank of storage cells into 11 parts and reading the PD of each part by means of a 900 volt Kelvin and White electrostatic voltmetre which we calibrated with an accuracy of 1/10 of 1 per cent by comparing it with a Weston voltmetre which had been standardized at the Bureau of Standards. We distributed the fall in PD between readings proportionally to time. This fall was in general small and pains was taken to use the cells under conditions which would assure constancy in the rate of fall.

The letter F before a reading means that it was taken by Fletcher, the letter M that it was taken by Millikan.

It will be seen from the tables that even in the case of the largest drops used, which were charged with as many as 130 elementary units, the values of n are in every case unmistakably determined by the « Differences » summarized at the bottoms of the tables.

In fact, in general, even with the largest drops, the value of e_1 can be determined with an accuracy of 1/2 per cent from the differences alone. The accuracy is, of course, increased by dividing the values of e_n by n, as soon as n has been found with certainty from the differences.

The readings shown in these tables are merely samples of the sort of observations which we took on between 100 and 200 drops between December, 1909 and May, 1910. The sort of consistency which we attained after we had learned how to control the evaporation of the drops and after we had eliminated dust from the air may be seen from Table 12 which contains the final results of our observations upon all of the drops except 3 which were studied throughout a period of 47 consecutive days. The three drops which have been excluded all yielded values of e_1 which were from two to four per cent too low to fall upon a smooth $e_1 v_1$ curve like that shown in Fig. 1 which is the graph of the results contained in Table 12. It is probable that these two drops coresponded not to single drops but to two drops stuck together. Since we have never in all our study observed a drop which gave a value of e_1 appreciably above the curve of Fig. 1, and since further a sphere must have a higher rate of fall than a

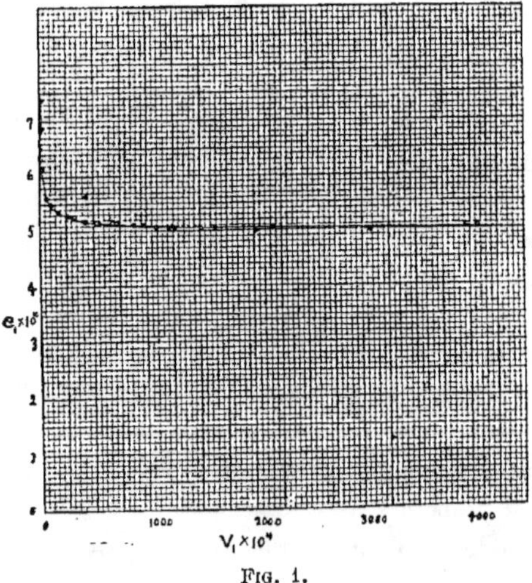

Fig. 1.

body of any other form whatever having the same mass and density, this hypothesis of « binary drops » to account for an occasional low value of e_1 is at least natural. Before we eliminated dust we found many drops showing these low values of e_1 but after we had eliminated it we found not more than one drop in ten which was irregular. The drop shown in Table 1 is per-

TABLE 12

No	Velocity cm/sec	Radius cm	$e_1 10^{10}$	Prob. error %
1	.001311	.0000313	7.384	6.
2	.001673	358	6.864	4.
3	.001927	386	6.142	2.5
4	.006813	755	5.605	1.5
5	.01085	967	5.490	.5
6	.01107	979	5.496	.7
7	.01164	.0001004	5.483	.4
8	.01176	1006	5.482	.4
9	.01193	1016	5.458	.8
10	.01339	1084	5.448	.5
11	.01415	1109	5.448	.4
12	.01869	1281	5.349	.5
13	.02613	1521	5.293	.5
14	.03337	1730	5 257	.5
15	0.4265	1954	5.172	.5
16	0.5360	2205	5.143	.4
17	.05534	2234	5.145	.5
18	.06800	2481	5 143	.7
19	0.7270	2562	5.139	.5
20	0.8843	2812	5.102	.3
21	0.9822	2985	5.100	.4
22	.1102	3166	5.065	.4
23	.1219	3344	5.042	.5
24	.1224	3329	5.096	.5
25	.1267	3393	5.061	.5
26	.15145	3712	5.027	.5
27	.1644	3876	5.050	.3
28	.2027	4297	4.989	.7
29	.2175	4447	5.046	.4
30	.3089	5315	4.980	1.
31	.3969	6047	5.060	1.
32	.4074	6104	5.033	1.
33	.4735	6581	4.911	1.5

haps the best illustration of the case under consideration which we have observed. It yields a value of e_1 which is four per cent too low to fall on the curve of Fig. 1. This is as large a departure from this curve as we have thus far obtained. It is quite likely that drop n° 33 which is about 2 % out of line also carried a rider of some sort.

§ 6. **The correction of Stokes' Law**

The simple form of Stokes' law which has been used in obtaining the above values of e_1 involves the assumption that there is no slip at the bounding surface between the medium and the drop, in other words that the coefficient of external friction between oil and air is infinite. From the standpoint of the kinetic theory this coefficient of slip is never strictly speaking quite zero, and when taken into account, requires the introduction into the equation of motion, of a term which is proportional to the ratio between the mean free path of the gas molecule and the radius of the drop (1).Since it is conceivable however that there is some other cause for slip than that assigned by the kinetic theory, it will be well to make this discussion as independent as possible of all kinetic theory considerations. From whatever point of view then the phenomenon of external slip be regarded the very existence of any sort of a surface effect of this kind between the medium and the drop must tend to produce an actual velocity higher than that computed from the simple forme of Stokes' law i.e. it must tend to produce departures from Stokes' law of the kind actually shown in the experiments herewith recorded. It is further evident from the analysis underlying Stokes' law that any surface effect whatever between oil and air which might modify the velocity given by Stokes' law must be more and more effective in so modifying it the more the radius of the drop is diminished, and that further when the radius is taken sufficiently large, the term which represents the surface effect must become negligible. We could then write a corrected form of Stokes' law which would take into account any kind of surface phenomenon which might alter the speed, in the general form

$$F = 6\pi\mu a v \left[1 + f\left(\frac{l}{a}\right) \right]^{-1} \qquad (5)$$

---

(1) See O.E. Meyer's *Kinetische Theorie der Gase*, p. 211 (for the correction according to the kinetic theory of Poiseuilles' law for slip, and Cunningham *Proc. Roy. Soc* Vol 83. p. 357, 1910 for a similar correction of Stokes' law.

in which l is a constant of the medium and a the radius of the drop. If we were in complete ignorance of the form of the function f we could express it in terms of the undetermined constants A, B, C, etc., thus

$$f\left(\frac{l}{a}\right) = A\,\frac{l}{a} + B\,\frac{l^2}{a^2} + C\,\frac{l^3}{a^3}\ \text{etc.} \tag{6}$$

and so long as the departures from the simple form of Stokes' law were shown by experiment to be small, we could neglect the second order in $\frac{l}{a}$ and have therefore

$$F = 6\pi\mu a V \left(1 + A\,\frac{l}{a}\right)^{-1} \tag{7}$$

$$V_1 = \frac{2}{9}\,\frac{ga^2(\sigma-\rho)}{\mu}\left(1 + A\,\frac{l}{a}\right)^{-1} \tag{8}$$

Using this form of equation to combine with equation (1) and denoting now by e the absolute value of the charge upon a singly charged drop and by e_1 as heretofore the value of the charge obtained from the use of equation (4) there results at once

$$e\left(1 + A\,\frac{l}{a}\right)^{\frac{3}{2}} = e_1 \quad \text{or} \quad e^{\frac{2}{3}}\left(1 + A\,\frac{l}{a}\right) = e_1^{\frac{2}{3}} \tag{9}$$

If Al were known a could be determined directly from equation (8) and then e could be determined from equation (9). In fact Al is not known, but the departures from Stokes' law shown in the experimental curve of figure 1 are not large, except for the very small values of e_1. Leaving these for the present out of consideration and remembering that errors in a obtained from the assumption of equation (3) will be only one half as large as the errors in a^2 would be, it will be evident that we can obtain very nearly correct values of a from the equation (3). We can then find the value of Al by plotting the observed values of $e_1^{\frac{2}{3}}$ as ordinates and the values of $1/a$ as abcissae and obtaining the slope of the resulting straight line, providing a linear relation is found between $e_1^{\frac{2}{3}}$ and $1/a$. If no such linear relation is found then an equation of the form (9) is not sufficient for the representation of the phenomena. As a matter of fact, a very satis-

---

(º) It is possible to throw into this form any equation which has heretofore been suggested to account for a surface slip, such for example as the modified Stokes' law equation

$$V = \frac{2}{9}\,\frac{ga^2\,(\sigma-\rho)}{\mu}\,\frac{\beta a + 3\mu}{\beta a + 2\mu} \left[\ \text{See Basset } Hydrodynamics, \text{Vol. II}\ \right]$$

in which β is the coefficient of external friction.

factory linear relationship was found between $1/a$ ans $c_1^{\frac{2}{3}}$ as is shown by Fig. 2. In this way we at first determined the approximately correct value of Al and then went back and recomputed a from the corrected formula (8) which is a simple quadratic containing no unknown except a. We then corrected the value of Al by plotting a new curve between $c_1^{\frac{2}{3}}$ and the corrected values of $1/a$. When this was done it was found that the constant Al, so determined, agreed exactly with the value of Al given by

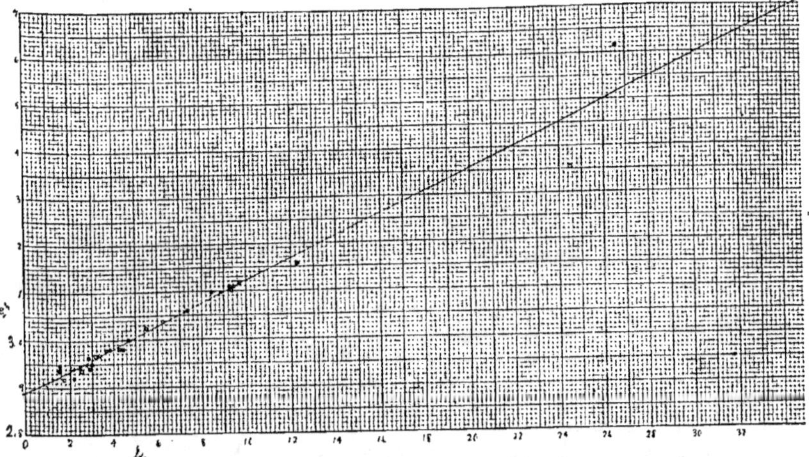

Fig. 2.

the analysis of Cunningham based upon kinetic theory considerations, provided the value of f in his formula ws made equal to zero. Thus, if the constant l of the medium was taken as the mean free path of the molecules of air, then the value which we found it necessary to assign to A was 0.81.

Furthermore, A could be determined from our curve with an accuracy of one or two per cent as will be seen from Fig. 2 in which the straight line is obtained from Cunningham's theoretical formula, A being taken as in his equation .815 and l being computed from the Boltzman formula

$$\mu = .3502 \, \rho \bar{c} l$$

in which $\bar{c}$ is the mean molecular velocity and ρ the density. In this computation the value of μ is taken as .0001785 at 15° C. It is not considered probable that this value of μ is in error by as much as one half of one per cent.

It is most interesting that the agreement between Cunningham's rational formula and our experimental results is so perfect, but it is to be particulary emphasized that the correctness of our final value of the elementary electrical charge is completely independent of the correctness of any theory whatever as to the cause of the failure of Stokes' law for small drops. It is entirely possible that a series of experiments of this kind upon substances other than oil might lead to other values of A but the value of e given below should in no way be effected thereby. It is of immense interest to know whether varying the mean free path by varying the pressure will affect the value of A in the way in which it ought according to Cunningham's theory and we shall soon be in a position to settle this point and to make a further communication upon it.

§ 7. The absolute value of e

Taking the value of A as 0.815, the value of e was determined fom equation (9) and the observations upon each of our drops. Table 13 gives the result of this computation of e from all of the observations recorded in Table 12 except the first three and the last six. These are omitted not because they would modify the mean in any way, for they would not, but because of the experimental errors which are involved in work upon either exceedingly slow or exceedingly fast drops. When the velocities are exceedingly slow residual convexion currents introduce errors and when they are exceedingly fast the time determination becomes uncertain. The final mean value of e is 4.902×10^{-10}. The probable error computed from the number of observations shown in the last column and their average divergence should be about one tenth of one per cent. Since however the coefficient of viscosity of air is involved in the formula the accuracy with which e is known is limited by that which has been obtained in the measurement of this constant. After a prolonged and very careful study of all the data available on the viscocity of air I have chosen as the most probable value of μ at 15° C .0001785. This is the mean of the nine most reliable determinations which have ever been made upon μ for air; it is furthermore the exact value of μ determined by Stokes and Tomlinson (1) under conditions

---

(1) *Stokes collected works*.

TABLE No 1

No	Velocity cm. sec	Radius cm.	$c_1 \times 10^{10}$	Prob. error	$c \times 10^{10}$	Difference o/o
5	0.01085	0.0000967	5.490	.5	4.892	.20
6	.01107	979	5.496	.7	4 889	.26
7	.12264	.0001004	5.483	.4	4.903	.03
8	.01175	1006	5.482	.4	4.916	.28
9	.01193	1016	5 458	.8	4.891	.22
10	.01339	1081	5 448	.5	4 908	10
11	.01415	1109	5.448	.4	4 921	.42
12	.01868	1281	5.349	.5	4.900	.03
13	.02613	1521	5.293	5	4 910	.17
14	.03337	1730	5.257	.5	4.918	.34
15	.04265	1954	5.172	.5	4 913	.21
16	.05360	2205	5.143	.4	4 884	.36
17	.05534	2234	5.145	.5	4 885	34
18	.06800	2481	5.143	.7	4 912	.27
19	.07270	552	5.139	.5	4.913	.21
20	08843	2815	5.102	.3	4.901	.01
21	.09822	2985	5 107	.4	4.915	.27
22	.1102	3136	5.065	4.	4.884	.36
23	.1219	3344	5.042	.5	4 882	.40
24	.1224	3329	5.096	.5	4.923	.44
25	1.4267	3393	5.061	.5	4.894	.15
26	.15145	3712	5.027	.5	4 880	.44
27	.7644	3876	5.050	.3	4 903	.03

Final meane = **4.9016**.

very nearly identical with those under which we have worked :
it is within three tenths of one per cent of the recent value obtained by A. O. Rankine (1). and it is exceedingly close to a
value which has just been obtained in the Ryerson Laboratory
by a method which is exceptionally free from objections. It is
probable that the error is less than one half of one per cent.

Our final value of c is two per cent higher than that derived

---

(1) *Proc. Roy. Soc.* A 8 3, p. 516.

from Regener's observations and four per cent higher than my own former determination which agreed closely with the value obtained by Rutherford and Geiger. The method, however, is incomparably more accurate than the one which I used before. It is not probable that it involves any error larger than one half per cent. Regener estimates his error at 3 per cent within the limits of probable error; therefore this result agrees perfectly with Regener's.

The energy Changes associated with Emission of Ions by Hot Bodies

By O. W. RICHARDSON

Professor of Physics, Princeton University N.-J., U.S A.

§ 1. Introduction

The present communication is a brief *résumé* of the most important conclusions which have resulted from recent investigations of the energetics of thermionic emission.

In 1901 (1), the writer proposed a theory to account for the emission of negative electrons from hot bodies. The fundamental idea, borrowed from the theory of metallic conduction developed by Riecke, Drude and J. J. Thomson, was that metals and other hot bodies contained freely moving electrons which behaved in the aggregate like a gas. On this view the mean translatory kinetic energy of the free electrons in a metal is equal to that or a molecule of a gas at the same temperature. The writer pointed out that the velocity of agitation of the different electrons would not be equal, but would be distributed according to Maxwell's Law, and further that it was necessary to postulate the existence of forces at the surface of the metal tending to keep the electrons inside, otherwise their mutual pressure would cause them to escape. The average effect of these forces could be represented mathematically by assuming the existence of a force function W equal to the work done by an electron in passing through the boundary.

---

(1) Camb. Phil. Proc. vol. 11. p. 286.

From these assumptions it follows by a simple calculation that the number of electrons emitted by a metal at the absolute temperature θ is equal to $A\theta^{\frac{1}{2}}e^{-WR/\theta}$ where A is a quantity which is proportional to the number of free electrons per unit volume inside the metal and R is the gas constant in the equation $pv = R\theta$, calculated for a single molecule. For most purposes A and W may be regarded as constant quantities independant of θ, although when W depends on θ complications may arise which it is not necessary to discuss here. The writer shpwed that the experimental values for the total number of electrons emitted by hot platinum at different temperatures were represented very satisfactorily by this formula. The same formula has since been deduced by theoretical reasoning of a rather different character by J. J. Thomson (1) and H. A. Wilson (2).

In a later paper the writer showed that the same formula, with different constants, held for the electronic emission from carbon and sodium. Since then the list has been very greatly extended by other observers, especially by Wehnelt (3), Deminger (4) and Jentzsch (5). Wehnelt was the first to examine the thermionic properties of the oxides of the alkaline earth metals and he showed that they gave rise to a very copious emission of negative electrons.

From the nature of the formula connecting the thermionic emission with the temperature it is clear that any two measurements of the saturation current at different temperatures will enable W to be determined. The value of W for platinum is equal to the work done against a difference of potential of 5.5 volts and it is of the same order of magnitude for all the substances investigated. The existence of this work implies a loss of thermal energy by the hot body (6) when the electrons are being emitted. At high temperatures this energy emission should be quite considerable, since it is proportional to the thermionic emission. This increase very rapidly with the tempera-

---

(1) Phil. Trans. A vol. 202 p. 293. 1903.
(2) Phil. Trans. A vol. 201. p. 407. 1903.
(3) Ann. der Phys. vol. 14. p. 425. 1904.
(4) Ann. der Phys. vol. 25. p. 285. 1908.
(5) Ann. der Phys. vol. 27. p. 129. 1908.
(6) O. W. Richardson Phil. Trans. A vol. p. 201.

ture, much more rapidly for example, than the purely thermal radiation. In a precisely similar way it is clear that the converse phenomenon of a gain of thermal energy should be exhibited by a metal which absorbs electrons, even when the electrons possess negligible kinetic energy before entrance. Both these phenomena have recently been discovered and more will be said about them in the sequel.

Since the electrons, on our hypothesis, have to do work in escaping from the hot body, one might be tempted to expect that on the average those which escape would have less kinetic energy than those which remain. This, however, is not the case. It follows from the theory that the average kinetic energy of those which escape is exactly equal to that of those which remain and both are the same as that of a molecule of a gas at the temperature of the hot body (1). This is because those with greater kinetic energy have a better chance of escaping and the effect of this just counteracts the loss of energy they all suffer in getting out.

In addition to this, if we assume that the distribution of velocity among the free electrons inside the metal is in accordance with Maxwell's law, it follows that the distribution among those escaping is identical with that among the molecules of a gas, at the same temperature, which cross a geometrically similar and similarly situated surface.

The preceding conclusions are some of those which follow from the theory of electronic emission by hot bodies put forward by the writer in 1901. We shall now consider some of the experiments which have been recently carried out to test them.

§ 2. The kinetic energy of the emitted electrons

The first investigation of the kinetic energy of the emitted electrons was made by the writer in collaboration with Dr F. C. Brown (2). In the method used the hot metal formed part of a conducting plane which was maintained at zero potential and the rate of charging up of an opposite plane was observed. It is clear that the charging up will tend to stop the current from the

(2) O.W. Richardson, Phil. Mag. (6) vol. 10 p. 695. 1909.

(1) Phil. Mag. (6) Vol. 16 p. 353. 1908.

hot metal and with any given difference of potential V between the planes only those electrons will be able to get across for which $1/2\,MU^2$ is greater than eV, where M is the mass, e the charge and U the component, normal to the planes, of the velocity of an electron. Assuming that the electrons leave the hot metal with a distribution of velocity in accordance with Maxwell's law, it follows that the current i against a potential V is

$$i = i_o e^{-\frac{ve}{R\theta}}$$

where i_o is the value of i when $\gamma = 0$.

e is the charge on an ion.

v is the number of molecules in 1 c. c. of a gas at $0°$ C. and 760 mms pressure.

R is the gas constant reckoned for 1 c. c. of a gaz at $0°$ C. and 760° mms.

and θ is the absolute temperature of the hot metal.

The results were found to be in complete accordance with this formula and, assuming the charge e to be equal to that carried by the hydrogen atom in electrolysis, the value of the constant R calculated from the experiments is in good agreement with the value calculated from the properties of gases.

These experiments only test the component of velocity of the electrons normal to the emitting surface. Experiments were made by the writer (1) in which the component parellel to the surface was the subject of investigation. The emitting surface consisted of a narrow strip of hot platinum in a fixed conducting plane. Opposite this was a parallel movable conducting plane provided with a narrow slit whose edges were parellel to the length of the strip. The direction of motion was perpendicular to the length of the strip and the slit and parallel to the plane itself. The fraction of the total number of escaping electrons which passed through the slit was measured for different positions of the latter and for different field strengths. Again assuming that the electrons are emitted with a distribution of velocity in accordance with Maxwell's law, the fraction i of the ions which pass through the slit at a distance x from the symmetrical position is given by

$$\log i/i_o = -\frac{Vve}{4R\theta z^2}\,x^2$$

---

(1) Phil. Mag. (6) vol 16. p. 890. 1908.

where i^0 is the value of i when $x = 0$, i.e. in the symmetrical position, V is the difference of potential, and z the distance between the planes and the other symbols have the same meaning as in the former equation.

The formula was found to represent the experimental results fairly well and when e was assumed to be identical with the charge carried by a hydrogen atom in electrolysis the experimental values of R agreed satisfactorily with the known value. It has not been possible to carry out this test to a high degree of accuracy owing to complications arising from a variety of causes. The most important of these are (1) scattering of the emitting electrons by the residual gas in the apparatus (2) reflection of the slowly moving ions from the opposite plates ans (3) irregularities developing in the surface of the metal under the influence of heat.

The experiments just described only test the distribution of the component of velocity parallel to the emitting surface. When V is small, the velocity component normal to the surface becomes important again and when $V = 0$, the relation between i and x takes the very simple form

$$\frac{i}{i_0} = \left(\frac{z^2 + x^2}{z^2}\right)^{3/2}$$

This relation is independant both of the charge carried by the ions and of the temperature, and involves only the dimensions of the apparatus. It has been shown by the writer (1) to represent the experimental results very closely.

The conclusions which follow from the foregoing investigations are discussed in the papers referred to. They may be briefly summarised as follows :

1. The distribution of velocity among the emitted electrons is identical with that given by Maxwell's law for the molecules of a gas crossing a similar and similarly situated surface at the same temperature.

This is true both of the normal velocity component and of the component parallel to the emitting surface.

2. The average translational kinetic energy of the emitted electrons is equal to that of the molecules of a gas at the same temperature as the hot body.

3. It follows from the principles of the kinetic theory of mat-

ter (1) that the average translational kinetic energy of the free electrons inside the hot body is the same as that of a molecule of a gas at the temperature of the metal.

4. And also (2) that the distribution of velocity among the free electrons inside a metal is in accordance with Maxwell's law.

5. The experiments may be looked upon as forming a very complete verification of Maxwell's theorems relating of the distribution of velocity among a system of particles in the steady state.

6. The dynamical equality in conclusion 2 depends on the assumption that the charge on an electron is equal to that carried by an atom of hydrogen in electrolysis.

The general consistency of our conclusions is one of the strongest arguments in favour of the truth of this proposition.

§ 3. Phenomena depending on change of potential energy

We have already pointed out that it is necessary to suppose that the free electrons inside a metal possess less potential energy than those outside, in order to account for the retention of the free electrons inside the metal at ordinary temperatures The amount of this difference of potential energy can be calculated from the variation of the electronic emission with the temperature of the metal. We should also expect that, on account of the existence of this difference in potential energy, a loss of thermal energy should occur when electrons are emitted by a hot body and a gain of thermal energy should occur when electrons are absorbed by a substance.

The cooling effect accompanying the emission of electrons was first discovered by Wehnelt and Jentzsch (3) who worked with a hot platinum cathode covered with lime. The metal was heated by means of an electric current and they measured the electrical energy which had to be put into it in order to maintain it's temperature constant (1) when the electrons were escaping and (2) when their escape was prevented by an opposing

---

(1) Phil. Mag (6) vol. 18, p. 681, 1910.
(2) Phil. Mag. (6) vol. 8 p. 698. 1909.
(3) *Ann. der phys.* vol. 28. p. 537. 1909.

electrostatic field. After allowing for a number of corrections the difference between the two measurements represents the cooling effect due to the escape of the electrons. The numbers found by Wehnelt and Jentzsch are admittedly very inconstant and appear to be subject to some systematic error. They indicate however that the effect is of the order of magnitude to be expected from the value of W deduced from experiments on the temperature variation of the electronic emission.

Quite recently Professor Cooke and the writer have carried out some experiments by a rather different method using an osmium filament as the electronic emitter. Our resorts are not yet complete enough for publication in detail but are consistent with themselves so far as they have gone. They indicate that the cooling effect with osmium is equal to that which would occur if the escaping electrons had to be forced against a potential difference of about 5 volts.

The converse heating effect, when electrons are absorbed by a body, was discovered last year by Professor Cooke and the writer (1). The method adopted consisted in catching the electrons emitted by an osmium filament on a grid of fine metal foil. The resulting development of heat determined from the change of resistance of the grid. In general the development of heat per unit thermionic current will consist of three parts : (1) that arising from the temperature energy of the electrons, (2) that arising from the kinetic energy which the electrons acquire in falling through the external field tending to drag them from the hot filament to the grid. If V is the difference of potential between a point at the surface at the hot filament and a point at the surface of the grid this part of the heat production is equal, per unit current, to V. (3) that arising from the difference in the potential energy of the electrons inside and outside the absorbing metal.

Since the temperature energy of the electrons is equal to that of a molecule of a gas at the temperature of the hot metal (1) is easily calculated and allowed for. It is small compared with (3) and also with (2) except when V is small. It is in fact comparable at the temperatures used, with the work which would be

---

(1) Phil. Mag. (6) vol. 20 p. 173. 1910.

done on the electron through a fall of potential equal to one tenth of a volt.

On the assumption that V is equal to the difference of potential between the filament and the grid, applied externally from a battery and measured by a voltmeter, Richardson and Cooke showed that, for platinum (3) was equal to the energy which would be acquired by falling through a difference of potential of 5,5 volts. In these experiments the electrons were emitted by an osmium filament.

This assumption as to the nature of V is open to criticism and requires further consideration. It appears that it can only be justified provided that the instrinsic (contact) electromotive force between the two metals is negligible or zero. Some authorities have contended that contact electromotive force is due to the oxidising action of gaseous surface films and hence it might be expected not to occur under the conditions of the experiments under discussion, which were carried out in a good vacuum. Without wishing to express an opinion on this point it may permissible to consider some of the consequences of supposing an intrinsic electromotrie force V to exist.

Suppose that the work done in extracting an electron from the emitting body is W_1, and that done by an electron in passing into the absorbing body is W_2. Consider the case in which the two conductors are joined by a wire of negligable resistance and that they are both at the same temperature. Then the work done in taking an electron from the emitting body across the gap into the absorber and back along the wire to its original position $= W_1 - eV_0 - W_2 +$ the balance of work done at the metallic junctions $+$ the work done against the pressures. The last vanishes since the electrons obey the law, $pv = R\theta$ and the work at the junction is small as is shown by the smallness of the Peltier effect. We therefore get $W_1 - eV_0 - W_2 = 0$, very nearly, from the law of conservation of energy. Now the heat developped at the grid under zero external potential difference will be $W_2 + eV_0$. This is equal very nearly to W_1 so that it appears that experiments such as those of Richardson and Cooke measure the work function corresponding to the emitting body rather than that corresponding to the absorbing body.

This appears to be true even if there is no contact electromotive force V_0; but in that case it would seem that the value of the work function W must differ very little from one sub-stance to another. This is not supported by the values of W which various observers have calculated for different substances from the temperature variation of the electronic emission. It is just possible however that some of the difficulties arise from the variation of W with temperature.

These questions are at present being investigated by Professor Cooke and the writer. The experimental difficulties, however, are very considerable and it may be some time before a decisive answer is reached. There is no doubt however, that *a cooling effect occurs when electrons are emitted by a hot body and a corresponding heating effect occurs when the electrons are absorbed by a body. Both these effects are of the order of magnitude to be expected from the theory.*

§ 4. Positive ions

The positive ionisation from hot bodies is in many respects similar to the negative, in other respects equally important it is quite different. The most important differences relate to the permanence of the ionisation and the mass of the carriers. The large positive ionisation observed with new wires of any material falls away with time, when the temperature is maintened constant, and does not exhibit spontaneous recovery subsequently. This decay with time does not occur with the negative ionisation. The most obvious interpretation is that the positive ionisation is not an intrinsic property of the material but is caused by some foreign substance which is driven away by heat. This conclusion is supported by other considerations.

The positive carriers are not electrons but are bodies of very considerable mass. The value of e/m indicates a mass of about 30 times that of the hydrogen atom on the assumption that the charge is the same as that carried by the hydrogen atom in electrolysis. This mass is very nearly the same whatever metal is used to generate the ions and bears no relation to the atomic weight of the metal. The conclusion seems inevitable that the ions are produced by some impurity which is apt to occur in all metals.

In all probability the ionisation is caused by traces of the alkali metals sodium and potassium or their salts. The salts of these metals give rise to a strong positive ionisation and the observed values of e/m are intermediate between the values which would arise if the carriers were atoms of sodium or potassium carrying a single electronic charge. This view is strongly supported by some experiments recently carried out by the writer which showed that the mass of the positive ions emitted by the sulphates of the various alkali metals Li, Na, K, Rb and Cs is equal to that of the atoms of the constituent metal. It seems likely enough that in the majority of cases it will be possible to isolate positive ions which are charged atoms. At any rate experiments with this end in view are now in progress.

There are many important points in which the positive ionisation resembles the negative.

The total ionisation i at the absolute temperature θ may be represented by the equation $= A\ \theta^{\frac{1}{2}}\ e b/\theta$ where A and b are constants. Of course this equation can only be said to hold for the cases in which the decay with time does not occur or is very small. Otherwise the ionisation can scarcely be regarded as a definite function of the temperature. All that this formula necessarily implies is that the liberation of an ion requires the expenditure of a certain amount of work which is proportional to b. It does not imply that the positive ions occur as free ions inside the metal. In fact the balance of evidence (1) at present is against such a view.

The researches of Dr F. C. Brown (2) have shown that the distribution of velocity among the positive ions emitted by hot bodies follows Maxwell's law and that their mean kinetic energy of translation is very nearly equal to that of the molecules of a gas at the temperature of the hot body, if we assume that they carry the same charge as a hydrogen atom in electrolysis.

These results would be expected if the emission of the positive ions is a reversible process. If the process were irreversible the mean translatory kinetic energy of the ions would probably be different from that of a molecule at the temperature of the source.

---

(1) See O.W. Richardson, Phil. Trans. A. vol 207, p. 61.

(2) Phil. Mag, (6) vol 17. p 355. 1909 ibid. (6) vol. 18, p. 649, 1909.

There is every reason to believe that the charge carried by the positive ions emitted by hot platinium is the same as that carried by the hydrogen atom in electrolysis. Mr. J. C. Pomeroy as the result of experiments not yet published, has shown by Townsend's method that the value of ve is the same both for the positive and for the negative ions emitted by this metal. Here e is the charge in an ion and v is the number of molecules in 1 c. c. of a gas under standard conditions of temperature and pressure.

Das neue Institut für Radiumforschung in Wien

von FRANZ EXNER (Wien)

—

Das Vorkommen besonders Radiumreicher Erze im Bergwerke von St. Joachims·hal in Böhmen hat es für Oesterreich zu einer Ehrenpflicht gemacht die wissenschaftliche Gewinnung und die Erforschung des Radiums möglichst zu fördern.

Die K. Akademie der Wissenschaften hat deshalb zunächst die Darstellung einer grösseren Menge Radiums unter genauer wissenschaftlicher Controlle des Verfassers unternommen; für die weitere Verwendung dieses Materiales hat aber ein Privater durch eine grossartige Stiftung Vorsorge getragen, indem er ein eigenes Institut für Radiumforschung erbaut, mit allen Mitteln moderner Forschung ausgestattet und es der K. Akademie der Wissenschaften zum Geschenke gemacht hat Alle Kosten der dauernde Erhaltung dieses Institutes hat der Staat übernommen.

Von der wichtigen Erkentniss ausgehend dass ieder praktischen Verwerthung der merkwürdigen Eigenschaften des Radiums eine genaue wissenschaftliche Untersuchung derselben voraus gehen soll hat der Stifter das Institut ausschliesslich dieser letzteren gewidmet, wobei vor allem die chemischen und physikalischen Untersuchungen zu pflegen sind; dagegen sind alle rein medizinischen Forschungen principell ausgeschlossen und in dieser Form dürfte das Institut wohl das einzige seiner Art auf der Welt sein.

Diesem rein wissenschaftlichen Zwecke entspricht auch der Bau und die Ausstattung; der isolirte Bau beherbergt in 3 Etagen ausse- den nothwendigen Raumen für Werkstätte, Bibliothek, etc., beiläufig 20 Arbeitszimmer die mit den modernsten und besten Hilfsmitteln der Forschung ausgestattet sind.

Eine kleine Abtheilung derselben dient speciell chemischen Zwecken, der grössere Theil aber den physikalischen Untersuchungen; an Apparaten steht eine Sammlung im beiläufigen Werthe von 200,000 fr. zur Verfügung. Eine wesentliche Erleichterung aller Arbeiten wird es sein dass das Institut mit dem neu erbauten physikalischen Institute in unmittelbarem Zusammenhange steht so dass auch dessen Mittel zur Verfügung stehen.

An Arbeitsmateriale steht dem Institute der Vorrath an Radium zur Verfügung den die K. Akademie der Wissenschaften in ihrem Besitze hat; es sind das 3 Gramm Radiumchlorid, wovon 1 Gramm als chemisch rein (mit dem Atomgewichte 225 für

Radium) zu bezeichnen ist, während der Rest sich in verschieden starken Fraktionen vertheilt findet.

Ausserdem stehen aber noch sämmtliche bei der Darstellung des Radiums gewonnenen Nebenprodukte zur Verfügung, deren wissenschaftliche Erforschung noch manche Resultate verspricht. Aus diesen Nebenprodukten sind unter anderem auch schon viel grössere Mengen Ionium gewonnen werden als bisher den Forschern zur Verfügung standen, und es ist wohl zu erwarten dass die Wissenschaft aus derselben noch manchen Nutzen ziehen wird.

Der Bau des Institutes ist gegenwärtig vollendet und die innere Einrichtung wird es in kurzer Zeit sein, so dass die Eröffnung derselben noch in diesem Herbste stattfinden wird. Das Institut, das nicht dem Unterrichte sondern nur der wissenschaftlichen Forschung gewidmet ist, steht Allen offen und die K. Akademie der Wissenschaften wird es mit Freude begrüssen wenn möglichst viele Forscher von den dargebotenen Mitteln Gebrauch machen

---

Ueber Radioaktive Messungen und Einheiten

von P. LENARD (Heidelberg)

—

Genauere und vereinfachte *Messmethoden* und exakter festzuhaltende *Einheiten* für Radioaktivität sind gegenwärtig grosses Bedürfnis namentlich in den medizinischen Anwendungen der Radioactiven Körper. Zur Festsetzung *absoluter* Einheiten für Radioaktivität sind zur Zeit die Vorarbeiten meines Erachtens noch nicht genügend weit gediehen. Dagegen exaktere *praktische* Einheiten lassen sich aufstellen, sobald man exaktere Messinstrumente hat als die bisherigen. Das Radiologische Institut hat solche Messinstrumente aufzuweisen.

Das eine Instrument, « Emanometer » genannt (Construction von Prof. Dr Becker), ist besonders geeignet zur Messung von Emanationsgehalten von Flüssigkeiten (auch festen Körper) worauf es bei den medizinischen Anwendungen und in der balneologie am allermeisten ankommt. Die gegenüber allen bisherigen Instrumenten dieser Art sehr vergrösserte Präzision und zugleich sehr vergrösserte Vereinfachung der Messung mit dem Emanometer beruht :

1) auf der Ausschaltung aller Zeitmessungen (es ist nur eine einzige, von Jedermann leicht ausführbare Ablesung nötig) ;

2) auf Ersetzung des bisher gebräuchlichen Aluminiumblattelektroskops durch das exakter messende Quarzfadenelektrometer ;

3) auf sehr starker Reduktion des Einflusses von induzierten Aktivitäten, welche in den bisherigen Messinstrumenten im Gebrauch sich sammeln und zu Fehlern Anlass geben, die nur schwer zu beseitigen sind.

Das Emanometer ist infolge dieser Vorzüge und wegen seiner gut durchgearbeiteten und einfachen Theorie sehr geeignet zur Festlegung einer Emanations Einheit. Diese Einheit könnte der bisher gebräuchlichen « Mache-Einheit » so genau gleich gewählt (und mit Hilfe des Emanometers festgesetzt) werden, als diese Einheit bisher überhaupt feststellbar und anwendbar war. Man würde dann einen Fortschritt ganz der gleichen Art haben, wie er einst in der Photometrie erzielt wurde, als man von der Normalkerze zur genauer definierten Amylacetat- (Hefner-) einheit überging. Auch die Hefnereinheit ist, wie die hier vorgeschlagene Emanationseinheit, eine rein praktische Einheit, und sie beruht ebenfalls auf einer gut durchgearbeiteten und exakt reproduzierbaren Apparatkonstruktion (nämlich der Amylacetatlampe), wie es das Emanometer ist.

Handelt es sich nicht um Emanationsmessungen, sondern um Untersuchung beliebiger (auch Emanationsfreier) radioaktiver Körper, so kommt es auf genaue Ermittlung von Abklingungskurven an. Zur Ermittlung solcher Kurven ist im Radiologischen Institut ebenfalls ein besonderes, sehr exakt und einfach arbeitendes Instrument, « Abklingungsmesser », construiert worden (Dr C. Ramsauer). Eine allgemein anwendbare Methode, mit Hilfe dieses Abklingungsmessers quantitative Bestimmungen von Radium-, Thor-, Aktinium- usw. Gehalten leicht auszuführen, wird vom Radiologischen Institut später bekannt gegeben werden.

II. Die nachfolgende Mitteilung, von Prof. Dr Becker, behandelt besonders das oben erwähnte Emanometer und die Festlegung der Einheit, verfeinerte mache — Einheit oder « Emanometer — Einheit ».

III. Die Mitteilung, von Dr C. Ramsauer, behandelt den Abklingungsmesser.

Ueber das Emanometer

von A. BECKER (Heidelberg)

—

Die Messung radioaktiver Emanationen mit dem in der vorhergehenden Mitteilung genannten Emanometer beruht auf der einmaligen Durchführung eines bestimmten, die zu messende Emanation enthaltenden Luftvolumens durch einen Zylinderkondensator und automatischer Fixierung des in letzterem während der Dauer der Durchführung auftretenden elektrischen Ladungsverlustes.

Der Apparat besteht im wesentlichen aus zwei Teilen; dem elektrischen Messinstrument und einem Schüttelgefäss, die durch eine Schlauchleitung und einen elektrischen Doppeldraht miteinander in Verbindung stehen. Als Messinstrument dient ein Quarzfadenelektrometer, das gegenüber dem sonst gebräuchlichen Blattelektroskop die grossen Vorteile eines völlig regelmässigen Ganges, scharfer Einstellmöglichkeit und vor allem grosser und für alle in Betracht kommenden Aufladungen gleichmässiger Empfindlichkeit besitzt. Auf das Electrometer ist ein Zylinderkondensator aufgebaut, dessen stabförmige Innenelektrode im allgemeinen mit den Quarzfäden in leitender Verbindung steht, von diesen aber durch Wirkung einer elektromagnetischen Vorrichtung, die von der Schüttelkanne aus automatisch betätigt wird, isoliert werden kann.

Die Schüttelkanne dient zur Aufnahme eines abgemessenen Volumens der zu untersuchenden emanationshaltigen Flüssigkeit. Sie wird nach Herstellung radioaktiven Gleichgewichts zwischen Flüssigkeit und Gasinhalt der Kanne in einen geeigneten Wasserbehälter eingesetzt, dessen Wasser nach Oeffnen einiger Bodenöffnungen der Kanne in letztere eindringt und deren emanationshaltigen Gasinhalt allmählich durch die Schlauchverbindung in den Zylinderkondensator überführt. Durch mehrere am Kopfende des Kondensators angebrachte Oeffnungen kann das Gas aus diesem ins Freie entweichen. Wird zu Beginn der Messung die Innenelektrode zusammen mit den Elektrometer unter Zuhilfenahme eines Anschlusses an eine Gleichstromquelle, mit Vorteil die Lichtleitung eines etwa bestehenden Stadtnetzes, auf eine bestimmte Anfangsspannung Nullage des einen Quarzfadens im Ablesemikroskop geladen, so veranlasst die Durchführung emanationshaltigen Gases ein Wandern des Fadens mit einer der

Emanationsmenge proportionalen Geschwindigkeit. Ist die Schüttelkanne vollständig mit Wasser gefüllt, so findet infolge der Herstellung eines elektrischen Kontaktes in ihr eine Isolation des Elektrometers gegen den Zerstreuungsraum statt, und der Quarz faden kommt zum Stillstand.

Die Ablesung dieser Endeinstellung genügt zur eindeutigen Festlegung des gesuchten Emanationsgehalts. Die Einstellung ist innerhalb des ganzen Messbereichs *der wirksamen Emanations-menge proportional* und im übrigen ausschliesslich bestimmt durch festgelegte Konstanten des Instruments.

Ein ganz besonderer Vorzug ist namentlich ihre *Unabhängigkeit* von allen sonstigen Ursachen der Leitfähigkeitserzeugung, vornehmlich der *induzierten Aktivität*, im Messraum sowohl als in der Schüttelkanne. Erreicht wird diese Unabhängigkeit a) sofern sie sich auf trägerbildende Ursachen in der Schüttelkanne bezieht, durch die Hindurchführung des emanationshaltigen Gases durch ein dem Zylinderkondensator vorgelagertes e'ektrosta tisches Feld, das alle mitgeführten Elektrizitätsträger abfängt und nur die Emanation in den Messraum gelangen lässt, b) sofern sie die induzierte Aktivität im Zylinderkondensator betrifft, durch möglichste Reduktion der für den Niederschl'ag der Induktion in Betracht kommenden Oberfläche und durch die Wahl günstiger Mess Spannungen.

Was die Angabe des Emanationsgehalts in bestimmten Mass betrifft, so bedarf es hierzu der Festlegung einer bestimmten Masseinheit. Von der bisher gebräuchlichen « Mache-Einheit » muss gesagt werden, dass sie der an eine solche Einheit zu stellenden wesentlichen Bedingung der Eindeutigkeit nicht zu genügen vermag, da ihre Grösse sehr wesentlich von den Dimensionen des Messraums abhängt und ihre exakte Realisierung deshalb ohne bestimmt festgelegte Dimensionen desselben nicht möglich ist.

Das Emanometer ist demgegenüber infolge seiner besonderen Vorzüge zur eindeutigen und exakten Festlegung einer jederzeit reproduzierbaren praktischen Emanationseinheit besonders geeignet. Dieselbe würde der « Mache Einheit » in der Annäherung, wie sich dieselbe mit Hilfe des Fontaktoskops von Engler und Sieveking rea isieren lässt, gleich sein, wenn wir sie mit Bezug auf bestimmt fixierte Konstanten des Messinstrumentes (Volumen des Zylinderkondensators 500 cm³, innere Oberfläche desselben 400 cm², Kapazität des Messinstruments 12.5 cm, Verhältnis des

Inhalts der Schüttelkanne zur Eintauchzeit 7 cm³ sec) in folgen ler Weiser definieren :

Die Einheit der Emanation ist diejenige im Liter einer Flüssig-keit enthalt ne Quantität, welche im Emanometer einen Spannungs-verlust von 1 Volt hervorruft.

Auf dasselbe Mass wäre auch die in festen Körpern oder Gasen enthaltene Emanation zurückführbar.

Die Einrichting zur Messung der Röntgenstrahlen mit dem Sklerometer

von Fr. KLINGELFUSS (Basel).

Das verbreitetste Instrument zur Schätzung der Härte der Röntgenstrahlen ist die bekannte Benoitskala. Photographiert man dieselbe mit Röntgenstrahlen, so lsäst sich aus dem erhalte-nen Bilde die Härte der dabei verwendeten Strahlen ziemlich genau ablesen. Die Härte aus der Funkenlänge, oder auch aus dem Funkenpotential (1) ermitteln zu wollen, fürht zu grösseren Fehlern, als die Schätzung mit der Benoitskala. Das rührt von der unkontrollierbaren Spannung der Oberschwingungen her, deren untere Grenze nur, (nach Abschluss der Ionisationsarbeit) also sog. Funkenpotential mit den heutigen Mitteln messbar ist. Das Zustandekommen der Oberschwingungen ist bei Entladungen durch Gaswiderstände insofern notwendig, als davon die wirksame Ionisation der Gasstrecke und damit die Möglichkeit, elektrischen Strom durch dieselbe zu leiten, abhnägt. Durch die hinreichend ionisierte Gasstrecke kann die elektrische Entladung mit erheblich niodrigoror Spannung stattfinden. Die Ionisation erfordert je nach der Belastung einer Röntgenröhre 30 bis 90 °/. der dem Induktorium zugefurthen elektrischen Energie (2). Erst der darüber hinaus verbleibende Rest wird bis zu einem gewissen Grade in Kathoden-strahlen, besw. Röntgenstrahlen transformiért. Die Oberschwin-gungen treten nur an den Spulenenden auf ; sie pflanzen sich infolge der hohen Selbstinduktion nicht nach der Mitte der

---

(1) Bergonié, Archives d'Electricité Médicale 1907, No 908.

(2) Fr. Klingelfuss, Verhandlungen der Naturf. Gesellschaft in Basel, Bd. XXI 1910, p. 61.

Sekundärspule hin fort (1). Schaltet man daher in der Spulenmitte an eine bekannte Anzahl Windungen einen Spannungsmesser ein, so lässt sich damit in bekannter Weise die Spannung der gedämpfen Welle, und zwar mit Ausschluss der Oberschwingungen ermitteln.

Die für einige Funkenlängen mit dem so geschalteten Instrument gemessenen Spannungen an der gedämpften Welle ergaben folgende Mittelwerte, denen vergleichshalber die bezgl. Mittelwerte fnr das Funkenpotential beigefügt sind.

Funkenlänge zwischen

+ Spitze und — Platte	10	20	30	40	50	cm.
Spannung an der gedämpften Welle	13600	20000	24500	30600	36200	Volt.
Mittl. Funkenpotential (2)	89000	133000	178000	222000	267000	Volt.

Bestrahlt man unter gleichzeitiger Beobachtung der Spannung durch die Benoitskala eine photographische Platte, so kann man beobachten, das ganz bestimmte Härtegrade der Benoitskala bei ganz bestimmte Spannungen vorhanden sind. Die so aus einer grösseren Beobachtungsreihe ermittelten Werte sind nachfolgend zusammengestellt :

Härte	2	3	4	5	6	7	8	Benoisteinheiten.
Spannung an der gedämpften Welle	7700	8800	10400	13600	19000	26000	34000	Volt.

Man kann also die Skala des Instrumentes in Benoisteinheiten aichen und erhält damit ein direkt zeigendes Härtemessinstrument ein Sklerometer. Bruchteile dieser Einheiten lassen sich noch mit Sicherheit ablesen. Die Aichung der Messspule für die in Volt mit Gleichstrom geaichte Skala des Hitzdrahtinstrumentes wurde bei 50 Unterbrechungen des Magnetisierungsstromes ausgeführt.

Da mit Anlegung einer höheren Spannung an eine Röhre Röntgenstrahlen von grösserer Härte ausgelöt werden (3), so ist man mittels dieser Messeinrichtung in der Lage, innerhalb der

---

(1) Fr. Klingelfuss, ebendaselbst Bd. XXI. 1910, p 51 f.f.

(2) M. Topler, Ann. d. Phys. 19, 1906, p 208. (die hier angegebenen Zahlen wurden als Mittelwerte nach der Formel

$$\Delta_2 = J_1 C \text{ wo } C = 10^6 \sqrt{\frac{L\,(1-\varepsilon^2)}{k}} \frac{n_2}{n_1}$$

ist, der Stromstarke J_1 berechnet

(3) Fr. Klingelfuss, Verh. d. deutschen Röntgengesellschaft B.V. 1909, p. 62.

möglichen Grenzen an einer gegebenen Röhre die Einstellung auf
eine gewollte Strahlenhärte vorzunehmen.

Zahlreiche dahin gehende Versuche haben ergeben, dass die von
den Röntgenstrahlen ausgeübte photochemische Reaktion in einem
bestimmten Abstande von der Röhre proportional der Energie der
gedämpften Welle ist, wenn die Spannung in Volt, nicht in
Benoitsteinheiten abgelesen wird (1). Da die Teilmessung zur
Ermittlung der Gesammtspannung mit dem Windungsverhältnis
der Sekundärspule zur Messspule, also mit einer Konstanten zu
multiplizieren ist, so können die Ablesungen am Spannungsmesser
direkt in die Rechnung eingesetzt werden. Setzt man diese
Teilspannung = H, die an einem Milliampèremetèr von Typus
Deprez abgelesenen Ausschläge = I, so ist die in der Zeit in
einem bestimmten Abstande durch Luft von Atmosphärendruck
mit Röhren gleicher spezifi-cher Härte und sonst ähnlichen
Eigenschaften hervorgerufene Röntgenstrahlenarbeit.

$$C = H\,I\,t$$

Mit Hülfe dieser Formel können die Röntgenröhren geaicht und
damit Abweichungen, die von verschiedenen Ursachen, wie u. A.
die ungleich grosse Absorption durch die Glaswand, herrühren,
ermittelt werden. A. Jaubert de Baujeu (2) hat diesen Zusammenhang auch bestätigt gefunden, für den Fall, dass an Stelle der
photochemischen Reaktion, ein auf ein bestimmtes Potential
geladenes Elektrometer durch Rantgenstrahlen entladen wird.

Uber die Radioaktivität der Quellwässer
von HEINRICH MACHE (Wien)

Auf die Abhängigkeit der Emanationsführung einer Quelle
vom Material der Quellwege, die offenbar durch den Radiumgehalt der betreffenden Gesteinsart bedingt ist, wurde bereits
von verschiedene Seite hingewiesen. So wie im grossen Durchschnitt die Eruptivgesteine einen etwas grösseren Radiumgehalt aufweisen als sedimentäre Ablagerungen, sind auch die

(1) Fr. Klingelfuss, Verhandlungen der deutschen Röntgengesellschaft B. IV.
1908. p. 145.

(2) A. Jaubert de Beaujeu, Archives d'électricité médicale, 1910. No 286.

aus Eruptivgesteinen in Tage tretenden Quellen in der Regel
reicher an Emanati n als Quellen, welche aus Sedimentärges-
teinen ausbrechen. Dass dies für Quellen gilt, deren Wege nahe
an der Tagesoberfläche bleiben, ist leicht verständlich, da bei
ihnen die Quellwege häufig in demselben oder ähnlichem Gestein
verlaufen werden, aus dem das Wasser schliesslich austritt. Aber
auch bei aus der Tiefe aufsteigenden Quellen kann dieses Verhalten nicht befremden, wenn man zugibt, dass auch hier das
Wasser erst in den letzten Schichten, durch die es langsam aufsteigt, den grössten Te'l der Emanation erhält. Dass dies in der
Tat der Fall ist, zeigt die in fast allen solchen Quellkomplexen
beobachtete Erscheinung, dass gerade die kalten Quelladern,
also diejenigen Wasserläufe, welche weit oder lange in den oberen Gesteinsschichten fliessen, emanationsreicher sind als die
heissen.

Bestimmend für die Emanationsführung einer Quelle ist somit nicht ihr Ursprung — vadoses Wasser kann an sich ebenso
emanationsreich sein, wie juveniles (1) — vielmehr wird es
hiebei auf den Radiumgehalt der letzten Schichten ankommen
und auf die Laufzeit, mit der das Wasser sie durchsetzt. Zu
diesen zwei massgebenden Faktoren gesellt sich aber nun noch
ein dritter, dessen Bedeutung im Folgenden etwas eingehender
besprochen werden soll.

Denken wir uns der Einfachheit halber, so wenig dies natürlich auch den aktuellen Verhältnissen entspricht, den Quellgang
als ein kalibrisches Rohr vom Quesrchmitt q, vom Umfang p
und von der Länge l. Ist u die Strömungsgeschwindigkeit des
Wassers, so ist $\frac{l}{u} = T$ seine Laufzeit. Das Volumelement $g\,dx$
erhält vom Oberflächenelement $p\,dx$ während der zeit dt die
Emanationsmenge $a\,p\,dx\,dt$, wo a die Emanationsmenge bezeichnet, welche sekundlich aus dem cm^2 des Gesteins in das

---

(1) Ein lehrreiches Beispiel hiezu bieten die Quellen des Böcksteiner Tunnels.
Diese kalten Quellen (15° C.) entspringen ungefähr 2 km südlich von Badgas-
tein aus demselben flaserigen Granit, wie die Gasteiner Thermen selbst, sind
aber hiebei nach einer freundlichen Aeusserung von Herrn F. Becke nichts
anderes als Gletscherwasser, das aus den teilweise zersetzten Oberflächengestei-
nen durch Klüfte von oben eindringt. Die stärkste dieser Quellen zeigte nun nach
einer von Herrn St. Meyer ausgeführten Messung noch 10 Monate, nachdem sie
angeschlagen worden war, einen Emanationsgehalt von der Grösse der schwächeren Gasteiner Thermen.

Wasser entweicht. Das entspricht einem Conzentrationszuwachs $\frac{a\,p\,dx\,dt}{g\,dx} = a\,\frac{p}{g}\,dt$. An die Mündung (in den Querschnitt $x = l$) gelangt wegen des spontanen Zerfalls hievon nur der Teilbetrag $a\,\frac{p}{g}\,dt\,e - \lambda\frac{l-x}{u}$ wo λ die Wandlungskonstante der Emanation bedeutet. Die gesammte dort vorhandene Conzentration ist also, da $\frac{dx}{dt} = u$ ist:

$$\epsilon = \frac{a}{u}\frac{p}{g}\int_{x=0}^{x=l} e^{-\lambda\frac{l-x}{u}}\,dx = \frac{a}{n}\frac{p}{g}\frac{u}{\lambda}\left(1 - e^{-\lambda\frac{l}{u}}\right) =$$

$$= \frac{p}{g}\frac{a}{\lambda}\left(1 - e^{-\lambda T}\right),$$

oder wenn wir mit O die gesammte Oberfläche, mit V das gesammte Volumen des Quellganges bezeichnen,

$$\epsilon = \frac{O}{V}\frac{a}{\lambda}\left(1 - e^{-T\lambda}\right).$$

Ausser a und T ist also der Quotient $\frac{O}{V}$ von massgebender Bedeutung für die Emanationsführung einer Quelle. Je grösser die Gesteins-Fläche ist, mit der das Wasser in Berührung steht, je kleiner oder verzweigter die Quellader selbst, desto grösser kann die Conzentration sein, zu der die Quelle gelangt. Es ist also leicht möglich, dass woferne die Bedingungen in dieser Richtung günstig sind, aus radiumarmen Boden eine Quelle strömt, welche Quellen aus radiumreichen Boden an Emanationsgehalt weit übertrifft. Da die Thermen gewöhnlich auf tektonischen Dislokationen aufsteigen, also durch mechanisch bis in die Tiefen zerspaltene Gesteine strömen, liegen für sie die Verhältnisse besonders günstig. Das erklärt ihren in manchen Fällen so überraschenden Emanationsreichtum.

Was den Gehalt einer Quelle an Radium selbst anlangt, so wird er ebenfalls von den drei erwähnten Faktoren, dem Radiumgehalt des Gesteins, der Laufzeit der Quellader und von der mehr oder weniger innigen Berührung des Wassers mit dem Gestein abhängen.

Nur kommt hier noch ein vierter bestimmender Umstand hinzu: die Temperatur. Je heisser das Wasser ist, desto eher wird es imstande sein, Spuren des im Gestein enthaltenen Radiums zu lösen und mit sich zu führen. Es ist mehrfach beobachtet worden, dass in ein und demselben Thermenkomplex die radiumreichen Sedimente sich an den heissesten Quellen absetzen. Wenn aber die heftige Abkühlung, welche das Thermalwasser bei Berührung mit der Atmosphäre erfährt, ein Ausfällen des gelösten Radium bewirkt, konnte es offenbar auch nur bei der hohen Temperatur, die das Wasser in den tieferen Schichten hatte, in Lösung gehen und wurde in den kälteren Quelladern grösstenteils bereits früher, d. h. noch im Quellgang abgeschieden.

Hingegen ist die Temperatur des Quellwassers für seine Anreicherung mit Emanation belanglos. Wohl vermag kaltes Wasser aus einer emanationshaltigen Atmosphäre im Gleichgewichtszustand mehr Emanation aufzunehmen als warmes. Ganz anders liegen aber die Verhältnisse für die Aufnahme der Emanation aus dem Gestein. Bei dem ausserordentlich geringen Okklusionsvermögen, welches Gesteine für alle indifferenten Gase besitzen, wird durch die Oberflächeneinheit des Gesteins ein bestimmter Betrag der im Innern gebildeten Emanation in das Wasser eintreten, gleichgiltig wie hoch dessen Temperatur, oder die in ihme bereits erreichte Conzentration ist. Die Grösse a kann also, wenigstens genähert, als Konstante behandelt werden und charakterisiert neben dem Radiumgehalt eine wichtige, von der Struktur allerdings voraussichtlich sehr abhängige Eigenschaft des Gesteins, deren quantitative Ermittlung vorzunehmen sein wird.

Durch den Zutritt von Luft oder anderen Gasen in die Quellgänge wird nun freilich das Problem noch wesentlich verwickelter. Bei vadosen Wässern, die mit der im Erdreich und Geröll enthaltenen Bodenluft in innigem Kontakte stehen, lässt sich überhaupt kein höherer Emanationsgehalt voraussehen, als er dem Gleichgewicht zwischen Wasser und emanationshältiger Bodenluft im Sinne des Henry-Daltons'schen Gesetzes entpricht. Wie die Bodenluft selbst, wird auch das Wasser dieser Quellen einen mit den meteorologischen Faktoren stark veränderlichen Gehalt an radioaktiver Emanation aufweisen. Eher lässt sich noch eine Aussage über den Einfluss gewinnen, den der Zutritt von Gas aus tiefen Erdschichter nimmt, wie dies bei kohlensäurehältigen Quellen und den Thermen der Fall ist, deren Eigenschaften keinen oder einen nur geringen zusammenhang mit meteorologischen Elementen zeigen. Hier kann man auf Grund der bisher vorliegenden Beobachtungen schliessen, dass das Gas als solches keine oder nur geringe Mengen Emanation enthält und sich mit ihr erst beim Aufsteigen durch das Wasser der Quelle bereichert. So enthält z. B. die in Karlsbad an einigen Stellen in reichem Masse frei ausströmende Kohlensäure nur Spuren von Emanation, während die in den verschiedenen Quellen in Form von Blasen aufsteigende Kohlensäure emanationsreich ist und zwar umso reicher, je spärlicher sie in der Quelle aufsteigt. Bei solchen gasarmen Quellen zeigt sich dann überhaupt bekanntlich ein Verhältnis zwischen der im Gas enthaltenen und der im Wasser gelösten Emanation, wie es dem anderweitig bestimmten Absorptionskoëffizienten für die Temperatur der Quelle entspricht. Hingegen ist, wenigstens bisher, nicht ein Fall bekannt geworden, in welchem der Emanationsgehalt des Gases den des Wassers relativ übertroffen hätte, d. h. um mehr als den dem Gleichgewicht entsprechenden Betrag. Es gibt demnach das aufsteigende Gas keine Emanation an das Wasser ab, sondern entzieht ihm vielmehr einen gewissen Betrag.

Theorie und Konstanten der Radio-aktiven Umwandlung

von P. GRUNER (Bern)

Die zahlreichen Rätsel, welche die eigentümlichen Erscheinungen der Radioaktivität in den ersten Jahren ihrer Entdeckung den Physikern darboten, haben ihre befriedigende Beantwortung in der Theorie der radio-aktiven Umwandlung gefunden.

Es war Sir William Crookes (1), der wohl den ersten Grund zu dieser wichtigen Theorie legte, als es ihm im Jahre 1900 gelang, zum ersten Male ein radio-aktives Umwandlungs-Produkt von seiner Muttersubstanz abzuscheiden, nämlich das Uran X. Diese von H. Becquerel bestätigte Entdeckung wurde bald darauf durch die entsprechenden Arbeiten von E. Rutherford und F. Soddy (3) im Jahre 1902 wesentlich erweitert : Es war diesen beiden Forschern gelungen, auch aus dem Thor einen aktiven Bestandteil, das Thor X, abzuscheiden und damit in unzweifelhafter Weise darzutun, dass das Wesen der Radioaktivität in solchen *Umwandlungsprozessen* bestehe, die man direkt als *Zerfalls-Erscheinungen des Atoms* auffassen dürfe.

Auf diesem ein für alle Mal festgestellten Grunde entwickelte sich die Kenntnis der radioaktiven Substanzen und speziell des Zusammenhangs ihrer Umwandlungsstufen ausserordentlich rasch, und es wurde auch die mathematische Formulierung der Umwandlungstheorie immer vollständiger durchgeführt.

Es ist deshalb berechtigt, einmal einen *zusammenfassenden Bericht* über die bisher durchgeführten Untersuchungen abzufassen, wobei es sich nur darum handeln soll :

Erstens, die matematischen Grundlagen der Umwandlungstheorie darzulegen,

Zweitens unsere Kenntnisse über den Zusammenhang der einzelnen Umwandlungsstufen und die bisherigen Bestimmungen der Umwandlungs-Konstanten übersichtlich darzustellen.

I. *Die mathematische Theorie der radioaktiven Umwandlung*

Die von F. Soddy und E. Rutherford gegebene Theorie, die später auch von Curie und Danne aufgenommen wurde, und von J. Stark (4) sowie vom Verfasser (5) u. A. weiter durchgeführt wurde, kann in die zwei folgenden Grundsätze zusammengefasst werden :

1. *Die Umwandlungsgeschwindigkeit, mit der sich eine radioaktive Substanz in die nächstfolgende Stufe umwandelt, ist proportional der vorhandenen Menge der betreffenden Substanz.*

2. *Die Intensität der radioaktiven Wirkung einer solchen Subtanz ist dieser Umwandlungsgeschwindigkeit proportional.*

Bezeichnet man mit :

N_1', N_2', N_3'...... N_k.. die Anzahl radioaktiver Atome verschiedener auf einanderfolgender Umwandlungsstufen, die im Zeitmoment t in einem radioaktivem Präparat beisammen sind,

λ_1, λ_2, λ_3........ λ_k ...... die Umwandlungskomstanten dieser Stufen, wobei λ_k für die Umwandlung der k^{ten} Substanz in die $(k+1)^{te}$ gilt, und wobei diese Konstanten als durchaus unveränderliche Grössen gelten,

ν_1, ν_2, ν_3...... ν_k .. die Anzahl Atome der folgenden Stufe, die durch Umwandlung aus je *einem* Atom der betrachteten Stufe entstehen, wobei aus einem Atom der k^{ten} Substanz ν_k Atome der $(k+1)^{ten}$ Stufe entstehen (in der allgemein angenommenen Theorie werden die $\nu = 1$ gesetzt),

I die gesamte radioaktive Wirkung des betrachteten Präparates zur Zeit t,

k_1, k_2, k_3...... k.. Konstanten, die wesentlich von der Versuchsanordnung bedingt sind,

so gelten die Grundgleichungen :

$$- \frac{dN^t_k}{dt} = \lambda_k N^t_k - \nu_{k-1} \lambda_{k-1} N^t_{k-1}, \text{ für } k = 1, 2, 3\ldots$$

$$I^t = k_1 \lambda_1 N^t_1 + k_2 \lambda_2 N^t_2 + \ldots + k_k \lambda_k N^t_k + \ldots$$

Die Integration dieser Gleichungen kann durch einfache Erweiterung aus den vom Verfasser (5) gegebnen Formeln für den allgemeinsten Fall hergeleitet werden. Es ergeben sich dann nachfolgende Ausdrücke, die inhaltlich mit dem neuerdings auf streng mathematischen wege von H. Bateman (6) abgeleiteten Integralausdrücken übereinstimmen.

A. Für den allgemeinsten Fall, dass zur Zeit $t = 0$ *das radioaktive Präparat aus einer beliebig gegebenen Mischung der einzelnen Umwandlungstufen bestehe*, also für $t = 0$ die Atomzahlen $N_1{}^0$, $N_2{}^0$, $N_3{}^0$...... N^a_k ... gegeben seien folgt :

$$N_k{}^t = \sum_{s=1}^{s=k} \left(A_s{}^k \cdot e^{-\lambda_s t} \right)$$

$$A_s{}^k = \sum_{r=1}^{r=s} \left\{ (\nu_r \nu_{r+1} \ldots \nu_{k-1}) \cdot (\lambda_r \lambda_{r+1} \ldots \lambda_{k-1}) \cdot B^k_{s,r} \cdot N^0_r \right\}$$

$$B^k_{s,r} = \frac{1}{(\lambda_r - \lambda_s)(\lambda_{s+1} - \lambda_s) \ldots (\lambda_{s-1} - \lambda_s) \cdot (\lambda_{s+1} - \lambda_s) \ldots (\lambda_k - \lambda_s)}$$

Insbesondere ist dabei :

$$B^k_{s,s} = \frac{1}{(\lambda_{s+1} - \lambda_s)(\lambda_{s+2} - \lambda_s) \ldots (\lambda_k - \lambda_s)} \; ; \; B^k_{k,k} = 1.$$

Dabei gelten die allgemeinen Beziehungen :

$$\sum_{s=1}^{s=k} (A^k_s) = N^0_k$$

$$\sum_{s=r}^{s=k} (B^k_{s,r}) = 0 \text{ für } r = 1, 2, 3 \ldots s$$

B. Für den in der Praxis wichtigsten Fall, wonach ein *ursprünglich inaktiver Körper während einer Zeit mit einer*

konstanten Emanationsmenge von der Umwandlungsgeschwindigkeit q in Kontakt war und dann nach Herausnahme *während
einer Zeit t sich selbst überlassen* blieb, folgt :

$$N_k\theta^{+t} = q \cdot (v_1 v_2 \ldots v_{k-1}) \cdot (\lambda_1 \lambda_2 \ldots \lambda_{k-1}) \cdot \sum_{s=1}^{s=k} \left\{ \frac{B^k_{s,1}}{\lambda_s} \left(1 - e^{-\lambda_s\theta}\right) \cdot e^{-\lambda_s t} \right\}$$

Für $t = 0$ ist es auch zweckmässig zu schreiben

$$N_k\theta = q \cdot (v_1 v_2 \ldots v_{k-1}) \left\{ \frac{1}{\lambda_k} - (\lambda_1 \lambda_2 \ldots \lambda_{k-1}) \sum_{s=1}^{s=k} \left(\frac{B^k_{s,1}}{\lambda_s} e^{-\lambda_s\theta} \right) \right\}$$

$$B^k_{s,1} = \frac{1}{(\lambda_1 - \lambda_s)(\lambda_2 - \lambda_s) \ldots (\lambda_{s-1} - \lambda_s)(\lambda_{s+1} - \lambda_s) \ldots (\lambda_k - \lambda_s)} \cdot$$

Insbesondere ist dabei :

$$B^k_{1,1} = \frac{1}{(\lambda_2 - \lambda_1)(\lambda_3 - \lambda_1) \ldots (\lambda_{k-1} - \lambda_k)} ;$$

$$B^k_{k,1} = \frac{1}{(\lambda_1 - \lambda_k)(\lambda_2 - \lambda_k) \ldots (\lambda_{k-1} - \lambda_k)} \cdot$$

Dabei gelten die allgemeinen Beziehungen :

$$\sum_{s=1}^{s=k} \left(\frac{B^k_{s,1}}{\lambda_s} \right) = \frac{1}{\lambda_1 \lambda_2 \lambda_3 \ldots \lambda_k}$$

$$\sum_{s=1}^{s=k} (B^k_{s,1}) = 0$$

Bei praktischen Anwendungen dieser Formeln wird man
gleich anfangs sämtliche Koeffizienten $B^k_{s,1}$, und $B\frac{k_{s,1}}{\lambda_s}$ ausrech-
nen, wobei die beiden letzten Beziehungen nützlich sein können.
Kommt es auf absolute und nicht nur relative Werte der N an,
so wird man auch die Produkte $(v_1 v_2 \ldots v_{k-1})$ und $\lambda_1 \lambda_2 \ldots \lambda_{k-1})$
berechnen, wobei zu beachten ist, dass ersteres in der allgemein
geltenden Theorie den Wert 1 annimmt.

Für den allgemeinen Fall (A) wird man auch die komplizierteren Ausdrücke $B^k_{s,r}$ und A^k_s berechnen müssen.

Endlich sind für die gewünschten Zeitmomente t (resp. $\theta + t$)
die Exponential-Ausdrücke zu berechnen, wofür vom *Verfasser* (7) Tabellen ausgerechnet worden sind.

Als Beispiel mögen die nach der Zeit $\Theta + t$ angehäuften Mengen eines aktiven Beschlages *von 4 aktiven Umwandlungsstufen* (z. B. Thorium A, B, C, D) hier angegeben werden :

$$N_1^{\Theta+t} = \frac{q}{\lambda_1}\left(1 - e^{-\lambda_1\Theta}\right) e^{-\lambda_1 t}$$

$$N_2^{\Theta+t} = q \cdot \frac{\nu_1}{\lambda_2}\left\{ \frac{\lambda_2}{\lambda_2 - \lambda_1}\left(1 - e^{-\lambda_1\Theta}\right) e^{-\lambda_1 t} + \frac{\lambda_1 - \lambda_2}{\lambda_1 - \lambda_2}\left(1 - e^{-\lambda_2\Theta}\right) e^{-\lambda_2 t}\right\}$$

$$N_3^{\Theta+t} = q \frac{\nu_1 \nu_2}{\lambda_3}\left\{ \frac{\lambda_2 \lambda_3}{(\lambda_2 - \lambda_1)(\lambda_3 - \lambda_1)}\left(1 - e^{-\lambda_1\Theta}\right) e^{-\lambda_1 t} + \right.$$

$$\frac{\lambda_1 \lambda_3}{(\lambda_1 - \lambda_2)(\lambda_3 - \lambda_2)}\left(1 - e^{-\lambda_2\Theta}\right) e^{-\lambda_2 t} + \frac{\lambda_1 \lambda_2}{(\lambda_1 - \lambda_3)(\lambda_2 - \lambda_3)}\left(1 - e^{-\lambda_3\Theta}\right) e^{-\lambda_3 t}\left.\right\}$$

$$N_4^{\Theta+t} = q \frac{\nu_1\nu_2\nu_3}{\lambda_4}\left\{ \frac{\lambda_2\lambda_3\lambda_4}{(\lambda_2 - \lambda_1)(\lambda_3 - \lambda_1)(\lambda_4 - \lambda_1)}\left(1 - e^{-\lambda_1\Theta}\right) e^{-\lambda_1 t} + \right.$$

$$\frac{\lambda_1\lambda_3\lambda_4}{(\lambda_1 - \lambda_2)(\lambda_3 - \lambda_2)(\lambda_4 - \lambda_2)}\left(1 - e^{-\lambda_2\Theta}\right) e^{-\lambda_2 t} + \frac{\lambda_1\lambda_2\lambda_4}{(\lambda_1 - \lambda_3)(\lambda_2 - \lambda_3)(\lambda_4 - \lambda_3)}$$

$$\left(1 - e^{-\lambda_3\Theta}\right) e^{-\lambda_3 t} + \frac{\lambda_1\lambda_2\lambda_3}{(\lambda_1 - \lambda_4)(\lambda_2 - \lambda_4)(\lambda_3 - \lambda_4)}\left(1 - e^{-\lambda_4\Theta}\right) e^{-\lambda_4 t}$$

Als ferneres Beispiel, ebenfalls für ein *Präparat von 4 aktiven Stufen*, die Mengen N bei beliebiger gegebener Anfangsverteilung :

$$N_1^t = N_1^0 e^{-\lambda_1 t}$$

$$N_2^t = N_1^0 \frac{\nu_1\lambda_1}{\lambda_2 - \lambda_1} e^{-\lambda_1 t} + \left(N_1^0 \frac{\nu_1\lambda_1}{\lambda_1 - \lambda_2} + N_2^0\right) e^{-\lambda_2 t}$$

$$N_3^t = N_1^0 \frac{\nu_1\lambda_1\nu_2\lambda_2}{(\lambda_2 - \lambda_1)(\lambda_3 - \lambda_1)} e^{-\lambda_1 t} +$$

$$\left(N_1^0 \frac{\nu_1\lambda_1\nu_2\lambda_2}{(\lambda_1 - \lambda_2)(\lambda_3 - \lambda_2)} + N_2^0 \frac{\nu_2\lambda_2}{\lambda_3 - \lambda_2}\right) e^{-\lambda_2 t} +$$

$$\left(N_1^0 \frac{\nu_1\lambda_1\nu_2\lambda_2}{(\lambda_1 - \lambda_3)(\lambda_2 - \lambda_3)} + N_2^0 \frac{\nu_2\lambda_2}{\lambda_2 - \lambda_3} + N_3^0\right) e^{-\lambda_3 t}$$

$$N_4^t = N_1^0 \frac{\nu_1\lambda_1\nu_2\lambda_2\nu_3\lambda_3}{(\lambda_2 - \lambda_1)(\lambda_3 - \lambda_1)(\lambda_4 - \lambda_1)} e^{-\lambda_1 t} +$$

$$\left(N_1^0 \frac{\nu_1\lambda_1\nu_2\lambda_2\nu_3\lambda_3}{(\lambda_1 - \lambda_2)(\lambda_3 - \lambda_2)(\lambda_4 - \lambda_2)} + N_2^0 \frac{\nu_2\lambda_2\nu_3\lambda_3}{(\lambda_3 - \lambda_2)(\lambda_4 - \lambda_2)}\right) e^{-\lambda_2 t} +$$

$$\left(N_1^0 \frac{\nu_1\lambda_1 + \nu_2\lambda_2 + \nu_3\lambda_3}{(\lambda_1 - \lambda_3)(\lambda_2 - \lambda_3)(\lambda_4 - \lambda_3)} + N_2^0 \frac{\nu_2\lambda_2\nu_3\lambda_3}{(\lambda_2 - \lambda_3)(\lambda_4 - \lambda_3)} + N_3^0 \frac{\nu_3\lambda_3}{\lambda_4 - \lambda_3}\right) e^{-\lambda_3 t} +$$

$$\left(N_1^0 \frac{\nu_1\lambda_1\nu_2\lambda_2\nu_3\lambda_3}{(\lambda_1 - \lambda_4)(\lambda_2 - \lambda_4)(\lambda_3 - \lambda_4)} + N_2^0 \frac{\nu_2\lambda_2\nu_3\lambda_3}{(\lambda_2 - \lambda_4)(\lambda_3 - \lambda_4)} + \right.$$

$$\left. N_3^0 \frac{\nu_3\lambda_3}{\lambda_3 - \lambda_4} + N_4^0\right) e^{-\lambda_4 t}$$

Endlich sei noch erinnert, dass bei sehr grosser Menge der primären Substanz sich nach einer gewissen Zeit das *radioaktive Gleichgewicht* ausbildet, bei welchem die Mengen aller nachfolgenden aktiven Stufen sich nicht ändern, weil in derselben

Zeit dieselbe Menge in die nächstfolgende Stufe umgewandelt wird, wie von der vorhergehenden Stufe umgewandelt wird, wie von der vorhergehenden Stufe neu erzeugt wird.

Die Mengen im radioaktiven Gleichgewicht genügen dann den Gleichungen :

$$q_1 = \lambda_1 N_1 = \frac{1}{\nu_1}\,\lambda_2 N_2 = \frac{1}{\nu_1\nu_2}\,\lambda_3 N_3 = \ldots = \frac{1}{\nu_1\nu_2 \ldots \nu_k - 1}\,\lambda_k N_k$$

II. *Die Umwandlungskonstanten.*

Der Verlauf des radioaktiven Umwandlungsprozesses ist wesentlich bestimmt durch die sog. *Umwandlungskonstanten* λ. Die Bestimmung derselben geschieht auf empirischem Wege, zum Teil auch auf Grund gewisser theoretischer Betrachtungen. Es scheint zweckmässig, einmal die bisher ermittelten Werte dieser Konstanten unter ganz kurzer Angabe des Weges, auf dem dieselben ermittelt wurden, zusammenzustellen, weil dadurch am einfachsten *der gegenwärtige Stand unserer Kenntnisse der radioaktiven Prozesse dargestellt wird*. Auf absolute Vollständigkeit kann diese Zusammenstellung bei der enormen Fülle des Materials allerdings nicht Anspruch machen.

Für den Ueberblick über den radioaktiven Umwandlungsprozess ist es zweckmässiger, die sog. *Halbierungskonstante* *H. K.* anzugeben, nämlich diejenige Zeit, in welcher die sich umwandelnde Menge um die Hälfte abgenommen hat.

Es ist bekanntlich :

$$(HK = \frac{1}{\lambda}\log.\ \text{nat}\ 2 = \frac{0{,}69315}{\lambda}\,.$$

In der nachfolgenden Zusammenstellung werden der Reihe nach die 5 Gruppen : *Uran, Umwandlungsstufen zwischen Uran und Radium, Radium, Aktinium und Thorium* besprochen. Die Literatur-Nachweise sind am Schlusse alphabetisch angeführt.

Bei jeder Umwandlungsstufe wird zuletzt der allgemein acceptierte Wert von λ und von H. K. nach den neuesten Tabellen von L. Kolowrat (8) vom Jahre 1910 angeführt, mit der Beifügung (K. 1910).

A. *Uran.*

1. *Uran.* Erste bekannte radioaktive Substanz. Ihre Eigenschaften wurden im Jahre 1896 durch H. Becquerel (9) ent-

deckt und eingehend untersucht; allerdings zunächst hauptsächlich die β-Strahlen, die vom U. X. ausgehen.

Bekanntes chemisches Element. Atomgewicht 238,5.
Strahlung : α-Strahlen.

$H. K.$: 6×10^8 Jahre. E. *Rutherford* (10) a. 1910. Vergleich der Aktivität des Urans mit derjenigen des Radiums.

    4×10^8 Jahre. F. Soddy (11) a. 1905, ebenso berechnet.

    $3,4 \times 10^9$ Jahre. E. Rutherford (12) a. 1906. Vergleichung der Radium- und Uranmengen im radioaktiven Gleichgewicht, nach Boltwood's Messungen.

    $3,4 \times 10^9$ Jahre. F. Soddy und Mackenzie (13). a. 1907, ebenso berechnet, unter Beiziehung der H. K. des Radiums.

    6×10^9 Jahre. E. Rutherford (14) a. 1908. Ebenfalls aus dem radioaktiven Gleichgewicht, nach den neuesten Messungen Boltwood's.

$H. K. = 6 \times 10^9$ Jahre.
$\lambda = 4 \times 10^{-18}$ sek.$^{-1}$ (K. 1910.)

2. *Radio-Uran.* Noch sehr hypothetisch : Von J. Danne (15) a. 1909 auf Grund gewisser Versuche vermutet; H. K. mehrere Jahre.

3. *Uran X.* Erstes Umwandlungsprodukt, das aus einer radioaktiven Substanz abgeschieden wurde, a. 1910, Crookes (16).
Strahlung : β- und γ-Strahlen.
Gewisse Beobachter glauben auch, α-Strahlen zu finden.
Erste Substanz deren Abfall der Aktivität mit der Zeit nach einer einfachen Exponentialfunktion beobachtet wurde; ebenso der Anstieg der Aktivität des von U. X. befreiten Urans.

$H. K.$: 22   Tage. E. Rutherford & F. Soddy (17) a. 1903.
    20,7 »   V. F. Hess (18) a. 1907.
    24,6 »   F. Soddy (19) a. 1910.

$H. K. = 21,5$ Tage
$\lambda = 3,7 \times 10^{-7}$ sek.$^{-7}$ (K. 1910.)

4. *Weitere Umwandlungsprodukte* sind hypothetisch. Soddy

(20) glaubt, a. 1909, ein solches mit H. K. von ca. 1 Tag gefunden zu haben.

B. *Umwandlungsstufen zwischen Uran und Radium*

1. *Direkte Beziehungen zwischen Uran und Radium.*

Rutherford und Soddy (21) haben zuerst a. 1903, die Vermutung ausgesprochen, dass das Radium eine Umwandlungsstufe des Uran sein könnte.

B. B. Boltwood (22) stellte zuerst fest a. 1904, dass der Radiumgehalt radioaktiver Mineralien ihrem Urangehalt proportional sei, was von andern Forschern im allgemeinen bestätigt wurde.

Boltwood und Rutherford (23) bestimmen dieses Verhältnis a. 1905, nochmals (24) a. 1906. Die neueste Bestimmung Von Boltwood (25) a. 1908 ergibt, dass pro 1 Gramm U. $3{,}4 \times 10^{-7}$ Gramm Radium in radioaktiven Mineralien enthalten sind.

F. Soddy (26) fand zuerst, a. 1904, dass in reinen Uransalzen im Laufe der Zeit Radium produziert wird, und zwar soll sich pro 1 Gramm Uran 2×10^{-12} Gramm in einem Jahr umwandeln. Diese Beobachtungen wurden teilweise bestätigt, teilweise widerlegt. Die fortgesetzten Versuche von Soddy (27) stellen ziemlich sicher fest, dass in käuflichen von Radium gereinigten Uransalzen immer wieder Radium entsteht.

2. *Beziehungen zwischen Uran, Aktinium, Radium.*

Rutherford (28) hat schon a. 1904 die Vermutung ausgesprochen, dass das Aktinium ein Zwischenprodukt zwischen Uran und Radium sein könnte.

B. B. Boltwood (29) wies 1906 die Proportionalität zwischen dem Urangehalt und dem Aktiniumgehalt radioaktive Mineralien nach und konstatierte die Bildung von Radium in Aktiniumpräparaten.

Rutherford (36) hat dies bestätigt, 1907, später aber nachgewiesen, dass nicht alle Aktiniumpräparate Radium produzieren.

F. Soddy (31) konstatiert a. 1907, dass aus 287 Gramm Uran während 300 Tagen kein Aktinium entsteht.

Das reine Aktinium konnte demnach nicht als Zwischenstufe

zwischen Uran und Radium angesehen werden, sondern als ein dem Aktinium verwandter noch unbekannter Körper.

F. Soddy (32) stellt 1909 die Vermutung auf, dass das Uran gleichzeitig mehrere Umwandlungstufen liefern könnte : Aktinium und Ionium.

3. *Ionium*. Dasselbe kann als sichergestellte Muttersubstanz des Radiums gelten und als wahrscheinliches Umwandlungsprodukt des Urans.

Entdeckt von Boltwood (33) a. 1906, und unabhängig davon von W. Marckwald und B. Keetmann (34) a. 1907. — Von O. Hahn (35) a. 1907 in gewissen Thorpräparaten nachgewiesen.

Strahlung : α-Strahlen.

H. K. : über 25 Jahre. B. B. Boltwood (36) a. 1908, kann nur als hypothetische untere Grenze gelten.

ca. 1500 Jahre. E. Rutherford (37) a. 1908. Nach Boltwood's Messungen ist die Radiumproduktion aus Ionium erkannt. Hieraus, sowie aus der mit Uran im radioaktiven Gleichgewicht befindlichen Radiummenge, unter Beiziehung der H. K. des Radiums ergibt sich die H. K. des Ioniums.

Mehrere Tausend Jahre. B. Keetmann (38) a. 1909.

Unter 11.500 Jahren. F. Soddy (39) a. 1908, nach denselben Prinzipien wie Rutherford.

Unter 18.000 Jahren. F. Soddy (40) a. 1909 nach neueren Berechnungen.

H. K. = 10.000 Jahren, $\lambda = 2 \times 10^{12}$ sek.$^{-1}$ } (K. 1910.)

C. *Radium*

1. *Radium*. Vierte erkannte radioaktive Substanz. Aus Pechblende abgeschieden im Jahre 1898 von P. und S. Curie und G. Bémont (41). Wirkliches chemisches Element, Atomgewicht 226,4.

Strahlung : α-Strahlen.

H. K. : 1500 Jahre. E. Rutherford (42) a. 1904. Berechnet aus der Zahl der α-Teilchen, die 1 Gramm Radium per Sekunde aussendet, unter der Voraussetzung, dass jedes zerfallende Radiumatom bei seiner Umwandlung in Radium B successive 4 α-Teilchen aussende.

1280 Jahre. E. Rutherford (43) a. 1905. Dieselbe Methode mit neueren Zahlen berechnet.

1150 Jahre. W. Ramsay und F. Soddy (44) a. 1904. Berechnet aus dem Volumen Emanation, das 1 Gramm Radium in einer Sekunde produziert, unter der Voraussetzung, dass ein Atom Radium je ein Atom Emanation (einatomiges Gas) liefere.

E. Rutherford (45) macht eine ähnliche Berechnung a. 1905 durch Vergleich des mit einem Gram Radium im radioaktiven Gleichgewicht befindlichen Emanationsvolumen.

2600 Jahre. E. Rutherford (46) a. 1906. Wiederum berechnet aus der Zahl der α-Teilchen, welche unter der veränderten Annahme, dass einem α-Teilchen je 2 Elementarquanten zukomme, bestimmt wurde.

3100 Jahre. B. B. Boltwood (47) a. 1906. Es wird die aus einem Aktinium (resp. Ionium) haltigen Uranmineral in bestimmter Zeit produzierte Radiummenge gemessen. Die dadurch beobachtete Umwandlungsgeschwindigkeit jener primären Substanz im Radium und die bekannte Zahl der mit Uran im radioaktiven Gleichgewicht befindliche Radium-

menge gestattet die Berechnung
der H. K.

236 Jahre. A. T. Cameron und W. Ramsay (48) a.
1907. Wiederum berechnet aus dem
Volumen der Emanation auf Grund
neuer Messungen, die sich aber
nicht bestätigt haben.

2840 Jahre.
2630   » $\Bigg\}$ O. Hahn (49) a. 1907. Nach der Methode
3250   »

von B. B. Boltwood an drei verschiedenen Radiumproduzierenden
Mineralien gemessen.

200 Jahre. B. B. Boltwood (50) a. 1908. Aus genaueren Beobachtungen der aus
Ionium in einem Jahre produzier-
ten Radiummengen und aus neueren Zahlen betreffend Gleichgewicht zwischen Uran und Radium.

1760 Jahre. E. Rutherford und H. Geiger (51) a.
1908. Nach seiner ursprünglichen
Methode aus der nunmehr direkt
bestimmten Zahl der von 1 Gramm
Radium ausgesandten α-Teilchen.

1800 Jahre. B. Keetmann (52) a. 1909. Aus der Ra-
diumbildung aus Ionium berech-
net.

1744 Jahre. W. Ramsay und R. W. Gray (53) a.
1910. Aus dem Emanationsvo'u-
men berechnet nach Korrektur der
früheren Fehler.

H. K. = 200 Jahre. $\Big\{$ (K. 1910.)
    $\lambda = 1,1 \times 10^{-11}$ sek.

2. *Radium X.* Noch ganz hypothetisch.

O. Hahn und L. Meitner (54) glauben a. 1909 im entemanierten Radium eine β-Strahlung nachweisen zu können,
die nach ihrer Vermutung von einer Umwandlungsstufe
des Radiums herrühren würde.

3. *Radium-Emanation.* Entdeck von Dorn (55) a. 1900. Gas-
förmiger Körper mit charakteristischem Spektrum.

Strahlung : α-Strahlen.

H. K. : 3,99 Tage. *P. Curie* (56) a. 1902. Beobchtet aus dem direkten Abfall der Aktivität eines bestimmten Quantums Emanation entsprechend einem einfachen Exponential-Gesetz.

3,71 Tage. E. Rutherford und F. Soddy (57) a. 1903. Beobachtet aus der abnehmenden Aktivität einzelner Emanationsproben, ferner bestätigt durch den Anstieg der Aktivität des entemanierten Radiums.

3,88 Tage. Bumstead und Wheeler (58) a. 1904. Nach der Methode von P. Curie beobachtet.

3,86 Tage. O. Sackur (59) a. 1905. Nach der Methode von Rutherford und Soddy beobachtet.

3,75 Tage. G. Rümelin (60) a. 1907. Nach derselben Methode beobachtet.

3,85 Tage. S. Curie (61) a. 1910. Nach der Methode von P. Curie beobachtet.

$$H. K. = 3,86 \text{ Tage} \qquad (K. 1910.)$$
$$\lambda = 2,08 \times 10^{-6} \text{ sek.}^{-1}$$

4. Aktiver Beschlag der Radium-Emanation.

Entdeckt von P. und S. Curie (62) a. 1899, als sog. induzierte Aktivität mit starker α-, β-, γ-Strahlung.

Abfall dieser Aktivität beobachtet von P. Curie und A. Debierne (63) a. 1901, ebenso von E. Rutherford und Miss Brooks (64) a. 1902. Nach rasch verlaufender Anfangsstörung und langdauerndem stationärem Zustand findet ein Abfall nach einfachen Exponentialgesetz mit der *H. K. 30 Min.* statt.

P. Curie und P. Curie und J. Danne (65) geben 1902 und 1903 die bekannte klassische Formel für den Abfall der induzierten Aktivität für einen Körper, der sehr lang mit Emanation in Kontakt war (wobei sie wesentlich nur die β-Strahlung berücksichtigen) :

$$I = I_0 \left(a . e^{\frac{-t}{\Theta_1}} - (a - 1) . e^{\frac{-t}{\Theta_2}} \right),$$

wo $a = 4,20$; $\theta_1 = 2420$; $\theta_2 = 1860$, Zeit in Sekunden.

Somit wird der aktive Beschlag auf 2 Stufen zurückgeführt mit dem H. K. *28 Min.* resp. *21 Min.*

E. Rutherford (66) leitet a. 1904 aus der Theorie der radioaktiven Umwandlung her, dass die erste dieser 2 Stufen *strahlenlos* (rayless) sein müsse.

Bei unendlich langer Expositionszeit lagern sich die Mengen an :

$$N_1 = \frac{q}{\lambda} c^{-\lambda_1 t}; \quad N_2 = q\, \lambda_1 \lambda_2 \left(\frac{1}{\lambda_1 (\lambda_2 - \lambda_1)} c^{-\lambda_1 t} + \frac{1}{\lambda_2 (\lambda_1 - \lambda_2)} e^{-\lambda_2 t} \right).$$

Wenn, nach Rutherford, die Aktivität des Beschlages nur von der zweiten Stufe herrührt, also $1 = N_2$, so stimmt dies mit der Formel von Curie und Danne; denn, für $\lambda_1 = \frac{1}{\Theta_1} \lambda_2 = \frac{1}{\Theta_2}$ wird

$$\frac{\lambda_2}{\lambda_2 - \lambda_1} = -3{,}3 = -(a-1) \text{ und } \frac{\lambda_1}{\lambda_1 - \lambda_2} = +4{,}3 = a.$$

Miss Brooks (67) untersuchte zuerst a. die Abfallkurven des aktiven Beschlages auch für kürzere Expositionsdauer und zwar getrennt für α- und für β-Strahlen, sowie auch während der kurzen Anfangsstörung. Diese Anfangsstörung wird auf eine den beiden bisherigen vorangehende Umwandlungsstufe, nur *α-Strahlend*, mit *H. K. = 3 Min.*, zurückgeführt.

P. Curie und J. Danne (68) bestätigen a. 1904 die bisherigen Beobachtungen und theoretischen Resultate. Für die drei Umwandlungsstufen geben sie an

$$\lambda_1 = 4{,}5 \times 10^{-3}; \quad \lambda_2 = 5{,}38 \times 10^{-4}; \quad \lambda_3 = 4{,}13 \times 10^{-4} \text{ sek.}^{-1}$$

Die Theorie lässt unentschieden ob λ_2 dem mittleren oder dem Endprodukte zukommt, da ihre Formeln für λ_2 und λ_3 symmetrisch sind. Es müssen deshalb *Trennungsversuche der einzelnen Umwandlungsstufen* gemacht werden.

P. Curie und J. Danne (69) a. 1904 konstatieren, dass Ra B (die strahlenlose mittlere Stufe) bei 600° verflüchtige, es bleibt das aktive Ra C zurück. Die H. K. desselben scheint 28 Min. zu sein, variiert aber merklich mit steigender Temperatur.

H. L. Bronson (70) a. 1905 und 1906 bestätigt die Verflüchtigung des Ra B, findet aber, dass die *Umwandlungskonstanten des Ra B und des Ra C zu vertauschen seien*, wodurch dann der vermeintliche Einfluss der Temperatur verschwindet. Die Werte seiner H. K. differieren von denen von Curie und Danne.

H. W. Schmidt (71) bestätigt a. 1905 diese Annahmen und konstatiert, dass Ra B -*Strahlen* aussendet.

F. von Lerch (72) scheidet a. 1906 die einzelnen Umwandlungsstufen *elektrolytisch* ab und bestätigt die Anschauungen Bronsons.

Für die einzelnen Stufen ergibt sich

Ra A. Vermutet von Rutherford (73) a. 1902, aus den Anfangsstörungen. Strahlung : α-Strahlen.

$\qquad$ H. K. = 3 Min., hergeleitet a. 1904 von Miss Brooks (74).

$\qquad$ 2,9 Min., hergeleitet a. 1904 von P. Curie & J. Danne (75).

$\qquad$ 3 Min., nach Bronson (76), H.W.Schmidt (77).

H. K. = 3 Min.
$\lambda = 3{,}85 \times 10^{-3}$ sek.$^{-1}$ $\qquad$ (K. 1910.)

Ra B. Ursprünglich als strahlenlos mit H. K. 21 Min. von Rutherford (78) und von Curie und Danne (79) angesehen.

Strahlen β-Strahlen.

$\qquad$ H. K. = 26 Min., H. L. Bronson (80), aus den Abfallskurven a. 1905-06 hergeleitet.

$\qquad$ 26,7 Min., H. W. Schmidt (81) a. 1906 F .v. Lerch (82) a. 1906.

H. K. = 26,7 Min.
$\lambda = 4{,}327 \times 10^{-4}$ sek.$^{-1}$ $\qquad$ (K. 1910.)

Ra C. (C₁). Ursprünglich mit H. K. 28 Min., von Rutherford, Curie und Danne (79).

$\qquad$ Strahlen : α-, β-, γ-Strahlen.

$\qquad$ Nach O. Hahn und L. Meitner (83) sendet das Ra C₁ nur β-Strahlen aus, und zwar weiche, wohl auch γ-Strahlen.

$\qquad$ H. K. = 19 Min. H. L. Bronson (80) a. 1906, aus den Abfallkurven der Aktivität hergeleitet.

$\qquad$ 19,5 Min. F. v. Lerch (82) a. 1906.

H. K. = 19,5 Min.
$\lambda = 5{,}93 \times 10^{-4}$ sek.$^{-1}$ $\qquad$ (K. 1910.)

Ra C₂ & C₃. Durch die Rückstossmethode können O. Hahn und L. Meitner (84) a. 1909 ein β-strahlendes Produkt aus Ra C abscheiden, das mit H. K. 1 — 2,5 Min. abfällt. Vermutung 2 er Substanzen, wovon die eine α-strahlend, die andere β- und γ-strahlend sei.

Ra C$_2$: H. K. = 2 — 2,5 Min.

Ra C$_3$: H. K. einige Sekunden.

5. *Langsame Umwandlungsstufen des Radiums.*

Existenz einer nach Vershwinden des Ra C zurückbleibenden Restaktivität, nachgewiesen von P. und S. Curie (85), a. 1903 und E. Rutherford (86) a. 1904.

Erste Untersuchung derselben von E. Rutherford (86) a.1904.

Auftreten zweier Stufen :

β-strahlende Stufe, die etwa H. K. = 40 Jahre hat

α-strahlende Stufe, die etwa H. K. = 1 Jahr hat.

Zweite Untersuchung von E. Rutherford (87) a. 1905.

Die *α-strahlende Substanz* wächst während 18 Monaten, erst geradlinig mit der Zeit an, dann exponential langsamer; sie ist auf Bi abzuscheiden und flüchtig bei 1000°; sie fällt dann direkt nach einfacher Exponentialfunktion ab, mit H. K. = 143 Tage.

Die *β-strahlende Subtanz* wächst anfangs rasch, bleibt dann während 18 Monaten ungefähr konstant. Aus ihrem Anstieg folgt eine H. K. = 6 Tage. Nach Erhitzen auf 1000° fällt sie exponential ab, mit H. K. = 4,5 Tage, wobei sie sich in die α-strahlende Substanz umwandelt.

Somit Annahme einer *strahlenlosen Muttersubstanz*, deren H. K. theoretisch zu *ca. 40 Jahren* berechnet wird.

Theoretische Berechnung dieser H. K. (nach St. Meyer und E. v. Schweidler, 1907). Es werde ein Körper in konstanter Emanationsmenge während einer sehr langen Zeit θ aktiviert (ca. 260 Tage). Nach kurzer Zeit ist die Menge Ra C im radioaktiven Gleichgewicht, sie sei N, und ihre konstante Umwandlungsgeschwindigkeit $q = \lambda$ N. Wie die folgenden Produkte Ra D, Ra E, Ra F berechnen sich die angesammelten Mengen (wobei θ sehr gross ist, so dass $1 - e^{-\lambda_1\theta} = \lambda_1\theta$ ferner λ_2 als unendlich angenommen, und auch $\lambda_3 - \lambda_1 = \lambda_3$ gesetzt wird, da λ_3 gross gegen λ_1, ist) zu :

$$\text{Ra D : } N_1 = \frac{q}{\lambda_1}\cdot \lambda_1\,\theta, \text{ somit Aktivität } I_1 = k_1\, q\, \lambda_1\,\theta$$

$$\text{Ra E : } N_2 = \frac{q}{\lambda_2}\cdot \lambda_1\,\theta, \quad \text{»} \qquad \text{»} \qquad I_2 = k_2\, q\, \lambda_1\,\theta$$

$$\text{Ra F : } N_3 = \frac{q}{\lambda_3}\cdot \lambda_1\,\theta \left(1 - \frac{1 - e^{-\lambda_3\theta}}{\lambda_3\theta} \right) \text{ somit Aktivität}$$

$$I_3 = k_3\, q\, \lambda_1\,\theta \left(1 - \frac{1 - e^{-\lambda_3\theta}}{\lambda_3\theta} \right).$$

Aus der Aktivität des Ra C, $J = kq$ kann somit durch Vergleich mit der β-Aktivität des Ra E, oder mit der α-Aktivität des Ra F, wenn über k, k_2, k_3 passende Annahmen getroffen werden, λ_1 ermittelt werden, worüber folgende Zahlenangaben gelten :

Ra D. Theoretisch hergeleitet als strahlenlose Muttersubstanz des Radiums E von E. Rutherford (87) a. 1905. Strahlenlos.

H. K. = 40 Jahre. Von E. Rutherford (87) a. 1905 nach obiger Methode durch Vergleich der β-Strahlung des Ra E mit derjenigen des Ra C berechnet.

24 Jahre. Von St. Meyer und E. v. Schweidler (88) a. 1906, nach derselben Methode auf Grund neuer Beobachtungen berechnet.

11,9 Jahre. Von St. Meyer und E. v. Schweidler (89) a. 1907 durch Vergleich der α-Strahlung des Ra F mit derjenigen des Ra C berechnet

16,5 Jahre. Von G. N. Antonoff (90) neuerdings a. 1910 nach derselben Methode berechnet.

$$\left.\begin{array}{l} \text{H. K.} = 12 \text{ Jahre} \\ \lambda = 1{,}8 \times 10^{-9} \text{ sek.}^{-1} \end{array}\right\} \quad \text{(K. 1910.)}$$

Ra E (E_1 und E_2) Von E. Rutherford (86) entdeckt a. 1904. Von St. Meyer und E. v. Schweidler (88) in 2 Stufen zerlegt, a. 1906. Neuerdings nur als aus einer Stufe bestehend angesehen von Antonoff (90) a. 1910. Strahlung : Ra E_1 strahlenlos. Ra E_2 β-Strahlen.

H. K. = 6,5 resp. 4,5 Tage. E. Rutherford (87) a. 1905. Die erste Zahl ergab sich aus dem Anwachsen der β-Aktivität, die zweite aus dem Abfall der β-Aktivität des isolierten Ra E.

6 Tage. St. Meyer und E. v. Schweidler (91) a. 1905. Aus direkter Beobachtung.

6,14 Tage. F. Geitel (92) a. 1906. Direkte Beobachtung.

4,72 Tage. J. Danysz (93) a. 1905. Direkte Beobachtung.

6 — 6,5 Tage. für Ra E_1 St. Meyer und E. v. Schweidler
4,8   Tage   für Ra E_2 (88) a. 1906.

4,9   Tage.   V. F. Hess (94) a. 1907 Direkte
6   Tage.   Beobachtung.

5,0   Tage. G. N. Antonoff (90) a. 1910. Direkte Beobachtung.

$$H.\,K. = \begin{cases} 6,2 \text{ Tage für Ra } E_1 \\ 4,8 \text{ Tage für Ra } E_2 \end{cases}$$
$$\left. \right\} \text{(K. 1910.)}$$
$$= \lambda \begin{cases} 1,3 \times 10^{-6} \text{ sek.}^{-1} \text{ für Ra } E_1 \\ 1,7 \times 10^{-6} \text{ sek.}^{-1} \text{ für Ra } E_2 \end{cases}$$

Ra F. Entdeckt als dritte, radioaktive Substanz : *Polonium*, von P. und S. Curie (95) a. 1898.

Unabhängig davon als *Radiotellur* entdeckt von W. Marckwald (96) a. 1902.

Unabhängig davon nachgewiesen im *Radioblei* :

Elster und Geitel (97) geben a. 1899 die erste beiläufige Bemerkung über die Aktivität des Bleies. F. Giesel (98) konstatiert und untersucht dieselbe a. 1901-02. K. A. Hofmann und E. Strauss (99) scheiden a. 1900 und 1901 zuerst einen aktiven Bestandteil (Ra D ?) aus Blei aus

Strahlung : α-Strahlen.

H. K. : 139,8 Tage. W Marckwald (100) a. 1905. Beobachtung des Abfalls der α-Aktivität des Radiotellurs, nach einer einfachen Exponentialkurve.

139,6 Tage. W. Marckwald, H. Greinacher, K. Hermann (101) a. 1905. Direkte Beobachtung; später auch noch bestätigt an alten Präparaten, H. Greinacher (102).

143 Tage. E. Rutherford (103) a. 1905. Direkte Beobachtung.

135,6 Tage. St. Meyer und E. v. Schweidler (104) a. 1905-06. Direkte Beobachtung.

— 561 —

138-139 Tage. St. Meyer und E. v. Schweidler (105)
a. 1906. Neuere Beobachtung.

140 Tage. S. Curie (106) a. 1906. Beobachtungen an reinem Polonium.

$H. K. = 140$ Tage
$\lambda = 5{,}73 \times 10^{-3}$ sek. $^{-1}$ } (K. 1910.)

Ra G. Ueber das Umwandlungsprodukt des Poloniums ist zur
Stunde noch nichts sicheres bekannt. Nach der Rutherford'schen Auffassung verliert das Ra Atom bei
seiner Umwandlung in Ra G 5 α-Teilchen, das Atomgewicht des Ra G würde also etwa 206 sein und könnte
deshalb demjenigen des Blei entsprechen.

D. *Aktinium*

1. *Aktinium.* Fünfte radioaktive Substanz, entdeckt a. 1899
von A. Debierne (107).

Unabhängig davon gefunden von F. Giesel (108) a. 1902 und
als *Emanium* bezeichnet.

Gilt als eigentliches, radioaktives Element, über welches aber
gar nichts weiteres bekannt ist.

2. *Radio-Aktinium.* Aus Aktiniumpräparaten abgeschieden
von O. Hahn (109) a. 1906.

Strahlen : α- und β-Strahlen.

Halbierungskonstante : Nach einer anfänglichen Störungs-
periode von etwa 3 Wochen zeigt sich ein Abfall nach einer
einfachen Exponentialfunktion.

O. Hahn (109) bestimmt erst den Wert von 20 Tagen, a. 1906,
später (110) den Wert 19,5 Tage.

$H. K. = 19{,}5$ Tage
$\lambda = 4{,}13 \times 10^{-7}$ sek.$^{-1}$ } (K. 1910.)

3. *Aktinium X.* Nach Analogie des Th X vermutet von E. Rutherford (111) a. 1904.

Von F. Giesel (112) und unabhängig davon F. Godlewski
(113) a. 1905 abgeschieden.

Strahlung : α-Strahlen.

$H. K.$: 10,2 Tage, beobachtet a. 1905 von T. Godlewski (113).
10,2 Tage, beobachtet a. 1905 von St. Meyer und E.
v. Schweidler (116).

$H. K. = 10{,}5$ Tage
$\lambda = 7{,}6 \times 10^{-7}$ sek.$^{-1}$ } (K. 1910.)

4. *Aktinium-Emanation.* Sowohl von A. Debierne (115) wie auch von F. Giesel (116) a. 1903 entdeckt.

Strahlung : α-Strahlen.

Halbierungskonstante, resp. Umwandlungskonstante λ :

H. K. = 3,9 Sekunden, beobachtet a. 1904 von A. Debierne
(117).

3,6 Sekunden, nach O. Hahn und O. Sackur (118)
a. 1905.

H. K. = 3,9 Sekunden
$\lambda = 1,8 \times 10^{-1}$ sek.$^{-1}$ } (K. 1910.)

5. *Aktiver Beschlag.* Entdeckt a. 1903 von A. Debierne. Angenähert ergibt sich eine H. K. von 40 Minuten, a. 1904. Miss Brooks (119) findet bei genauerer Analyse, a. 1904, dass der Beschlag aus 2 Stufen besteht, von denen analog wie beim Thor, die erste strahlenlos ist. Die beiden Stufen werden elektrolytisch getrennt. — Später wird festgestellt, dass Aktinium A β-strahlend ist.

Aktinium A. Erste, β-strahlende Stufe.

H. K. 40 Minuten, nach Debierne (117) a. 1904.

41 Minuten, nach Miss Brooks (119) a. 1904.

35,7 Minuten, nach H. L. Bronson (120) a. 1905.

34,4 Minuten, nach Elster und Geitel (121) a. 1905.

35,8 Minuten, nach St. Meyer und E. v. Schweidler
(122) a. 1905.

36,4 Minuten, nach O. Hahn und O. Sackur (118)
a. 1905.

36 Minuten, nach A. Debierne (123) a. 1906.

36,07 Minuten, nauch F. V. Hess (124) a. 1907.

36 Minuten, nach O. Hahn und L. Meitner (125)
a. 1908.

H. K. = 36,1 Minuten
$\lambda = 3,20 \times 10^{-4}$ sek.$^{-1}$ { (K. 1910.)

Aktinium B. Galt ursprünglich als letztes, aktives Produkt der Aktinium-Reihe, α-, β-, γ-strahlend. Seit der Abscheidung des Aktinium C :

Strahlung : α-Strahlen.

H. K. = 1.5 Minuten, nach den ersten Messungen von Miss
Brooks (119) a. 1904.

2,15 Minuten, nach H. L. Bronson (120) a. 1905.

1,5 Minuten, nach St. Meyer und E. v. Schweidler
(122) a. 1905.

3 Minuten, nach O. Hahn (126) a. 1906.

2,15 Minuten, nach O. Hahn und L. Meitner (125) a. 1908.

H. K. = 2,15 Minuten
$\lambda = 5{,}37 \times 10^{-3}$ sek.$^{-1}$ } (K. 1910.)

Aktinium C. Gefunden nach der Rückstossmethode a. 1908 von O. Hahn und L. Meitner (125).

Strahlung : β- und γ-Strahlen.

H. K. 5,10 Minuten von O. Hahn und L. Meitner (125) aus dem exponentialen Abfall der β-Aktivität, sowie auch theoretisch aus dem allgemeinen Charakter der Abfallkurve des aktiven Beschlages bestimmt, a. 1908.

H. K. 2, 5,10 Minuten
$\lambda = 2{,}26 \times 10^{-3}$ sek.$^{-1}$ } (K. 1910.)

E. *Thorium*

1. *Thorium.* Zweite radioaktive Substanz. Ihre Aktivität wurde im Jahre 1898 von G. C. Schmidt (127) und unabhängig davon von S. Curie (128) entdeckt.
Bekanntes chemisches Element, Atomgewicht 232,42.
Strahlung : α-Strahlen.

H. K. $10^8 - 10^9$ Jahre. E. Rutherford (129) a. 1904. Nach derselben Methode wie bei Uran berechnet.

2,4 + 10^9 Jahre. E. Rutherford (130) a. 1905. Dessgleichen, aber 4 mal grösser als die H. K. des Urans, weil in den Umwandlungsprodukten des Thors 4 α-Teilchen auftreten.

H. K. = $3{,}10^{10}$ Jahre
$\lambda = 7 \times 10^{-0}{}_1$ sek.$^{-1}$ } (K. 1910.)

2. *Mesothorium* (1 und 2). Von O. Hahn (131) a. 1907 entdeckt, als eine vom Thor abscheidbare Muttersubstanz des Radiothoriums, mit einer Lebensdauer von vielen Jahren.
Von O. Hahn (132) a. 1908 in 2 Stufen zerlegt :
Mesothorium 1.

Strahlung : Strahlenlos.

H. K. = 5,5 Jahre.   Mc Coy (133) a. 1907, bestätigt von
O. Hahn (132) a. 1908.

H. K. = 5,5 Jahre
$\lambda = 4,0 \times 10^{-9}$ sek.$^{-1}$ } (K. 1910.)

Mesothorium 2.

Strahlung : β- und γ-Strahlen.

H. K. 6.2 Stunden.   O. Hahn (132) a. 1908. Beobachtung
des Anstieges und des Abfalles der
β-Aktivität, theoretisch bestätigt an
der allgemeinen Erholungskurve des
Thoriums.

H. K. = 6,20 Stunden
$\lambda = 3,1 \times 10^{-5}$ sek.$^{-1}$ } (K. 1910.)

3. *Radiothorium.* Zum ersten Male als solches bekannt und
abgeschieden von O. Hahn (134) a. 1905. Schon früher
wurde von Ch. Baskerville (135), K. A. Hofmann und F.
Zerban (136), Dadourian (137), F. Giesel (138), G. A.
Blanc (139) beobachtet, dass es aktive und inaktive Thor-
präparate gebe, was jedenfalls auf die Gegenwart oder
Nicht-Anwesenheit von Radiothorium in den betreffenden
Präparaten zurückzuführen ist. G. A. Blanc (140) fand
a. 1905 das Radiothorium unabhängig von O. Hahn und
bestimmte a. 1907 seinen Abfall.

Strahlung : α-Strahlen.

H. K. = 737 Tage, nach G. A. Blanc (141) a. 1907.

H. K. = 737 Tage,
$\lambda = 1,09 \times 10^{-8}$ sek.$^{-1}$ } (K. 1910.)

4. *Thor X.* Zum ersten Male abgeschieden von E. Rutherford
und F. Soddy (142) a. 1902, und dessen exponentialer
Abfall, sowie Anstieg der Thor-Aktivität beobachtet.

Strahlung : α-Strahlen.

H. K. : 4,   Tage, nach Rutherford und Soddy (142) a.1902.
3,64 Tage, nach F. von Lerch (143) a. 1905.
4,6 Tage, nach O. Hahn (144) a. 1905.
3,65 Tage, nach M. Levin (145) a. 1906.
4,1 Tage, nach G. A. Blanc (146) a. 1906.

H. K. = 3,71 Tage
$\lambda = 2,17 \times 10^{-6}$ sek.$^{-1}$ } (K. 1910.)

5. *Thor-Emanation.* Entdeckt von B. B. Owens (147) im Jahre

1899. Erste Bestimmung ihres exponentialen Abfalls und ihrer Neubildung von E. Rutherford (148) a. 1900.

Strahlung : α-Strahlen.

H. K. : 1 Minute,   nach E. Rutherford (148) a. 1900.

51,2 Sekunden, nach C. Le Rossignol und C. T. Gimingham (149) a. 1904.

53,3 Sekunden, nach O. Hahn (150) a. 1905.

54 Sekunden nach H. L. Bronson (151) a. 1905.

H. K. = 60 Sekunden, nach G. A. Blanc (146) a. 1906.

H. K. = 53 Sekunden
= $1,31 \times 10^{-2}$ sek.$^{-1}$ } (K. 1910.)

6. *Aktiver Beschlag des Thorium.* Nachgewiesen von E. Rutherford (152) a. 1900. Festellung des Anstieges und des Abfalles seiner Aktivität, H. K. = 11 Stunden. Auftreten einer Anfangsstörung, die mit abnehmender Expositionsdauer zunimmt. Zurückführung a. 1902 von Miss Brooks und E. Rutherford (153) auf 2 Umwandlungsstufen. Theoretische Behandlung desselben in gleicher Weise wie bei Ra B und C durch E. Rutherford und F. Soddy (154) a. 1902 und Nachweis einer strahlenden Stufe durch Rutherford (155) a. 1904.

Erste Bestimmung der H.K. beider Stufen durch Miss Brooks (156) a. 1904. Trennung beider Stufen und Entscheidung, welches die erste sei : G. B. Pegram (157) isoliert a. 1903 durch Elektrolyse aktive Beschläge mit ca. 1 Stunde H.K. ; Miss Slater (158) isoliert dieselbe Stufe durch Glühen, sowie auch durch Kathodenstrahlen. Zerstäubung : F. v. Lerch (159) trennt beide Stufen scharf durch Elektrolyse a. 1903 und 1905.

Thor A. Strahlung : β-Strahlen (ursprünglich als strahlenlos geltend).

H. K. 11 Stunden. Miss Brooks (156) a. 1904.

10,6 Stunden. F. v. Lerch (159) a. 1905.

10,6 Stunden. O. Hahn (160) a. 1906.

10,605 Stunden. F. von Lerch (161) a. 1907.

H. K. = 10,6 Stunden
λ = $1,82 \times 10^{-5}$ sek.$^{-1}$ } (K. 1910.)

Thor B. Strahlung : α-Strahlen.

H. K 55 Minuten. Miss Brooks (156) a. 1904.

55-60 Minuten. F. v. Lerch (159) a. 1903 und 1905.

55 Minuten. O. Hahn (160) a. 1906.

60,4 Minuten. F. v. Lerch (161) a. 1907.

H. K. = 55 Minuten

$\lambda = 2{,}1 \times 10^{-4}$ sek.$^{-1}$ $\Big\}$ (K. 1910.)

Thor C. Von O. Hahn (162) a. 1906 nachgewiesen aus der Form der Ionisationskurven der α-Strahlen des aktiven Beschlages.

H. K. einige Sekunden. Ursprünglich wurde dieser Stufe α-, β- und γ-Strahlung zugeschrieben. Nunmehr gilt es nur noch als α-strahlend.

Thor D. Nach der Rückstossmethode a. 1909 von O. Hahn und L. Meitner (162) entdeckt und teilweise auch chemisch abgeschieden.

Strahlung : β- und γ-Strahlen.

H. K. 3,1 Minuten. O. Hahn und L. Meitner (163) a. 1909. Direkte Beobachtung.

3,05 Minuten. F. v. Lerch (164) a. 1909. Direkte Beobachtung.

H. K. = 3,1 Minuten

$\lambda = 3{,}7 \times 10^{-3}$ sek.$^{-1}$ $\Big\}$ K. 1910.)

Bern, im August 1910.

Literatur-Verzeichnis (alphabetisch geordnet)

90. G. N. ANTONOFF, *Phil. Mag.* (6), 19, p. 825, 1910.

135. CH. BASKERVILLE, *Journ. Amer. Chem. Soc.*, 23, p. 761, 1901.

6. H. BATEMAN, *Cambr. Proc. Phil. Soc.*, 15, p. 423, 1910.

9. H. BECQUEREL, *C. R. Paris*, 122, p. 420, 501, 559, 689, 762, 1086; 1896. — *C. R. Paris*, 123, p. 855, 1896. — *Mémoires de l'Académie*, tome 46, 1903.

2. H. BECQUEREL, *C. R. Paris*, 131, p. 137, 1900. — *C. R. Paris*, 133, p. 977, 1901.

140. G. A. BLANC, *Rend. Acc. Lincei*, 14, p. 322, 1905. — *Phys. Zeitschr.* 6, p. 703, 1905.

139. G. A. BLANC, *Phil. Mag.* (6) 9, p. 148, 1905.

146. G. A. BLANC, *Rend. Acc. Lincei*, 15, p. 328, 349, 1906. — *Phys. Zeitschr.* 7, p. 620, 1906.

141. G. A. BLANC, *Rend. Acc. Lincei*, 16, p. 291, 1907. — *Phys. Zeitschr.* 8, p. 321, 1907.

22. B. B. Boltwood, *Nature*, 70, p. 80. 1904.— *Amer. Journ. Sc.*, 18, p. 97, 1904. — *Phil. Mag.* (6), 9, p. 599, 1905.

29, 47. B. B. Boltwood, *Amer. Journ. Sc.*, 22, p. 573, 1906. — *Phys. Zeitschr.*, 7, p. 915, 1906.

33. B. B. Boltwood, *Amer. Journ. Sc.*, 24, p. 370. 1907. — *Phys. Zeitschr.*, 8, p. 884, 1907.

25, 36. B. B. Boltwood, *Amer. Journ. Sc.*, 25, p. 365. 1908. — *Phys. Zeitschr.*, 9, p. 502, 1908.

50. B. B. Boltwood, *Amer. Journ. Sc.*, 25, p. 493, 1908.

23. B. B. Boltwood & E. Rutherford, *Amer. Journ. Sc.*, 20, p. 55, 1905. — *Le Radium*, 3, p .197, 1905.

24. B. B. Boltwood & E. Rutherford, *Amer. Journ. Sc.*, 22, p. 1, 1906.

120, 151. H. L. Bronson, *Amer. Journ. Sc.*, 19, p. 185, 1905.

70, 76, 80. H. L. Bronson, *Amer. Journ. Sc.*, 20, p. 60, 1905. — *Phil. Mag.*, (6), 11, p. 143, 1906. — *Proc. Roy. Soc.*, 78, p. 494, 1907.

67, 74, 119, 156. Miss H. T. Brooks, *Phil. Mag.*, (6), 8, p. 373, 1904.

64, 153. Miss H. T. Brooks & E. Rutherford, *Phil. Mag.*, (6), 4, p. 1, 1902.

58. H. A. Bumstead & L. P. Wheeler, *Amer. Journ. Sc.*, 17, p. 97, 1904.

48. A. T. Cameron & W. Ramsay, *Jahrb. d. Radioakt. u. El.*, 4, p. 253, 1907. — *Proc. Chem. Soc.*, 23, p. 178, 1907.

133. H N. Mc Coy & W. H. Ross, *J. Amer. Chem. Soc.*, 29, p. 1709, 1907.

1, 16. W. Crookes, *Proc. Roy. Soc. London*, 66, p. 409, 1900. — *Chem. News*, 81, p. 253, 265, 1900.

56, 65. P. Curie, *C. R. Paris*, 135, p. 857, 1902; 136, p. 223, 1903. — *Phys. Zeitschr.*, 4, p. 314, 1904.

95. P. Curie & Frau S. Curie, *C. R. Paris*, 127, p. 175, 1898.

62. P. Curie & Frau S. Curie, *C. R. Paris*, 129, p. 174, 1899.

41. P. Curie, Frau S. Curie, G. Bémont, *C. R. Paris*, 127, p. 1215, 1898.

65, 79. P. Curie & J. Danne, *C. R. Paris*, 136, p. 364, 1903. — *Phys. Zeitschr.*, 4, p. 314, 1903.

68, 75. P. Curie & J. Danne, *C. R. Paris*, 138, p. 683, 1904.

69. P. Curie & J. Danne, *C. R. Paris*, 138, p. 748, 1904.

63. P. Curie & A. Debierne, *C. R. Paris*, 132, p. 548, 763, 1901; 133, p. 931, 1901.

128. Frau S. Curie, *C. R. Paris*, 126, p. 1101, 1898.

85. Frau S. Curie, *Recherches sur les substances radioactives*, 142 S. Paris, 1903.

106. Frau S. Curie, *C. R. Paris*, 142, p. 273, 1906. — *Phys. Zeitschr.*, 7, p. 146, 180, 1906.

61. Frau S. Curie, *C. R. Paris*, 129, p. 714, 1909. — *Le Radium*, 7, p. 33, 1910.

137. H. M. Dadourian, *Amer. Journ. Sc.*, 19, p. 16, 1905. — *Phys. Zeitschr.*, 6, p. 98, 1905.

15. J. Danne, *C. R. Paris*, 148, p. 337, 1909. — *Le Radium*, 6, p. 42, 1909.

93. J. Danys, *C. R. Paris*, 143, p. 232, 1906.

107. A. Debierne, *C. R. Paris*, 129, p. 593, 1899; 130, p 906, 1900. — *Chem. News*, 80, p. 209, 1899.

115. A. Debierne, *C. R. Paris*, 136, p. 446, 671, 1903.

123. A. Debierne, *Phys. Zeitschr.*, 7, p. 14, 1906.

117. A. Debierne, *C. R. Paris*, 138, p. 411, 1904.

55. E. Dorn, *Abh. der Naturf. Ges. Halle a. S.*, 22, p. 39, 1900.

97. J. Elster & H. Geitel, *Wied. Ann. d. Physik*, 69, p. 83, 1899.

121. J. Elster & H. Geitel, *Arch. sc. phys. et nat. Genève*, (4), 19, p. 5, 1905.

98. F. Giesel, *D. Chem. Ber.*, 34, p. 3569, 3772, 1901.

108. F. Giesel, *D. Chem. Ber.*, 35, p. 102, 3608. 1902.

116. F. Giesel, *D. Chem. Ber.*, 36, p. 342, 1903.

112. F. Giesel, *D. Chem. Ber.*, 38, p. 775. 1905.

138. F. Giesel, *D. Chem. Ber.*, 38, p. 2334, 1905.

92. F. Giesel, *D. Chem. Ber.*, 39, p. 780, 1906.

149. C. T. Gimingham & C. Le Rossignol, *Phil. Mag.*, 8, p. 107, 1904.

113. T. Godlewski, *Nat.*, 71, 294, 1905. — *Phil. Mag.*, (6), 10, p. 35, 1905. — *Jahrb. d. Radioakt. & El.*, 3, p. 134, 1906.

102. G. Greinacher, *Jahrb. d. Radioakt. & El.*, 2, p. 139, 1905.

5. P. Gruner, *Ann. d. Phys.*, 19, p. 169, 1906. — *Archives sciences phys. Genève*, 23, p. 1, 113, 319, 1907.

7. P. Gruner, *Jahrb. d. Radioakt. & El.*, 3. p. 117, 1906.

134. O. Hahn, *D. Chem. Ber.*, 38, p. 3371, 1905. — *Proc. Roy. Soc.*, 76, p. 115, 1905.

144, 150. O. Hahn, *Jahrb. d. Radioakt. und El.*, 2, p. 235, 1905.

162. O. Hahn, *Phil. Mag.*, (6), 11, p. 793, 1906. — *Phys. Zeitschr.*, 7, p. 412, 1906.

160. O. Hahn, *Phil. Mag.*, (6), 12, p. 82, 1906. — *Phys. Zeitschr.*, 7, p. 456, 1906.

109. O. Hahn, *Nature*, 73, p. 559, 1906. — *D. Chem. Ber.*, 39, p. 1605, 1906.

110, 126. O. Hahn, *Phil. Mag.*, 13, p. 165, 1907. — *Phys. Zeitschr.*, 7, p. 855, 1906.

131. O. Hahn, *Phys. Zeitschr.*, 8, p. 277, 1907. — *D. Chem. Ber.*, 40, p. 3304, 1907.

35, 49. O. Hahn, *D. Chem. Ber.*, 40, p. 4415, 1907.

132. O. Hahn, *Phys. Zeitschr.*, 9, p. 246, 392, 1908.

118. O. Hahn & A. Sackur, *D. Chem. Ber.*, 38, p. 1943, 1905.

125. O. Hahn & Frl. L. Meitner, *Phys. Zeitschr.*, 9, p. 649, 1908.

83, 84. O. Hahn & Frl. L. Meitner, *Phys. Zeitschr.*, 10, p. 697, 1909.

54. O. Hahn & Frl. L. Meitner, *Phys. Zeitschr.*, 10, p. 741, 1909.

163. O. Hahn & Frl. L. Meitner, *Verh. d. D. Phys. Ges*, 11, p. 55, 1909.

18. V. F. Hess, *Wien. Ber.*, 116, II a, p. 109, 1907.

124. V. F. Hess, *Wien. Ber.*, 116, II a, p. 1121, 1907.

94. V. F. Hess, *Wien. Ber.*, 116, II a, p. 1289, 1907.

99. K. A. Hofmann & E. Strauss, *D. Chem. Ber.*, 33, p. 3126, 1900. — *D. Chem. Ber.*, 34, p. 8, 907, 3033, 3970, 1901.

136. K. A. Hofmann & F. Zerban, *D. Chem. Ber.*, 35, p. 531, 1902. — *D. Chem. Ber.*, 36, p. 3093, 1903.

38, 52. B. Keetmann, *Jahrb. d. Radioakt. & El.*, 6, p. 265, 1909.

8. L. Kolowrat, *Le Radium*, 7, p. 1, 1910.

159. F. von Lerch, *Ann. d. Phys.*, 12, p. 745, 1903.

143, 159. F. von Lerch, *Wien. Ber.*, 114, II a, p. 553, 1905. — *Jahrb. d. Radioakt. & El.*, 2, p. 463, 1905.

72, 82. F. von Lerch, *Wien. Ber.*, 115, II a, p. 197, 1906. — *Ann. d. Phys.*, 20, p. 345, 1906.

161. F. von Lerch, *Wien. Ber.*, 116, II a, p. 1443, 1907.

164. F. von Lerch, *Wien. Anz.*, 1909, p. 45.

145. M. Levin, *Phys. Zeitschr.*, 7, p. 513, 1906.

96. W. Marckwald, *D. Chem. Ber.*, 35, p. 2285, 4239, 1902; 36, p. 2662, 1903. — *Nat.*, 69, p. 347, 461, 1904.

100. W. Marckwald, *D. Chem. Ber.*, 38, p. 591, 1905.

101. W. Marckwald, H. Greinacher, K. Hermann, *Jahrb. d. Radioakt. u. El.*, 2, p. 136, 1905.

34. W. Marckwald & B. Keetmann, *D. Chem. Ber.*, 41, p. 49, 1907.

104. St. Meyer & E. von Schweidler, *Wien. Ber.*, 114, II a, p. 389, 1905.

114, 122. St. Meyer & E. von Schweidler, *Wien. Ber.*, 114, II a, p. 1147, 1905.

91, 105. St. Meyer & E. von Schweidler, *Wien. Ber.*, 114, II a, p. 1195, 1905.

88, 105. St. Meyer & E. von Schweidler, *Wien. Ber.*, 115, II a, p. 63, 697, 1906.

89. St. Meyer & E. von Schweidler, *Wien. Ber.*, 116, II a, p. 701, 1907. — *Phys. Zeitschr.*, 8, p. 457, 1907.

147. R. D. Owens, *Phil. Mag.*, (5), 48, p. 360, 1899.

157. G. B. Pegram, *Phys. Rer.*, 17, p. 424, 1903.

53. W. Ramsay & R. W. Gray, *Zeitschr. f. Phys. Chem.*, 70, p. 116, 1910.

144. W. Ramsay & F. Soddy, *Proc. of Roy. Soc. London*, 72, p. 204, 1903; 73, p. 346, 1904. — *Phys. Zeitschr.*, 4, p. 651, 1903; 5, p. 349, 1904.

60. G. Rümelin, *Phil. Mag.*, 14, p. 550, 1907. — *Phys. Zeitschr.*, 8, p. 803, 1907.

148. E. Rutherford, *Phil. Mag.*, (5), 49, p. 1, 1900.

152. E. Rutherford, *Phil. Mag.*, (5), 49, p. 165, 1900. — *Phys. Zeitschr.*, 1, p. 347, 1900.

73. E. Rutherford, *Phys. Zeitschr.*, 3, p. 254, 1902.

28, 66, 78, 111, 155. E. Rutherford, *Phil. Trans. A.*, 204, p. 169, 1904.

42, 66, 129. E. Rutherford, *Radioaktivity*, I. Edition, Cambridge, 1904.

10, 130, 45. E. Rutherford, *Radioactivity*, II. Edition, Cambridge, 1905.

86. E. Rutherford, *Phil. Mag.*, (6), 8, p. 636, 1904.

43. E. Rutherford, *Phil. Mag.*, (6), 10, p. 193, 1905.

87, 103. E. Rutherford, *Phil. Mag.*, (6), 10, p. 290, 1905.

12. E. Rutherford, *Radioactive Transformation*, London, 1906.

46. E. Rutherford, *Phil. Mag.*, (6), p. 348, 1906.

30. E. Rutherford, *Phil. Mag.*, (6), 14, p. 733, 1907.

14, 37. E. Rutherford, *Jahrb. d. Radioakt. u. El.*, 5, p.193, 1908.

51. E. Rutherford & H. Geiger, *Proc. Roy. Soc. London*, A. 81, p. 162, 1908. — *Phys. Zeitschr.*, 10, p. 42, 1909.

3, 142, 154. E. Rutherford & F. Soddy, *Phil. Mag.*, (6), 4, p. 370, 569, 1902. — *Zeitschr. f. Phys. Chemie*, 42, p. 81, 174, 1902.

17, 21, 57. E. Rutherford & F. Soddy, *Phil. Mag.*, (6), 5, p. 445, 576, 1903.

59. O. Sackur, *D. Chem. Ber.*, 38, p. 1753, 1905.

127. G. C. Schmidt, *Wied. Ann. d. Phys.*, 65, p. 141, 1898. — *C. R. Paris*, 126, p. 1264, 1898.

71. H. W. Schmidt, *Phys. Zeitschr.*, 6, p. 897, 1905.

77, 81. H. W. Schmidt, *Ann. d. Phys.*, 21, p. 609, 1906.

158. Miss J. M. W. Slater, *Phil. Mag.*, (6), 10, p.628, 1905.

26, 27. F. Soddy, *Nat.*, 70, p. 30, 1904; 71, p. 294, 1905.

11. F. Soddy, *Phil. Mag.*, (6), 9, p. 768, 1905.

31. F. Soddy, *Phil. Mag.*, (6), 14, p. 733, 1907.

39. F. Soddy, *Phil. Mag.*, (6), 16, p. 632, 1908.

20. F. Soddy, *Nat.*, 79, p. 366, 80, p. 37, 1909. — *Le Radium*, 6, p. 53, 1909.

32. F. Soddy, *Phil. Mag.*, (6), 18, p. 739, 1909.

40. F. Soddy, *Phil. Mag.*, (6), 18, p. 846, 1909.

19. F. Soddy, *Phil. Mag.*, (6), 19, p. 847, 1910.

13. F. Soddy & Mackenzie, *Phil. Mag.*, (6), 14, p. 272, 1907.

4. J. Stark, *Jarhb. d. Radioakt. u. El.*, 1, p. 1, 1904.

Veränderung der Reichweite von α-Strahen durch electrische Potentiale

von Max REINGANUM (Freiburg i. Br.)

Für verschiedene Fragen über die Eigenschaften radioactiver Substanzen kann es von Wichtigkeit sein den Einfluss zu kennen'

den die elektrische Ladung eines radioaktiven Präparates auf die
Reichweite, Ionisationsvermögen usw. der von ihm ausgehenden
Strahlungen auszuüben vermag. Um nur eines der wichtigeren
Beispiele anzuführen, sei darauf hingewiesen, dass geschlossene
Röhrchen, die ein Radiumpräparat enthalten, sich von selbst auf
ein hohes Potential aufladen können, und a zufällige Stö-
rungen des Potentials dann leicht den Anschein radioaktiver
Veränderungen des Präparats hervorrufen können.

Ich hatte mir deshalb die Aufgabe gestellt, unter möglichst
einfachen Versuchsbedingungen den Einfluss einer elektrischen
Ladung auf die Ausstrahlung eines Radiumpräparates zu untersuchen, und wählte hierzu die α-Strahlung des Poloniums.

Einen Einfluss von Potentialen auf die Ionisationswirkung
radioaktiver Präparate hat bereits Hr. S. Eve (1) festgestellt.
Die Versuchsreihe, die sich auf α-Strahlung bezieht, ist mit
einer Platte angestellt, die in Thoremanation mit Thor— C aktiviert wurde. Da hier gleichzeitig β Strahlung vorhanden ist, so
je doch seine Resultate notwendig kompliziert und für quantitative Folgerungen nicht geeignet. Es zeigte sich : Befand sich
die Platte von dem mit Aluminiumfolie abgeschlossenen Elektroskop so weit entfernt, dass α Strahlen nicht mehr in dasselbe
hineingelangen konnten, so erhöhte negatives Potential die
Abfallgeschwindigkeit des Goldblättchens und positives Potential verminderte sie, und zwar betrug die Differenz der Entla-
dungsgeschwingkeit für — bis $+$ 3000 Volt ca. 12 Proz. Hr. Eve
erklärt dieses Resultat, das er auch an den β-Strahlen des Radiums
sowie an sekundären β-Strahlen wiederfindet, als wesentlich mit-
verursacht durch die Biegung der Wege der β-Strahlen durch
ein negatives Potential der emittierenden Platte auf das Elektroskop zu, und Wegbiegung vom Elektroskop durch ein positives
Potential. Befand sich die Th—C—Fläche so nahe am Elektroskop, dass gerade α-Teilchen in dasselbe hineingelangen konnten
und ihr Ionisationsvermögen überwog, so verursachte positives
Potential eine Erhöhung der Entladungsgeschwindigkeit des
Elektroskops und negatives eine Verlangsamung, und zwar
betrug die Differenz für $\pm$ 30.000 Volt bis 3 Prozent. Bei bestimmter etwas grösserer Entfernung der Platte war der Effekt
des Potentials Null, was offenbar so zu erklären war, da die
entgegengesetzte Wirkung auf die β- und α-Teilchen sich gerade

---

1) S. Eve, Phil. Mag. (6) 15, p. 720, (1908.)

auf hob. Den Effekt bei dem Ueberwiegen der α-Strahlung erklärt Hr. Eve dadurch, dass durch ein positives Potential erstens die Reichweite vergrössert wird, zweitens aber auch Zubiegung der Strahlung auf das Elektroskop stattfindet, den Einfluss negativen Potentiales durch die entgegengesetzten Erscheinungen.

Bei Verwendung der Poloniumstrahlung fällt die komplizierende Wirkung der Elektronen weg, da Polonium nur sehr langsame negative Elektronen aussendet, die man schon durch sehr dünne Folien abblenden kann. Es muss also hier die Wirkung der α-Strahlen allein zur Geltung kommen.

Es lässt sich leicht berechnen, welcher Einfluss auf die Veränderung der Reichweite durch elektrisches Potential zu erwarten ist. Die Energie der α-Teilchen nimmt nach Rutherford (1) linear mit dem durch ein homogenes Medium duchlaufenen Weg ab. Hr. Rutherford hat sogar hierauf eine Methode gegründet, um aus den Reichweiten (die einer bestimmten lebendigen Kraft entsprechen) die Grösse $e/m\, u^2$ (e die Ladung des Teilchens, m die Masse und u seine Anfangsgeschwindigkeit), die sonst nur durch elektrostatische Ablenkung zu erhalten ist, in fast ebenso sicherer Weise zu bestimmen. Sind u_1 und u_2 die Anfangsgeschwindigkeiten zweier α-Strahlungen, l_1 und l_2 die zugehörigen Reichweiten, so ist nach dem linearen Gesetz der Energieverslust pro Zentimeter

$$\frac{m\,(u_1{}^2 - u_2{}^2)}{2\,(l_1 - l_2)}.$$

Um also umgekehrt durch ein elektrostatisches Potential die Reichweite um 1 cm zu vergrössern, wäre die elektrische Arbeit eE zuzuführen, wenn wir E das für die Längeneinheit notwendige Potential nennen, oder

$$E = \frac{m\,(u_1{}^2 - u_2{}^2)}{2\,e\,(l_1 - l_2)}.$$

Daher wird das Potential $+\,10000$ Volt $= 10^{12}$ elektromagnetische Einheiten die Reichweite um

$$(1) \qquad \frac{2.\,10^{12}.\,e(l_1 - l_2)}{m\,(u_1{}^2 - u_2{}^2)}\,\mathrm{cm}$$

vergrössern.

Nun können wir der genannten Arbeit von Rutherford für zwei Arten α-Strahlen die beiden Reichweiten l_1 und l_2 sowie die beiden Grössen $mu^2{}_1/e$ und $mu^2{}_2/e$ entnehmen. Da die Differenzen zu bilden sind, so müssen die Bestemmungen der Grössen mu^2/e sehr genau sein, um einen auf möglichst wenig Prozent

---

(1) E. Rutherford, Phil. Mag. 12. (6) p. 348—371. 1906.

sicheren Wert für die Vergrösserung der Reichweite durch elektrische Beeinflussung zu erlangen. Wir verfahren daher vielleicht sicherer so : Für e/m benutzen wir den von Rutherford sichergestellten Wert des doppelt geladenen Heliumatoms, also $e/m = 4{,}83 \cdot 10^3$. mu/e entnehmen wir den magnetischen Ablenkungsversuchen. Aus beidem lässt sich mu^2/e bestimmen. Es werde RaC und RaF (Polonium) zugrunde gelegt. Die beiden Reichweiten sind (s. Rutherford, l. c., p. 369) $l_1 = 7.06$ cm und $l_2 = 3{,}86$ cm. Ferner $mu/e = 4{,}06 \cdot 10^5$ (l. c., p. 359) und $mu^2/e = 3{,}25 \cdot 10^5$ (l. c., p. 361.) Diese Daten in den Ausdruck (1) eingesetzt, ergeben eine Veränderung der Reichweite durch ein Potential von $+$ 10000 Volt um 0,224 mm. Benutzen wir dagegen direkt die Tabelle p. 369, l. c., für mu^2/e, so ergibt sich als zu erwartende Verschiebung 0,199 mm (1). *Der Mittelwert beiter Berechnungsweisen ist* 0,212 $^\mathrm{m}/\mathrm{m}$.

Da eine so kleine Änderung infolge des rapiden Abfalles der Ionisation an der Grenze der Reichweite bequem messbar ist, geht aus den im folgenden beschriebenen Versuchen hervor.

Versuchsanordnung (vgl. Figur).

D ist das Do'ezalekelektrometer in heterostatischer Schaltung. Ein Quadrantenpaar ist geerdet (2), das andere mit der Ionisationskammer J verbunden. Diese besteht aus Glas und ist nach der

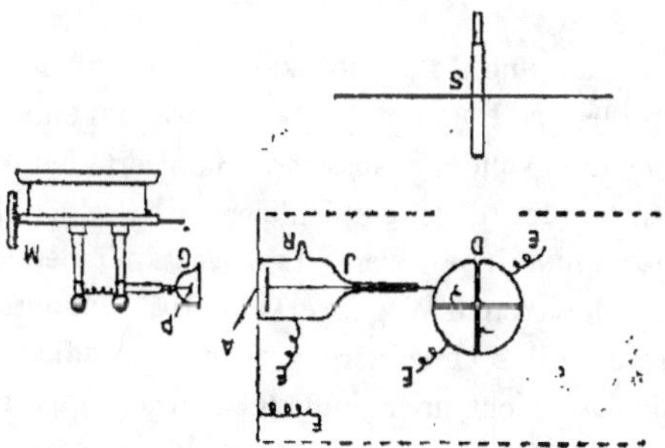

rechten Seite offen. Das glas ist auss en mit Stanniol überklebt und zur Erde abgeleitet. Die runde offene Seite (freier Durchmesser ca. 2,4 cm) ist über einen Metallring mit dünner lochfreier Alumi-

---

(1) Hr. Eve findet auf Grund derselben Arbeit die bei $\pm$ 30000 Volt zu ertwartende Versohiebung ungefähr gleich 1,4 mm. woraus für $+$ 10000 Volt 0.233 mm. folgt.

(2) Erdungen sind durch E angedeutet.

niumfolie überklebt, die mit dem geerdeten Stanniolbelag in
Kontakt ist. Im Innern steht ca. 3 mm. entfernt dem Aluminiumfenster die mit dem Elektrometer verbundene runde Messingplatte
vom Durchmesser 2,8 cm. gegenüber. Das seitliche Rohr R dient
zum Ausgleich der Druckschwankungen der Luft in der Ionisationskammer mit der Atmosphäre. Elektrometer und Ionisationskammer befinden sich zusammen in einem (gestrichelt gezeichneten) Drahtkäfig, in dessen rechter Vertikalfläche gerade die
Ebene der Aluminiumfolie liegt. Das Drahtnetz hat also an dieser
Stelle einen Ausschnitt, der aber, wie diese ganze Seite des
Drahtnetzes, mit Stanniolfolie so überklebt ist, dass nur eine
kreisrunde Öffnung übrig bleibt, die der Aluminiumabschluss A der
Ionisationskammer gerade ausfüllt. Auf diese Weise liess sich ein
vollkommener elektrostatischer Schutz erzielen, d. h. das Elektrometer zeigte keinen Ausschlag, wenn man beliebig hohe Spannungen der Aluminiumfolie von aussen näherte. Auf die Wichtigkeit
des elektrostatischen Schutzes hat auch Hr. Eve hingewiesen.
(Versuche, die ich zunächst mit geschlossenen Röhren anstellte,
bei welchen die Luft der Ionisationskammer und der Luftstrecke
in regulierbarer Weise verdünnt werden konnte, der das Poloniumpräparat enthaltende Teil dagegen, um Isolation bei Anlegen von
Spannung zu erhalten, möglichst hoch evakuiert wurde, gab ich
wegen der Unmöglichkeit auf, vollkommenen elektrostatischen
Schutz des Elektrometers mit der benutzten Versuchsanordnung
zu erhalten?)

Elektrometer und Ionisationskammer befanden sich auf einer
Wandkonsole, das Poloniumpräparat P war auf einem der Konsole
nahe gebrachten soliden Gaussstativ montiert. Bei Wiederholung
der Versuche dürfte es empfehlenswerth sein, alles auf *eine*
Unterlage zu montieren, wenigstens wenn der Beobachtungsraum
Erschütterungen durch Wagenverkehr usw. von aussen ausgesetzt
ist, doch wäre diese Umänderung sehr umständlich gewesen und
erwies sich als nicht unbedingt nötig. Das Präparat bestand aus
einem von der Chininfabrik Buchler & Co. bezogenen, dünnen
Poloniumniederschlag auf einer quadratischen 1 qcm grossen
Kupferscheibe. Auf der Rückseite war senkrecht zur Scheibe ein
Kupferstäbchen zum Halten angelötet. Dieses passte wiederum in
das Ende eines dickeren, etwa 4 cm langen Messingstabes, der
seiner seits, in der gezeichneten Weise, in die Durchbohrung eines
Funkenmikrometers befestigt war. (Die Funkenstrecke ist der
Deutlichkeit halber in der Seitenansicht, das übrige in der Aufsicht

gezeichnet.) Bei manchen Versuchen war das Präparat noch, wie die Figur zeigt. von einer Messingglocke umgeben, die nach der Ionisationskammer zu von einem Goldblättchen abgeschlossen wurde. Zum Druckausgleich hatte die Glocke eine seitliche Oeffnung. Auf diese Weise wurde folgendes erreicht : Erstens wurde die direkte Aufladung des Poloniumniederschlages selbst vermieden, die eventuell eine Störung der Versuchsverhältnisse bringen konnte. Zweitens wurden die langsamen Elektronen von vornherein zurückgehalten, und drittens stand auf diese Weise der Aluminiumfläche eine grössere geladene Fläche gegenüber, als wie sie die freie aktivierte Scheibe repräsentierte. so dass die Kraftlinien noch senkrechter auf die Aluminiumfolie verliefen. Es zeigte sich aber in den Resultaten kein bemerkbarer Unterschied, ob mit dem Schutz oder ohne ihn gearbeitet wurde. Eine Umdrehung der Mikrometerschraube entsprach eine Aenderung der Funkenstrecke um 1 mm., oder der Verschiebung jeder Kugel um 1/2 mm. Da die Trommel 100 Teilstriche hatte, so liess sich also die Verschiebung des Präparates um 1/200 mm. direkt messen und 1/2000 ^{mm} konnten noch geschätzt werden. Lie aktive Fläche stand möglichst parallel zu dem Aluminiumabschluss der Ionisationskammer und wurde senkrecht auf diesen verschoben. S bedeutet die Skala mit Fernrohr, ihm gegenüber hatte das Drahtnetz einen Ausschnitt.

Die Versuche.

Es empfahl sich, der Nadel nicht die hohe Aufladung 220 Volt der städtischen Leitung zu geben, da sich dann die positive Aufladung des nicht geerdeten Quadrantenpaares infolge der α-Strahlung des Präparates durch ein Wandern des Nullpunktes uw etwa 8 cm (etwa 1.2 Volt entsprechend) bemerkbar machte. War dagegen die Nadel nur auf 16 Volt geladen, so konnte dem mit der Ionisationskammer verbundenen Quadrantenpaar eine Ladung von derselben Grössenordnung erteilt werden, welche einerseits das Bild der Skala nicht aus dem Fernrohr brachte und andererseits völlig genügte, um während der Versuchsdauer den Ionisationsstrom so stark zu machen, dass der Aufladungseffekt (und die damit verbundene, jetzt kaum zu beobachtende Nullpunktsänderung) unmerklich wurde. Es machte nun keinen Unterschied mehr, ob mit positiv oder negativ geladenem Quadrantenpaar gearbeitet wurde. Die eigentlichen messenden Versuche wurden stets mit positiv geladenem Quadrantenpaar ausgeführt.

Die natürliche Abfallsgeschwindigkeit des Elektrometers vom

Teilstrich 10 bis 6 cm der Skala dauerte ungefähr 7 Min. Die
Funkenstrecke mit dem Poloniumpräparat wurde nun so nahe an
das Aluminiumfenster herangeschoben, bis eine sehr deutliche
Vergrösserung der Abfallgeschwindigkeit (auf etwa 20 bis 100 sec)
eintrat. Sodann konnte dieselbe mit der Mikrometerschraube
näher reguliert werden. Die Ablesungen unter gleichen Bedin-
dungen variierten oft um 1—2, manchmal auch mehr sekunden.
Es rührt dies zum Teil Sicher daher, da die Anordnung gegen
sehr kleine Verrückung sehr empfindlich ist, und diese erstens
durch die erwähnte getrennte Aufstellung von Ionisationskammer
und Präparat, zweitens durch leichte Erschütterungen bei Kon-
taktschluss und Aufheben desselben bei Ladung der isolierten
Quadranten bewirkt werden konnten. Zum Teil mögen aber
die Variationen auch von den Schweidlerschen Schwankungen,
erner von Luftdruck und Temperaturschwankungen herrühren.
Ich setze zu den Resultaten, um ein Urteil über die Schwankungen
zu geben, stets den mittleren Fehler des Mittelwertes hinzu. Nur
solche Versuchsreihen sind weggelassen, bei welchen Zurückgehen
auf die vorangegangenen Versuchsverhältnisse ganz andere
Entladungszeiten lieferte, also zweifellos eine dauernde Verrückung
stattgefunden haben musste. Wie empfindlich die Anordnung ist,
geht aus folgenden Zahlen hervor. Die Entladungsdauer betrug
einmal (ohne angelegte Spannung) in drei aufeinanderfolgenden
Versuchen 41,6, 41,8, 41,6″. Annäherung 36,2, 36,8, 35,2, 34″. Die
Mittelwerte sind 41,7 ± 0,1 und 35,2 ± 0,6 sec. Also gibt selbst
eine Veränderung um nur 1/30 mm. Abstand schon deutliche
Differenz der Entladungszeiten.

Bringt man unter die Lufstrecke Polonium-Aluminiumfenster
einen mä ig heissen Glasstab, so beobachtet man eine rapide
Zunahme der Entladungsgeschwindigkeit, die von der Verdünnung
der Luft herrührt. (Eine Wirkung der Elektronenaussendung des
Glasstabes ist ausgeschlossen, da diese nicht in die Ionisationskammer dringen kann.) Dieser Versuch kann zur Demonstration
dienen, wie sehr kleine Dichteänderungen die Reichweite beeinflussen können.

Von einer Hochspannungsbatterie konnten Spannungen bis
5740 Volt an das Präparat angelegt werden. Ferner wurde für
höhere Spannungen bis 9000 Volt eine Influenzmaschine benutzt,
der eine Leidener Flaschenbatterie parallel gelegt wurde, um die
Spannungsschwankungen zu verkleinern. Es wurde dauernd etwas
gedreht und die Spannung an einem Siemensschen elektrostatischen

Präzisionsvoltmeter abgelesen. Die Influenzmaschine stand bei den messenden Versuchen wegen der Erschütterung beim Drehen auf besonderem Tisch.

Die Resultate.

1. Qualitative Versuche ohne den beschriebenen Glockenschutz des Präparates, mit Influenzmaschine ohne Flaschenbatterie au gleichem Tisch wie Mikrometer, Entladungsdauer vom Skalenteil 14 bis 4 cm:

42,0 sec.	. . . . .	Präparat	ungeladen
36,0 »	. . . . .	»	positiv geladen
45,2 »	. . . . .	»	ungeladen
33,4 »	. . . . .	»	positiv geladen
62,8 »	. . . . .	»	negativ geladen
52,6 »	. . . . .	»	negativ geladen
37,4 »	. . . . .	»	positiv geladen

Es geht also hieraus schon der Einfluss der Spannung in dem zu erwartenden Sinn hervor.

2. Positive Batteriespannung von 5740 Volt:

a) ohne Ladung, 8 Versuche, Entladungszeit $54,5 \pm 1,0$ sec

b) mit Spannung, 5 Versuche, Entladungszeit $42,3 \pm 0,3$ sec

c) ohne » 3 Versuche, (vgl. oben) Prä

parat um 0,150 mm. genähert, Entladezeit $41,7 \pm 0,1$ sec

Man hätte also, wie eine leichte Interpolation lehrt, um 0,143 mm. verschieben müssen um genau auf den Wert 42,4 sec Entladungszeit bei 5740 Volt zu kommen, oder *+ 10000 Volt entsprechen einer Vergrösserung der Reichweite um 0,247 mm.* Es zeigt sich also überraschende Übereinstimmung mit dem theoretischen Wert 0,212 mm. Dies lässt schon vermuten, da im wesentlichen nur die Veränderung der Reichweite für den Effekt in Betracht kommt.

3. Das Präparat war durch die mit Goldfolie geschlossene Messingglocke geschützt. Die Hochspannung betrug, wie sich am Schluss der Versuchsreihe durch Messung herausstellte, infolge eines Batteriefehlers nur + 2380 Volt.

Entladungsdauer vom Teilstrich 16—8:

a) zur Erde geleitete Schutzglocke, 10 Versuche. . $23,7 \pm 0,4$ sec

b) geladene Schutzglocke, 3 Versuche . . . . . . $22,4 \pm 0,1$ sec

c) zur Erde geleitet; 0,15 mm. genähert, 3 Versuche $19,7 \pm 0,3$ sec

Der Effekt war also kleiner, aber deutlich. Man hätte um 0,049 mm. nähern müssen, um die Wirkung von + 2380 Volt zu erreichen. D. h. 10000 Volt *entsprechen eine Reichweiteänderung von 0,205 mm.*

4. Präparat mit Glocke geschützt, Influenzmaschine + 9400 Volt.

a) Entladungszeit ohne Spannung, 5 Versuche. . 44,6 ± 0,6 sec

b) dasselbe in 0,25 mm. grösserer Entfernung, 5 Ver. 68,2 ± 0,4 sec

c) in letzter Entfernung mit dem Potential + 9400

    Volt, 4 Versuche . . . . 47,1 ± 0,2 sec

Hieraus berechnet sich, dass das *Potential 10000 Volt die Reichweite* um 0,238 mm. *vergrössert.*

5. An das ungedeckte Präparat wurde die positive und negative Spannung 5700 Volt der Hochspannungsbatterie angelegt.

a) 5 Versuche mit — 5700 Volt Entladungszeit. . 54,4 ± 1,4 sec

b) 6 Versuche ohne Spannung Entladungszeit . . 45,4 ± 1,1 sec

c) 3 Versuche mit + 5700 Volt Entladungszeit. . 37,8 ± 0,4 sec

d) 3 Versuche mit — 5700 Volt in 0,262 mm. kleine-

    rer Entfernung . . . . 37,0 ± 0,2 sec

Wenn auch bei den längeren Zeiten die Schwankungen verhältnismässig gross waren — es herrschte so starker Sturm, da Gegenstände im Zimmer klirrten —, so ist diese Reihe doch als die beste anzusehen, wegen der Grösse und Konstanz der angelegten Spannung. Es ergibt sich durch leichte Interpolation als *Wirkung von 10000 Volt die Reichweitenverschiebung 0,217* mm. Dies stimmt mit unserem theoretischen Mittelwert 0,212 mm. ausgezeichnet überein.

Die Reichweitenverschiebung durch Spannung ist auch umgekehrt ein Mittel, um aus die Grösse $\frac{e\,(l_1 - l_2)}{m\,(u_1^2 - u_2^2)}$ zu finden. Kennt man nun die Reichweiten zweier α-Strahlengattungen l_1 und l_2, ferner durch magnetische Ablenkungen e/mu_1 und e/mu_2, so hat man drei Gleichungen, aus denen man e/m, u_1 und u_2 finden kann, und muss bei der gezeigten Übereinstimmung zwischen Theorie und Experiment gute Werte für diese drei Grössen erhalten. Statt von zwei verschiedenen α-Strahlungen auszugehen, kann man sich auch solche aus einer Strahlungsart durch Passierenlassen von Folien erst herstellen. (Die « Reichweiten » sind dann von der Folie abzurechnen, als Geschwindigkeit ist die unmittelbar hinter der Folie zu nehmen.) Es liegt hier also eine neue Methode der e/m-Bestimmung vor, der aber auch das Gesetz des linearen Energieabnahme von Rutherford zugrunde liegt.

Was nun die von Hrn. I ve erwähnte Fehlerquelle der Biegung der Bahnen der α-Teilchen auf die Folie Betrifft, so ist schon die

Biegung der Kraftlinien bei der benutzen Versuchsanordnung — das Aluminiumfenster war nur ein Teil einer grösseren leitenden Ebene — sehr gering. Da nun dicht an der Grenze der Reichweite beobachtet wurde, und die 1 qcm grosse Poloniumfläche sich nur etwa 3 cm entfernt von dem etwa 5 qcm grossen ebenen Aluminiumfenster befand, so wurde zudem nur der mittlere Teil desselben von den α-Teilchen getroffen, eine Biegung der mehr nach der Peripherie des Aluminiumfensters gerichteten Teilchen kann aber nich wesentlich mehr Teilchen zum Auftreffen bringen, da wegen der Krümmung der Bahn die Luftstrecke nicht kürzer wird. Aus demselben Grunde, dass die Peripherie von Teilchen gar nicht mehr getroffen wird, kann man eine Verschiebung direkt äquivaent mit einer Reichweitenänderung durch Spannung setzen, sonst müsste man eine, jedoch klein bleibende, Korrektion dafür einführen, dass (wenigstens bei punktförmiger Strahlungsquelle) die Zahl der auf das Fenster gerichteten Teilchen umgekehrt proportional dem Quadrate des Abstandes vom Fenster wäre. Auch eine Blende, um die α-Strahlen nur auf den mittleren Teil der Folie fallen zu lassen, erwies sich somit bei den verwandten Dimensionen als unnötig. Da keine in Betracht kommende Biegung der Bahn der α-Teilchen eintrat, wurde auch noch in folgender Weise geprüft. Es wurde ein kegelförmiger Pappschirm etwa in Form eines Lampenschirmes hergestellt, in dessen kleine Oeffnung das Aluminiumfenster gerade hineinpasste. Der Schirm war innen mit Stanniol beklebt und wurde zur Erde abgeleitet vor die Folie gesetzt. Nun hätten die α-Teilchen durch eine positive Spannung von dem Aluminiumfenster weg nach den näher gelegenen Teilen des Schirmes gebogen werden müssen, also hätte eine Verlangsamung der Entladung eintreten müssen. Es wurden aber mit positiver und negativer Spannung nur die normalen ohne den Schirm vorhandenen Effekte gefunden.

Ueber den Ursprung der photoelektrischen Empfindlichkeit von Mineralien

von H. GEITEL. (Wolfenbüttel).

Vor längerer Zeit (1) haben *Elster* und ich nachgewiesen, dass gewisse Mineralien, vor allem der blau und violett gefärbte Fluorit,

(1) Ann. der Physik., 44. 722, 1891.

das blaue Steinsalz, aber auch manche Arten von Baryt, Cölestin, Aragonit, Feldspath, ja selbst Granit in frisch gepulvertem Zustande den Hallwachseffekt schon bei der Bestrahlung mit Licht von grösseren Wellenlängen als 400 μμ zeigen, also im *sichtbaren* Lichte gerade wie die Metalle der Alkalien und alkalischen Erden negative Elektronen aussenden.

Wir glauben die Erscheinung jetzt darauf zurückführen zu können, dass die genannten Mineralien während und nach ihrer Entstehung in der Erde den Strahlen radioaktiver Stoffe durch lange Zeiträume hindurch ausgesetzt gewesen sind.

Zu diesem Schlusse führten uns folgende Tatsachen. Wir fanden, dass nach Bestrahlung mit Kathoden-Strahlen (1) sowohl, wie mit denen des Radiums (2) die wasserfreien Salze und Silikate der Alkalien und alkalischen Erden im sichtbaren Liche photoelektrisch empfindlich werden.

Nach genügend langer und kräftiger Einwirkung treten an diesen Substanzen die charakteristischen Färbuhgen auf, die von Goldstein zuerst an den mit Kathodenstrahlen behandelten Haloidsalzen der Alkalimetalle beobachtet sind. Diese Färbungen hatten wir seinerzeit auf eine chemische Zersetzung der Salze durch die Bestrahlung zurückgeführt ; es sollten sich Spuren freien Alkalimetalles bilden, das mit dem ungefärbten Salze eine farbige Lösung eingeht, analog wie geringe Mengen von freiem Gold oder Kupfer den Glasflüssen intensive Farbentöne mitteilen. Auch durch Erhitzen der farblosen Salze mit den freien Metallen lassen sich nach Giesel diese gefärbten Salze gewinnen. Nun fand Siedentopf durch ultramikroskopische Prüfung des natürlichen blauen Steinsalzes sowie des künstlich gefärbten, dass in der Tat Körnchen metallischen Natriums darin eingelagert sind. Demnach handelt es sich bei allen diesen Färbungen um die Gegenwart äusserst geringer Mengen von stark lichtempfindlichen, wahrscheinlich colloiden Modifikationen der Alkalimetalle und der Metalle der alkalischen Erden. Bei Rubidium, Caesium, Kalium, Natrium, lassen sich diese in vielleicht nahezu reinem Zustande durch die Glimmentladung bei Gegenwart verdünnten Wasserstoffs erhalten (3), sie stellen lebhaft gefärbte Massen dar, deren Elektronenemission bei gleicher Intensität des bestrahlenden

(1) Ann. der Physik., 59, 487, 1896.
(2) Pnysik. Zeitschrift, 4, 113, 1902.
(3) Phys. Zeitschrift, 11, 257, 1910.

Lichtes die der an sich schon sehr empfindlichen reinen Metallen um mehr als das 5 fache übertrifft.

Ueber den Ursprung der photoelektrischen Empfindlichkeit der natürlichen Mineralien stellen wir daher folgende Ansicht auf!

Alle diese Substanzen enthalten Spuren der hochlichtempfindlichen Modifikationen des Kaliums, Natriums, Lithiums. Calciums oder anderer verwandter Elemente. Diese Spuren freien Alkalimetalles verdanken ihre Entstehung der Energie von Strahlen radioaktiver Elemente, die ja, wie besonders das Radium und seine Umwandlungsprodukte überall in der Erde gegenwärtig sind. Die schwache, aber in ungemein langen Zeiten aufgespeicherte Wirkung kann sich bei manchen Mineralien. wie dem blauen Steinzalze und Fluorit dem Auge durch die Farbe verraten, während zugleich eine kräftige photoelektrische Empfindlichkeit bemerkbar ist.

Es kann aber auch die Färbung unsichtbar bleiben, während die photoelektrische Reaktion schon deutlicher hervortritt.

Mit dieser Auffassung stimmt überein, dass der photoelektrische Effekt nur an frischen Bruchflätchen beobachtet wird, da eben freies Alkalimetall zu dem Zustandekommen der Erscheinung notwendig ist und dieses an alten Oberflächen durch Oxydation verschwunden sein wird. Ja, auch bei frischen Bruchflächen ist anzunehmen, dass die Elektronenemission auseiner sehr kleinen Tiefe heraus, durch eine schützende Schicht indifferenter Substanz erfolgen wird.

Ueber die Intensitätsverhältnisse
des Zeemanschen Triplets

von W. Voigt (Göttingen)

—

1. Die Frage nach den Intensitätsverhältnissen der parallel und der normal zu den Kraftlinien schwingenden Komponenten bei dem Zeeman-Effekt ist zuerst durch die bekannten Beobachtungen von Egoroff und Georgiewsky (1) angeregt worden, welche feststellten, dass das Licht, welches eine mit Natrium

---

(1) N. Egoroff u. N. Georgiewsky. C. R., t. 124. p. 949, 1897

oder mit andern Substanzen gefärbte Flamme zwischen Magnetpolen aussendet, teilweise polarisiert ist.

H. A. Lorentz (1) hat diese Beobachtungen messend wiederholt und auch Gesichtspunkte für ihre Erklärung angegeben. Nach seiner Auffassung entsteht die beobachtete Schwächung der normal zu den Kraftlinien polarisierten Komponente eines Zeemanschen Triplets dadurch, dass sie in der Flamme selbst als *stärker emittiert* auch *stärker absorbiert* wird. Nebenbei wirkt in gleichem Sinne, dass zumeist äussere Teie der Flamme sich in Feldern von geringerer Stärke befinden, soweit nicht das Licht der Aussenkomponenten, wohl aber dasjenige der Mittellinie absorbieren.

Ab diese Prinzipien in allen Fällen zur Erklärung der beobachteten Erscheinungen ausreichen steht nicht fest. Allerdings haben sich vielfach beobachtete anormale Intensitätsverteilungen in Triplets, bei denen die Mittellinie bald stärker, bald schwacher war, als die Summe der beiden Aussenkomponenten, nach Feststellungen von Zeeman (2) als *secundär* bedingt erwiesen. Immerhin wird Jeder, der eine grössere Zahl von photographischen Aufnahmen von Zeeman-Effekten in der Hand gehabt hat, bei Tripets Fälle von anormalen Intensitäten bemerkt haben, die einer Erklärung durch secundäre Wirkungen widerstreben. Jene von Zeeman aufgedechten störungen verhalten sich in beträchtlichen Spektralbereichen merklich constant; es kommen aber nicht selten Fälle vor, wo innerhalb sehr kleiner Gebiete in Spektren derselben Ordnung Triplets mit sehr stark verschiedenen Intensitätsverhältnissen liegen und sich auch nach ihrer Gesammtstärke nicht soweit unterscheiden, dass daraus ein verschiedenes Verhalten erklärt werden könnte.

Ich habe demgemäss bei meinen theoretischen Arbeiten von Anfang an die Möglichkeit einer Unabhängigkeit der Energien für die beiden Schwingungskomponenten zugelassen, die sich am einfachsten durch die Annahme einer Oreintierung des ermittierenden Moleküles im Magnetfelde erklärt (3).

Immerhin sind die Verhältnisse bisher weder nach Seite der Beobachtung, noch nach Seite der Theorie befriedigend aufge-

(1) H. A. Lorentz, Amsterd. Proc., t. 6, p. 193, 1897.

(2) P. Zeeman, Versl. Amsterd. Acad., 26 oct. 1707.

(3) S. z. B. W. Voigt, Magneto-und Elektrooptik, Leipzig, 1908, p. 98.

klärt. Ich habe daher vor etwa einem Jahre im hiesigen Institut eine die Hand genommen, welche den Zweck hatte, Beobachtungsmaterial in Fällen von besonderer Einfachheit zu liefern, nämlich bei Lichtquellen, die sich mit ziemlicher Sicherheit in ein wirklich homogenes Feld bringen liessen und zugleich (nach anderweiten Beobachtungen) einfache Triplets liefern. Offenbar liegen bei komplizierten Zerlegungen, also auch bei den D-Linien des Natriums, die Verhältnisse für eine sichere Deutung von Beobachtungen der beschriebenen Art sehr ungünstig.

Die vor einem Jahre begonnene Untersuchung ist aus äusseren Gründen etwas vorschnell abgebrochen worden; sie soll demnächst wieder aufgenommen werden. Immerhin liegen bereits Resultate vor, die ein Interesse zu verdienen scheinen und ich will über dieselben deshalb an dieser Stelle kurz berichten.

2. Die Lichtquellen wurden durch Geisslerröhren geliefert, die in die Polschuhe der Magneten derart eingelegt waren, dass der emittierende Teil der Capillare parallel den Kraftlinien des Feldes und zwar in dessen Axe lag. Dadurch war eine Veränderung der Entladungsform durch Erregung des Magnetfeldes nach Möglichkeit vermieden. Eine kleine Veränderung der Intensität des emittierten Lichtes blieb allerdings zurück; es schien auffalenderweise dass dieselbe bei verschiedenen Linien desselben Spektrums nicht genau dieselbe war. Die Geisslerröhren waren resp. mit Helium, Wasserstoff und Quecksilberdampf gefüllt.

Das Licht der Röhre passierte nun zunächst im Polarimeter bestehend aus einem System von um eine horizontale Axe drehbaren Glasplatten und einem Doppelkeil aus Kalkspat. Die Glasplatten waren in zwei Gruppen geordnet, die sich je in entgegengesetzter Richtung drehten; hierdurch war eine Parallelverschiebung des hindurchgehenden Strahlenbündels fast vollständig vermieden. Der Kalkspatkeil befond sich direkt vor dem Spalt eines grossen Prismenspektrometers; sodass bei Accomodation auf den Spalt auch die Interferenzstreifen im Keilpaar deutlich waren. Da das Auge schwache Interferenzen leichter wahrnimmt, wenn dieselben *bewegt* werden, so war eine Vorrichtung angebracht, vermöge deren der Beobachter das Keilpaar ein wenig auf und ab verschieben konnte.

Das Okular des Beobachtungsfernrohres enthielt einen Nicol mit vertikaler Polarisationsrichtung.

Standen die Glasplatten des Polarisators vertikal und war das Magnetfeld nicht erregt, so fiel auf den Kalkspat *natürliches* Licht, das aus einer vertikalen und einer horizontalen Komponente *von gleicher Amplitude* zusammengesetzt betrachtet werden kann. Eine *direkte* Beobachtung hätte somit in diesem Fall keine Interferenzstreifen ergeben können. Auch bei der Beobachtung durch das Prisma waren die Streifen innerhalb des Spektrums in diesem Falle kaum wahrnehmbar, weil die polarisierende Wirkung des Durchganges durch die Prismenflächen die horizontale Komponente nur sehr wenig gegen die vertikale schwächte. Immerhin war diese Wirkung anderweit deutlich nachweisbar. Wenn man nämlich die Platten des Polarimeters zunächst sehr beträchtlich neigte, sodass intensieve Interferenzen sichtbar wurden, und dann allmählich aufrichtete bis dieselben verschwanden, so trat dies Verschwinden der Streifen bereits bei einem Winkel von ca. 12° zwischen der Plattenebene und der Vertikalen ein. Die Grösse dieses Winkels deutet auf die polarisierende Wirkung des Prismas.

Der Neigungswinkel der Platten von 12° stellte nun den *Nullpunkt* für unsere Messungen dar, die des Weiteren folgendermassen vorgenommen wurden.

Irgend eine Spektrallinie wurde bei einer möglichst grossen Spaltbreite in das Gesichtsfeld gebracht und in derselben durch starkes Neigen der Polarisatorplatten kräftige Interferenzstreifen erzeugt. Dann wurde nach Erregung des Magnetfeldes diese Neigung solange vermindert, bis die Streifen verschwanden und der schliessliche Winkel abgelesen. Die Schwächung der vertikalen gegen die horizontale Komponente, welche dieser Stellung entsprach, vermindert um die den obigen 12° entsprechende entgegengesetzte, gab dann ein Maass für die Wirkung des Magnetfeldes auf das Amplitudenverhältniss in dem emittierten Licht.

Die Beobachtungen waren ziemlich genau; die Unsicherheit blieb bei günstigen Verhältnissen (mittlere Lichtstärke) unterhalb 1°.

3. Bei Helium, welches nach Lohmann (1) durchaus normale Triplets zeigen soll, war der Effekt and der hellen roten und an der gelben Linie sehr bequem messbar. Nach zunächst von mir

---

(1) W. Lohmann, Phys. Zeitschr.. 9, p. 145, 1908.

— 586 —

ausgeführten orientierenden Messungen, hat Herr Dr. Förster-
ling die definitiven Bestimmungen gemacht und dabei Folgendes erhalten.

| | Hellrote Linie | | Gelbe Linie | |
Feldstärke in Gauss	Winkeldifferenz	Amplituden Verhältniss	Winkeldifferenz	Amplituden Verhältniss
900	2°	0,987	0°	1,000
1300	2,5	0,984	1,5	0,992
1500	4,5	0,968		
1700	6,5	0,958	3	0,980
2100	9	0,321	7	0,941
2300	10	0,910		
2800	10,5	0,905	10	0,910
3700	12,5	0,885		
4700	10,5	0,905	10	0,910
6100	9	0,321	9,5	0,915
6800	9	0,321		
7000	8,5	0,924	9	0,921

Was an diesen Resultaten besonders auffält der Umstand, dass
das Amplitudenverhältniss ein deutliches *Minimum* erreicht;
die Wirkung des Magnetfeldes also ein *Maximum*. Ein solches
kann nach der Lorentzschen Auffassung bei Spektrallinien,
welche Triplets liefern, nicht zustande kommen; vielmehr muss
hier eine Annäherung an einen Extremalwert asymptotisch eintreten. Dagegen könnte eine *Quadrupletslinie* ersichtlich ein
Verhalten zeigen, welches dem beobachteten entspricht, wenn
die Innenkomponenten eine beträchtlich kleinere Trennung
erfahren, als die Aussenkomponenten. Hier wird anfänglich
eine *steigende* Wirkung eintreten, analog wie bei einem Triplet; weiterhin, wenn die Zerlegung der Innenkomponenten
merklich wird, muss die Wirkung wieder abnehmen.

Diese Ueberlegungen sind von einem gewissen Interesse, weil
sie die Möglichkeit eröffnen, dass die Zerlegung der Heliumlinien nur scheinbar nach Triplets stattfindet, in Wahrheit aber
komplizierter ist, — wie das nach dem Verhalten anderer Serienlinien erwartet werden müsste. Natürlich ist der Schluss
nicht nicht zwingend; es können beiden Beobachtungen immerhin noch unbekannte secundäre Wirkungen sich geltend machen.

Ausser dem Auftreten eines Maximums der Feldwirkung
fällt noch auf das Einsetzen einer *merklichen* Wirkung bereits
bei *sehr kleinen* Feldstärken, wo an eine merkliche Trennung

der Aussenkomponenten des Triplets noch kaum zu denken ist,— umsomehr als der Betrieb der Geissler-Röhren mit sehr starkem Strom stattfand, die Spektrallinien (bei ideal feinem Spalt) also merklich verbreitert sein mussten. So wenig die oben mitgeteilten Versuche nun auch abgeschlossen sind, so bieten sie demgemäss doch die Möglichkeit einer Deutung auf andere als die von Lorentz herangezogenen Ursachen.

In der Tat, wenn, wie Lorentz bemerkt, eine Orientierung der emittierenden Moleküle im Magnetfeld stattfindet, so kann das Amplitudenverhältniss der parallel- und normal zu den Kraftlinien schwingenden Komponenten bereits durch das Feld beeinflusst sein *längst bevor* eine merkliche Aufspaltung der Spektrallinien eintritt. Dass hierbei immer noch eine mit dem Feld wachsende Wirkung zustande kommt, beruht darauf, dass bei sehr schwachen Feldern die Orientierung während der Zeit zwischen zwei Zusammenstössen zweier Moleküle sich erst wenig auszubilden vermag.

Das beobachtete Maximum der Feldwirkung bietet natürlich auch *dieser* Auffassung eine Schwierigkeit. Es wird eine besondere Aufgabe weiterer Beobachtungen sein, festzustellen, ob dasselbe sich als secundär bedingt erweisen lässt. Auch wird zu untersuchen sein, ob selbst bei Anwendung grösster zerlegender Hilfsmittel sich die Heliumlinien im Felde als reine normale Triplets darstellen.

Die anderen Linien des Heliumspektrums ergaben durchweg viel geringere Effekte; dies ist überraschend, da einige von ihnen die rote Linie an Intensität gewiss übertreffen, also der Beobachtung nicht minder günstige Verhältnisse bieten. Die helle grüne Linie gab einen merklichen Effekt erst wenn die Feldstärke 2000 Gauss übertraf; die Winkeldifferenz erreichte aber im Maximum nur 4°, das Amplitudenverhältniss 0,973. Aehnlich verhielt sich die helle Indigo-Linie; während die helle blau-grüne nur etwa den halben, die helle blaue gar keinen Effekt gab. Bei den schwächeren Linien war die Beobachtung zu unsicher, um Schlüsse zu ziehen.

Was die andern untersuchten Substanzen angeht, so ergaben die beiden gelben, die grüne und die violette Quecksilberlinien, die zum Teil als Tripletlinien gelten, keine Spur einer Wirkung des Feldes; gleiches gilt von der roten und der blaugrünen Wasserstofflinie, deren Zeeman-Effekt noch nicht fest steht. Dass diese zum Teil so hellen Linien ganz ausfallen, ist gewiss sehr merkwürdig. Eine Erklärung wäre vielleicht in der Richtung zu suchen, dass das Quecksilber- und das Wasserstoffmolekül eine orientierende Wirkung im Magnetfeld nicht erfahren, und dass die Bedingungen des Experimentes (Dünne der leuchtenden Schicht und Schwäche des Magnetfeldes) die Lorentzsche Wirkung noch nicht zur Geltung kommen liessen.

Wie im Eingang bereits bemerkt, handelt es sich um Versuche, die noch der Fortsetzung bedürfen, deren bisherige Resultate aber immerhin merkwürdig zu sein scheinen.

Göttingen, Anfang September 1910.

Erweiterung der Seriengesetze der Linienspectra auf Grund genauer Wellenlängenmessungen im Ultaroth

von F. PASCHEN (Tübingen)

—

Die genaue Messung der Wellenlängen ultrarother Spectrallinien hat folgendes Interesse :

1. Die Gewinnung von Wellenlängen-Normalen zur besseren Forschung im Ultraroth, besonders im Gebiete von 10,000 bis 30,000 A°E. Die Methode von Langley der Aichung eines Prisma mit Hülfe eines Gitters giebt, wegen der geringen Dispersion der Prismen im erwähnten Spectralgebiete, nur eine sehr geringe Genauigkeit der Wellenlängenmessung. Zur Aufstellung besserer standards im Ultraroth, als geaichte Prismen darstellen, unternahm ish 1908 meine Arbeiten.

2. Unsere Kenntnis über die gesetzmässige Lagerung der Linien in einem Spectrum (Seriengesetze)hat stets eine Förderung erfahren durch Verfeinerung der Messungen(z. B. die Untersuchungen von Kayser und Runge über Bogenspectra, Runge und Paschen, Spectra von Helium, Sauerstoff, Schwefel und Selen), oder durch die Heranziehung neuer Forschungsmethoden (z. B. durch die Entdeckung des Zeeman-Phänomens, die anomalen Typen des Zeeman-Effectes. Untersuchungen von Preston, Runge und Paschen). Es war von vorne herein klar, dass eine wirkliche Erschliessung des Ultraroth eine erhebliche Vermehrung der Seriengesetze bringen musste, weil fast ausnahmslos die stärksten Serienlinien bei langen Wellenlängen lie-

gen. Eine Arbeit von A. Bergmann (1) deutete bereits auf manches Neue im Ultraroth hin. Ein Untersuchung von W. I. H. Moll (2) diente W. Ritz mit als Grundlage zur Aufstellung seines Combinations-principes. Die Erweiterung der bisherigen Seriengesetze, welche durch die Erschliessung des Ultraroth möglich war, ist Gegenstand dieses Vortrages.

3. Auch die Spectralanalyse, Erkennung von Elementen au ihren Linien, muss eine Förderung erfahren, weil die Linien jedes Spectrums mit wachsender Wellenlänge spärlicher, aber stärker werden. Wenige starke Linien müssen da zur Erkennung des Elementes selbst bei geringerer Genauigkeit in der Wellenlängenbestimmung genügen. Diese Anwendung bleibt der Zukunft überlassen. Vielleicht wird die Spectroscopie der Sonne hierbei erhebliche Förderung erfahren.

Von bisherigen Untersuchungen ist fast nur E. P. Lewis (1) zu nennen, da alle übrigen im Ultraroth, d. h. jenseits 9,000 A°E. eine zu geringe Genauigkeit in der Wellenlängen messung erzielten. Die Methode von Lewis aber gestattete nicht eine wirkliche spectroscopische Untersuchung. So fand Lewis in dem Gebiete bis 11,500 A°E. nur 13 starke Linien verschiedener Elemente, die meisten derselben wohl zufällig. Er übersach in diesem Gebiete mindestens ebenso viele und ebenso starke Linien derselben Elemente, wie er fand.

Zur rationellen Erschliessung der Spectroscopie des Ultraroth war eine Methode nöthig, bei der man Linien leicht und sicher finden und zugleich mit einer Genauigkeit von etwa 1 A°.E. bestimmen konnte. Die von Lewis zuerst zu dem letzten Zwecke angewandte erhebliche Dispersion ist noch zu einem anderen Zwecke sehr nützlich, nämlich zur Schwächung des continuirlichen Grundes der Bogenspectra, welcher herrührt vom Bogen selbst. Mit vermehrter Dispersion tritt bekantlich die Intensität continuirlicher Spectren bedeutend zurück gegen die Intensität des monochromatischen Lichtes von Linien. Die Bedingungen entsprechen denen der Sichtbarmachung von Protuberanzen. In dem von mir benutzten Gitterspectrum ist selbst bei 10,000 A°E. die Intensität des continuirlichen Grundes auf

(1) A. Bergmann. Drrs. Jena 1907.

(2) W.-J.-H. Moll. Archives Néerlandaises des Sciences Exactes et Naturelles (2), 13, p. 100 (1908).

(1) E.-P Lewis. Astrophys. Journ. 2 p. 1 u. 106, 1905.

wenige Procente der Intensität stärkerer Linien herabgedrückt. Von 15,000 A°E. an stört der continuirliche Grund nicht mehr.

Die hiernach erforderliche starke Dispersion des Spectrum wurde von mir erreicht durch Rowlandgitter, schmale Spalte für den Lichteintritt in den Spectral apparat und für die Ausblendung einer Linie aus dem Spectrum auf der Thermosäule. Erst jenseits 4,5 μ erfüllt das 60° Fluoritprisma in Verbindung mit 50 cm Spiegeln bei schmalen Spalten die Bedingung, dass das continuirliche Licht des Bogens genügend zurücktritt : wegen der hohen Dispersion des Prisma und wegen der geringen Intensität des continuirlichen Grundes bei grösserer Wellenlänge. H. M. Randall und ich haben hier mit solcher Anordnung Erfolg gehabt.

Die nothwendige Constanz und Lichtstärke der Lichtquelle resp. die Empfindlichkeit des Bolometers sind schwierig zu erfüllende Bedingungen. Lewis hatte den Vortheil eines sehr lichtstarken Concargitters. Ich habe mich früher schon besonders bemüht, durch Steigerung der Galvanometer empfindlichkeit das Bolometer empfindlicher zu gestalten. Diese Bemühungen haben die jetzige Arbeit sehr gefördert.

Betreffs der Einzelheiten, entsprechend den angebenen Principien Lichtstärke bei hoher Dispersion zu erzielen, sowie des Beobachtungs verfahrens, durch weches ein Uebersehen von stärkeren Linien möglichst ausgeschlossen war, sei auf meine Abhandlungen verwiesen (1), sowie auf eine Abhandlung (2), von H. M. Randall, in welcher ein sehr zweckmässiger Spectralapparat zur Auffindung ultrarother Linien und zur Messung ihrer Welen längen bis 30000 A°E. benutzt ist.

Es wurden untersucht :

1. Mit Rowlandgittern bis 52,000 A°E. die Spectren der Alkalien und des Thallium (Genauigkeit wenige A°E.) von mir.

2. Mit Rowlandgittern bis 27,000 A°E. die Spectren von Helium, Wasserstoff, Sauerstoff, Argon, Quecksilber (Genauigkeit Bruchteile einer A°E.), Aluminium, Zink, Cadmium, Magnesium, Calcium (Genauigkeit wenige A°E., bei einigen Linien Bruchteile einer A°E.) von mir.

---

(1) F. Paschen. Ann. d. Phys. 27 (1908) 537 Abh. I. 29 (1909) 625 Abh II. 30 (1909) 746. Ende 1910 im Druck Abh. III.

(2) H.-M. Randall. Ann. d. Phys. Ende 1910 im Druck.

3. Mit Rowlandgitter von H. M. Randall bis 30,000 A°E. (Genauigkeit 1 A°E.) die Spectren von Silber, Kupfer, Cäsium, Rubidium, Strontium, Barium.

4. Mit Fluoritprisma bis 9 μ, theils von mir allein, theils in Gemeinschaft mit H. M. Randall die Spectren der Alkalien und und des Thallium (ausserdem bis 7 μ einige der oben erwähnten Spectren). Genauigkeit i. Algem. 0,01 μ.

Resultate. (Vervollständigung der bisherigen Seriengesetze).

A. Auffindung und genaue Messung der Grundlinien bekannter Serien : in den Spectren von Helium, Sauerstoff, den Alkalien (z. B. I u. II. N. S. von Rb. und Cs), das zusammeng setzte Grundtriplet der I. N. S. von Calcium und Strontium, das entsprechende Dublet der I. Dublet — N. S. von Calcium, Strontium und Barium.

B. Auffindung und genaue Messung der ersten Glieder der Bergmann-Serie bei allen untersuchten Spectren (mit Ausnahme des Sauerstoff-und Argon-Spectrum).

C. Auffindung neuer Serien : Hauptserien von Triplets bei Zn, Cd, Hg? Mg, Ca? von Dublets bei Al und Tl. Vervollständigung und sicherer Nachweis der Serien einfacher Linien bei Zn, Cd, Hg.

D. Experimentelle Begründung des Combinations principes von W. Ritz (1) durch Auffindung und genaue Messung von Combinations linien in allen Serienspectren. Dieser Gegenstand sei ausführlicher behandelt :

Bekantlich lassen sich die Wellenzahlen $V = \sqrt{1}/2$ (Anzahl Wellenlängen in 1 cm) der Serienlinien eines Seriensystems) ordnen nach folgendem Schema :

1. Hauptserse, H.S. $\sqrt{} = 1.5 — mp_1$ | $m = 2, 3, 4$

Den Dublets entsprechen 2 Werthe, p_1 und p_2, den Triplets 3 Werthe p_1, p_2, p_3. p_1 entspreche stets der stärksten Linie.

2. II Nebeuserie, II. N. S. $v = 2 p_1 — ms$ $m = 1.5, 2.5, 3.5$

3. I. Nebeuserie I. N.S. $v = 2 p^i$ md^i $m = 3, 4, 5$

Bei den Dublets giebt es 2 Werthe d^i d und d', bei den Triplets 3 Werthe d, d', d''. Mit d ist die stärkste Linie bezeichnet. Jedem Werthe m der I. N. S. entsprechen bei den Dublets 3, bei den Triplets 6 Linien :

Dublets $2 p_1 — md$ Grundlinie.

$2 p_1 — md'$ Satellit $2 p_1 — md'$ Grundlinie.

---

(1) W. Ritz. Physik. Zeitsch. 9 (1908) p. 521.

Torplets $\quad 2\,p_1$ — md Grundl.

$\qquad 2\,p_1$ — md' Satell. $\quad 2\,p_2$ — md' Grundl.

$\qquad 2\,p_1$ — md" Satell. $2\,p_2$ — md" Satell $2\,p_3$ — md" Grundl

Diese Ordnung der I. N. S. rührt von Rydberg (1) her.

Es ist ausserdem noch die Bergmannserie als Grundserie zu führen :

4. Bergmannserie $v = 3\,d_1 - m\Delta p \quad m = 4, 5$.

Die Wellenzahl V jeder Serienlinie erscheint nach Obigem als Differenz zweier Terme. Dies wird durch das Combinationsprincip befestigt. Die Terme selber sind nur beim Wasserstoff durch eine mathematische Formel exact darstellbar. Hier ist mp, md, ms oder $m\Delta p$ einfach gegebn durch

$$\frac{N}{m^2} \qquad N = 109675{,}0 \text{ nach Rydberg und Ritz}$$

Bei anderen Elementen sind die Terme noch nicht durch eine mathematische Formel genau darstellbar. Am Besten ist die Darstellung von W. Ritz (2).

$$mp^1 = \frac{N}{(m + p^1 + \pi_1{}'(mp_1))^2} \qquad N = 109675{,}0,\ p_1 \text{ und } \pi_1 \text{ Constante}$$

ähnlich die Terme ms, md', beidenen andere Constante $s\ \sigma\ d^1\ \delta^1$ statt $p_1\ \pi_1$ oben eintreten. Aber in vielen Fällen, besonders für kleine Werthe m, also die stärksten Linien, genügt die Formel von Ritz nicht. Für das Folgende ist die Kenntnis einer genauen mathematischen Serienformel nicht nöthig. Es genügt die Kenntnis der Wellenlängen der Linien, welche diese Serien bilden.

Je höher die Ordnungs zahl m ist, um so besser stellt die Formel die Beobachtungen dar. Daher ist die Berechnung der Grenze (z. B. des Term 1.5 s der H. S.) dann sehr genau möglich, wenn Linien höherer Ordnung in der Serie beobachtet sind (z. B. bei den Serien des Helium). Aber auch die Kenntnis der Seriengrenzen ist für die Auffindung und den exacten Nachweis der Combinationslinien nicht nöthig.

Das Combinationsprincip, von Rydberg bereits vermuthungs-

---

(1) J.-R. Rydberg. Wied. Ann. 50 (1893) p. 629. Bei Quecksilber ist noch ein dritter Satellit md''' beobachtet. Doch ist es wahrscheindlich, das diese Linie eine Combination darstellt. zwischen 2 p₁ der Torpletserien und mD der I N.S. ein facher Linien. Letztere Serie ist wohl die von mir als Combination 2 P—md'''d''' veröffentl chte.

(2) W. Ritz. Ann. d. Phys. 12 (1903) p. 264.

weise angedeutet, von W. Ritz zuerst klar ausgesprochen und durch einige Beispiele belegt, leitet viele der Linien aus obigem Serienbilde ab, welche bisher als Nichtserienlinien angesehen wurden. Kennt man die Wellenlängen der Linien obiger Grundserien, so lässt das Combinations princip ohne Serienformeln und ohne neue Constante folgende Linien genau berechnen (1).

$$1.\ v = np_i\ ms \qquad \begin{matrix} n = 2, 3, 4 \\ m = 1{,}5,\ 2{.}5,\ 3\ 5 \end{matrix}$$

$$2.\ d = np_i - mp_i \qquad \begin{matrix} n = 2, 3, 4 \\ m = 3, 4, 5, \end{matrix} \quad m \gtrless n$$

Bei 1. und 2. ist die Linie um so stärker, je kleiner beide Werthe m und n sind.

$$3.\ v = 2\,p_i - mp_i \qquad m = 3, 4, 5$$
$$4.\ v = 1.5\,s - md \qquad m = 3, 4, 5$$
$$5.\ v = 2\,p^i - m\Delta p \qquad m = 3?, 4, 5$$

Wärend 1. und 2. sehr starke, meist ultrarothe Linien enthält, sind die Combinationen 3. und besonders 4. schwach und oft nicht nachweisbar.

Zur Demonstration möge das Serienspectrum des Kalium dienen.

Das Serienschema des Kaliumspectrum.

II.S. $v = 1.5\,sm - p_i$

$m =$	2	3	4	5
λ beob.	7664.91	4044.33	3446.49	3217.27
v	14042.93	24719.0	29006.95	31073.5
mp_1	21962.07	10286.0	5998.05	3931.5
λ beob.	7699.08	4047.64	3447.49	3217.76
v	12985.00	24699.0	28998.4	31068.7
mp_2	22020.0	103 6.0	6600.6	3936.3

1) beob. 4047.38

II. N.S. $v = 2\,p_i - ms$

$p_i -$		1.5	2.5	3.5	4.5	5.5
	λ beob.	7664.91	12523.0	6949.5	5802.0	5340.08
	v	13042.9	7983.0	14406.4	17230 7	18721.2
	ms	35005.0	13978.8	7555.7	4731.4	3240.9

(1) Hier gebe ich die Kenntnis der Combinationen nach den Resultaten meiner Arbeiten und nicht nach der Veröffentlichung von Ritz in der doch Manches nicht richtig vermuthet wurde. (Hierdurch kann die Entdeckung des Principes in keiner Werse beeinträchtigt erscheinen).

p_2 —					
λ beob.	76990.8	12434.3	6911.9	3782.7	5323.55
υ	12985.0	8040.3	14464.1	17288.3	18779.2
ms	35005.0	13979.7	7555.7	4731.7	3240.8
m_i. ms	35005.0	13979.5	7555.8	4731.6	3240.8

I.N.S. v   2 p_i md_i.

Die Doppellinien d und d' sind hier zu nahe und nicht getrennt beobachtet.

	m =	3	4	5	6
p_1 —	λ beob.	11771.6	6965.4 (1)	5832.23	5359.88
	υ	8492.72	14352.67	17141.4	18652.0
	md	13469.4	7609.63	4820.7	3310.1
p_2 —	λ beob.	11691.15	6937.4 (1)	5812.54	5343.35
	υ	8551.2	14410 57	17199.5	17809.5
	md'	13469.1	7619.63	4821.5	3311 5
md, resp. md'		13470.4	7609.63	4820.6	3310.5

Bergmann-Serie v $= 3\,d^i$ mΔp

m =	4	5
λ beob.	15166.3	11027.1
υ	6591.76	9066.13
mΔp	6878.65	4404.3

Combinationen

	v		λ Luft beob.
	ber	beob.	
2.5 s—3 p_i	3693.5	3693.6	27065.6 A°E
2.5 s—3 p_2	3673.5	3673.5	27215.0
3 p_i—3.5 s	2730.2	2729,5	36626.4
3 p_2—3.5 s	2750.2	2748.6	36372.7
3.5 —s4 p_i	1556.5	1554 4	643 (10)
3 5 s – 4 p_2	1547.9	1547.30	646 (10)
3 d—3 p_i	3184.4	3184.5	31139.5
3 d'—3 p_2	3164.4	3164.0	31596.8
3 p_i—4 d'	(2676.4)	2676.5	37354.3
2 p_2—4 d'	(2696.4)	2696.4	37075.6
4 d – 4 p_i	1611.6	1611.6	620 (30)

(1) Nicht beobachtet, Saunders 6966,3?, Werthe rückwärts berechnet aus Combination 3 p_i—4 d.

4 d'—4 p₂	1603.2	1603.1	623 (60)
4 p₁—5 d	1177.1	1174.8	851 (00)
4 p₂—5 d'	1185.7	1182.9	845 (20)
1.5 s—3 d		21534.6	4642.4 (1)

Wie beim Kalium sind jetzt die Seriensysteme der meisten Serienspectra mit den hauptsächlichsten Combinationen beobachtet. Eine Zusammenstellung derselben soll veröffentlicht werden.

Zu diesem Serienschema und zu der Ableitung der Combinationen ist Folgendes allgemein zu bemerken : Es sind zwei Hypothesen als richtig angenommen, welche von Rydberg zuerst aufgestellt sind. Obwohl dieselben durch die Berechnungen von Ritz sehr wahrscheinlich gemacht sind, so konnten sie doch wegen der ungenauen Serienformeln und Beobachtungen nicht bewiesen werden :

1. Die I. und II. N. S. haben die gemeinsame Greuze $2\,p_1$

2. Die H. S. hat die Greuze 1.5 s, sodass die Grundlinie 1.5 s — $2\,p_1$ der H. S. und II. N. S. gemeinsam ist.

Dazu tritt

3. Greuze (1) der Bergmannserie ist $3d'$.

Nur unter diesen Annahmen erhält man die beobachteten Combinationen bei der Berechnung genau. Diese Annahmen 1, 2, 3, werden also rückwärts durch den Erfolg gerechtfertigt.

4. Man kann die Grenze einer Serie willkürlich annehmen. Die Grenzen der anderen Serien, und damit die Werthe aller Terme folgen aus den Beobachtungen gemäss obigem Schema. Alle Terme haben dann denselben (additiven) Feher dles willkürlich angenommenen Terms. Der Fehler wird bei jeder Differenz zweier Terme eliminirt, sodass jede Combinationslinie ohne Fehler berechnet wird, falls die zur Berechnung der Terme verwendeten Beobachtungen fehlerlos sind.

In dem obigen Serienbild ist nach einer Berechnung von Ritz als Grenze der H. S. angenommen :

$$1.5 \text{ s} = 35005.0.$$

Die Linie λ Lüft = 7664.91 A°E. V (Vacuum) = 13042.9

---

(1) Hieraus 3 d berechnet.

(2) C. Runge, Physik. Zeitsch. 9 (1908) p. 1.

entspricht V = 1.5 s $\cdot$ 2 p_1. Aus 13042,9 = 35005,0 $\cdot$ 2 p_1 folgt 2 p_1 = 21962,1 mit demselben Fehler, den 35005,0 hat, falls 13042.9 fehlerlos ist.

Ebenso folgt aus λ Luft = 11771.7 A°E. V (Vac.) = 8492.72, welche entspricht γ = 2 p_1 $\cdot$ 3d, der Werth 3d = 13469,4.

Aus den im Serienschema angeführten Beobachtungen sind ebenso alle anderen Terme berechnet. Ihr Fehler ist, falls die Beobachtungen richtig sind, derselbe wie der Fehler von 35005,0.

Aluminium ist ein Beispiel (1) sehr ungenau bekannter Seriengrenzen, aber doch genau stimmender Combinationen.

Man erkennt, dass es möglich sein wird, Serien aufzufinden auf Grund von beobachteten Combinationen, ohne dass die Berechnung nach einer Formel nöthig wird. Besonders zur Erkennung der Grundlinien der Serien, für welche die Formeln meist ungültig sind, giebt das Combinationsprincip sichere Kriterien. So sind z. B. die Grundlinien der I Triplet $\cdot$ N. S. von Ca und Sr ohne Berechnung durch die Bergmannserie erkannt, welche den Term 3 d' zur Grenze hat. Ebenso sind von mir und H. M. Randall in einigen Spectren Grundlinien von anderen Serien mit Sicherheit durch Combinationen erkannt.

Die Terme $m \, \Delta \, p$ der Bergmannserie fasste Ritz vermuthungsweise als Combinationen auf :

$$m\Delta p = \frac{N}{(m+p_1-p_2+(\pi_1\cdot\pi_2)(m\Delta p)^2)}$$

Bei Lithium und Natrium schien dies zu stimmen. Doch zeigte sich die Unhaltbarkeit dieser Deutung bei He, K, Rb, Cs, Al. Tl, Zn, Cd, etc. Es lässt sich bis jetzt nur constatiren, dass der Term m Δp dem entsprechenden Term $\frac{N}{m^2}$ des Wasserstoffes auffallend genähert ist.

Eine weitere wichtige starke diffuse Linie, bei den Alkalien und anderen Elementen von mir genauer gemessen, liegt bei 4 μ. Diese, bei den Alkalien von Moll zuerst gefundene Linie deutete Ritz vermuthungsweise als γ = 4 Δ p — 5 Δ p. Meine genaueren Messungen ergeben die Unhaltbarkeit auch dieser Deutung und lassen diese Linie bei 4 μ als eine weitere Annäherung an entsprechende Schwingungen des Wasserstoffes erschei-

---

(1) F. Paschen Abh. II. p. 642.

nen. Die beobachtete Linie liegt der Combination $\gamma = 4 \Delta p$ $\frac{N}{52}$ näher als obiger Combination. Z. B. ist sie für Kalium gefunden λ beob. $= 4015.5 \pm 10$ A°E. $\gamma = 2492.1$; $4 \Delta p - 5 \Delta p = 2474.3$ $4 \Delta p - N = 2491.6$.

Schliesslich fand ich bei den Alkalien und bei Thallium eine Linie in der Nähe von $7,4 \mu$, welche sehr nahe der Combination $\gamma = N_{3}^2 - N_{6}^2 = 1340.5$ λ Luft $= 7,458 \mu$ liegt, also ebenfalls eine auffällige Annäherung an die Schwirigungen des Wasserstoffes zeigt. (K. $7,426 \mu$ $\gamma = 1346.3$.)

In einigen Spectren tritt ein Term in viele Combinationen ein, der dem Term $N/_{1.52} = 48744.5$ auffällig nahe liegt so bei Cu der Term 49061.2 in 5 Combinationen.

Diese nahe gleichen, also durch die chemische Verschiedenheit der Elemente nur wenig beeinflussten Schwingungszahlen bei verschiedenen Elementen scheinen beachtenswert.

Das Bisherige beschreibt ein einziges Seriensystem. Solcher Seriensysteme sind in einem Spectrum bisher bis zu drei nachwiesen: Eines von einfachen Linien (ein Werth von p und d), ein zweites von Dublets (zwei Werthe p_1, p_2 und d, d'), ein drittes von Triplets (drei Werthe p_1, p_2, p_3 und d, d' d'') Magnesium ist ein Beispiel der gleichzeitigen Existenz von Linien aller 3 Seriensysteme. Sein Tripletsystem scheint am Besten ausgebildet. Bei Calcium, Strontium, Barium und bei Sauerstoff, Schwefel, Selen sind zum Mindesten 2 Seriensysteme bekannt (Dublets und Triplets), ebenso bei Zink, Cadmium, Quecksilber (einfache Linien und Triplets), bei letzteren nach Rydberg auch Andeutungen von Dublets. Helium ist ein Beispiel von 2 gut entwickelten Seriensystemen (einfache Linien und Dublets). Nur ein einziges System von Dublets ist bei den Alkalien, bei Aluminium, Indium, Thallium und Kupfer, Silber bekannt. Es ist bei den Alkalien am vollständigsten erforscht und auch wohl entwickelt. Die Terme $m \Delta p$ sind den zwei Seriensystemen von Zink, Cadmium gemeinsam, die Terme $m d'$ deseinen Systems bilden auch Combinationen mit den Termen $2 p_i$ des anderen (in Zn, Cd, Hg). Beachtenswerth sind die Linien des Seriensystems einfacher Linien bei Zn, Cd, Hg und besonders He. Sie haben keine nahen Trabanten und geben warscheinlich einen normalen Zeeman-Effect. Anomale Zeeman-Effecte sind bisher nur beobachtet bei den Linien von Dublets, Triplets resp den Combinationen solcher mehrfacher Linien. Da der anomale Zeeman-Typus einander entsprechender Linien, z. B. von Dublets, stets qualitativ und quantitativ derselbe ist, so ist diese Anomalie nur durch die Ursache der Dublet-Bildung, etc., bedingt, aber nach Obigem nicht durch die Ursache der Serienvertheilung der Linien.

Die Linienspectra sind von mir bis 9 μ untersucht. Es lassen sich aber starke Combinations linien bei grösseren Wellenlängen genau angeben, welche wahrscheinlich existiren. Ihre berechneten Wellenlängen würden wichtige Normalen in dem langwelligen Theile des ultrarothen Spectrum abgeben. Das Beispiel der starken Combinationslinie $3d^i - 3p_1$, möge dies bei den Alkalien zeigen :

Comb.	Luft beob.	ν ber	ν beob.
Cs $3\,d - 3\,p_1$	13605.2 A°E	7348.1	7347.8
» $3\,d' - 3\,p_2$	13761.2	7264.8	7264.85
Rb $3\,d - 3\,p_1$	22533.0	4436.7	4436.75
» $3\,d' - 3\,p_2$	22936.7	4359.1	4358 65
K $3\,d - 3\,p_1$	31395.0	3184.4	3184.5
» $3\,d' - 3\,p_2$	31596.8	3164.4	3164.0
Na $3\,d - 3\,p_1$	908 (50)	1101.3	1100.5
» $3\,d' - 3\,p_2$	904 (80)	1104.4	1104.9
Li $3\,d - 3\,p$		357.6	

Für Li berechnet sich als Wellenlänge der entsprechenden Combinationslinie 27,96 μ, welche wahrscheinlich doppelt ist.

Die folgende Liste giebt eine Reihe solcher voraussichtlich starker Linien bei grösserer Wellenlänge, welche nach der Analogie mit vorhandenen Linien existiren sollten. Die Liste liesse sich leicht vervollständigen.

Vorherzusagende stärkere Combinationslinien bei längeren Wellenlängen.

Comb	ν	vacuun	
Cd $3\,p_3 - 3\,d''$	1094.9	9.133 μ	mittelstark
Tl $3\,p_1 - 3\,d$	1038.5	9.629	stark
Cd $3\,p_1 - 3\,d'$	1035.9	9.653	»
Cd $3\,p_1 - 3\,d$	880.0	11.364	»
Rb $4\,p_2 - 5\,d'$	852.3	11.733	achwach
Cs $3\,p_2 - 4\,d'$	823.8	12.139	mittelstark
Rb $4\,p_1 - 5\,d$	819.8	12.198	schwach

Cs	3 p₁—4 d	648.8	14.603	mittelstark
Fl	4 p₂—4 d'	643.2	15.55	»
Al	3 d—3 p₁	527 9	18.94	»
Al	3 d'—3 p₂	513.7	19.47	»
Na	4 d—4 p	493.2	20.28	»
Li	3 d—3 p	357.6	27.96	stark
El	4 p₁—4 d	307.9	32.48	mitte'stark

Die Wellenlängen in Luft sind bei 10 μ um 0,003 μ, bei 20 μ nur 0,005 μ und bei 30 μ nur 0,01 μ kleiner, als angegeben.

Soweit das Thatsächliche. Zum Schluss sei eine Speculation erwähnt. Wenn nicht die einfachen und genauen Gesetze der Wasserstoffserien vorhanden wären, würde man nach dem Combinationsprincipe, welches ja die Grundserien ebenfalls umfasst, an Stelle des Serienbildes auch folgendes neue Bild setzen können. Die Linien eines Seriensystems sind darstellbar durch eine Anzahl von Termen, deren Differenzen die Wellenzahlen (resp. Schwingungszahlen) existirender Linien geben. Dies ist in Einklang mit W. Ritz (1) Theorie der magnetischen Atomfelder. Es sind hier angenommen eine Anzahl molekularer Magnete, also Paare von nord- und süd- magnetischen Pôlen. Jedes Paar erzeugt an einer Stelle seiner verlängerten Verbindungslinie ein bestimmtes Feld, darstellbar durch die Differenz der Einzelfelder $H_1 — H_2$ beider Pole dort. Dieses Feld veranlasst an einem dort befindlichen Electron (Ladung e, Masse m) Schwingungen von der Schwingungszahl $VC = \frac{e}{2\pi m} (H_1 — H_2)$ (V = Wellenzahl, C = Lichtgeschwirindigkeit). Soll der Zähler von V eine universelle Constante (N) sein, und sollen die Neuner der 2 Terme, welche ja Quadrate der Abstände des Electron von den Polen sind, Quadrate von Functionen $f_1 (m)$ resp. $f_2 (n)$ ganzer Zahlen m resp. n sein, so müssen die Polstärken aller Molecularmagnete bei allen Elementen von gleicher Grösse μ, und die Abstände des Electron und Pols durch $\varepsilon f_1 (m)$ resp. $\varepsilon f_2 (n)$ gegeben sein, wo ε eine universelle constante molekulare Länge bedeutet. Dann wird :

$$v = \frac{N}{(f_1(m))^2} — \frac{N}{(f_2(n))^2} \quad \Big| \quad N = \frac{e}{2\pi mc} \frac{\mu}{\varepsilon^2} \quad (2)$$

(1) W. Ritz. Ann. d. Phys. 25 (1908) p. 660.

(2) Das Atomfeld μ/ε^2, welches hier als eine eine universelle Constante aufttrit, hat die Grösse 1.168×10^9 Gauss.

Es sind leicht geometrische Anordnungen der Molecularmagnete und des schwingenden Electron anzugeben (also Annahmen über f_1 (m) und f_2 (n)), bei denen die Thatsachen dargestellt werden, z. B. die sehr einfachen Annahmen von Ritz zur
Darstellung der Wasserstoffserien (f_1 *(m)* = m, f_2 *(n)* = n). Diese
Theorie scheint wegen der Deutung der Combinationen als Combinationen der angenommenen Polfelder (resp. der Abstände des
schwingenden Electron von den Polen) und wegen der Deutung
der anomalen Typen des Zeeman-Effectes ein beachtenswerther
Anfang zum Verständnis der gesetzmässigen Lagerung der Spectrallinien.

Zur Lehre von der Wiedervereinigung der Ionen

von Eduard RIECKE

—

Man kann die ionenlehre als einen teil der kinetischen gas-
theorie betrachten; die begriffe der molekularen geschwindigkeit, der mittleren weglänge gelten für ionen ebenso wie für
neutrale gasmoleküle; bei unterschieden der concentration dif-
fundieren ionen wie neutrale gase; die erscheinungen der ionisation und der wiedervereinigung sind durchaus analog den
verhältnissen bei der dissociation und der wiederbildung mehr-
atomiger gasmoleküle. Ein wesentlicher unterschied zwischen
der theorie der ionen und der theorie neutraler gase wird aber
dadurch bedingt, dass die ionen, in die ferne auf einander
wirken, dass sie der beschleunigenden wirkung äusserer elektrischer kräfte unterliegen, und dass sie dadurch unter umständen geschwindigkeiten erreichen, gegen welche die molekulare geschwindigkeit als unendlich klein betrachtet werden
kann. Diese besonderen eigenschaften der ionen bilden eine
erschwerung für die entwicklung der theorie; auf der anderen
deite aber eröffnen sie auch die möglichkeit tiefer in den mecha-
nismus der erscheinungen einzudringen, als dat etwa bei den
dissociationserscheinungen der gase der fall ist. Von diesem
gesichtspunkte aus habe ich in einer früheren arbeit die ioni-
sierung durch a-strahlen radioactiver stoffe betrachtet (1); die

(1) Ueber die Bewegung der z-Ionen. Ann. d. Phys. 1908. Bd 27. S. 797.

folgenden betrachtungen gelten in demselben sinne der theorie der wiedervereinigung. Es handelt sich dabei keineswegs um die aufstellung einer neuen theorie, sondern nur um einige ergänzende bemerkungen zu den theorieen von *J. J. Thomson* und von *Langevin*.

1. *J. J. Thomson theorie der wiedervereinigung*

J. J. Thomson geht davon aus, dass zwei ionen entgegengesetzten vorzeichens sich mit einer kraft anziehen, welche dem quadrate ihrer entfernung umgekehrt proportional ist. Bezeichnet man die entfernung mit r, und nimmt man an, beide ionen seien mit dem einfachen elementarquantum verbunden, so ist die anziehung der ionen gegeben durch ξ^2/γ^2. *Thomson* wendet nun auf die bewegung der ionen das kriterium an, welches darüber entscheidet, ob ein um eine ruhende sonne sich bewegender körper eine hyperbol oder eine ellipse beschreibt. Darnach ist die bahn, welche das bewegte ion um das als ruhend gedachte beschreibt, eine hyperbol, wenn seine lebendige kraft L grösser ist als ξ^2/γ, eine parabol, wenn L gleich $\xi^2 \gamma$, eine ellipse, wenn L kleiner als $\xi^2 \gamma$. Der übergang der hyperbolischen bewegung in die elliptische ist also gebunden an die bedigung:

$$1. - \frac{\epsilon^2}{\gamma} = 0$$

So lange die ionen sich mitten zwischen den neutralen molekülen bewegen, wird sich ihre lebendige kraft immer wieder mit der lebendigen kraft der neutralen moleküle ausgleichen; während jener molekularen bewegung wird also die lebendige kraft des ionen den wert a T bewahren, wo a die von *Drude* eingeführte constante und T die absolute temperatur bezeichnet. *Thomson* sagt nun: übergang der hyperbolischen bewegung in die elliptische ist möglich, so bald zwei ionen mit der lebendigen kraft a T auf eine solche entfernung r sich sich nahe kommen, dass

$$a\,\mathrm{T} - \frac{\epsilon^2}{\gamma_0} = 0$$

Wir wollen die durch diese gleichung bestimmte entfernung γ_0 als die *kritische* bezeichnen. Bei einer temperatur von 17° Celsius wird:

$$\gamma_0 = C{,}38 \times 10^{5}\ \mathrm{cm}.$$

Uebergang der hyperbolischen bewegung in die elliptische und damit wiedervereinigung tritt nach *J. J. Thomson* ein, sobald zwei ionen entgegengesetzten vorzeichens sich bis auf die kritische entfernung Y_0 nahe kommen.

Eine prüfung und anscheinend eine bestätigung der Thomsonschen theorie ergiebt sich, wenn wir sie benützen zur berechnung des coëfficienten der wiedervereinigung. Man kann zunächst die zahl Z von ionen entgegengesetzten vorzeichens, welche im laufe einer secunde bis auf die entfernung r_0 einander nahe kommen, nach einer bekannten formel von *Maxwell* berechnen. Wir bezeichnen die dichte der positiven ionen mit N_1 ihre molekulare geschwindigkeit mit u_1; dieselben grössen bei den negativent ionen mit N_2 und u_2; dann ist die gesuchte zahl von ionen :

$$Z = \frac{\pi}{4}\, N_1 N_2 v^2{}_0 \sqrt{u_1{}^2 + u^2{}_2}$$

Macht man nun die einigermassen hypothetische annahme, dass die zahl jener annäherungen gleich sei der zahl der wiedervereinigungen, so ergiebt sich für den coëfficienten der wiedervereinigung der wert :

$$\int = \frac{\pi}{4}\, v^2{}_0 \sqrt{u_1{}^2 + u_2{}^2}$$

Eine numerische berechnung ist nur möglich, wenn die werte von u_1 und u_2 gegeben sind. Das aber setzt voraus, dass wir die massen der positiven und der negativen ionen kennen. In einer früheren arbeit (1) bin ich auf grund einer ziemlich plausibeln annahme zu dem resultat gelangt, dass bei den ionen der luft die masse der positiven ionen dreimal, die der negativen zweimal so grosse sei, als die masse der neutralen moleküle. Lässt man diese zahlen gelten so ergiebt sich für den coëfficienten der wiedervereinigung der wert :

$$\int -0,48.10^{-6}$$

Er ist von derselben grössenordnung, aber immerhin erheblich kleiner als der experimentell ermittelte wert : $1,20.10^{-6}$.

2. *Erweiterung der Thomsonschen theorie*

Die im vorhergehenden besprochene theorie setzt voraus, dass von zwei aufeinander wirkenden ionen das eine als ruhend betrachtete werden kann. Das ist bei temperaturgleichgewicht

---

(1) Beiträge in der Lehr von der Luftelectricität. Ann. d. Phys. 1903. Bd. 12. S. 74.

nur der fall, wenn die masse der einen ionenart sehr klein ist
im vergleich mit der masse der anderen; ist kein temperaturgleichgewicht vorhanden, so kann immer die geschwindigkeit
der einen ionenart so gross sein, dass die geschwindigkeit der
anderen ihr gegenüber vernachlässigt werden kann. Die Thom-
sonsche theorie ist daher anwendbar auf die wiedervereinigung
bei α-strahlen und bei kanalstrahlen; sie gilt aber wenigstens
in der vorhergehenden einfachen form nicht für die wiedervereinigung von luftionen, deren geschwindigkeiten von derselben
grössenordnung sind.

Wir zerlegen in diesem falle die bewegung in die absolute
bewegung des schwerpunktes und in die bewegungen der ionen
relativ zum schwerpunkt. Dies art der letzteren bewegungen
hängt dann nicht mehr ab von der absoluten lebendigen kraft
der ionen, sondern von der lebendigen kraft ihrer relativbewe-
gung ω_1 sei die geschwindigkeit, welche das positive ion relativ
zum schwerpunkt besitzt; r_0 sei wieder die kritische entfernung,
an welche der übergang der hyperbolischen bewegung in die
elliptische geknüpft ist; zur berechnung der kritischen entfernung erhalten wir dann an stelle der früheren gleichnung die
neue :

$$\frac{1}{2} m_1 \omega_1^2 = \frac{m^2}{m_1 + m_2} \frac{\epsilon^2}{r_0}$$

Die relative lebendige kraft hängt ab von dem beiden ionen
gemeinsamen absoluten wert αT und ausserdem von dem winkel
γ, den die absoluten geschwindigkeiten der ionen mit einander
einschliessen. Mit rücksicht hierauf ergiebt sich zur berechnung
kritischen enfernung die gleichung :

$$r_0 = \frac{\epsilon^2}{\alpha T} \frac{1}{1 - 2 \frac{\sqrt{m_1 m_2}}{m_1 + m_2} \cos\gamma}$$

r_0 wird also abhängig von γ; es giebt gar keine bestimmte kritische entfernung mehr, sondern diese ist eine andere je nach
dem winkel, welchen die absoluten geschwindigkeiten der ionen
mit einander einschliessen. Daraus folgt aber weiter, dass auch
keine einheitliche constante der wiedervereinigung existiert. Die
gesamtzahl der ionen zerfällt in gruppen, je nach dem werte
des winkels γ; jeder solchen gruppe entspricht eine besondere
constante der wiedervereinigung, und der experimentell ermittelte wert erscheint als ein mittel aus unendlich vielen verschiedenen. Behalten wir die voraussetzungen der früheren rechnung

bei, so wird rür $\gamma = 0$ der coëfficient der wiedervereinigung
$= 1100.10^{-6}$; für $\gamma = \pi\,2$ und für $\gamma = \Pi$ ergeben sich die werte
$f = 0.48 \times 10^{-6}$ und $f = 0.12.10^{-2}$. Die möglichkeit der wiedervereinigung hängt also in hohem maasse ab von der anfänglichen richtung der bewegung.

3. Einführung verzögernder Kräfte

Wir sehen im folgenden ab von den complikationen, die
dadurch bedingt werden, dass die ionen sich in einem raume
bewegen, der mehr oder weniger dicht mit neutralen molekülen
erfüllt ist. Wir nehmen an, die beiden ionen seien allein im
raume vorhanden. Im faile der hyperbolischen bewegung gilt
dann für das positive ion die gleichung :

$$\frac{1}{2} m_1 \omega_1^2 - \frac{m_2}{m_1 + m_2} \frac{\varepsilon^2}{r} > 0$$

Der positive wert der linken seite lässt sich unmittelbar angeben, wenn die relativgeschwindigkeit des positiven ions bei
unendlicher entfernung bekannt ist. Bezeichnen wir diese geschwindigkeit mit ω_∞ so ist :

$$\frac{1}{2} m_1 \omega_1^2 - \frac{m_2}{m_1 + m_2} \frac{\varepsilon^2}{r} = \frac{1}{2} m_1 \omega_\infty^2$$

Soll die hyperbolische bewegung übergehen in eine elliptische, so muss der wert der linken seite kleiner als 0 werden ;
es muss also dem positiven ion eine lebendige kraft entzogen
werden, welche grösser ist, als seine relative lebendige kraft bei
unendlicher entfernung. Eine solche verminderung der lebendigen kraft kann plötzlich durch einen impuls bewirkt werden ;
sie kann aber auch durch die arbeit einer stetig wirkenden verzögernden kraft erzeugt werden.

Bei der bewegung der ionen tritt nun in der tat eine solche
verzögernde kraft auf, welche durch die von den ionen ausgehende strahlung erzeugt wird. Das gesetz, durch welches die
componenten dieser krfaft bestimmt werden, ist von *H. A. Lorentz* angegeben worden. Bezeichnen wir mit f_{x1} und f_{x2} die
absoluten beschleunigungen, welche die ionen in der richtung
der X-achse besitzen, so sind die X-componenten der verzögernden kräfte gegeben durch :

$$X_1 = \frac{2}{3}\frac{\varepsilon^2}{C^3}\frac{df\times 1}{dt} \qquad X_2 = \frac{2}{3}\frac{\varepsilon^2}{C^3}\frac{df\times 2}{dt}$$

Analoge ausdrücke gelten für die richtungen der beiden anderen achsen. Die differentialgleichungen der bewegung lassen

sich darnach ohne weiteres anschreiben. Man bemerkt, dass man das problem nach wie vor als ein ebenes behandeln kann; denn eine verschiebung senkrecht zu der ebene der relativen bewegung mit constanter geschwindigkeit ist auf das resultat ohne einfluss. Die aufgabe besteht dann in der integration der 4 differentialgleichungen, durch welche die bewegung en in der richtung der X- und der y-achse bestimmt werden. Ebenso wie früher kann man die bewegung zerlegen in die bewegung des schwerpunktes und in die bewegung der beiden ionen relativ zum schwerpunkt. Genauer auf die rechnungen einzugehen, würde zu weit führen. Ich beschränke mich auf folgende bemerkungen. Die bewegung des schwerpunktes ist nur noch annähernd gleichförmig, in wirklichkeit ein wenig verzögert. Die differentialgleichungen der bewegung relativ zum schwerpunkt lassen sich auf eine einfache form bringen, wenn man die verzögernden kräfte als störende kräfte auffasst und nur die ersten glieder der entsprechenden entwicklungen berücksichtigt. Verstehen wir unter ξ_1 die relative x-coordinate des positiven ions gegen den schwerpunkt, und ist Φ die potentielle Energie der beiden ionen, so wird die gleichung für die relative bewegung in der richtung der x-achse :

$$m_1 \frac{d^2\epsilon_1}{dt^2} = - \frac{m_2}{m_1+m_2} \frac{d\Phi}{d\epsilon_1} - \frac{2}{3}\frac{\epsilon^2}{C^3}\frac{m_1^2+m_2^2}{m_1(m_1+m_2)^2}\frac{d}{dt}\left(\frac{d\Phi}{d\epsilon_1}\right)$$

Eine entsprechende gleichung gilt für die y-achse.

Die integration der gleichungen durchzuführen, dürfte schwierig sein; wir beschränken uns auf die betrachtung des integrales der lebendigen kraft. Wir nehmen das positive ion in zwei punkten P und P° seiner bahn. Seine geschwindigkeit in dem ersten sei ω_1, in dem zweiten ω_{10}; seine entfernungen von dem negativen ion r und r_0. Die arbeit, welche von den verzögernden kräften bei der bewegung von P nach P° geleistet wird sei A_1. Dann giebt das energieprincip :

$$\frac{1}{2}m_1\omega^2{}_{10} - \frac{m_2}{m_1+m_2}\frac{\epsilon^2}{r_0} = \frac{1}{2}m_1\omega_1^2 - \frac{m_2}{m_1+m_2}\frac{\epsilon^2}{r} - A_1$$

In dem später von dem ion erreichten punkte P° ist also die bedingung für den übergang der hyperbolischen bewegung in die elliptische erfüllt, wenn :

$$\frac{1}{2}m_1\omega_1^2 - \frac{m_2}{m_1+m_2}\frac{\epsilon^2}{r} - A_1 \leq 0$$

Die berechnung der arbeit A_1 setzt die kenntniss der bahn voraus, in der sich das positive ion bewegt. Sie scheint vorerst unausführbar, da wir jene bahn nicht konnen. Wir helfen uns so, dass wir die arbeit für die ungestörte bahn berechenen und das resultat auch für gestörte als gültig betrachten. Die formeln werden aber auch unter dieser voraussetzung hoch sehr compliciert, so dass wir eitere vereinfachende annahmen hinzunehmen müssen. Die erste besteht darin, dass wir den punkt P in unendliche entfernung, den punkt P^o in den scheitelpunkt der ungestörten bahn fallen lassen. Um die zweite bedingung zu formulieren, müssen wir noch eine kleine vorbereitung machen. Die beiden ionen mögen sich in sehr grosser entfernung von einander befinden; construieren wir ihre relativen geschwindigkeiten gegen den schwerpunct, so sind diese bekanntlich durch zwei antiparallele linien dargestellt; ihr abstand sei b. Die relative geschwindigkeit des positiven ions im unendlichen sei $\omega_1\infty$; die zweite vereinfachende bestimmung besagt dann, dass $m_1 \omega^2\infty$ sehr klein sein soll gegen.

$$\frac{m_2}{m_1+m_2}\frac{\epsilon^2}{b}$$

die kinetische energie des positiven ions soll im unendlichen sehr klein sein gegen den mit der potentiellen energie zusammenhängenden ausdruck :

$$\frac{m_2}{m_1+m_2}\frac{\epsilon^2}{b^-}$$

Unter diesen umständen ergiebt sich nun das folgende resultat : Uebergang der hyperbolischen bewegung in die elliptische oder nah-bewegung findet statt, sobald :

$$\frac{1}{2} m_1\omega^2{}_{1\infty} < \frac{4\pi}{3}\frac{\varepsilon_{10}}{C^5}\frac{m_2^2(m_1^2+m_2^2)}{m_1^4(m_1+m_2)}\frac{1}{w^5{}_{1\infty}6^5}$$

Für jeden wert, den die relative geschwindigkeit des positiven ions im unendlichen besitzt, existiert hiernach ein bestimmter maximalwert des abstandes b; überschreitet b diesen maximalwert, so kann die fernbewegung auf dem Wege vom unendlichen bis P_0 nicht in die nahbewegung verwandelt werden. In der folgenden tabelle sind einige paare von werten $\omega_1\infty$ und b zusammengestellt.

$\omega_1\infty$ cm/sec	b cm.
2580	12.10^{-10}
258	4.16^{-8}
25,8	7.10^{-7}
8,16	4.10^{-6}
2,58	2.10^{-4}
0,258	5.10^{-3}
0	∞

Die bedingung, dass

$$\frac{m_2}{m_1+m_2}\frac{\varepsilon_2}{m_1\mathsf{w}^2{}_{1\infty}b}$$

eine grosse zahl bleiben soll, wird unter allen umständen erfüllt; beispielweise hat jener ausdruck für die geschwindigkeit $\mathsf{w}_{1\infty}=0{,}258$ noch den wert 18700. Dabei sind mit bezug auf die massen m_1 und m_2 die früher gemachten annahmen beibehalten.

Ist die geschwindigkeit im unendlichen gleich null, so wird b unendlich; d. h. es findet dann unter allen umständen wiedervereinigung statt. Das steht in vollkommener übereinstimmung mit dem criterium von *Thomson*. Denn wenn an irgend einer stele der ionenbahn die bedingung von *Thomson*.

$$\frac{1}{2}m_1\mathsf{w}_1{}^2-\frac{m_2}{m_1+m_2}\frac{\varepsilon_2}{r}=0$$

erfüllt ist, so ist die einer unendlich grossen entfernung entsprechende geschwindigkeit gleich O. Unsere betrachtung liefert also zunächst eine bestätigung der Thomsonschen theorie. Sie zeigt aber, dass in dieser nicht alle ionen berücksichtigt werden, die zur wiedervereinigung gelangen; sie zeigt dass der auf grund der thomsonschen theorie berechnete coëfficient der wiedervereinigung zu klein sein muss. Allerdings scheint es noch zweifelhaft, ob die vergrösserung des coëfficienten, welche durch die einführung verzögernder kräfte bewirkt wird, wesentlich sehr ins gewicht fällt; und zwar deshalb, weil der wert von b mit wachsender geschwindigkeit sehr schnell abnimmt.

4. *Der Flächensatz.*

Wir betrachten die bewegung des positiven ions relativ zum schwerpunkte. Die fläche, welche der vom schwerpunkt ausgehende radius vector in der zeiteinheit beschreibt, sei

$$f_1 = \varepsilon_1\frac{d\mu_1}{dt} - \mu_1\frac{d\varepsilon_1}{dt}$$

Dann ergiebt sich aus den früher aufgestellten vereinfachten differentialgleichungen der bewegung :

$$\frac{df_1}{dt} = -\frac{2}{3}\frac{\varepsilon^4}{C^3}\frac{m_1{}^2+m_2{}^2}{m_1{}^2m_2{}^2}\frac{f_1}{r^3}$$

Die von dem radius vector in der Zeiteinheit beschriebene fläche f_1 nimmt also fortwährend ab, und zwar um so schneller, je kleiner der abstand der beiden ionen schon geworden ist. Die relative bewegung der beiden ionen würde also, eine unbeschränkte gültigkeit des Coulombschen gesetzes angenommen, schliesslich zu einer vereinigung der ionen in einem und demselben punkte führen.

5. *Die theorie von Langevin und die freien weglängen der ionen*

Die theorie von *J. J. Thomson* bedarf noch nach einer anderen richtung einer ergänzung und genaueren begründung. Wir haben im vorhergehenden die ionen so betrachtet, als ob sie allein im raume vorhanden wären. In wirklichkeit bewegen sie sich inmitten der neutralen moleküle. Ihre bewegung wird durch die zusammenstösse mit den neutralen molekülen fort und fort geändert, und erst in räumen, deren dimensionen mit den freien weglängen der ionen vergleichbar sind, werden die wirkungen der elektrischen kräfte ungestört zur geltung kommen. Man wird dadurch auf die vermutung geführt, dass der coëfficient der wiedervereinigung nicht blos von der kritischen entfernung *Thomsons*, sondern auch von der freien weglänge der ionen abhängen möchte. Mit rücksicht auf diese bemerkung ist es von interesse, dass die von einer ganz anderen grundlage ausgehende theorie von *Langevin* in der tat auf eine solche abhängigkeit führt. *Langevin* geht aus von der betrachtung des elektrischen feldes, das durch ein bestimmtes, etwa ein positives ion erzeugt wird. Mit hülfe der bekannten beweglichkeiten der ionen berechnet er dann die zahl der negativen ionen, welche in der zeiteinheit in das bereich eines positiven ions gelangen. Durch multiplikation mit der dichte der positiven ionen ergiebt sich die gesamtzahl der annäherungen, welche in einer secundezwischen zwei ionen entgegengesetzen vorzeichens stattfinden. Man kann dabei im zweifel sein, ob die gesetze der ionenbeweglichkeit, die einen wesentlich statistischen character besitzen, auf einen fall anwendbar sind, bei dem es auf die bewegung einzelner ionen ankomt. Wir wollen auf diese frage nicht eingehen, sondern uns einfach an das resultat der theorie halten. Der coëfficient der wiedervereinigung wird darnach gegeben durch den ausdruck :

$$f = 4\pi\,\xi\,c\,(U + V),$$

in welchem c die lichtgeschwindigkeit und U, V die beweglichkeiten der ionen bezeichnen. Führt man für U und V die durch die molekulartheorie gegebenen werte

$$U = \frac{1}{3}\frac{\varepsilon}{C}\frac{l_1\mu_1}{\alpha T} \qquad V = \frac{1}{3}\frac{\varepsilon}{C}\frac{l_2\mu_2}{\alpha T}$$

ein, so wird :

$$f = \frac{4\,\pi}{3}\, r_0(l_1\eta_1 + l_2\eta_2)\imath$$

wo l_1 und l_2 die freien weglängen der ionen bezeichnen. Benützt man die von mir berechneten werte (1) :

$$l_1 = 4{,}4 \times 10^{-6} \qquad l_2 = 5{,}88 \times 10^{-6}\ \text{cm}.$$

so ergiebt sich :

$$f = 5{,}01 \times 10^{-6}$$

Die theorie von Langevin giebt einen zu grossen wert für den coëfficienten der wiedervereinigung. *Langevin* erklärt dies dadurch, dass nicht jedesmal, wenn zwei ionen entgegengesetzten vorzeichens sich nahe kommen, eine vereinigung erfolgt. Er multipliciert daher den oben gegebenen ausdruck noch mit einem zahlenfactor, der kleiner als 1 ist. Es kommt dadurch ein rein empirisches element in die theorie von *Langevin* hinein, welches wohl nur dadurch eliminiert werden kann, dass man sie mit der theorie der centralbewegung verbindet.

Ueber positive und negative Ionen in den Kanalstrahlen

von W. WIEN (Würzburg).

Bei der magnetischen Ablenkung der Kanalstrahlen des Wasserstoffs kann man beobachten dass neben den positiven Strahlen auch negative existiren, die ebensoviel nach der entgegengesetzten seite abgelenkt werden. Im höheren Vakuum tritt die von diesen negativen Strahlen hervorgerufene Fluoreszenz der Glaswand deutlicher hervor.

Bei den Kanalstrahlen des Sauertoffs ist die Fluoreszenz überhaupt schwer zu beobachten, man kann jedoch durch Benutzung einer Thermosäule die abgelenkten Strahlenbündel aufsuchen. Hier zeigt zich nun dass die Wirkung der abgelenkten negativen Strahlen auf die Thermosäule stärker ist als die der abgelenkten positiven.

Beseitigt man den Quecksilberdampf im Beobachtungsraum durch flüssige Luft, so wird die Wirkung der negativen Strahlen schwächer als die der positiven. Da die quantitativen Messungen

---

(1) Ann. d. Phys. 1908. Bd. 27 S. 497.

ergeben dass die positiven und negativen Strahlen aus positiven und negativen bewegten Atomen bestehen, so muss angenommen verden dass beim Durchgang der Sauerstoffatome durch Queksilberdampf eine stärkere Bildung negativer Ionen eintritt während beim Durchgang durch ruhenden Sauerstoff oder Stickstoff eine stärkere Bildung positiver Ionen bei den fliegenden Atomen hervorgerufen wird.

Dieselbe Wirkung kann man auch beobachten, wenn man die Strahlen durch ein elektrisches Feld ablenkt.

Lässt man Wasserstoff in den Beobachtungsraum eintreten, so beobachtet man an Sauerstoffkanalstrahlen, welche durch den Wasserstoff fliegen, verstärkte Wirkung der negativen Strahlen, sodass Wasserstoff sich ähnlich verhält wie Quecksilberdampf.

Kanalstrahlen des Stickstoffs verhalten sich ähnlich wie die des Wasserstoffs Hier ist weder durch Quecksilberdampf noch durch sauerstoff oder Wasserstoff eine vermehrte Wirkung der negativen Strahlen zu beobachten.

Bei Jod zeigt sich eine sehr starke Wirkung des abgelenken positiven Bündels, eine sehr schwache des negativen.

Die magnetische Ablenkung ist bei den untersuchten Stoffen der Quadratwurzel aus dem Atomgewicht ungekehrt proportional, wie die Theorie es verlangt, wenn bei allen das Verhältnis der die Atome beschleunigenden Spannung zur Entladungsspannung dasselbe ist.

Aus der spezifischen Ladung des Atoms und der magnetischen Ablenkung kann man die beschleunigende Spannung berechnen, ebenso aus der elektrischen Ablenkung. Beide geben übereinstimmend das Ergebnis, dass bei höghern Spannungen (über 16000 Volt) in einer cylindrischen Entladungsröhre die die Strahlen beschleunigende Spannung nur ein Theil (etwas mehr als die Hälfte) der Entladungspannung ist, dass aber die beschleunigende Spannung und also auch die Geschwindigkeit mit zunehmender Entladungsspannung ebenfalls grösser wird.

Ueber die Lichtquantenhypothese

von D. A. GOLDHAMMER (Kasan)

—

In seiner Theorie der scharzen Strahlung ist M. Planckx (1) zu

(1) M. Planck, *Ann. d. Phys.* 4 p. 553, 1901.

einer Annahme geführt worden, die jetzt unter dem Namen «Licht-
quantenhypothese» benannt ist. Dieselbe besteht darin, dass die
Strahlungsenergie der electromagnetischen Resonatoren, welche
sich in einem allseitig abgegrenzten Raume befinden, « nicht als
eine stetige, unbeschränkt theilbare, sondern als eine discrete, aus
einer ganzen Zahl von endlichen gleichen Theilen zusammenge-
setzte Grösse aufzufassen» sei. Nennen wir einen solchen Theil der
Energie ε (Lichtquantum), so ergab sich ferner ε der Schwingungt-
zahl N des Resonators proportional. Bedeutet also n eine ganze
Zahl, so beträgt nach der Theorie von Planck die Aenderung der
Energie E eines electromagnetischen Resonators ganz allgemein

$$\Delta E = nh\, N$$

worin

$$h = 6{,}55\ 10^{-27}\ \text{erg. sec}$$

ist.

Dieses sonderbare Verhalten der Resonatoren veranlasste
Einstein (1) die Lichtwellen selber als atomistisch konstruirt
anzunehmen und führte ihn zu einer Reihe sehr weit tragender
Schlussen.

Nun fragt es sich, ob thatsächlich ein solches Verhalten der
Resonatoren so sonderbar sei?

Kann man sich vielleicht nicht ein Modell eines solchen Resona-
tors konstruiren? Ich erlaube mir eine Andeutung auf die
Möglichkeit eines solchen Modells vorzutragen, obgleich diese
Anwendung nur einen provisorischen Character trägt.

Es befinde sich im Vacuum eine leitende Kugel vom Radius R ;
in der Richtung der x-Axe wirke auf die Kugel ein gleichförmiges
electrisches Feld.

Ist der Winkel zwischen dem Radiuvector (r) und der x-Axe,
so beträgt bekanntlich die Dichte der elecktrischen Ladung der
Kugel

$$\sigma = \sigma_0 \cos \varphi$$

und die Gesamtladung einer der Kugelhalfte

$$Q = \pi\, R^2 \sigma_0$$

Wir stellen uns nun vor, das Feld sei plötzlich aufgehoben : man
bekommt dann elektrische Schwingungen in der Kugel; dieselbe
wirkt als ein elektromagnetischen Vibrator und strahlt die electromagnetischen Wellen in den äusseren Raum aus.

Die länge λ dieser Wellen ist von Poincaré (2) und J. J. Thom-

---

(1) A. Einstein, *Phys. Zeitschr.* 10, p. 817, 1910.

(2) H. Poincaré. Elec. et Optique, II p. 175. Paris, 1891.

son (1) für den Fall einer vollkmmenen leitenden Kugel berechnet. Diese Wellenlänge beträgt

$$\lambda \; \frac{4 \, \pi \, R}{\sqrt{3}} \, ;$$

es ist also die Schwingungszahl der Wellen

$$N = \frac{\sqrt{3}}{4\pi} \frac{V}{R}, $$

wenn V die Lichtgeschwindignest im Vacuum bedensof Andererseits ist die ursprüngliche Energie unserer Kugel

$$E = \frac{8}{9} \frac{Q^2}{R},$$

oder wenn wir N statt $\frac{1}{R}$ einfuhren,

$$E = \frac{32\pi}{9\sqrt{3}} \frac{Q^2}{V} N.$$

Die Energie ist also der Schwingungszahl N der Kugel proportional, gerade wie es für die *Planack* schen Resonatoren der Fall sein muss.

In der üblichen Electricitäts theorie ist jede Electricitätsmenge Q untbeschränkt theilbar; das isf nicht mehr-der Tall, wenn wir annehmen, dass die Electricität selbst eine « atomistische » Structur besitze, also aus einzelnen Electronen mit der Ladung

$$e = 4{,}65.10^{-10} \, e \, E$$

bestehe. Dann muss Q einer ganzen Zahl p von e gleich sein.

$$Q = p \, e$$

Nun wird die Energie der Kugel durch die Strahlung nach aussen in der Weise geändert, dass eine gewisse Zahl n der « freien » Electronen « gebunden », « neutralisirt » wird, also die Ladung Q in

$$q = (p - n) \, e$$

übergeht.

Daraus folgt für die Aenderung der Energie der Kugel durch die Strahlung der Werth

$$\Delta E = \frac{32\pi}{9\sqrt{3}} (2p - n) \, n \, \frac{e^2}{V} N$$

Es sei endlich die Ladung der Kugel Q so gross, dass man n gegen $2p$ vernachlässigen darf. Wir bekommen dann für die durch Strahlung verlorene Energie den Ausdruck.

$$\Delta E = \frac{64\pi}{9\sqrt{3}} \, p \, n \, \frac{e^2}{V} N$$

---

(1) J. J. Thomson, Rec. Researches, etc., p. 361. Oxford, 1893.

und wir sehen : *die kleinen Aenderungen der Energie der Kugel durch die Strahlung Können nur in vielfachen des Quantums*

$$\frac{64\pi}{9\sqrt{3}}\, p\, \frac{e^2}{\sqrt{}}\, N$$

vor sich gehen. Das ist aber wieder die Eigenschaft der Resonatoren in der Theorie von *Planck*.

Der Satz von den Energiequanten scheint daher eigentlich keine selbständige Hypothese zu sein ; derselbe ergiebt zich als eine Folge von zwei Annahmen : erstens bildet die Energie der Strahlung nur einen kleinen Theil der Gesammtenergie der Resonatoren zweitens besitzt die Electricität eine « atomistische » Structur.

Ueber den Magnetismus von Legierungen

von F. RICHARZ (Marburg i. Hessen)

—

Es wird nötig sein, für das Verständnis des Folgenden zunächst etwas zu sagen über die Bedeutung der von H. du Bois (Wied. Ann. 46, 485, 1892) eingeführten Bezeichnung Ferromagnetismus. Ferromagnetisch wären solche Substanzen zu nennen, die in bezug auf charakteristische Eigenschaften des Magnetismus dem Eisen, Kobalt und Nickel näher stehen als die stärksten paramagnetischen Substanzen. Als die für jene 3 Substanzen charakteristischen magnetischen Eigenschaften kann man auf Grund ihres tatsächlichen Verhaltens annehmen :

1. Eine Suszeptibilität, die der Grössenordnung nach ähnlich ist derjenigen des Eisens, deren maximaler Wert also der Grössenordnung nach etwa gleich 100 ist. Im Gegensatz hierzu haben die stärksten bisher bekannten paramagnetischen Substanzen höchstens Werte des Suszeptibilität, welche an die Grössenordnung 10^{-3} herankommen.

2. Die Annäherung der Magnetisierungs-intensität mit wachsender Feldstärke an ein Maximum, an die sogen. Sättigung bei den stärksten uns zur Verfügung stehenden Feldern.

3. Kann man als charakteristisch für die ferromagnetischen Substanzen annehmen die Eigenschaften der Hysterese, also Remanenz und Koerzitivkraft, welche bei den von uns als para-

magnetisch bezeichneten Körpen bisher noch nicht mit Sicherheit nachgewiesen sind.

Es muss verläufig dahingestellt bleiben, ob nicht kontinuierliche Uebergänge zwischen den stärkst paramagnetischen und den schwächst ferromagnetischen Substanzen in Zukunft sich ergeben werden, — Uebergänge in bezug auf einzelne oder alle 3 vorgenannten Eigenschaften, und ob diese 3 Eigenschaften stets miteinander verknüpft aüftreten oder nicht.

I

I. Paramagnetische Legierungen mit einer oder mehreren ferromagnetischen Komponenten

Es ist schon seit langem bekannt, dass der Ferromagnetismus von Legierungen keineswegs eine additive Eigenschaft der Komponenten ist. Dies kann so weit gehen, dass Legierungen ferromagnetischer Komponenten nur noch paramagnetisch sind. In dieser Hinsicht sind folgende Fälle besonders bemerkenswert : Hopkinson fand, dass bei gewöhnlicher Temperatur eine Legierung von Eisen mit 24.5 Proz. Nickel (und 0.85 Proz. Mangan) in dem Zustand, wie sie vom Fabrikanten kommt, eine Suszeptibilität von etwa 0.03 hat. (Proc. Roy. Soc. 47, 23 — 24, Dez 1889; Elektrotechn. Ztschr. 10, 434, 1889.)

Die « magnetische Umwandlungstemperatur », d. h. die obere Temperaturgrenze des Ferromagnetismus liegt für reines Eisen bei etwa + 770°. Für Hopkinsons Nickeleisen liegt diese Grenze aber bei — 20°, insofern als eine Abkühlung auf — 20° den Ferromagnetismus wieder auftreten lässt. Wieder auftretend bleibt er dann beim Erwärmen bestehen bis zu einer Temperatur von 580°. Beim Wiederabkühlen tritt eé dann aber auch wieder erst bei — 20° auf.

Ferner ist besonders bemerkenswert Hadfields Manganstahl mit einem Gehalt von 12 Proz. Mangan (und 1 Proz. C). Seine Suszeptibilität beträgt ebenfalls nur etwa 0.03. Diese Legierung erlangt erst beim Eintauchen in flüssige Luft Ferromagnetismus wieder. (R. L. Wills, Phil. Mag. (5) 50, 1 — 37.) Von ihren Komponenten ist Mangan durch die Untersuchungen von W. Gebhardt (Inaug. Diss. Marburg 1909) als nicht ferromagnetisch wenigstens in bezug auf die Grössenordnung der Magnetisierbarkeit sicher nachgewiesen. Dass in der Tat der Ferromagnetismus des Eisens bei gewöhnlicher Temperatur gerade durch den Zusatz von Mangan herabgedrückt wird, geht daraus hervor, dass der 4 prozentige harte Manganstahl nur noch 1/4 der Magnetisierbarkeit gewöhnlichen Stahls besitzt, der 8 prozentige nur noch 1/20 und der 12 prozentige fast gar keine mehr. Aehnlich wie bei Hokinsons Nickelstahl würde auch hier eine Erniedrigung der magnetischen Umwandlungstemperatur die Ursache des Verschwindens des Ferromagnetismus bei gewöhnlicher Temperatur sein. (Osmond, C. R. 128, 1385, 1899; Nat. Rdsch. 14, 408, 1899.)

Für eine Reihe von Nickellegierungen mit und ohne Eisen ist nachgewiesen, dass durch geringe Zusätze, z. B. von Chrom, Mangan oder Kobalt, der magnetische Umwandlungspunkt so schnell herabgedrückt wird, dass sie bei gewöhnlicher Temperatur nur noch paramagnetisch sind.(L. Dumas, C.R. 129, 42-45, 1899; C. R. 130, 1311-1314, 1900; Nat. Rdsch. 14, 511, 1899.)

Nach Reichardt sollen Kobaltlegierungen mit Kupfer noch bis zu 1.5 Proz. herunter ferromagnetisch sein und ihr Magnetismus erst bei heller Rotglut verschwinden. (Drud. Ann. 6, 855, 1901.) Die Legierungen von Nickel und Kupfer findet auch Reichardt bei gewöhnlicher Temperatur nicht (ferro-) magnetisierbar.

Nach allem Gesagten scheint die Auffassung zulässig zu sein, dass die Herabsetzung des Ferromagnetismus durch Zusatz gewisser anderer Substanzen auf einer Erniedrigung der magnetischen Umwandlungstemperatur beruht, in gewissen Fällen bis unter die gewöhnliche Temperatur oder sogar bis unter die Temperatur der flüssigen Luft. Für diese Auffassung sprechen insbesondere auch die Bestätigungen der van't Hoffschen Formel für solche Umwandlungspunkte durch ihn selbst beim Zusatz von Kohlenstoff zum Eisen. (Rapport présenté au Congrès international de physique, 2, 332, Paris 1900.) Analoge Bestätigungen haben geliefert unter anderen Ch. E. Guillaume, *Journ. de Phys.* (3), 7, 262-274, 1898, für den Zusatz von Chrom zu den oben erwähnten Eisen-Nickel-Legierungen; ferner (auf Vorschlag von E. Warburg) Bruce Hill für Zusätze von Kupfer und Zinn zu Nickel. (Verh. d. D. phys. Ges. 4, 194-203, 1902; Nat. Rdsch. 7, 498, 1902.)

Wie überhaupt nach der van't Hoffschen Regel ein Umwandlungspunkt durch Zusätze auch erhöht werden kann, so hat sich auch Erhöhung des magnetischen Umwandlungspunktes durch Zusätze in gewissen anderen Fällen gefunden. Osmond hat nachgewiesen, dass durch Zusätze von Chrom, Wolfram, Arsen und auch von Silizium, Phosphor und Schwefel die magnetische Umwandlungstemperatur des reinen Eisens erhöht wird. (C. R., 110, 242-245, 1890; C. R., 110, 346-348, 1890; Nat. Rdsch. 4, 205; Nat. Rdsch. 5, 229). Dieser Nachweis bezieht sich aber nur auf die allotrope, magnetische Umwandlung bei fallender Temperatur. Für die meisten dieser Umwandlungen existiert eine Temperaturhysterese entsprechend Ueberkühlung bzw. Ueberhitzung.

II

Ferromagnetische Legierungen paramagnetischer Komponenten

Zwar waren schon früher einige Fälle bekannt, in denen Zusätze jederlei magnetischer Beschaffenheit zu ferromagnetischen Metallen, deren Ferromagnetismus ungeändert liessen oder sogar erhöhten. Z. B. fand Lampadius (Schweig. Journ. 10, 174, 1814), dass Zusätze des paramagnetischen Platins oder des diamagnetischen Goldes den Ferromagnetismus von Nickel nicht herabsetzten. Etwa 5 Proz. Nickelzusatz verändert nicht die Magnetisierbarkeit von Stahlguss (E. Schmidt, Magnetische Untersuchungen des Eisens und anderer Metalle, Halle a. S., W. Knapp 1900). Elektrolytisch niedergeschlagenes 4.7 prozentiges Nickel-Eisen hat eine grössere Magnetisierbarkeit als reines Eisen. (W. Leick, Wied. Ann. 58, 714 und 59, 750, 1897.)

Im Jahre 1898 fand Fr. Heusler, welcher schon im Jahre 1894 infolge einer zufälligen Beobachtung eine Legierung von Mangan und Zinn als stark magnetisierbar erkannt hatte, dass 30 prozentiges Mangan-Kupfer durch Zusatz von Zinn eine ferromagnetische Legierung bildet. Weiterhin hat Heusler dann gefunden, dass ebenfalls die Metalle der Arsengruppe, das diamagnetische Wismut nicht ausgeschlossen, mit Mangan bzw. Mangan-Kupfer ferromagnetische Legierungen ergeben. Auch Mangan-Bor erwies sich als ferromagnetisch. Den stärksten Ferromagnetismus ergaben gewisse Aluminium-Mangan-Kupfer-Legierungen und zwar mit einem Sättigungswert van ca. 3/4 des Gussseisens. (Verh. d. D. phys. Ges. 5 (1901), 219, 1903.) Die Aluminium-Mangan-Kupfer-Legierungen sind eingehend und zuerst im Physikalischen Institut der Universität Marburg unter Leitung von Fr. Heusler und F. Richarz untersucht worden. Ueber die Resultate ist näheres zu finden in den Publika-

tionen von diesen, sowie besonders von W. Starck und E. Haupt
und von E. Take in den Sitzungsberichten und schriften der
Naturforschenden Gesellschaft zu Marburg 1904-1905, Marburg
bei Elwert. Siehe auch : Ztschr. f. ang. Chem. 1904, 260; Nat.
Rdsch. 21, 69, 1906; 22, 209, 1907; 23, 249, 1908; Verh. d. D.
phys. Ges. 7, 133, 1905; Ann. d. Phys. 20. 849, 1906. Diese im
Marburger Institut gemachten Beobachtungen sind « zum Teil
ohne oder mit nicht genügender Erwähnung von deren Priorität » bestätigt bzw. erweitert worden durch Arbeiten der Her-
ren Austin (Verh. d. D. Phys. Ges. 6, 211, 1904); Gumlich
(Ann. d.Phys. 16, 535-550, 1905); Wedekind (Ztschr. f. Elek-
trochemie 11, 850, 1905; Ztschr. f. phys. Chem. 66, 614; Ber. d.
Deutsch. chem. Ges. 28, 1228); Hadfield (R. A. Chem. News
90, 180, 1904); Fleming (Fleming und Hadfield, Proc. of the
Royal Soc. 76 A., 271, 1905) und Ross (Edinb. Proc. 27, 88-92,
1907).

Von grösster Wichtigkeit war, dass durch diese Untersuchungen Heusler die Notwendigkeit einer Alterung für seine Legierungen erkannte, wenn diese das Maximum ihres Ferro-ma-
gnetismus erlangen sollten. Diese Alterung besteht darin, dass
die Legierungen nach ihrer Herstellung längere Zeit hindurch
auf eine bestimmte erhöhte Temperatur gebracht werden müssen. Die hierfür günstigsten Temperaturen sind mindestens 30°
niedriger als die magnetische Umwandlungstemperatur, wie bis
vor kurzem uneingeschränkt angenommen wurde. Diese Verhältnisse sind indessen erst durch die neuesten Marbürger Untersuchungen von E. Take (Verh. d. D. phys. Ges. 12, 1059-1084,
1910) völlig aufgeklärt worden.

Die magnetischen Umwandlungstemperaturen liegen bei den
verschiedenen Heuslerschen Legierungen verschieden von ca.
350° an abwärts. Wie Take nachgewiesen hat, steigt der Umwandlungspunkt bei wiederholtem Erwärmen und Wiederabkühlen; bei gewissen Legierungen wird er dann schliesslich
nahezu konstant. Einige Blei enthaltende Bronzen (üngefähr
6 Proz. Blei, 16 Proz. Mangan und 8 Proz. Aluminium) haben
einen Umwandlungspunkt von nur 60-70°. Für Bronzen mit 11.6
Proz. Mangan und 25 Proz. Aluminium war der Umwandlungspunkt bis zu + 5° herabgedrückt. Ausser den Aluminium-Man-
gan-Bronzen wurden im Marburger Institut noch näher untersucht magnetische Mangan-Zinn-Legierungen von E. Haupt
und H. Fassbender (Verh. d. D. phys. Ges. 10, 256, 1908). Letz-

terer untersuchte auch eingehender ManganAntimon-Legierun-
gen, Take ausser allen vorgenannten auch noch Wismut-Man-
gan-Bronzen. Robert S. Williams untersuchte die magnetischen
Engenschaften von Manganlegierungen mit Zinn und Antimon
(Ztschr. f. anorg. Chem. 55, 1, 1907). E. Wedekind untersuchte
dieselben sowie Mangan-Boride, Phosphide und Arsenide (1. c.
und Verh. d. D.phys. Ges. 7, 412, 1906; Chem. Ber. 40, 1259,
1907). Bezüglich der Priorität Heuslers und der Marburger
Arbeiten vgl. Fr. Heusler, Wallach-Festschrift 467, Göttingen 1909.

Höchst eigentümlich sind die hysteretischen Eigenschaften
der Heuslerschen Legierungen. Die erste darauf bezügliche Beobachtung war bereits von W. Starck gemacht worden, dass
nämlich eine Legierung, welche eine bestimmte thermische Vorbehandlung erfahren hatte, nahezu hysteresefrei war. Die genaueren Untersuchungen wurden von P. Asteroth angestellt
(Marburger Inaug.-diss. 1907; Verh. d. D. phys. Ges. 10, 21,
1908). Sie betrafen relativ kupferreiche Legierungen mit 16.9
Proz. Mangan und ca. 9 Proz. Aluminium, über deren Eigenschaften (insbesondere auch ihre Schmiedbarkeit) Heusler vorläufige Mitteilungen in den Marburger Sitzungsberichten vom
November 1905 gemacht hat. Sowohl geschmiedet, als auch nur
gegossen zeigen diese Legierungen, deren magnetischer Umwandlungspunkt bei etwa 220° liegt, folgendes Verhalten : Bis
auf etwa 20°-30° oberhalb des magnetischen Umwandlungspunkt
erhitzt, in kaltem Wasser oder besser nach Takes Vorschlag in
kaltem Quecksilber abgeschreckt, dann bei 140° galtert, ist die
Hysterese relativ gering. Bei nochmaligem Erwärmen bis über
den Umwandlungspunkt und langsamen Abkühlen zeigen die
Proben um so grössere Hysterese, je langsamer die Abkühlung
stattfand. Die geschmiedete Legierung zeigte durchweg kleinere Hysterese als die nur gegossene. Nach dem Abschrecken
zeigte die Schmiedeprobe nur eine verschwindnd geringe Hysterese. Bei Wiederholen der Prozeduren lässt sich die Schmiedeprobe immer wieder fast genau reversibel in denjenigen magnetischen Zustand versetzen, der für die betreffende thermische Vorbehandlung charakteristisch ist. Auch in bezug auf Remanenz und Koerzitivkraft hat die neueste Takesche Arbeit
weitere Klarstellung der Verhältnisse ergeben.

Von der Hysterese ist wohl zu unterscheiden die temporäre
magnetische Nachwirkung (vgl. hierzu : F. Richarz, Marb.

Sitzungsber. 179, 1908). Dass Heuslersche Legierungen die letztere sehr stark zeigen, ging schon aus Beobachtungen von E. Haupt hervor. Von ihm unabhängig hat E. Gumlich diese Nachwirkungserscheinungen genauer beobachtet.

III

Erklärung
der Magnetisierbarkeit der Heuslerschen Legierungen

Schon Fr. Heusler selbst hat sogleich bei seiner Entdeckung die Existenz magnetisierbarer chemischer Verbindungen in seinen Legierungen angenommen und diese Ansicht publiziert.

In den Aluminium-Mangan-Kupfer-Legierungen hat Heusler auf Grund der ersten Untersuchungen von W. Starck und Haupt angenommen, dass es sich um Lösungen der magnetisierbaren Verbindung $Mn\text{-}Al$ in Kupfer handeln könne .Dass dies bei jenen Untersuchungen sich so verhielt, war jedoch ein Zufall. Die weiteren Untersuchungen an kupferreicheren Legierungen von Preusser (Marb. Inaug.-Diss. 1898, siehe auch : Studien über magnetisierbare Manganlegierungen von Fr. Heusler und F. Richarz, 10. Mitteilung, Ztschr. f. anorg. Chem. 61, 265, 1909) führten aber Heusler zu der weiteren Annahme, dass die Magnetisierbarkeit geknüpft sei an Verbindungen von der Formel $A[lM_3]_x$ in welcher Formel die Metallatome M teils Kupferatome, tels Manganatome sein können (beide in isomorpher Mischung). Derartige Verbindungen würden in den magnetisierbaren Bronzen nebeneinander existieren. Diese Anschauung knüpfte an an die von Terreil (Bull soc. chim. (2) 21, 289, 1874) zuerst hergestellte Verbindung $AlMn_3$ und an die mehrfach, zületzt von Gwyer (Ztschr. f. anorg. Chem. 57, 114), in Tammanns Laboratorium nachgewiesene Verbindung $Al\text{-}Cu_3$. Dazu kommt der ebenda gelieferte Nachweis einer Reihe von Mischkristallen von Mangan und Kupfer durch R. Lehmann (Ztschr. f. anorg. Chem. 57, 20), sowie durch S. F. Shemtshushny, Urasow ü. Rykowski Ztschr. anorg. Chem. 57, 253). Auf die in den anderen Mangan-Legierungen vorhandenen urgetischen, Verbindüngen einzugehen, würde zu weit führen. Uebrigens sind die anderen alle schwächer magnetisierbar und meist auchnoch nicht so eingehend untersucht, dass die Zusammensetzung der betreffenden magnetisierbaren Verbindung einwandfrei festgestellt wäre.

Der Prozess der Alterung würde sich folgendarmassen in die
Heuslerschen Anschauungen einfügen lassen. Nach der Herstellung der Legierungen oder auch nach erneutem Erhitzen bis
über die Umwandlungstemperatur und Wiederabkühlen sind
diejenigen Moleküle oder Molekülaggregate, welche Träger der
magnetischen Eigenschaften sind, noch nicht in der Legierung
vorhanden; letztere ist dann nur als Gemenge, sei es von Atomen oder von unmagnetischen Molekülen, zu betrachten. Erst
durch das Altern tritt Bildung der ferromagnetischen Molekeln
oder polymeren Modifikationen von Molekeln ein, die aber durch
Temperaturen höher als die Umwandlungstemperatur auch wieder zerstört (dissoziiert) werden können. Aus den neuesten Untersuchungen von Take geht hervor, dass die Alterung auch
noch eine zweite Strukturumwandlung hervorruft, auf die wir
später noch zurückkommen werden, der zufolge die Koerzitivkraft zunimmt.

Mit der Anschauung Heuslers, dass der Magnetismus an bestimmte Verbindungen geknüpft sei, stimmt in ihrem Wesen
überein, die kürzlich von Tammann in bezug auf andere geäusserte, dass der Magnetismus an bestimmte Kristallbildungen
geknüpft sei. Denn die Bildung bestimmter Kristalle in Legierungen entspricht natürlich der Existenz einer bestimmten Verbindung. Heusler hat in der Tat als selbstverständlich immer
nur kristallisierbare Verbindungen im Sinne gehabt, wie z. B.
aus der Stelle Ztschr. f. anorg. Chem. 61, 278, 1909) hervorgeht. Dort ist von den isomorphen Verbindungen $(Al\text{-}M_3)_x$, in
denen M isomorph Mangan oder Kupfer sein kann, ausdrücklich die Rede. Der amorphe Zustand wäre in der Tat für die
Vorstellung nicht zu vereinigen mit der dauernden Richtung der
Molekularmagnete, wie sie jede Theorie der Magnetisierung
annehmen muss. Denn der amorphe Zustand ist ja ein flüssiger,
nur mit grosser innerer Reibung. Die Molekularbewegung wird
also auch im amorphen Zustand mit einer fortschreitenden Veränderung der Molekel-Schwerpunkte und einem Durcheinanderwälzen der Molekeln verbunden sein. Nur der wahre feste
Zustand, also der von Kristallen, erteilt den Molekeln stabile
Gleichgewichtslagen. Die Wärmebewegung besteht bei ihm nur
in Oscillationen um diese stabile Gleichgewichtslage. Eine
dauernde Richtung der Molekularmagnete ist bei solcher Konstitution unschwer verstellbar, nicht aber bei der amorphen, die
der flüssigen wesensgleich ist.

Wir wiederholen folgende wichtige Schlussfolgerung Heuslers :

Da das Manganatom im metallischen Mangan und in vielen
anderen Verbindungen keinen Ferromagnetismus aufweist, ist
der Ferromagnetismus des Manganatoms keine disem an und
für sich zukommende Eigenschaft. Vielmehr wird diese Eigenschaft erst in bestimmten chemischen Verbindungen des Manganatoms entwickelt.

Es fragt sich nun weiter, ob man für dieses Verhalten des
Manganatoms in magnetischer Beziehung eine Erklärung zu
geben imstande ist. In bezug auf die Ampèreschen Molekular-
ströme nahm F. Richarz an (Sitzungber. d. Niederrhein. Ges.
47, 113, 1890; 4. Dez. 1893; Münchn. Sitzungsber. 24, 3, 1894;
Wied. Ann. 52, 410, 1894; Nat. Rdsch. 9, 276, 1894), dass dieselben bestünden in Helmholtzschen elektrischen Elementarquanten, die innerhalb der Atome sich in kreisförmigen Bahnen
bewegen. Diese Zirkulation der Elementarquanten im Atom
nahm F. Richarz als bereits vor der Einwirkung des äusseren
magnetisierenden Feldes existierend an. (Aehnliche Anschauungen sind später auch von Langevin und Pierre Weiss ausgesprochen worden.) Die Bahnebenen der zirkulierenden Elektronen besitzen dann aber noch im Sinne der Wilhelm Weberschen Theorie alle möglichen Richtungen. Beim Hineinbringen
in ein magnetisches Feld werden die Bahnebenen unter Ueber-
windung quasielastischer intraatomaler Kräfte mehr oder weniger gerichtet. Ich habe damals schon auf Grund dieser Annahme berechnet, dass bei Parallelrichtung sämtlicher Bahnebenen für die magnetische Sättigung sich Werte der maxi-
malen Magnetisierung berechnen lassen, die mit denjenigen,
welche erfahrungsgemäss bei Eisen, Kobalt und Nickel gefunden werden, der Grössenordnung nach übereinstimmen.

Durch die unter meiner Leitung ausgeführten Dissertationen
über die Heuslerschen Legierungen, insbesondere diejenigen von
Herrn Paul Asteroth und Werner Gebhardt, veranlasst, habe
ich weiter mir über den Unterschied von paramagnetischen und
ferromagnetischen Substanzen Rechenschaft zu geben versucht
und habe die darüber möglichen Anschauungen in den genannten Dissertationen veröffentlicht. In beiden Fällen muss die
ursprüngliche Existenz zirkulierender Elektronen angenommen
werden. Man kann aber entweder annehmen, dass in den ferromagnetischen Substanzen solche Elektronen in grösserer An-

zahl oder mit grösserer Geschwindigkeit oder in weiteren
Bahnen rotierend vorhanden sind als bei den paramagnetischen
Substanzen; oder man kann annehmen, dass die Richtbarkeit der
Bahnebenen bei den ferromagnetischen Substanzen grösser ist
als bei den paramagnetischen. Bei beiden Anschauungen wird
also jedenfalls für den ferromagnetischen Zustand eine freiere
Beweglichkeit von gewissen Elektronen angenommen, sei es
durch freiere Rotation, sei es durch freiere Richtbarkeit der
Bahnebenen, oder eine Vermehrung der Anzahl dieser freier be-
weglichen Elektronen.

Allgemein würden also Atome, welche zirkulierende Elektronen besitzen, wenigstens befähigt sein, der betreffenden Substanz Paramagnetismus oder gegebenenfalls auch Ferromagnetismus zu erteilen (1). In welchem Grade letzteres der Fall ist,
hängt weiter noch von folgendem ab : Entsprechend der Richtung der Wilhelm Weberschen Molekularmagnete würde die
Parallelrichtung der Bahnebenen der Elektronen die Magnetisierbarkeit bedingen. Die Bahnebenen der zirkulierenden Ele-

---

(1) Bei meiner eben erwähnten Berechnung der Sättigungswerte der Magnetisierbarkeit, wie ich sie bereits im Jahre 1893, ausgeführt habe, ist nicht
berücksichtigt die Wärmebewegung, welche notwendigerweise und wie auch
bereits seit langem angenommen, der Richtung der Molekularmagnete entge-
genwirkt. Bei der freien Beweglichkeit der Molekeln, wie sie für die Wärmebewegung in Gasen und Flüssigkeiten anzunehmen ist, wird bei ein und derselben
äusseren magnetischen Feldstärke dadurch allerdings der Wert der bei ihr
erreichten Magnetisierung um eine Grössenordnung herabgesetzt. Bei derjenigen
Vorstellung dagegen, die wir uns von der Wärmebewegung in festen Körpern
machen müssen, ist diese Herabsetzung eine geringere, den die Wärmebewegung
in festen Körpern hat man sich vorzustellen als unregelmassige Oszillationen um
eine Lage stabilen Gleichgewichtes. Dabei wird man sich zu denken haben, dass
im allgemeinen vor allem der Schwerpunkt der Molekel diese oszillatorische
Bewegung ausführt. Durch diese Bewegung allein genommen würde überhaupt
noch keine Beeinträchtigung der Richtung der Molekularmagnete hervorgerufen
werden. Vielmehr würde sogar andererseits bei Kristallstruktur bereits die durch
die Molekularkräfte hervorgerufene gegenseitige Orientierung der Molekeln
auch eine Parallelrichtung der Molekularmagnete hervorbringen. Dazu kommt
aber allerdings noch eine andere Bewegung der einzelnen Molekeln, die in einer
oszillatorischen Rotation um Achsen bestehen kann, die durch den Schwerpunkt
der Molekel hindurchgehen. Diese letztere Art der Wärmebewegung würde in
der Tat einen desorientierenden Einfluss auf die Richtung der Molekularmagnete
ausüben. Dieser Einfluss wird indessen nur gering sein, und die Werte der
Magnetisierbarkeit, welche ohne ihre Berücksichtigung berechnet werden,
können durch diesen Einfluss nur unerheblich herabgesetzt werden.

mentarquanten in dem betreffenden Atom können aber mehr
oder weniger frei richtbar sein.

In bezug auf die Heuslerschen Legierungen hat Richarz daher
angenommen, dass im Manganatom die Zirkulation gewisser Elektronen oder die Richtbarkeit der zirkulierenden Elektronen für
gewöhnlich durch benachbarte elektrisch entgegengesetzte Elementarquanten oder auch auf andere Weise behindert sein können. Ganz aufgehoben wären sie auch dann nicht, so dass para-
magnetisches Verhalten vom Mangan allgemein gezeigt wird. In
den Heuslerschen Legierungen aber würde jene Behinderung
durch die vorhandenen Verbindungen des Manganatomes beseitigt werden. Die dann auftretende bedeutend freiere Zirkulation
gewisser Elektronen oder Richtbarkeit ihrer Bahnebenen würde
zu den ferromagnetischen Eigenschaften führen.

Die Hysterese kann erklärt werden dadurch, dass man annimmt, die Richtung der W. Weberschen Molekularmagnete
(zirkulierenden Elektronen), die im allgemeinen sowohl als
Richtung der rotierenden Elektronen in der Molekel als auch
mit der Molekel stattfinden kann, geschehe nur unter Ueber-
windung eines reibungsähnlichen, d. h. irreversiblen, Wärme
erzeugenden, molekularen Widerstandes. Wie man sich diesen
vorstellen kann, bleibe zunächst dahingestellt. Die Heuslerschen
Legierungen, über ihren Umwandlungspunkt hinaus erhitzt,
dann abgekühlt und gealtert, befinden sich je nach der Schnel-
ligkeit des Abkühlens in verschiedenem Zustand bezüglich
ihrer hysterischen Eigenschaften. Zur Erklärung dieser Verschiedenheiten knüpft Richarz an die Anschauung an, dass je
nach den speziellen Verhältnissen bei der Abkühlung mehr
oder weniger komplizierte Molekularaggregate gebildet werden.
Kühle ich sehr schnell ab, d. h. schrecke ich die über den
magnetischen Umwandlungspunkt erhitzte Legierung in kaltem
Wasser oder Quecksilber ab, so kann man annehmen, dass
jetzt die Molekeln nicht die Zeit haben, zu komplizierten
Aggregaten zusammenzutreten, wie sie es bei langsamen
Erkalten tun würden. Dass diese Abhängigkeit von der
Erkaltungsgeschwindigkeit besteht, ist auch sonst bekannt;
z. B. geben manche Schmelzflüsse bei schnellem Abkühlen in
den amorphen Zustand über, während sie nach langsamen Abkühlen eine kristalline Struktur erhalten. Der letztere Zustand
ist aber gegenüber dem ersteren derjenige mit den komplizierteren Molekularaggregaten. Die Bildung komplizierterer Ag-

gregate beim langsamen Abkühlen wird Molekeln hervorrufen, die nur mit grösserer « Reibung » den magnetischen Kräften folgen, also stärkre Hysterese aufweisen. Die nach dem Abschrecken existierenden einfacheren Molekeln werden mit geringerer oder gar keiner « Reibung » den Feldkräften folgen.

Der Zustand der abgeschreckten und darnach in zweckmässiger Weise gealterten Legierungen ist demjenigen vollkommen elastischen Körper vergleichbar; der Zustand der langsam abgekühlten um so mehr den unvollkommen elastischen Körpern, je langsamer die Abkühlung war. Hieraus ist auch verständlich, dass die geschmiedeten Legierungen in magnetischer Beziehung « volkommener elastisch » sind als die nach dem Guss nicht geschmiedeten. Durch das Schmieden wird der mit unregelmässigen Spannungen und Lagerungszuständen behaftete Guss durchknetet und molekular gleichmässiger gemacht.

Die Bildung solcher komplizierterer Molekularaggregate nimmt Tate auch zur Erklärung der zweiten, beim Altern auftretenden, von ihm neuerdings gefundenen Strukturumwandlung an.

Auch darüber, wie man sich den reibungsähnlichen Vorgang denken könnte, der die Ursache der Hysterese ist, sollen wenigstens einige Worte gesagt werden, die im Zusammenhange mit dem Vorhergehenden stehen. Man kann sich die Molekularmagnete bei ihrer Richtung nur ruckweise nachgebend denken; der zurückgebliebene Zustand bei Feldverstärkung vor einem solchen Ruck bedeutet dann Hysterese. Findet das ruckweise Nachgeben statt, so wird dabei potentielle magnetische Energie in kinetische Molekularenergie verwandelt; letzteres aber bedeutet irreversible Temperaturerhöhung. Auch hier sieht man wieder, dass komplizierterer Bau der Molekeln diese « reibungsähnlich wirkenden » Rucke begünstigen wird. Eine bestimmtere, anschaulichere Vorstellung über das Zustandekommen dieser Rucke würde man nach I. A. Ewing, Magnetische Induktion (deutsch bei Oldenburg, Berlin, 1892, 280 ff.) gewinnen. Nach seiner Anschauung würde ein solcher Ruck dem Umschlagen beim Passieren einer (richtig bezeichnet) stabil-labilen Gleichgewichtslage entsprechen (Vgl. F. Richarz, Ann. d. Phys. 8, 352, 1902).

Durch die Hypothese der komplizierteren Molekularaggregate würden also die von Heusler und Asteroth gefundenen merkwürdigen hysteretischen Eigenschaften der kupferreichen Aluminium-Mangan-Bronzenihre Erklärug finden.

IV

Beziehung zu anderen physikalischen Eigenschaften

E. Take hat nachgewiesen, dass mit den magnetischen Umwandlungen der Heuslerschen Legierungen Volumenänderungen und zwar stets Kontractionen bei steigender Temperatur verknüpft sind. Gemessen wurden diese dilatometrisch durch die Längenänderungen von Stäben. Durch die Längenänderungen konnte Take auch noch bei höheren Temperaturen an dem unmagnetischen Material andere irreversible Umwandlungspunkte konstatieren. Diese führten zu dauernden Kontraktionen oder Dilatationen. Ihre Grösse betrug in einem Falle 5 Proz. des ursprünglichen Volumens.

Guthe und Austin, Bull. of Stand. 2, 297, 1906, untersuchten die Magnetostriktion Heuslerscher Bronzen. Sie fanden Dilatation. Hatte sich ein Stab in einem starken Feld ausgedehnt, so fand weiterhin bei konstant bleibendem Feld eine fortwährende geringe Zusammenziehung statt. Ein derartiges Verhalten der Magnetostriktion tritt weder bei Eisen, Nickel noch Kobalt auf. Auch I. C. Mc. Lennan hat die Magnetostriktion beobachtet (Physik. Rev. 24, 248, 1907). H. Zahn und H. Schmidt (Verh. d. D. phys. Ges. 9, 98, 1906) haben festgestellt, dass der Halleffekt und der thermomagnetische Effekt an zwei Heuslerschen Proben in verhältnismässig hohem Masse auftreten, obwohl die Bestandteile der Legierungen diese Effekte nur sehr schwach erkennen liessen.

Es hat sich weiter ein Zusammenhang der magnetischen Verschiedenheiten ein und derselben Heuslerschen Manganbronze in ihren verschiedenen Zuständen mit ihrer spezifischen Warme ergeben. In Anknüpfung an seine Theorie des Gesetzes von Dulong-Petit hatte Richarz vermutet, dass die Zustände, bei denen das Vorhandensein von komplexen Molekularaggregaten von ihm angenommen wurde, mit einer Herabsetzung der Spezifischen Wärme verbunden seien; denn die Bildung von Molekularkomplexen entspricht der Herabsetzung der molekularen Bewegungsfreiheit und damit auch einer Verminderung der spezifischen Wärme. Diese Vermutung hat Ernst Dippel bestätigt gefunden (Marb. Inaug.-Diss. 1910). Er fand höhere spezifische Wärme bei einer Heusler-Asterothshen Bronze in abgeschrecktem Zustand. in dem die Hysterese klein war. Er fand kleinere spezifische Wärme bei derselben Bronze nach langsamer Abkühlung, in welchem Zustand die Hysterese gross ist.

Nach den oben auseinandergesetzten theoretischen Vorstellungen über das Zustandekommen des Ferromagnetismus gewisser Metallegierungen würde der ferromagnetische Zustand einer freieren Beweglichkeit von gewissen Elektronen entsprechen, die ja durch diese freiere Beweglichkeit die Rotationsfähigkeit oder die freiere Richtbarkeit ihrer kreisförmigen Bahnen erlangen sollen. Nach den Elektronentheorien der Metalle von Riecke une Drude hängt die elektrische Leitfähigkeit der Metalle von Beweglichkeit und Zahl der freien Elektronen ab und F. Richarz hat schon früher in Anknüpfung an die Marburger Inauguraldissertation von O. Richter 1908 (siehe auch F. Richarz, Anfangsgründe der Maxwellschen Theorie verknüpft mit der Elektronentheorie, Teubner, Leipzig 1909, 83) folgende Anschauung über das Verhalten der Leitungselektronen in Metallen ausgesprochen : Da die Leitungselektronen nur einen ganz untergeordneten Einfluss auf die spezifische Wärme haben, muss man sich wohl vorstellen, dass sie nicht vollkommen frei beweglich zwischen den ponderablen Atomen umherschwirren. Statt dessen kann man sich vorstellen, dass die Leitungselektronen im allgemeinen um die ponderablen Atome herum, oder um stabile Gleichgewichtslagen in ihnen, Zentralbewegungen ausführen, und dass sie hin und wieder sich von dem ponderablen Atome freimachen; nach kurzer Zeit würden sie sich dann aber wieder an ein anderes ponderables Atom anschliessen. Bei dieser Vorstellung könnte man vermuten, dass die erleichterte Beweglichkeit der zirkulierenden Elemantarquanten, welche als Ursache des Ferromagnetismus angenommen wurde, auch eine erhöhte Leitfähigkeit zur Folge haben könnte. Jedoch würden diese zirkulierenden Elektronen nur einen Teil des Gesamtzahl der Leitungselektronen ausmachen, so dass also der Einfluss einer erhöhten Magnetisierbarkeit nur in abgeschwächtem Verhältnis auch eine Erhöhung der Leitfähigkeit zur Folge haben würde. Ferner ist nur dann ein merkliches Hervortreten dieses Einflusses auf die Leitfähigkeit zu erwarten, wenn andere kräftigere Einflüsse sich nicht geltend machen. Letztere Bedingung wird erfüllt sein, wenn man ein und dieselbe Substanz im ferromagnetischen und nichtferromagnetischen Zustand vergleicht. Die Heuslerschen Legierungen in ihrem je nach der thermischen Vorbehandlung ganz schwach oder stark ferromagnetischen Zustande werden die Erkennung des Einflusses der Magnetisierbarkeit allein auf andere physikalische, insbesondere auch die eben erwähnten elektrischen Eigenshaften ermöglichen.

Entsprechend wäre auch ein Einfluss der erhöhten Magnetisierbarkeit auf das thermoelektrische Verhalten zu vermuten. Dieser Einfluss würde bei Temperaturerhöhung ein Ueberströmen von negativen Elektronen aus einer magnetisierbareren Modifikation in eine weniger magnetisierbare hinein zur Folge haben, also einen thermoelektrischen Strom an der heisseren Stelle von der weniger zur stärker magnetisierbaren Modification.

Zur Prüfung dieser Vermutungen würden sich die bereits mehrfach erwähnten Heusler-Asterothschen Legierungen ganz besonders eignen, da sie mit besonderer Sicherheit sich durch thermische Behandlung in der stärker oder weniger stark magnetisierbaren Zustand versetzen lassen. Hierauf hat F. Richarz bereits in der Sitzung der Marburger Naturf. Ges. vom 5. August 1908 aufmerksam gemacht (Sitz.-Ber. vom 9. Dez. 1908). Siehe auch Ztschr. f. anorg. Chem. 61, 265, insbesondere 271, 1909. An beiden Stellen ist auch bereits erwähnt, dass derartige Versuche von F. A. Schulze im Marburger Institut in Angriff genommen waren.

Ueber die Resultate dieser Versuche hat F. A. Schulze vorläufig berichtet in der Sitzung der Marburger Gesellschaft vom 4. August 1910 (Sitz.-Ber. 71; auch Verh. d. D. phys. Ges. 822, 1910 und Physik, Ztschr. 11, 1004, 1910). Diese Versuche haben ergeben, dass in der Tat die elektrische Leitfähigkeit solcher Manganbronzen im gealterten stark magnetisierbaren Zustande bis etwa auf das 1 1/2 fache steigen kann gegenüber demjenigen Werte, welchen die Leitfähigkeit im ungealterten schwach magnetisierbaren Zustande hat. Für das thermoelektrische Verhalten hat sich für Temperaturen oberhalb etwa 200° ergeben, dass, von einigen Ausnahmen abgesehen, der Strom an der heisseren Kontakstelle wie erwartet von der schwah magnetisierbaren, ungealterten Probe zu der gealterten, stark magnetisierbaren fliesst. In bezug auf die Stärke der thermoelektrischen Kraft ist in den meisten Fällen ein Parallelgehen mit dem Stärkerwerden der Magnetisierbarkeit zu konstatieren.

Die Stellen der Maximalwerte werden jedoch bei fortschreitender Alterung für die Thermokraft früher erreicht als für die Magnetisierbarkeit. Dazu ist zu bemerken, dass allgemein die Folgerungen der Elektronentheorie für die Thermokraft nur schlecht bestätigt werden, es kommen zuweilen grosse Widersprüche vor zwischen Theorie und Erfahrung.

Ueber die Komplicationen im einzelnen gibt die demnächst erscheinende ausführliche Publikation von F. A. Schulze Auskunft.

Somit haben die entwickelten Vorstellungen über das Zustandekommen des Ferromagnetismus insbesondere der Legierungen sich zum mindesten als fruchtbares heuristisches Prinzip erweisen.

Ueber die Herstellung elektrostatischer Drehfelder

von Anton LAMPA (Prag)

—

Galileo Ferraris zeigte (1), dass ein Eisenzylinder in einem rotierenden Magnetfeld in Rotation geräth, auch wenn er so unterteilt ist, dass in ihm Foucaultströme nicht zustande kommen können; die Rotation der Zylinders ist in diesem Falle der magnetischen Hysteresis zu danken, indem die Magnetisierung hinter dem induzierenden rotierenden Feld zurückleibt. Dieser Versuch Ferraris brachte *Piccardo Arnò* auf den Gedanken, eine analoge Versuchsanordnung zum Nachweis der dielektrischen Hysteresis zu treffen. Er benötigte hiezu ein elektrostatisches Drehfeld, welches er in der folgenden Weise realisierte (2). Der von einer Wechselstrommaschine gelieferte einphasige Strom wurde durch die Primärspule eines Transformators geleitet, die Sekundärspule durch einen induktionslosen Widerstand und einen Kondensator in Reihe geschlossen und von den Enden des Widerstandes und den Belegungen des Kondensators kreuzweise Leitungen nach den vier Polen des Drehfeldapparates geführt.

Dieser bestand aus vier auf einer isolierenden Grundplatte vertikal aufgestellten Blechstreifen, die einen Zylinder mit vier Schlitzen bilden, wie dies in Figur 1, die Arnò's Anordnung wiedergibt, dargestellt ist, (P_1, P_2 Pole der Transformators, w Widerstand, C Kondensator.) Die Potentialdifferenz zwischen den

Belegungen der Kondensators und die Potentialdifferenz an den Enden der Widerstandes w haben eine Phasendifferenz im absoluten Betrage von $\frac{\pi}{2}$, wie wir nun zeigen wollen.

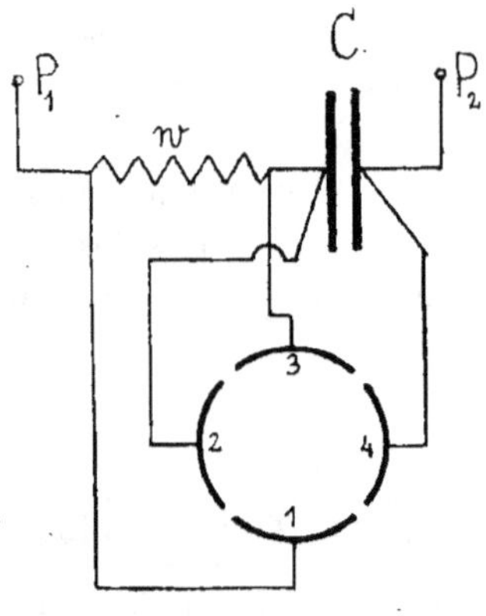

Fig. 1.

Es sei zur Zeit t das Potential des Poles P_2 gleich V; dieser Pol sei durch den Widerstand w mit der einen Kondensatorplatte verbunden; das Potential dieser Platte sei v, der Widerstand des übrigen Teiles der Zuleitung sei gegen w zu vernachlässigen. Der zweite Transformatorpol P_2 habe das Potential V', die zweite Kondensatorplatte, die mit ihm durch den induktionslosen Widerstand w_0 verbunden ist, das Potential v'. Ist i die zur Zeit t im Schliessungskreise herschende Stromstärke, so gelten für die beiden Zuleitungen zum Kondensator die Gleichungens

$$w\, i = V - v$$
$$w_0\, i = v' - V'_1$$

oder

$$w \frac{di}{dt} = \frac{dV}{dt} - \frac{dv}{dt}$$

$$w_0 \frac{di}{dt} = \frac{dv'}{dt} - \frac{dV'}{dt}$$

woraus

$$(w = w_0) \frac{di}{dt} = \frac{d(V - V')}{dt} - \frac{d(v - v')}{dt}$$

Da nun $i = C \frac{d(v - v')}{dt}$ und $V = V' =$ der Potentialdifferenz E der beiden Transformatorpole, so folgt endlich.

$$(w = w_0) \frac{di}{dt} = \frac{i}{C} = \frac{dE}{dt}$$

Ist $E = A\, sin\, \alpha t$, so ist also die Gleichung

$$(w = w_0) \frac{di}{dt} = \frac{i}{C} = A\alpha\, cos\, \alpha t$$

zu lösen.   Das Integral derselben lautet

$$i = \text{const.}\ e^{\frac{1}{(w = w_0)\,C}\,t} = \frac{A}{p}\ sin\,(\alpha t = \varphi).$$

Das erste Glied nimmt mit der Zeit rasch ab, so dass wir es nur mit dem Strom

$$i = \frac{A}{p}\ sin\,(\alpha t + \varphi)$$

zu tun haben.   Hierin ist

$$tg\,\varphi = \frac{1}{\alpha\,C\,(w = w_0)}\ \text{und}\ p = (w = w_0)\ cos\,\varphi = \frac{1}{\alpha C}\ sin\,\varphi,$$

oder wenn w_0 sehr klein gegen w,

$$tg\,\varphi = \frac{1}{\alpha C w}\ \text{und}\ p = w\,cos\,\varphi = \frac{1}{\alpha C}\ sin\,\varphi.$$

Dann haben die Pole 1-4 des Drehfeldes folgende Potentiale :

Pol 1 das Potential V

$$\text{» 2 »}\qquad\text{»}\qquad v$$
$$\text{» 3 »}\qquad\text{»}\qquad v$$
$$\text{» 4 »}\qquad\text{»}\qquad v' = \text{V}'$$

und es wirken in den Richtungen 2-4 und 1-3 Kräfte, welche durch die Potentialdifferenzen $v - \text{V}' = v - v'$, respektive $\text{V} \dot{-} v$ bedingt sind.   In der Mitte des Drehfeldes dürfen die beiden übereinandergelagerten Felder jedenfalls als homogen angesehen werden, wenn, wie dies vorausgesetzt ist, die Pole des Drehfeldes geometrisch gleich und symmetrisch angeordnet sind.   Macht man die Richtung 2-4 zur X-Axe, die Richtung 1-3 zur Y-Axe eines rechtwinkeligen Koordinatensystems, so ist die Kraft in der Richtung der X-Axe $\text{X} = \text{K}\,(v - v')$, die Kraft in der Richtung der Y-Axe $\text{Y} = \text{K}\,(\text{V} - v)$.   Nun folgt aus $i = \text{C}\,\frac{d\,(v\,v')}{dt}$ $v - v' = \frac{1}{\text{C}}\int idt = - \frac{A}{\alpha\,C p}\ cos\,(\alpha t = \varphi)$, während $\text{V} - v = w i - \frac{A w}{p}\ sin\,(\alpha t = \varphi)$ ist.   Hiemit ist die oben gemachte Bemerkung über die Phasendifferenz der beiden wirksamen Potentialunterschiede erwiesen.   Wir haben

$$\text{X} = -\,\text{K}\ \frac{A}{\alpha\,C p}\ cos\,(\alpha t + \varphi)$$

$$\text{Y} = \ \ \text{K}\ \frac{wA}{p}\ sin\,(\alpha t + \varphi)$$

oder wenn $\alpha t + \varphi = \text{T}$ gezetzt wird :

$$\text{X} = -\,\text{K}\ \frac{A}{\alpha\,C p}\ cos\,\alpha\,\text{T}$$

$$\text{Y} = \ \ \text{K}\ \frac{wA}{p}\ sin\,\alpha\,\text{T}$$

Die Resultierende dieser *Kräfte* hat zur Zeit T den Wert R =

$$\sqrt{\text{X}^2 + \text{Y}^2} = \text{K}\ \frac{A}{p}\ \sqrt{\frac{1}{\alpha^2\,C^2}\,cos^2\,\alpha\,\text{T} + w^2\,sin^2\,\alpha\,\text{T}}\ \text{und schliesst mit der}$$

positiven Richtung der X — Axe einen Winkel ψ ein, welcher bestimmt ist durch

$$tg\,\psi = \frac{Y}{X} = -\,\alpha\,Cw\,tg\,\alpha\,T$$

Wählt man $w = \frac{1}{\alpha C}$, so wird $R = K\,\frac{Aw}{p} = K\,\frac{A}{\alpha Cp}$ konstant und $tg\,\psi = -\,tg\,\alpha\,T$. Das Drehfeld ist dann homogen, d. h. die Kraft desselben hat einen Konstanten Wert und rotiert mit einer Konstanten Winkelgeschwindigkeit die Umlaufszeit derselben ist

$$\tau = \frac{2\pi}{\alpha}$$

In der Versuchsanordnung von Arnò ist der Bereich, im welchem das Drehfeld homogen ist, jedenfalls nur Klein, da zwei benachbarte Pole des Drehfeldes, in fig. 1 die Pole 2 und 3, stets auf dem gleichen Potential (v) sind. Wünscht man daher ein elektrostatisches Drehfeld zu haben, das in grösserer Ausdehnung homogen ist, so muss eine andere Anordnung getroffen werden. Ehe wir aber auf diese Frage eingehen, müssen wir erwähnen, dass Désiré Korda einen Prioritätsanspruch gegenüber Arnò geltend gemacht hat (3). Korda hat nämlich einen Kondensator zur Erzeugung von Ozon konstruiert, in welchem das elektrostatische Drehfeld realisiert war. Dieser Apparat wurde am 30 Januar 1892 in Paris zum Patent angemeldet und am 2 Mai 1892 patentiert. Die Beschreibung des Apparates erschien am 18 Juni 1892 in « *La lumière électrique* » Bd 44, p. 583. Korda realisiert das Drehfeld in der Weise, dass er mittels 4 Bürsten von dem Kollektor einer Dynamo zwei Wechselspannungen abnimmt, die eine Phasenverchiebung von $\frac{\pi}{2}$ gegeneinander haben. Ohne Zweifel had Korda, nachdem Arnò's Bericht der Acc. dei Lincei in der ersten Hälfte Oktober 1892 vorgelegt wurde, die Priorität in der Herstellung einer elektrostatischen Drehfeldes; in dem wesentlichen Punkte aber, Verwendung eines solden Drehfeldes zur Erzeugung von Rotationen, gebührt die Priorität Arnò, denn die Beschreibung eines Kleinen elektrostatischen Motors, der auf dem Prinzip des Drehfeldes beruht, hat Korda der Königl. ungarischen Akademie der Wissenschaften erst am 14 Nov. 1892 überreicht, während Arnò's Beschreibung seiner Rotationsversuche sowie die eines elektrostatischen Motors, der aus einem in sein Drehfeld eingehängten Ebonitzylinder bestand, bereits in der ersten Hälfte Oktober 1892 der Acc. dei Lincei vorlag. Arnò weist in seiner Erwiderung (4) wol mit Recht darauf hin, dass die Herstellung eines elektrostatischen Drehfeldes nach den Versuchen von Ferraris nicht gut Gegenstand eines Prioritätsstreites sein konne.

Auch W. Weiler gibt an, auf die Idee, ein elektrostatisches Drehfeld herzustellen, unabhängig von Arnò gekommen zu sein (5). Seine Anordnung, in welcher mittels eines Kommutators je zwei gegenüberliegende Pole des Drehfeldkondensators durch eine Influenzmaschine abwechselnd geladen werden, reicht zwar zur Demonstration des Rotationen aus, liefert aber blos ein Feld, das seine Richtung sprungweise ändert.

Nachdem Arnò zur Erzielung grösserer Feldintensität in die Mitte seines Drehfeldkondensators einen Metallzylinder gestellt hatte (6), bei welcher Anordnung allerdings nur dielektrische Hohlzylinder, die zwischen dem inneren Metallzylinder und den Polen des Drehfeldes hangen, in Rotation versetzt werden können, und nach dem er auch gezeigt hatte, dass oberhalb einer aus drei von einer isolierten Sektoren einer metallischen Kreisscheibe (fig. 2), die mit den Polen eines Dreiphasengenerators verbunden

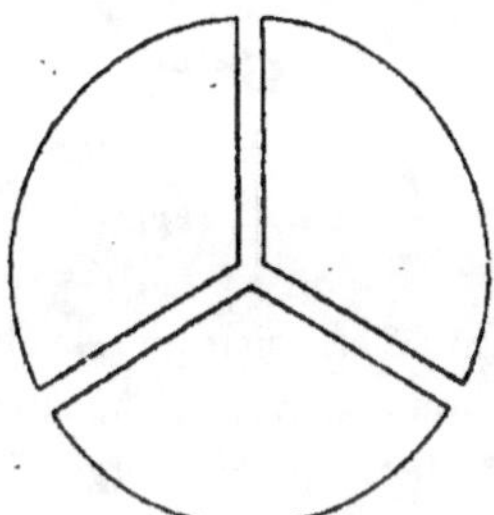

Fig. 2.

werden, ein Drehfeld herrscht (7), gaben Guye und Denso (8) eine Anordnung zur Herstellung eines elektrostatischen Drehfeldes von hoher Spannung. Dieselbe ist in (fig. 3) skizziert. Hier sind P_1 und P_2 die Pole der Wechselspannung, w ein grosser induktionsloser Widerstand, L ein grosser Widerstand mit Selbstinduktion, C eine variable Kapazität. Aber auch diese Anordnung leidet an dem gleichem Nachteil wie die ursprüngliche Arnò'sche; hier sind die Pole 2 und 3 des Drehfeldes stets auf gleichem Potential, der Bereich, in welchem das Drehfeld homogen gemacht werden kann, ist daher auch beschränkt. Wir gehen aus diesem Grunde auf die Anordnung von Suge und Denso nicht näher ein.

Das einfachste Mittel, ein homogenes Drehfeld von grösserer Ausdehnung zu erhalten, wäre jedenfalls das, einen geladenen Plattenkondensator in Rotation zu versetzen. Abgesehen von der Unbequemlichkeit einer solchen Anordnung wäre es aber auch

nicht leicht, so grosse Tourenzahlen zu erreichen, wie sie schon
mit der Verwendung technischer Wechselströme erzielt werden.
Es ist daher nicht zu verwundern, dass diese Anordnung von
keinem Experimentor benützt worden ist. Die Aufgabe, bei

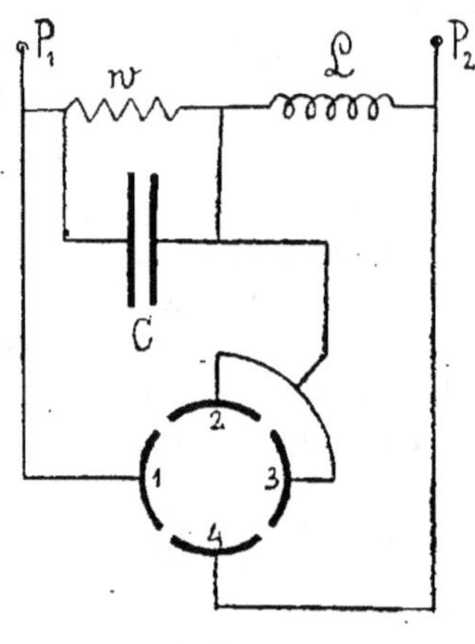

Fig. 3.

Anwendung von Wechselstrom ein homogenes Drehfeld von
grösserer Ausdehnung herzustellen, ist von v. Lang gelöst worden.
Er benützt, einer Idee von H. Görges (9) folgend, eine Stromsver-
zweigung. Wir betrachten zunächst eine von Görges angegebene
Schaltung (fig. 4).

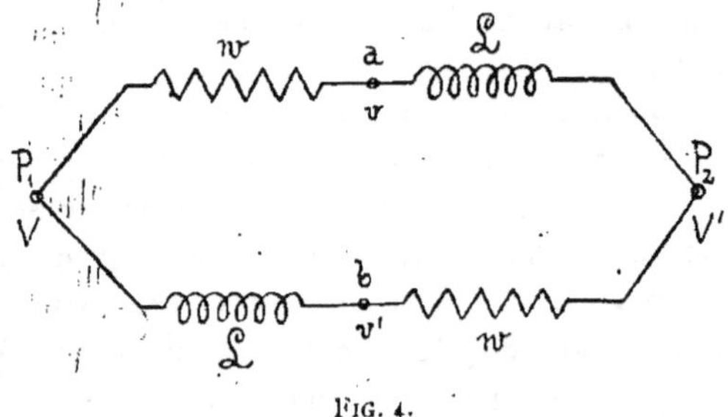

Fig. 4.

Zwei Punkten P_1 und P_2 zwischen welchen eine Wechselspannung $V - V' = A \sin \alpha t$ herscht, sein durch zwei gleiche Leitungen
verbunden; jede derselben bestehe aus einem induktionslosen
Widerstand w und aus einer Selbstinduktion L, deren Widerstand
gegen w vernachlässigt werden kann; die Schaltung ist in der

Figur angegeben. Der in beiden Leitungen gleiche Wert der Stromstärke sei i. Es gilt dann

$$w\,i = \mathrm{L}\,\frac{di}{dt} = \mathrm{V} - \mathrm{V}' = \mathrm{A}\,sin\,\alpha t$$

und es ist i, wenn von dem mit der Zeit rasch verschwindenden Posten const. $e^{-\frac{w}{\mathrm{L}}\,t}$ abgesehen wird, bestimmt durch die Gleichung

$$i + \frac{\mathrm{A}}{p}\,sin\,(\alpha t - \varphi),$$

worin $tg\,\varphi = \frac{\mathrm{L}\,\alpha}{w}$ und $p = w\,\cos\varphi = \mathrm{L}\,\alpha\,\sin\varphi$.

Untersuchen wir nun die Potentiale der Punkte a und b, welche auf den beiden Leitungen zwischen Widerstand und Selbstinduktion liegen. Sind diese Potentiale v und v', so bestehen die Gleichungen

$$\mathrm{V} - v = wi \text{ und } v' - \mathrm{V}' = wi,$$

aus welchen folgt

$$v - v' = (\mathrm{V} - \mathrm{V}') - 2\,wi = \mathrm{A}\,sin\,\alpha t - \mathrm{A}\,\frac{2\,w}{p}\,sin\,(\alpha t - \varphi)$$

$$= \mathrm{A}\,(1 - \frac{2\,w}{p}\,cos\,\varphi)\,sin\,\alpha t = \mathrm{A}\,\frac{2\,w}{p}\,sin\,\varphi\,cos\,\alpha t.$$

Wir wählen nun φ, respektive p so, dass $1 - \frac{2\,w}{p}\,cos\,\varphi = 0$. Dies trifft zu, wenn $\mathrm{L}\,\alpha = w$ gemacht wird. Denn dann ist $tg\,\varphi = 1$, $sin\,\varphi = cos\,\varphi$ und $p = 2\,w\,cos\,\varphi = 2\,w\,sin\,\varphi$, so dass

$$v - v' = \mathrm{A}\,cos\,\alpha t$$

wird. Zwischen den Punkten a und b besteht also eine Wechselspannung $v - v' = \mathrm{A}\,cos\,\alpha t$, die gegen die Wechselspannung der Punkte P_1 und P_2 eine Phasendifferenz $\frac{\pi}{2}$ hat, aber von gleicher Amplitude mit ihr ist. Diese beiden Wechselspannungen können somit zur Herstellung eines Drehfeldes benützt werden, indem zwei gegenüberliegende Pole des Drehfeldes mit P_1 und P_2, die andere mit a und b verbunden werden. Setzen wir etwa $\mathrm{V} = \frac{\mathrm{A}}{2}\,sin\,\alpha t$ und $\mathrm{V}' = -\frac{\mathrm{A}}{2}\,sin\,\alpha t$, da $tg\,\varphi = 1$, also $\varphi = \frac{\pi}{4}$ und $p = 2\,w\,cos\,\varphi = \sqrt{2}$ gemacht wurde, ist $i = \frac{\mathrm{A}}{w\,2}\,(sin\,\alpha t - cos\,\alpha t)$ und folglich $v = \mathrm{V} - wi = \frac{\mathrm{A}}{2}\,cos\,\alpha t$ und $v' = \mathrm{V}' = wi = -\frac{\mathrm{A}}{2}\,cos\,\alpha t$. Wir sehen, dass hier der Nachteil der Arnhschen Anordnung vermieden ist, indem alle vier Pole des Drehfeldes verschiedene Potentiale haben, und zwar besteht zwischen je zwei benachbarten Polen des Drehfeldes stets eine Phasendifferenz von $\frac{\pi}{2}$.

von Lang stellte sich ein homogenes Drehfeld grosser Ausdehnung zuerst dadurch her (10), dass er mit zwei gleichen Transformatoren arbeitete; in den primären Kreis des einen wurde ein Widerstand, in den des anderen ein Kondensator gelegt. Die Enden der sekundären Kreise wurden mit den entsprechenden Polen des Drehfeldes verbunden. Der Nachteil dieser Methode, die gute Resultate ergab, besteht darin, dass sie nicht nur zwei Transformatoren, sondern auch einen Kondensator von sehr grosser Kapazität erfordert. Er erreichte dasselbe Ziel in einfacherer und bequemerer Weise, indem er die beiden Pole eines Transformators durch zwei gleiche Strombahnen verband, die aus je einem induktionslosen Widerstand und je einem Kondensator in der in Fig. 5,

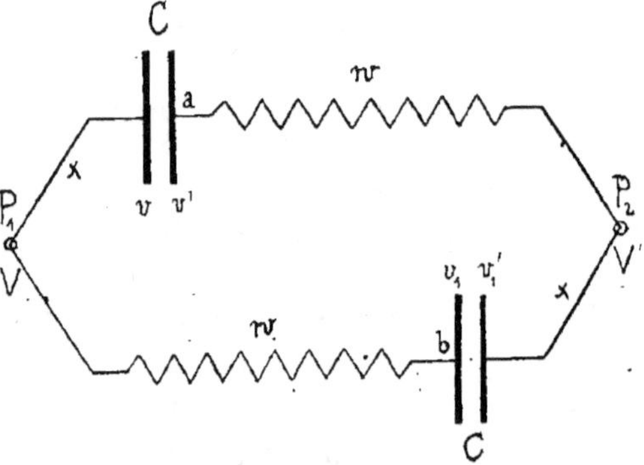

FIG. 5.

dargestellten Schaltung befanden. Bezeichnen wir den Widerstand der Zuleitung vom Pole P_1 zum Kondensator der oberen Zweigleitung mit x, die Kapazität des Kondensators mit C, die Potentiale seiner Belegungen mit v und v', die Stromstärke mit i, so gelten für diesen Zweig die Gleichungen

$$x\,i = V - v$$
$$wi = v' - V', \text{ aus welchen folgt:}$$
$$(x = w)\,i = (V - V') - (v - v')$$

Ist die Wechselspannung $V - V' = A\,sin\,\alpha t$, so erhalten wir aus dieser Gleichung, da $i\,C\,\dfrac{d(v - v')}{dt}$:

$$(x = w)\,\frac{di}{dt} = \frac{C}{i} = A\alpha\,cos\,\alpha t,$$

was sich, wenn x sehr klein gegen w, auf

$$w\,\frac{di}{dt} = \frac{i}{C} = A\alpha\,cos\,\alpha t$$

reduziert. Sieht man wieder von dem mit der Zeit verschwindenden Posten const. $\varepsilon \frac{1}{wC_1}$ ab, so ist die Lösung dieser Gleichung.

$$i = \frac{A}{p}\, sin\, (\varkappa t = \varphi),$$

wobei $tg\varphi = \frac{1}{\varkappa wC}$ und $p = w\, cos\, \varphi = \frac{1}{\varkappa C}\, sin\, \varphi$ ist.

Im unteren zweig, der aus den gleichen Widerstanden w und x und der gleichen Kapazität zusammengesetzt ist, besteht dieselbe Stromstäke i. Der Punkt a des oberen Zweiges hat das Potential v', der Punkt b des unteren das Potential v_1. Es gelten die Gleichungen

$$v' - V' = wi$$
$$V - v_1 = wi, \text{ aus welchen folgt}$$

$$v' - v_1 = - (V - V') + 2wi = - A\, sin\, \varkappa t + A\, \frac{2w}{p}\, sin\, (\varkappa t + \varphi)$$

$$= - A\left(1 - \frac{2w}{p}\, cos\, \varphi\right) sin\, \varkappa t + A\, \frac{2w}{p}\, sin\, \varphi.\, cos\, \varkappa t.$$

Wir wählen φ so, daass $\frac{2w}{p}\, cos\, \varphi = 1$. Dies ist der Fall, wenn $\varkappa Cw = 1$ gemacht wird. Dann wird $tg\, \varphi = 1$, $sin\, \varphi = cos\, \varphi$, $p = 2w\, cos\, \varphi = 2w\, sin\, \varphi$ und $v' = v_1 = A\, cos\, \varkappa t$. Indem wir also zwei gegenüberliegende Pole des Drehfeldes mit P_1 und P_2, die beiden anderen mit a und b verbinden, erhalten wir ein homogenes Drehfeld, da die Wechselspannungen $V - V'$ und $v' - v_1$ gleiche Amplitude, aber eine Phasendifferenz von $\frac{\pi}{2}$ haben. Auch hier sind, wie bei der oben betrachteten Verwendung der Görges'schen Schaltung, alle vier Pole des Drehfeldes auf verchiedenem Potential und es besteht zwischen je zwei benachbarten Polen eine Phasendifferenz $\frac{\pi}{2}$

Bei den Versuchen von v. Lang, der mit Wechselstrom von 2,500 Perioden pro Minute ($\varkappa = 40.6.\ 2\pi$) arbeitete, war $C = 0.001$ Mikrofarad, so dass $w = 3.8$ Megohm gemacht werden musste. Man sieht, wie bequem die Anordnung bie ihrer Vollkommenheit gleichzeitig ist; sie erfordert kleine Kapazitäten, die grossen Widerstände stellt man sich leicht aus Flüssigkeitssäulen her.

Eine einfache Anordnung zur Herstellung eines elektrostatischen Drehfeldes hat Lampa (11) angegeben. Er verbindet zwei gegenüberliegende Pole der Wrehfeldanordnung mit Wechselspannung und setzt jeden dieser Pole mit je einen Nachbarpol durch einen grossen induktionslosen Widerstand w (Geisslerröhren, Holzstäbe von geeignetem Feuchtigkeitsgehalt, Zigarren, Flammen) in Verbindung (Fig. 6). Die Thorie seiner Anordnung ist die folgende.

Die Kapazität der aus je zwei einander gegenüber liegenden Polen der Drehfeldanordnung gebildeten Kondensatoren sei c, die Po-

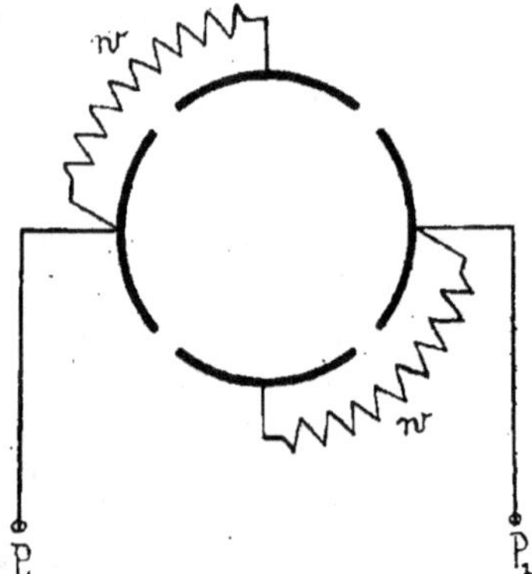

Fig. 6.

tentiale der verwendeten Wechselspannung v und v' $= A \sin \alpha t$. Wir haben dann — bezüglich der Bedeutung der übrigen Buch-

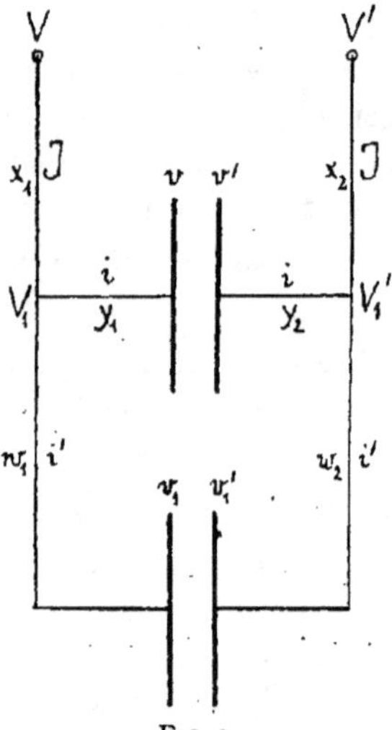

Fig. 7.

staben auf die in fig 7 dargestelle Schaltungsskizze verweisend — das Gleichungssystem:

$$x_1 J = V - V_1 \qquad y_1 i = V_1 - v \qquad w_1 i' = V_1 - v_1$$
$$x_2 J = V'_1 - V' \qquad y_2 i = v' - V'_1 \qquad w_2 i' = v'_1 - V'_1$$

Setzen wir $x_1 + x_2 = x$, $y_1 + y_2 = y$, $w_1 + w_2 = w$, so folgt

$$x J = (V - V') - (V_1 - V'_1) = A \sin \alpha t - (V_1 - V'_1)$$
$$y i = (V_1 - V'_1) - (v - v')$$
$$w i' = (V_1 - V'_1) - (v_1 - v'_1)$$

Da $C \dfrac{d(v - v')}{dt} = i$ und $C \dfrac{d(v_1 - v'_1)}{dt} = i'$, folgt weiter :

$$y \frac{di}{dt} + \frac{i}{C} = \frac{d(V_1 - V'_1)}{dt} = A\alpha \cos \alpha t - x \frac{dJ}{dt}$$

$$w \frac{di'}{dt} + \frac{i'}{C} = \frac{d(V_1 - V'_1)}{dt} = A\alpha \cos \alpha t - x \frac{dJ}{dt}$$

Nun ist $J + i = i'$. Wir können daher die beiden letzten Gleichungen auch schreiben :

$$(x + y)\frac{di}{dt} + \frac{i}{C} + x \frac{di'}{dt} = A\alpha \cos \alpha t$$

$$x \frac{di}{dt} + (x + w)\frac{di'}{dt} + \frac{i'}{C} = A\alpha \cos \alpha t,$$

oder in symbolischer Schreibweise :

$$\left[(x + y)\frac{d}{dt} + \frac{1}{C} \right] i + x \frac{d}{dt} i' = A\alpha \cos \alpha t$$

$$x \frac{d}{dt} i + \left[(x + w)\frac{d}{dt} + \frac{1}{C} \right] i' = A\alpha \cos \alpha t$$

Hieraus folgen die Differentialgleichungen

$$\left\{ \left[(x + y)\frac{d}{dt} + \frac{1}{C} \right]\left[(x + w)\frac{d}{d} + \frac{1}{C} \right] - \left(x \frac{d}{dt} \right)^2 \right\} i = \left\{ \left[(x + w)\frac{d}{dt} + \frac{1}{C} \right] - x \frac{d}{d} \right\} A\alpha \cos \alpha t$$

$$\left\{ \left[(x + y)\frac{d}{dt} + \frac{1}{C} \right]\left[(x + w)\frac{d}{dt} + \frac{1}{C} \right] - \left(x \frac{d}{dt} \right)^2 \right\} i' = \left\{ \left[(x + y)\frac{d}{dt} + \frac{1}{C} \right] - x \frac{d}{dt} \right\} A\alpha \cos \alpha t$$

oder

$$(xy + wx + yw)\frac{d^2 i}{dt^2} + \frac{1}{C}(2x + y + w)\frac{di}{dt} + \frac{i}{C^2} = - A w \alpha^2 \sin \alpha t + A \frac{\alpha}{C} \cos \alpha t$$

$$(xy + wx + yw)\frac{d^2 i'}{dt^2} + \frac{1}{C}(2x + y + w)\frac{di'}{dt} + \frac{i'}{C^2} = - A y \alpha^2 \sin \alpha t + A \frac{\alpha}{C} \cos \alpha t.$$

Da in unserem Fall x und y sehr klein gegen w sind, reduzieren sich diese Gleichungen auf

$$w \frac{di}{dt} + \frac{i}{C} = - A\alpha^2 w C \sin \alpha t + A\alpha \cos \alpha t$$

$$w \frac{di'}{dt} + \frac{i'}{C} = A\alpha \cos \alpha t.$$

Ihre Lösungen lauten, wenn wir von den mit der Zeit abnehmenden Posten const. $= \frac{1}{e\,wC}\,t$)absehen :

$$i = A\alpha C \cos \alpha t$$

$$i' = \frac{A}{p} \sin (\alpha t + \varphi),$$

worin $tg\varphi = \dfrac{1}{\alpha w c}$ und $p = w \cos\varphi + \dfrac{1}{\alpha C} \sin\varphi$ ist

Die in der Drefehldanordnung wirksamen Potentialdifferenzen sind bestimmt durch die Gleichungen

$$v - v' = \frac{1}{C} \int i\, dt \quad \text{und} \quad v_1 - v_1 = \frac{1}{C} \int i'\, dt$$

$v - v'$ ergibt sich gleich $A \sin \alpha t = V - V'$, also gleich der verwendeten Wechselspannung, wie es ja auch sein muss, wenn das eine Polpaar nur durch einen sehr kleinen Widerstand an die Wechselspannung anheshlossen wird. $v_1 - v_1'$ ergibt sich $= -\frac{A}{\rho \alpha C} \cos(\alpha t - \varphi)$. Diese Potentialdifferenz hat also eine Phasenverschiehung gegen die erste und eine andere Amplitude als dieselbe. · Das Drehfeld, das die beiden Potentialdifferenzen liefern, ist nicht homogen, aber es reicht, wie das Experiment gezeigt hat, zur Demonstration der Rotationen aus.

Eine eigenartige Drehfeldanordnung hat v. Lang (12) bei der Weiterführung von Versuchen von Charles Borel (13) gefunden. Er hängt an die beiden Polplatten p_1 und p_2 eines Kondensators, die mit einer Wechselspannung verbunden sind, zwei Holzbrettchen h_2 und h_2 (fig. 8). Die innere Verwandtschaft dieser Anordnung

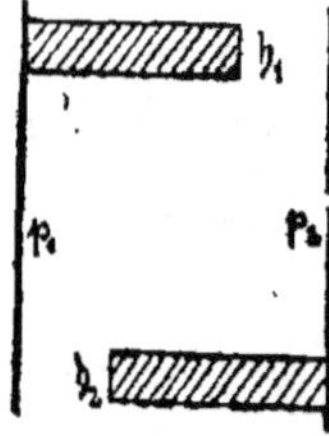

Fig. 8.

mit der von Lampa ist in die Augen springend; es ist offenbar das geringe Leitungsvermögen des Holzes, durch welches sich die Ladung und Entladung der Holzbrettchen gegen die der Polplatten verzögert. Lampa ist in der Tat von dieser v. Lang'schen Anordnung ausgehend zu der seinen gelangt.

Literaturverzeichnis.

(1) Ferraris, Atti della R. Accademia delle Scienze di Torino, vol. 23, pag 360.

(2) Arnò, Atti della R. Accademia dei Lincei, 5 serie. Rendiconti. Classe di scienze fisiche, matematiche e naturali. Vol I. 2 Sem. p. 284, 1892.

Auch in Cimento (3), Vol. 33, p. 15. 1893 und Zeitschrift für Elektrotechnik. Wien 1893, p. 124.

(3) Korda, Acc. dei Lincei, Rendiconti, 5 Ser. Vol. I, 2 sem. p. 431, 1892.

(4) Arnò, Acc. dei Lincei, Rendiconti, 5 Ser. Vol. II. 1 sem., p. 179, 1893.

(5). Weiler, Zeitschrift für phys. und chem. Unterricht (Poske), Vol VII, p. 1, 1893.

(6) Arnò, Acc. dei Lincei, Rendiconti, 5 Ser. Vol. III. 1 Sem., p. 272, 1894.

(7) Arnò, Acc. dei Lincei, Rendiconti, 5 Ser. Vol. VIII, 2 Sem. p. 167, 1899.

(8) Guye et Denso, Eclairage électrique, Vol. 39, p. 201, 1904.

(9) Görges, Elektrotechnische Zeitschrift (Berlin), Vol. 19, p. 164, 1898.

(10) V. Lang, Sitzungsberichte des Kais. Akademie der Wissenschaften Wien, Vol. 115, Abt. IIa, p. 211, 1906.

(11) Lampa, Sitzunsberichte der Kais. Akademie der Wissenschaften Wien, Vol. 116, Abt. IIa. p. 987, 1907.

(12) V. Lang, Sitzungsberichte der Kais. Akademie der Wissenschaften, Wien, Vol. 116 Abt. IIa, p. 975, 1907.

(13) Ch. Borel, Arch. des sciences phys. et nat 3, Vol. 30. p. 45. Genève 1893. Compt. rend. de l'Acad. d. Sc. Paris, Vol. 116, p. 1192, 1893.

Ueber eine neue Klasse metallischer Leiter der Elektrizität

von K. BAEDEKER (Iena)

Kupferjodür, die farblose und nichtleitende Verbindung des einwertigen Kupfers mit Iod, vermag, wen es in einen joddampf haltigen Raum oder eine Lösung von Iod gebracht wird, messbare Mengen überschüssigen Iods (reversibel) aufzunehmen, und wird dabei zu einem guten Leiter für Elektrizität (Ann. d. Phys. (4) 29, p. 566, 1909). Für die Untersuchung des Leitvermögens und anderer electrischer Eigenschaften dieses Körpers besonders geeignet sind die dünnen glasklaren Schichten, welche man durch Kathodenzerstäubung von Kupfer und nachfolgende Iodierung erhält. Sie sind absolut kohärent, und unveränderlich haltbar auch bei unvorsichtiger Aufbewahrung; ausserdem lässt sich an ihnen der Prozess der Iodzuführung leicht und in stets reproduzierbarer Weise vornehmen.

Die Untersuchung der elektrischen Leitung in solchen Schichten zeigt, dass das Leitvermögen metallisch ist, mindestens zum überwiegenden Teil (l. c. p. 574). Durch Einbringen in Iodlösungen verschiedener Concentration lässt es sich in weitestem Umfang abstufen. In dem jodhaltigen Kupferjodür liegt damit der vom Standpunkt der Elektronentheorie der Metalle bemerkenswerte Fall eines Leiters mit beliebig veränderlicher Electronenconcentration vor. Dabei ist es zulässig anzunehmen, dass mindestens für kleine Elektronenconcentrationen die übrigen Eigenschaften des Kupferjodürs so wenig verandert werden, wie die des Lösungsmittels bei verdünnten Elecktrolyten. Insbesondere werden wir den Elektronen eine von der Iodkonzentration unabhängige Beweglichkeit oder mittlere freie Weglänge zuschreiben können, und wir werden, wie bei den verdünnten Elektrolyten das Leitvermögen direkt als ein Maass der Electronenconcentration ansehen.

Von diesem Standpunkt aus lässt sich dann für das Verhalten der Substanz inbezug auf verschiedene elektrische Erscheinungen einiges voraussagen, und somit die Electronentheorie hier ziemlich direkt an der Erfahrung prüfen.

Das geschah zunächst mit dem Halleffekt, der sich in gut beobachtbarer Grösse an den Präparaten zeigte. Die Theorie jedes transversalen Effekts im magnetischen Feld verlangt Proportionalität mit der Geschwindigkeit der Elektronenbewegung, und wenn eine bestimmte Vorstellung über den wirklichen Verlauf der Erscheinung nicht eingeführt wird. Nun leisst sich der Hallcoeffizient definieren als transversale elektromotorische Kraft wenn Magnetfeld und Stomdichte die Grösse eins haben. Da aber die Stromelectronen theoretisch durch das Produkt aus Elektronenconcentration und Geschwindigkeit gegeben ist, so muss der Hallcoeffizient um so grösser werden, je kleiner die Electronenconcentration ist. Er muss also mit abnehmendem Leitvermögen diesem proportional steigen. Diese Folgerung bestätigte sich in überraschender Weise durch die Beobachtung. Durch Herabsetzung der im Präparat enthaltenen Iodmenge wurde der Hallcoeffizient in der erwarteten Weise gesteigert und erreichte bei jodarmen, schlechtleitenden Präparaten Werte bes zu $R = 10000$ abs. Einheiten, also ca dem tausendfachen des Werts für Wismut.

Weiterhin wurden Messungen der thermoelektrischen Krafft angestellt. Nach der Elektronentheorie soll die Thermokraft proportional dem Logarithmus der Elektronenconcentration sein, nach unserer Annahme also auch proportional dem Logarithmus des Leitvermögens. Einige vorläufigen Resultate hierüber scheinen auch diese Erwartung zu bestätigen. Es wird sich voraussichtlich die Möglichkeit ergeben auch den Proportionalitätsfaktor, den Beobachtungen an Metallen nicht liefern können, festzustellen.

Auf die Erscheinung der Einwirkung des Lichts auf das Leitvermögen des Kupferjodürs und ihre Erklärung durch die Bildung freien Iods sei hier nur aufmerksam gemacht unter Verweis auf die Beobachtungen von Herrn G. Rudert. (Ann. d. Phys. (4) 31, p. 559, 1910).

Jena, Am 30 Juli, 1910.

Ueber die Lichtelektrische Ermüdung
Bemerkungen ueber die Kontaktpotentiale

von WILHELM HALLWACHS (Dresden)

—

Der Vortragende teilt zunächst in französischer Sprache mit, dass er schon vor längerer Zeit den von ihm ursprünglich beabsichtigten Vortrag infolge anderer Arbeiten habe absagen müssen Da er nun aber auf dem vor 2 Stunden erhaltenen, heutigen Tagesprogramm seinen Vortrag wider Erwarten doch angezeigt gefunden habe, so wolle er die Gelegenheit benutzen, um ein kurzes Referat über die lichtelektrische Ermüdung, soweit er das ohne Vorbereitung tun könne, zu geben. Die Worte « Ermächung » auf dem früher versendeten und « Entüdung » auf dem heutigen Tagesprogramm seien Druckfehler für das Wort « Ermüdung »; französisch würde man für lichtelektrische Ermüdung etwa zu sagen haben « fatigue lumière-électrique ». Den weiteren Vortrag hält er dann in deutscher Sprache.

Als lichtelektrische Ermüdung hat man das allmähliche Nachlassen der Empfindlichkeit bei lichtelektrischen Versuchen bezeichnet, wie es schon seit Entdeckung dieser Erscheinung im Jahre 1888 bekannt ist. Als Ursache dieser Ermüdung sind seinerzeit von verschiedenen Autoren angegeben worden : eine Wirkung des Lichtes selbst, Oxydation der Oberfläche, Bildung elektrischer Doppelschichten, Aenderung des Politurzustandes.

A. Von diesen sämtlichen Erscheinungen habe ich in verschiedenen Arbeiten, unterstüzt durch solche von Schülern, gezeigt, dass sie die Ursache der lichtelektrischen Ermüdung nicht bilden können.

1. Was zunächst die Meinung betrifft, dass letztere eine Wirkung des Lichts selbst sei, so ist dieselbe, wie sich hat nachweisen lassen, dadurch entstanden, dass man zur Beseitigung des Lichts die Versuchsplatten in ein geschlossenes Gefäss

brachte, in welches das Licht nicht eindringen konnte. Nun verhalten sich aber die Metallplatten in einem Gefäss auch dann, wenn das Licht vollen Zutritt zu diesem hat, ganz anders wie ausserhalb von Gefässen. Man verwendet dabei selbstverständlich wesentlich ultraviolettes Licht und nimmt zum Verschluss des Gefässes Quarzplatten. Während ausserhalb des Gefässes die Platten sehr stark ermüden, ändern sie sich im Vergleich dazu innerhalb der Gefässe nur äusserst langsam. Und sobald man, um die Platte in der Dunkelheit aufzubewahren, nicht ein kleines Gefäss sondern ein grösseres verdunkeltes Zimmer wählt, hört der Unterschied in der Ermüdung bei dunkel und hell auf. Dieser Gefässeinfluss ist einigen irrtümlichen Einwänden gegenüber (1), welche, wie einer meiner Schüler gezeigt hat (2), darauf beruhen, dass nicht genügend stark verschiedene Gefässe zum Vergleich benutzt worden sind, vollständig sichergestellt. Er beruht auf 2 Ursachen, einmal darauf, dass das ausserhalb der Gefässe reichlicher vorhandene Ozon, worauf ich später zurückkommen werde (s. B. 2), ein starkes Ermüdungsagens bildet, welches aber in den Gefässen aufs schnellste zerstört wird, andererseits darauf, dass der Mangel an Bewegung des Gases im Innern der Gefässe die Platten vor der Berührung mit stets neuen Gasmengen schützt.

2. Dass auch von den oben erwähnten vermeintlichen Ursachen der Ermüdung die Oxydation der Oberflächen im allgemeinen keine Rolle spielt, liess sich ebenfalls nachweisen. Schon seit der Entdeckung der lichtelektrischen Erscheinungen war bekannt, dass Kupferoxydplatten etwa ebenso lichtelektrisch empfindlich sind wie Cu-Platten. Genauere Untersuchungen haben festgelegt, dass Kupferoxyd nicht viel schwächer und dass Kupferoxydul stärker lichtelektrisch empfindlich ist wie Kupfer. Die starke lichtelektrische Ermüdung des letzteren kann daher nicht auf Oxydation beruhen. In anderen Fällen, z. B. bei Blei und Bleisuperoxyd, ergaben sich entsprechende Resultate.

3. Was drittens den Politurzustand betrifft, so ist zwar richtig, dass die lichtelektrische Empfindlichkeit einer Platte durch immer besseres Polieren, schliesslich auf Hochglanz, gesteigert werden kann. Dass dies aber nicht an dem Politurzustand selber

(1) F. Aigner. *Wiener Ber.*, IIa. 115, 1906, 1485.

2) E. Ullmann. *Ann. d. Phys.*, 32, 1910, p. 10.

hängt, geht daraus hervor, dass das Zerkratzen der auf Hochglanz polierten Oberflächen mit grober Schmirgelleinwand, die
lichtelektrische Empfindlichkeit nicht herabsetzt. Auch der Umstand, dass im allgemeinen die grösste lichtelektrische Empfindlichkeit einer Platte sich durch Bearbeitung der Oberfläche
mit einem Schaber erzielen lässt (1), ist damit in Uebereinstimmung.

4. Am schwierigsten gestaltete sich die Entscheidung der
Frage, ob die Ermüdung dem Umstande verdankt wird, dass
sich auf der Oberfläche allmählich elektrische Doppelschichten
ausbilden (2). Anfangs hatte man wohl die Meinung gehabt,
dass das Licht selbst elektrische Doppelschichten erzeuge bezw.
die vorhandenen ändere. Da nun aber das Licht gar nicht ermü-
dend wirkt, scheidet diese Ansicht aus. Ich konnte nun aber auch
zeigen, dass die Variationen der Kontaktpotentiale, welche sich
auf verschiedene Weise z. B. durch die Wirkung mancher
Agentien (Ozon, Wasserdampf) oder durch Aenderung der
Reinigungsmethoden willkürlich erzielen lassen, nur eine sehr
geringe Rolle bei der lichtelektrischen Ermüdung spielen. Es
lassen sich Fälle finden, wo beide Aenderungen im entgegengesetzten Sinn verlaufen und überdies sind oft grosse Aenderungen der Kontaktpotentiale nur von geringfügigen Aenderungen der lichtelektrischen Empfindlichkeit begleitet und umgekehrt. Aus umfangreichen Versuchen dieser Art liess sich
schliessen, dass die Hauptursache der lichtelektrischen Ermüdung jedenfalls nicht in Bildung der Doppelschichten besteht,
dass diese indess als Nebenursache mitwirken können, die nach
früheren Schätzungen (3) höchstens etwa 30 % Ermüdung zu
veranlassen vermögen, welche Grenze nach den neueren, in
meinem Institut ausgeführten Versuchen (4), tatsächlich wohl
lange nicht erreicht wird. Weiterhin zeigten die verschiedenen
Versuche, dass, wenn auch die lichtelektrische Ermüdung nicht
auf Bildung von Doppelschichten zurückführbar ist, doch ein gewisser Zusammenhang bestehen muss von der Art, dass gewisse
Vorgänge beide Erscheinungen gleichzeitig beeinflussen müssten,
worüber ich später (s. C.) einiges hinzufügen möchte.

(1) E. ULLMANN. *loc. cit.*, p. 8.
(2) P. LENARD, *Ann. d. Phys.*, 8 p. 197, 1902 und 28 p. 487, 1909.
(3) W. HALLWACHS. *Ann. d. Phys.*, 23, 481. 1907.
(4) E. ULLMANN. *Ann. d. Phys.*, 32, 1910, p. 3; 41-46; 48.

B. Es fragt sich nun, welches denn die wahren Ursachen der lichtelektrischen Ermüdung sind. Dabei hat man 2 Fälle zu unterscheiden : die sehr rasche Ermüdung, welche die Platten erleiden, wenn sie sich ausserhalb eines Gefässes und die sehr langsame, wenn sie sich innerhalb eines Gefässes befinden.

Es wird die Darstellung vereinfachen, wenn ich zuerst auf die letztere eingehe, wenn dies auch nicht ganz der historischen Entwicklung entspricht. .

I. In einem geschlossenen Gefäss, welches zum Durchlassen des ultravioletten Lichtes bei den Versuchen mit einer Quarzplatte verschlossen ist, findet die Ermüdung nur äusserst langsam statt. Während z. B. im Zimmer, ausserhalb des Gefässes, eine Kupferplatte mit frischer Oberfläche in einem Tag auf 1/3 ihrer Empfindlichkeit hinabgeht, braucht sie in dem Gefäss etwa 1/4 Jahr dazu. Die Versuche mit Gefässen gestatteten, was zu dem früher unter A. 2 Gesagten noch hinzugefügt werden möge, auch auf einem anderen Weg zu zeigen, dass es nicht die Oxydation ist, welche die Ermüdung bewirkt, denn im Wasserstoff fand die Ermüdung ganz analog statt wie in Luft. Als Ursache der Ermüdung in Gefässen liess sich nun die Gasaufnahme der frischen Oberflächen erweisen (1). Unter den Versuchen hierzu waren die wichtigsten diejenigen, wo die Platten während einer viele Tage langen Ermüdungsperiode in einem Vakuum lagen. Dies hatte eine beträchtlich Verminderung der Ermüdung, in geeigneten Fällen sogar eine Steigerung der Empfindlichkeit zur Folge. Eine sehr schöne Bestätigung hierfür haben vor kurzen die Versuche des Herrn Millikan (2) geliefert, welcher durch mehrjähriges Lagern der Platten im Vakuum die Anfangsgeschwindigkeiten der durchs Licht aus ihnen gelösten Elektronen bis auf das 30 fache der gewöhnlichen Beträge bekommen konnte, wobei er die Entgasung der Platten durch Hinzunehmen von ultravioletter Belichtung noch zu steigern vermochte. Auch die Versuche des Herrn Ullmann ordnen sich dieser Anschauung gut unter, der, vielfach im Gegensatz zu früheren Beobachtern, zeigen konnte, dass die lichtelektrische Empfindlichkeit in verschiedenen Gasen sehr verschieden ausfällt, sobald man nur die Gasatmosphären

---

(1) W. HALLWACHS. *Ann.d. Phys.*, 23 p. 484-499, 1907.
(2) R. A. MILLIKAN. *Phys. Rev.*, 32, 287, 1910.

durch Zuhilfenahme grosser, evakuierter Reservoire schnell und
gut vertauschen kann (1). Aus der erwähnten Zunhame der
lichtelektrischen Wirkung bei Verminderung des Gasgehaltes
ist zu schliessen, dass die durch das Licht ausgelösten Elektronen in der Gasschicht der Oberfläche stark absorbiert werden.
Die lichtelektrische Ermüdung in Gefässen ist also so zu erklären, dass die wachsenden Gasbeladungen der Oberflächen die
Zahl der aus der Platte heraustretenden Elektronen, infolge der
Absorption derselben, mehr und mehr vermindern. Dieser Vorgang wirft auch, wie es scheint. ein Licht auf das Problem der
Kontakpotentiale, worauf ich später (s. C.) zurückkommen
werde.

2. Es bleibt nun noch übrig, danach zu fragen, welches die
Ursache ist, dass bei den gewöhnlichen lichtelektrischen Versuchen, wo die Platten nicht in einem Gefäss sondern frei auf-
gehängt werden, die Ermüdung so ausserordentlich viel stärker
ist. Es muss da noch ein besonderes Agens vorhanden sein. Durch
folgeweise Untersuchung der verschiedenen in der Luft vorhandenen Agentien liess sich zeigen (2), dass bei einem edleren
Metall, wie Kupfer, lediglich das Ozon hierfür in Frage kommt,
und dass das in der Luft vorhandene Ozon trotz seiner geringen
Konzentration hierzu ausreicht. Dass die Wirkung des Ozons
nicht auf der Oxydation beruht, folgte erstens aus den bereits
unter A 2 erwähnten Gründen, wurde aber noch durch das Fak-
tum erwiesen, dass die Ozonwirkung wesentlich unabhängig von
der Metallsorte ist : in demselben verdünnten Ozon erhalten verschiedene Metalle fast die gleiche Verringerung der lichtelektrischen Empfindlichkeit. Ausserdem wird der grösste Teil der
Ermüdung, in geeigneten Fällen die ganze Ermüdung, welche
in dem Ozon stattgefunden hat, wieder rückgängig, wenn man
die Platten wieder aus dem Ozon herausnimmt. Es fragt sich
dann noch, in welcher Weise das Ozon auf die lichtelektrischen
Elektronen wirkt. Versuche, welche darauf abzielten, das Ab-
sorptionsvermögen des Ozons für Elektronen zu finden, schei-
terten daran, dass sich reines Ozon von einem, für Versuche
dieser Art nötigen, genügend geringen Druck nicht haltbar

---

(1) E. ULLMANN. *Ann. d. Physik*, 32 p., 21-41, 1910.
(2) W. HALLWACHS. *Phys. Ztschr.* 5, p., 489, 1904.
   Ann. d. Phys. 23, 499-514, 1907.

herstellen liess (1). Für den vorliegenden Zweck erwiesen sich
indes später solche Versuche als überflüssig, da zwei zur weiteren Aufklärung der Ermüdung in meinen Institut ausge-
führte, parallele Untersuchungen über die Ermüdung des Kon-
taktpotentials (2) und über die lichtelektrische Ermüdung des
Zinks (3) darauf hinwiesen, dass aller Wahrscheinlichkeit nach
die Wirkung des Ozons nicht unmittelbar erfolgt, sondern dass
dies bei der Berührung mit der Metallplatte dort zunächst die
Bildung von H^2O^2 anregt (Cu), oder verstärkt (Zn) (4). Der
Versuch die Erklärung der lichtelektrischen Ermüdung im freien
Raume noch eine Stufe weiterzuführen, wird daher wohl am
besten an die Untersuchung des Verhaltens von H^2O^2 im vorliegenden Falle anknüpfen. Dass diese Substanz das ultraviolette
Licht ausserordentlich stark absorbiert, davon habe ich mich
inzwischen überzeugen können. Eine 1/400 prozentige Lösung
absorbiert, lichtelektrisch mit einer Platinplatte gemessen, das
Licht so stark, dass sich daraus ein mittlerer Extinctionscoeffi-
zient von 56, umgerechnet auf H^2O^2 — Gas von 760 mm, ergibt,
wenn man die durchstrahlte Schicht in cm misst.

C. Vorhin (unter B. 1) hatte ich darauf hingewiesen, dass
die Elektronen in der Gasschicht, welche die Platten aufgenommen haben, stecken bleiben. Dieser Vorgang möchte auch für
eines der langwierigsten Probleme der Physik, die Aufklärung
der Kontaktpotentialdifferenzen von Bedeutung sein. Aus meinen
früheren Versuchen sowohl, wie aus den bereits erwähnten des
Herrn Ullmann ging hervor, dass zwar Kontaktpotentialvariatio-
nen, welche man willkürlich hervorzubringen vermag, keinen oder
keinen wesentlichen Einfluss auf die lichtelektrische Ermüdung
haben, sodass diese nicht auf die Bildung von Doppelschichten
zurückgeführt werden kann, aber andererseits zeigte sich doch
in einigen Richtungen ein Parallelismus der beiden Erscheinungen, der zu der Annahme führte, dass bei beiden in vieler Richtung eine gemeinsame Ursache im Spiel ist (5). Man wird dann

(1) W, HALLWACHS. *Ann. d. Phys.* 30 p., 602, 1909.

(2) H. BEIL. *Ann. d. Phys.*, 31, 869-870, 1910.

(3) E. ULLMANN. *loc. cit.*, p. 35-36.

(4) W. HALLWACHS. *Abhandlgn. d. naturw. Ges. Isis* (Dresden), 1909, p. 68.
Art. 3; und p. 69-70.

(5) W. HALLWACHS. *Naturf. Vers.*, 1906, abgedruckt z. B. *Verh. d. D. Phys.
Ges.*, 8, 457/458. 1906; *Ann. d. Physik*, 23, 515, 1907.

zu der Folgerung gedrängt, dass in einem Metall die sonst frei beweglichen Elektronen in der Gasschicht absorbiert werden, ihre Beweglichkeit verlieren, und hierdurch auf der äusseren Oberfläche des Metallstückes die negative Elektrizität überwiegt, eine äussere negative Schicht erzeugt wird. Hat man es mit einem Metall zu tun, dessen Elektronen grosse Anfangsgeschwindigkeiten besitzen, z. B. Kupfer, so werden verhältnismässig viel Elektronen von innen heraus in die ganz aussen liegenden Bereiche eindringen, während bei geringeren Anfangsgeschwindigkeiten, z. B. Zink, diese Diffusion der Elektronen von innen nach aussen schwächer ist.

Es wäre dann Zink kontaktelektrisch deshalb positiv gegen Kupfer, weil es eine schwächere negative Haut hat wie Kupfer. Dabei kann auch der weitere Vorgang sich überlagern, dass Elektronen bis über die äussere Grenze des Metalls hinauskommen, vom äusseren Gas absorbiert werden und dort unter Mitwirkung elektrischer Rückkräfte verbleiben. Dieser Vorgang wird, ebenso wie der andere, bei Körpern mit grosser Anfangsgeschwindigkeit der Elektronen grössere Stärke haben, im gleichen Sinne wirken wie jener, von dem er sich ja auch im wesentlichen nur lokal, nicht prinzipiell unterscheidet.

Resonanz in gekoppelten Schwingungskreisen

von P. O. PEDERSEN

—

Das Studium der freien und induzierten Schwingungen in einem System von gekoppelten Schwingungskreisen ist in letzter Zeit Gegenstand vieler Untersuchungen gewesen. Eine vollständige Klarlegung dieser Verhälnisse ist nicht allein von grösster Bedeutung für die Radiotelegraphie, sondern hat auch für den Physiker beträchtliches Interesse. Die Lösung dieser Frage stösst jedoch auf recht grosse Rechnungsschwierigkeiten, sei es dass es sich um die freien Schwingungen handelt oder um die von einer Reihe oscillatorischer Entladungen hervorgerufenen, induzierten Schwingungen. Man hat sich daher in der Regel mit approximativen Lösungen begnügt, selbest wenn das System nur aus (2) mit einander gekoppelten Schwingungskreisen bestand.

Dagegen kann man ohne grössere Schwierigkeit die induzierten Schwingungen bestimmen, die durch eine rein periodisch variiierende Einwirkung hervorgerufen werden. Auch die Lösung dieser Frage hat nach dem Erscheinen des Poulsen-Generators für kontinuierliche, hochfrequente Ströme für die Radiotelegraphie und Radiotelephonie grosse Bedeutung bekommen, und bildet sie ebenfalls die nötige Basis für Messungen mit hochfrequenten Strömen.

Im Folgenden sind nur harmonisch variierende Einwirkungen behandelt, indem jede periodische Einwirkung sich durch eine Fourier'she Reihenentwicklung in eine Summe solcher auflösen lässt.

Die Amplitude und Phasen der Schwingungen

1. Ein System von n elektrischen Schwingungskreisen mit den Konstanten

$$R_g \text{ Ohm, } L_g \text{ Henry, } C_g \text{ Farad, } (g = 1,2,3,\ldots n)$$

ist mit einander durch die gegenseitigen Inductionskoeffizienten L_{fg} gekoppelt, und die gegenseitigen Potentialkoeffizienten $1/C_{fg}$, wobei f und g alle Werte von 1 bis n haben können, indem jedoch die Combination $f = g$ ausgeschlossen ist, während $L_{fg} = L_{gf}$ und $C_{gf} = C_{fg}$ ist.

Nur ein einzelner Kreis, der Primärkreis, dem der Index 1 gegeben ist, wird von einer E. M. K.

$$E = E_0 \cos \omega t \ldots\ldots\ldots\ldots (1)$$

beeinflusst.

Die induzierten Schwingungen des Systems werden dann durch folgende Geichungen bestimmt :

$$L_1 \frac{d^2 Q_1}{dt^2} + R_1 \frac{dQ_1}{dt} + \frac{Q_1}{C_1} + \sum_g \left(L_{1g} \frac{d^2 Q_g}{dt^2} + \frac{Q_g}{C_{1g}} \right) = E_0 \cos \omega t .. \ (g = 2,3,..n) .. (2_1)$$

$$L_2 \frac{d^2 Q_2}{dt^2} + R_2 \frac{dQ_2}{dt} + \frac{Q_2}{C_2} + \sum_g \left(L_{2g} \frac{d^2 Q_g}{dt^2} + \frac{Q_g}{C_{2g}} \right) = 0 .. \ (g = 1,3,\ldots n) .. (2_2)$$

$$L_n \frac{d^2 Q_n}{dt^2} + R_n \frac{dQ_n}{dt} + \frac{Q_n}{C_n} + \sum_g \left(L_{ng} \frac{d^2 Q_g}{dt^2} + \frac{Q_g}{C_{ng}} \right) = 0 \ldots (g = 1,2,..(n\text{-}1) .. (2_n)$$

Hierbei ist Q_g die Ladung des Kondensators C_g .

,Vorläufig werden folgende Bezeichnungen benutst, in denen j statt $\sqrt{-1}$ steht.

$$Q_1 = -j.q_1.e^{j(\omega t + \varphi_1)} \;;\; Q_2 = -j.q_2 e^{j(\omega t + \varphi_2)} \;;\; \ldots Q_n = -j.q_n e^{j(\omega t + \varphi_n)} \qquad (3)$$

und gleichzeitig wird die E. M. K. gleich $E = E_0 e^{j\omega t}$ gesetzt.

Zur Charakterisierung des Systems werden im folgenden angewandt die *Verstimmungskoeffizienten* X_g, die definiert werden durch

$$X_g = \frac{1}{\omega R_g}\left(\frac{1}{C_g} - \omega^2 L_g\right) \ldots (g = 1, 2, \ldots n) \ldots (4_1)$$

und die *Kopplungskoeffizienten* Y_{fg}, definiert durch

$$Y_{fg} = -\frac{1}{\omega\sqrt{R_f R_g}}\left(\frac{1}{C_{fg}} - \omega^2 L_{fg}\right) \ldots (f, g = 1, 2, \ldots n ; f = g) \ldots (4^2)$$

Die Gleichungen $(2_1)\sqrt{(2_n)}$ nehmen dann folgende Fom an :

$$q_1\sqrt{R_1}(1-jx_1)e^{j\varphi_1} + j\sum_g Y_{1g} q_g \sqrt{R_g} e^{j\varphi_g} = \frac{E_0}{\omega\sqrt{R_1}} \ldots (g = 2, 3, \ldots n) \ldots (2_1)$$

$$q_2\sqrt{R_2}(1-jx_2)e^{j\varphi_2} + j\sum_g Y_{1g} q_g \sqrt{R_g} e^{j\psi_g} = o \ldots (g = 1, 3, 4, \ldots n) \ldots (2_2)$$

$$q_n\sqrt{R_n}(1-jx_n)e^{j\varphi_n} + \sum_g Y_{ng} q_g \sqrt{R_g} e^{j\varphi_n} = o \ldots (g = 1, 2, \ldots (n\text{-}1)) \ldots (2_n)$$

Wird $p_g = q_g \sqrt{R_g}\, e^{j\varphi_g}$ in diese Gleichnungen eingesetzt, so erhält man :

$$(1-jx_1)p_1 + j\sum_g Y_{1g} p_g = \frac{E_0}{\omega\sqrt{R_1}} \ldots (g = 2, 3, \ldots n) \quad \left(1''_2\right]$$

$$(1-jx_n)p_2 + j\sum_g Y_{2g} p_g = 0 \ldots (g = 1, 3, 4, \ldots n) \ldots \left(2''_2\right]$$

$$(1-jx_n)p_n + j\sum_g Y_{ng} p_g = 0 \ldots (g = 1, 2, 3, \ldots (n\text{-}1)) \ldots \left(n''_2\right]$$

Diese Gleichungen zeigen, dass die Eenergieverteilung zwischen den Kreisen nur von den hier eingeführten Verstimmungs- und Kopplungskoeffizienten abhängig ist.

Aus den Geichungen $(2''_2)\sqrt{(2''_n)}$ folgt, dass

$$p_g = (a_g - jb_g)p_1 \ldots \ldots (5)$$

wobei die reellen Koeffizierten a_g und b_g nur Funktionen von nen von $x_2, x_3, \ldots x_n$ und allen Y_{1g} sind, während a_g und b_g unbhängig von x_1 sind.

Aus (5) folgt :

$$q_g^2 \, R_g^2 = (a_g^2 + b_g^2) \, q_1^2 R_1 \quad \ldots \ldots \quad (6)$$

und

$$\mathrm{tg}\varphi_g = \frac{a_g \sin\varphi_1 - b_g \cos\varphi_1}{a_g \cos\varphi_1 + b_g \sin\varphi_1} \quad \ldots \ldots \quad (7)$$

oder

$$\varphi_g = \varphi_1 - \mathrm{aretg}\,\frac{b_g}{a_g}$$

Das Verhältnis $\dfrac{q_g}{q_1}$ ist also unabhängig von x_1 oder, mit anderen Worten, unabhängig von der Einstellung des Primärkreises.

Dasselbe gilt gemäss (7) für den Phasenunterschied $\varphi_g - \varphi_1$.

2. Aus der Gleichug $(2_1{}'')$ erhält man bei Benutzung von (5)

$$\left[1 + b_1 - j\,(x_1 - a_1)\right] p_1 = \frac{E_0}{\omega\sqrt{R_1}} \quad .. \ (8)$$

wobei

$$a_1 = \sum_{g=2}^{n} Y_{1g}.a_g$$

und

$$b_1 = \sum_{g=2}^{n} Y_{1g}.b_g$$

die folglich beide von x_1 unabhängig sind.

Die Gleichung (8) kann auch geschrieben werden :

$$q_1 \left\{ (1 + b_1)\cos\varphi_1 + (x_1 - a_1)\sin\varphi_1 + j\left[(1 + b_1)\sin\varphi_1 - (x_1 - a_1)\cos\varphi_1\right]\right\} = \frac{E_0}{\omega R_1}\ \sqrt{} \ (8')$$

Hieraus folgt :

$$(1 + b_1)\mathrm{zin}\varphi_1 - (x_1 - a_1)\cos\varphi_1 = 0$$

oder

$$\mathrm{tg}\varphi_1 = \frac{x_1 - a_1}{1 + b_1} \qquad (9)$$

Die Gleichung (8') kann daher folgendermassen ausgedrückt werden :

$$q_1 = \frac{E_0}{\omega R_1}\,\frac{\cos\varphi_1}{1 + b_1} = \frac{E_0}{\omega R_1}\,\frac{1}{\sqrt{(x_1 - a_1)^2 + (1 + b_1)^2}} \qquad (10)$$

Ferner ist gemäss (6) :

$$q_g = \frac{E_0}{\omega\sqrt{R_1 R_g}}\,\frac{\cos\varphi_1}{1 + b_1}\,\sqrt{a_g^2 + b_{2g}} \qquad (11)$$

Die Stromstärken werden also gemäss (3) bestimmt durch :

$$J_1 = i_1 \cos \omega t + \varphi_1) = \frac{E_0}{R_1} \frac{\cos\varphi_1}{1+b_1} \cos (\omega t + \varphi_1) \qquad (10')$$

und

$$J_g = i_g \cos (\psi t + \varphi_g) = \frac{E_0}{\sqrt{R_1 R_g}} \frac{\cos\varphi_1}{1+b_1} \cos (\omega t + \varphi_g) \qquad (11')$$

Mit Hilfe der Gleichungen (6), (7), (9), (10) und (11) sind die Schwingungen des Systems vollständig bestimmt.

Die Koeffizienten a_g und b_g werden einfach durch Auflösung der $n-1$ Gleichungen $(2''_2) - (2''_n)$ bestimmt.

3. *Beispiel 1.* -- Primärkreis mit $n-1$ von einander unabhängigen Sekundärkreisen.

$$\left(L_{1g} \pm 0,\ \frac{1}{C_{1g}} \pm 0,\ L_{fg} = 0 \text{ und } \frac{1}{C_{fg}} = 0 \text{ für } f>1 \right).$$

Aus der Gleichung $(2''_g)$ erhält man in diesem Falle :

$$p_g = j \frac{Y_{1g}}{1-jx} p_1 = \frac{X_g - j}{1+X^2_g} Y_{1g} p_1$$

Also ist :

$$a_g = \frac{X_g}{1+X^2_g} Y_{1g} \text{ und } b_g = \frac{1}{1+X^2_g} Y_{1g}$$

Hieraus folgt :

$$a_1 = \sum_{g=2}^{n} \frac{x_g}{1+x_g^2} Y_{1g}^2$$

und

$$b_1 = \sum_{g=2}^{n} \frac{1}{1+x_g^2} Y_{1g}^2$$

Die Gleichungen (10' und (11') werden in diesem Falle:

$$J_1 = \frac{E_0}{R_1} \frac{\cos\varphi_1}{1+\sum\limits_{g=2}^{n} \dfrac{Y_{1g}^2}{1+x_g^2}} \cos (\omega t + \varphi_1) \qquad (10_1')$$

und

$$J_g = \frac{E_0}{\sqrt{R_1 R_g}} \frac{\cos\varphi_1}{1+\sum\limits_{g=2}^{n} \dfrac{Y_{1g}^2}{1+x_g^2}} \frac{Y_{1g}}{\sqrt{1+x^2_g}} \cos (\omega t + \varphi_g) \qquad (11_1')$$

wobei

$$\operatorname{tg} \varphi_1 = \frac{x_1 - a_1}{1+b_1}$$

und

$$\varphi_g = \varphi_1 - \operatorname{arctg} \frac{1}{x_g}$$

4. *Beispiel 2.* — Primärkreis mit $n-1$ in Serie kekoppelten Sekundärkreisen. ($L_{g(g+1)} \pm 0$, $\dfrac{1}{C_{g(g+1)}} \pm 0$, alle anderen L_{rg} und $\dfrac{1}{C_{rg}}$ gleich Null.)

Bei successiver Auflösung der Gleichungen $(2''_n) \to (2''_1)$ findet man mühelos folgende Resultate :

$$l_1 = \frac{E_0}{R_1} \frac{\cos\varphi_1}{W_1} \cos(\omega t + \varphi_1); \qquad\qquad \operatorname{ty}\varphi_1 = \frac{Z_1}{W_1}$$

$$l_2 = \frac{E_0}{\sqrt{R_1 R_2}} \frac{\cos\varphi_1}{W_1} \frac{Y_{12}}{\sqrt{Z^2_2 + W^2_2}} \cos(\omega t + \varphi_2); \qquad\qquad \varphi_2 = \varphi_1 + \operatorname{arctg}\frac{Z_2}{W_2} - \frac{\pi}{2}$$

$$l_g = \frac{E_0}{\sqrt{R_1 R_g}} \frac{\cos\varphi_1}{\omega_1} \frac{Y_{12}}{\sqrt{Z^2_2 + W^2_2}} \frac{Y^2_3}{\sqrt{Z^2_3 + W^2_3}} \sqrt{\frac{Y_{(g-1)g}}{\sqrt{Z^2_g + W^2_g}}} \cos(\omega t + \varphi_g);$$

$$\varphi_g = \varphi_{g-1} + \operatorname{arctg}\frac{Z_g}{W_g} - \frac{\pi}{2}.$$

Die Grössen Z_g und W_g werden auf folgende Weise gebildet :

$$Z_n = x_n; \quad W_n = 1: Z_{n-1} = x_{n-1} - \frac{x_n Y^2_{(n-1)n}}{1 + x_n^2} \sqrt{\quad} W_{u-1} = 1 + \frac{Y^2_{(n-1)n}}{1 + x_n^2}$$

$$Z_g = x_g - \frac{Z_{(g+1)} Y^2_{g(g+1)}}{Z^2_{(g+1)} + W^2_{(g+1)}}, \quad W_g = 1 + \frac{W_{(g+1)} Y^2_{g(g+1)}}{Z^2_{(g+1)} + W^2_{(g+1)}}$$

$$Z_1 = x_1 - \frac{Z_2 Y^2_{12}}{Z^2_2 + W^2_2}, \quad W_1 = 1 + \frac{W_2 Y^2_{12}}{Z^2_2 + W^2_2}$$

5. Im Folgenden ist die im g-Kreise verbrauchte Leistung mit $P_g (= \frac{1}{2}\omega^2 q^2_g R_g = \frac{1}{2} i_g^2 R_g)$ und die dem ganzen System zugeführte Leistung mit P bezeichnet. Endlich ist die primäre Leistung P_1 und die sekundäre Leistung P_s $(= P_2 + P_3 + \ldots + P_n$ genannt.

Aus der Gleichung (6) folgt, dass das Verhältniss P_r / P_g un abhängig von X_1 ist.

Der Wirkungsgrad μ_1 ds Primärkreises wird definiert durch

$$\mu_1 = \frac{P_1}{P} = \frac{P_1}{P_1 + P_s}$$

μ_1 ist unabhängig von X_1.

Wird ein anderer Kreis mit dem index g als Primärkreis statt des gewöhnlichen mit dem Index 1 genommen, so wird dementsprechend

$$\mu_g = \frac{P_g}{P}$$

als Wirkungsgrad des g-Kreises bezeichnet.

μ_g ist unabhängig von X_g .

6. Die Gleichung (8) kann folgendermassen ausgedrückt werden :

$$iR_1\{-x_1\sin(\omega t + \varphi_1) + \cos(\omega t + \varphi_1) + a_1\sin(\omega t + \varphi_1) + b_1\cos(\omega t + \varphi_1)\} = E_0\cos(\omega t - \varphi_1)$$

Multipliziert man die Gleichung auf beiden Seiten mit

$$J_1 = i_1 - \cos(\omega t + \varphi_1)$$

und integriert danach über eine ganze Anzahl Perioden, dann erhält man :

$$^1/_2 i_1{}^2 R_1 + {}^1/_2 b_1, i_1{}^2, R_1 = \tfrac{1}{2} i_1 E_0 \cos\varphi_1 \dots (13)$$

Hierbei ist

$$^1/_2 i_1{}^2 R_1 = P_1, \quad {}^1/_2 b_1, i_1{}^2, R_1 = P_s \quad \text{und} \quad {}^1/_2 i_1 E_0 \cos\varphi_1 = P.$$

Aus (13) folgt also :

$$P_s = {}^1/_2 i_1 E_0 \cos\varphi_1 - {}^1/_2 i_1{}^2 R_1 \dots (13_1)$$

Für

$$i_1 = \frac{E_0}{2 R_1} \cos\varphi_1$$

oder, gemäss (10), für $b_1 = 1$, nimmt P_s den grössten Wert an, nämlich :

$$P_s = \frac{E_0{}^2}{8 R_1} \cos^2\varphi_1 \quad \dots \dots \quad (13'')$$

Dies ist der höchste Wert, den P_s annehmen kann, wenn φ_1 gegeben ist.

Für $\varphi_1 = o$ oder, gemäss (9), für $x_1 = a_1$, nimmt P_s den absolut höchsten Wert an. Dieser ist :

$$P_s \max = \frac{E_0{}^2}{8 R_1} \quad \dots \dots \quad (13'')$$

Die maximale Sekundärleistung hängt also nur von der Intensität der Einwirkung und dem Widerstand des Primärkreises ab.

In beiden Fällen $(13_1{}')$ und $(13_1{}'')$ ist $P_1 = P_s$ und folglich $\mu_1 = 1/2$.

Aus der Gleichung (13) folgt, dass $P_s = b_1 P_1$ *ist* ; die Gleichung (12) kann also ausgedrückt werden :

$$\mu_1 = \frac{1}{1 + b_1}$$

b ist immer positiv.

Der Wirkungsgrad μ_1 ist Maximum, nämlich gleich 1, für $b = o$; in diesem Falle ist $Y_{1g} = 0 (g = 2, 3, n..)$, **oder der Primärkreis ist garnicht mit den Sekundärkreisen gekoppelt.** μ_1 besitzt seinen kleinsten Wert, wenn b_1 sa gross als möglich ist.

Resonanzkurven

7. *Der Primärkreis.* — Werden die Parameter a_1 und b_1 kon-

stant gehalten, während man x_1 alle möglichen Werte durchlaufen lässt, und setzt man in einem rechtwinkligen Koordinatsystem zusammengehörige Werte i_1 / i_1 *max* und x_1 ab, dann erhält man die Resonanzkurve des Primärkreises für die Variation von x_1.

Aus des Gleichung (8_1) folgt :

$$i_1 R_1' x_1 - a_1) sin(\omega t + \varphi_1) + (1 + b_1) cos(\omega t + \varphi_1)) = E_0 cos \omega t$$

Diese Gleichung wird in folgende Form gebracht :

$$i_1 R_1{}^o (x_1{}^o sin(\omega t + \varphi_1) + cos\, \omega t + \varphi_1)) = E_0 cos \omega t$$

indem man den äquivalenten Widerstand $R_1{}^o$, bestimmt durch :

$$R_1{}^o = (1 + b_1) R_1 = \frac{1}{\mu_1} R_1 \quad . \quad . \quad . \quad (14)$$

und den äquivalenten Verstimmunskoeffizienten $X_1{}^o$, definiert durch :

$$x_1{}^o = \frac{(x_1 - a_1) R_1}{R_1{}^o} = \frac{X_1 - a_1}{1 + b_1} = tg \varphi_1 \quad . \quad . \quad . \quad (15)$$

einführt.

Des Primärkreis verhält sich also Veränderung von X_1 gegenüber, als ob er ein unabhängiger Kreiss mit den Wilderstand $R_1{}^o$ und mit dem Verstimmungskoeffizienten $X_1{}^o$ wäre.

8. Die Ordinaten der Resonanzkurve werden bestimmt durch :

$$Z = \frac{1}{\sqrt{1 + x_1{}^{o2}}} = \frac{1}{\sqrt{1 + \left(\dfrac{X_1 - a_1}{1 + b_1}\right)^2}} \quad . \quad . \quad . \quad . \quad . \quad (16)$$

Z ist also das Maximum für $X_1 = a$......... (17).

Setzt man :

$$h_1 = \frac{1}{\sqrt{L_1 C_1}}$$

so ist h_1 die Winkelgeschwindigkeit des dämpfungsfreien Primärkreises während dessen Eigenschwingung. Nennt man den (17) entsprechenden Wert von $h : h_{01}$, dann erhält man :

$$h^2{}_{o1} = \omega^2 - \omega a_1 \frac{R_1}{L_1} \quad . \quad . \quad . \quad . \quad . \quad (17_1)$$

Setzt man ferner :

$$h_1 = h_{o1} + \omega s \quad . \quad . \quad . \quad . \quad . \quad (18)$$

dann giebt s ein Mass für die Abweichung des Primärkreises von der Resonanzstellung an. Für kleine Werte von s kann (18) ausgedrückt werden :

$$h_1{}^2 = h_{o1}{}^2 + 2\, \omega h_{o1} s \quad . \quad . \quad . \quad . \quad . \quad (18)$$

Wird dieses in (16) eingesetzt, erhält man :

$$ z = \cfrac{1}{\sqrt{1 + \cfrac{s^2}{\left(\dfrac{R_1}{2}\sqrt{\dfrac{C_1}{L_1}}\right)^2 (1 + b_1)^2}}} = \cfrac{1}{\sqrt{1 + \cfrac{s^2}{\left(\dfrac{\delta_{o1}}{2\pi}\right)^2 (1 + b_1)^2}}} $$

$$ = \cfrac{1}{\sqrt{1 + \cfrac{s^2}{\left(\dfrac{\delta_1}{2\pi}\right)^2}}} \quad . \quad . \quad . \quad . \quad . \quad (16_1) $$

Hierbei ist $\delta_{o1} = \pi R_1 \dfrac{\sqrt{C_1}}{L_1}$ das logarithmische Derement des Primärkreises vor der Kopplung, während δ_1 dessen scheinbares, logarithmisches Dekrement nach der Kopplung ist, bestimmt auf Grund der Form der Resonanzkurve, indem deren Abscissen s auf die in (18) angegebene Weise gemessen werden.

Aus (16_1) folgt :

$$ \delta_1 = (1 + b_1)\delta_{o1} = \frac{1}{\mu_1}\,\delta_{o1} \quad . \quad . \quad . \quad . \quad . \quad (19) $$

Das logarithmische Dekrement nach der Kopplung ist also gleich dem logarithmischen Dekrement vor der Kopplung dividiert durch den Wirkungsgrad des Kreises.

Die Gleichungen (18_1), (16_1) und (19) gelten für schwach gedämpfte Systeme und für die Nähe des Resonanzpunktes.

9. *Der Sekundärkreis mit dem Index g.*— Werden alle Parameter mit Ausnahme von X_g, welcher alle möglichen Werte durchläuft, konstant gehalten, dann erhält man auf dieselbe Weise wie oben die Resonanzkurve für den g-Kreis für die Variation von X_g.

Diese Resonanzkurve ist ganz dieselbe wie diejenige, welche man erhalten würde, wenn der g-Kreis Primärkreis wäre statt des Kreises mit den Index 1. Der äquivalente Widerstand und Verstimmungskoeffizient wird also auf dieselbe Weise wie oben bestimmt.

Dies ist aus folgendem zu ersehen :

Wir gehen zuerst davon aus, dass der Kreis mit Index 1 der Primärkreis ist; $X_g = X_g$ entspricht dann die Stromamplituden $i_1{}'$ und $i_g{}'$, während $X_g = X_g{}''$: $i_1{}''$ und $i_g{}''$ entspricht.

Nimmt man danach den g-Kreis als Primärkreis, so entspricht $X_g = X_g{}^1$, die Stromamplituden $i_1{}^1$ und $i_g{}^1$, während $x_g = x_g{}''$:

$i_1{}^{II}$ und $i_g{}^{II}$ entsprechen. Einem bekannten Satz (1) gemäss hat man folgende Relationen :

$$i_g' = i_1{}^I \quad \text{und} \quad i_g{}'' = i_1{}^{II}$$

also auch

$$\frac{i_g'}{i_g{}''} = \frac{i_1{}^I}{i_1{}^{II}}$$

Gemäss (6) hat man gleichzeitig :

$$\frac{i_1{}^I}{i_1{}^{II}} = \frac{i_g{}^I}{i_g{}^{II}}$$

also

$$\frac{i_g'}{i_g{}''} = \frac{i_g{}^I}{i_g{}^{II}}$$

Die Resonanzkurve hat also in beiden Fällen ganz denselben Verlauf.

10.. *Resonanzkurven für einen anderen Kreis als den, in welchen die Variationen vorgenommen werden.*

Aus (6) folgt, dass alle Sekundärkreise genau dieselbe Resonanzkurve für die Variation von x_1 erhalten, wie der Primärkreis selbst.

Wird die Variation dagegen im g-Kreise vorgenommen, indem x_g variiert wird, dann werden der g-Kreise und alle die Kreise, die Ihre Energie ausschliesslich durch diesen Kreis erhalten (die Folgekreise des g-Kreises), dieselbe Resonanzkurve erhalten wie der g-Kreis. Dieses wird aux ganz derselben Betrachtung ersichtlich, welche zur Gleichung (6) führte.

11. *Beispiel 3 : n = 2.* Dieser Fall est früher schon recht ausführlich (1) behandelt worden. Es sollen daher hier nur ganz kurz einige der Resultate angegeben werden :

$$a_1 = \frac{x_2}{1+x^2{}_2}\, Y^2{}_{o2} \quad \text{und} \quad b_1 = \frac{Y^2{}_{12}}{1+x^2{}_2}$$

$$l_1 = \frac{E_0}{R_1}\, \frac{\cos \varphi_1}{1 + \dfrac{Y^2{}_{12}}{1+x^2{}_2}}\, \cos(\omega t + \varphi_1); \qquad t_g\varphi_1 = \frac{x_1 - \dfrac{x_2}{1-x^2{}_2}\, Y^2{}_{12}}{1 + \dfrac{Y^2{}_{12}}{1+x^2{}_2}}$$

$$l_2 = \frac{E_0}{\sqrt{R_1 R_2}}\, \frac{\cos \varphi_1}{1 + \dfrac{Y^2{}_{12}}{1+x^2{}_2}}\, \frac{Y_{12}}{\sqrt{1+x^2{}_2}}\, \cos(\omega t + \varphi_1); \quad t_g\varphi_2 = \frac{x_1 x_2 - 1 - Y^2{}_{12}}{x_1 = x_2}$$

.(1) RAYLEIGH ; *Theory of Sound*, 2 Ed., Vol. I p 155, 1894.

(1). P -O. PEDERSEN : Jahrbuch der drahtlosen Telegraphie. 3. Bd. p. 283, 1910. Sehe auch : J. Bethenod : J. d. d. T. 3. Bd. p. 302, 1910.

$P_s = P_2$ ist Maximum für $b_1 = \dfrac{Y^2_{12}}{1+x_2^2} = 1$ und $a_1 = \dfrac{x^2_2}{1+x^2_2}Y_{12}^2 = X$ also für

$$x_1 = x_2 = \pm \sqrt{Y^2_{12}-1} \quad . \quad . \quad . \quad . \quad . \quad (20)$$

Aus (20) geht hevor, dass L_2 nur für $Y^2_{12} \leq 1$ sein absolutes Maximum erreichen kann, nämilch

$$P_{2max} = \frac{E_o^2}{8R_1}$$

In Fig. 1 sind die durch (20) bestimmten Werte von X_1 und X_2 als Functionen von Y_{12} dargestellt, während Fig. 2 die ent-sprechenden Werte von P_1 und P_2 darstellt, sowie die Werte dieser Grössen für $X_1 = X_2 = o$. Bei $Y_{12}^2 < 1$ hat P_2 seinen grössten Wert für $X_1 = X_2 = o$, während P_2 bei $Y_{12}^2 > 1$ Minimum für $X_1 = X_2 = o$ ist.

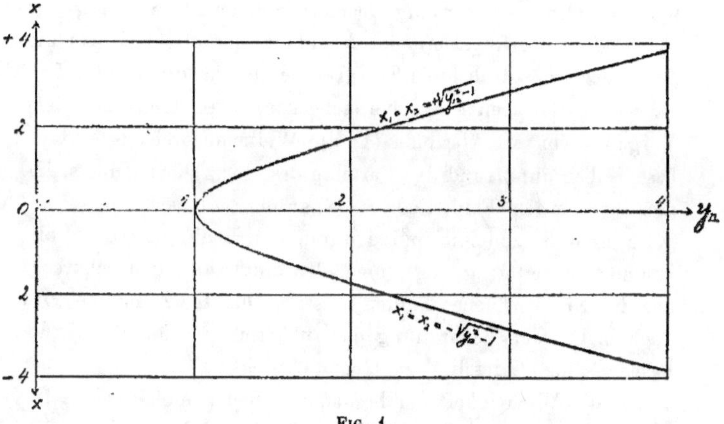

FIG. 1.

FIG. 2.

Ausbreituug der Wellen in der drahtlosen Telegraphie
Einfluss der Bodenbeschaffenheit
auf gerichtete und ungerichtete Wellenzüge

von A. SOMMERFELD, in München

—

§ 1. Allgemeines

Naturgemäss beschäftigt sich die überwiegende Mehrzahl der praktischen und theoretischen Untersuchungen über drahtlose Telegraphie mit der Erzeugung der Wellen im Sender und ihrem Nachweis im Empfänger, da von der Anordnung dieser Verhältnisse die technische Leistung wesentlich bestimmt wird. Dem Ausbreitungsvorgang zwischen Sender und Empfänger dagegen wird im Allgemeinen wenig Beachtung geschenkt. Man begnügt sich hier in der Regel mit der Annahme, dass die Erde für die Frequenzen der drahtlosen Telegraphie als unendlich guter Leiter wirke. Bei ebener Erdoberfläche kann man dann nach dem Vorgange von M. Abraham (1) die Wellenausbreitung einfach beschreiben auf Grund der Formeln des Hertz'schen Dipols, indem man zu dem Felde in Luft das an der Erdoberfläche gespiegelte Feld hinzudenkt und dadurch der Bedingung des Vollkommenen Leiters genügt, nach der die Kraftlinien senkrecht auf der Erdoberfläche endigen müssen. Dieselbe Annahme wird auch bisher der Behandlung der sphärisch gekrümmten Erdoberfläche ausschliesslich zu Grunde gelegt (2).

Auf die Wichtigkeit der besonderen Bodenbeschaffenheit für den Ausbreitungsvorgang hat zuerst J. Zenneck hingewiesen (3). Insbesondere vertritt er die These, dass die Wirkungsweise des Marconi'schen geknickten Senders (4) nur durch Berücksichtigung der endlichen Leitfähigkeit des Erdbodens verständlich werde.

In einer umfangreichen Arbert habe ich selbest die erforderlichen mathematischen Entwicklungen zu einer strenger Be-

---

(1) Physikal. Zeitschr. 2 p. 329, 1901, Theorie der Elektrizität 2 § 34 und Encyklop. d. mathem. Wiss. V, Art. 18.

(2) Vgl. mehrere Abhandlungen von J. W. Nicholson im Phil. Mag 1909 und 1910.

(3) Ann. de Phys. 23. p. 846, 1907. Physikal. Zeitschr. 9 p. 50 1008

(4) Physikal. Zeitschr. 9, p. 553, 1908.

handlung des Ausbreitungsproblems gegeben, bei beliebiger
Beschaffenheit des Erdbodens unter vorläufiger Beschränkung
auf den Fall der ebenen Begrenzung. Meine Formeln stellen
eine Erweiterung der Theorie des Hert'schen Dipols dar, derart, dass die von dem Sender ausgehende Erregung nicht aus
zwei spiegelbildlich gleichen Hälften besteht, wie im Falle unendlich guter Leitfähigkeit, sondern unsymmetrisch gegen die
Erdoberfläche wird, mit Kraftlinien, die die Erde nicht senkrecht treffen (1).

Im Folgenden erlaube ich mir, meine früheren Ausführungen
in einigen Punkten zu ergänzen, insbesondere für solche Fälle
des Erdreichs, in denen die dielektrische Polarisation neben der
ohm'schen Leitung nicht zu vernachlässigen ist. Zugleich möchte
ich in Kürze auf zwei Arbeiten hinweisen, die an meine Untersuchung anschliessen. Herr P. Epstein (2) hat sich der dank-
enswerten Mühe unterzogen, ein Kraftliniendiagram zu entwer-
fen, das unseren verallgemeinerten Dipol in ähnlicher Weise
erläutert, wie die bekannten schönen Figuren von Hertz den
symmetrischen Dipol. Bei letzterem gruppiren sich die während
einer Schwingung vom Sender ausgestossenen Kraftlinienkom-
plexe symmetrisch um die Horizontalebene und umschliessen in
jeder Meridianebene einen Punkt, den « Kern » des Komplexes,
der in der Horizontalebene noch aussen forteilt. Dagegen sind
die von Hrn. Epstein gezeichneten Kraftlinien unsymmetrisch
gegen die Horizontalebene; ihr Kern wird gewissermassen von
dem Boden abgestossen und bewegt sich nicht nur nach aussen
sondern auch mit einer kleinen Componente nach oben.

Herr H. v. Hörschemann hat in seiner Münchener Dissertation das Problem der gerichteten Telegraphie mit dem Marconi'schen geknickten Sender systematisch untersucht, indem er
meine Formeln entsprechend erweitert und in mehrfacher Hinsicht strenger begründet hat. Er bestätigt hiebei die Zenneck'sche These, dass der Richtungseffekt nur durch die end-
liche Leitfähigkeit des Bodens ermöglicht wird und zeigt, dass
die Erfolge der Marconi'schen transatlantischen Telegraphie
auf der Combination beruhen : schlecht leitender Boden am
Sender für die *Erzeugung* des Richtungseffektes und gut lei-

---

(1) Ann. d. Phys. 28 p. 665 1909.
(2) Jahrbuch. f. drahtl. Telegraphie, 1910.

dendes Seewasser für die *Fernübertragúng* desselben. In der
Nähe des Senders bilden sich Erdströme von wesentlich vertikaler Richtung aus (Zenneck hatte mit horizontalen Erdströmen
gerechnet), deren Stärke ausser von dem Verhältnis der Hori-
zontal- und Vertikalantenne wesentlich von der Leitfähigkeit des
Bodens abhängt, und für unendlich gute Leitfähigkeit verschwindet. Da diese Erdströme zwei ausgeprägte Maxima in der
Nähe der Antenne haben, eines in der Vorzugsrichtung der
Wellenaussendung, das andere von umgekehrter Phase in der
entgegengesetzten Richtung von der Antenne aus gelegen, so
kann ihre Fernwirkung durch die Wirkung zweier entsprechend
gelegener, von entgegengesetztem Strom durchflossener, fingir-
ter Vertikalantennen dargestellt werden, und es gewinnt von
hieraus den Anschein, als ob die Marconi'schen Anordnung in
ihrem Effekt nicht so sehr verschieden ist von den Braun'schen
Versuchen zur gerichteten Telegraphie, in denen zwei oder
mehrere solche Antennen tatsächlich hergestellt werden. Auch
gelingt es Hörschelmann die « Charakteristik » der Wellen-
übertragung zu berechnen, die mit einem von Marconi veröffent-
lichten Diagram der Art nach übereinstimmt, und ein Aehnlichkeitsgesetz für den Richtungseffekt aufzustellen, wonach der-
selbe wesentlich nur von der Combination $\frac{A}{B}\sqrt{\lambda \sigma}$ abhängt (A und
B vertikaler und horizontaler Antennenast, λ Wellenlänge,
σ Leitfähigkeit des Bodens in der Nähe der Antenne).

§ 2. Die Materialconstanten

Die beiden Halbräume, Luft und Erde, welche durch die
Ebene z = 0 getrennt werden, seien in ihrem elektromagnetischen Verhalten durch die complexen Constanten dargestellt :

$$k_1^2 \ldots \textit{Luft} \ldots z > 0,$$
$$k_2^2 \ldots \textit{Erde} \ldots z < 0.$$

Allgemein ist, wenn wir die magnetische Permeabilität für
Luft und Erde gleich 1 nehmen :

$$(1) \quad k^2 = \frac{\epsilon n^2 + i\sigma n}{c^2}$$

Die in « rationellen » Einheiten gemessene Leitfähigkeit σ ist
gleich $4\pi c^2 \sigma_{\text{magn}}$, wo σ_{magn} die in gewöhnlichen C G S Einheiten gemessene Leitfähigkeit ist. ϵ und c haben die übliche Bedeutung;
n ist die Schwingungszahl in 2π Sekunden.

Bei k^2 wird der reelle Teil überwiegen, da die Leitfähigkeit σ_1 der Luft, hervorgerufen durch ihren Ionengehalt, klein ist. Der grosse Unterschied in der Reichweite bei Tag und Nacht, der irgendwie mit der Sonnenstrahlung und der dadurch hervorgerufenen Ionisirung zusammenhängen wird, zeigt indessen, dass der imaginäre Teil in k^2 gegen den reellen nicht immer zu vernachlässingen ist. Bei k^2_2 überwiegt, namentlich im Falle des Seewassers, der imaginäre Teil; auf die Rolle des reellen Teils, der durch die Dielektricitätsconstante des Bodens bestimmt ist, kommen wir noch zurück.

Auch im Interesse der mathematischen Uebersichtlichkeit empfielt es sich, beide charakteristische Constante k^2_1 und k^2_2 als complexe Grössen, allerdings von verschiedener Ordnung ihrer Bestandteile, zu behandeln.

Als numerische Werte der k werde ich die von Zenneck vorgeschlagenen Daten benutzen. Da est nur auf eine Abschätzung ankommt, kann est dahingestellt bleiben, wie genau diese im einzelnen Fall der Wirklichkeit entsprechen :

	σ_{magn}	ε
Seewasser	10^{-11}	80
Süsswasser	10^{-14}	80
Nasser Boden	5.10^{-14}	10
Trockener Boden	10^{-15}	4

§ 3. Verhalten in der Umgebung des Senders.
Eindeutigkeit des Problems

Der zeitliche Verlauf der Erregung sei rein periodisch und wurde durch den Faktor e^{-int} dargestellt. In allen folgenden Formeln wird nur der hinzutretende Ortsfaktor angegeben. Man hat diesen mit dem Zeitfaktor e^{-int} multipliziert zu denken und zum reellen Teil des Produktes überzugehen.

R sei der Abstand des Aufpunktes von der Erregungsstelle (Quelle). Die Hertz'sche Potentialfunktion

$$(2) \qquad \Pi = \frac{e^{ikR}}{R}$$

stellt die einfachste punktförmige Erregung dar und entspricht einer gegen die Wellenlänge kurzen Vertikal-Antenne von rings symmetrischem Verhalten. (Für die Zwecke der Marconi'schen

---

(1) l. c. Ann. d. Phys. 23.

gerichteten Telegraphie hat man die skalare Hertz'sche Funktion II durch einen « Hertz'chen Vektor » zu ersetzen.) Dies sei unsere « primäre Erregung »; dabei ist k durch k_1 und k_2 zu ersetzen, je nachdem es sich um das Medium 1 (Luft) oder 2 (Erde) handelt. Die an der Trennungsfläche beider ($z = 0$) geltenden Grenzbedingungen (Brechung der Kraftlinien) nötigen uns, zu der primären eine « sekundäre Erregung » hinzuzufügen. Ihr genauer Ausdruck im Medium 1 und 2 lässt sich durch bestimmte Integrale mit Bessel'schen Funktionen angeben. Wir wollen nur den allgemeinen Charakter dieser Formeln beschreiben.

Im Gegensatz zu der primären Erregung ist zu fordern, dass die sekundäre Erregung für $R = 0$ endlich bleibt, ebenso ihre Ableitungen in beliebiger Richtung nach Multiplikation mit R. Hierzu sei bemerkt, dass in den Bedingungen (IV), pag. 680, meiner ursprünglichen Arbeit, in etwas zu enger Fassung, auch das Endlichbleiben der Ableitungen der sekundären Erregung verlangt wurde. H. von Hörschelmann hat mich darauf aufmerksam gemacht, dass diese engere Bedingung bei meinen definitiven Formeln nicht erfüllt ist, dass vielmehr $\delta\Pi/\delta\zeta$ bei der Annäherung an die Erregungstelle logarithmisch unendlich wird. Es genügt aber zu dem Eindentigkeitsbeweis, von dem nun zu sprechen sein wird, die oben angegebene weitere Fassung.

Der Eindeudigkeitsbeweis lässt sich durch eine Erweiterung der bekannten Green'schen Methoden führen. Man nehme an, es gebe zwei Lösungen, welche den massgebenden Bedingungen genügen, nämlich :

1. Der Differentialgleichung

$$\Delta\,\Pi_1 + k_1{}^2\,\Pi_1 = 0 \text{ in } 1,\ \Delta\,\Pi_2 + k_1{}^2\,\Pi_2 = 0 \text{ in } 2,$$

2. Den Grenzbedingungen für

$$Z = 0 : \Pi_1 = \Pi_2 \text{ und} \frac{d\,\Pi_1}{d\,z} = \frac{d\,\Pi_2}{d\,z}.$$

3. Der Bedingung des Verschwindens in unendlicher Entfernung von der Quelle;

4. Einem Verhalten in der Quelle selbst gemäss den obigen Angaben über die primäre und sekundäre Erregung.

Für die Differenz dieser zwei als verschieden verausgesetzten Lösungen leitet man eine Integralbeziehung ab, welche einen Widerspruch enthält. Derselbe löst sich nur, wenn die Diffe-

rcnz Null ist, das heisst : es kann nur eine Lösung des Problems
geben.

Dies Ergebnis hat eine gewisse praktische Bedeutung, abgesehen davon, dass es uns die mathematische Vollständigkeit der
gestellten Bedingungen verbürgt. Es zeigt uns, dass zwei Antennen von gleicher Frequenz und gleicher Stromstärke, die beide
mit einer einfachen Punkterregung verglichen werden können,
auf die Ferne in gleicher Weise wirken, unabhängig insbesondere von ihrer Erdung. Die Stromstärke tritt in unseren Formeln
als ein (hier unterdrückter) Faktor 1 auf, der die primäre und
sekundäre Erregung in gleicher Weise multiplicirt. Von seiner
Grösse bei gleichem Energieaufwand hängt der Wirkungsgrad
der Anordnung ab. Dieser kann natürlich sehr wohl durch die
Besonderheiten der Construktion (Koppelung des Stromkreises,
Art des Funkens, Güte der Erdung) beeinflusst werden. Einen
Einfluss dieser Umstände bei gegebener Stromstärke auf die
Form des Wellenvorganges, seine Abnahme mit der Entfernung
u. s. w. müssen wir dagegen, eben wegen der Eindeutigkeit unseres Problems, leugnen, entgegen früher vertretenen Ansichten,
aber in Uebereinstimmung mit der Erfahrung. Insbesondere
kann die Erdung nicht die flächenhafte Ausbreitung der elektromagnetischen Störung auf Kosten der räumlichen Ausbreitung begünstigen. Vielmehr ist das Verhältnis zwischen Ober-
flächen- und Raumwellen-Anteil (vergl. § 5) von der Erdung
und überhaupt von der Anordnung des Senders unabhängig.

Natürlich ist unser Ansatz für das Verhalten in der Quelle
eine Idealisierung, welche nur für solche Entfernungen berechtigt ist, aus denen die Antenne als punktförmig erscheint.
Da die heutigen Antennen klein gegen die Wellenlänge sind,
wird dies annähernd schon in der Entfernung einer Wellenlänge
zutreffen und würden daher unsere Formeln mit Ausschluss nur
der nächsten Umgebung des Senders die Verhältnisse richtig
beschrieben.

Derselbe Umstand (Antennenlänge $\leqq \lambda$) enthebt uns auch
der Notwendigkeit, die Stromverteilung über die Antenne in
Rechnung zu setzen, die bei der Abraham'schen Darstellung
(vgl. oben) eine Rolle spielte und bei den früheren Anordnungen
in der Tat wesentlich war. Vielmehr dürfen wir den Strom über
die ganze Antenne als gleichphasig ansehen, wie es in unserem
Ansatz für eine punktförmige Quelle implicite enthalten war.

§ 4. Numerische Entfernung

Die Diskussion der genauen Lösung für die Nähe der Erdoberfläche ($z = o$, $R = r$, wenn r in horizontaler Richtung gemessen wird) zeigt, dass der Charakter der Wellen und ihre Reichweite nicht so sehr von der absoluten Entfernung r abhängen, diese etwa gemessen gedacht in vielfachen der Wellenlänge, sondern von einer Zahlengrösse, die ich die numerische Entfernung ρ genannt habe. Dieselbe bestimmt sich ausser durch die absolute Entfernung r durch die Materialkonstanten k_1, k_2 und die in ihnen enthaltene Frequenz n bez. Wellenlänge λ nach der folgenden Formel :

Es sei α die Abkürzung

$$(3) \qquad \alpha = \frac{k_1}{k_2} \sqrt{\frac{k_1^2 - k_2^2}{k^2_2} \, \frac{k_1 r}{2i}}$$

dann iwrd, unter $|\ \ |$ den Uebergang zum absoluten Betrag verstanden

$$(4) \qquad \rho = |\ \alpha^2\ | = \left| \frac{k_1^2}{k_2^2} \frac{k_1^2 - k_2^2}{k_2^2} \frac{k_1}{2} \right| r.$$

Bei gleicher absoluter Entfernung ist die numerische Entfernung um so kleiner, je grösser das Verhältnis $k_1\ k_2$, also *je grösser die Leitfähigkeit des Bodens und seine Dielektricitätsconstante* ist, sofern diese überhaupt neben der Leitfähigkeit zur Geltung kommt. Ist k_2 sehr gross gegen k_1 (Seewasser), so wird einfacher :

$$(5) \qquad \alpha = \frac{k_1}{k_2} \sqrt{\frac{r k_1}{2}} \qquad \rho = \left| \frac{k_1^2}{k_2^2} \right| \frac{|\ k_1\ |\ r}{2}$$

Vernächlässigt man ferner in k^2_2 den reellen Teil mit ϵ gegen den imaginären mit σ_2, was bei Seewasser gleichfalls berechtigt ist und nimmt k_1 als reell an $= n/c = 2\ \pi/\lambda$, so folgt aus (1) und (5)

$$(6) \qquad \rho = \frac{n}{\sigma_2} \frac{\pi r}{\lambda} = \frac{2\pi^2 c}{\sigma_2} \frac{r}{\lambda^2} = \frac{\pi}{2\,c\,\sigma\,magn} \frac{r}{\lambda^2}$$

In diesem Falle wird auch α reell, nämlich

$$(6a) \qquad \alpha = \sqrt{\rho}$$

Die numerische Entfernung nimmt also nicht nur mit wachsendem σ, sondern auch bei *Vergrösserung der Wellenlänge* ab, in dem zuletzt betrachteten, besonderen Falle sogar quadratisch.

Hierin sehe ich den wesentlichen Grund für die günstigen Erfahrungen, die man mit langen Wellen (bei den neuen Anordnungen etwa 2 Km.) gemacht hat. Auch bei anderen Annahmen über die Constanten k_1, k_2 bleibt dasselbe Verhalten bestehen : Abnahme der numerischen Entfernung, verbunden mit einer Vergrösserung der Reichweite, bei Vergrösserung der Wellenlänge.

Die massgebende Rolle der numerischen Entfernung d. h. das Auftreten der Materialconstanten, Wellenlängen und absoluten Entfernung in der Verbindung (4), bedeutet ein näherungsweise gütiges Aehnlichkeitsgesetz für die Ausbreitung der elektromagnetischen Wellen.

§ 5. Oberflächen- und Raumwellen

Die Näherungsformeln zur Darstellung der genauen Lösung unseres Problems fallen wesentlich verschieden aus, je nachdem die numerische Entfernung als gross oder klein angenommen wird. Bei grosser numerischer Entfernung sondert sich ein Bestandteil ab, den ich als *Oberflächenwelle* bezeichne. Bei diesem nimmt unser Potential Π und ebenso die Feldstärken wie $1/\sqrt{r}$, die Energie also wie $1/r$ ab. Diese Abnahme entspricht einer flächenhaften Ausbreitung der Energie, derart, dass auf den Kreisen $r = $ konst. um den Sender die Gesamtenergie bei der Ausbreitung konstant bleibt. Ckarakteristisch ist ferner die Fortpflanzungsgeschwindigkeit V dieses Wellenbestandteiles, die sich aus einer Wechselwirkung der Materialkonstanten beider Medien bestimmt nach der Formel :

$$V = \frac{n}{s} \ , \ s = \sqrt{\frac{k_1^2\, k_2^2}{k_1^2 + k_2^2}}$$

Beide Umstände, Energieabnahme und Fortpflanzung, berechtigen uns, diesen Wellentyp als Oberflächenwelle zu bezeichnen und ihn den Wasserwellen, den « inhomogenen » Wellen bei der Totalreflexion des Lichtes und gewissen seismischen Wirkungen an die Seite zustellen. Da im Allgemeinen s neben einem reellen einen imaginären Teil enthält, schreitet die Oberflächenwelle mit örtlicher Dämpfung fort, hervorgerufen durch die ohm'schen Energieverluste in der leitenden Erde. Durch diesen Umstand wird die oben besprochene Abnahme der Energie mit $1/r$ in grossen numerischen Entfernungen exponentiell gesteigert. Die

Oberflächenwellen sind stets von Raumwellen begleitet, von denen sie physikalisch nicht zu trennen sind.

Wichtiger wie die Entwickelung für grosse ist die für kleine numerische Entfernung. Bei sehr gut leitendem Boden wird nach Obigem (§ 4) diese Entwicklung auch noch für grosse absolute Entfernungen (bis zur Grössenordnung des Erdquadranten und darüber) die Verhältnisse geeignet darstellen. Sie lautet speciell für die Erdoberfläche $z = 0$:

$$(7) \begin{cases} \Pi = (u - i\,v)\,e^{\mathrm{l}kr} \\[2mm] u = 1 - 2\,a^2 + \dfrac{2\cdot 2}{1\cdot 3}\,a^4 - \dfrac{2.2.2}{1.3.5}\,a^6 + ..) \\[2mm] v = \sqrt{\pi}\,a\left(1 - a^2 + a^4 - a^6 + ..\right) \end{cases}$$

Bei hinreichend kleiner numerischer Entfernung $|\,a^2\,| \ll 1$ geht (7) über in die Darstellung (1) des Hertz'schen Dipols und die Abraham'sche Theorie des unendlich guten Leiters. Soweit diese Näherung reicht, haben wir eine Amplitudenabnahme mit $1/r$, eine Energieabnahme mit $1/r^2$. Diese entspricht dem Charakter der Raumwellen, bei welchen die Gesamtenergie während ihrer Ausbeitung über die um den Sender beschriebenen Kugeln $r = $ const erhalten bleiben würde. Das erste Correktionsglied, gegeben durch das erste Glied der Reihe v, zeigt dagegen auch hier eine Abnahme mit $1/\sqrt{r}$, da a proportionnal mit $\sqrt{r}$ und $v e^{ikr}/r$ daher proportional mit $1/\sqrt{r}$ ist, und weist also darauf hin, dass zu den Raumwellen ein Anteil an Oberflächenwellen correktionsweise hinzutritt.

§ 6. Gültigkeitsbereich der Theorie des vollkommenen Leiters

Aus der vostehenden Formel (7) für Π hatte ich (vgl. pag. 674 und 722 meiner Arbeit) unter Berücksichtigung des ersten Correktionsgliedes geschlossen, dass die Annahme vollkommener Leitfähigkeit nur bei Seewasser innerhalb eines sehr engen Bereiches (einige hundert km. bei einer Wellenlänge von 2 Km.) erlaubt ist, bei anderen Bodenarten aber überhaupt unzulässig ist, da sie schon auf weniger wie eine Wellenlänge eine Abweichung von über 10 % ergeben würde. Herr M. Abraham hat in einer freundlichen brieflichen Mitteilung dagegen geltend gemacht, dass, wenn man das Verhalten der Schwingungsphase als unwesentlich ansieht und den Giltigkeitsbereich der Vollkommenen Leiter Theorie nach der wichtigeren Schwingungs-Amplitude bemisst, dieser sich erheblich günstiger herausstellt. Ich will zunächst, diesem Gesichtspunkte entsprechend, meine frühere Ueberlegung folgendermassen abändern. Gl. (7) liefert bei Berücksichtigung des 1. ten und 2. ten Correktionsgliedes

$$\mathrm{II} = (1 - i\sqrt{\pi}\,\alpha - 2\alpha^2)\,\frac{e^{ik_1 r}}{r}$$

Ist $k_1 \leqslant |k_2|$ und k^2_2 rein imaginär, so wird α reell geich $\sqrt{\rho}$ vgl. Gl. (6 a), also das 1. te Correktionsglied rein imaginär. Dasselbe beeinflusst dann die Amplitude nur in zweiter Ordnung, weshalb wir bei der jetzigen Berechnung der Amplitude neben diesem ersten auch das zweite Correktionsglied hinzunehmen müssen. Für die Amplitude ergibt sich bei reellem k_1 :

$$r\,|\,\mathrm{II}\,| = \sqrt{(1 - 2\rho)^2 + \pi\rho} = 1 - (2 - \frac{\pi}{2})\rho +$$

Nach der Amplitude bemessen bleibt also die Abweichung von dem für den vollokmmenden Leiter geltenden Verhalten $r\,|\,\mathrm{II}\,| = 1$ unterhalb 10 % solange :

$$(2 - \frac{\pi}{2})\rho < \frac{1}{10} \quad oder \quad \rho < \frac{1}{4}$$

Dagegen lautet das von mir früher benutzte Kriterium $\sqrt{\pi}\alpha <$ 1/10 oder bei reellem $\alpha = \sqrt{\rho}$.

$$\sqrt{\pi}\,\rho < \frac{1}{10}$$

und liefert

$$\rho < \frac{1}{100\pi}$$

also einen 75 mal kleineren Wert. Aus letzterem berechnete ich bei Seewasser und einer Wellenlänge von 2 Km. für den fraglichen Gültigkeitsbereich 240 Km. Durch die Amplitudenbedingung stellt er sich aber wesentlich günstiger, nämlich auf ca. 20,000 Km. oder den halben Erdumfang.

Es ist also ohne weiteres zuzugeben, dass die Formel des vollkommenen Leiters die Amplitude hinreichend genau für alle vorkommenden Entfernungen giebt, wenn k^2_2 als rein imaginär und α als reell angesehen werden darf und wenn die Leitfähigkeit von der Ordnung 10^{-11} ist, wie ich sie für Seewasser angenommen habe.

Im Allgemeinen wird man zu setzen haben :

$$(8) \qquad x = \sqrt{\rho} \, e^{i\gamma}$$

wo γ ein bei grosser Wellenlänge kleiner Winkel ist. Jetzt wird nach (7) entsprechend :

$$\mathrm{II} = \left\{ \overline{1 + \sqrt{\pi\rho}\,\sin\gamma - 2\rho\cos 2\gamma - i(\sqrt{\pi\rho}\cos\gamma + 2\rho\sin 2\gamma)} \right\} \frac{e^{ik_1 r}}{r}$$

und die mit r multiplizirte Amplitude bei Streichung der in ρ höheren Glieder :

$$(9) \quad r\,|\,\mathrm{II}\,| = \sqrt{1 + 2\sin\rho\,\sqrt{\pi\rho} - (4\cos 2\rho - \pi)\rho}$$

$$= 1 + \sin\gamma\sqrt{\pi\rho} - \left[2\cos 2\rho - \frac{\pi}{2}\cos^3\rho \right]\rho$$

Daher lautet unsere Bedingung (Amplitudeabweichung $< 10\,\%$) :

$$\sin\gamma\sqrt{\pi\rho} - \left[2\cos 2\gamma - \frac{\pi}{2}\cos^2\rho \right]\rho < \frac{1}{10}$$

Nehmen wir $\sin\gamma = 0.3$ was nach § 2 und Gl. (10) den Verhältnissen bei Südwasser entsprechen mag, so wird diese Bedingung

$$0{,}52\sqrt{\rho} - 0{,}21\,\rho < \frac{1}{10}$$

und ist erfüllt, solange

$$\rho < \frac{1}{10}$$

Bei Süsswasser und $\lambda = 2$ Km. entspricht der Wert $\rho = 1$ etwa einer Entfernung von 80 Km., also $\rho = \frac{1}{25}$ nur einer Entfernung von ca. 3 Km. Hier wird also, auch nach der Amplitude geschätzt, der Gültigkeitsbereich der Vorstellung einer vollkommen leitenden Erde ganz unzureichend, nämlich nur von der Grössenordnung der Wellenlänge selbst.

Die entsprechende Entfernung beträgt bei trockenem oder feuchtem Boden nach den obigen Daten $r = 8$ Km. resp. $r = 100$ Km. bei $\lambda = 2$ Km., dagegen bereits nur $r = \frac{1}{80}$ Km. resp. $r = 6$ Km. bei a $l = 1/2$ Km.

Hiernach wird also auch bei Berücksichtigung der Abraham'schen Bemerkung an meiner frühern Aussage über den Gültigkeitsbereich der Vollkommenen-Leiter-Theorie namentlich bei kürzeren Wellenlängen nichts Erhebliches geändert, ausser in dem allerdings besonders wichtigen Fall von Seewasser.

§ 7. Abnahme der Amplitude mit der Entfernung, insbesondere in Abhängigkeit von der dielektrischen Beschaffenheit des Bodens.

Die Gl. (7) habe ich früher graphisch veranschaulicht (Fig. 8 meiner Arbeit), indem ich u v einzeln als Ordinaten zu der numerischen Entfernung als Abscisse aufgetragen habe und zwar in dem besondern Falle wo a und daher auch u v reell und $a^2 = \rho$ ist. Im Folgenden vervollständige ich die Darstellung dadurch dass ich ebenso wie in (8) allgemeiner

$$a = \sqrt{\rho}\, e^{i\gamma}$$

voraussetze. Da jetzt u und v selbst complex werden, wähle ich als Ordinate die Resultante :

$$w = |\, u - iv\, |$$

und berechne Curven (w, ρ) für verscheidene Werten von $\sin \gamma$. Nach (7) ist bei reellem k_1 :

$$|\,\Pi\,| = \frac{w}{r} \quad \text{oder} \quad w = r\,|\,\Pi\,|$$

w bedeutet also die mit r multiplicirte Amplitude unseres Potentials Π und weiterhin auch der Feldvektoren. Da bei vollkommen leitender Erde $r\,|\,\Pi\,| = 1$ wäre, so bedeutet $w = 1$ in unserer Darstellung das Verhalten bei dieser Bodenbeschaffen-

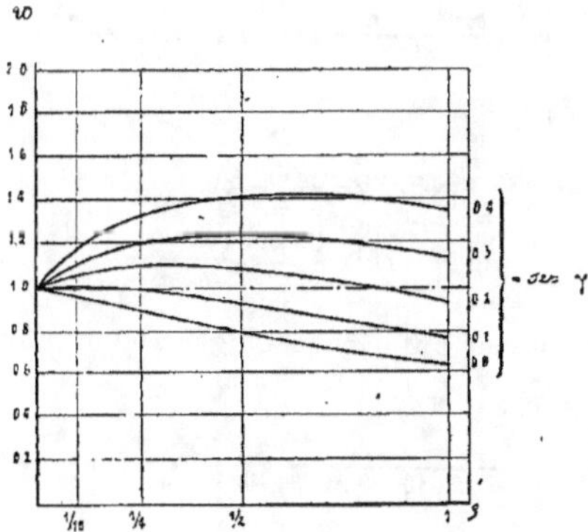

heit; die Gerade $w = 1$ ist in der Figur strichpunktirt hervorgehoben. Wir werden insbesondere die Frage beantworten, ob bei endlicher Leitfähigkeit unter Umständen $w > 1$ werden kann. Die Grösse der Leitfähigkeit steckt in $\sin \gamma$ und tritt bei unserer Rechnung nicht explicite auf. Wie in § 6 besprochen gilt bei hinreichend kleinem ρ die Vollkommene-Leiter-Theorie stets und unabgängig von der Bodenbeschaffenheit. Deshalb gehen alle unsere Curven von dem Punkte $\rho = 0$, $w = 1$ der Ordinatenaxe aus. In der Figur sind die Ordinaten zu den Punkten $\rho = \frac{1}{10}, \frac{1}{4}, \frac{1}{2}$ und 1 berechnet. Für die ersten beiden genügt es in Gl. (7) die Glieder bis a^2 beizubehalten und dementsprechend w nach (9) zu berechnen. Bei $\rho = 1/2$ muss bis a^7 gehen; bei $\rho = 1$ legt man besser die summirte Formel (55) meiner früheren Arbeit zu Grunde, da die Convergenz der Reihen hier bereits zu schlecht wird.

Die Curven beanspruchen keine grosse Genauigkeit, zeigen aber deutlich folgendes Verhalten : Das Vorhandensein eines imaginären Teiles in a verzögert den Abfall der Curven erheblich, vergrössert also die Reichweite, derart, dass die Curven für grössere γ ganz oberhalb derjenigen für kleinere γ verlaufen. Während die Curve für $\sin \gamma = 0$ irh Maximum $w = 1$ für $\rho = 0$ hat, steigt des Maximum für grössere γ merklich über $w = 1$ und rückt zugleich gesetzmässig zu grösseren ρ.

Sehen wir von der ev. complexen Beschaffenheit von k ganz ab, so rührt, wie eingangs erwähnt, das Auftreten des Winkels γ von der Dielektricitätsconstante des Bodens her.

Bereits Zenneck (1) hatte aus anderen Gesichtpunkten auf die günstige Wirkung dieser Constanten hingewiesen. Setzt man nach (1) :

$$k_2^2 = \frac{\varepsilon_2 n^2 + i\sigma_2 n}{c^2} = |\, k_2^2 \,|\, e^{i\chi}, \quad \mathrm{tg}\,\chi = \frac{\sigma_2}{\varepsilon_2 n}$$

so wird nach (5) :

$$e^{2}\gamma = e^{i\left(\frac{\pi}{2} - \chi\right)}$$

$$\mathrm{tg}\,2\gamma = \mathrm{ctg}\,\chi = \frac{\varepsilon_2 n}{\sigma^3} = \frac{\varepsilon_2}{2\lambda c \sigma_{\mathrm{magn}}}$$

Dies ergibt, immer auf Grund obiger Daten, für Süsswasser und $\lambda = 2$ Km.

$$(10) \qquad \mathrm{tg}\,2\gamma = \frac{80}{2 \cdot 2 \cdot 10^5 \cdot 3 \cdot 10^{10} \cdot 10^{-14}} = \frac{2}{3}, \; \sin\gamma = 0{,}3$$

für Seewasser dagegen nur

$$(10a) \qquad \mathrm{tg}\,2\gamma = \frac{80}{2 \cdot 2 \cdot 10^5 \cdot 3 \cdot 10^{10} \cdot 10^{-11}} = \frac{2}{3}\,10^{-3}, \; \sin\gamma = 0{,}0$$

Natürlich ist bei der Betrachtung der Figur im Auge zu behalten, dass gleiche nummerische Entfernungen in beiden Fällen wegen der grossen Unterschiede in der Leitfähigkeit ganz verschiedenen absoluten Entfernungen entsprechen. Während in der Skala der ρ die Wellenwirkung bei Süsswasser nach unserer Figur grösser ist wie bei Seewasser, liegt die Sache in der Skala der r gemessen natürlich umgekehrt.

§ 8. Vorschlag zur experimentellen Prüfung dieser Formeln

Die numerische Entfernung ändert sich nicht nur mit der absoluten Entfernung r, sondern auch (vgl. § 4) mit der Wellenlänge. Bei Seewasser $\gamma = 0$, $\alpha^2 = \rho$, ist die letztere Aenderung sogar quadratisch, s. Gl. (6). Man hat also die Möglichkeit, zwischen zwei festen Stationen und bei ungeänderten Bodenverhältnissen die numerische Entfernung ausgiebig zu variiren, indem man die Wellenlänge wechselt, was leicht geschehen kann. Dadurch wäre man in der Lage, die in den vorstehenden Curven niedergelegten und wesentlich von ρ abhängenden Ergebnisse der Theorie mit der Erfahrung zu vergleichen. Unveränderlichkeit der atmosphärischen Zustände ist dabei natürlich anzustreben. Dagegen scheint eine Prüfung der Theorie durch Variation der absoluten Entfernung wegen der dabei einzuschaltenden neuen und unbekannten Bodenverhältnisse aussichtslos.

Wie ich hoffe werden Versuche in der angegebenen Richtung von befreundeter Seite demnächst ausgeführt werden.

Elektrische Fernphotographie

von A. KORN (Berlin-Wilmersdorf und München)

—

Es ist wol keine andere Möglichkeit der telegraphischen Uebertragung von Photographien vorhanden, als die Methode der successiven Uebertragung ihrer einzelnen Elemente. Abgesehen von der statistischen, für praktische Anwendungen wenig geeigneten Methode, für jedes Element der Photographie die mittlere Tönung abzuschätzen, in der *gewöhnlichen* Weise vom Sende- zum Empfangsort zu telegraphieren und am Empfangsort mit Hilfe der übersandten Masszahlen das Bild wieder zusammenzusetzen, haben sich drei Wege als gangbar erwiesen:

1). Die Methode der lichtempfindlichen-Zellen; hier wird das Bild im Geber in der Form eines durchsichtigen Films vorgelegt, die Tönungen der Elemente der Photographie, durch welche das Licht einer konstanten Lichtquelle auf ein Selenpräparat gesandt wird, gehen durch die Zelle variable, elektrische Ströme zum Empfänger, und aus den successive ankommenden, variablen Strömen wird im Empfänger das Bild wieder zusammengesetzt.

2). Die Reliefmethode; hier wird das Bild im Geber als ein Bilt mit schwachem Relief vorgelegt, indem, wie bei den Kohledrucken, Clichés verwandt werden, die je nach den Tönung der Elemente ein grösseres oder kleineres Relief aufweisen. Ein Taststift wandert über das Bild, welcher dem Relief entsprechend mehr oder weniger gehoben wird und dadurch in den Strom einer konstanten Batterie durch geeignete Einrichtungen mehr oder weniger Widerstand einschaltet, so dass wiederum den Tönungen entsprechend stärkere oder schwächere Ströme successive zum Empfänger wandern. Aus diesen wird im Empfänger das Bild wieder zusammengesetzt.

3) Die telautographische Methode; hier wird die Photographie im Geber als ein Schwarz- und Weissbild vorgelegt, zu diesem Zwecke durch einen sogenannten Glasraster (eine mit vielen parallelen Linien durchzogene Glasplatte) auf einen lichtempfindlichen Ueberzug einer Metallfolie kopiert und in solcher Weise präpariert, dass die belichteten Teile nichtleitend, die nichtbelichteten Teile metallisch blank werden. Ein Taststift wandert über das Bild, welcher einen zum Empfänger gehenden Strom schliesst, wenn er auf metallisch blanke Stellen trifft, während der Strom geöffnet ist, wenn der Taststift auf eine nicht leitende Stelle trifft. Aus den successive im Empfänger eintreffenden Stromstössen wird im Empfänger das Bild wieder rekonstruiert.

Bei den *beiden ersten* Methoden gehen *quantitativ abgestufte* Ströme zum Empfänger, deren Quantitäten den Tönungen der entsprechenden Elemente korrespondieren, bei der *dritten* Methode geschieht die Uebertratung mit Hilfe von Stromstössen *derselben Intensität*, und die Tönung wird nur durch die *Dauer* der Stromstösse gegeben. Im Empfänger erhält man in den beiden ersten Fällen Bilder, welche, wie bei gewöhnlichen Photographien, getönt sind, im dritten Falle erhält man im Empfänger Schwarz- und Weissbilder, wie bei der Autotypie, bei welchen die Tönungen durch die Ausdehnung der dunklen Elemente des Bildes ihren Ausdruck finden. In den beiden ersten Fällen spricht man von Phototelegraphie, in dem dritten Falle von Telautographie.

Von den drei Gebemethoden ist *die telautographische* die älteste, wenn dieselbe sich im Anfang auch nur auf die Uebertratung von Schriftzeichen und von Zeichnungen bezogen hat. Die ersten Gedanken der Methode finden sich bereits in einem englischen Patente des Schotten Alexander *Bain*, und die ersten wirklich ausgefüuhrten Apparate, die sogenannten *Kopiertelegraphen*, sind mit den Namen *Bakewell* (1847), *Caselli*, Meyer, Lenoir (in den fünfziger und sechziger Jahren), d'Arlincourt (1867) verbunden. Der Gedanke, dieses Sendeprincip auch zur Uebertragung von Photographien zu verwanden, die vorher duch Raster in Schwarz- und Weissbilder verwandelt sind, soll schon von *Lenoir*, dem bekannten Erfinder von Gasmotoren, der auch gelegentlich einen Kopiertelegraphen konstruierte, ausgesprochen worden sein; die ersten praktischen Versuche nach diesem Verfahren wurden wol von *Amstutz* in den neunziger Jahren vorbereitet und von der amerikanischen Gesellschaft International Electrograph Company mit Hilfe von Apparaten ausgeführt, welche von *Dunlany, Palmer und Mills* konstruiert waren (um das Jahr 1900); die Empfangsmethoden dieser Konstruktionen waren aber zu langsam, als dass sie zu praktischen Resultaten führen konnten. Die von mir konstruierte, weiter unten zu beschreibende Empfangsvorrichtung hat zum ersten Male eine genügende Transmissionsgeschwindigkeit zugelassen, so das auf diesem Wege wirklich Rasterbilder für die Zwecke einer täglichen illustrierten Zeitung, z. B. von Paris nach London, übertragen werden konnten, und diese Methode scheint für die Zwecke der illustrierten Presse zur Zeit die meisten Aussichten zu besitzen.

Zum Verständnis der Empfangsvorrichtungen bei Telautographen ist eine kurze Beschreibung des ursprünglichen, *Bakewell'* schen Kopiertelegraphen nützlich: Bei demselben wird die zu übertragende Handschrift mit einer die Elektricität nichtleitenden Tinte auf eine Metallfolie geschrieben und diese Metallfolie auf einen Metallcylinder gewickelt. Der Cylinder wird in gleichmässige Drehung versetzt, und es schleift ein Metallstift auf der Folie, in ähnlicher Weise, wie der Taststift eines Phonographen auf der Phonographenwalze, indem sich der Stift während jeder Umdrehung der Walze ein wenig in der Richtung der Cylinderaxe verschiebt. Der Taststift tastet so in einer feinen schraubenartigen Linie das ganze Bild ab, und wenn ein elektrischer Strom durch die Folie und den im übrigen isolierten Taststift zum Empfänger gesandt wird, so wird derselbe jedesmal unterbrochen, wenn der Tasttift auf eine nichtleitende Stelle der Folie, also auf die Handschrift trifft. Am Empfangsorte bewegt sich eine Cylinder, in genau derselben Weise (synchron), wie der Gebecylinder, und es wird auf diesen Cylinder ein geeignet chemisch präpariertes Papier aufgewickelt; während der Empfangscylinder sich dreht, schleift auf demselben eine Metallspitze in derselben Weise, wie auf der Geberwalze der Geberstift, und der vom Geber ankommende Linienstrom wird durch die Spitze des Empfangsstiftes und durch das chemisch präparierte Empfangspapier zur Erde geleitet; jedesmal, wenn ein Stromstoss vom Geber ankommt, färbt sich das Empfangspapier unter der Spitze des Empfangsstiftes, während es ungefärbt bleibt, wenn kein Stromstoss ankommt.

Diese von *Bakewell* und *Caselli* verwandte Empfangsvorrichtung ist ziemlich rapid und gestattet, bei Strömen von 40-50 Milliampère 2-300 Zeichen in der Sekunde zu registrieren; für die Uebertragung von Rasterbildern ist sie schon etwas langsam, obwol im letzten Jahre gelegentlich Uebertragungen auch von Rasterbildern mit einem solchen Empfänger von *Thorne Baker* mit Erfolg ausgeführt wurden. Eine Modifikation dieses Empfangsverfahrens ist das elektromagnetische Verfahren, bei welchem im Empfänger ein Schreibstift durch die elektromagnetischen Wirkungen der Linienströme an ein Schreibpapier gedrückt wird, so dass Zeichen auf dem Papier entstehen, während dieselben ausbleiben, wenn kein Strom ankommt; diese elektromagnetischen Empfänger wurden bei den Apparaten von *Meyer*, *Lenoir*, unter Anderen auch vom *Hummel*, *Dunlany*, *Palmer* und *Mills*, in der neusten Zeit von *Carbonnelle*, *Sémat* und der Fernschnellschreiber- Gesellschaft in Berlin verwandt; alle diese Empfangsmethoden stehen der elektrochemischen Empfangsmethode noch an Rapidität nach, und nur die Apparate von *Carbonnelle* haben bisher zu praktischen Uebertragungen von Rasterbildern geführt; der Empfangsapparat von *Carbonnelle* ist besonders sinnreich, er besteht aus einem auf einer Telephonmembran aufsitzenden Stifte, welcher

über ein Empfangspapier in derselben Weise gleitet, wie der
Senderstift über die Gebefolie. Die Linienströme werden durch
die Wickelungen des Telephons gesandt, und der Stift wird
jedesmal vom Empfangspapier abgehoben, wenn ein Stromstoss vom Geber anlangt. Der Empfangsstift schreibt entweder
auf dem Schreibpapier mit Hilfe eines dazwischen liegenden
Kohlepapiers, oder er ist als Gravierstichel ausgebildet, welcher in weichen Metallfolien ein zur Reproduktion sogleich
geeignetes Cliché hervorbringt. Die Schwierigkeit, welche vor
allem den elektrochemischen und elektromagnetischen Em-
pfängern anhaftet, ist die, dass sie nur bei Verwendung ziemlich grosser Stromstärken eine praktisch mögliche Transmissionsgeschwindigkeit gestatten; bei den üblichen Telegraphier-
strömen, die 10-20 Milliampère nicht überschreiten sollen, sind
entweder die Reproduktionen unmöglich, zu langsam, oder es
müssen am Empfangsorte Relais benützt werden, welche wiederum die Transmissionsgeschwindigkeit erheblich herabsetzen.

Erst durch die Einführung des *photographischen* Empfän-
gers ist es möglich geworden, zu praktisch zulässigen Transmis-
sionsgeschwindigkeiten bei praktisch zulässigen Stromstärken
zu gelangen; bei meinen Konstruktionen hat das *Saitengalvanometer* die wesentlichsten Dienste geleistet. Dasselbe besteht aus
einem dünnen Metallfaden oder Bändchen, welches zwischen
den Polen eines kräftigen Magneten ausgespannt ist. Wenn
man einen Strom durch den Metallfaden schickt, wird derselbe
in der Ebene senkrecht zuden Kraftlinien des Magneten abgelenkt. Man lässt nun im Empfänger die Linienströme durch
den Metallfaden gehen und koncentriert das Licht einer konstanten Lichtquelle auf dasselbe, entwirft, mit Hilfe einer Linse,
ein Bild des Bändchens auf einen engen Spalt eines lichtdicht
verschlossenen Metallkastens, in dem der Empfangscylinder mit
einem sensiblen photographischen Papier oder Film, synchron
mit dem Gebecylinder, rotiert; wenn kein Strom vom Geber
ankommt, soll der Schatten des Galvanometerfadens den Spalt
grade verdecken, während derselbe den Spalt jedesmal frei-
macht, wenn ein Strom vom Geber ankommt, da in diesem Falle
der Faden abgelenkt wird. Auf diese Weise erhält man eine
photographische Reproduktion des Geberbildes auf dem Empfangspapier bzw. Film. Dieses Empfangsinstrument zeichnet
sich durch grosse Empfindlichkeit und Rapidität aus, so dass
man bei einer Stromstärke von ca. 10 Milliampère leicht bis

zu 2,000 Zeichen in der Sekunde registrieren kann, und selbst damit ist die Grenze vorläufig nicht erreicht.

Die Methode der lichtempfindlichen Zellen konnte von dem Zeitpunkte an als möglich angesehen werden, als die Lichtempfindlichkeit des Selens entdeckt wurde (1873), die Eigenschaft des Selens, je nach seiner Belichtung seine specifische Leitfähigkeit zu verändern. Mit Hilfe geeigneter Selenpräparate, der sogenannten Selenzellen, kann man in einfacher Weise die Tönung eines jeden Elementes der Photographie messen und einen entsprechend abgestuften, elektrischen Strom vom Geber zum Empfänger senden und mit Hilfe dieser successive anlangenden, abgestuften Ströme im Empfänger das Bild reproducieren. Derartige Versuche wurden, allerdings mit viel zu grossen Bausteinen (16 qmm), im Jahre 1881 von *Bidwell* gemacht, doch konnte von einer Lösung des Problems wol erst gesprochen werden, als es mir (1906) gelang, genügend rasch folgende Empfangsinstrumente mit dem Selengeber zu kombinieren, die Bausteine auf 1 qmm. und weniger herabzudrücken, und auch den Trägheitsfehlern der Selenzellen einigermassen entgegenzutreten. Im Jahre 1907 wurden die ersten Bilder über die Linien München-Berlin-Paris-London übertragen, und zwar die Konstruktion der für diese Uebertragungen dienenden Apparate die folgende :

Der zu übertragende Film wurde im Geber auf einen Glascylinder aufgewickelt, der von einem Elektromotor in gleichmässige Drehung um seine Axe versetzt wurde und sich mit Hilfe einer Schraube auf der Axe bei jeder Drehung ein klein wenig in der Richtung der Axe verschob. Das Licht einer Nernstlampe wurde auf ein Element des Films koncentriert, das durch den Film und den Glascylinder hindurchgehende Licht auf eine Selenzelle geworfen und durch die Zelle der Strom einer Akkumulatorenbatterie zum Empfänger gesandt. Im Empfänger drehte sich ein dem Gebercylinder ähnlicher Cylinder synchron mit jenem, und es wurde wieder das Licht einer Nernstlampe mit Hilfe eines Linsensystems auf ein Element des Empfangsfilms geworfen, es war nur dafür zu sorgen, dass dieses Licht, je nach der Intensität der ankommenden Ströme, mehr oder weniger geschwächt wurde. Zu diesem Zwecke wurde wieder, ähnlich wie bei dem Telautographen, ein Saitengalvanometer benützt, und zwar ein Saitengalvanometer, das in besonderer Weise konstruiert wurde. Anstatt eines einzigen Fadens zwischen den Polen eines Elektromagneten wurden deren zwei benützt, und auf ihre Mitte wurde ein kleines Aluminiumblättchen (etwa 1 qmm.) aufgeklebt, auf welches das Licht der Nernstlampe im Empfänger mit Hilfe einer Linse koncentriert wurde. Mit Hilfe einer zweiten Linse wurde ein reelles Bild des Blättchens auf eine dreieckige Oeffnung des Empfangskastens geworfen, in dem der Empfangsfilm rotierte. Es wurde so eingestellt, dass der Schatten des Blättchens die Oeffnung grade verdeckte, wenn kein Strom vom Geber ankam; wenn dagegen das Galvanometer durch Linienströme mehr oder weniger abgelenkt wurde, machte der Schatten des Blättchens die Oeffnung des Empfangskastens mehr oder weniger frei, so dass in diesem um so mehr Licht gelangte, je stärker die vom Geber ankommenden Ströme waren. Das durch die Oeffnung in den Empfangskasten fallende Licht wurde noch durch eine kleine Sammellinse auf ein Element des Empfangsfilms gesammelt, und so musste das Geberbild Zeile für Zeile auf dem Empfangsfilm photographisch reproduciert werden. Die den Selenzellen im allgemeinen anhaftenden, störenden Trägeitsfehler konnten durch eine besondere Einrichtung, den sogenannten Selenkompensator, zum Teil ausgeschaltet werden. Diese Einrichtung besteht darin, dass man im Geber *nicht blos eine* Zelle benützt, sondern deren *zwei,* welche einander entgegen geschaltet sind, so dass der zum Empfänger wandernde Strom grösser wird, wenn die eine Zelle belichtet wird, aber kleiner, wenn die andere Zelle belichtet wird; es wird die zweite Zelle (die Kompensationszelle) so gewählt, dass sie weniger empfindlich ist, aber grössere Trägheitserscheinungen aufweist, als die erste Zelle (die Fühlerzelle); man kann auf diese Weise durch eine geeignete Schaltung erreichen, dass sich zwar die Empfindlichkeit der Anordnung verringert, dass aber die Trägheitsfehler in zufriedenstellender Weise ausgeschaltet werden.

Die bisher erreichte Transmissionsgeschwindigkeit mit Hilfe der Selenmethode ist gross genug, um eine nicht zu detailreiche Photographie (z. B. Portrait oder einfache Gruppe) in 6-12 Minuten zu übertragen; für praktische Zwecke ist die Methode von der telautographischen zur Zeit etwas überflügel worden, da diese in derselben Zeit gestattet, detailreichere Bilder zu übertragen, und wegen ihrer grösseren Unabhängigkeit von dem Isolationszustande der Linie, welche für die Selenmethode von einiger Bedeutung ist. Nichtsdestoweniger wird die Selenmethode für manche Zwecke ihre Bedeutung behalten, im besonderen für Uebertragungen auf Linien mit grösserer Kapacität, bei welchen die telautographische Methode nicht Schritt halten kann.

Die Reliefmethode ist in den neunziger Jahren von *Amstutz* und in den letzte Jahren im besonderen von *Belin* ausgearbeitet worden. Der Taststift schaltet im Geber je nach dem Relief des Bildes mehr oder weniger Widerstand in die Linie ein, und mit Hilfe der quantitativ abgestuften, successive im Geber ankommenden Ströme kann dann im Empfänger das Bild in ähnlicher Weise reproduciert werden, wie bei der Selenmethode, man hat hier allerdings die Möglichkeit, mit stärkeren Strömen zu arbeiten, als bei der Selenmethode, und Amstutz benützte die ankommenden Ströme, um mit Hilfe eines Gravierstichels in eine Wachswalze zu gravieren, während Belin wieder eine photographische Methode benützt, wobei er nur das Saitengalvenometer durch einen Oscillographen ersetzt. Die wesentlichen Schwierigkeiten liegen in der Herstellung des Geberbildes; bei Wahl eines grösseren Reliefs konnte nur eine geringe Transmissionsgeschwindigkeit erzielt werden, wegen des Springens des Stiftes; bei schwachem Relief verwendet Belin neuerdings eine Mikrophonmethode, zur Herstellung der Stromabstufungen, es tritt dann aber die Schwierigkeit auf, dass das Bild mit besonderer Sauberkeit gefertigt und auf den Gebercylinder aufgetragen werden muss. Nimmt man noch hinzu, dass die Anfertigung solcher Clichés mit einem ziemlichen Zeitaufwand verknüpft ist, so darf man wol voraussagen, dass in bezug auf ihre mögliche *praktische* Verwendung die Reliefmethode schwerlich mit der Selenmethode und der telautographischen Methode gleichen Schritt halten wird.

Zum Schlusse sei noch die Bemerkung hinzugefügt, dass es auch gelungen ist, die telautographische Methode drahtlos auszuführen; in den letzten Jahren waren bereits mehrere solche Versuche mit Hilfe einer Kohäreranordnung im Empfänger gemacht worden, doch konnte mit denselben eine genügende Transmissionsgeschwindigkeit nicht erzielt werden, erst mit Hilfe des neuen Telautographenempfängers ist es Herrn Br. *Glatzel* und mir in der letzten Zeit gelungen, zu praktisch möglichen Transmissionszeiten für drahtlose Telautographie zu gelangen.

———

Ueber einige Neuerungen an Röntgenröhren

von Dr Robert FURSTENAU (Berlin)

—

Neben Stabilität und Belastungsfähigkeit ist zweifellos die *Lebensdauer* einer Röntgenröhre, schon aus ökonomischen Gründen, ihre wichtigste Eigenschaft. Da diese Qualität jedoch ausser von der Konstruktion der Röhre selbst auch von der Art und Häufigkeit der Belastungen und vor allem von der *individuellen Behandlung der Röhre* abhängt, muss der Röntgenröhrenkonstrukteur *umso mehr* darauf bedacht sein, durch *künstliche Mittel* die Lebensdauer einer Röhre möglichst zu verlängern. Um dies zu erreichen, wird sich seine Aufmerksamkeit zunächst natürlich auf die Ausgestaltung der *Regeneriervorrichtung richten*, jenes Teiles der Röhre, welcher dazu berufen ist, das bei der normalen Röhrenbenutzung allmählich aufgezehrte Gas durch neues zu ersetzen. Die Mängel aller jener bisher meist benutzten Regeneriervorrichtungen, welche das zur Regeneration nötige Gas in *okkludierter Form* in dazu geeigneten Körpern (Kohle, Glimmer, etc.) aufspeicherten, sind allgemein bekannt. Entweder nämlich enthalten diese Substanzen nicht die genügende Quantität okkludierter Gase, die zu einer dauernd *ausgiebigen* Regenerierung nötig sind, und auch diese winzigen Gasmengen werden nur sehr schwer unter dem Einfluss der sekundären Entladung abgegeben; andererseits neigen jene genannten Substanzen bekanntlich, wenn sie viel okkludierte Gase enthalten, sehr leicht dazu, diese *spontan* an die Röhre abzugeben, wenn die Röhre stark belastet wird, so dass also häufig während einer längeren Belastung die Röhre « umschlägt ». Abgesehen von der Osmo-Regenerierung, welche bei Erhitzung eines eingeschmolzenen Paladiumröhrchens Wasserstoff aus der erhitzenden Flamme in die Röhre hineindiffundieren lässt, und von den mehr oder minder schlechten Vorrichtungen, welche als Reservoir für die okkludierten Gase eine andere Substanz als Kohle verwenden, hat man auf die verschiedenste Weise versucht, mittels Hahn, Ventil, u. s. w. *atmosphärische* Luft von aussen her in die Röhre einzuführen. Alle diese Vorrichtungen haben sich nicht bewährt und zwar deshalb nicht, weil einerseits das zum Abdichten der Vorrichtung gegen die Atmosphäre dienende Mittel (Fett, Quecksilber o. ä.) in das Vakuum hinein verdampft und eine Metallzerstäubung und damit schnell eine Zerstörung der Röhre herbeiführt, andurseits jedoch die atmosphärische Luft überhaupt nicht geeignet ist, das verbrauchte Gas zu ersetzen, da irhe Bestandteile sich beim Gebrauch der Röhre sehr schnell mit den Metallteilen chemisch binden und die Röhre nach der Regeneration rapide wieder härter werden lassen. Dadurch ist natürlich der Erfolg der Regeneration illusorisch gemacht. Unter Berücksichtigung dieser Erfahrungstatsachen ist es mir nun gelungen, eine Regeneriervorrichtung zu konstruieren die der Röhre *keinerlei Gase* von aussen her zuführt, ausserdem jedoch *keine Stoffe enthält*, die eggen das Vakuum hin *verdampfen* und die Röhre dadurch zerstören könnten. Die Regeneriervorrichtung, die nebenstehend abgebildet ist, enthält vielmehr eine Substanz, die *vollkommen entgast* ist, d. h. also keinerlei okkludierte Gase mehr enthält. Dadurch ist zunächst eine *Selbstregeneration* während oder ausserhalb des Betriebes *unmöglich gemacht*. Der Stoff verdampft oder verdunstet nicht gegen das Vakuum, sodass letzteres durch seine Anwesenheit in der Röhre in keiner Weise beeinflusst wird.

Der Substanz, die beim Regenerieren an den positiven Induktorpol geschaltet wird, gegenüber befindet sich die Kathode, die zum Zweck der Regeneration an den negativen Induktorpol gelegt wird, sodass also die ganze Vorrichtung zweipolig an den Induktor geschaltet ist. Die an der kleinen Kathode erzeugten Kathodenstrahlen treffen auf die Substanz und führen diese infolge der Erhitzung *auf chemischen Wege* in ein Gas über, welches sich den Metallteilen der Röhre gegenüber neutral verhält, so dass die Härte nach dem Regenerieren lange konstant bleibt und erst durch natürlichen Gebrauch der Röhre allmählich wieder ansteigt. Da bei jeder Regeneration nur ein ganz minimales Quantum der Substanz verbraucht wird, und andererseits eine grosseQuantität der Stoffes in der Röhre untergebracht ist, ist die Vorrichtung *praktisch unerschöpflich*, denn durch den normalen Gebrauch ist die Röhre längst verbraucht, ehe nur ein merklicher Teil der Substanz aufgebraucht is.

Trägt so eine gute Regeneriervorrichtung dazu bei, die Lebensdauer einer Röhre um ein beträchtliches zu verlängern, so gelingt es noch auf eine andere Weise dieselbe stark zu beeinflussen, dadurch nämlich, dass man den vom Induktor erzeugten *Schliessungsstrom nicht* in der Röhre seine *schädlichen Wirkungen* entfalten lässt. Man hat bisher bekanntlich auf die ver-

schiedenste Weise durch Vorschaltfunkenstreken und andere
Ventilapparate ausserhalb oder innerhalb der Röhre versucht,
die Schliessungsphase von der Antikathode als dem einzigen,
wirklich gegen ihn empfindlichen Teil der Röhre fernzuhalten.
Die prinzipiellen Nachteile aller *Vorschalteinrichtungen* sind
bekannt. Ebenso hat man auch an der Röntgenröhre selbst versucht, die Schliessungsphase zu beseitigen und zwar durch das
immer wiederkehrende Prinzip, dieser Phase einen *möglichst
hohen Widerstand* für den Eintritt in die Röhre entgegenzusetzen. Gelingt es, auch den Schliessungsstrom durch einen
derartigen Widerstand in seiner Wirkung herabzusetzen oder
gar zu beseitigen, so ist doch genügend bekannt, in welcher
Weise sich das Vorhandensein der durch den Widerstand hervorgerufenen Ventilwirkung bemerkbar macht. Da nämlich
durch einen derartigen, im Stromkreise vorhandenen Widerstand
auch stets die Oeffnungsphase mitbeeinflusst wird, so hat sein
Vorhandensein besonders bei höheren Härtegraden schlechtes
Ansprechen, Flattern u. s. w. der Röhre zur Folge.

In der Röhre, die nebenstehend abgebildet ist, der sogenannten « *Radiologie-Röhre* » bin ich daher von dem entgegengesetzten Prinzip ausgegangen, demjenigen nämlich, der Schliessungsphase für ihren Eintritt in die Röntgenröhre *keinerlei Widerstand* entgegenzusetzen, so dass die Röhre sowohl vom Oeff-
nungsstrom, als auch vom Schliessungsstrom durchflossen wird.
Die zerstörende Wirkung, welche der Schliessungsstrom sonst
auf die Röhrenantikathode ausübt, ist jedoch bei der « Radiologie-Röhre » durch folgende Konstruktion beseitigt worden
und der Schliessungsstrom direkt dazu benutzt worden, gewisse
für den störungsfreien Betrieb der Röhre erforderliche günstige
Wirkungen hervorzurufen.

Der an der Anode der Röhre eintretende Schliessungsstrom
wird nämlich *nicht auf die Antikathode* übergeleitet, sondern
gelangt an eine mit der Anode verbundene, in einem Nebentubus
untergebrachte Elektrode, an welcher es sich in Kathodenstrahlen umsetzt. Dieser Vorgang spielt sich bei den Röhren,
die eine direkte Verbindung zwischen Anode und Antikathode besitzen, natürlich an der Letzteren ab, und das Metall derselben
zerstäubt bei dieser Umsetzung in intensivstem Maasse. Da bei
der neuen Röhre jedoch die Elektrode, an welcher die Umsetzung des Schliessungsstromes in Kathodenstrahlen erfolgt, aus
Aluminium besteht, so tritt hier durch den Eintritt des Schliess-

ungsstroms *keinerlei Zerstäubung* ein. Die Kathodenstrahlen treffen nun auf eine, ebenfalls im Nebentubus untergebrachte Miniatur-Antikathode aus Platin und setzen sich hier in eine weiche Röntgenstrahlung um, welche die Glaswand des Nebentubus nicht zu durchdringen vermag, dafür jedoch das im Tubus enthaltene Gas elektrisch leitend macht. Da die Antikathode der Röhre direkt mit der erwähnten Miniatur-Antikathode verbunden ist, so können die sich auf der Röhrenantikathode ansammelnden elektrischen Ladungen sich ungestört durch den leitenden Gasraum hindurch nach der Anode ausgleichen. Die positive Entladung tritt von der Anode her in die Röhre ein, ohne dass ihr irgend welche Hindernisse in Form von Elektroden o. ä. gegenüber stehen.

Die Röhre nimmt mithin den gesamten Schliessungsstrom in sich auf und setzt ihn direkt zur Erzielung eines ruhigen Ganges so um, dass er keine Zerstänbang des Antikathodenmetalls hervorrufen kann; *dadurch ist ein ruhiger regelmässiger Gang selbst bei den höchsten Härtegraden und eine wesentliche Verlängerung der Lebensdauer der Röhre erzielt. Die Verwendung von Ventilröhren, Vorschaltfunkenstrecken o. ä. Einrichtungen* mit allen ihren Fehlern und Unzuträglichkeiten ist durch die Röhre *überflüssig* gemacht.

Selbst das verkehrte Einschalten der Röhre d. h. also die Verwechslung der Pole, die sonst eine Röhre durch Zerstäubung innerhalb weniger Sekunden vollständig ruiniert, schadet der « Radiologie-Röhre » nichts. Verbindet man nämlich den positiven Induktorpol mit der Kathode und den negativen mit der Anode, so setzt sich der Oeffnungstrom im Nebentubus und an der Anode in Kathodenstrahlen um, ohne dass die Antikathode davon in Mitleidenschaft gezogen wird, und der Schliessungsstrom erzeugt seinerseits an der Kathode Strahlen und entsprechend auch an der Antikathode Röntgenstrahlen. Man kann also *selbst bei verkehrtem Anschluss* noch eine Durchleuchtung o. ä. vornehmen; freilich sind die so erzeugten Röntgenstrahlen, je nachdem der Induktor eine schwächer oder stärker ausgeprägte Schliessungsphase liefert, quantitativ nur verhältnismässig gering.

Als Kriterium für die Schliessungslichtfreiheit der Röhre darf selbstverständlich die Glimmlichtröhre nicht benutzt werden, da ja sowohl die Oeffnungs- als auch die Schliessungsphase ungehindert die « Radiologie-Röhre » wie auch die Glimmlichtröhre durchfliesst, und die Schliessungsphase sich erst *in der Radiologic-Röhre* zu Wirkungen, die dem Betriebe günstig sind, umsetzt. Vielmehr ist die Schliessungslichtfreiheit aus dem Vorhandensein einer absolut scharfen Teilung der Fluorestenz und dem Fehlen von Lichterscheinungen in der hinteren Röhrenhälfte zu konstatieren.

Ueber einem neuen Apparat für radioactive Messungen

von Julius v. WESZELSZKY (Budapest)

Als ich mich mit der chemischen Analyse des Wassers und andere Produkte des Keszthely-Hévvizer Sees befasste, zeigten die nach dieser Richtung unternommenen Versuche, dass die untersuchten Produkte radioactiv waren.

Meine Aufmerksamkeit richtete sich insbesondere auf jenes torfartige, den Grund des Sees in dicker Schicht überreichende Produkt, welches beiläufig anderthalbmal aktiver war, als der Fangô-Schlamm und dessen Aktivität nach meinen Messungen sich als von Radium stammend zeigte. In der salzseuren Lösung von etwa 6-7 kgr. des rohen Schlammes entsteht durch Schwefelwasserstoffwasser ein Niederschlag von etwa 0,2 gr. Es stellte sich unzweifelhaft heraus, dass dieser Niederschlag von Wismuth herrührt. Der in das Oxyd umgewandelte Körper besitzt beiläufig die halbe Uranoxydactivität. Emanation konnte darin nicht festgestellt werden, die stärkste Leitfähigkeit wurde bei einer Entfernung von 3-6 cm. der Kondensatoren beobachtet; seine Strahln wurden von einer 0,06 mm. starken Aluminiumblech vollständig absorbiert, soweit dieses mittels des verwendeten Instrumentes nachzuweisen war. Diese Angabe deuten auf die Anwesenheit von Polonium. Ich beabsichtigte auch die Zersetzungsgeschwindigkeit des radioactiven Körpers zu bestimmen, leider war aber unser Institut in jener Zeit eben im Umzug begriffen, wobei das Platintellerchen auf welchen der Körper ausgebreitet war, abhanden kam (Zum Wiederholen der Versuche habe ich eben 44 kgr. Schlamm in Arbeit, indessen beansprucht die Verarbeitung derartiger Mengen längere Zeit). Aus dem zum erstenmale verarbeiteten Schlamm gewann ich auch etwa 0,5 gr. Bleichlorid; dieses zeigte sich völlig inactiv und konnte in dem aus zwei anderen Teilen des Sees stammendem Schlamm nicht nachgewiesen werden, daher es auch fraglich erscheint, ob dasselbe seinen Ursprung nicht anderwitig hatte. Wismuth fand ich jedoch überall, und zwar bald in grösserer, bald in geringerer Menge, sogar in einem solchen Lehm, der vom Orte der Quelle etwa 12 m. tief unter dem Wasserspiegel von einer steilabfallenden Wand durch einen Taucher abgelöst wurde; auch im Salzsaure unlöslichen Anteil dieses Lehms fand ich Wismuth. Ausser Wismuth gelang es mir noch Kupfer in allen Proben nachzuweisen.

Bei Gelegenheit dieser Untersuchungen vermisste ich aber ein leicht zu handhabendes Instrument, mit dessen Hilfe die nötigen Messungen rasch auszuführen waren und nachdem mich die Angabe des mit einem zur Bestimmung des Emanationsgehaltes von Wasser und Gas dienenden mit einem Exner-schen Elektroskop ausgerüsteten Apparates nicht befriedigten entschloss ich mich, auf meine bisherigen Erfahrungen gestützt einen diesen Zwecken entsprechenden Apparat selbst zusammenzustellen.

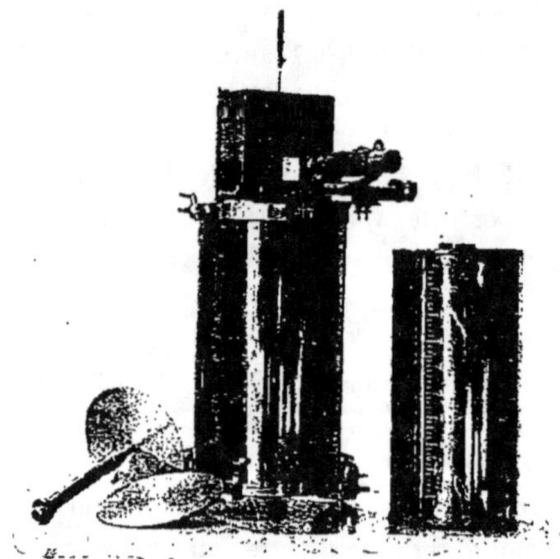

[FIG. 1.

Mein Apparat (1) (s. Abbildung) besteht wesentlich aus der Vereinigung des Apparates von J. Elster und H. Geitel (2) mit

---

(1) Der vollstandig ausgerüstete Apparat stamt aus der mech. Werkstatt v. Ferd Süss-Budapest.

(2) Physik. Zschr. 4 p. 137. 1902. 5 p. 321 1904.

jenem von Engler u. Sieveking (1) mit der Abänderung, das ich mich als Messinstrument nicht des Exner-schen, sondern eines einblättrigen Aluminium-Elektroskopes bediente, dessen Fall mittels eines, mit Okularmikrometer versehenen Mikroskopes beobachtet wird.

Der Apparat besteht aus einem, auf drei Einstellschrauben ruhenden, massiven Metallsockel, auf welchem aufgeschliffen ein etwa 18 cm. im Durchmesser, 35 cm. hoher Metallzilinder sitzt, der beiderseits mit Hähnen zum zu- und Ableiten von Gasen versehen ist; oben auf dem Zilinder befindet sich das, mit Bernstein isolierte Elektroskop, dessen Zerstreuungskörper durch den durchlochten Bernstein in den Zilinder hineinragt. Gegenüber dem Elektroskop is das, mittels einer seitlichen Mikrometerschraube verstellbare und mit einem Okularmikrometer versehene Mikroskop angebracht. Auf dem Deckel des Zylinders liegen zwei Libellen, rechteckig neben einander. Der das Elektroskop tragende Bernstein ist oben und unten mit Trockengefässen versehen. Als Trockenmittel erwies sich granuliertes Chlorcalzium sehr gut, nur muss man achten, das es nicht über den Rand des Trockengefässes reiche.

Als beweis, welche Vorteile das Trocknen des Bernsteins in sich birgt, sollen hier einige, mit dem Apparate ermittelte Angaben, welche ich der Mitwirkung des Fräuleins Irene Götz verdanke stehen :

1. Der Apparat mit gewöhnlicher Zimmerluft, ohne Trockenmittel entsprach die Entladungs-geschwindichkeit für je 5 Minuten durchschnittlich 1,3 Volt.

2. Wurde der untere Zylinder gleichzeitig mit Wasser befeuchtet, so stieg die Entladungsgeschwindigkeit und entsprach in je 5 Minuten 2,3 Volt.

3. Bei Benützung des selben feuchten Zylinders, wurde der Fall des Plättchens langsamer und entsprach im Durchschnitt für je 5 Minuten 0,9 Volt.

Ausser dem bisher Erwähnten gehören noch zum Apparat zwei Metallflaschen von etwa 5 L. inhalt, welche etweder derartig zu benützen sind, wie beim Fontactaskop Englers und Sievekings, (Fig. 2a) oder als Schüttelgefässe mit einem zweimal durchbohrten Stopfen. In diesem Falle wird der Apparat ohne

---

(1) Physik. Zchr. 6 p. 700. 1905.

Nebenteile zusammen gestellt (Fig. 2) und man arbeitet mit ihm so wie mit dem Elster und Geitels Apparat.

Der Apparat wird noch durch zwei Metallteller ergänzt deren einer an Stelle des Zerstreuungskörpers angeschraubt werden kann, der andere an einem, mit Millimeterteilung versehenen Zapfen befestigt ist, welcher sich durch eine Schraube ver-

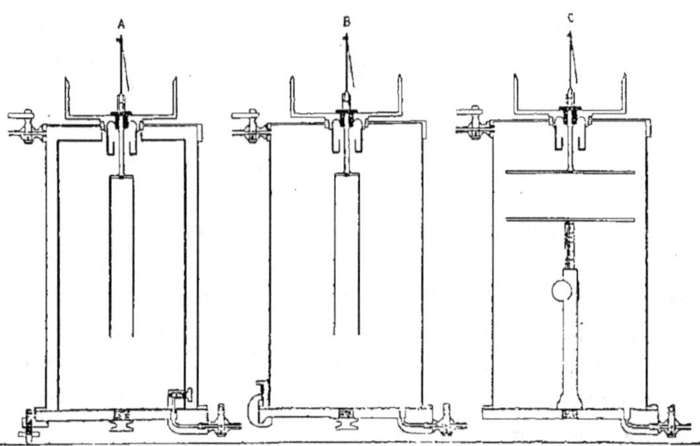

FIG. 2.

stellbar in einer Scheide bewegt; diese ganze Einrichtung kann an der unteren Platte des Apparates befestigt werden (Fig. 2c). Die Millimeterteilung ist derart angebracht, das sie die Entfernung der zwei Kondensatorplatten von einander anzeigt.

Nachdem jeder Teilsbruch des Okularmikrometers in Mittel 0,6 Volt entspricht, ist der Apparat ziemlich empfindlich. Seine Empfindlichkeit beweisen übrigens am besten die in Abbildung 3 dargestellten Kurven.

Die in der Figur mit kleinen Kreisringen bezeichneten Punkte stellen die unmittelbaren Angaben einer Versuchsreihe dar, Welche mit einem, dem Karlsbader ähnlich aktiven Quellwasser an der Quelle selbst in einem unbequemen, engen Lokal mit lockeren Fusboden bei Benützung einer Stechbohr ausgeführt wurden. Der Apparat stand während des Versuches auf einem primitiven Tischchen, welches bei jeder Bewegung der Experimentierenden abermahls in die senkrechte Lage gebracht werden musste. Den radioactiven Niederschlag gewann man aus 2-3 L. Wasser, indem die darin gelöste Emanation in die Glocke des Apparates geblasen wurde; nachdem die Strahlungsintensität der Emanation bestimmt wurde, nahm man den Apparat auseinander, lüftete ihn aus, wonach die Beobachtungen wiederholt wurden.

Die nebenstehenden Kurven zeigen den typischen Charakter der radioactiven Niederschläge von Radiumemanation.

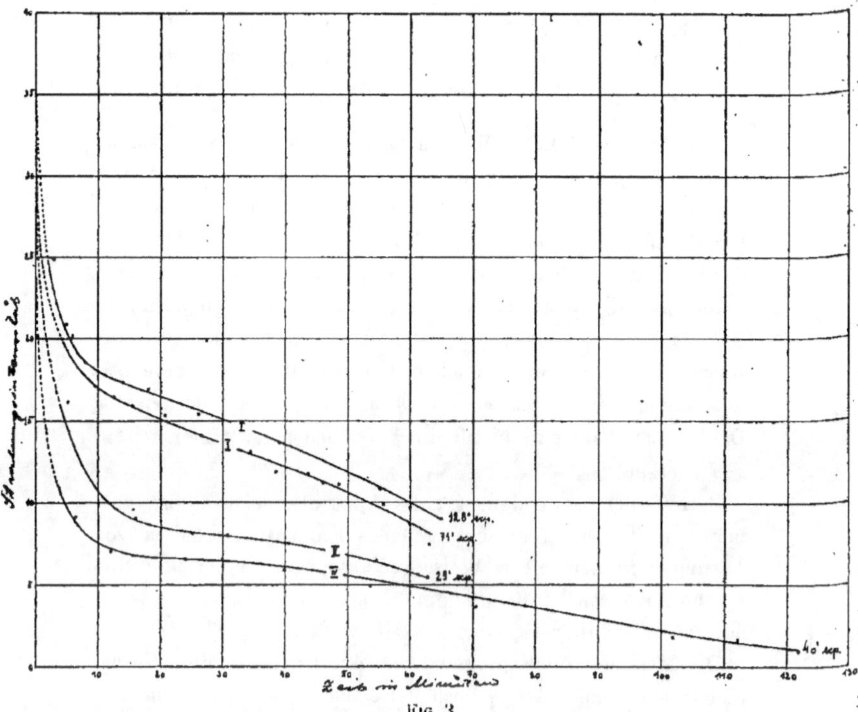

FIG. 3

Vor der Beobachtung der Versuchsergebnisse der Kurve Nr IV. löste sich die Schraube des Zerstreuungskörpers bei Gelegenheit des Auseinandernehmens des Apparates und fiel hinunter. Die Beobachtungen geschahen nun ohne demselben, so dass der eine Kondensator nur aus dem, in den Zylinder hineinragenden Teil des Electroskopbehälters bestand. Daher kam es, dass die Angaben kleinere Werte aufweisen, als die übrigen, und die Kurve, trotzdem ihre Expositionszeit zwischen jene der II-en und III-ten fiel, dennoch unter letzterer verläuft.

Die Beobachtungen zum Konstruiring der Kurve Nr. IV. wurden über eine Stunde ausgedeht und die nach der ersten

Stunde erhaltenen, vier letzten Werte, sind in nachfolgenden Tabelle enthalten :

Zeit in Minut. von d. Auslutung d.Appar. angerechnet	Zeit in Minut. von d. Werten d.erst. Kolon. angerechnet	Zeit in Secund. unter welchen d. Folie zehn Teillstr. pass.	Volt pro Minute.	λ
78.5	0	95.2	3.57	
102.0	23.5	163.6	1.94	4.3×10^{-1} sec^{-1}
112.0	33.5	188.0	1.64	3.9×10^{-1} sec^{-1}
112.0	54.5	277.0	1.01	4.8×10^{-1} sec^{-1}

Aus den angeführten Werten berechnet sich λ in Mittel zu 4, 3 $\times$ 10^{-1} sec.$^{-1}$. Dieser Wert nähert sich derart dem Werte von λ des Radium B, in Anbetracht der Unbequemlichkeiten, mit denen der Versuch ausgeführt werden musste, weiters dass der Grad der Induktion gering war, daher die Beobachtungsfehler stark hervortraten, all dies, sowie die oben angeführten Kurven dafür sprechen, dass sich der Apparat nicht nur als Reiseinstrument, sondern auch in Laboratorium für feinere Untersuchungen bewähren wird, und zwar umso mehr, da derselbe Dank seiner Einrichtung für die Verschiedensten Untersuchungen geeignet ist.

Betreffs der Anwendungsart des Apparates sei erwähnt, dass man mit ihm bei Bestimmungen des Emanationsgehaltes von Lösungen in der selben Weise verfährt, wie Engler und Sieveking mit ihren Fontactoskop, auch kann derselbe zur Auskoca oder zur Zierkuliermethode nach Mayer und Mache dienen

Die Methode von Engler und Sieveking ist zweifellos die bequemste und rascheste, jedoch halte ich sie zur Untersuchung von Gewässern höherer Temperatur nicht unbedingt zuverlässig. Welchen störenden Einfluss die allenfalls auf dem Bernstein sich niederschlagende Feuchtigkeit ausüben könnte, untersuchte ich derart, dass ich das Schüttelgefäss, mit heissem, inactiven Wurde dabei das untere Trockengefäss weggelassen, so entladet sich das Electroskop durch den auf dem Bernstein niederdent sich das Electroskop durch den aufdem Berbstein neidergeschlagenen Wasser momentan.

Bei Anwendung des Trockengefässes schlug sich die Nässe grössten Teils auf das Metallene Trockengefäss und auf die in dem Zylinder ragende Verlängerung des Electroskopbehälters nieder, auf dem Bernstein selbst gelangte nur mehr sehr wenig Wasser. Dass auch der Bernstein feucht wurde, zeigte dass Anfängliche rasche Zusammenfallen der Folie an. Die Feuchtigkeit verschwand jedoch rasch auf Wirkung des Trockenkörpers, indess wurde ich einer neuer Unregelmessigkeit gewahr, da die Folie zu steigen begann. Diese Erscheinung möchte ich dem Umstande zu schreiben, dass sich der metallene Behälter des Electroskopes und der Bernstein infolge des Temperaturwechsels ungleichmässig ausdehnten und infolge der Reibung Elektricität entstand. Indess erscheint es auch möglich das infolge der Erwärmung der Metallteile indem Schutzkästchen des Electroskops Luftströme entstanden, die unregelmässigen Bewegungen des Electroskopes verursachten. Wo immer diese Stöungen ihren Uhrsprung nahmen, zur Untersuchung von Gewässern wagte ich die Benützung dieser Einrichtung nicht, jedoch bewährte sich diesellbe sehr wohl bei der Untersuchung von Gewässern gewöhnlicher, oder niedrigerer Temperatur, und besondere Dienste leistete dieselbe im Falle von Massenuntersuchungen für Orientierungs-Zwecke. Es soll noch erwähnt sein, das ich es bei Anwendung dieser Einrichtung für geboten erachte, die Anfangswerte aus einer längerer Beobachtungsreihe zu berechnen. Jenes andere Verfahren, wonach die Induktion des Apparates nach Ausgiessen der Flüssigkeit bestimmt und nach Abzug derselben die der Emanation entsprechenden Werte berechnet werden, halte ich in diesem Falle schon deshalb für unzuverlässig, da sich die Induktion auf den feuchtem Wänden niederschlägt, und daher beim Ausgiessen des Wassers sich teilweise auch entfernen kann.

Mit der Zirkuliermethode von Mayer und Mache (1) erhielt ich unzähligemale schön stimmende Werte, indess hat auch diese Methode ihre Mängel. Nach Vorschrift der Autoren muss nähmlich die Luft etwa 15 Minuten durch die zu untersuchende Flüssigkeit zirkulieren. Infolgedessen verstreicht eine ziemliche Zeit zwischen dem Beginn der Beobachtungen und dem Hineingelangen der Emanation in den Apparat; dazu kommt noch, dass der Zeitpunkt des Eintrittes der Emanation in den Apparat schwer zu bestimmen ist. Zwar fällt diese Fehlerquelle weg, wenn wir als Grundlage unserer Berechnungen nicht jenen annehmen sondern die Induktion des Apparates nach Auslüften desselben bestimmen, und den Anfangswert derselben von den

---

(1) Wien Ber. 113. Abteilung IIa 1329 1904.

erhaltenen Werten in Abzug bringen; indessen erhielt ich mit dieser Methode noch weniger übereinstimmende Werte.

Die oben erwähnte Fehlerquelle fällt weg, beziehungsweise wird Unverhältnismässig geringer, wenn man nach H. W. Schmidtes Verfahren (1) vorgeht.

Das Wesentliche dieser Methode besteht bekanntlich darin, dass man durch heftigen Schütteln zwischen Lösung und der darüber stehenden Luft einem Gleichgewichszustand herstellt und nun einfach die Luft des Schüttelzylinders und des Messinstrumentes gleichmässig vermischt. Nach Verfasser gelingt das gleichmassige Verteilen der Emanation in der Luft des Schüttel-und Messzylinders durch ein Durchblasen der Luft eine halbe Minute lang. Benützt man den hier beschriebenen Apparat, so genügt diese Zeit zur gleichmässigen Verteilung der Emanation in den zwei Gefässen nicht, da der Messzylinder dieses Apparates viel grösser ist. Von der Verkleinerung des Zylinders, abgesehen davon, dass die schon der anderweitigen Einrichtungen wegen erschwert wäre, nahm ich schon deshalb Abstand, da im Falle eines kleineren Mess- und grösseren Schüttelgefässes ein verhältnismässig kleinerer Teil der zu bestimmenden Emanation, in den Messzylinder gelangt, daher die Beobachtungsfehler sich vervielfachen.

Um die Vorteile dieses Verfahrens dennoch ausnützen zu können, half ich mich derart, dass ich die Luft des Messzylinders bis auf eine halbe Atmosphäre evakuierte und dann denselben mit dem Schüttelgefäss verband worauf die evakuierte Luft durch dieses zurückgelassen wurde. Der Zylinder des Apparates fasst etwa 8 l, das Schüttelgefäs 5 l; wenn nun der zu untersuchender Lösung in letzteren 4 l gefüllt wird in ersteren die Luft auf eine halbe Atmosphäre evaküiert wird, so gelangt nicht nur die ganze im Schüttelgefäss befindliche Luft und die darin enthaltene Emanation vollständig in den Messzylinder sondern derselbe wird noch mit etwa 3 l Luft nachgespült und kann daher auf diese Weise auch die Emanationsmenge schwach aktiver Gewässer leicht bestimmt werden. Benützt man bei stärker aktiven Lösungen ein kleineres Schüttelgefäss, so wird die Emanation mit umso grössere Gewissheit übergeführt. Auch die Umrechnung der Angabe wird duch dieses Verfahren einfacher, Setzt

---

(1) Physik. Zschr 6. p. 561. 1905.

man nämlich : 1 = Luftmenge in Litern im Schüttelgefäss,
W = Wasser.

α — Absorptionscoefficient der Emanation

V — Voltabfall pro Minute, verursacht, durch die in den Apparat eingeführte Emanation. So wird der Voltabfall verursacht durch die Emanation je eines Liters Lösung $= \frac{V(l + w\alpha)}{w}$ sein.

Ist der Apparat mit einer Lösung bekannten Radiumgehaltes kalibriert so kann jedes der oben genannten Verfahren mit gleichen Erfolg angewendet werden, beziehungsweise werden die angeführten Fehlerquellen eliminiert. Stimmt nun das Volumen und der Beobachtungen in derselben Entfernung voneinander jener der zu untersuchenden Lösung überein, und ist man weiter darauf bedacht dass, in beiden Fällen, also beim Kalibrieren und der Beobachtungen in derselben Entfernung vorneinander seien, so können die erhaltenen Werte unmittelbar verglichen werden. Natürlich kann dieser unmittelbare Vergleich nur dann gemacht werden, wenn man sich davon überzeugte, dass die Aktivität der untersuchten Lösung nur von Radium stammt.

Zieht man jedoch in Betracht, dass schon in mehreren Fällen solche natürliche Gewässer gefunden wurden, deren Aktivität nicht, oder wenigstens nicht rein von Radium herrührte so halte ich es des leichteren Vergleiches wegen zwekmässig die Aktivität des Wassers, auch im Falle eines unmittelbaren Vergleiches mit einer Radiumlösung, mit Berücksichtigung der Dimensionen des Messinstrumentes in, von Mache vorgeschlagenen Einheiten auszudrücken.

Es sei noch erwähnt, dass ich bei Anwendung der früher gebräuchlichen Apparate auch schwächer aktive Gewässer fand, in welchen ich die Anwesenheit radioaktiver Körper, die von Radium verschieden waren, annahm; wurden jedoch diese Versuche mit dem hier beschriebenen Apparate wiederholt, so zeigte es sich dass die Radioaktivität in jedem Fall von Radium stammte.

Zur Untersuchung von Schlamm und Bodensatz von Quellen wurden mehrere Verfahren vorgeschlagen. Bei dem Schlamm beziehungsweise einem torfartigen Seeprodukte von Hévviz fand ich, dass derselbe die Emanation in riesigem Maasse okkludiert. In unserem Institute, führte Herr Arpad Hajdu (1).

____

(1) Uber Bestimmung der Radioaktivität von Schlamm. Dissertation aus dem II chem. Institut d. Universität Budapest, 1909.

Messungen aus zwecks Vergleichung der vorgechlagenen Verfahren; dabei fand er, dass in der Lösung, wenn die untersuchten Produkte mit Salzäure ausgekocht wurden, beinahe immer grössere Werte vorzufinden waren, als bei Bestimmung des Emanationsvermögens des ursprünglichen, trockenen Schlammes, jedoch stimmten auch die so erhaltenen Werte nicht überein.

Folgende Tabelle enthält jene Angaben Hajdus, welches er in salzsäuren Lösungen fand.

Untersuchungsobjekt		Sthrahlungsintensita in Volt pro 15 Miu.
Schlamm von Pöstyén	I	52.7
Schlamm von Pöstyén	II.....................	35.9
Schlamm von Postyén	I	74.5
Schlamm von Hévviz	II.....................	56.0
Schlamm von llévviz	I	179.6
Bodensatz von Buzias	II.....................	182.7

Die in vorstehender Tabelle aufgezählten Quellenprodukte wurden in Partien zu je 100 gr. mit konzentrierter Salzäure gekocht, der unlösliche Rückstand ausgetrocknet und die Aktivität des letzteren, sowie der Lösung nach einem Monat bestimmt. Da die Beobachtungen ausnahmslos indemselben Apparate vorgenommen wurden, undzwar nur zwecks Vergleiches untereinander, ist in obiger Tabelle der Voltabfall pro 15 Minuten der aus 100 gr. Schlamm erhaltenen, sämtlichen Emanationen enthalten.

Unter dem oben angeführten Quellenprodukten waren die zwei ersten in Salzäure nur teilweise löslich; der Rückstand besass noch einen Teil der Aktivität des ursprünglichen Produktes, Der Bodensatz des Wassers von Buzias besteht in einer Hauptmasse aus Eisenoxid in geringem Teil aus Calzium- und Magnesium Karbonat, Aluminiumoxid und Kieselsäureanhydrid (Siliziumdioxid); dieser Bodensatz löste sich grössten Teils in Salzäure; der unlösliche Rückstand wurde von Natriumhidroxid nahezu völlig gelöst.

Die zwei letzteren Angaben welche die Beobachtungen von zwei verschiedenen Proben desselben Produktes darstellen, stimmen- wie aus obiger Tabelle ersichtlich- untereinander innerhalb der Versuchsfehler überein, hingegen sind die, aus verschiedenenProben der Anderen zwei Produkte erhaltenen Zahlenwerte ziemlich verschieden.

Diese Versuche bewiesen, dass bei Untersuchung von Quellenprodukten und Gesteinen auf ihre Emanationsfähigkeit dieselben, so weit es in Laboratorium möglich ist, völlig in Lösung übergeführt werden müssen; sofern dies unmöglich währe, wird es nicht genügen, die Objekte einfach mit Salzäure auszukochen, sondern man wird genötigt sein, diese Operation sooft zu wiederholen, bis der Aktive teil vollständig gelöst ist.

Meine Versuche führte ich im II chemischen Institut der königlich ungarischen Universität, Budapest aus; ich erachte es als meine angenehme Pflicht, dem Direktor dieses Institutes, meinem Vorstande Herrn Prof. Dr. Béla von Lengyel meinem Aufrichtigsten Dank für seine wohlwollende Unterstützung auszusprechen.

Budapest, am ersten August 1910.

Ueber Magnetische Linienspektren von β-Strahlen

von O. v. BAEYER, O. HAHN und L. MEITNER (Berlin)

—

O. Hahn und L. Meitner haben auf Grund ihrer β-Strahlenuntersuchungen gefolgert, dass die β-Strahlen der einzelnen radioaktiven Substanzen durch eine ganz bestimmte Geschwindigkeit charakterisiert sind. Da indessen W. Wilson Resultate publiziert hatte, die dieser Auffassung zu widersprechen schienen, hatten O. v. Baeyer und O. Hahn es unternommen, die Frage durch magnetische Ablenkungsversuche zu entscheiden. Nach der Ansicht von Wilson mussten die Ablenkungsspektren für die β-Strahlen einer homogenen Substanz kontinuierlich sein, während nach der Auffassung von O. Hahn und L. Meitner diskontinuierliche Spektra zu erwarten waren. In der Tat zeigten alle Versuche, mit Ausnahme der mit Radiumstrahlen angestellten, deutliche diskontinuierliche Spektra, bei denen insbesondere die weicheren β-Strahlen scharf abgegrenzte, den α-Strahlenbildern vergleichbare Linien ergaben. Da es sich hierbei nur um vorläufige Versuche gehandelt hatte und insbesondere das abweichende Verhalten einer Aufklärung bedürfte, haben O. v. Baeyer'

O. Hahn und L. Meitner die Versuche unter verbesserten Bedingungen fortgeführt. Es wurden hierbei in sämtlichen untersuchten
Fällen — die sich so ziemlich auf alle β-strahlenden Produkte
erstreckten — Linienspektra erhalten. Der Vortragende führte
einige der photographisch aufgenommenen Spektra vor, von denen
die des aktiven Niederschlags des Radiums ein besonderes Interesse beanspruchen, da sie — im Gegensatz zu den früheren Resultaten und besonders entgegen den von Kaufmann und Bucherer
erhaltenen kontinuierlichen Spektren — ausser einen verwaschenen, wenig abgelenkten Bande drei deutlich getrennte Linien
aufweisen. Es ist damit erwiesen, dass auch die β-Strahlen der
Radiumprodukte keine Ausnahme von dem allgemeinen verhalten
der β Strahlen bilden und dass es nur gewisser Vorsichtsmassregeln
bedarf, um auch bei den Radium-strahlen die diskontinuierlichen
Spektra nachzuweisen.

Darnach scheint wohl die eingangs erwähnte Annahme, dass die
β-Strahlen ein bestimmtes radioaktives Atom mit einer ganz bestimmten Geschwindigkeit verlassen, einwandfrei bestätigt. Eine
ausführlichere Darstellung soll später an anderer Stelle veröffentlicht werden.

TABLE DES MATIÈRES

Préliminaires

Rapports

Errata

Page xviii, 30e ligne, supprimer le ⊕.

Page xxxviii, 15e ligne, en partant du bas, le quatrième mot « dans » est à supprimer.

Page 21, au lieu de Gorge (... de la), lire : Gorce.

Page 30, au lieu de Reingaum, lire : Reinganum.